# TRAITÉ PRATIQUE

## DES

# MALADIES DES YEUX

PAR

## LE D$^r$ ÉDOUARD MEYER

---

### DEUXIÈME ÉDITION

ENTIÈREMENT REVUE ET AUGMENTÉE

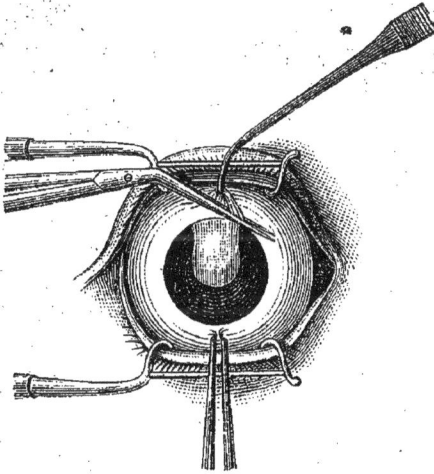

Avec 261 Figures intercalées dans le texte.

## PARIS

## G. MASSON, ÉDITEUR

LIBRAIRE DE L'ACADÉMIE DE MÉDECINE

### 120, Boulevard Saint-Germain et rue de l'Éperon

EN FACE DE L'ÉCOLE DE MÉDECINE

M DCCC LXXX

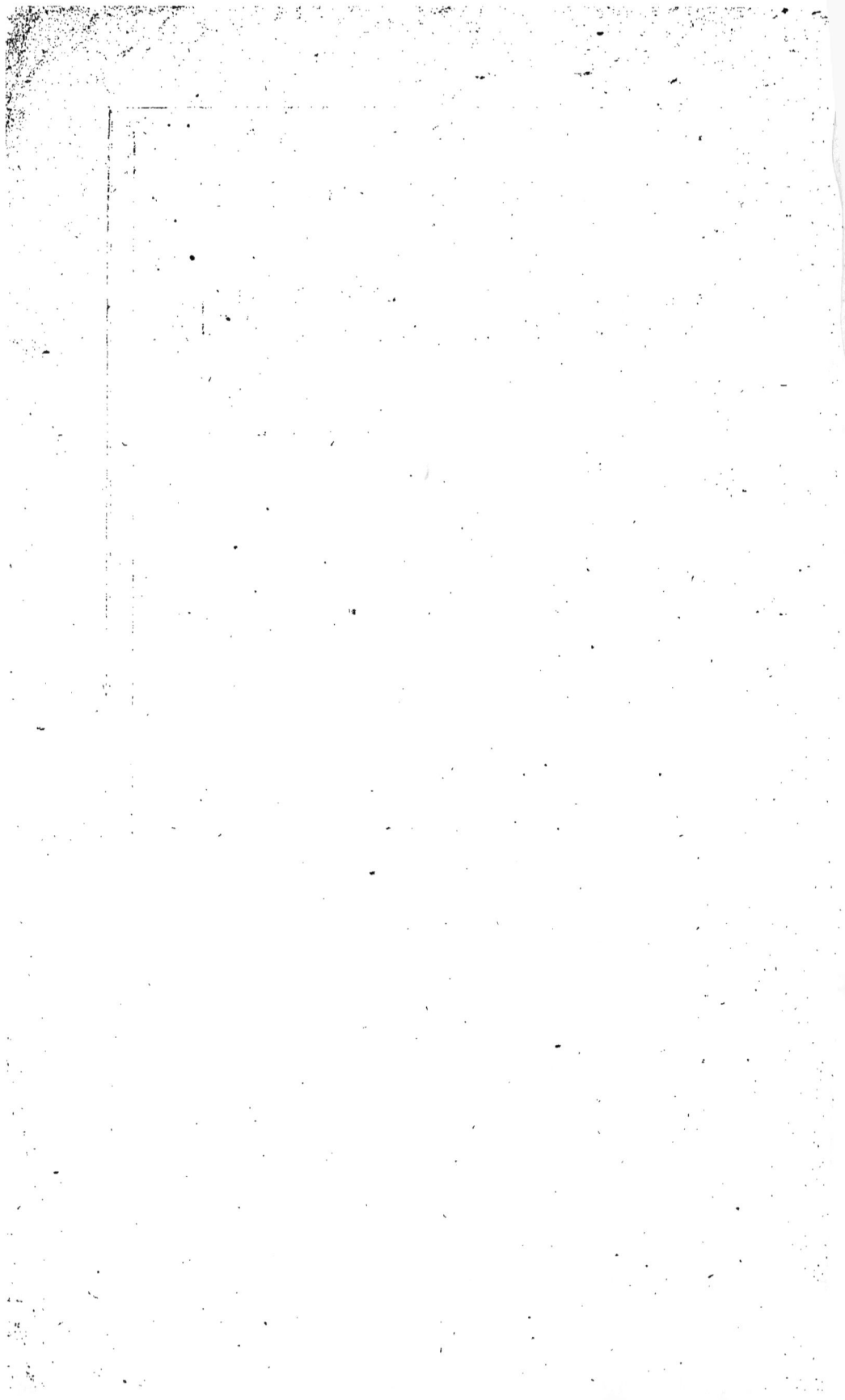

# TRAITÉ PRATIQUE

## DES

# MALADIES DES YEUX

PARIS. — IMPRIMERIE ÉMILE MARTINET, RUE MIGNON, 2

# TRAITÉ PRATIQUE

DES

# MALADIES DES YEUX

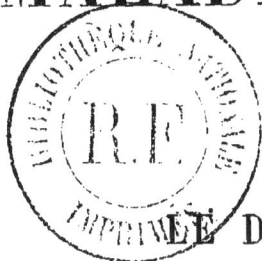

PAR

## LE D<sup>R</sup> ÉDOUARD MEYER

**DEUXIÈME ÉDITION**

ENTIÈREMENT REVUE ET AUGMENTÉE

Avec 261 Figures intercalées dans le texte

## PARIS

### G. MASSON, ÉDITEUR

LIBRAIRE DE L'ACADÉMIE DE MÉDECINE

**120, boulevard Saint-Germain et rue de l'Éperon**

EN FACE DE L'ÉCOLE DE MÉDECINE

M DCCC LXXX

# PRÉFACE DE LA DEUXIÈME ÉDITION

La nécessité d'une nouvelle édition est la meilleure preuve du bon accueil fait à ce livre. Les traductions allemande, italienne et russe parues depuis sa publication parlent en faveur de l'appréciation qu'il a trouvée à l'étranger.

Cette nouvelle édition a été enrichie des conquêtes scientifiques que les dernières années ont apportées à l'ophtalmologie, ainsi que de toutes les innovations dont la valeur a pu être constatée par l'expérience des praticiens compétents.

A l'ancien numérotage des verres de lunettes a été substitué partout le système métrique définitivement introduit dans l'ophtalmologie. Cependant, pour tenir compte de la période de transition, un tableau des dioptries et des numéros correspondants de l'ancien système a trouvé place à la fin du livre.

Décembre 1879.

ÉDOUARD MEYER.

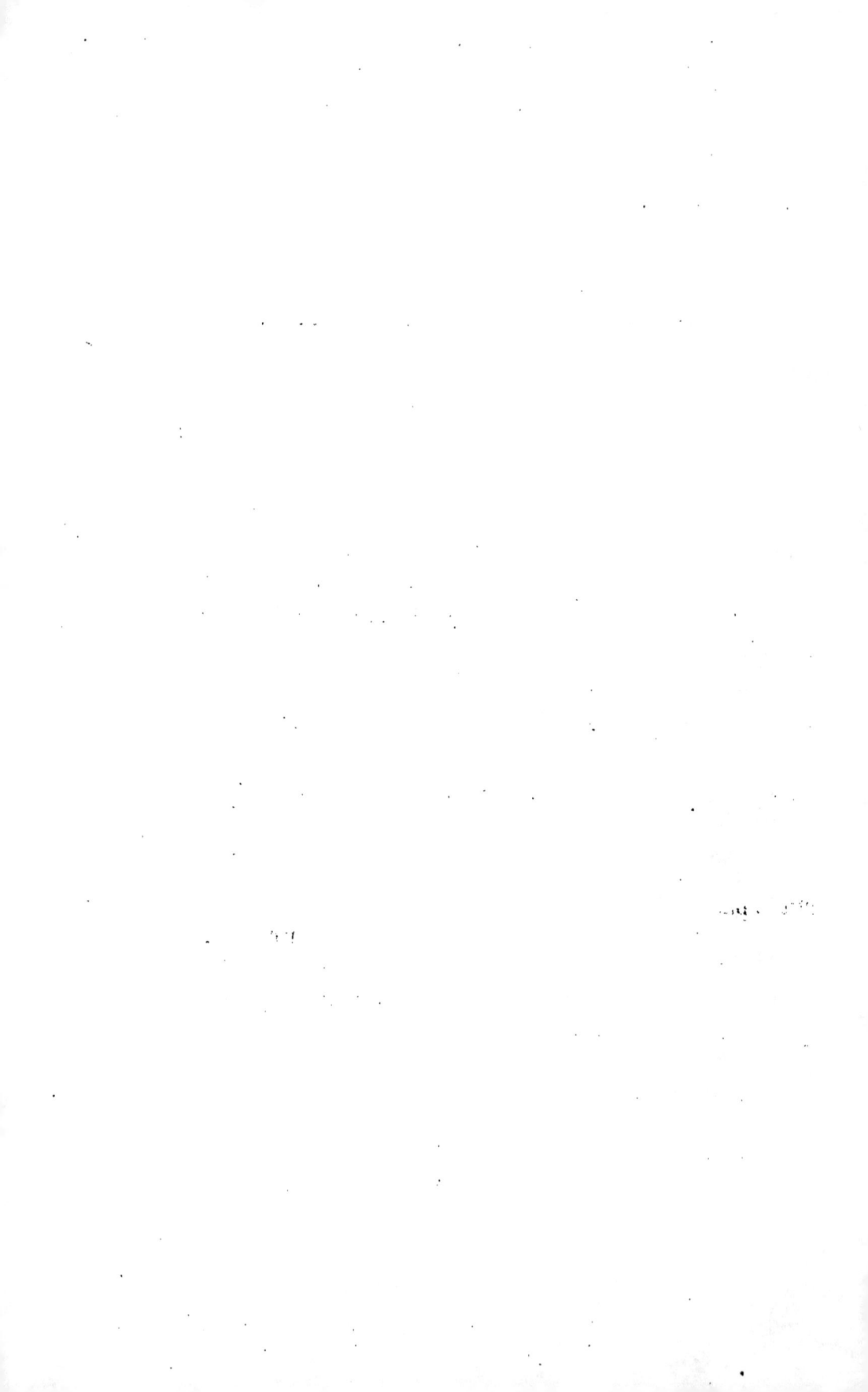

# PRÉFACE DE LA PREMIÈRE ÉDITION

Après la mort de notre regretté confrère Foucher, qui avait enrichi la traduction française du Manuel ophtalmologique de Wharton Jones d'un très grand nombre d'articles importants, l'éditeur a désiré me confier la préparation d'une nouvelle édition de cet ouvrage, alors complètement épuisé. Si je n'ai pu me décider à entreprendre ce travail, ce n'est pas qu'il n'eût été possible de mettre ce livre au courant des progrès récents de l'ophtalmologie, mais parce que la matière y est arrangée d'une façon qui ne me paraît plus répondre aux besoins des élèves, tels qu'un enseignement, tant théorique que pratique, de plus de dix ans m'a appris à les connaître.

Cependant un Manuel des maladies de l'œil a toujours été jugé utile aux élèves pour étudier, aux praticiens pour rappeler leurs souvenirs; et, comme il n'en existe pas actuellement en langue française, j'ai adapté à ce cadre restreint le programme du Cours d'ophtalmologie que j'ai professé depuis 1863 à l'École pratique de la Faculté de médecine de Paris, et dont quelques parties ont été déjà publiées *in extenso* [1].

1. Leçons sur la réfraction et l'accommodation. Traité des opérations qui se pratiquent sur l'œil.

Il va sans dire qu'un Manuel, aussi complet qu'il soit et aussi bien qu'il soit fait, ne peut remplacer pour les élèves ni les démonstrations cliniques, ni les exercices pratiques, mais il doit servir de base aux uns et aux autres.

Dans ce but, j'ai consacré le premier chapitre de ce livre à l'exposition de la marche à suivre dans l'examen méthodique de l'organe visuel, et à la description des procédés d'exploration en usage pour le diagnostic des affections oculaires. Quelques considérations générales sur les indications à remplir dans le traitement des affections inflammatoires y sont ajoutées, pour éviter des redites trop fréquentes.

La classification des maladies suit l'ordre le plus simple, l'ordre anatomique. Chaque chapitre est précédé d'un exposé rapide de l'anatomie ou de la physiologie des diverses parties qui composent l'organe de la vision, et de leurs fonctions. Tout en admettant que ceux qui abordent les études ophtalmologiques devraient posséder complètement les connaissances anatomiques et physiologiques qui s'y rattachent, j'ai cru faire œuvre utile en les rappelant d'une façon concise dans leurs détails les plus importants.

L'anatomie et la physiologie sont suivies de la description symptomatologique des affections et d'une analyse des lésions anatomiques qui s'y rapportent. Celles de ces études qui présentent généralement de ｜plus grandes difficultés aux débutants, comme par exemple les anomalies de la réfraction et de l'accommodation, ont aussi reçu de plus grands développements, car je n'ai rien voulu omettre qui puisse contribuer à rendre ce livre compréhensible et pratique.

J'espère avoir donné toute l'importance nécessaire à la description de la marche et des terminaisons des maladies, à leurs complications, à leur étiologie et enfin au traitement à leur opposer. Quant à ce dernier, on y trouvera les idées générales, les principes qui doivent guider le praticien dans le choix de la médication, les remèdes qui se montrent les plus efficaces et leur mode d'emploi. Mais on y cherchera en vain l'énumération de cette foule de formules que les praticiens de tous les siècles ont inventées contre les maladies des yeux, et qui laissent au jeune médecin tout l'embarras du choix, embarras bien grand et bien pénible, s'il manque encore de l'expérience nécessaire et s'il se voit exposé au danger de choisir parmi tant de moyens différents et également vantés, celui qui sera peut-être le moins utile à son malade.

La partie chirurgicale a été exposée aussi complètement que les limites de ce livre le permettent, et je me suis efforcé de ne pas négliger dans la description des opérations les détails indispensables à l'élève ou à celui qui n'a jamais mis en usage le procédé. Ce travail a été acilité par les nombreuses figures qui accompagnent les descriptions, et dont l'exécution témoigne de tous les soins apportés par l'éditeur à la publication de ce livre.

ÉDOUARD MEYER.

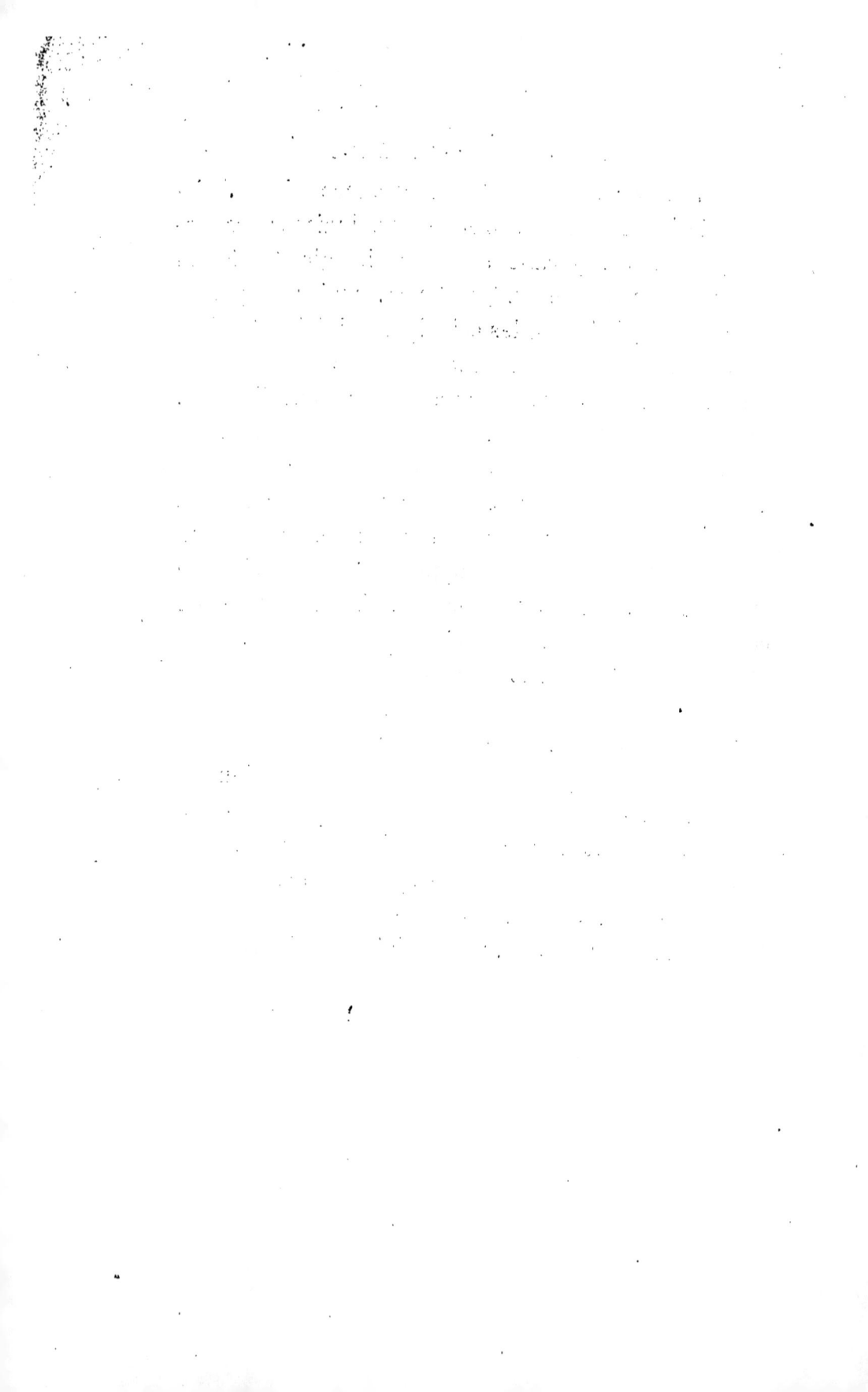

# TABLE DES MATIÈRES.

## CHAPITRE PREMIER.

### CONSIDÉRATIONS GÉNÉRALES SUR LE DIAGNOSTIC ET LE TRAITEMENT DES AFFECTIONS OCULAIRES.

## CHAPITRE II.

### CONJONCTIVE.

### Maladies de la conjonctive.

## CHAPITRE III.

### CORNÉE ET SCLÉROTIQUE.

## CHAPITRE IV.

### IRIS, CORPS CILIAIRE, CHOROIDE.

# CHAPITRE V.

### GLAUCOME.

# CHAPITRE VI.

### NERF OPTIQUE ET RÉTINE.

### Maladies de la rétine.

# CHAPITRE X.

### RÉFRACTION ET ACCOMMODATION.

# CHAPITRE XI.

### MUSCLES DE L'ŒIL.

## CHAPITRE XII.

### PAUPIÈRES, VOIES LACRYMALES ET ORBITE.

#### Maladies des paupières.

FIN DE LA TABLE DES MATIÈRES.

# TRAITÉ PRATIQUE

### DES

# MALADIES DES YEUX

## CHAPITRE PREMIER

### CONSIDÉRATIONS GÉNÉRALES SUR LE DIAGNOSTIC ET LE TRAITEMENT DES AFFECTIONS OCULAIRES

### ARTICLE PREMIER

#### DE L'EXPLORATION DE L'ŒIL EN VUE DU DIAGNOSTIC

Les symptômes à l'aide desquels nous reconnaissons le siège et la nature d'une maladie oculaire peuvent être divisés en deux groupes : symptômes *objectifs* et symptômes *subjectifs*. Dans le premier de ces groupes, nous rencontrons tous les changements matériels que le médecin peut voir et toucher ; dans le second, les troubles fonctionnels, c'est-à-dire les altérations de la vision, la douleur et les autres sensations morbides sur lesquelles le malade doit nous éclairer.

L'expérience nous apprend qu'il est préférable de commencer l'examen de l'œil malade par l'exploration des signes objectifs. Il faut s'habituer à suivre dans cet examen une marche régulière qui atteint successivement, et dans leur ordre anatomique, toutes les parties de l'œil. On acquiert ainsi plus facilement la capacité et la précision, si utile au médecin et si agréable au malade, d'embrasser d'un seul coup d'œil l'organe malade, d'y saisir sans tâtonnement le siège de l'affection, et de distinguer dans l'ensemble des symptômes ceux qui sont essentiels de ceux

MEYER. — 2e édit. 1

provoqués par l'affection secondaire des parties voisines au siège principal de l'état morbide. En effet, nous observons, surtout dans les inflammations externes de l'œil, que les rapports anatomiques, nutritifs et fonctionnels des diverses membranes, amènent une propagation si fréquente et souvent si rapide de la maladie, qu'il faut une étude attentive des symptômes pour se rendre compte de l'affection primaire, étude cependant indispensable si le médecin veut attaquer efficacement le mal à sa source même.

La méthode habituelle de l'examen de l'organe malade, lorsqu'il s'agit d'établir le diagnostic, est la suivante :

1° Recherche des symptômes objectifs, soit à la lumière naturelle, à l'aide de l'inspection simple ou armé d'une loupe, soit à la lumière artificielle par l'éclairage latéral ;

2° Examen des fonctions visuelles ;

3° Examen des milieux et des membranes profondes de l'œil, à l'aide de l'ophtalmoscope.

Il est évident que le médecin n'aura pas toujours à employer toutes les séries de ces épreuves. Les indications mêmes du malade et les habitudes de la pratique conduisent facilement sur la voie à suivre dans l'exploration du sujet à examiner.

## Examen objectif de l'œil

### EXPLORATION DES PARTIES EXTERNES

1° Il faut d'abord examiner l'œil sans y porter la main. Rien de plus habituel que de voir les élèves que nous engageons à examiner un malade, approcher leurs mains des paupières pour les ouvrir. Non seulement cette manière d'agir effraye presque toujours le malade, mais elle provoque aussi, surtout dans le cas d'inflammation, l'afflux du sang, le larmoiement, etc., et peut aisément fausser notre jugement sur l'état réel des parties malades.

Le malade étant assis de façon que les parties à examiner soient convenablement éclairées, on passe successivement en revue les sourcils et les bords de l'orbite, les paupières et la région du sac lacrymal. Si l'on constate pendant cette inspection une irrégularité quelquonque, on compare cet état avec celui des mêmes parties de l'autre œil, et l'on complète l'examen en promenant convenablement les doigts sur cette région.

2° En engageant le malade à ouvrir les *paupières*, on se rend compte de la facilité plus ou moins grande avec laquelle les bords palpébraux peuvent être éloignés l'un de l'autre, de la présence, de la qualité et de la quantité du liquide conjonctival et lacrymal qui peut se trouver entre la surface du globe oculaire et les bords ciliaires des paupières. Si nous y constatons une quantité de sécrétions lacrymales plus que normale, il est utile d'exercer, à l'aide du bout du doigt, une pression dirigée en arrière et en dedans sur la paroi antérieure du sac lacrymal, pour examiner si cette pression détermine un reflux de larmes par les points lacrymaux.

Notre examen ne doit pas négliger les bords libres des paupières. Pour les inspecter convenablement, il faut écarter légèrement les paupières du globe oculaire. On s'y prend le mieux en appliquant la main à plat sur la tempe et en relevant le bord de la paupière supérieure à l'aide du pouce, tandis que l'on attire la paupière inférieure légèrement en bas et en dehors avec l'index et le médius de l'autre main. Les doigts ainsi appliqués doivent éviter toute pression sur le globe de l'œil. On s'y prend de la même façon lorsqu'on veut écarter les paupières pour inspecter la face antérieure du globe oculaire, avec cette précaution que pour ne pas distendre outre mesure les commissures, la paupière supérieure doit être moins soulevée quand l'inférieure est très abaissée, et réciproquement. On examine ainsi la position des points lacrymaux, l'état des bords palpébraux, l'implantation et la direction des cils, et l'on recherche attentivement la présence de ces pseudo-cils fins et pâles qui, tournés vers la surface du globe de l'œil, le touchent aussitôt que les paupières retournent dans leur position habituelle.

Lorsqu'on se propose d'examiner la *face interne de la paupière inférieure*, on l'éloigne du globe en abaissant la peau de la paupière, et pour mettre le sinus ou cul-de-sac palpébral inférieur bien à découvert, le malade doit tourner le globe en haut pendant que l'on exerce avec le pouce de l'autre main une légère pression sur le globe de l'œil même, à travers la paupière supérieure abaissée.

Pour explorer *la face interne de la paupière supérieure*, il faut renverser cette dernière de la façon suivante : on saisit, après avoir engagé le malade à regarder en bas, entre le pouce et l'index de la main gauche, les cils ou, mieux encore, le bord palpébral même vers le milieu. Lorsqu'on a solidement saisi la paupière de cette façon, on l'attire en bas en même temps qu'on l'éloigne du globe ; puis on applique l'extrémité d'un doigt de la main libre ou l'extrémité d'un gros stylet sur la surface externe de la paupière, un peu au-dessus du bord supérieur du cartilage tarse ; enfin on opère le renversement de la paupière, en déprimant le bord du cartilage, en même temps que l'on tire le bord palpébral en avant et en haut. Le renversement ainsi obtenu, si l'on ne veut pas voir retourner la paupière immédiatement dans sa position normale, il faut engager le malade à regarder toujours en bas, appliquer le bord de la paupière renversée contre le bord orbitaire supérieur, et exercer à travers la paupière inférieure une légère pression sur le globe oculaire. On voit alors les plis du sinus conjonctival se développer et s'écarter.

En retournant les paupières, il est facile de s'assurer de l'état de la conjonctive palpébrale, des glandules de Meibomius et de la présence de corps étrangers qui se fixent fréquemment à la face interne de la paupière supérieure.

Enfin, lorsque les paupières ont repris leur position normale, on examine la *caroncule lacrymale* et le *repli semi-lunaire* qui se trouve entre celle-ci et le blanc de l'œil, en engageant le malade à diriger son œil vers la tempe, direction qui facilite cet examen.

3° Le *globe de l'œil* doit être examiné et comparé avec l'autre œil au sujet de sa position dans la cavité orbitaire, de sa direction, de sa mobilité, de sa proéminence et de sa consistance (tension). Pour bien apprécier cette dernière, il faut engager le malade à regarder en haut, appliquer l'index de la main gauche à travers la paupière inférieure sur la sclérotique vers l'angle de l'œil, et appuyer l'index de l'autre main sur le côté opposé de la sclérotique. Enfin, en engageant le malade à tourner l'œil fortement en dedans et en écartant les paupières vers l'angle externe, on juge facilement la courbure de la sclérotique vers l'équateur du globe, et par cela même la longueur de son axe antéro-postérieur.

4° Pour explorer la *partie antérieure* du globe de l'œil, il faut

le découvrir en écartant les paupières. Nous avons décrit plus
haut la manière dont il faut s'y prendre pour incommoder le malade le moins possible. Cependant les difficultés de cet examen
sont souvent assez grandes lorsque les paupières sont tuméfiées,
et surtout chez les enfants qui contractent les orbiculaires de
façon que les paupières se renversent ; nous arrivons ainsi à voir
la muqueuse palpébrale, mais le globe oculaire en est entièrement couvert. Lorsque le médecin juge l'inspection du globe
de l'œil nécessaire, il ne faut pas tarder à vaincre les difficultés
de cet examen, en y procédant avec de grands ménagements et
pourtant avec beaucoup de fermeté ; car l'ennui que le malade
éprouve de cet examen ne dure que quelques instants, tandis
que l'omission de cet examen peut avoir les conséquences les
plus funestes. Dans ces cas difficiles, le médecin doit s'asseoir
sur une chaise, ayant une serviette sur les genoux. Sur une autre
chaise, à sa gauche et un peu en face de lui, se place l'aide qui
tient l'enfant de manière que sa tête repose sûr les genoux du
chirurgien, qui peut ainsi le maintenir solidement. Tandis que
l'aide tient les membres de l'enfant, le médecin écarte les paupières avec les doigts, comme nous l'avons dit plus haut, et maintient l'œil ouvert en appliquant les bords de l'orbite avec l'index
et le pouce. Lorsque le renversement des paupières se produit

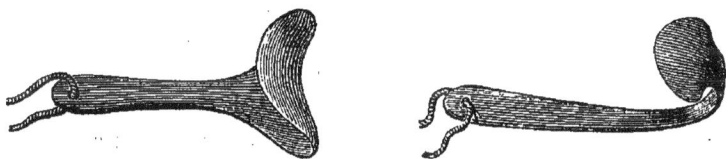

Fig. 1 et 2. — Écarteurs des paupières en écaille.

et cache l'œil, on se sert avec avantage des écarteurs de petites
dimensions de métal, ou mieux d'écaille. (Voy. fig. 1 et 2, modèle de Mathieu.)

Dans l'inspection de la surface sclérale de l'œil, il importe
de fixer d'abord son attention sur l'état de la *conjonctive* qui la
recouvre, sur la présence ou l'absence de rougeur, sa vascularisation, son adhérence à la sclérotique dont elle est séparée
par un tissu cellulaire qui peut devenir le siège d'une extravasation de sang ou d'une accumulation de sérosité. A travers la

demi-transparence de la conjonctive, on observe facilement les altérations dans la coloration de la *sclérotique*, ainsi que l'ectasie partielle ou générale de cette membrane. Les parties de la conjonctive et de la sclérotique qui entourent directement la circonférence de la cornée, ainsi que le *limbe conjonctival*, demandent un examen particulier au sujet de leur vascularité, de la présence d'exsudations partielles ou d'épaississement de la conjonctive.

5° Pour bien examiner la *cornée*, il faut placer le malade de manière que la lumière arrive obliquement, du côté temporal, sur l'œil à explorer. On évite ainsi le miroitement qui se produit à la surface de la cornée et l'on y recherche les altérations de son aspect brillant, poli, de sa transparence, de sa courbure, de sa sensibilité. — On juge le mieux du degré de sensibilité de la cornée en touchant légèrement la moitié inférieure de cette membrane avec l'extrémité de l'index ou d'un bout de papier mou enroulé, tandis que le malade regarde en haut, et en évitant d'effleurer les cils de la paupière inférieure que l'on fait bien d'abaisser un peu. Lorsque le malade ne cherche pas à se dérober à cette expérience, en reculant la tête ou en refermant les paupières, on peut être sûr d'une diminution de l'excessive sensibilité dont jouit la cornée, symptômes précieux pour le diagnostic des affections glaucomateuses.

Pour s'assurer du degré de proéminence de la cornée, il est bon de l'examiner de profil en faisant la comparaison avec l'autre œil. Mais dans les degrés faible d'anomalie de courbure, on ne peut prétendre obtenir ainsi un résultat incontestable. Il vaut mieux alors s'attacher à l'observation des reflets cornéens, en examinant attentivement la grandeur de l'image que forme un objet quelconque, les barreaux d'une fenêtre par exemple, sur l'œil droit et sur l'œil gauche. Les dimensions des reflets formés par un même objet, situé à une distance constante, sur un miroir convexe (et nous pouvons regarder la cornée comme tel), sont, comme on sait, directement en rapport avec la courbure de la surface réfléchissante. Pour comparer les courbures des deux cornées, on placera donc un même objet, la flamme d'une bougie par exemple, alternativement devant chacun des yeux et à la même distance, puis on comparera la grandeur des images réfléchies à la surface de la cornée. La plus grande courbure sera du côté de l'image la plus petite. Lorsque en promenant la flamme d'une bougie devant la cornée, on observera que la grandeur de l'image réfléchie présente des variations, selon que l'on place la bougie devant différents points de la cornée, il faut en conclure une déformation irrégulière de cette membrane. Pour éviter les reflets autres que ceux de la flamme, on fait cette expérience dans une chambre obscurcie.

6° L'examen de la cornée doit être suivi immédiatement de celui de la *chambre antérieure*, de ses dimensions et de l'état de l'humeur aqueuse qu'elle renferme. La grandeur et la forme de la chambre antérieure sont déterminées par la distance qui sépare la cornée de l'iris, que nous aurons par conséquent à étudier en même temps.

Pour l'*iris*, l'attention du médecin se dirigera sur sa couleur, sa texture, sa courbure et sa position. Quant à cette dernière, il faut l'envisager d'abord en général, c'est-à-dire se rendre compte de la distance qui sépare cette membrane de la cornée, s'assurer si cette distance est fixe ou si l'iris tremble, et puis examiner attentivement l'insertion scléroticale de l'iris et son bord pupillaire. L'un et l'autre se trouvent, dans diverses affections, tantôt poussés en avant vers la cornée, tantôt attirés en arrière vers le cristallin.

L'examen du bord central de l'iris nous conduit à celui de la *pupille*. Nous étudions en premier lieu sa forme et sa grandeur. La première, ronde à l'état normal, peut subir les variations les plus différentes lorsque le bord adhère en un ou plusieurs endroits à la capsule cristallinienne (Synéchie postérieure) ou à la cornée (Synéchie antérieure); les synéchies postérieures ne deviennent souvent visibles que lorsqu'on dilate artificiellement la pupille (voyez plus loin). — Le diamètre de la pupille varie selon l'âge, la quantité de lumière qui pénètre dans l'œil, l'adaptation et la position du globe oculaire. A l'état normal, elle est d'autant plus dilatée que l'individu est plus jeune, son œil moins exposé à la lumière, qu'il regarde à une plus grande distance, et plus du côté de la tempe. Il faut attribuer une aussi grande importance à l'examen attentif de la mobilité du bord pupillaire. Pour cet examen, le malade doit se placer en face de la lumière : le médecin, debout ou assis devant lui, lui ferme les deux yeux en abaissant les paupières supérieures. Après un instant de repos, il découvre subitement un œil et note le degré de dilatation de la pupille, ainsi que la rapidité avec laquelle

elle se contracte quand elle est exposée à la lumière. Après avoir de nouveau fermé les deux yeux, il découvrira subitement l'autre œil et le soumettra au même examen.

La coloration de la pupille, profondément noire dans la jeunesse, varie avec l'âge dans ce sens que chez les vieillards elle prend un aspect grisâtre ou jaunâtre, et peut faire croire à l'observateur à l'existence d'une cataracte.

A l'état normal, nous ne pouvons pousser cet examen plus loin que la pupille; voir exactement dans l'œil derrière l'ouverture irienne exige l'aide d'instruments dont nous aurons à parler dans un autre chapitre. Mais déjà pour l'exploration des parties superficielles du globe, on peut se servir avec avantage de quelques moyens excessivement utiles pour mieux distinguer les détails d'une lésion, je veux parler de la loupe et de l'éclairage oblique.

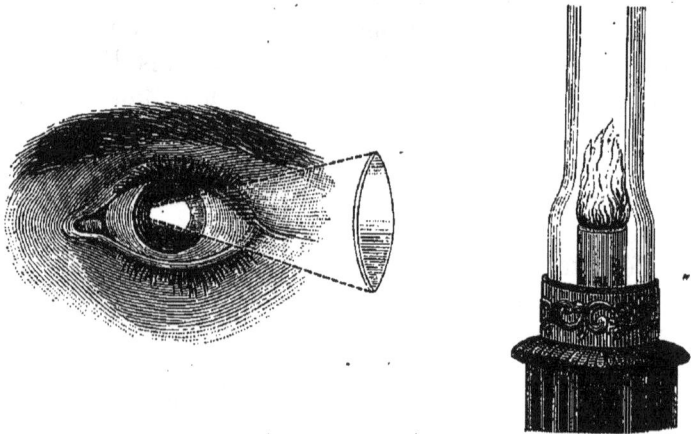

Fig. 3. — Éclairage latéral.

La première, dont l'usage est très-répandu, amplifie convenablement l'image des différents points sur lesquels porte notre investigation; on se sert avec avantage de la *loupe de Bruecke*, construite de façon qu'elle donne un grossissement considérable (de 3 à 8 fois), et que l'observateur ne soit pas obligé de trop se rapprocher de l'œil du malade.

L'*éclairage latéral* consiste à envoyer obliquement sur l'œil observé les rayons d'une lampe que l'on fait converger à l'aide

d'une lentille biconvexe sur le point que l'on veut observer.
Comme la figure 3 ci-jointe le démontre, il faut placer la lampe
du côté externe de l'œil, la lentille sur le trajet des rayons lumineux, et concentrer ces derniers sur la surface à observer,
cornée, iris ou champ pupillaire. Cet examen, qu'il faut faire
dans une chambre obscure, exige un certain degré d'exercice, si
l'on veut en tirer tout le parti possible ; en effet, on reconnaîtra
facilement que pour éclairer successivement les diverses parties
de l'hémisphère antérieur du globe oculaire, il faut varier, par
de petits mouvements de rotation autour de son axe, la position
de la lentille biconvexe, ainsi que sa distance de l'œil observé.
Le médecin pourra en outre se servir de la loupe en même temps
qu'il éclaire l'œil de la manière indiquée. L'examen à l'éclairage latéral nous rend les plus grands services dans l'exploration de la cornée, de l'iris, de la pupille, du cristallin, et même
des parties antérieures du corps vitré. Si l'on veut l'utiliser
pour les points situés dans le champ pupillaire et derrière la
pupille, il est indispensable d'agrandir le champ de nos investigations en dilatant préalablement la pupille à l'aide de quelques gouttes d'une solution faible d'atropine ou de duboisine.

En faisant usage de ces mydriatiques, il ne faut pas oublier que,
même faible, la solution dont nous nous servons habituellement
pour dilater la pupille agit en même temps sur la force d'accommodation de l'œil. Si donc nous nous proposons d'examiner cette
dernière, il faut le faire avant d'employer une goutte d'atropine.
C'est pour une raison analogue que je pratique l'examen des fonctions visuelles avant l'exploration du fond de l'œil à l'aide de l'ophtalmoscope, ce dernier exigeant aussi, dans un certain nombre
de cas, la dilatation préalable de la pupille par l'atropine. J'ajoute
encore que l'emploi de l'ophtalmoscope produit un éblouissement sensible par la plus grande quantité de lumière projetée
dans l'œil, et si l'on examine les fonctions visuelles immédiatement après, le malade se trouve dans les conditions d'une personne
qui passe d'un endroit très éclairé dans un autre plus sombre. Les
résultats d'un examen fait dans des conditions si peu normales
pourraient certainement induire l'observateur en erreur sur l'état
réel de la vision.

Pour l'exploration objective de l'état des parties de l'œil situées *derrière la pupille*, il n'y avait autrefois que peu de res-

sources. On examinait, pour juger de la transparence du cristallin, les images d'une flamme réfléchie par ses deux surfaces,
expérience devenue inutile depuis que nous sommes à même
de reconnaître la présence des opacités les plus limitées, à
l'aide de l'éclairage latéral et de l'ophtalmoscope. En faisant
usage de l'éclairage latéral, nous examinerons les rapports du
bord pupillaire et du cristallin, et après avoir dilaté la pupille,
il sera facile d'explorer le champ pupillaire, la capsule cristallinienne, le cristallin lui-même dans toute son épaisseur.
Toutes ces parties étant parfaitement transparentes à l'état
normal, cet examen nous révélera l'existence des moindres
opacités, leur étendue, leur forme et leur couleur.

### EXPLORATION DES PARTIES INTERNES DE L'ŒIL

#### De l'ophtalmoscope et de son usage

Le corps vitré et les membranes profondes de l'œil ne peuvent
être explorés qu'avec l'ophtalmoscope.

Le problème d'éclairer le fond de l'œil et de le rendre accessible à nos investigations directes a été résolu par Helmholtz. Il
a démontré en même temps la façon d'éclairer le fond de l'œil
et celle d'observer exactement l'ensemble des rayons lumineux
que le fond de l'œil réfléchit, c'est-à-dire l'image même du fond
de l'œil, telle qu'elle se forme à l'extérieur.

Pour éclairer l'intérieur de l'œil, de sorte que le regard de
l'observateur puisse y plonger, il était indispensable que son œil
fût placé dans la même direction que celle des rayons lumineux
qui y pénètrent, par la raison que d'après une loi optique recherchée et trouvée par l'inventeur même de l'ophtalmoscope,

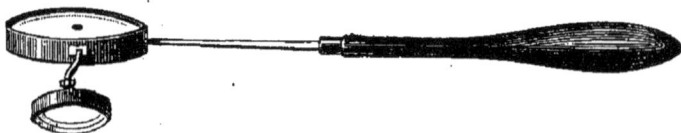

Fig. 4. — Miroir ophtalmoscopique.

la lumière suit la même direction pour sortir de l'œil que pour
y entrer. Dans ce but, on se sert d'un miroir réflecteur percé au

milieu (fig. 4). En effet, lorsqu'on place à côté du malade à
examiner une lampe dont la flamme se trouve à la hauteur de
l'œil, il est facile d'en éclairer le fond en y projetant la lumière
de la lampe réfléchie par le miroir et d'observer l'œil ainsi
éclairé, à travers l'ouverture centrale (fig. 5).

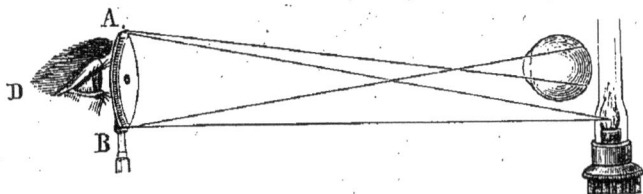

Fig. 5. — Éclairage du fond de l'œil.

La pupille de l'œil paraît alors rouge, et si les milieux de
l'œil sont transparents, on voit tout l'hémisphère postérieur du
globe oculaire fortement éclairé, sans être pourtant en état d'y
distinguer le moindre détail.

Le miroir réflecteur doit remplir certaines conditions pour
que son usage soit utile. Le premier dont on s'est servi, un
simple miroir plan, parut bientôt insuffisant dans son éclairage ;
on essaya successivement, soit une combinaison de ce miroir
avec un verre biconvexe, soit un miroir convexe, soit enfin un
miroir concave, et c'est ce dernier qui est maintenant le plus
usité. Son foyer est généralement de 0,20.

Pour percevoir les détails du fond de l'œil examiné, il faut
qu'une image nette de ce fond se forme sur la rétine de
l'observateur. Quelles sont les conditions à remplir pour réaliser ce but de l'ophtalmoscopie ?

Si l'œil examiné est *emmétrope*, c'est-à-dire possède une réfraction normale, et que son accommodation se trouve à l'état de
repos, les rayons lumineux doivent être parallèles pour se réunir sur la rétine. Tous les rayons qui émanent de la rétine de
cet œil sont également parallèles à leur sortie. — Si l'œil de
l'observateur est aussi emmétrope, les rayons lumineux qui arrivent ainsi à sa cornée parallèlement entre eux se réunissent
sur sa rétine, il y reçoit une image nette du fond de l'œil exa-

miné, par conséquent il voit nettement les détails du fond de cet œil (fig. 6).

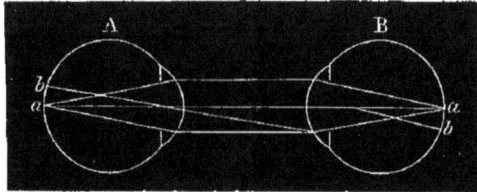

Fig. 6. — Formation de l'image ophtalmoscopique dans des yeux emmétropes.

Si l'œil examiné est *myope*, c'est-à-dire possède un pouvoir réfringent relativement trop grand, il ne réunit sur sa rétine que des rayons divergents, et les rayons qui émanent de sa rétine sont à leur sortie convergents. L'œil emmétrope de l'observateur ne pourra réunir ces rayons sur sa rétine dans une image nette qu'à la condition de les rendre préalablement parallèles à l'aide d'un *verre concave* (fig. 7).

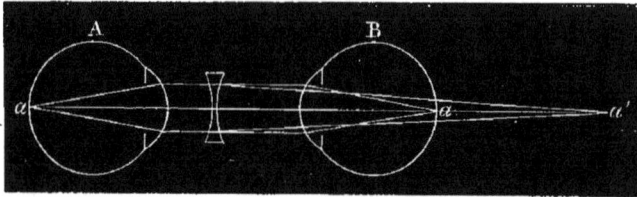

Fig. 7. — Formation de l'image ophtalmoscopique d'un œil myope.

Si l'œil examiné est *hypermétrope*, c'est-à-dire possède un pouvoir réfringent insuffisant, les rayons qui proviennent de sa

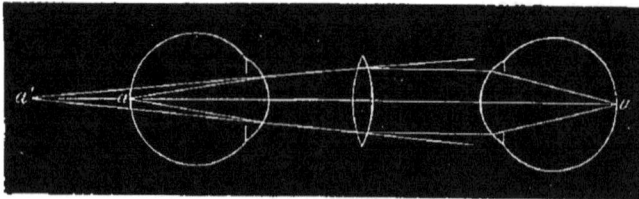

Fig. 8. — Formation de l'image ophtalmoscopique d'un œil hypermétrope.

rétine, sont divergents à leur sortie de l'œil, comme s'ils émanaient d'un point *a'* situé derrière l'œil. Pour réunir ces rayons divergents sur sa rétine, l'œil emmétrope de l'observateur devra les rendre parallèles à l'aide d'un *verre convexe* (fig. 8) ou remplacer l'action de ce verre par son accommodation.

Dans tous ces cas, nous avons supposé l'œil de l'observateur comme étant emmétrope. S'il ne l'est pas, il doit corriger l'anomalie de sa réfraction par des verres appropriés. Cette correction est indispensable pour le myope ; l'hypermétrope la remplace souvent par un effort d'accommodation. Enfin, la myopie ou l'hypermétropie de l'observateur peuvent être compensées plus ou moins complètement par l'hypermétropie ou la myopie de l'œil examiné, de sorte que l'emploi de verres correcteurs devient inutile.

Dans cette exploration, l'examinateur voit les détails du fond de l'œil observé dans leur position naturelle, l'image qu'il en reçoit étant droite (agrandie). C'est pour cela qu'on a donné à cette méthode le nom d'*examen à l'image droite*. Les milieux réfringents de l'œil examiné servent alors de loupe ; pour que le champ de notre observation ophtalmoscopique soit aussi étendu que possible, il faut se rapprocher autant que possible du diaphragme de la loupe, c'est-à-dire de la pupille de l'œil examiné. — Pour faciliter l'examen à l'image droite, quel que soit l'état de réfraction de l'œil explorateur et de l'œil examiné, les miroirs ophtalmoscopiques sont munis d'une série de verres convexes et concaves qui s'interposent à volonté entre les deux yeux. (Voy. le chapitre de la Réfraction.)

Une autre méthode d'exploration ophtalmoscopique, qui fournit, il est vrai, un grossissement moins considérable, mais une étendue plus grande du champ d'observation, consiste dans l'*examen à l'image renversée*.

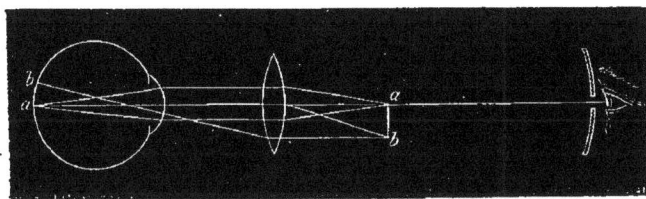

Fig. 9. — Formation de l'image ophtalmoscopique renversée.

Lorsque l'observateur place devant l'œil examiné un verre convexe de 20, 16 ou 12 dioptries, les rayons lumineux qui proviennent de cet œil sont réunis dans une image renversée située dans l'air, entre l'œil de l'observateur et la lentille convexe. L'image se trouve aux environs du point focal de cette lentille, et l'observateur doit adapter son accommodation à la distance où l'image renversée du fond de l'œil examiné est située (fig. 9).

L'examen ophtalmoscopique doit être pratiqué dans une chambre obscurcie ; la dilatation préalable de la pupille par l'atropine ne devient nécessaire, pour ceux du moins qui sont exercés à ce genre d'examen, que lorsqu'il s'agit d'explorer soigneusement le fond de l'œil jusqu'à sa périphérie, ou lorsque

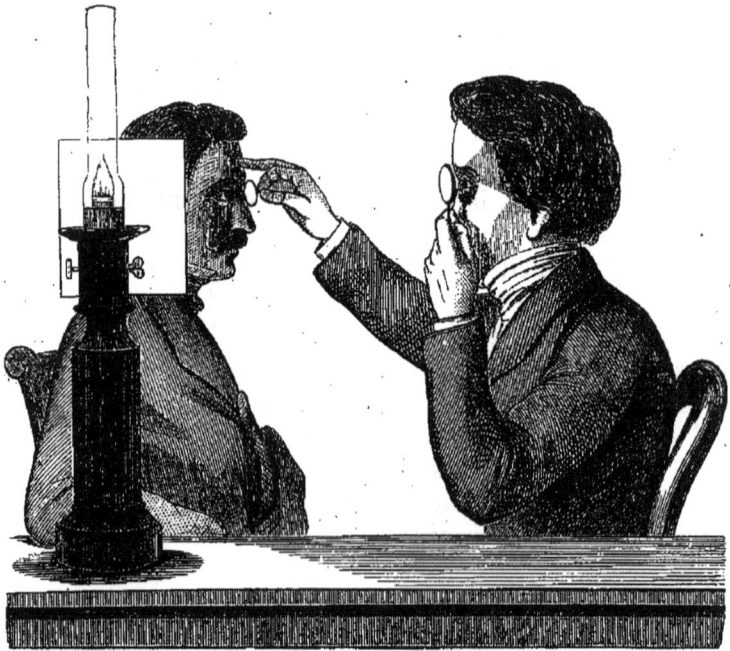

Fig. 10. — Examen du fond de l'œil avec un ophtalmoscope simple.

la pupille est très rétrécie, comme cela se rencontre chez les vieillards et dans certaines affections de la moelle épinière.

Le malade étant assis à côté et un peu au-devant d'une lampe dont la flamme se trouve au niveau de l'œil à examiner, le médecin se place vis-à-vis de lui, de façon que ses yeux soient à la hauteur des yeux du malade (fig. 10). Pour éclairer convenablement l'œil qu'il se propose d'examiner, il cherche à faire tomber dans la pupille les rayons de lumière émanant de la lampe et réfléchis par le miroir. Ce miroir doit être appuyé contre l'arcade sourcilière de l'œil, et incliné de façon que la réflexion puisse s'effectuer dans les conditions de la loi d'optique qui fait que l'angle de réflexion est égal à l'angle d'incidence. Pour ceux qui débutent, il n'est pas toujours facile de trouver sans tâtonnement l'inclinaison convenable du miroir, ou de la maintenir invariablement pendant le temps nécessaire à l'examen. D'autre part, le passage fréquent de l'œil de l'obscurité à un éclairage exceptionnel est très fatigant pour le malade; un exercice suffisant pour cette partie de l'examen comme pour le reste, est donc indispensable. D'ailleurs, il n'est pas difficile d'arriver à la sûreté de main nécessaire, lorsqu'on s'habitue à suivre de l'œil gauche le reflet du miroir et à modifier l'inclinaison de ce dernier, jusqu'à ce que la lumière pénètre dans la pupille. Ceci obtenu, on en maintient la direction en appuyant le miroir contre le bord orbitaire et, si l'on veut, le coude sur une table.

A travers l'ouverture centrale du miroir, l'observateur voit maintenant la teinte rouge du fond de l'œil; il saisit, de la main gauche, un verre biconvexe (de 20, 16 ou 12 dioptries) et le place à une petite distance de l'œil à examiner, de façon que le centre du verre corresponde à peu près au centre de la cornée. Une légère rotation de la lentille autour de son axe écartera les reflets du centre de la cornée, où ils gênent le plus. On fera bien de prendre, avec le petit doigt de la main gauche, un point d'appui sur le front du malade, et d'éloigner le verre de l'œil jusqu'au point où le bord de la pupille disparaît du champ de vision. Puis on cesse de regarder dans le fond de l'œil même, et l'on adapte sa vision pour l'endroit où doit se former l'image du fond de l'œil, c'est-à-dire aux environs du foyer de la lentille du côté de l'observateur.

Si toutes ces conditions sont bien remplies, on ne manquera pas de reconnaître quelque détail du fond de l'œil, soit un vaisseau de la rétine, soit une partie de la papille du nerf optique. Cette dernière, que l'on recherche toujours en premier lieu, étant située en dedans du pôle postérieur de l'œil, il est nécessaire d'engager le malade à diriger l'œil examiné légèrement en dedans.

La nécessité d'observer exactement et minutieusement tous les détails qui composent l'examen ophtalmoscopique, la difficulté d'adapter son œil pour une distance autre que celle où se trouve la partie à explorer, expliquent pourquoi l'emploi de cet instrument exige un exercice assidu et persistant pour arriver à s'en servir utilement. L'œil artificiel de M. *Perrin* présente, à ceux qui débutent dans ces études, un moyen précieux pour s'exercer à ces recherches.

Il nous paraît superflu de parler du grand nombre d'ophtalmoscopes construits depuis la première publication de Helmholtz

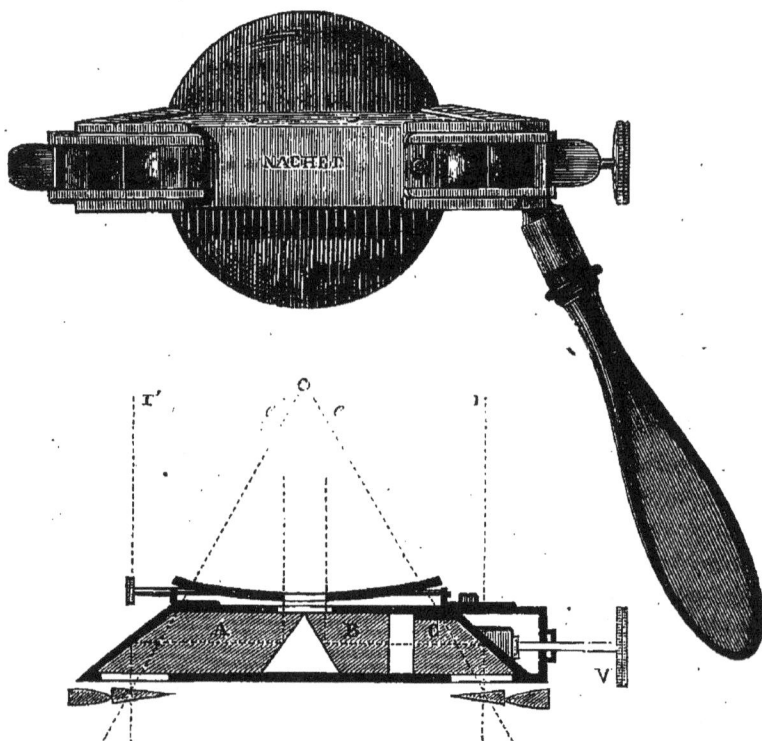

Fig. 11. — Ophtalmoscope binoculaire.

sur cet instrument; ils sont tous basés sur le même principe. L'innovation la plus importante est celle qu'a introduite M. *Giraud-Teulon*, dont l'ingénieux instrument permet d'examiner avec les deux yeux et réalise ainsi tous les avantages attachés à la vision binoculaire, et, en particulier, la reconnaissance du relief. La figure ci-jointe indique comment les rayons lumineux sont déviés par deux rhomboèdres, de façon à être portés vers les deux yeux munis de deux prismes qui font fusionner les deux images dans une seule (fig. 11).

Dans l'intérêt de l'enseignement et pour ceux qui ne se sont pas encore familiarisés avec les ophtalmoscopes dont nous venons de parler, on a composé, avec les diverses pièces qui les constituent, des appareils fixes à l'aide desquels on peut donner au miroir réflecteur, ainsi qu'à la lentille biconvexe, des distances déterminées en rapport avec l'œil à examiner. L'image du fond

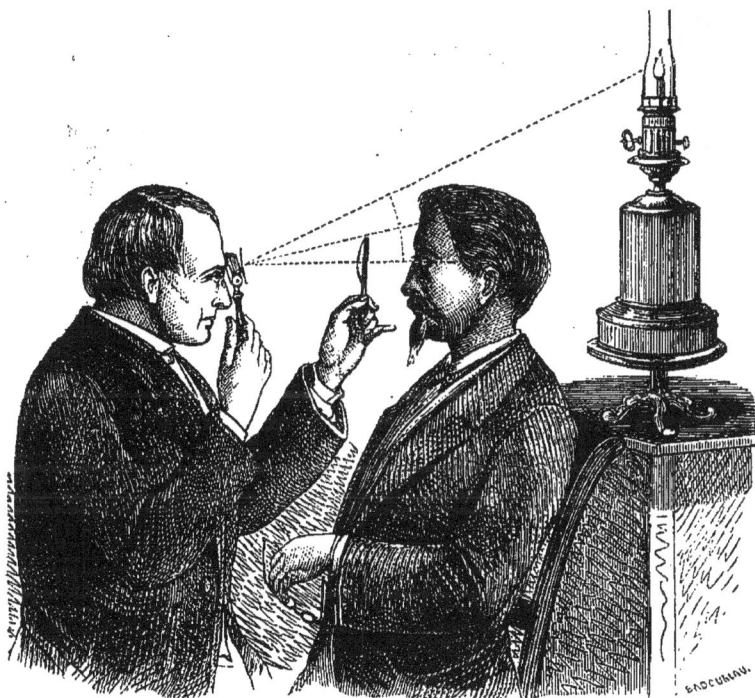

Fig. 12. — Examen du fond de l'œil avec l'ophtalmoscope binoculaire.

de l'œil, qui se trouve ainsi projetée à un endroit invariable, est facilement perçue et peut être étudiée et dessinée à loisir. Le premier de ces instruments a été construit par M. *Liebreich*, modifié d'une manière presque insignifiante par M. *Follin*, et simplifié par MM. *Cusco, Donders* et d'autres. Nous faisons suivre ici

la figure descriptive de l'ophtalmocospe fixe de Liebreich (fig. 13).
L'instrument binoculaire de M. Giraud-Teulon a été également établi en ophtalmoscope fixe. Nous n'avons rien à ajouter
sur la manière de se servir des ophtalmoscopes fixes, elle résulte suffisamment de la description que nous en avons donnée.

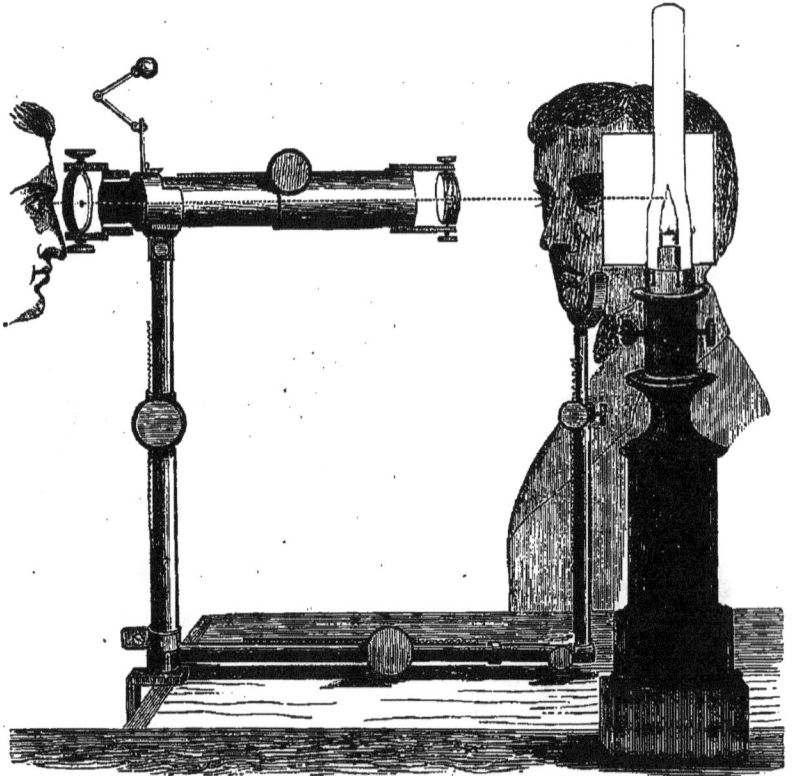

Fig. 13. — Ophtalmoscope fixe de *Liebreich*.

L'ophtalmoscope de M. *Sichel* (fig. 14) est surtout destiné à
montrer à plusieurs personnes à la fois l'image du fond de l'œil.
Ce résultat est obtenu à l'aide de prismes rectangles qui reçoivent
une partie de la lumière provenant de l'image ophtalmoscopique et le réfléchissent vers l'œil d'un second et d'un troisième observateur, tandis qu'une autre partie de cette lumière
entre directement dans l'œil du premier observateur. Cet oph-

talmoscope, établi d'abord par M. Sichel pour deux observateurs, a été construit depuis, d'après les mêmes principes, pour trois observateurs par M. *Monoyer*.

Il est bien évident que ces instruments ne peuvent aucunement remplacer les ophtalmoscopes mobiles, avec lesquels un observateur exercé arrive aisément à un examen complet et d'au-

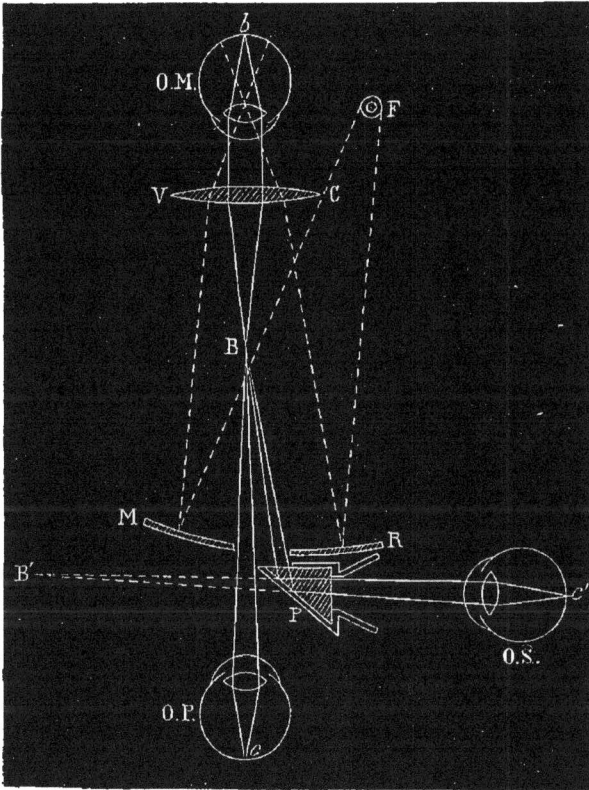

Fig. 14. — Ophtalmoscope de *Sichel*.

tant plus rapide qu'il suit facilement les mouvements que le maade imprime à son œil. On ne peut en dire autant de l'ophtalmoscope fixe, en ce sens que le moindre changement dans la direction de l'œil observé, fait disparaître l'image que l'on voyait un instant auparavant, et exige une nouvelle disposition de l'appareil.

Il résulte de cet exposé qu'une condition essentielle de l'examen ophtalmoscopique réside dans la transparence des milieux réfringents de l'œil. La moindre opacité qui se trouve sur le chemin des rayons lumineux projette une ombre distincte sur le fond éclairé de l'œil, et le simple miroir réflecteur devient ainsi le moyen le plus sûr d'en reconnaître l'existence et d'en déterminer l'étendue.

Nous sommes ainsi en mesure de constater avec précision la moindre opacité qui se trouve, soit sur la cornée, soit dans le champ pupillaire ou dans le cristallin, soit enfin dans le corps

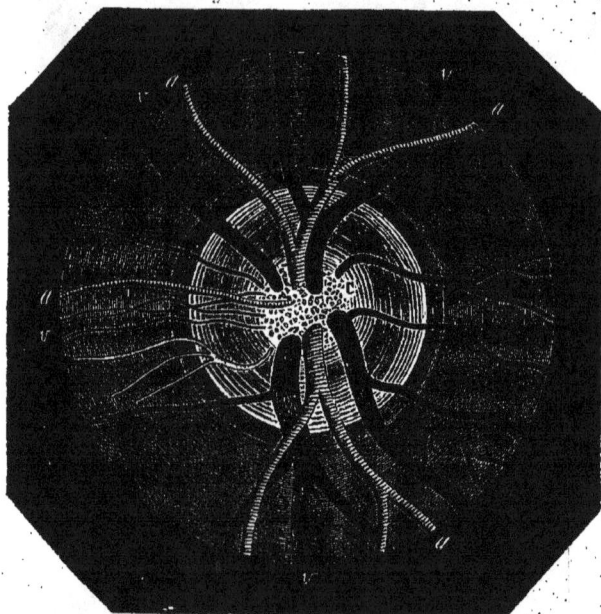

Fig. 15. — Image ophtalmoscopique du fond de l'œil normal.

vitré. Il nous reste à indiquer l'aspect du *fond de l'œil*, tel qu'il se présente à l'état normal.

Le premier but de nos investigations est l'entrée du nerf optique, qui porte le nom de *papille optique*. (Voy. fig. 15.)

Nous la rencontrons, soit en suivant un vaisseau rétinien vers son point d'émergence, soit en engageant le malade à diriger son œil de façon que la papille optique se trouve dans la direction du regard de l'observateur. Elle se présente alors sous la forme d'un disque rond ou légèrement ovale, d'une coloration rose jaunâtre. En y regardant plus attentivement, on distingue que la coloration n'est pas la même sur toute la surface de la papille ; elle est plus blanche au centre et à la circonférence que dans le cercle intermédiaire.

La circonférence est formée par la gaîne du nerf optique, qui, en traversant l'ouverture de la sclérotique, fusionne ses fibres avec celles de cette membrane. Le centre de la papille présente quelquefois un pointillé grisâtre correspondant à la lame criblée. Un œil exercé distingue fréquemment à la surface de la papille optique une dépression plus ou moins profonde, située soit au centre, soit plus rapprochée du bord externe ; cette dépression a reçu le nom d'*excavation physiologique*.

Le pourtour de la papille est quelquefois limité par un cercle étroit blanchâtre qui n'est pas autre chose que le bord de l'ouverture scléroticale laissée à découvert par la choroïde. D'autres fois, on y observe une ligne noire nettement définie et due à une accumulation du pigment choroïdien dans ce point.

Au centre de la papille apparaissent les artères et les veines centrales de la rétine, qui se répandent de là, en se divisant, sur toute la surface du fond de l'œil. Les veines se distinguent par leur trajet sinueux, leur volume plus considérable et une coloration plus foncée.

Lorsqu'on quitte la papille pour porter son attention sur le fond de l'œil en général, on observe des variations notables dans la nuance que présente sa coloration rougeâtre, selon que l'on examine un individu blond ou brun. En effet, la rétine étant complètement transparente, la teinte qui frappe l'observateur dépend essentiellement de la choroïde : cette dernière renferme dans les diverses couches qui la composent une quantité plus ou moins grande de pigment disposée, soit dans les interstices des vaisseaux, soit au-dessus d'eux. On conçoit donc facilement que lorsque la couche qui recouvre les vaisseaux de la choroïde est très riche en pigment, le fond de l'œil est généralement foncé, et l'on y distinguera difficilement les vaisseaux de la choroïde ; ces derniers apparaissent, au contraire, très nettement, sous forme de réseau dont les interstices sont également remplis de pigment, lorsque la couche la plus interne en est relativement privée. Lorsque la choroïde dans sa totalité est très pauvre de pigment, comme, par exemple, chez les albinos, tout le fond de l'œil paraît d'autant plus clair que les rayons de lumière qui ont pu pénétrer jusqu'à la sclérotique nous sont renvoyés par cette membrane.

Quant à la rétine même, elle ne peut être perçue que fort rarement. On la distingue surtout dans les yeux dont le fond est très foncé et où elle apparaît alors comme un voile semi-transparent finement pointillé, étendu devant la choroïde. L'endroit de la rétine qui doit être l'objet d'une investigation particulière est celui où se trouve la *macula lutea*. Nous devons la rechercher au pôle postérieur de l'œil, en engageant le malade à regarder directement dans le miroir réflecteur. On ne la voit en somme que dans un petit nombre de cas, sous la forme d'une petite tache d'un rouge plus foncé que le reste du fond de l'œil et entourée d'un anneau brillant dont le diamètre est un peu plus grand que celui de la papille optique.

Cet aperçu concis de l'aspect normal du fond de l'œil étudié à l'ophtalmoscope sera complété avec plus de détails lorsque nous nous occuperons de la pathologie de chacune des parties qui le constituent.

### Exploration subjective de l'œil

#### EXAMEN DE L'ÉTAT DE LA VISION

L'examen fonctionnel des yeux doit débuter par l'étude de l'acuité visuelle. Autrefois le médecin était obligé de se borner à déterminer si le malade était encore en état de lire ou s'il ne distinguait plus que des objets très gros, ou enfin si sa force visuelle était réduite à la perception du jour.

Aujourd'hui, nos moyens d'examen sont arrivés, sous ce rapport, à une précision bien plus grande, et nous nous trouvons dans la position heureuse de pouvoir contrôler exactement les dires des malades, parmi lesquels il y en a toujours un certain nombre qui sont disposés à se faire illusion sur leur état dans un sens ou dans l'autre.

L'étude fonctionnelle doit débuter par l'examen de *chaque œil à part*. Nous y devons rechercher : 1° la force de la vision directe ou centrale ; 2° l'état du champ visuel ; 3° la sensibilité rétinienne en général ; 4° la faculté de distinguer les couleurs.

Ceci fait, il nous reste à étudier l'action commune des deux yeux, la *vision binoculaire*.

1° *Examen de la force visuelle centrale.* — Nous possédons une série de types d'imprimerie de grandeur déterminée pour la distance à laquelle ils doivent être lus par un œil doué d'une vue moyenne. Ces types, calculés d'après un angle visuel fixe, et dont la justesse a été vérifiée par l'expérience, varient entre des caractères qui doivent être vus à 60 mètres de distance jusqu'à ceux qui doivent être reconnus à 50 centimètres. Ils ont reçu le nom d'échelles et remplacent avantageusement les livres d'essais de *Jæger*, qui ne remplissent ce but qu'approximativement. Nous nous servons des échelles de *Giraud-Teulon* ou de *Snellen*, de ces dernières de préférence, parce qu'elles ne se composent que de lettres placées les unes à côté des autres, sans former des mots qu'un malade intelligent devine parfois sans même les voir exactement.

Ces échelles sont placées à une distance connue. On les suspend ordinairement à un mur faisant face à la fenêtre à laquelle le malade tourne le dos pendant l'examen. Mieux vaudrait encore examiner la force visuelle dans une chambre obscure et éclairer les lettres par une lumière invariable (lampe ou bec de gaz d'intensité constante). Le malade ayant fermé un de ses yeux, on l'engage à lire la série des lettres en commençant par les plus grosses, jusqu'à ce qu'il arrive à celles qu'il ne peut plus distinguer. Les dernières qu'il lit encore facilement nous indiquent par un calcul très facile le degré de sa force visuelle. Supposons, par exemple, que cette dernière série soit celle qu'un œil normal doit distinguer à la distance de 6 mètres, et que l'œil dont nous voulons étudier la force visuelle la lise à cette distance même, nous reconnaîtrons que sa force visuelle est normale. Par contre, s'il est obligé de se rapprocher à 3 mètres pour les lire, sa force visuelle serait égale à 3/6, c'est-à-dire serait réduite à la moitié.

On comprend facilement de quelle manière on peut multiplier ces épreuves et les contrôler l'une par l'autre. Si le malade ne voit réellement le n° 6 des échelles (celles qu'un œil normal distingue à 6 m.) qu'en se rapprochant à 3 m., il ne verra le n° 12 qu'à la distance de 6 m., le n° 24 à la distance de 12 m., etc.

Il ne nous reste plus qu'à déterminer si cette diminution de sa force visuelle n'est peut-être qu'apparente et sous la dépendance d'une anomalie du pouvoir réfringent de l'œil. Dans ce but, nous plaçons devant l'œil du malade alternativement un verre convexe ou concave (de 0,50 ou 0,75 D) pour nous rendre compte si ces verres amènent une amélioration de sa vue. Si le résultat reste négatif, il faut en conclure qu'il s'agit réellement d'une diminution de l'acuité visuelle. Si, au contraire, la vision s'améliore sous l'influence d'un verre, il faut tenir compte de l'anomalie de la réfraction avant de juger l'état réel de la force visuelle.

Pour les malades qui ne savent pas lire, on a remplacé les échelles typographiques par une série de crochets, de raies ou de points, de dimensions graduées d'après le principe qui a servi de base à ces échelles. (Échelles géométriques de *Boettcher*, et échelles internationales de *Burchardt*.)

L'acuité de la vision ainsi constatée dans chaque œil, nous pouvons immédiatement examiner la puissance accommodative dont le malade peut disposer. Dans ce but, nous avons à déterminer les points, le plus éloigné et le plus rapproché, de sa vision distincte. On présente au malade les n°s 0,50 ou 0,60 des échelles typographiques, en les éloignant à la plus grande distance où l'œil les perçoit encore nettement, puis on les approche progressivement jusqu'au point où le malade cesse de les distinguer. L'espace compris entre ses deux limites nous donne, pour l'examen habituel des malades, des indications suffisantes sur l'état du pouvoir accommodatif.

2° *Examen de la vision périphérique.* — Nous appelons champ visuel d'un œil tout l'espace que la vision embrasse, tout en restant fixée sur un même point.

Pour en déterminer l'étendue, on place le malade devant un tableau noir et à une petite distance de ce tableau, à 0m,30 par exemple. La tête du malade doit être immobilisée. On trace sur ce tableau, à la craie, une petite croix blanche sur laquelle le malade doit toujours fixer l'œil que l'on veut examiner, après avoir fermé l'autre avec la main. Dès que les choses sont bien disposées de la sorte, on promène la craie sur le tableau dans toutes les directions, en partant de la petite croix blanche comme d'un centre. On note les points où le malade ne distingue plus que confusément et ceux où il ne voit plus du tout le crayon blanc que conduit la main. On dessine ainsi très complètement le champ visuel jusqu'à peu près 40° du point de fixation. (Examen campimétrique.) Pour l'exploration complète du champ visuel on se sert avec avantage du *périmètre* indiqué d'abord par *Aubert* et introduit dans la pratique ophtalmologique par *Fœrster*. Dans le but de réunir dans un seul examen les avantages de la campimétrie et de la périmétrie, j'ai fait construire chez Collin l'instrument suivant : Mon périmètre consiste en un arc de cercle de la valeur d'un quart de circonférence (fig. 16) qui en tournant autour du sommet décrit dans l'espace un hémisphère au centre duquel se trouve l'œil examiné. Celui-ci doit fixer invariablement le point marqué au sommet de l'arc, tandis que l'autre œil est recouvert d'un bandeau.

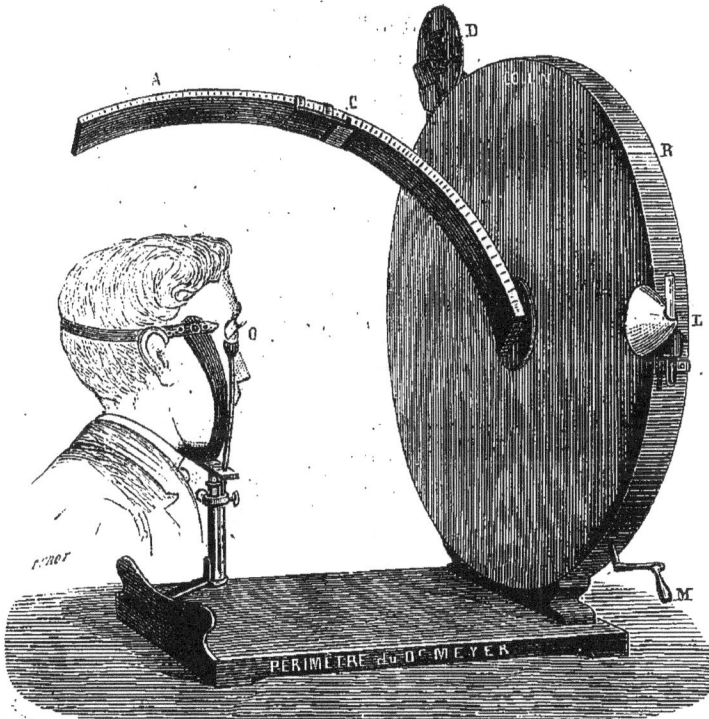

Fig. 16. — Périmètre de Meyer.

L'arc du périmètre étant placé dans un plan déterminé, par exemple dans le plan vertical, l'explorateur fait avancer progressivement de la périphérie vers le sommet, le curseur C qui glisse sur l'arc et dans lequel on a préalablement introduit, selon le but de l'examen, un carré blanc ou coloré, une figure ou lettre typographique. Le glissement du curseur C est obtenu à l'aide d'une chaîne sans fin qui se trouve derrière l'arc et qui est mise en mouvement par une petite manivelle M, placée de telle façon que le malade ne peut apercevoir la main de l'explorateur. Celui-ci arrête le mouvement au moment où le malade reconnaît l'objet placé sur le curseur ; il lit à côté du curseur le chiffre de la division en degrés, tracé à l'extérieur de l'arc, et marque

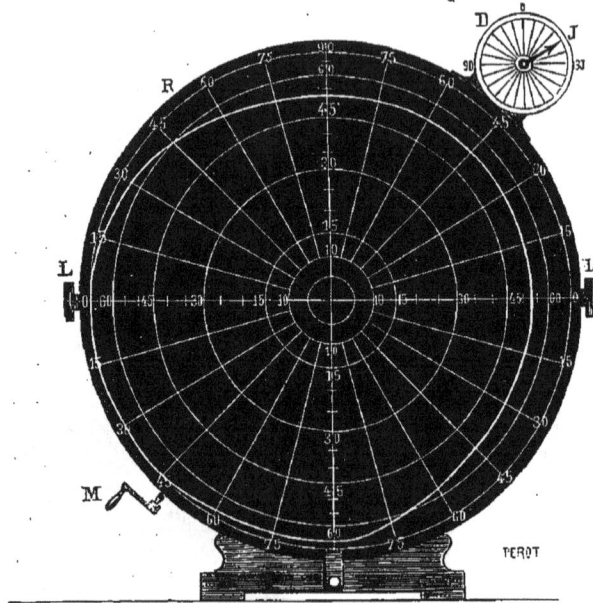

Fig. 17. — Périmètre de Meyer.

par un trait de craie sur l'ardoise noire R, à laquelle l'arc de cercle est adossé, le degré trouvé dans cet examen.

Cette ardoise n'est autre chose que la projection de la sphère du périmètre : noire du côté du malade, l'autre côté, représenté dans la figure 17, porte une série de cercles concentriques traversés par des diamètres. Ceux-ci indiquent l'inclinaison méridienne de l'arc de cercle que l'observateur peut reconnaître à chaque moment de l'examen sur le petit cadran D sur lequel se meut une aiguille J, tournant en même temps que l'arc.

Lorsque la limite du champ visuel a été déterminé pour le méridien vertical, et marqué par un trait de craie au point correspondant sur l'ardoise, comme nous l'avons dit plus haut, on dispose l'arc de cercle dans un autre méridien, et on détermine, pour celui-ci comme pour le précédent, le point auquel l'objet placé dans le curseur est revenu en partant de la périphérie. Ce

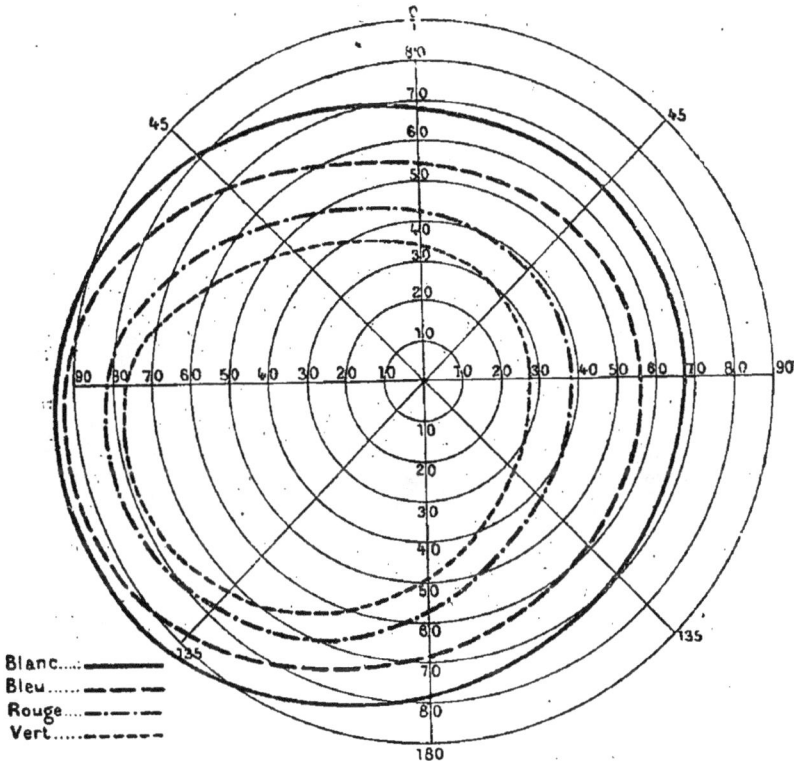

Fig. 18. — Champ visuel de l'œil gauche.

point marqué sur l'ardoise à l'endroit précis de la projection, on passe à un autre méridien, et ainsi de suite jusqu'à ce que l'arc ait décrit l'hémisphère complet. Il ne reste plus qu'à réunir par un trait continu les différents points marqués, pour avoir le tracé complet du champ visuel sur le schéma tracé au dos de l'ardoise.

L'étendue normale du champ visuel général, ainsi que pour les couleurs rouge, vert et bleu, est représentée dans la figure 18.

Pour la pratique habituelle, il peut suffire d'examiner les limites du champ visuel de la façon suivante : On se place en face du malade qui ferme un œil et regarde avec l'autre dans l'œil du médecin qui lui-même tient son autre œil fermé. A égale distance de son œil et de l'œil du malade, le médecin dirige ses doigts dans tous les sens et engage le malade à indiquer jusqu'à quel point il compte encore les doigts, et jusqu'où il en distingue seulement les mouvements. L'examinateur a ainsi le double avantage de contrôler la fixation exacte de la part du malade et de juger immédiatement la différence entre l'étendue du champ visuel du malade et du sien qu'il examine en même temps.

Il importe souvent de faire cet examen non seulement au jour ordinaire, mais encore dans une chambre obscurcie, à la clarté

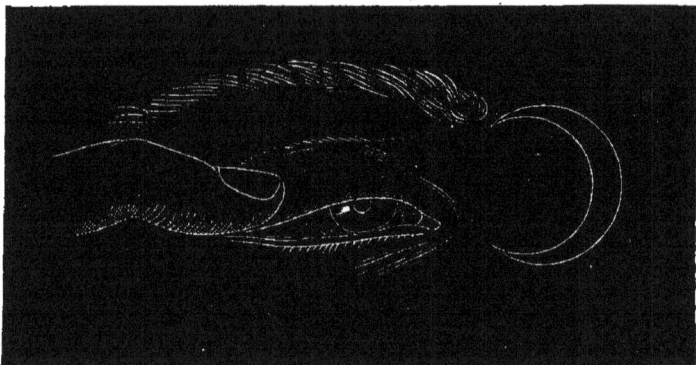

· Fig. 19. — Phosphène temporal.

d'une lampe qui nous permet, par les variations de l'éclairage, de déterminer l'influence de l'intensité de la lumière sur l'étendue du champ visuel, influence variable suivant que la rétine jouit d'une sensibilité normale ou d'un certain degré d'anesthésie. En explorant ainsi de l'une ou de l'autre manière le champ visuel, on le trouve ou normal dans toute sa continuité et dans ses limites, ou bien rétréci par des défectuosités plus ou moins irrégulières à sa périphérie, ou enfin interrompu par des lacunes fixes centrales ou périphériques qu'on désigne sous le nom de *scotomes*.

3° *Examen de la sensibilité rétinienne en général.* — Dans un certain nombre de cas, par exemple lorsque la pénétration de la lumière sur la rétine est empêchée par l'opacification du cristallin, l'examen de la sensibilité rétinienne ne peut se faire par le moyen que nous venons d'indiquer. Et cependant cet examen est dans ces cas d'une nécessité absolue.

Autrefois on cherchait ces renseignements sur l'état de la rétine exclusivement dans la réaction de la pupille à la lumière, réaction plus lente ou nulle lorsque la sensibilité de la rétine est émoussée ou anéantie.

Un autre mode d'examen consistait dans la recherche des apparitions lumineuses provoquées par une pression méthodique sur les parties externes du globe oculaire.

Ces apparitions, qui ont été désignées sous le nom de *phosphènes* par M. *Serres*, d'Uzès, peuvent être provoquées assez facilement lorsqu'on exerce avec la pulpe du petit doigt ou avec l'extrémité arrondie d'un crayon ou d'un porte-plume, un frottement léger sur un des points du globe oculaire et à travers les paupières (fig. 19).

Pendant ce frottement, on engagera le malade à porter son regard du côté opposé à la pression. M. Serres a distingué quatre phosphènes, et les a dénommés d'après le point sur lequel agit la pression qui les produit : phosphènes frontal, jugal, nasal et temporal.

Chez certains individus peu intelligents, il faut renouveler à différentes reprises l'expérience pour parvenir à faire distinguer les anneaux lumineux, tandis que d'autres, se faisant illusion, affirment des sensations lumineuses qu'ils ne perçoivent pas. — Il ne faut cependant pas oublier que la recherche des phosphènes ne nous renseigne que sur la sensibilité de la rétine à la pression et non à la lumière. D'autre part, elle ne nous dit rien sur le degré de sensibilité conservée par la rétine. Cet examen, qui conserve néanmoins son importance dans certains cas sur lesquels nous aurons à revenir, a été avantageusement remplacé par l'examen direct du fonctionnement de la rétine au moyen d'une lampe.

Le malade étant placé dans une chambre obscure, on recherche le minimum d'intensité lumineuse sensible à son œil, ou la plus grande distance à laquelle l'œil examiné peut encore distinguer la clarté d'une lampe ordinaire. Veut-on déterminer le minimum d'intensité lumineuse sensible à l'œil, on place la lampe à $0^m,80$ de distance, à côté et un peu au-devant de l'œil malade, l'autre œil étant fermé. On met alors la main devant l'œil à examiner, de façon qu'il se trouve complètement dans l'obscurité et on la retire subitement. Si le malade déclare apercevoir la lumière, on diminue progressivement la clarté de la lampe, tout en répétant toujours l'expérience, jusqu'à ce que l'œil de l'explorateur soit juste encore en état de distinguer l'ombre de sa main sur la figure du malade. Ce minimum d'intensité lumineuse doit encore être perçu par le malade, pour qu'on puisse déclarer normal le fond de son œil.

Quant à la distance à laquelle la clarté d'une lampe doit être reconnue, nous savons par expérience que pour un œil atteint de cataracte, par exemple, mais du reste normal, cette distance est de 4 ou 5 mètres. Si le malade ne distingue la lampe qu'à 2 mètres, on en conclura que sa rétine n'a conservé qu'un quart de sensibilité normale, d'après la loi optique qui enseigne que l'éclairage diminue en raison inverse du carré des distances.

Dans les mêmes conditions on explore la périphérie du champ visuel en faisant fixer avec l'œil une lampe placée en face et à quelques pieds de distance du malade, tandis qu'on promène une autre lampe dans toutes les directions jusqu'aux limites du champ visuel. Le malade doit nous indiquer à chaque moment où se trouve la seconde lampe. De cette manière, nous serons à même de constater l'affaiblissement de la vision excentrique ou les défectuosités du champ visuel, résultant des diverses affections du fond de l'œil dont la recherche directe nous est interdite par le trouble des milieux de l'œil.

4° *Examen de la faculté de distinguer les couleurs.* — Pour compléter l'étude fonctionnelle de l'œil, il nous reste à examiner la faculté de distinguer normalement les couleurs, faculté troublée dans certaines affections ou affectée par un état congénital qui a reçu le nom de *daltonisme.* Pour des expériences exactes et rigoureuses, les couleurs spectrales seraient toujours les meilleures. La difficulté de les produire avec une intensité suffisante et de s'en servir commodément, fait qu'on les remplace dans la pratique par une série de laines ou de papiers diversement colorés que nous engageons le malade à ranger par nuances (méthode de *Holmgren*). Un œil normal fera cette opération en quelques minutes tandis qu'un malade atteint de trouble dans la perception des couleurs s'y prendra avec difficulté, hésitera dans le choix des objets et confondra certaines couleurs ou certaines nuances. Pour contrôler les résultats de cet examen, on pourra se servir avec avantage des caractères imprimés en couleurs diverses (méthode de *Stilling*), ou des couleurs complémentaires produites par la superposition d'anneaux grisâtres sur les papiers colorés (*H. Meyer*, *Weber*). La détermination quantitative (numérique) du pouvoir de distinguer les couleurs peut s'obtenir par les disques coloriés d'étendue variable, d'après la méthode de *Donders*, ou par les tables graduées de *Dor*, ou enfin par l'appareil de *Weber* destiné à mesurer la vision chromatique.

Lorsqu'il s'agit d'explorer l'étendue du champ visuel pour chacune des couleurs, on se sert du périmètre (voyez page 25), en plaçant dans le curseur un carton colorié.

### Examen de la vision binoculaire

L'examen fonctionnel de chaque œil doit être suivi de l'étude de la vision binoculaire. A l'état normal, nos yeux, en fixant un objet, dirigent leur axe visuel de façon à les faire converger sur cet objet, dont l'image se forme alors dans chaque œil sur des points correspondants de la rétine à l'endroit de la *fovea centralis*. Dans l'examen de l'action commune des deux yeux, on commence par constater si la vision binoculaire existe, ou si par hasard le malade ne se sert que d'un seul œil, même sans le savoir. Dans ce but, on l'engage à fixer un objet, le bout d'un doigt par exemple, placé à la distance de 40 centimètres, et l'on cache alternativement chaque œil, en interposant la main entre lui et l'objet.

Si les deux yeux sont normalement dirigés, ils restent immobiles au moment où on les découvre. Par contre, lorsqu'un œil, au moment où l'on couvre son congénère, fait un mouvement pour placer son axe optique dans la direction de l'objet fixé, nous pouvons en conclure qu'il était auparavant dévié et que la vision binoculaire n'existait pas. Cette expérience n'est nécessaire que lorsque nous ne constatons à la première inspection aucune déviation d'un des yeux. L'existence de cette dernière exclut de prime abord une vision binoculaire simple. En effet, lorsque les axes optiques ne jouissent plus du parallélisme nécessaire pour la vision normale des deux yeux, l'existence de la vision binoculaire nous est révélée immédiatement par la diplopie, symptôme que le malade ne manquera pas d'indiquer le premier.

Ce symptôme, la diplopie, exige une étude particulière de la part du médecin qui doit rechercher en premier lieu la position des deux images, puis laquelle des deux appartient à chacun des deux yeux. Le meilleur moyen pour faciliter cette expérience consiste à se servir de la flamme d'une bougie éloignée de quelques mètres du malade que l'on munit d'un verre coloré (violet). Ce verre, qui doit être placé devant l'œil dont il se sert de préférence, a un double avantage : il diminue légèrement la netteté de l'image qui se produit dans le meilleur œil, et par cela même la différence qui existe entre les deux sensations dont le malade est toujours disposé à supprimer la plus faible. D'autre part, la coloration différente des deux images nous permet de distinguer celle qui appartient à chaque œil. Ceci fait, nous n'avons plus qu'à rechercher si l'image qui se trouve à la droite du malade correspond ou non à son œil droit, si les deux images sont placées à la même hauteur, quelle est la distance qui les sépare, si elles sont parallèles, ou si elles convergent l'une vers l'autre par leurs extrémités.

## ARTICLE II

### CONSIDÉRATIONS GÉNÉRALES SUR LE TRAITEMENT DES OPHTALMIES

La thérapeutique des affections inflammatoires de l'œil a essentiellement pour but de favoriser le retour des parties malades à l'équilibre de la nutrition normale. Dans ce sens, elle doit remplir : 1° l'*indication causale*, qui consiste surtout à écarter tout ce qui peut contribuer à l'irritation de l'organe affecté ; 2° l'*indication morbide*, qui consiste à arrêter le processus pathologique et à ramener l'état normal.

### INDICATION CAUSALE

Les causes d'irritation de l'œil sont mécaniques, chimiques, physiques ou organiques.

1° Parmi les circonstances mécaniques nous rencontrons en premier lieu l'*attouchement* ou le *frottement* exercé sur les *paupières* à la suite des sensations de démangeaisons ou de brûlures, ou même la manie des enfants de cacher leurs yeux avec les mains ou les bras lorsqu'ils sont atteints de photophobie. Chez les adultes, une simple recommandation suffit généralement pour leur faire abandonner cette coutume, tandis que chez les enfants le médecin est obligé d'employer des moyens qui les mettent dans l'impossibilité de se nuire à eux-mêmes.

La meilleure méthode consiste dans l'application d'un bandeau protecteur. On recouvre l'œil d'une petite compresse de toile, et l'on place au-dessus de cette compresse quelques bourdonnets de charpie, de façon à faire disparaître les irrégularités de la cavité orbitaire autour du globe de l'œil, et à obtenir ainsi une surface plane sur laquelle on applique une bande tricotée de 40 centimètres de longueur et de 5 centimètres de largeur, munie à ses extrémités de rubans.

Pour l'appliquer, on prend la bande entre ses deux mains, on la place sur la charpie de manière à lui faire couvrir l'œil obliquement en remontant de l'angle de la mâchoire inférieure vers le front du côté opposé, puis on croise les rubans derrière l'occiput et on les noue sur le front.

La *poussière* est une autre cause d'irritation qu'il faut éviter d'autant plus soigneusement que les moyens dont nous pouvons disposer pour mettre l'œil à l'abri de son influence sont très insuffisants. En effet, les lunettes qui ont été construites dans ce but et qui se composent d'un grillage métallique entourant un verre à vitre, n'empêchent pas la poussière de pénétrer jusqu'à l'œil et ne sont pas sans gêner la vision. Je leur préfère même les lunettes ordinaires à grands verres ronds ou coquilles, ainsi que l'emploi des voiles pour les femmes et pour les enfants. Mais il ne faut pas oublier que ces moyens sont imparfaits, et qu'il vaut mieux soustraire les yeux malades à toute occasion où ils pourraient être exposés à la poussière.

2° Les enfants dont les yeux ne sont pas protégés par un bandeau y portent souvent leurs mains et salissent ainsi les bords palpébraux et même la conjonctive. Une propreté excessive et un nettoyage fréquent de la face et des mains peuvent seuls obvier à ces inconvénients. Un danger analogue résulte de l'emploi des moyens thérapeutiques dans le voisinage des yeux, tels que les pommades, teintures, cataplasmes, etc.; de même les vésicatoires appliqués sur le front ou sur les tempes, et dont la dessiccation produit des croûtes et une démangeaison qui dispose les enfants à y porter leurs mains. Le tabac à priser devient facilement une cause d'irritation, surtout pour les personnes qui n'en ont pas l'habitude; chez celles-ci, en effet, on voit même, lorsque les yeux sont dans leur état normal, survenir une rougeur de la conjonctive et du larmoiement. Il est plutôt permis de concéder, même dans le cours d'une affection inflammatoire, l'usage du tabac à priser à ceux qui en ont une longue habitude et qui ne pourraient que difficilement s'en passer. Ce qu'il faut surtout éviter chez les personnes atteintes d'une ophtalmie externe, c'est le séjour d'un air vicié par le tabac, l'encombrement par des poussières et les exhalaisons liées à certaines professions (cardeurs, égoutiers, etc.).

L'air pur étant essentiel pour la guérison de ces maladies, il faut prescrire aux malades des promenades fréquentes, et les prémunir contre le danger qui résulte du séjour dans les cafés, les salles de théâtre, de concert, de bals, en un mot, tous les endroits où toutes ces causes nuisibles sont concentrées en même temps qu'un éclairage éblouissant.

La *fumée de tabac* nuit considérablement aux yeux irritables, il faut donc leur interdire absolument l'usage du tabac, et n'autoriser ceux auxquels cette privation est par trop pénible qu'à fumer en plein air.

3° Les conditions *physiques* nuisibles aux yeux atteints d'inflammation externe sont le vent, la chaleur et la clarté excessive. Quant au froid, il est bien mieux supporté, et de plus il procure du soulagement dans les cas de conjonctivite. Par contre, il faut le considérer comme un danger dans les affections inflammatoires plus profondes, les iritis, les choroïdites, etc. Nous avons à peine besoin d'indiquer combien il est important que ces malades se gardent des variations brusques de température et des courants d'air, sans toutefois les étouffer par les paravents, les couvertures ou les rideaux fermés quand ils sont obligés de garder le lit. Un malade a toujours besoin d'air, et il faut qu'il puisse respirer librement. Quant à la lumière, il y a certains cas qui exigent une obscurité complète, que l'on peut obtenir, soit en cachant les fenêtres sous d'épais rideaux, soit par des bandages. Mais il faut éviter d'avoir recours à ces moyens sans nécessité absolue, d'abord parce qu'un séjour prolongé dans un endroit obscur n'est pas sans inconvénient pour la santé générale, et d'autre part parce qu'il exige un retour très lent et graduel à la lumière ordinaire, et augmente ainsi la durée du traitement. Dans la plupart des cas, un éclairage doux et adapté à la sensibilité du malade est de beaucoup préférable; ce qu'il faut surtout éviter, ce sont les brusques transitions de l'obscurité à la lumière, difficilement supportées même par un œil sain.

Parmi les couleurs, le vert et le bleu irritent le moins, le jaune et l'orange le plus, différence sensible par la sensation subjective, ainsi que par la réaction de la pupille.

Les moyens d'abriter les yeux contre un jour trop vif varient avec le séjour du malade à la chambre ou au dehors.

A la maison, on obtient l'obscurité nécessaire en baissant les rideaux devant toutes les fenêtres et en abritant même par une portière les portes qui donnent sur un endroit vivement éclairé.

La couleur de ces rideaux sera grise; la prédilection que l'on a habituellement pour le vert n'étant justifiée que lorsqu'il s'agit d'une surface dont nous recevons la lumière réfléchie, comme les gazons, tandis que le vert pénétré par la lumière directe devient jaunâtre. Les abat-jour ne peuvent servir que lorsqu'on peut les placer devant la source lumineuse, telles que les lampes, pour lesquelles on devrait choisir de préférence un papier gris uniforme.

Au dehors, on garantit le malade contre un excès de lumière par des voiles gris ou noirs, mais surtout par des lunettes. Les verres verts autrefois si vantés ne méritent pas leur réputation. Les verres bleus sont bien préférables, mais nous considérons comme plus avantageux les verres fumés, qui laissent aux objets leurs nuances naturelles et donnent seulement un jour mitigé. En choisissant ces verres, il est important de s'assurer que la

couleur fumée n'est pas mélangée de violet, nuance facile à reconnaître lorsqu'on place le verre sur un papier blanc.

Ce qu'il faut éviter, c'est de choisir une nuance trop foncée,
parce que le malade s'y habitue tellement qu'il s'en passe difficilement, parce qu'elle gêne la vision distincte des objets éloignés et nécessite des efforts fatigants de la part du malade.

Pour des raisons faciles à comprendre, il faut prescrire des
verres ronds ou en coquille qui garantissent le plus possible l'œil
de tous les côtés, les faire garnir au besoin de soie noire, et
choisir une monture dans laquelle la distance des verres est
adaptée exactement à celle des yeux.

Il va sans dire que le malade doit se servir de ces verres exclusivement lorsqu'il sort au grand jour, et qu'il ne doit pas s'en
déshabituer brusquement, mais en passant par des nuances intermédiaires.

4° Parmi les causes nuisibles, il faut accorder une place importante aux efforts des yeux pour la vision distincte.

Lorsque les yeux sont gravement atteints, les malades cessent
d'eux-mêmes tout travail, soit qu'il leur devient impossible, soit
qu'ils en ressentent immédiatement les conséquences fâcheuses.

Lorsqu'ils le sont moins, le malade ne se rend pas compte de
l'influence fâcheuse de ces efforts, parce que les suites n'en
sont pas aussi immédiates. En général, les malades affligés d'une
affection inflammatoire ne doivent ni lire ni écrire, et éviter
tout travail qui exige des efforts d'accommodation. Il ne faut
pas oublier que la plupart des malades sont toujours disposés
à outrepasser les limites du travail qu'on croit pouvoir leur accorder, ce dont il faut tenir compte dans ses prescriptions.
Lorsque leur état permet le retour à leurs occupations, il est
nécessaire de ne les y autoriser que graduellement.

5° Le traitement rencontre une autre indication causale à
remplir dans les troubles de la circulation locale ou générale,
ainsi que dans l'existence de dyscrasies. Les stases veineuses
peuvent exister comme première cause de l'affection ou comme
une de ses conséquences qui s'opposent à la guérison; elles dépendent aussi bien d'une diminution de la force motrice que
d'une augmentation dans la résistance, ou de l'une et l'autre.
Cette distinction est d'une grande importance, parce que la première de ces causes n'admet pas le traitement antiphlogistique,
mais exige, au contraire, l'emploi des moyens aptes à mainte-

nir ou à augmenter les forces du malade. Dans le second cas, nous prendrons surtout en considération toutes les circonstances qui peuvent gêner la circulation en retour.

Sous ce rapport, il ne faudrait pas perdre de vue, surtout dans les cas d'inflammation grave, que l'expiration forcée provoquée par les cris, les efforts de la voix, le chant, la toux, exerce une compression sur les veines jugulaires. Pour une raison analogue, il faut éviter tout ce qui gêne la respiration, comme les cravates, les corsets, les vêtements trop serrés, ainsi que les causes de troubles dans la circulation de la veine porte, produits par la surcharge de l'estomac ou la présence trop abondante de matières fécales dans le tube intestinal.

Les malades doivent manger peu à la fois, s'abstenir de dormir après leur repas, et choisir une nourriture d'une digestion facile.

Dans les cas de congestion passive, nous combattons le défaut de tonicité des parois vasculaires par l'usage local des astringents et le bandage compressif. Directement, nous combattons l'hyperhémie par des émissions sanguines, surtout dans les cas récents, c'est-à-dire quand les parois vasculaire possèdent encore leur contractilité. De toutes façons, ce moyen n'a qu'une action passagère.

### INDICATION MORBIDE

Il est évident qu'ayant à traiter des affections inflammatoires, cette indication est remplie par les moyens antiphlogistiques, et comme le caractère distinctif de toute inflammation consiste dans l'augmentation de la température, nos efforts doivent tendre à la ramener à son degré normal.

1° Le premier de ces moyens antiphlogistiques est le *froid*, employé sous forme de *compresses froides*. Les douches ne peuvent pas servir dans ce but, à cause de leur action mécanique inévitable, et parce qu'on ne pourrait les employer que pendant un temps relativement court qui ne suffit pas pour produire un effet durable, et amène plutôt une réaction.

Les compresses doivent être changées aussi souvent qu'il est nécessaire pour empêcher leur échauffement, et leur application doit être interrompue aussitôt que la température des parties malades ou des parties voisines descend au-dessous de la température physiologique.

On fait bien de laisser les dernières compresses reposer un peu plus longtemps, pour éviter un contraste trop brusque, et de recommencer leur emploi lorsque la température s'élève de nouveau.

Ce n'est que dans les inflammations très intenses qu'il faut les continuer sans interruption. Le meilleur moyen consiste à se servir de compresses refroidies sur un morceau de glace, de les faire assez petites pour éviter leur action sur les parties voisines, et laisser le malade couché pendant leur application. Autrement, elles se déplacent facilement, et l'emploi d'un bandage destiné à les fixer doit être rejeté à cause de l'élévation de température qu'il produit.

Le malade ne doit pas les appliquer lui-même, pour éviter le contact perpétuel de ses mains avec le froid, et la personne chargée de le soigner doit éviter les secousses sur l'œil malade, en ayant soin de saisir la compresse par ses deux bouts pour la placer et pour l'enlever. Si l'on emploie des compresses trempées dans l'eau, on doit se servir d'eau distillée et les tordre avant de les employer.

Chez les personnes dont la peau est très-sensible, surtout lorsqu'elle est déjà excoriée, on fera bien de couvrir préalablement la peau de graisse ou de glycérine.

2° Un second moyen de combattre l'hyperhémie consiste dans les *émissions sanguines*. Les saignées, autrefois si en faveur, ne répondent aucunement au but qu'on se propose; les émissions locales mêmes ne peuvent que préparer ou aider utilement le traitement ultérieur. Leur effet est essentiellement passager, et il importe de les employer au bon moment. Il est connu que dans ces affections il existe des exacerbations et des rémissions de l'inflammation qui se répètent assez régulièrement. Dans la plupart des cas, l'exacerbation a lieu vers le soir, et c'est ce moment qu'on doit choisir pour l'émission sanguine quand elle est indiquée.

Si les périodes de l'exacerbation ne peuvent être prévues, on peut en attendre l'apparition, ou, lorsque ce moment est passé, opérer au moment de la plus grande intensité, mais jamais pendant la rémission.

Les moyens de pratiquer l'émission sanguine sont : la scarification de la conjonctive, les sangsues, la ventouse scarifiée de Heurteloup. Les scarifications ne produisent qu'une déplétion insignifiante, elles sont surtout utiles dans les cas d'engorgement de la muqueuse palpébrale; les sangsues sont employées de préférence dans les ophtalmies externes, la ventouse de Heurteloup dans les inflammations des membranes profondes de l'œil. Il faut se garder d'appliquer les sangsues sur les paupières ou dans leur voisinage immédiat, à cause des extravasations qui en résultent fréquemment et effrayent le malade; le meilleur endroit de leur application est la tempe au-devant de l'oreille. Leur application à l'apophyse mastoïde n'est utile que lorsque l'inflammation est compliquée d'une hyperhémie méningée de la base du crâne. D'autres fois, l'endroit de leur application est indiqué par des raisons spéciales, telles que l'interruption du flux hémorrhoïdal, ou catéménial, ou d'une épistaxis habituelle.

Le nombre des sangsues à prescrire est en moyenne de six pour l'adulte, de trois ou quatre chez les enfants, et d'une seule chez les nouveau-nés.

Une méthode excellente pour prolonger l'effet des sangsues consiste à n'en employer qu'une seule à la fois et de n'en appliquer une autre qu'après que la première est tombée.

La ventouse de Heurteloup joint à l'effet d'une déplétion rapide celui d'une forte succion, en même temps qu'elle permet de limiter exactement la quantité de sang que l'on veut extraire. Ce qu'il y a de plus important à observer dans l'emploi des émissions sanguines, c'est qu'elles sont suivies inévitablement d'une réaction qui consiste dans un afflux plus considérable de sang qui précède la rémission que l'on veut obtenir. Le degré de cette réaction est excessivement variable, selon la constitution et la nature des individus. Pour la maintenir dans de justes limites, il faut éviter pendant toute sa durée toute cause d'excitation générale ou d'irritation des yeux. Dans ce but, nous posons comme règle absolue de faire ces applications dans la soirée et de laisser le malade au moins pendant vingt-quatre heures au repos et dans l'obscurité. Chez les personnes nerveuses, ce temps doit être quelquefois encore plus long.

3° Le principe chirurgical général, d'après lequel la *compression* doit compter parmi les moyens antiphlogistiques, en ce sens qu'elle diminue mécaniquement le calibre des vaisseaux et s'oppose aux phénomènes secondaires de l'hyperhémie tel que la transsudation, par exemple, trouve aussi son emploi dans l'ophtalmologie. Le bandeau compressif n'est qu'une modification du bandage contentif que nous avons décrit plus haut.

Il se compose d'un bandage de 3 mètres et demi de longueur et de 3 centimètres de largeur, tout entier de flanelle fine et aussi élastique que possible.

Après avoir garni de charpie le pourtour de l'œil et tout l'orbite, suivant la manière indiquée et de façon à en faire une surface complètement unie, on applique le bandage de la manière suivante : On commence par un tour oblique sur l'œil à couvrir, montant du point situé entre l'oreille et l'angle de la mâchoire inférieure pour se diriger vers le front du côté opposé ; ce tour doit surtout immobiliser la charpie. La bande, ramenée autour de l'occiput vers le front, décrit un circulaire complet pour arriver à la nuque, où commence un second tour oblique sur l'œil malade en comprimant plus fortement qu'au premier tour. On continue par un deuxième circulaire de la tête, et puis un troisième tour montant au-dessus de l'œil. Ce dernier tour doit surtout empêcher les deux premiers de se déplacer. On termine le bandage par un troisième circulaire de la tête.

4° Le *régime antiphlogistique* a pour but de modérer la quantité des principes nutritifs contenus dans le sang, et d'éviter tout ce qui peut exciter le système nerveux ou accélérer la circulation. Ce n'est que lorsque l'inflammation est très grave et suraiguë que nous avons à ordonner un régime sévère, c'est-à-dire un repos absolu de corps et d'esprit, la quantité de nourriture indispensable et exclusivement végétale.

En général, il suffit de conseiller la modération sous tous les rapports, de proscrire les boissons alcooliques ou aromatiques, ainsi que les mets épicés. Il faut bien se garder d'affaiblir les malades par un régime insuffisant, surtout dans les affections inflammatoires chroniques, où il est même souvent nécessaire d'ordonner aux individus faibles un régime tonifiant et même stimulant.

5° *Médication antiphlogistique.* — Parmi le grand nombre de médicaments de cette catégorie, tels que les mercuriaux, les iodures, le tartre stibié, les composés nitrés, les acides dilués, il y en a peu d'un emploi général dans les ophtalmies proprement dites..

Les préparations mercurielles ont été considérées pendant longtemps comme de véritables spécifiques contre les maladies des yeux. On emploie de préférence le calomel lorsqu'on veut obtenir un effet rapide dans certaines affections aiguës. Par la rapidité avec laquelle il amène la diarrhée et la salivation, il est de toutes les préparations mercurielles la moins propre à un emploi prolongé. Le protoiodure, à la dose de 5 à 15 centigrammes par jour, est déjà préférable, bien qu'il amène presque aussi facilement la salivation. Le mieux est de donner le sublimé sous forme de combinaison albumineuse à dose progressive, en commençant par 5 milligrammes par jour en deux fois. On augmente tous les deux jours d'autant jusqu'à 3 centigrammes, dose que l'on maintient un certain temps pour la diminuer ensuite progressivement.

Cependant, lorsqu'il s'agit de faire pénétrer le mercure vite et en grande quantité dans l'organisme, pour obtenir un effet rapide, comme par exemple dans les ophtalmies syphilitiques, on arrive le plus sûrement à ce résultat par la méthode des frictions que l'on combine avec l'usage interne de l'iodure de potassium. Pendant cette cure, le malade doit être au lit dans une chambre de température constante, autant que possible de 18 à 20 degrés.

On fait frictionner avec 1 ou 2 grammes d'onguent napolitain (mélange d'onguent simple et double dans la proportion de 3 à 1) en ayant soin de faire précéder la friction d'une lotion savonneuse. Le premier jour, on fait la friction aux mollets, au pli du genou ; le second, à la face interne des cuisses ; le troisième, sur la poitrine et l'abdomen ; le quatrième, sur la face interne du bras, et l'on recommence de la même façon, tout en évitant les régions couvertes de poils. Après la friction, qui doit avoir lieu une heure environ avant le sommeil, on entoure la partie frictionnée d'un linge ; le lendemain matin, on provoque chez le malade une légère transpiration, soit par des tisanes sudorifiques, soit par des injections sous-cutanées de pilocarpine (5 gouttes d'une solution de chlorhydrate de pilocarpine à 1 gram. pour 10 gram. d'eau), et on fait laver soigneusement la région frictionnée. Dans le courant de la journée, le malade prend la solution d'iodure de potassium à la dose habituelle.

Le régime doit être approprié aux forces du malade, chez lequel il faut maintenir le ventre libre, en lui faisant avoir une selle par jour. Il faut prescrire au malade les soins les plus minutieux pour la propreté de sa bouche et de ses dents, et en cas de salivation, employer le chlorate de potasse et toucher les gencives, si elles présentent des excoriation, avec la teinture d'opium. La durée de ce traitement varie, d'après l'effet produit, de dix à trente jours. Après le dernier jour, on prescrit un bain général, on continue l'usage de l'iodure, et les soins hygiéniques que l'état du malade peut réclamer.

6° Les *drastiques* ne trouvent qu'un emploi très restreint, et servent exclusivement lorsqu'il s'agit de débarrasser complètement et rapidement le tube intestinal.

Dans les cas de constipation habituelle, on a recours aux purgatifs ordinaires et surtout aux eaux minérales.

7° Quand aux *révulsifs cutanés*, sous forme de moxas, fontanelles ou sétons, qui autrefois jouaient un rôle considérable dans la thérapeutique des affections oculaires, d'après l'idée que l'irritation produite devait éloigner le sang de l'œil, leur emploi dans les ophtalmies idiopathiques est en général plus nuisible que la maladie elle-même. Nous les réservons pour les indications qui peuvent résulter d'une maladie générale dont l'ophtalmie ne serait qu'une des manifestations. Les vésicatoires volants, les sinapismes aux jambes, les pédiluves sinapisés, les ventouses sèches à la nuque, les frictions générales de la peau, constituent un traitement dérivatif dons nous trouverons souvent d'utiles applications dans le courant des maladies oculaires.

8° Les *narcotiques* qui combattent efficacement les douleurs, quelquefois si intenses dans les ophtalmies, procurent en même temps aux malades un repos salutaire, et calment l'irritation des nerfs, qui entretient la maladie et en favorise les progrès.

Les médicaments les plus employés sont sans contredit la morphine, dont l'injection sous-cutanée mérite la préférence, et le chloral à l'intérieur ou sous forme de lavement.

Les injections se font avec une solution de sulfate ou d'hydrochlorate de morphine (au 1/20) dont on injecte 8 à 16 gouttes, ou la capacité de 8 à 16 divisions de la seringue de Pravaz, modifiée par Luër.

Cette dernière a l'avantage que la canule se termine par une pointe creuse et, par conséquent, sert en même temps comme trocart.

Il faut aussi remarquer que le piston de cette seringue ne s'avance pas à l'aide de tours de vis, mais par un simple mouvement vers le point d'arrêt, ce qui abrège notablement la durée de cette petite manœuvre chirurgicale.

Le meilleur endroit pour ces injections est la tempe. On n'y observe ni ecchymoses étendues ni irritation de la peau, même après un grand nombre d'injections pratiquées à un ou deux jours d'intervalle. La sensibilité paraît aussi moindre à la tempe qu'à d'autres parties de la peau. Enfin il est facile d'y soulever un pli cutané, le tissu cellulaire qui sépare la peau du fascia étant très lâche. Pour la même raison, ce tissu permet l'injection même d'une assez grande quantité de solution, sans produire une tension désagréable de la peau.

Avant l'injection, il faut soulever fortement un pli de la peau temporale et enfoncer résolument la pointe de la canule dans le tissu cellulaire ; lorsqu'on sent qu'elle s'y meut librement, on abandonne le pli cutané et l'on pousse le piston en avant.

Si l'on continue de soulever la peau au moment de l'injection, la pression que les doigts exercent sur le tissu cellulaire peut devenir la cause qu'une partie de la solution injectée s'échappe lorsqu'on retire la canule.

9° L'emploi des *mydriatiques* et des *myotiques* dans certaines affections inflammatoires de l'œil est justifié par leur action simultanée sur les vaisseaux, les muscles intrinsèques de l'œil : le sphincter de l'iris et le muscle de l'accommodation. Les mydriatiques combattent efficacement leur irritation spasmodique, et en même temps les névroses ciliaires, par leur action narcotique sur les terminaisons des nerfs ciliaires. Les myotiques agissent contre la paralysie de ces muscles ; ils ont aussi l'effet de contracter les vaisseaux de l'œil et de diminuer par conséquent l'excrétion de sérosité à l'intérieur de l'œil; mydriatiques et myotiques peuvent donc, selon les circonstances, réduire indirectement la tension intra-oculaire.

Comme mydriatique on emploie généralement une solution de sulfate neutre d'atropine ou de duboisine, comme myotique une solution d'ésérine ou de pilocarpine que l'on introduit par gouttes dans le cul-de-sac inférieur. La duboisine a sans contredit une action plus énergique que l'atropine à dose égale. Je préfère la pilocarpine à l'ésérine, parce que celle-ci subit en peu de temps, souvent en vingt-quatre heures, une modification qui rend son action inégale, et que son usage provoque aisément une conjonctivite folliculaire surtout chez les enfants. La pilocarpine échappe à cet inconvénient et peut se conserver pendant des mois.

Après chaque instillation, on fait bien d'exercer pendant quelques instants une légère pression dans la région du sac lacrymal, pour éviter l'absorption du médicament par les points lacrymaux et sa pénétration dans le canal nasal.

On a proposé aussi, toujours dans la crainte d'un empoisonnement par imprudence, de l'employer sous forme de glycérolé, que l'on introduit dans l'œil, composé de glycérine, 5 grammes ; sulfate d'atropine ou de duboisine, 5 centigr.

Dans les cas d'empoisonnement par l'atropine, le moyen le plus rapide et le plus efficace consiste dans l'injection souscutanée d'une solution de morphine.

# CHAPITRE II

**Anatomie.** — La conjonctive est une membrane muqueuse qui tapisse la face interne des paupières à partir de leur bord libre, et qui, après avoir formé le cul-de-sac palpébral, se replie sur la sclérotique, vers l'équateur du globe, et la recouvre jusqu'à la périphérie de la cornée. Elle dépasse même la sclérotique en formant le limbe conjonctival au bord de la cornée, sur laquelle elle est réduite à sa couche épithéliale. Elle représente ainsi un véritable sac lorsque les yeux sont fermés.

Il faut distinguer par conséquent trois portions de la conjonctive, celle qui recouvre le tarse, sous le nom de conjonctive palpébrale; celle du cul-de-sac et celle qui s'étend sur la sclérotique, conjonctive bulbaire.

La structure de la conjonctive est celle de toutes les muqueuses; elle se compose d'un tissu propre dont la base est un tissu adénoïde formé par un réseau à fines mailles dont les points d'intersection montrent de nombreux noyaux et qui est rempli d'une masse de cellules lymphatiques. Ce stratum de tissu propre est lié aux parties sous-jacentes par un tissu cellulaire et recouvert d'une couche épithéliale.

Dans la conjonctive palpébrale, le tissu propre est épais, l'épithélium est pavimenteux, stratifié; les papilles de la conjonctive ne commencent qu'à 1 millimètre du bord ciliaire et donnent à la conjonctive, lorsqu'elles sont gonflées, son aspect velouté particulier. Elles diminuent de nombre et augmentent de grandeur à mesure qu'on s'approche du cul-de-sac. Le tissu cellulaire qui réunit le tissu propre aux parties sous-jacentes est très dense, et relie la conjonctive très intimement avec le cartilage.

Aux culs-de-sac, au contraire, le tissu cellulaire est de beaucoup plus lâche et contient un plus grand nombre de fibres élastiques assez fortes, réunies sous formes de faisceaux. La conjonctive y est plus épaisse, son épithélium est cylindrique, et les papilles peu nombreuses mais grandes.

La conjonctive bulbaire est blanche, mince, renferme des fibres élastiques et adhère à la sclérotique par un tissu cellulaire plus dense que celui du cul-de-sac, mais qui lui laisse cependant une certaine mobilité. L'épithélium y est pavimenteux.

Dans l'angle interne de l'œil, la conjonctive bulbaire forme en se recourbant le pli semi-lunaire qui entoure la partie externe de la caroncule lacrymale, composée d'un amas de glandes sébacées, de cellules graisseuses et de quelques follicules pileux. Le cul-de-sac supérieur est traversé, près de l'angle externe de l'œil, par les six à dix conduits excréteurs de la glande lacrymale. La conjonctive renferme en outre des follicules lymphatiques et des glandes en acinus ; les premières se trouvent dans les deux culs-de-sac, les dernières exclusivement dans le cul-de-sac supérieur. Elles paraissent la source principale du liquide destiné à lubrifier la surface de l'œil.

Les vaisseaux de la conjonctive sont très nombreux : les artères sont fournies par les rameaux des branches musculaires, palpébrale, lacrymale, dorsale du nez, frontale, angulaire, sus et sous-orbitaire provenant de l'artère ophtalmique ; la conjonctive du globe reçoit également quelques ramuscules des artères ciliaires antérieures venant ou de la lacrymale ou directement de l'ophtalmique. Les veines se déversent dans les veines ophtalmique et faciale. En examinant attentivement le blanc de l'œil, on y distingue facilement deux ordres de vaisseaux : les uns suivent les mouvements de déplacement de la conjonctive, les autres sont fixés dans le tissu cellulaire sous-conjonctival. Ceux-ci se perdent vers le bord de la cornée, les premiers perforent la sclérotique d'avant en arrière dans le voisinage de la cornée.

Les nerfs, en très grand nombre, sont fournis par la première branche du nerf trijumeau. Leurs terminaisons présentent une particularité importante : ils finissent dans des petits organes particuliers qui ont reçu le nom de corpuscules terminaux claviformes, et sur la nature desquels on n'est pas complètement d'accord.

La sécrétion de la conjonctive se compose du produit des glandes en acinus, qui se rapproche beaucoup de celui de la glande lacrymale, et dans lequel se trouvent répandues les cellules épithéliales superficielles, qui sont constamment renouvelées. Elle est destinée à lubrifier continuellement la surface du globe et à maintenir la netteté de la cornée. L'importance de cette sécrétion résulte de ce fait que le liquide qui se trouve entre les paupières et le globe de l'œil se compose presque entièrement de la sécrétion conjonctivale, et que les larmes proprement dites y jouent un rôle si secondaire que

l'extirpation de la glande lacrymale n'amène à sa suite aucune per-
turbation des fonctions de l'œil, tandis que la destruction de la
conjonctive est suivie inévitablement de la perte de l œil.

## ARTICLE PREMIER

### DES CONJONCTIVITES

Les diverses affections inflammatoires de la conjonctive ne
peuvent être considérées comme autant d'entités morbides ;
elles constituent plutôt différentes modifications du même processus pathologique, ces modifications dépendant d'une part de
la cause de la maladie, de l'intensité et de la durée de son action, et, d'autre part, de l'état particulier des tissus au moment
où l'action nuisible s'est fait sentir. On ne peut donc nier que
la classification des conjonctivites est purement théorique ; on
peut rencontrer ces diverses affections comme autant de phases
de la même maladie, et d'autres fois sous des formes intermédiaires, résultat de leur combinaison.

Nous distinguons dans ces affections les groupes suivants :

1° L'hyperhémie de la conjonctive seule ou accompagnée de
sécrétion catarrhale muqueuse, puro-muqueuse ou franchement
purulente (conjonctivite catarrhale, blennorrhéique et purulente).

2° Les conjonctivites dans lesquelles la sécrétion morbide
montre une tendance à la plasticité, soit en formant des dépôts
solides à la surface, soit même dans l'épaisseur du tissu conjonctival (conjonctivite pseudo-membraneuse ou diphthéritique).

3° Les conjonctivites dans lesquelles la sécrétion n'a lieu que
par places et soulève la couche épithéliale sous formes de pustules (conjonctivites phlycténulaires).

4° Les conjonctivites dans lesquelles les produits de la maladie affectent une forme particulière dont la nature anatomique
est encore discutée, les granulations (conjonctivites granulaires,
trachome).

# I

## 1. — Hyperhémie de la conjonctive. — Catarrhe sec

*Diagnostic.* — Lorsque l'hyperhémie est bien prononcée, on découvre sur la face interne des paupières un développement anormal des vaisseaux qui masquent plus ou moins les glandes de Meibomius, et changent la coloration habituellement rose de la conjonctive en un rouge vif et irrégulièrement foncé. Dans les sinus palpébraux, le rouge paraît encore plus saturé, et dans les cas graves la coloration devient livide.

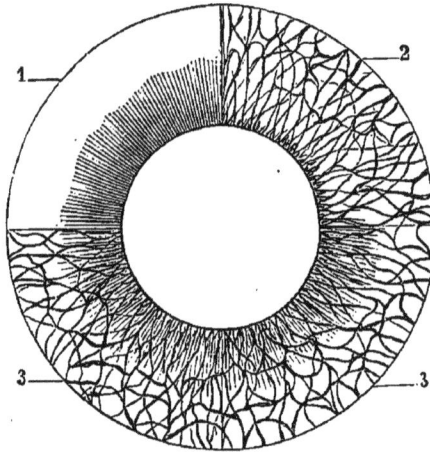

Fig. 20. — Injection conjonctivale et sous-conjonctivale.

La muqueuse est peu tuméfiée, mais le corps papillaire commence à devenir visible et à donner à la conjonctive, surtout sur le cartilage tarse, un aspect velouté.

Lorsque l'hyperhémie se propage sur le globe oculaire, le pli semi-lunaire et la caroncule sont injectés, et le blanc de l'œil est plus ou moins rouge par l'apparition d'un réseau vasculaire.

L'injection du blanc de l'œil demande une étude particulière, parce que les différentes formes sous lesquelles nous l'observons sont des indications précieuses pour le diagnostic des affections. Lorsque l'inflammation réside dans la conjonctive, les vaisseaux sont gros, tortueux et réunis en une sorte de réseau formé par leurs anastomoses. Ce réseau, auquel est due la coloration rouge de l'hyperhémie, augmente d'intensité à mesure que l'on s'approche des paupières (fig. 20, 2), et s'éclaircit dans le voisinage de la cornée. Une seconde forme d'injection produit une zone rose autour de la cornée, et dont la teinte pâlit à mesure qu'elle s'en éloigne (fig. 20, 1). Un examen attentif de cette rougeur démontre qu'elle est formée par des vaisseaux très petits et disposés en lignes droites qui partent en rayonnant du pourtour de la cornée. Cette injection siège dans le tissu épiscléral et indique une inflammation de la cornée ou du tractus uvéal (iris, corps ciliaire, choroïde). Une troisième forme d'injection n'occupe qu'une partie du blanc de l'œil et y constitue une plaque de forme irrégulière et de coloration livide ; elle est le produit d'une inflammation de la sclérotique, dont la couleur d'un rouge vif est modifiée par l'influence optique des couches semi-transparentes qui la recouvrent.

Dans le catarrhe sec, la sécrétion ne présente rien d'anormal ; tout au plus y a-t-il une hypersécrétion de la glande lacrymale sous l'influence d'une cause irritante accidentelle ; et les larmes paraissent au malade d'une chaleur désagréable.

Les malades accusent la sensation des corps étrangers, tels que des grains de sable, des picotements, ou de pression, la lourdeur des paupières plus prononcée le soir, et une sécheresse toute particulière qui les gêne pour ouvrir les yeux, surtout après le sommeil. Ils accusent une sensibilité excessive à la lumière et qui accompagne les efforts prolongés de vision. Ces symptômes se prononcent davantage sous l'influence de toutes les circonstances qui augmentent l'hyperhémie, telles que le séjour dans un air chaud ou vicié, l'accélération de la circulation qui suit les repas, le travail assidu, le frottement des paupières, etc.

D'ailleurs, l'intensité de ces sensations varie individuellement et paraît bien plus forte lorsque les paupières sont tendues et appliquées fortement sur le globe oculaire que lorsqu'elles sont lâches et distendues.

Les *causes* de cette affection sont de diverses natures : la présence d'un corps étranger, une glande de Meibomius infarctée et produisant une petite concrétion, les troubles des voies lacrymales, le séjour dans un air vicié, les insomnies prolongées.

Il faut accuser également des travaux assidus exécutés dans de mauvaises conditions, par exemple, sur des objets très fins, dans un mauvais éclairage, avec des lunettes mal appropriées à la vision, ou sans lunettes lorsque l'état des yeux en exigerait. D'autres fois, on rencontre l'hyperhémie de la conjonctive comme accompagnant une hyperhémie des membranes profondes de l'œil, par exemple dans les cas de myopie progressive.

La *marche* de cette affection est aiguë ou chronique, suivant que la cause agit une seule fois ou se manifeste d'une manière continue. Dans ces dernières conditions, l'hyperhémie peut se propager et devenir le point de départ d'inflammation des glandes de Meibomius, de blépharites, etc.

Le *pronostic* est absolument bon, et si le malade peut se soustraire aux causes de la maladie, sa guérison est généralement spontanée.

Le *traitement* se propose, en premier lieu, d'éviter les causes nuisibles, et d'écarter du malade celles qui ont provoqué l'hyperhémie de la conjonctive. L'hygiène oculaire, telle que nous l'avons exposée plus haut dans le chapitre précédent, l'usage des lunettes appropriées, et quelques lotions fraîches suffisent dans un certain nombre de cas.

On a remplacé avantageusement ces lotions par des douches sur les paupières fermées, dont il faut éviter seulement le choc trop violent, et, dans ce but, les instruments pulvérisateurs rendent de grands services. Si ces moyens ne suffisent pas, on y ajoutera l'usage des médicaments astringents, appliqués sur les paupières en compresses. L'acétate de plomb (6 gouttes pour un verre d'eau) trois fois par jour pendant un quart d'heure ou une demi-heure, le sulfate de zinc ($0^{gr},20$ pour 150 grammes d'eau), remplissent ordinairement le but.

Les mêmes médicaments, à une dose un peu plus forte, peuvent être employés sous forme d'instillations, une ou deux fois par jour. On obtient parfois une amélioration sensible par un collyre de laudanum (parties égales de laudanum et d'eau distillée). Lorsque l'hyperhémie a déjà pris un caractère chronique, on se servira avec avantage d'une solution de nitrate d'argent ($0^{gr},10$ pour 30 grammes d'eau) dont on badigeonne avec un pin-

ceau la surface interne des deux paupières. Cette application peut
être renouvelée, s'il est nécessaire, tous les quatre ou cinq jours
ou même plus souvent. Il va sans dire que lorsqu'il existe une
cause mécanique de l'hyperhémie, telle que l'hypertrophie d'une
glande de Meibomius avec infarctus, un cil dévié, une affection
des voies lacrymales, etc., il faut en débarrasser le malade.

Après une hyperhémie de longue durée, on observe souvent
une hypertrophie du corps papillaire qui se manifeste par l'apparition d'élevures arrondies, diaphanes, très fines, dans le voisinage des sinus palpébraux. Dans ces cas d'hyperhémie chronique,
il faut examiner ces régions attentivement, après avoir renversé
les paupières, et si l'on constate la présence de ces papilles, les
cautériser légèrement avec le sous-acétate de plomb (en solution avec une égale quantité d'eau). Il est très rarement nécessaire et dans la plupart des cas même nuisible d'avoir recours
à des cautérisations avec le sulfate de cuivre et le nitrate d'argent
mitigé par l'adjonction du nitrate de potasse.

Nous nous servons, pour les cautérisations avec le nitrate d'argent, des crayons mitigés, qui se composent de nitrate d'argent
et de nitrate de potasse dans les proportions d'une partie de
nitrate d'argent pour deux de nitrate de potasse, ou en parties égales,
ou enfin de deux parties de nitrate d'argent pour une de nitrate de
potasse. Après la cautérisation, on neutralise immédiatement l'excédent du caustique, en promenant sur la partie cautérisée un pinceau trempé dans de l'eau salée, puis on lave toute la région avec
de l'eau fraîche appliquée à l'aide du pinceau.

Chaque cautérisation est suivie d'une sensation de chaleur
assez désagréable pour le malade, et dont on combat l'intensité
à l'aide de compresses fraîches ou de douches de quelques minutes de durée.

## 2. — Conjonctivite catarrhale

*Diagnostic.* — La conjonctivite catarrhale se compose de
l'hyperhémie de la conjonctive accompagnée de sécrétion. Nous
y rencontrons, par conséquent, seulement à un degré plus prononcé, tous les symptômes déjà décrits de l'hyperhémie : l'injec-

tion de la conjonctive palpébrale est si intense que l'on n'y distingue plus les traces des glandes de Meibomius , la muqueuse prend un aspect brillant très rouge, turgescent; il en est de même sur les sinus palpébraux. Le blanc de l'œil est plus ou moins injecté, et le réseau vasculaire d'autant plus prononcé que l'affection est plus intense.

La sécrétion varie selon le degré du catarrhe; tantôt, on ne voit que quelques filaments de mucosités entre les plis du sac conjonctival ou sur la cornée; tantôt, on la trouve en plus grande quantité réunie à l'angle interne, toujours séparée du liquide lacrymal avec lequel, et c'est là un symptôme distinctif, le mucus ne se mélange pas. Si l'irritation de l'œil est considérable, il existe en même temps une hypersécrétion de la glande lacrymale (dacryorrhée), et les larmes entraînent les filaments muqueux vers l'angle interne, le bord des paupières et sur la peau externe de la paupière inférieure; de là des excoriations de la peau en ces endroits, surtout chez les individus qui ont la peau fine, ou qui ne peuvent s'empêcher de frotter leurs paupières.

Pendant la nuit, les matières muqueuses sécrétées s'accumulent, se dessèchent, et il se fait sur le bord ciliaire un dépôt de croûtes qu'il faut savoir distinguer de celles que produit la blépharite ciliaire. Ces dernières sont situées à la base des cils qu'elles réunissent en forme de pinceaux; elles sont grosses, molles, tandis que les premières recouvrent le bord palpébral d'une couche plus générale, sont sèches et cassantes.

D'autres fois, la sécrétion diminue tellement pendant la nuit, que les malades accusent une grande sécheresse, avec raideur des paupières et difficultés de les entr'ouvrir. Le catarrhe de la conjonctive n'est pas accompagné de douleurs vives, mais de sensations désagréables, de picotement, de sable dans l'œil, qui augmentent quand le malade se trouve dans des conditions défavorables, telles que la fumée, la poussière, l'air vicié, etc.

La photophobie se fait surtout sentir lorsque les yeux se trouvent exposés à un fort éclairage; lorsqu'elle est très prononcée, et que les malades accusent des douleurs vives, il y a tout lieu de soupçonner une existence simultanée d'une affection de la cornée.

La maladie se termine souvent par la guérison au bout d'une semaine ou plus, même sans autre traitement qu'une hygiène rationnelle des yeux. Plus souvent, elle prend la forme chronique et l'injection disparaît sur la conjonctive bulbaire. Les complications sur la cornée sont rares, sauf chez les vieillards ; de plus, chez ceux-ci, la tuméfaction prolongée de la muqueuse produit aussi facilement l'éversion des bords palpébraux, surtout à la paupière inférieure. Lorsque ceci a lieu, le déplacement des points lacrymaux empêche l'écoulement normal des larmes, et le séjour prolongé de ce liquide devient une nouvelle source d'irritation pour la muqueuse qui se tuméfie de plus en plus, et conduit ainsi à un véritable ectropion.

Le catarrhe conjonctival n'est souvent qu'une phase préliminaire plus ou moins longue ou une complication d'autres affections de la muqueuse, telles que la blennorrhée, la conjonctivite phlycténulaire ; et ce fait mérite notre attention à cause des différentes indications thérapeutiques.

Nous reconnaissons à cette affection les *causes* déjà énoncées à l'occasion de l'hyperhémie, auxquelles il faut ajouter les traumatismes de la conjonctive, le manque de protection de l'œil comme dans l'ectropion, la contagion ou l'inoculation directe de matières purulentes, la participation de la membrane muqueuse aux affections cutanées de la face, telles que l'érysipèle, l'impétigo, l'eczéma et les divers exanthèmes aigus, enfin une prédisposition générale au catarrhe des muqueuses qu'on observe chez beaucoup de personnes et qui date souvent de l'enfance.

Le *pronostic* est absolument bon, tout au plus y a-t-il à faire remarquer, au début de la maladie, l'incertitude où l'on se trouve si elle ne constitue pas la première période d'une affection plus grave, et à la fin la crainte de la voir devenir chronique.

*Traitement.* — En dehors de l'hygiène, l'affection doit être traitée au début par l'application modérée de compresses froides faites avec de l'eau légèrement carbolisée (5$^{gr}$ pour 1000), appliquées toutes les deux heures pendant 15 à 20 minutes, et, s'il est nécessaire, par l'administration de quelques légers purgatifs.

Il est indispensable de prescrire au malade une très grande propreté et des soins attentifs pour débarrasser l'œil, sans l'irriter par des attouchements maladroits, des mucosités qui s'y amassent.

Ce n'est que lorsque la conjonctive se relâche, se plisse, perd sa rougeur vive et devient bleuâtre, qu'il est bon d'employer les astringents, tels que le sulfate de zinc, de cuivre, l'alun, la pierre divine à la dose de 0$^{gr}$,5 à 0$^{gr}$,15 pour 30 grammes d'eau distillée, appliqués à l'aide de compresses plusieurs fois par jour, ou directement sur la muqueuse une fois par jour.

Lorsque le catarrhe est limité aux paupières et tend vers la guérison, on peut en accélérer la marche par des instillations avec les mêmes collyres, à une dose plus faible (0$^{gr}$,02 pour 30 grammes), répétées deux ou trois fois par jour.

Ces applications amènent parfois une irritation assez sensible dont il faut combattre l'excès par des compresses froides ou des douches.

Contre le catarrhe chronique, on emploie des lotions astringentes chaudes surtout avec une solution de sous-acétate de plomb (4 gr. pour 300 gr. d'eau), ou des instillations de quelques gouttes d'un collyre composé de :

| | |
|---|---|
| Sulfate de zinc...................... | 25 centigr. |
| Teinture d'opium................... | 10 gouttes. |
| Eau distillée...................... | 20 grammes. |

On fait aussi un usage avantageux de l'application directe des solutions fortes de nitrate d'argent (0$^{gr}$,25 à 0$^{gr}$,50 pour 30 grammes d'eau), ou de la cautérisation de la muqueuse des sinus palpébraux avec le crayon mitigé; on neutralise exactement l'excès du caustique par un lavage avec de l'eau salée.

Contre la formation des croûtes, on emploie des matières grasses, telles que la glycérine, ou la crème céleste, composée de :

| | |
|---|---|
| Cire blanche............................ | 1 gr. |
| Huile d'amandes douces................... | 18 |
| Spermaceti............................ | 1 |

Nous avons hâte d'ajouter que le nombre des médicaments simples ou mélangés employés contre la conjonctivite catarrhale est bien plus grand que ceux que nous avons énumérés; mais le succès dépend bien moins du médicament choisi entre tous que de son mode d'application. Celui-ci se règle sur l'observation attentive des phénomènes qui suivent l'usage de la médication employée, et doit varier nécessairement avec le résultat obtenu.

Lorsque le catarrhe de la conjonctive est entretenu par un état analogue de la muqueuse du nez, ce qui n'est pas rare chez les enfants et même chez les adultes, nous ordonnons des injections nasales d'eau salée chaude ou d'une solution d'alun chaude, à l'aide d'une seringue *ad hoc*. Nous avons également soin de combattre par les moyens appropriés (frictions cutanées, hydrothérapie) la prédisposition générale au catarrhe des muqueuses).

### 3.—Conjonctivite purulente.—Blennorrhée de la conjonctive.
#### Ophtalmie des nouveau-nés

*Diagnostic.* — La limite qui sépare la conjonctivite purulente de celle que nous venons de décrire n'est pas nettement tranchée. Les symptômes de ces deux affections diffèrent plutôt par leur intensité que par leurs caractères propres. Dans la conjonctivite purulente, le réseau vasculaire de la muqueuse est plus développé et plus turgescent, l'injection de la conjonctive palpébrale est plus forte, les sinus palpébraux font saillie facilement lorsqu'on renverse les paupières, grâce à la plus grande turgescence de leur tissu, ils paraissent couverts de papilles tantôt pointues, tantôt plus larges, ou de vraies excroissances papillaires qui saignent facilement et au moindre attouchement. Cet état de la conjonctive imprégnée de liquide et comme ramollie, et dont l'infiltration séreuse se propage jusque dans le tissu sous-jacent, produit une tuméfaction des paupières. L'œdème est si considérable que les plis de la peau externe disparaissent, et qu'il amène la chute plus ou moins complète de la paupière supérieure, par l'augmentation de son poids et l'insuffisance relative du muscle releveur.

Il s'ensuit une certaine difficulté pour le malade à ouvrir la fente palpébrale. La peau externe des paupières est rougie et sa température s'est élevée. La conjonctive bulbaire est également injectée, luisante, et l'infiltration du tissu sous-jacent devient la cause du chémosis qui, dans les cas très prononcés, entoure la cornée d'un épais bourrelet.

La sécrétion est plus abondante que dans la conjonctivite catarrhale, elle déborde entre les paupières et coule le long de la joue. Sa qualité varie suivant la période de l'affection. Au début, c'est une forte dacryorrhée, et les matières muqueuses sont nettement séparées des larmes. Puis il s'y mêle une certaine quantité d'éléments purulents qui se mélangent avec le liquide lacrymal. Enfin, elle devient uniformément purulente (pyorrhée).

Les plaintes du malade s'appesantissent au début sur la sensation de chaleur et de cuisson, puis surviennent des douleurs ciliaires plus ou moins vives, avec irradiation dans la tête.

Chez les personnes nerveuses, on constate même parfois un mouvement fébrile. Ces symptômes cessent ordinairement lorsque la sécrétion est franchement établie, et reparaissent lorsque l'ophtalmie purulente se complique d'affection de la cornée.

*Marche et terminaison.* — La blennorrhagie de la conjonctive dure généralement trois ou quatre semaines, abstraction faite des complications ou de son passage à l'état chronique. La première période de l'affection, celle qui précède l'établissement de la sécrétion, peut être si courte qu'elle peut passer presque inaperçue.

Lorsque la maladie se termine directement par la guérison, on voit, comme par exemple chez les nouveau-nés, tous les symptômes diminuer progressivement, et la conjonctive revient lentement à son état normal. D'autres fois, l'affection passe insensiblement à la forme chronique caractérisée surtout par la tuméfaction de la conjonctive, des excroissances papillaires à sa surface, avec plis plus ou moins volumineux dans la région des sinus palpébraux. Enfin, et c'est là surtout ce qui constitue la malignité de cette affection et la distingue au point de vue de la conjonctivite catarrhale, elle se complique dans un grand nombre de cas de kératites graves.

Nous pouvons distinguer trois manières différentes suivant lesquelles la cornée est atteinte :

1° Il se forme à divers endroits des facettes, c'est-à-dire de petites pertes de substance dans l'épithélium de la cornée, qui passent facilement inaperçus, surtout au début, lorsque 'la cornée conserve encore toute sa transparence.

Si ces pertes de substance surviennent dans la première période de la conjonctivite, et que la maladie soit bien soignée, l'altération peut s'arrêter là et aboutir à une régénération complète de la substance détruite. Si cette complication du côté de la cornée se déclare lorsque l'inflammation est à son point culminant, les pertes de substance se propagent dans la profondeur de la cornée, se rejoignent, et il se forme ainsi un ulcère couvert de matière jaunâtre, qui devient de plus en plus profond et conduit à la perforation de la membrane.

2° Il apparaît, vers le centre de la cornée dont la transparence générale est amoindrie, des points grisâtres (infiltrations) qui s'étendent en largeur, fusionnent ensemble, et tendent à former un abcès.

3° L'infiltration a lieu au bord de la cornée sous forme d'anneau plus ou moins complet ; cette altération, si elle occupe une partie considérable de la périphérie cornéenne (plus d'un tiers), porte un trouble profond dans la nutrition de cette membrane, et devient le point de départ d'une nécrose générale qui amène presque inévitablement la perte de l'œil.

La cause de la participation de la cornée doit être recherchée, tantôt dans l'inflammation du tissu sous-conjonctival et la compression des vaisseaux nourriciers de la cornée qui en résulte, tantôt dans le contact du pus et son absorption directe par la cornée, tantôt dans le frottement de la conjonctive palpébrale boursouflée et couverte de saillies papillaires.

A la suite de ces complications, la conjonctivite purulente peut amener des opacités permanentes de la cornée, des déformations staphylomateuses, et même la destruction complète de l'œil.

Ajoutons encore que, surtout chez les personnes âgées, les paupières restent quelquefois sans reprendre leur élasticité, et si l'inflammation se propage jusque sur le cartilage tarse, on voit survenir des ectropions très tenaces.

L'importance de l'affection dont nous nous occupons et le danger d'un traitement insuffisant ou mal dirigé nous engagent à établir le diagnostic différentiel de la conjonctivite purulente. Elle pourrait être confondue : 1° avec le catarrhe de la conjonctive ; nous avons

déjà dit qu'il n'existe qu'une différence d'intensité de symptômes
entre ces deux affections, dont le traitement d'ailleurs est à peu
près identique ; 2° avec la conjonctivite granulaire aiguë ; dans cette
affection la sécrétion est de beaucoup moins copieuse, l'injection
bien moins prononcée ; mais ce qui constitue surtout la différence
caractéristique des granulations aiguës, c'est la présence de petites
taches blanchâtres entourées de vaisseaux et qui se trouvent d'abord
au niveau de la conjonctive, tandis que dans l'ophtalmie purulente
nous avons remarqué l'existence de papilles pointues ou même larges, qui forment de vraies excroissances. Une erreur de diagnostic
serait fatale, en ce sens que les cautérisations, souveraines dans la
conjonctivite purulente, ne feraient qu'aggraver la conjonctivite granulaire aiguë ; 3° avec la conjonctivite diphthéritique. Ici la muqueuse est tendue, raide, couverte de membranes jaunâtres, sans
aucune trace de vaisseaux. On y constate des ecchymoses isolées,
une température très élevée des paupières et des douleurs violentes.
La sécrétion ne présente pas d'homogénéité puriforme, mais plutôt
un sérum sanieux dans lequel nagent des lambeaux de membranes
diphthéritiques. Ajoutons encore que la diphthérie ne se rencontre
jamais chez les nouveau-nés, le plus souvent chez les enfants de six
mois à six ans.

Le *pronostic* de la conjonctivite purulente est favorable aussi
longtemps qu'elle reste exempte de complications. Cependant,
comme ces dernières sont excessivement fréquentes et qu'elles
peuvent se déclarer à toutes les périodes de l'affection, nous devons toujours nous tenir sur la réserve. Obligé de nous prononcer, il faut tenir compte de la période et de l'intensité du mal ;
et, en cas d'épidémie, du caractère de cette dernière. La cornée
une fois atteinte, le pronostic devient beaucoup plus grave.

*Étiologie*. — Chaque congestion catarrhale pouvant devenir
blennorrhagique, nous n'avons qu'à nous reporter aux causes
attribuées à cette affection. (Voy. 53.) Toute matière purulente
mise en contact avec la muqueuse de l'œil, peut y déterminer
la blennorrhée de la conjonctive. Et en effet, nous trouvons cette
affection le plus souvent produite par inoculation directe,
comme dans la blennorrhagie gonorrhéique et dans l'ophtalmie
des nouveau-nés, dans celle-ci par le contact des yeux avec la
sécrétion vaginale, dans celle-là par la transportation, à l'aide
des doigts, de la sécrétion uréthrale.

On voit fréquemment l'ophtalmie purulente se développer

simultanément chez un grand nombre d'individus exposés aux mêmes influences épidémiques, dans les casernes, les prisons, les écoles, etc., et se propager rapidement par la contagion. La question de savoir si la transmission se fait exclusivement par le contact direct des produits de la sécrétion, ou si elle peut avoir lieu par l'air, est toujours discutée. Pour notre part, adoptant à ce sujet la manière de voir de *M. de Graefe*, nous croyons à ce dernier mode de transmission d'éléments contagieux entraînés par l'expiration.

Ce qui nous paraît plus important à constater, c'est que l'inoculation des produits de la sécrétion n'amène pas toujours la même forme d'affection.

Ainsi nous voyons dans un cas d'inoculation survenir une simple conjonctivite catarrhale; dans un autre, une conjonctivite purulente; dans un troisième, une ophtalmie diphthéritique, surtout en temps d'épidémie de cette nature.

*Traitement.* — Au commencement de l'affection, lorsque la muqueuse est encore tendue, la sécrétion insignifiante, et que les saillies papillaires font encore défaut, il faut s'abstenir de l'emploi de tout médicament astringent ou caustique sur l'œil. Des compresses glacées, appliquées jusqu'à l'abaissement normal de la température; en cas d'hyperhémie considérable, des scarifications répétées de la muqueuse des sinus palpébraux, ou encore une incision horizontale pratiquée à l'angle externe des paupières, à travers la peau, le muscle et le fascia, en ménageant la conjonctive pour éviter tout danger d'ectropion (*de Graefe*).

Cette incision, qui intéresse quelques petits vaisseaux artériels en rapport direct avec la conjonctive, a le double avantage d'une déplétion énergique et d'une diminution de la pression des paupières sur l'œil (par la section de l'orbiculaire). On peut remplacer cette petite opération, lorsque l'état général du malade le permet, par l'application successive de quelques sangsues.

La méthode dite *abortive*, et qui consiste dans l'emploi énergique d'une solution concentrée de nitrate d'argent, doit être rejetée, ne serait-ce que par la considération qu'à cette période de l'affection nous ignorons si nous ne sommes pas en présence du début d'une conjonctivite diphthéritique, auquel cas la cautérisation serait très nuisible à l'œil. Il est plutôt permis d'essayer, dans ce but, l'effet d'une exclusion systématique de l'air par l'emploi d'un bandeau protecteur, avec la précaution de le changer matin et soir pour se rendre compte de l'état de l'œil.

La purulence une fois déclarée, le moyen considéré comme souverain contre cette maladie consiste dans l'emploi des caustiques. Comme tel, on se sert de fortes solutions de pierre divine, d'acétate de plomb et de nitrate d'argent.

|  |  |  |
|---|---|---|
| | Pierre divine ou nitrate d'argent..... | 50 centigr. |
| | Eau distillée..... ................. | 30 grammes. |
| ou | | |
| | Sous-acétate de plomb liquide......... | 15 centigr. |
| | Eau distillée..................... | 15 grammes. |

Ceux qui ont l'habitude de manier le crayon de nitrate d'argent mitigé le préfèrent, et à bon droit, aux autres moyens nommés.

Il a l'avantage de porter l'action du caustique là où l'on veut, ce qui est important dans une affection où la muqueuse n'est pas partout uniformément atteinte.

Le crayon de nitrate pur, dont l'action est très profonde, et laisse facilement des cicatrices, ne doit être employé que dans les cas où l'infiltration de la conjonctive est très profonde, les excroissances papillaires excessives et la sécrétion très copieuse.

Généralement, nous nous servons du crayon de nitrate d'argent mélangé avec parties égales de nitrate de potasse, que nous employons de la manière suivante : La paupière supérieure étant renversée de façon que le sinus palpébral soit largement développé, nous relevons la paupière inférieure pour protéger la cornée, et nous promenons le crayon sur la surface de la muqueuse en appuyant plus ou moins, selon le degré d'action que nous voulons exercer. Nous neutralisons immédiatement l'excédent de caustique à l'aide d'un pinceau trempé dans de l'eau salée, et nous lavons toute la surface de la muqueuse avec de l'eau pure avant de remettre la paupière dans sa position normale. La même opération est pratiquée pour la paupière inférieure.

*Mode d'action du caustique.* — Sur une muqueuse saine, il se forme après la cautérisation une eschare dont les tissus cherchent

à se débarrasser, parce qu'elle fait l'effet d'un corps étranger. Il
se produit alors une exsudation séreuse dans les tissus, au-dessous
de l'eschare, qui est ainsi soulevée et frotte contre la muqueuse du
globe oculaire. La douleur, jusque-là modérée, augmente jusqu'à ce
qu'enfin l'eschare se détache, et fait place à une douleur sourde qui
persiste jusqu'à la régénération du tissu détruit par la cautérisation. — Sur la muqueuse blennorrhagique, la cautérisation produit
également une eschare ; la douleur qui s'ensuit est plus forte à cause
de la plus grande sensibilité des parties ; mais en réalité l'effet d'une
cautérisation au même degré est moindre que sur une muqueuse
saine, à cause de l'engorgement de la conjonctive, qui produit une
neutralisation plus rapide du caustique. Pendant que l'exsudation
séreuse cherche à détacher l'eschare du tissu sous-jacent, la température est très élevée et la rémission n'a lieu que pendant la période de régénération. A ce moment, la muqueuse est encore privée
par places de son épithélium et saigne en divers points ; mais on
constate un collapsus des tissus et une cessation presque complète
de la sécrétion. Celle-ci ne recommence que lorsque la période de
régénération est terminée, et c'est alors qu'il faut renouveler la
cautérisation.

Ces différentes périodes (hyperhémie et exsudation séreuse, élimination de l'eschare, régénération de l'épithélium) comprennent
généralement à peu près vingt-quatre heures, mais il ne faut pas
croire que ce soit là une règle absolue, et il est indispensable d'observer attentivement son malade après les premières cautérisations,
de s'informer à quel moment la sécrétion a recommencé, pour
savoir exactement le temps qu'il faut laisser passer entre deux cautérisations. Si on les répétait trop souvent, on augmenterait naturellement l'irritation de l'œil d'une manière permanente ; trop rarement, au contraire, la maladie reprendrait chaque fois de nouvelles
forces, et l'efficacité du traitement serait amoindrie (*de Graefe*).

Lorsqu'un œil seul est atteint, il faut protéger l'autre contre la
contagion par un bandage composé de charpie étendue sur une
compresse fixée par du diachylon, et rendue imperméable par
une couche épaisse de collodion. Il va sans dire qu'il faut changer souvent ce bandage pour inspecter l'état de l'œil. Aussi, on
se sert encore avec très grande commodité pour le médecin et
pour le malade d'un verre à lunettes assez grand, rond, et en
forme de coquille. Le verre est entouré d'un large ruban de
cuir qui s'appuie sur le bord orbitaire et se fixe derrière la tête
à l'aide d'une boucle. Pour plus de sécurité on peut rendre
l'occlusion encore plus complète en fixant le ruban de cuir sur

le bord de l'orbite avec une bande de taffetas ou de baudruche recouverte d'une couche épaisse de collodion.

Il faut recommander au malade la propreté la plus absolue; l'œil malade doit être nettoyé fréquemment et débarrassé des produits de la sécrétion dont la présence irrite le globe oculaire. Dans ce but, le meilleur moyen est d'employer avec précaution un courant d'eau projeté à courte distance à l'aide d'un éponge ou d'une seringue. Je préfère à l'eau pure l'eau légèrement carbolisée (5 gr. pour 1000).

Il est important de faire connaître au malade et à son entourage le danger de la contagion et la manière de l'éviter.

Immédiatement après la cautérisation, on combat avantageusement la réaction quelquefois assez forte par des compresses froides dont il est utile de renouveler l'application, du moins pendant les premiers huit ou quinze jours de l'affection. Ces compresses, soit glacées, soit à une température de 10 à 12 degrés, contribuent à donner de la tonicité aux vaisseaux, généralement relâchés par une hyperhémie considérable.

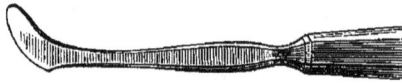

Fig. 21. — Scarificateur de Desmarres.

En cas de boursouflement de la muqueuse, le malade éprouve un grand soulagement par des scarifications faites après la cautérisation, avant que l'eschare soit détachée, parce qu'à ce moment la congestion est la plus forte. L'eschare se détache alors plus vite, et la douleur est moindre. Ces conséquences favorables donnent une importance particulière aux scarifications dans les cas de complications du côté de la cornée, où il s'agit d'empêcher les frottements nuisibles de l'eschare contre cette membrane. On les exécute à l'aide d'un scarificateur particulier (fig. 21), avec lequel on fait de petites incisions superficielles et parallèles l'une à l'autre. On entretient l'écoulement du sang en tiraillant légèrement la paupière dans le sens opposé à la direction des incisions, et en épongeant soigneusement les endroits scarifiés. Il faut se garder de faire ces scarifications trop

profondes pour ne pas donner lieu à des cicatrices conjonctivales.

Lorsqu'un bourrelet ecchymotique entoure la cornée et gêne
l'occlusion palpébrale, il est utile de donner issue à la sérosité
qui le produit. Dans ce but, on pratique dans le bourrelet chémotique, à l'aide de ciseaux courbes, des incisions parallèles
au bord de la cornée. Lorsque la pointe des ciseaux a pénétré
dans le tissu conjonctival, on débride ce dernier dans toute l'é-
tendue du chémosis; puis on facilite l'écoulement du liquide en
exerçant à travers les paupières une légère pression, dirigée du
sommet du chémosis vers l'incision.

L'excision d'un pli conjonctival à l'endroit du chémosis doit être
tout à fait délaissée, d'abord parce qu'elle peut devenir la cause
de cicatrices fâcheuses de la conjonctive, ensuite parce qu'elle ne
remplit pas efficacement le but proposé; en effet, l'excision de la
conjonctive ne peut donner issue qu'au liquide qui se trouve immédiatement au-dessous de la muqueuse enlevée, car l'épanchement est renfermé dans la trame cellulaire du tissu sous-conjonctival, et il y restera tant qu'on ne débridera pas ce tissu.

Lorsque l'ophtalmie purulente se complique d'affection de
la cornée, il faut continuer néanmoins le traitement antiblen-
norrhagique, puisque la blennorrhée en elle-même favorise
l'extension de la maladie de la cornée. Il faut seulement,
après la cautérisation, neutraliser soigneusement par l'eau
salée, laver à plusieurs reprises la surface cautérisée, faciliter
par des scarifications la prompte élimination de l'eschare, et
enlever cette dernière aussitôt qu'elle est détachée. Cependant,
si l'ulcération de la cornée pénètre profondément dans le tissu,
le traitement le plus soigneux ne réussira pas toujours à empêcher la perforation de cette membrane. Seulement cette
perforation pourra être restreinte dans son étendue (voy. plus
loin), et par conséquent moins dangereuse, pour des raisons
faciles à comprendre, que la perforation d'une large partie de
la cornée.

La pression intra-oculaire, il est vrai, n'est aucunement augmentée dans cette affection, mais elle agit naturellement avec
une force relativement plus grande sur la partie ulcérée de la
cornée qui lui oppose moins de résistance que les autres parties
normales de cette membrane. Il s'agit donc d'employer tous les

moyens que l'expérience nous enseigne comme étant propres à diminuer dans ces cas la tension interne. En premier lieu, la pilocarpine ($0^{gr}$,20 pour 10) ou le sulfate d'ésérine ($0^{gr}$,05 pour 10), dont on instille à trois ou quatre reprises une goutte dans l'œil. Les avantages de ces alcaloïdes sur l'emploi de l'atropine, avantages surtout remarquables dans les ulcérations étendues de la cornée (*Ad. Weber*), proviennent de la contraction des vaisseaux, qui diminue l'excrétion de sérosité dans l'intérieur de l'œil et réduit ainsi la pression intra-oculaire.

Un second moyen d'y arriver est la paracentèse de la chambre antérieure pratiquée au fond de l'ulcère, en prenant la précaution de ne faire sortir l'humeur aqueuse que très lentement. On fait suivre cette petite opération par l'application d'un bandage compressif qui vient en aide à la résistance de la cornée. Cette diminution de la tension oculaire présente en outre l'avantage d'accélérer la nutrition de la cornée, ce qui se reconnaît à la régénération plus rapide du tissu détruit, régénération qui débute par le dépôt de matières grisâtres au fond de l'ulcère. La ponction de la chambre antérieure

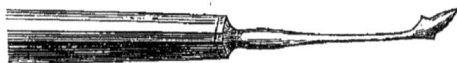

Fig. 22 — Aiguille à paracentèse.

est toujours indiquée lorsque la partie la plus mince de l'ulcération montre par sa proéminence qu'elle est prête à céder à la pression venant de la chambre antérieure ; car il importe de prévenir la perforation spontanée qui, se faisant d'une manière plus ou moins tumultueuse, provoque facilement un prolapsus considérable de l'iris, la projection du cristallin en avant, une perte d'humeur vitrée, des hémorrhagies *ex vacuo*, et peut causer ainsi la perte de l'œil. En tous cas, la cicatrice qui se forme après une perforation spontanée, par son étendue et sa forme irrégulière, laissera une opacité bien plus préjudiciable à la vision que la cicatrice insignifiante de la paracentèse.

Les instruments nécessaires pour cette petite opération sont une aiguille à paracentèse (fig. 22), une pince à fixation et un petit stylet convexe à pointe mousse (fig. 22). La tête du malade étant bien fixée, et les paupières suffisamment écartées, on fera bien d'immobiliser l'œil à l'aide de la pince à fixation, toutes les fois que le malade ne sera pas capable de tenir son œil complètement tranquille. C'est de cette manière seulement que l'on peut être sûr d'éviter, soit des tâtonnements ennuyeux avant de réussir à ponctionner juste à l'endroit nécessaire, soit à pratiquer la paracentèse à un autre endroit que celui où nous aurions désiré le faire, soit enfin à donner une mauvaise direction à l'instrument.

L'aiguille à paracentèse doit être enfoncée obliquement, de façon à faire une plaie linéaire de 3 à 4 millimètres de largeur. C'est en faisant pénétrer de la manière indiquée l'instrument à travers la cornée qu'on évite le plus sûrement le prolapsus consécutif de l'iris. Aussitôt que la pointe de l'aiguille est arrivée dans la chambre antérieure, on abaisse le manche de l'instrument, afin que la pointe n'aille pas blesser l'iris ou le cristallin, projeté en avant à la suite de l'évacuation de l'humeur aqueuse. En retirant l'aiguille, on voit le plus souvent suivre l'humeur aqueuse, qui, selon l'état de la pression interne de l'œil et suivant la direction de la plaie cor-

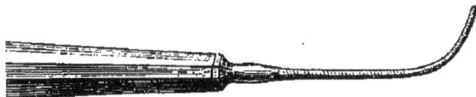

Fig. 23. — Stylet convexe à pointe mousse.

néenne, sortira avec plus ou moins de force. Mais il arrive aussi que l'humeur aqueuse ne sort que lorsque nous entr'ouvrons un peu les lèvres de la petite plaie, soit par une légère pression avec la pointe de l'aiguille, soit à l'aide du petit stylet (fig. 23). C'est encore au moyen de ce dernier, dont nous appuyons légèrement la pointe arrondie et aplatie sur le bord de la plaie, que nous pouvons renouveler, en cas de besoin, l'évacuation de l'humeur aqueuse avant que la petite plaie de la cornée soit complétement cicatrisée.

Lorsque la perforation de la cornée a déjà eu lieu, et que nous constatons la présence de l'iris dans la plaie, il faut essayer, par un emploi énergique de la pilocarpine et de l'atropine, de la ramener dans sa position normale. L'application alternative de ces deux médicaments y réussit parfois, mais souvent le prolapsus est trop considérable pour qu'on puisse avoir confiance dans le succès du moyen indiqué. S'il dépasse le niveau de la cornée, qu'il ajoute à l'irritation de l'œil et empêche la sortie de l'humeur aqueuse, il faut en pratiquer l'incision ou l'ablation. En négligeant cette précaution, on s'expose à voir augmenter la tension de l'œil. Souvent même il devient nécessaire, lorsque le cristallin est projeté en avant, de le faire sortir de l'œil par une incision transversale de la cornée. Si le corps vitré, après l'extraction du cristallin, fait hernie dans la plaie cornéenne, on en fait couler quelques gouttes, en pratiquant la ponction de la membrane hyaloïdienne. Cette manière d'agir facilite la formation de la cicatrice. On prévient ainsi la perte complète de l'œil, et l'on se ménage même la possibilité de restituer plus tard au malade une partie quelquefois assez notable de sa vision, par l'opération de la pupille artificielle.

On redoute généralement une perte d'humeur vitrée à laquelle se rattache, pour beaucoup de médecins, la crainte d'une phtisie inévitable du globe oculaire. Cependant, cette dernière ne résulte aucunement d'une sortie même considérable de l'humeur vitrée, qui est vite remplacée, mais plutôt de la choroïdite, qui peut survenir, lorsque le trouble jeté dans la circulation y produit des altérations de nutrition.

Le traitement de la blennorrhée conjonctivale devenue *chronique* se résume, à part les précautions hygiéniques déjà indiquées, dans l'emploi méthodique des collyres astringents. Si la sécrétion est modérée, on se sert d'une solution d'acétate de plomb (1 ou 2 grammes pour 100 grammes d'eau); si elle est plus copieuse, d'un collyre au nitrate d'argent (1 à 3 grammes pour 100 grammes d'eau) ou du crayon mitigé. Le sulfate de cuivre en substance mérite d'être préféré dans les cas où, la sécrétion ayant cessé, on veut agir contre l'hypertrophie persistante du corps papillaire. Seulement, comme la muqueuse s'habitue au bout d'un certain temps à l'action du même médicament qui perd ainsi son effet, il convient d'alterner le crayon de nitrate d'argent avec le sulfate de cuivre ou l'acétate de plomb.

Les deux formes de la conjonctivite purulente auxquelles on accorde d'habitude une place particulière dans la classification des conjonctivites, l'*ophtalmie des nouveau-nés* et la *conjonctivite gonorrhéique*, présentent cependant la même série de symptômes, et les principes du traitement restent également les mêmes.

Pour l'*ophtalmie des nouveau-nés*, nous voulons seulement faire observer qu'elle se présente tantôt, surtout au début, sous l'aspect de la conjonctivite catarrhale, et réclame alors les soins propres à cette affection ; tantôt sous la forme franchement purulente ; tantôt enfin les sécrétions affectent une certaine tendance à la plasticité qui la rapproche de la conjonctivite diphthéritique, dont nous parlerons au chapitre suivant. Cependant la vraie diphthérite n'a jamais été observée chez les nouveau-nés ; ce que nous y trouvons n'est pas, comme dans celle-ci, l'infiltration de la muqueuse par la matière diphthéritique, mais le dépôt d'exsudations fibrineuses sur la conjonctive sous forme de membranes. Néanmoins, cet état de choses nous engage à une certaine précaution dans l'usage des caustiques, l'emploi prolongé des compresses glacées, et si la plasticité de la sécrétion continue, à donner au petit malade de petites doses de calomel à dose fractionnée.

Dans la *blennorrhée gonorrhéique*, le processus inflammatoire, généralement très intense, suit une marche très rapide. La tuméfaction des paupières est considérable, la conjonctive palpébrale très boursouflée, celle du globe oculaire est le siège d'une vive injection et d'un chémosis très fort. La sécrétion s'établit rapidement et d'une manière très abondante.
C'est dans ces cas surtout qu'il ne faut pas négliger de protéger convenablement l'œil non atteint, à cause du caractère excessivement contagieux de la sécrétion, circonstance dont il faut prévenir le malade et son entourage. Si la maladie prend une marche suraiguë, il faut appliquer des compresses glacées jour et nuit, provoquer une déplétion sanguine par des scarifications et par des sangsues fréquemment renouvelées, donner le calomel à hautes doses, et même faire usage des frictions mercurielles, surtout lorsqu'il y a tendance à la plasticité. Aussitôt que le caractère purulent de l'ophtalmie est déclaré, il faut commencer les cautérisations, que l'on est obligé parfois

de répéter une ou deux fois par jour, parce que l'eschare se détache d'autant plus vite que la congestion est plus considérable.

## II

### Conjonctivite diphthéritique.

La conjonctivite diphthéritique, une des affections les plus terribles parmi les maladies de l'œil, et dont on observe de véritables épidémies dans les pays du Nord [1], est excessivement rare en France.

Il est vrai que l'on a prétendu l'y avoir observée assez fréquemment, mais on l'a confondue alors avec la forme des conjonctivites ordinaires dans laquelle on trouve la conjonctive recouverte de légères membranes que l'on peut enlever en bloc, et au-dessous desquelles on trouve la muqueuse fortement congestionnée, turgescente, saignante, et d'un rouge brillant; c'est ainsi qu'on l'observe, par exemple, chez les petits enfants, dans les conjonctivites qui surviennent après brûlure par la chaux ou après des traumatismes analogues de la muqueuse.

La vraie conjonctivite diphthéritique présente des symptômes tout différents. Elle est caractérisée par une infiltration fibrineuse dans toute l'épaisseur du tissu de la muqueuse, infiltration qui y interrompt la circulation et donne une raideur particulière à ce tissu.

La diphthérite de la conjonctive se développe avec une sensation de chaleur et de douleur très vive accompagnée de dacryorrhée; en peu de temps, la paupière supérieure se tuméfie, les plis cutanés disparaissent, la peau devient lisse, brillante et prend une teinte d'un rose pâle à partir du bord palpébral. Le malade éprouve une difficulté et bientôt une impossibilité de la relever, ainsi qu'une crainte excessive de l'attouchement lorsqu'on s'approche dans le but de soulever la paupière qui descend et recouvre l'autre.

1. C'est M. de Graefe, le savant et regretté ophtalmologiste de Berlin, qui, le premier, a fait de cette maladie une étude restée classique, et que nous résumerons dans ce chapitre.

La conjonctive bulbaire est le siége d'un réseau vasculaire à grandes mailles sans rougeur vive ; le chémosis qui s'y développe rapidement présente un aspect jaunâtre entremêlé d'un grand nombre de points rouges qui sont autant de petits foyers apoplectiques. Le chémosis incisé ne laisse écouler aucun sérum, le tissu sous-conjonctival étant infiltré de fibrine coagulée, gélatineuse.

Le renversement de la paupière supérieure présente de grandes difficultés, non seulement à cause des douleurs, mais parce que la paupière est excessivement raide. Après le renversement, on voit une surface lisse, jaunâtre, due à une exsudation épaisse, fibrineuse, qui est profondément infiltrée dans la conjonctive même, y a suspendu presque toute circulation et menace la membrane et l'œil tout entier d'une destruction complète. Si nous enlevons des lambeaux de cette exsudation, nous trouvons au-dessous toujours la même surface lisse et jaune, c'est-à-dire le tissu conjonctival si étrangement infiltré. Ce qui frappe le plus, c'est l'absence des vaisseaux, et. si l'on pratique une incision dans le tissu, même à une grande profondeur, on voit à peine apparaître une gouttelette de sang. Cet état donne à la muqueuse un aspect lardacé que l'on constate encore mieux dans les parties de la membrane qui recouvrent le cul-de-sac conjonctival. La paupière inférieure présente le même aspect.

Chez les enfants, on constate souvent sur la peau externe des angles de l'œil des plaques blanches diphthéritiques nettement limitées. Chez eux aussi, l'affection diphthéritique n'est pas toujours généralisée sur toute la surface muqueuse de l'œil, et occupe seulement des points limités de la conjonctive.

La sécrétion est sanieuse, grisâtre, mélangée de nombreux flocons détachés de la matière diphthéritique ; il y a en outre une forte dacryorrhée qui produit la sensation d'une chaleur excessive.

Cet ensemble de symptômes constitue la première période de l'affection, *période* dite d'*infiltration*. C'est pendant cette première période, dont la durée peut être très courte, mais qui peut aussi se prolonger pendant six, huit et même dix jours, que l'existence de l'œil est surtout menacée par des complications du côté de la cornée. Si les affections kératiques ne surviennent que pendant la période suivante, ou si celle-ci se déclare avant que la cornée soit sérieusement atteinte, le danger est bien moindre.

Au début de la seconde période, appelé *période* de *purulence*, les paupières commencent à perdre leur raideur, et il s'établit une élimination copieuse de masses fibrineuses. On voit alors reparaître des vaisseaux à la surface de la muqueuse et la circulation se rétablit par places, de. façon qu'il ne reste que des plaques blanches isolées, et entourées d'une muqueuse dont l'aspect rappelle celui de la conjonctivite purulente. Tandis que ces plaques blanches perdent progressivement la physionomie caractéristique de l'infiltration diphthéritique, le reste de la conjonctive, encore dépourvue d'épithélium, se couvre d'excroissances papillaires qui finissent par l'envahir en entier, de sorte qu'en fin de compte nous nous trouvons en présence d'une ophtalmie purulente nettement établie. En même temps le chémosis perd son aspect jaunâtre et sa raideur, et se rapproche du chémosis ordinaire. Malheureusement, l'affection ne se termine pas comme la blennorrhagie de la conjonctive, mais entre dans une troisième *période*, dite de *cicatrisation*.

Nous assistons alors à une modification régressive du tissu conjonctival qui se transforme en tissu cicatriciel produisant, selon l'intensité de l'affection, des adhérences plus ou moins étendues entre la conjonctive palpébrale et celle du globe oculaire. Lorsque l'infiltration de la muqueuse a été modérée, l'altération cicatricielle peut se réduire à un simple rétrécissement du sac conjonctival; mais dans les cas plus prononcés, on voit s'établir une véritable xérophtalmie et la perte consécutive de l'œil.

L'ensemble du tableau que présente l'affection diphthéritique varie selon la durée de chaque période. Après une première période de longue durée, la période de purulence est en général rapide, tandis que la cicatrisation dure longtemps. L'inverse a lieu quand la première période est courte, et elle peut l'être assez pour passer presque inaperçue.

Le danger le plus considérable de cette affection pernicieuse vient du côté de la cornée, et malheureusement ces complications ne sont que trop fréquentes. On comprend facilement qu'une interruption si complète de la circulation dans les tissus conjonctival et sous-conjonctival, comme celle qui accompagne la période d'infiltration, ne peut durer longtemps sans attaquer profondément la nutrition de la cornée. En effet, cette dernière ne tarde pas à s'altérer si la période d'infiltration dépasse trente-six ou quarante-huit heures. Et si cette même période continue à durer, la perte de l'œil n'est que trop certaine.

Il y a des différences notables selon que la kératite se déclare pendant la première période ou pendant celle de la purulence.

Dans le premier cas, la cornée, normale et même d'un brillant exceptionnel jusque-là, devient tout d'un coup le siège d'une légère opacité exsudative qui s'étend de plus en plus ; l'épithélium qui la recouvre se détruit, et il s'établit un ulcère qui gagne en largeur et en profondeur, et dont le fond est couvert d'une opacité tantôt jaunâtre, tantôt transparente. Les bords de cette ulcération sont escarpés, et l'on se trompe facilement sur sa profondeur lorsque le fond de l'ulcère, cédant à la pression interne, s'élève presque au niveau du reste de la cornée. C'est alors que survient la perforation qui, si elle se fait sur une large surface, est suivie de la rupture de la cristalloïde et de panophtalmie. Dans le cas de perforation moins large, le prolapsus de l'iris qui bouche la plaie de la cornée se couvre d'un exsudat épais, et la maladie suit sa marche destructive sur cette membrane.

Si l'on prévient la perforation par une paracentèse, l'ouverture se referme immédiatement, et si l'on excise un morceau de la cornée, pour établir une fistule permanente, on n'y réussit pas facilement à cause de la grande plasticité de la sécrétion qui oblitère immédiatement l'ouverture et recouvre le prolapsus de l'iris.

L'affection kératique n'apparaît pas toujours sous la même forme : elle débute parfois par des facettes presque transparentes, d'autres fois par une infiltration générale jaunâtre, qui se transforment l'une et l'autre en ulcération large, profonde et tendant à la perforation.

Si la période de purulence survient dans le courant de l'affection cornéenne, il y a bien plus de chance à voir cette dernière se limiter, et l'on peut espérer alors la conservation d'une partie de la vision.

Les kératites qui débutent seulement pendant la seconde période sont les mêmes que nous avons décrites en parlant de l'ophtalmie purulente.

*Pronostic.* — Nous avons déjà dit que la diphthérite de la

conjonctive est peut-être l'affection la plus dangereuse dont l'œil puisse être atteint, parce qu'elle ne se termine que trop souvent par la perte de l'œil, et parce que l'influence des traitements expérimentés jusqu'ici s'est montrée tout à fait insuffisante.

Elle est plus grave chez les adultes que chez les enfants. Les cas où l'affection n'atteint la conjonctive que partiellement et à peu de profondeur, permettent naturellement un pronostic plus favorable. Celui-ci reste cependant toujours douteux jusqu'à l'établissement de la purulence.

Pendant la durée de la première période, nous jugerons de la gravité du cas par la quantité de l'infiltration dans le parenchyme du tissu, quantité qui se révèle par le degré de raideur de la paupière, par la suppression plus ou moins complète de la circulation, et par la couleur grisâtre du chémosis.

L'état de la cornée décide de l'avenir de l'œil : plus le moment où cette membrane est atteinte est rapproché du début de la maladie, plus le pronostic est grave. Si la kératite ne survient qu'à l'approche ou au commencement de la seconde période, le pronostic est bien plus favorable. La préexistence d'une affection kératique vasculaire est une circonstance très avantageuse pour des raisons faciles à comprendre. Il faut aussi tenir compte du caractère général de l'épidémie.

L'expérience a démontré que les cas survenus par contagion directe sont de beaucoup les plus graves.

*Étiologie.* — Les causes de cette maladie sont assez obscures; tout ce que l'on peut dire, c'est qu'elle est excessivement contagieuse et se présente ordinairement sous forme épidémique. Elle doit être considérée comme l'expression d'une affection générale, ce qui résulte de l'apparition simultanée d'affections diphthéritiques dans d'autres parties du corps, des symptômes généraux qui l'accompagnent, tels qu'une fièvre violente avec exacerbation périodique, l'inappétence, et un affaiblissement général considérable.

Ce qui corrobore cette opinion, c'est que l'on voit l'autre œil fréquemment atteint, même lorsqu'il a été mis à l'abri d'une contagion directe; l'influence indiscutable d'une médication générale parle dans le même sens. Dans le courant des épidémies, on observe que les enfants de faible constitution sont frappés de préférence, et parmi eux se trouve un nombre relativement grand de ceux qui sont atteints de syphilis congénitale.

Sous l'influence de l'épidémie diphthéritique, les inflammations de la conjonctive et les traumatismes de l'œil revêtent facilement le caractère spécial de la maladie. Il arrive alors facilement qu'un emploi trop énergique des topiques irritants, surtout des caustiques, contribue à son développement, surtout dans les cas où la plasticité de la sécrétion y prédispose.

Si la diphthérite est éminemment contagieuse, il faut cependant ajouter que l'inoculation ne reproduit pas toujours la même maladie, mais une affection catarrhale ou purulente de la conjonctive, comme, d'autre part, l'inoculation de matières purulentes peut produire la diphthérite. Les enfants nouveaunés ne sont jamais atteints de la conjonctivite diphthéritique ; elle se rencontre même rarement entre six mois et un an, puis sa fréquence augmente progressivement jusqu'à trois ans et diminue alors jusqu'à huit ans ; elle est exceptionnelle chez les adultes.

*Traitement.* — Si un traitement agissant d'une façon spécifique contre la diphthérite de la conjonctive est encore à trouver, du moins pouvons-nous indiquer d'une part les moyens certainement nuisibles et, d'autre part, ceux qui paraissent agir favorablement sur la marche de la maladie.

Pendant la première période de la maladie, l'emploi des caustiques doit être énergiquement proscrit ; ils détruisent l'œil, à coup sûr. On commence le traitement local par l'emploi de compresses glacées faites avec de l'eau carbolisée ou une solution d'acide salicylique (5 p. 1000), qui doivent être changées aussitôt qu'elles s'échauffent et continuées nuit et jour jusqu'à l'approche de la deuxième période. Une déplétion sanguine énergique, qui ne peut être obtenue par des scarifications parce que celles-ci ne donnent presque pas de sang, est effectuée le plus facilement par l'application de sangsues à l'angle interne de l'œil, sur l'os du nez. En renouvelant les sangsues aussitôt qu'elles sont tombées, on maintient un écoulement continuel et même progressif pendant la durée de la première période de la maladie.

Il faut prescrire au malade une diète sévère et un traitement mercuriel constitué par 5 centigrammes de calomel pour les

adultes et de 1/2 à 2 centigrammes chez les enfants, toutes les
deux heures, jour et nuit. En même temps on fait faire des frictions avec 2 à 4 grammes d'onguent napolitain pour les adultes
1/2 à 1 gramme chez les enfants, renouvelées tous les jours. Ce
traitement énergique doit être naturellement interrompu aussitôt que le danger diminue.

L'œil malade doit être nettoyé fréquemment avec un liquide
désinfectant mélangé avec du lait, qui présente l'avantage d'en-
glober les flocons isolés de la sécrétion. Si le second œil n'est
pas atteint, on doit le protéger contre une inoculation directe
par le verre protecteur (voy. plus haut p. 61) ou à son défaut par
un bandage, en évitant cependant toute espèce de pression qui
deviendrait dangereuse par le trouble de circulation qu'elle
produit. De toute façon, il faudrait abandonner l'usage du
bandeau protecteur aussitôt qu'apparaît la plus légère tuméfaction des paupières.

Dès que la période de purulence paraît imminente, il faut la
favoriser en interrompant les compresses glacées, qu'il peut
même être utile de remplacer alors par des fomentations aromatiques chaudes.

Dans les dernières années, on a même commencé à combattre la conjonctivite diphthéritique dès le début par des
compresses chaudes humectées d'un désinfectant. Les résultats
paraissent si satisfaisants que cette méthode mérite imitation. Il
faut en outre rappeler que toute médication affaiblissante dans
la diphthérite générale rencontre de plus en plus d'adversaires;
en sorte qu'il est permis de mettre aussi en doute l'utilité de
la mercurialisation et des déplétions sanguines coup sur coup
contre la conjonctivite diphthéritique. Assurément, il ne serait
plus justifié d'employer un traitement aussi énergique sans
égard pour l'état individuel.

Si l'on constate l'apparition du changement caractéristique
que la deuxième période produit dans l'aspect de la muqueuse
conjonctivale, il est permis d'agir sur les endroits rouges et
saignants, par de légères cautérisations dont il faut surveiller
activement l'effet. Pour éviter le frottement de l'eschare sur
la cornée, on fait bien de commencer par la paupière inférieure.

Si l'eschare se détache facilement et vite, on peut faire la
seconde cautérisation plus énergique, et la faire suivre de sca-

rifications profondes qui accélèrent la circulation et l'élimination de l'eschare.

Il faut au contraire s'abstenir de renouveler ces cautérisations d'essai si l'on observe une nouvelle exsudation fibrineuse.

Une fois la purulence franchement déclarée, le traitement rentre dans ce que nous avons dit au sujet de la conjonctivite purulente, avec les modifications indispensables, telles qu'une certaine prudence dans la cautérisation et l'emploi restreint des compresses froides, qui ne seraient utiles que passagèrement après la cautérisation.

Pendant la période de cicatrisation, il faut supprimer la cautérisation et pallier autant que possible à la dessiccation de l'œil par des instillations de lait, de glycérine, et d'une solution de carbonate de soude (1 gramme pour 30 grammes d'eau).

Les complications du côté de la cornée exigent l'emploi de la pilocarpine, et de la paracentèse de la chambre antérieure pratiquée au fond de l'ulcère et sur une grande étendue, pour tâcher d'établir une fistule.

Pendant la durée et après la guérison de l'affection diphthéritique, l'état général du malade exige, dans la plupart des cas, une médication tonique et un régime fortifiant.


## III

### Conjonctivite pustuleuse, phlycténulaire.

Cette affection, qui n'existe que sur la conjonctive bulbaire, est caractérisée par des exsudations nettement limitées et très circonscrites qui soulèvent l'épithélium et forment des pustules dont le contenu se compose d'un liquide gélatineux ou tout à ait transparent. Selon le siège, le développement et les complications de ces phlyctènes, on distingue plusieurs formes de l'affection.

1° Dans la plus simple forme, on voit apparaître sur un point de la conjonctive bulbaire une injection de forme triangulaire qui s'élève un peu au-dessus du niveau de la conjonctive et dont le sommet, dirigé vers la cornée, porte une phlyctène grosse comme une tête d'épingle ou comme un grain de millet. Il peut en exister plusieurs sur différents points de la conjonctive. Au début, l'injection augmente, puis le faisceau vasculaire s'aplatit, pâlit et disparaît en même temps que la phlyctène, dont le contenu est résorbé sans laisser de trace.

D'autres fois, la petite phlyctène se rompt, laisse échapper son contenu et forme un petit ulcère qui se recouvre bientôt d'une couche épithéliale et guérit en peu de temps. Tout ce travail s'effectue en quelques jours, et cela d'autant plus vite que la phlyctène était plus éloignée de la cornée.

Assez souvent l'injection s'avance en forme de bandelette vers la cornée, poussant toujours l'infiltration devant elle; arrivée au bord de la cornée, elle se courbe sous la forme de fer à cheval, ou se partage en deux parties ; d'autres fois, plusieurs injections avec leurs exsudats atteignent ainsi la cornée (*kératite en bandelettes*).

Si la maladie s'arrête alors, l'injection pâlit et disparaît, mais l'exsudation grise de la cornée reste longtemps visible par l'opacité de cette membrane. A ce moment, les vaisseaux de la conjonctive se propagent quelquefois sur la cornée, qui se trouble légèrement, et il se forme alors une kératite vasculaire superficielle qui a reçu le nom de pannus phlycténulaire ou scrofuleux.

2° Dans une autre forme, l'injection conjonctivale ou sous-conjonctivale est beaucoup plus étendue, l'hyperhémie et l'infiltration se localisent dans le voisinage de l'anneau conjonctival, qui forme alors un léger bourrelet autour de la cornée. On y découvre quelquefois, non sans peine, un grand nombre de toutes petites phlyctènes transparentes dont l'anneau conjonctival est couvert comme d'un sable très fin. Au bout de quelques jours, l'injection pâlit, l'anneau périkératique s'affaisse et les petites pustules disparaissent, sans laisser de traces. Il est du moins bien rare qu'elles s'excorient et forment de petits ulcères, qui en tout cas guérissent assez vite, en se couvrant d'épithélium. Cette forme ne se complique presque jamais de pustules cornéennes.

3° Une injection plus considérable accompagne la formation de larges exsudations sous-épithéliales de la conjonctive situées dans le voisinage de la cornée, sur l'anneau conjonctival même, et parfois à moitié sur la cornée. Ces boutons aplatis peuvent se former plusieurs à la fois ou successivement; leur couche épithéliale s'excorie, et ils présentent alors des ulcérations larges de 1 à 2 millimètres, qui ne guérissent qu'au bout de quelques semaines. Si l'ulcération gagne en profondeur, elle peut donner lieu à une perforation au bord de la cornée, qui, mal soignée, peut devenir le point de départ d'un staphylôme partiel. Plus rarement, la maladie s'accompagne d'infiltrations circonscrites dans la cornée (infiltration jaune) qui se changent en abcès par transformation purulente des tissus infiltrés.

4° De larges phlyctènes se forment sur la conjonctive bulbaire, l'inflammation gagne en profondeur et se communique à la sclérotique. On constate alors une large pustule saillante, d'un rouge violet, nettement circonscrite, et dont l'injection disparaît sous la pression. Cette phlyctène s'ulcère assez souvent, la maladie peut traîner en longueur, mais le processus inflammatoire n'atteint que les couches superficielles de la sclérotique.

La conjonctivite phlycténulaire parfois n'est accompagnée d'aucun symptôme subjectif; d'autres fois, les malades accusent un larmoiement considérable, des douleurs assez violentes, une photophobie des plus intenses, associée de blépharospasme. Ce dernier symptôme se rencontre surtout, et presque exclusivement, lorsque la cornée est atteinte. Lorsque à l'aide des élévateurs et non sans grand'peine, on écarte les paupières pour explorer l'état de l'œil, il s'échappe une grande quantité de larmes chaudes, et le malade dirige son œil en haut pour éviter la lumière. La sécrétion n'est altérée que lorsque l'affection se complique d'une conjonctivite catarrhale.

Un caractère marquant de l'ophtalmie phlycténulaire consiste dans sa prédisposition à des récidives fréquentes.

*Pronostic.* — Le pronostic est très bon dans le cas de petites phlyctènes sur la conjonctive et sur l'anneau conjonctival, sans participation de la cornée. Même la kératite en forme de bandelettes n'aggrave le pronostic qu'en ce sens que l'opacité consécutive est quelquefois très opiniâtre. Dans les cas de conjonctivite pustuleuse avec épisclérite, il ne faut pas oublier la durée prolongée du mal qui cependant ne présente pas de danger. Les larges phlyctènes de l'anneau conjonctival durent aùssi plus longtemps ; mais, bien surveillées, elles guérissent sans laisser de trace.

En cas d'infiltration jaune de la cornée, le pronostic dépend du degré d'inflammation qui accompagne cet état. Si elle fait complètement défaut (état torpide), le pronostic est mauvais, il est bien meilleur si l'inflammation est vive.

*Étiologie.* — L'ophtalmie phlycténulaire atteint surtout les enfants et peut être considérée comme la plus fréquente parmi les conjontivites de cet âge.

Nous la rencontrons aussi bien chez des enfants bien portants que chez ceux qui sont mal nourris ou scrofuleux. Le nom d'ophtalmie scrofuleuse qu'on lui a donné n'est donc nullement justifié.

Nous la voyons apparaître à la suite de toutes les influences irritantes qui provoquent aussi d'autres conjonctivites. L'apparition simultanée, avant ou après son début, d'éruptions cutanées des paupières ou de la peau environnante, sous forme d'eczéma ou de zona, a fait envisager la conjonctivite phlycténulaire comme une maladie exanthématique de la muqueuse sous la dépendance des nerfs ciliaires, et lui a valu le nom d'herpès conjonctival. Cependant plusieurs des formes de cette affection que nous avons décrite plus haut ne ressemblent guère à un herpès cutané.

*Traitement.* — Très souvent, surtout dans les formes légères qui n'atteignent pas la cornée, la guérison est spontanée ; il faut par conséquent se garder d'intervenir intempestivement par une médication locale irritante qui ne pourrait qu'aggraver le mal. Il faut surtout proscrire énergiquement trois moyens très en faveur chez le public et chez les médecins : les vésicatoires, les sangsues et le nitrate d'argent.

Les premiers augmentent l'irritabilité nerveuse des petits malades ; les seconds ne remplissent aucune indication dans la plupart des cas et affaiblissent inutilement ; le troisième pourrait être employé tout au plus lorsque l'affection se complique de catarrhe conjonctival, et même alors, de crainte d'une irritation trop forte, il peut être remplacé par des solutions d'alun ou de borax.

Par contre, une solution concentrée de nitrate d'argent est souvent utilement employée pour badigeonner la muqueuse du nez, lorsqu'on y constate des ulcérations si fréquentes chez les enfants scrofuleux.

Les moyens principaux et, pour ainsi dire, spécifiques contre l'ophtalmie phlycténulaire consistent dans l'emploi local du calomel à la vapeur et de l'oxyde de mercure. Le premier doit être appliqué à l'aide d'un pinceau très sec manié de la manière suivante : On écarte les paupières et l'on projette la poudre sur la conjonctivite malade, par un coup sec porté par l'indicateur contre le pinceau tenu entre le pouce et le médius.

Il se dépose ainsi une couche très fine de calomel sur la cornée et sur la conjonctive. Au bout de quelques minutes, le calomel se retrouve roulé en filaments dans le cul-de-sac conjonctival, d'où on l'écarte facilement à l'aide d'un pinceau mouillé.

On répète ces insufflations journellement jusqu'à la disparition des phlyctènes, puis à des intervalles de plus en plus longs, pendant plusieurs semaines.

Le mode d'action du calomel est difficile à expliquer ; il peut enlever mécaniquement la couche épithéliale des pustules et provoquer ainsi leur rupture. Cependant des expériences ont démontré que d'autre poudres ne produisent pas le même effet. Son action chimique ne pourrait s'expliquer que par sa transformation en bichlorure, car le calomel même n'est pas soluble. Elle aurait alors pour effet de diminuer le calibre des vaisseaux et même d'en oblitérer les branches les plus fines.

Dans les cas d'ulcères sur la cornée, il faut prescrire des lotions chaudes avec de l'eau chlorurée et des frictions de la région sus-orbitaire avec la pommade : ·

Précipité blanc . . . . . . . . . . 50 centigr.
Extrait de de belladone . . . . . . . . . 1 gram.
Vaseline blanche.. . . . . . . . . . . 8 gram.

Lorsque la première irritation est passée et la cornée vascularisée, on emploie avec grand avantage la pommade à l'oxyde de mercure préconisée, à si juste titre, par M. Pagenstecher. Je la prescris à la dose suivante :

Oxyde jaune de mercure, préparé par voie humide. 25 à 50 centigr.
Glycérolé d'amidon. . . . . . . . . . . . . 5 gram.

On en introduit gros comme une tête d'épingle ou un peu plus dans le sac conjonctival, à l'aide d'un petit pinceau ; on l'y laisse séjourner quelques minutes et on l'enlève en lavant soigneusement la conjonctive et le cul-de-sac inférieur avec un pinceau mouillé.

La photophobie a été combattue d'une façon particulière par les badigeonnages de teinture d'iode sur le front et sur les paupières fermées ; mais ce symptôme disparaît souvent à l'aide du traitement que nous venons de décrire. Pendant sa durée, il ne faut pas favoriser la tendance des enfants à cacher leur figure, et à rechercher les endroits obscurs. Il vaut mieux appliquer un bandage protecteur, qui présente en outre l'avantage d'empêcher les petits malades de se frotter les yeux.

Il est nécessaire de changer souvent le bandage, de nettoyer les yeux, et de le remplacer aussitôt que l'état le permet par des lunettes à verres foncés.

Dans la kératite en formes de bandelettes on peut tenter de couper court à la marche de la maladie par la section des vaisseaux près du bord de la cornée. Cette petite opération s'exécute à l'aide du scarificateur ordinaire.

Comme la circulation se rétablit très facilement dans les vaisseaux ainsi sectionnés, on préfère l'excision d'une partie que l'on exécute en soulevant un pli de la conjonctive qui les renferme, et en le coupant avec des ciseaux courbes. La section, comme l'excision, doit s'exécuter sur plusieurs points à la fois. Il faut s'en abstenir dans le pannus scrofuleux qui cède très rapidement à l'emploi de la pommade à l'oxyde jaune de mercure.

Les ulcères et les abcès de la cornée ne permettent ni l'emploi du calomel ni l'emploi de cette pommade ; leur traitement sera exposé dans le chapitre des kératites.

Lorsqu'un blépharospasme intense empêche les soins à donner ou devient nuisible par la pression exercée sur la cornée, il faut en débarrasser l'œil par la section du ligament palpébral externe, en y joignant au besoin, d'après la méthode de *Agnew*, le débridement du fascia tarso-orbitaire. La section du ligament palpébral externe se pratique à l'aide d'un coup de ciseaux droits qui fend la commissure externe horizontalement sur une longueur de 10 à 15 millimètres. Pour débrider le fascia, on tire fortement la paupière supérieure en haut et en dehors ;

on fait glisser une des branches des ciseaux entre la peau et le fascia tarso-orbitaire pendant que l'autre branche pénètre dans le cul-de-sac supérieur. On coupe alors par un coup de ciseaux brusque et dans une étendue de 4 à 5 millimètres, le fascia tendu par la traction exercée sur la paupière.

Contre les excoriations de la peau, si fréquentes dans le voisinage des narines et les lèvres, on se sert de glycérine, et plus tard d'une pommade au zinc ou au plomb. Il faut aussi soigner la muqueuse nasale par des injections et des applications locales d'une solution astringente.

Le traitement général ne doit pas être négligé, parce que la constitution des malades l'exige souvent, et qu'il est alors indispensable pour éviter les récidives fréquentes de cette affection. Des prescriptions hygiéniques convenables, le séjour dans un air pur et un exercice fréquent à l'air y jouent un grand rôle. De légères purgations sont souvent nécessitées et surtout une médication altérante. Nous prescrivons volontiers les poudres suivantes :

> Sulfure noir d'antimoine. . . . . . . . ⎫
> Rhubarbe en poudre. . . . . . . . . ⎬ âa 1 à 2 gr.
> Bicarbonate de soude. . . . . . . . ⎭

Diviser en vingt parties égales et faire prendre deux par jour dans de l'eau sucrée.

On peut y ajouter, si on le juge utile, de petites doses de calomel.

Des frictions générales avec de l'eau salée, continuées pendant longtemps, nous ont paru d'un bon effet, et, selon la nature des enfants, de l'huile de foie de morue, ou des stimulants, comme l'alcool par petites cuillerées après le repas.

Une variété curieuse de la conjonctivite phlycténulaire a été désignée sous le nom de *catarrhe printanier* ou de *conjonctivite printanière*. Elle est caractérisée par des éruptions phlycténulaires sur le limbe conjonctival qui se transforment souvent en petits abcès et laissent persister des opacités grisâtres, de sorte que le limbe conjonctival dans la portion atteinte paraît élargi aux dépens de la cornée transparente.

Cette conjonctivite atteint de préférence les enfants de 6 à 8

MEYER. — 2e édit. 6

ans jusqu'à l'époque de la puberté, récidive souvent au printemps de chaque année et n'a pas d'autre inconvénient que de mettre les enfants atteints dans l'impossibilité de se livrer à des études régulières pendant plusieurs mois. Il faut s'abstenir de tout traitement irritant, se borner à faire des insufflations de calomel et agir sur la constitution des petits malades par une hygiène et les médicaments appropriés.

# IV

## Conjonctivite granulaire.

La pratique a démontré qu'il faut distinguer deux formes sous lesquelles l'ophtalmie granulaire se présente : 1° les granulations aiguës, accompagnées souvent de symptômes inflammatoires très prononcés; 2° les granulations chroniques, où l'inflammation fait entièrement défaut ou ne survient que plus tard. Il est vrai que dans un certain nombre de cas les deux formes peuvent se montrer combinées, mais il importe néanmoins d'en maintenir la distinction exacte, à cause des différences importantes que présente le traitement.

1° *Granulations aiguës*. — La maladie débute par le gonflement de la paupière supérieure et par une injection conjonctivale et sous-conjonctivale qui s'étend sur toute la conjonctive du globe oculaire jusqu'à l'anneau conjonctival, et même sur celui-ci. Sur la conjonctive palpébrale, on constate la vascularisation ainsi que la turgescence de la muqueuse couverte de petites papilles proéminentes, rouges et tuméfiées, comme dans le catarrhe conjonctival. Entre les papilles, on découvre de petites taches blanchâtres, rondes, de la grandeur d'une petite tête d'épingle, sans vaisseaux, et qui ne s'élèvent pas au-dessus du niveau de la conjonctive. Ces taches, dont est parsemée la muqueuse, constituent le symptôme caractéristique des granulations aiguës. La sécrétion est relativement faible à ce moment, mais l'affection est souvent accompagnée de larmoiement et de photophobie telle que les malades ne sont pas capables d'ouvrir les paupières qui laissent échapper un flot de larmes brûlantes, si l'on écarte leurs bords l'un de l'autre. En même temps, il existe des douleurs assez fortes dans l'œil, dans le front et même dans la moitié de la tête.

L'injection sous-conjonctivale indique la disposition de l'inflammation à se propager sur la cornée ; en effet, on y constate souvent des opacités grisâtres situées au-dessous de l'épithélium et une vascularité superficielle qui prend son origine dans les vaisseaux du limbe conjonctival qui se propagent sur la cornée, ce que l'on reconnaît facilement à l'éclairage latéral. D'autres fois, il se produit des ulcérations superficielles vers le bord de la cornée.

La *marche* de l'affection est la suivante : Après huit à dix jours, il survient une inflammation de la conjonctive qui se tuméfie, en même temps que les papilles deviennent turgescentes; la vascularisation recouvre les petites taches blanchâtres, qui sont résorbées et finissent par disparaître. L'affection prend alors les caractères d'une conjonctivite catarrhale avec sécrétion puro-muqueuse, et marche assez rapidement vers sa guérison. Cette forme de granulations, qui dure en tout à peu près de trois à quatre semaines, est celle que l'on désigne sous le nom d'ophtalmie d'Égypte.

Malheureusement la maladie ne se termine pas toujours aussi vite ni aussi bien; le processus inflammatoire, indispensable pour la résorption et la guérison des granulations, peut dévier dans deux sens opposés.

L'inflammation peut devenir tellement vive qu'elle constitue une ophtalmie purulente qui se substitue aux granulations aiguës et dont il faut craindre les conséquences funestes. D'autres fois, elle n'atteint pas à un degré suffisant pour amener la résorption des granulations; ces derniers se développent de plus en plus, deviennent proéminentes sur la surface de la conjonctive et prennent la forme caractéristique des granulations trachomateuses.

La terminaison de cette maladie est donc très variable ; tantôt les granulations guérissent sans laisser de traces, tantôt, lorsqu'elles deviennent chroniques et que l'œil a été plusieurs fois atteint de la même affection, elles laissent des cicatrices superficielles qui, par la suppression d'une partie de la sécrétion conjonctivale, deviennent la cause d'une sécheresse de l'œil. Cet état prédispose au catarrhe chronique de la conjonctive et l'expose plus facilement à subir toutes les influences atmosphériques qui peuvent y développer des inflammations aiguës. Enfin, les complications sur la cornée peuvent devenir le point de départ d'altérations qui peuvent disparaître en même temps que les granulations, ou suivre une marche indépendante.

*Pronostic.* — Dans les cas simples, lorsque l'inflammation secondaire se maintient dans les limites nécessaires à la résorption des granulations, le pronostic est bon, surtout lorsque la cornée n'est pas atteinte ou ne l'est que légèrement. Les cicatrices sont d'autant moins à craindre que la première période, c'est-à-dire celle qui précède la réaction inflammatoire, a été de courte durée et que le nombre des granulations a été plus restreint.

Les granulations elles-mêmes étant sans danger, la gravité du pronostic dépend uniquement des complications, soit qu'il survienne une ophtalmie purulente, soit que la maladie passe à la forme chronique. (Voy. celle-ci.)

*Étiologie.* — Les causes précises des granulations aiguës sont difficiles à déterminer. L'affection se développe à la suite de toutes les influences nuisibles citées à l'occasion des conjonctivites catarrhales et purulentes.

Souvent elle se présente sous forme épidémique dans les prisons, casernes, etc., c'est-à-dire partout où il y a de l'encombrement et de mauvaises conditions hygiéniques. Ce qu'il importe de savoir, c'est qu'elle est contagieuse et se propage non pas par le contenu des granulations, mais par la sécrétion.

M. *de Graefe* admet la contagion par l'air. Elle paraît se développer plus facilement chez les personnes affaiblies, les scrofuleux, syphilitiques, tuberculeux, etc. L'inoculation ne reproduit pas toujours la même affection, mais d'autres formes de conjonctivites. D'autre part, les granulations aiguës peuvent résulter de la contagion provenant du catarrhe ou de l'ophtalmie purulente.

*Traitement.* — Nous avons vu que les granulations aiguës guérissent spontanément sous l'influence d'une réaction inflammatoire; de là l'indication rigoureuse de s'abstenir de toute intervention thérapeutique active au début de cette affection.

L'emploi des collyres astringents ou des caustiques, moyens

vers lesquels l'habitude pousse les médecins en présence d'une conjonctivite quelle qu'elle soit, pourrait avoir, dans le cas de granulations aiguës, l'influence la plus fâcheuse, en contrariant la marche que suit la nature pour amener la guérison de cette affection, ou en provoquant la transformation en d'autres plus dangereuses.

Il suffit donc, au début de cette affection, d'isoler le malade pour éviter la contagion, de le maintenir au repos dans de bonnes conditions hygiéniques, et de lui conseiller l'emploi périodique de compresses modérément fraîches pour combattre la sensation de chaleur qu'il éprouve. En cas de grande tuméfaction des paupières, on intervient seulement par un badigeonnage des téguments externes avec une solution de nitrate d'argent, d'acétate de plomb ou de teinture d'iode. Si cette première période se prolonge, et que l'inflammation nécessaire pour la résorption se fasse attendre, on peut en favoriser la formation par des compresses chaudes ou l'emploi de l'eau chlorurée chaude.

Une fois la purulence déclarée, il devient nécessaire de la surveiller attentivement; si elle devient excessive, il faut intervenir par des compresses glacées, et en général par les moyens que nous avons conseillés contre l'ophtalmie purulente. Toutefois, il ne faudrait pas oublier qu'un certain degré de purulence est absolument nécessaire pour la résorption des granulations, et si l'on juge utile d'intervenir par des cautérisations, il faudrait, avec la plus grande circonspection, se servir d'abord des solutions de force moyenne d'acétate de plomb, de sulfate de cuivre ou de nitrate d'argent, et surveiller leur effet avant d'employer le crayon mitigé comme dans les inflammations purulentes génuines. Dans la plupart de ces cas, une cautérisation toutes les quarante-huit heures est suffisante.

Si l'inflammation paraît trop faible, il faut tâcher de produire une hyperhémie artificielle par des compresses chaudes et par des irritations méthodiques à l'aide des caustiques appliqués superficiellement et répétés suivant qu'il est nécessaire. On se sert généralement du sulfate de cuivre, de l'acétate de plomb en solution concentrée, et du crayon de nitrate d'argent mitigé.

En cas de récidive, il faut se laisser guider par les mêmes principes, et tenir toujours compte de ce que la guérison des granulations aiguës exige un certain degré d'hyperhémie qu'il faut provoquer lorsqu'il n'est pas suffisant et réprimer s'il est excessif. Il est bon d'associer au traitement local une médication générale tendant à améliorer la constitution du malade.

*2° Granulations chroniques. — Trachome.* — Je ne reviendrai pas ici sur les granulations purement papillaires qui succèdent à la conjonctivite catarrhale et à l'ophtalmie purulente, dont elles constituent un des caractères lorsque ces maladies sont passées à l'état chronique. Dans le chapitre qui traite de ces affections, j'ai déjà exposé que ces granulations sont dues à l'hyperplasie du corps papillaire qui suit l'engorgement séreux de la membrane muqueuse, et qu'elles se présentent sur la conjonctive palpébrale, enflammée et boursouflée, tantôt sous forme de petites saillies arrondies, tantôt sous l'aspect de fongosités disposées par bandes, séparées l'une de l'autre par des fissures plus ou moins profondes, et qui deviennent visibles lorsqu'on tiraille la muqueuse. Lorsqu'elles existent en grand nombre, elles abaissent par leur poids la paupière supérieure et font paraître l'œil plus petit par le rétrécissement de la fente palpébrale. Nous répétons que ces granulations ne sont pas contagieuses en elles-mêmes, mais elles se propagent à l'aide de la sécrétion muco-purulente dont cet état est accompagné, en même temps que d'une sensation de chaleur, de photophobie et de larmoiement. Le traitement local et général de ces granulations papillaires a été indiqué lorsque nous avons parlé de la terminaison des affections auxquelles elles sont dues. (Voy. page 51.)

L'affection décrites sous le nom d'ophtalmie granulaire chronique ou trachomateuse, parcourt diverses phases que nous allons décrire successivement, et dont l'aspect si varié pourrait faire croire à un observateur inexpérimenté à l'existence d'autant de maladies différentes. L'expérience a démontré qu'en réalité elles ne sont dues qu'aux évolutions d'un même processus pathologique, dont les symptômes se combinent avec ceux de l'inflammation qui accompagne et complique la maladie primitive.

Dans la première période de cette maladie, qui se développe tout à fait d'une manière insidieuse, les symptômes inflammatoires peuvent faire complètement défaut. Du moins ils sont si peu sensibles que les yeux peuvent être atteints de granulations sans que les malades s'en doutent. Tout au plus sont-ils sensibles à l'action de la lumière ou d'autres agents irritants, tels que la poussière, la fumée, etc.

Parfois les bords palpébraux sont un peu collés le matin, ou les yeux paraissent un peu plus petits à cause de l'abaissement de la paupière supérieure. Si l'on renverse les paupières, la conjonctive, en général, paraît lisse, blanche, et d'un aspect tout à fait normal. Seulement on y constate la présence de granulations blanchâtres ou grisâtres, vésiculeuses, dont la grandeur varie suivant leur développement, de celle de petits points à peine visibles à l'œil nu et s'élevant très peu au-dessus de la conjonctive, jusqu'à celle de grains de millet.

Elles sont semi-transparentes et paraissent ou disséminées ou rangées en colonnes serrées parallèlement aux bords du tarse, sur la conjonctive palpébrale qui avoisine le cul-de-sac, ou dans le sinus palpébral même ; on en voit bien plus rarement sur la conjonctive oculaire, près des angles de l'œil.

La nature anatomique de ces granulations n'est pas encore déterminée. Des nombreuses suppositions qui ont été faites à ce sujet, je n'indiquerai que les deux principales. D'après les uns, elles sont formées par l'hyperplasie circonscrite des cellules lymphoïdes renfermées à l'état normal dans le tissu connectif réticulaire de la conjonctive. Elles formeraient ainsi de véritables follicules lymphoïdes [1]. D'autres considèrent les granulations comme de véritables néoplasies, et cette hypothèse est surtout défendue par nos confrères belges [2].

Ceux-ci, dont la grande autorité et l'expérience à ce sujet ne saurait être niée, reconnaissent dans les granulations vésiculeuses que nous venons de décrire le caractère pathologique propre et essentiel de l'ophtalmie des armées, qui prend sous l'influence des inflammations intercurrentes l'aspect variable des ophtalmies catarrhale, purulente ou granuleuse.

Nous ne pouvons nous étonner que cette forme de la maladie décrite sous le nom de granulations vésiculeuses soit restée longtemps inconnue, ou soit considérée comme excessivement rare, parce que nous n'arrivons que rarement à observer des granulations chroniques dans cette première période où elles existent ou peuvent exister pendant longtemps, sans être accompagnées d'aucun symptôme inflammatoire, et sans provoquer les plaintes des malades qui en ressentent si peu de gêne qu'ils en ignorent l'existence.

1. Voyez *Du trachome au point de vue cellulo-pathologique*, par le docteur Paul Blumberg, de Tiflis (*Archives d'ophtalmologie*, 1869).

2. Voyez, pour plus de détails, *Des granulations palpébrales*, par le docteur F. Herion de Louvain, dans les *Annales d'oculistique*, février 1870.

Dans la deuxième période, les granulations, devenues plus volumineuses, se recouvrent d'un lacis vasculaire, et forment ainsi un grand nombre de saillies rouges sur la muqueuse palpébrale, d'où elles se propagent sur les sinus palpébraux, la conjonctive oculaire, le repli semi-lunaire et la caroncule lacrymale. En même temps, la conjonctive devient rouge et infiltrée, elle sécrète un liquide muco-purulent, et quand cet état se prolonge, on voit apparaître, à côté des granulations trachomateuses, des granulations papillaires, suites de l'infiltration séreuse du corps papillaire de la conjonctive (granulations mixtes de *Stellwag*).

La troisième période se compose du développement de nouvelles granulations, en même temps que les granulations de date antérieure perdent leur forme ronde et circonscrite et deviennent diffuses. Les papilles se gonflent, s'élargissent et se fondent avec les granulations. On observe alors sur la muqueuse des masses rouges gélatineuses ou charnues, dans lesquelles il n'y a plus moyen de distinguer granulations et papilles, et qui affectent les aspects les plus variables.

Tantôt ce sont des excroissances pédiculées, coniques ou polypeuses, formant des villosités isolées ou réunies en colonnes serrées et parallèles, divisées par des sillons profonds qui ne deviennent visibles que lorsqu'on tiraille la muqueuse. Tantôt ils apparaissent comme des fongosités végétantes condylomateuses, qui recouvrent en plaques ou en bandes longitudinales la muqueuse des paupières, les sinus palpébraux et la région oculaire voisine, ainsi que le pli semi-lunaire et la caroncule.

La muqueuse elle-même subit dans cette période une dégénérescence fibreuse, elle s'atrophie et présente l'aspect du tissu cicatriciel (d'un blanc grisâtre, luisant, sans apparence de vaisseau). Nous voyons alors dans la conjonctive palpébrale des cicatrices parallèles aux bords libres du tarse, et de là rayonnant vers le cul-de-sac. Si la muqueuse qui recouvre ce dernier est atteinte de la même altération, le sinus palpébral diminue de profondeur, se rétrécit de plus en plus, et finit par disparaître, de sorte que la muqueuse qui recouvre le tarse se continue directement avec celle du globe oculaire qui s'altère de la même façon.

Si au début des granulations les malades sont, comme nous

l'avons déjà dit, si peu tourmentés qu'ils ignorent l'état de leurs yeux, ils ne tardent pas, aussitôt que les granulations ont acquis un certain développement ou qu'elles entrent dans la seconde période, à se plaindre d'une sensation désagréable de corps étrangers dans les yeux, d'une sensibilité très prononcée à la lumière, aux causes irritantes, et de l'impossibilité de s'appliquer au travail. La sécrétion, même lorsqu'elle est insignifiante, produit des troubles passagers de la vision, parce qu'elle descend du cul-de-sac supérieur sur la cornée. Ces symptômes augmentent si la maladie atteint la cornée et s'accompagnent alors de douleurs ciliaires violentes. En cas de complication d'ophtalmie purulente, nous retrouvons toute la série des symptômes déjà décrits qui accompagnent cette maladie.

*Complications.* — L'état rugueux de la conjonctive provoque, surtout lorsque les paupières sont naturellement tendues et fortement appliquées sur le globe oculaire, des altérations notables de la cornée. On y constate une vascularisation superficielle, puis une prolifération des cellules épithéliales et une production considérable de nouvelles cellules entre la couche épithéliale et la membrane de Bowman (*pannus de la cornée*). Ces altérations et les opacités qui en résultent occupent, au début, la partie supérieure de la cornée, et cela si généralement que l'aspect du pannus seul permet de diagnostiquer presque à coup sûr la présence de granulations. Plus tard, l'affection envahit toute la membrane qui se ramollit, perd de sa résistance et cède plus facilement à la pression de la chambre antérieure.

D'autres fois, la cornée participe directement à l'affection trachomateuse : il s'y produit des granulations sous forme de petites bosselures grisâtres, entourées de vaisseaux qui se propagent sur toute la cornée.

Nous aurons à traiter en détail le pannus de la cornée, avec les affections de cette membrane.

L'affection granuleuse peut se compliquer encore sous de mauvaises influences hygiéniques ou atmosphériques, de la conjonctivite catarrhale, de l'ophtalmie purulente aiguë ou chronique, et la cornée peut alors être atteinte d'ulcères et d'abcès, comme nous l'avons mentionné pour ces maladies.

Si au moment de ces complications la cornée est déjà couverte de pannus, elle paraît, selon l'étendue de l'affection panneuse, plus ou moins garantie contre les dangers auxquels l'état puru-lent l'expose. (C'est sur cette observation et sur celle de la résolution des granulations par l'inflammation purulente, que repose l'emploi rationnel du traitement du pannus invétéré par l'inoculation blennorrhagique.)

*Marche et terminaison.* — Les granulations chroniques se développent souvent d'une manière insidieuse et presque à l'insu du malade, comme nous l'avons déjà vu. Si la maladie s'arrête dans cette forme légère, elle peut guérir spontanément, les granulations étant résorbées à la suite d'une réaction inflammatoire lente, qui cependant peut présenter les caractères d'une inflammation aiguë ; mais dans la plupart des cas, la maladie suit une marche chronique et parcourt ses diverses phases. Seulement, les transformations des granulations n'ont pas lieu en même temps pour toutes, et il n'est pas rare de rencontrer sur la même paupière des granulations à toutes les phases de développement, de sorte que l'on peut assister à une nouvelle poussée de granulations, lorsqu'à d'autres endroits de la conjonctive la réaction inflammatoire a déjà produit l'infiltration de la muqueuse et l'hypertrophie papillaire, ou même que la conjonctive a déjà subi par place la transformation fibreuse qui y développe le tissu cicatriciel. De temps en temps interviennent des phases inflammatoires passagères qui augmentent périodiquement la sécrétion et disparaissent insensiblement.

Pendant la seconde période on observe encore des guérisons par résolution, lorsque le malade est placé dans de bonnes conditions hygiéniques et soumis à un traitement convenable. Mais, dans la plupart des cas, il restera des cicatrices sur la conjonctive palpébrale. Selon que la cornée a été plus ou moins atteinte, on y observera des opacités souvent réfractaires à tout traitement. Si l'affection a été de longue durée, ou la masse des granulations considérable, il en résulte souvent un affaiblissement relatif du releveur de la paupière supérieure qui maintient un certain degré d'abaissement de la paupière, même après la guérison de la maladie.

Enfin, après la troisième période, nous voyons des opacifications plus ou moins complètes, quelquefois même des distensions staphylomateuses de la cornée, en même temps que les propriétés rétractiles du tissu cicatriciel substitué à la conjonctive peuvent donner lieu à la déformation du tarse et au renversement des bords palpébraux en dedans. L'oblitération simultanée des conduits de la glande lacrymale peut amener une sécheresse de l'œil qui entraîne la xérose progressive. Nous renvoyons au chapitre de l'ophtalmie purulente pour les diverses terminaisons de cette complication.

*Pronostic.* — Le pronostic varie selon le développement de la maladie, suivant les conditions au milieu desquelles se trouve le malade, et la facilité qu'il a de se soigner convenablement. A la première période, la maladie bien traitée se termine presque toujours par résolution dans un temps assez court. La durée du traitement est beaucoup plus longue, une fois que l'affection est entrée dans la deuxième période, et la guérison ne s'obtient pas toujours sans laisser des traces sur la conjonctive et sur la cornée.

Plus tard, la maladie est encore plus opiniâtre, sa durée, pour ainsi dire illimitée, et lors même que le traitement réussit à arrêter le développement de nouvelles granulations et à faire disparaître celles qui existent, les altérations des paupières et de la cornée produisent des troubles plus ou moins sérieux de la vue, et peuvent donner lieu à la cécité.

*Étiologie.* — Les granulations chroniques atteignent rarement les enfants et les vieillards ; selon la statistique, elles paraissent plus fréquentes chez les hommes que chez les femmes. Il n'est pas généralement admis que la conjonctivite granulaire se développe sous l'influence d'une disposition générale de l'organisme. Et en effet, on l'observe chez des individus tout à fait bien portants, tandis que l'aspect maladif et cachectique des personnes atteintes depuis longtemps de granulations chroniques est dû à l'influence funeste qu'une durée prolongée de l'affection exerce sur la santé et sur l'esprit des malades.

Les propriétés contagieuses de l'ophtalmie granulaire ne sont plus contestées aujourd'hui ; il est possible qu'elle se propage par l'intermédiaire de l'air chargé de miasmes, mais assurément le contact direct de la sécrétion contagieuse reproduit ou les granulations ou une des autres formes d'inflammation de la conjonctive.

La maladie apparaît endémiquement ou par épidémies qui se propagent rapidement dans les rassemblements d'individus soumis à de mauvaises conditions hygiéniques (épidémies d'ophtalmie militaire).

*Traitement.* — Le traitement rationnel des granulations, qui demande beaucoup de tact et de prudence, doit s'occuper de l'état local, de l'état général et de l'hygiène du malade. Dans le traitement local, l'emploi des caustiques joue le premier rôle; il faut seulement que le médecin se rappelle toujours qu'il ne s'agit aucunement de détruire les granulations par les cautérisations, mais de provoquer par ce moyen un état inflammatoire suffisant pour leur résorption. Nous avons insisté à plusieurs reprises sur le fait que la nature provoque elle-même la réaction inflammatoire indispensable à la guérison des granulations. Le devoir du médecin consiste à aider l'action de la nature si l'inflammation n'est pas suffisante, ou à la modérer si elle devenait excessive. Les cautérisations ne doivent avoir lieu que sur les points envahis, et ménager la conjonctive saine dont la conservation est précieuse. Voilà pourquoi les caustiques en substance, tels que le sulfate de cuivre et le crayon mitigé de nitrate d'argent sont préférables pour les granulations isolées, les solutions de ces mêmes substances applicables seulement dans les granulations diffuses.

L'acétate de plomb provoque des réactions très persistantes et ne doit servir que lorsque la cornée est intacte, à cause des dépôts et incrustations qui peuvent s'y former, en dépit des lotions les plus soigneuses.

Le glycérolé au tanin est d'un effet très modéré, mais il a l'avantage de pouvoir être appliqué par le malade lui-même; nous nous en servons par conséquent lorsque le malade ne peut être vu que rarement. Dans les mêmes conditions, on peut prescrire une pommade au sulfate de cuivre, d'après les formules suivantes :

        Tanin. . . . . . . . . . . . 50 centigr.
        Glycérolé d'amidon . . . . . . . . 10 gram.

ou

        Sulfate de cuivre cristallisé . . . . 15 centigr.
        Glycérolé d'amidon . . . . . . . . 10 gram.

D'ailleurs, il est indispensable, lorsque l'affection dure très longtemps, de varier le choix de ces médicaments et de leur substituer l'alun, le borax, le salicylate de soude, parce que la conjonctive finit par s'habituer à leur action.

Quelquefois il devient même utile d'interrompre toute médication active, et de restreindre le traitement aux prescriptions hygiéniques.

La réaction immédiate qui suit chaque cautérisation est quelquefois très vive et peut être réprimée par des compresses ou des douches fraîches ; en tout cas, il faut bien se garder de renouveler la cautérisation avant que l'irritation produite par la précédente ait disparu. Les cautérisations énergiques coup sur coup aggravent l'inflammation, amènent des complications et rendent les parties malades indifférentes à l'action des médicaments qu'il faut alors choisir de plus en plus forts. Lorsque les granulations sont sèches, indolentes, sans réaction inflammatoire, on peut remplacer avantageusement, selon le conseil de de Graefe, les cautérisations par des compresses d'eau chaude de 40 à 45 degrés, employées pendant un temps plus ou moins prolongé, selon la difficulté de provoquer l'inflammation nécessaire.

Des scarifications peuvent être d'un bon effet dans les cas de granulations diffuses avec boursouflement de la muqueuse, pour combattre rapidement un excès d'inflammation ; mais on aurait tort d'en faire une méthode générale de traitement des granulations chroniques, car elles produisent alors des cicatrices dangereuses, surtout lorsqu'on les fait suivre de cautérisations.

Je remplace très souvent les scarifications par un frottement énergique, exécuté à l'aide d'une éponge un peu dure sur la muqueuse malade. Le résultat, au point de vue de l'écoulement du sang, est à peu près le même, et je crois qu'en enlevant ainsi la couche épithéliale, on amène une activité de circulation qui favorise la résorption des granulations.

L'excision des granulations n'est permise que dans des cas bien déterminés, c'est-à-dire quand les granulations sont isolées et pédiculées, en un mot lorsqu'on peut les enlever sans risque d'entamer la conjonctive elle-même. D'autres fois, la conjonctive et plus souvent la caroncule sont recouvertes d'une couche épaisse fongueuse ou gélatineuse qui ne disparaît qu'avec une lenteur désespérante sous l'influence des cautérisations ordinaires. Dans ces cas, il peut être permis d'enlever cette couche, en observant toujours la précaution indispensable de ne pas s'étendre trop loin et surtout, je le répète, en évitant d'exciser une partie saine de la muqueuse.

L'excision même des granulations ne présente pas de difficulté. Le malade étant assis sur une chaise, on fait fixer, par un aide placé derrière lui, la tête et la paupière préalablement renversée, tandis qu'un autre aide doit être prêt à éponger le sang qui s'écoule. L'opérateur saisit alors la granulation avec une pince à griffes fines, l'attire et l'enlève tout près de sa base par un coup de ciseaux. Il est indispensable d'enlever ainsi les granulations isolément et de n'en exciser qu'un nombre très limité à la fois. Il faut se garder de vouloir abraser, pour ainsi dire, toute la muqueuse pour lui rendre sa surface lisse. Pendant cette opération, le malade ne ressent de la douleur que quand les ciseaux entament la conjonctive saine. La cautérisation immédiate après l'excision doit être évitée, à cause de l'action trop profonde du caustique; il faudrait plutôt appliquer pendant quelques minutes des compresses fraîches, pour combattre la légère réaction qui s'ensuit.

Après les excisions, comme après les scarifications, on arrête l'écoulement du sang en remettant la paupière dans sa position normale; il ne faut pas oublier d'enlever préalablement, avec une éponge fine, les petits caillots de sang qui s'arrêtent dans les plis de la conjonctive et qui gêneraient le malade.

A mesure que la maladie marche vers sa guérison, il faut abandonner les moyens énergiques pour employer des médicaments d'une action plus faible, puis employer ces derniers après des intervalles de plus en plus longs et cesser graduellement tout traitement local.

Quant au pannus de la cornée, nous exposerons son traitement avec les affections de cette membrane.

L'altération cicatricielle de la conjonctive et la sécheresse de l'œil qui s'ensuit doit être combattue par des lotions avec du lait, des instillations d'huile fraîche et de glycérine, et l'emploi d'une solution de carbonate de soude (1 gr. pour 30 gr. d'eau).

Il est indispensable, dans le traitement des granulations chroniques, de porter son attention sur les rapports des paupières avec le globe de l'œil. L'action mécanique du frottement de leur face interne, lorsqu'elles sont fortement appliquées sur l'œil, ainsi que l'attouchement des cils lorsque le bord palpébral se dévie en dedans, devient une des causes les plus fréquentes des complications graves de la cornée. On diminue la pression des paupières sur le globe de l'œil en élargissant la fente palpébrale par l'opération dite *cantoplastie*, que nous décrirons à propos des maladies des paupières. On obvie souvent au renversement du bord palpébral, par cette même opération ou par des procédés directs que nous exposerons dans le chapitre de l'*entropion*.

S'il persiste, après la guérison, un certain degré d'abaissement de la paupière supérieure, suite de la faiblesse du releveur, on peut essayer d'abord des exercices méthodiques destinés à combattre cet état de choses. Ils consistent à faire regarder le malade en haut, pendant qu'il ferme l'autre œil, à maintenir cette direction pendant quelques instants, et à renouveler cette manœuvre plusieurs fois par jour. S'il est nécessaire, on peut aussi remédier à cet état de choses par [une opération très simple dont nous parlerons à l'occasion du *ptosis*.

Le traitement général doit tenir compte des conditions constitutionnelles et des diathèses existantes ; en tous cas, il importe de tenir le ventre libre et d'activer les fonctions de la peau (frictions sèches, transpiration légère, bains turcs). Le caractère contagieux de la maladie exige l'isolement du malade, surtout lorsque l'affection s'accompagne de sécrétion, circonstance qu'il ne faudrait pas oublier, lorsqu'on renvoie les malades dans leur famille. Il est vrai que les granulations, lorsqu'elles ne sont pas accompagnées de sécrétion, ne paraissent pas exposer au danger de la contagion. Mais nous ne devons pas oublier que la sécrétion peut s'établir à chaque instant, et il faut en prévenir les malades et leur entourage.

Nous partageons l'opinion de ceux qui considèrent qu'une bonne hygiène est souvent plus avantageuse dans le traitement des granulations que tous les autres moyens. Le séjour dans un air pur compte parmi les conditions indispensables de la guérison ; plus encore, la maladie déjà guérie récidive facilement si le malade s'expose à des influences atmosphériques défavorables. Un changement de séjour, le déplacement dans un autre pays, ont été reconnus comme exerçant une action heureuse sur la marche de la maladie.

Une affection conjonctivale fort rare et qui présente quelques
ressemblances avec les granulations, a été décrite récemment
sous le nom de *dégénérescence amyloïde de la conjonctive*. Elle
se développe de préférence dans la moitié supérieure du cul-de-
sac et du pli semi-lunaire, et produit une hypertrophie si considérable de la muqueuse que celle-ci peut faire saillie en dehors
de la fente palpébrale. La conjonctive y est transformée dans un
tissu épais, molasse, gélatineux, de couleur jaunâtre et qui
renferme quelques grains diaphanes plus volumineux que les
granulations ordinaires. Le reste de la conjonctive paraît absolument intact.

L'unique traitement préconisé contre cette dégénérescence
consiste dans l'ablation des parties hypertrophiées de la conjonctive.


Pour compléter la série des diverses conjonctivites nous devons mentionner encore la *conjonctivite* qui survient à la suite
de l'emploi de l'*atropine* et de la *duboisine*. Elle se présente
tantôt sous forme de catarrhe avec sécrétion puro-muqueuse et
quelques granulations, tantôt sous forme d'une hyperhémie
de la conjonctive palpébrale qui prend une teinte jaunâtre et
devient plus épaisse. En même temps la peau des paupières
se ride, devient rugueuse et paraît d'une rougeur érysipéla-
teuse. Les malades se plaignent d'un larmoiement qui les oblige
à essuyer constamment les yeux.

Cette conjonctivite, d'ailleurs relativement rare, apparaît
quelquefois dès le premier emploi de l'atropine ou de la duboisine, et doit être attribué alors à une idiosyncrasie de la
muqueuse; dans d'autres cas, elle ne survient qu'après une
application prolongée de ces alcaloïdes, surtout lorsque leur
préparation pharmaceutique est défectueuse.

Dans tous les cas il faut cesser immédiatement leur emploi,
prescrire des lotions chaudes avec une solution d'acétate de
plomb. Il est à remarquer qu'on a pu employer sans inconvénient l'extrait de belladone et la duboisine chez des malades
ne pouvant supporter l'atropine, et *vice versa*.

## ARTICLE II.

PTÉRYGION, ONGLET.

On donne le nom de ptérygion ou d'onglet à un épaississement d'une partie plus ou moins grande de la conjonctive fortement vascularisée, en forme de triangle, dont la base correspond à la circonférence du globe oculaire, et dont le sommet est dirigé vers la cornée sur laquelle il peut empiéter plus ou moins (fig. 23). Il est très mobile sur la sclérotique, siège en général dans la direction du muscle droit interne, plus rarement dans celle du droit externe, et exceptionnellement on en rencontre plusieurs sur le même œil.

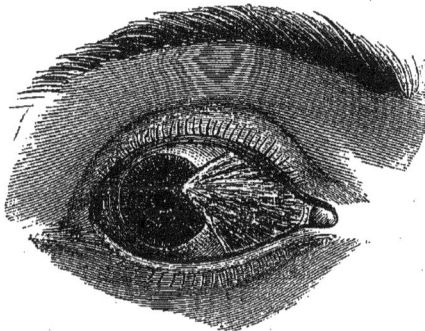

Fig. 23. — Ptérygion.

A son début, on peut reconnaître au sommet du ptérygion la petite ulcération qui provoque cette formation cicatricielle, et qui en avançant sur la cornée peut entraîner le ptérygion jusqu'au centre de la cornée et même au delà de la pupille. Il peut devenir le siège d'une inflammation et paraît alors injecté et gonflé (ptérygion *charnu*, sarcomateux), tandis qu'habituellement il est pâle, mince et semi-transparent (ptérygion ténu ou *membraneux*). Le ptérygion, qui d'ailleurs ne disparaît jamais spontanément, peut rester indéfiniment stationnaire, ou

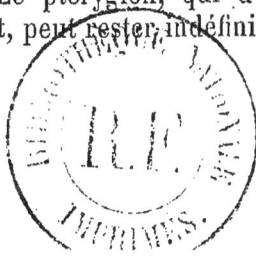

suivre une marche continuellement ou périodiquement progressive.

Ce n'est que lorsqu'il est enflammé et épais qu'il cause au malade la sensation d'un corps étranger entre les paupières. Il peut aussi produire une gêne assez prononcée dans les mouvements de l'œil, lorsqu'il occupe une large étendue de la conjonctive.

Enfin, s'il atteint ou dépasse le centre de la cornée, il provoque des troubles considérables de la vue.

*Pronostic*. — Le ptérygion est tout à fait inoffensif en lui-même ; il faut considérer, au point de vue du pronostic, son étendue sur la cornée et sa tendance à progresser. D'autre part, il ne faut pas oublier que même après l'opération, la partie de la cornée occupée par le ptérygion reste plus ou moins opaque ; il récidive facilement.

*Étiologie*. — Le ptérygion se forme de la manière suivante : A la suite de petits ulcères du bord de la cornée, la cicatrisation attire le tissus épithélial environnant ; celui de la cornée, fortement attaché à cette membrane, ne pouvant céder, la rétraction cicatricielle agira principalement sur la conjonctive, qui est assez mobile et se déplace facilement. Celle-ci, ainsi tiraillée vers le siège de la cicatrice, se plisse, s'irrite, se vascularise et forme ainsi le ptérygion (*Arlt*).

D'autres fois la formation du ptérygion serait précédée de celle de la pinguicula (voyez plus loin), épaississement conjonctival produit par le frottement de petits corps étrangers, ayant pénétré dans la fente palpébrale et enlevé la couche épithéliale de la muqueuse. Entre cette saillie de la conjonctive soulevée et le bord cornéen existe alors un petit creux dans lequel se logent les sécrétions ou de petits corps étrangers qui produisent aisément une exulcération du bord cornéen dont la cicatrisation finit par attirer la pinguicula sur la cornée (*Horner*).

*Traitement*. — On a tenté, mais presque toujours sans résultat, de faire disparaître le ptérygion par des cautérisations avec le sulfate de cuivre, le nitrate d'argent ou avec le laudanum. M. *Decondé* a publié plusieurs succès qu'il a obtenus en appliquant à diverses reprises, sur toute l'étendue du ptérygion,

une couche d'acétate de plomb en poudre fine ; il l'y laisse séjourner pendant quelques secondes, puis enlève le sel au moyen
d'un pinceau imbibé d'eau. En général, on ne peut débarrasser
l'œil d'un ptérygion que par une intervention chirurgicale qui
cependant est inutile lorsque le ptérygion ne dépasse pas le
bord de la cornée et ne gêne pas les mouvements de l'œil.

Les méthodes opératoires auxquelles il donne lieu sont la ligature, la transplantation, l'excision.

*Ligature.* — Un fil muni d'une aiguille à chacune de ses
extrémités est introduit sous le ptérygion de la manière suivante :

L'opérateur, après avoir soulevé le ptérygion à l'aide d'une

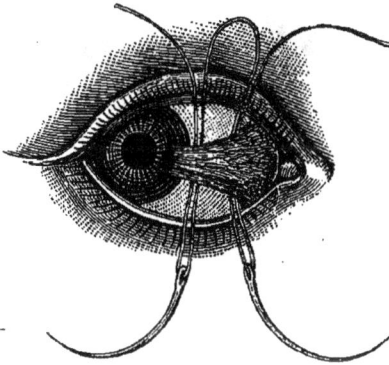

Fig. 24. — Ligature du ptérygion.

paire de pinces, passe une des aiguilles près du bord de la cornée, de haut en bas, au-dessous du ptérygion; l'autre aiguille
est passée de la même manière près de sa base (fig. 24). On
coupe alors le fil derrière les aiguilles, et l'on obtient ainsi
trois ligatures : celles des côtés externe et interne doivent embrasser la base et le sommet du ptérygion, celle du milieu est
destinée à le détacher de sa surface postérieure. Ces ligatures
étant solidement fermées, on peut couper les extrémités des fils.
Au bout de quatre jours à peu près, la partie étranglée du ptérygion s'enlève facilement (*Szokalski*).

La *transplantation* ou *déviation* est pratiquée de la manière suivante : Après avoir détaché le ptérygion de la cornée et de la sclérotique, de sorte qu'il n'adhère plus que par sa base, on pratique une incision qui commence au bord inférieur de la plaie conjonctivale, à 4 millimètres de distance du bord de la cornée, et qui doit être continuée parallèlement à ce dernier dans une étendue suffisante pour recevoir l'extrémité libre du ptérygion. Les choses ainsi disposées, le ptérygion doit être fixé sous l'incision de la conjonctive par quelques points de suture (*Desmarres*).

L'*excision* du ptérygion. Les paupières étant écartées, l'opérateur saisit le ptérygion, soit avec des pinces, soit à l'aide

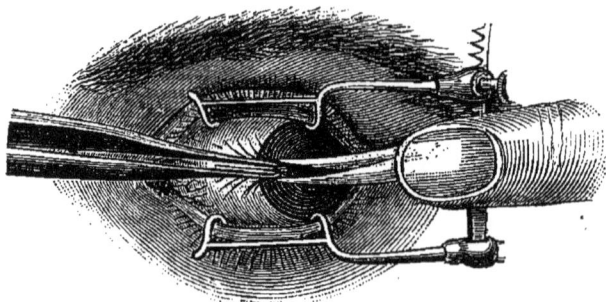

Fig. 25. — Excision du ptérygion.

d'un fil passé au préalable sous la membrane, vers sa partie moyenne, et noué sur le ptérygion (*Delgado*); soulevant alors celui-ci, il détache soigneusement avec des ciseaux d'abord la portion cornéenne en commençant par le sommet (fig. 25), et en continuant à séparer la membrane de la sclérotique jusqu'à la distance de 3 ou 4 millimètres du bord de la cornée. La membrane ainsi détachée doit être enlevée tout à fait par deux coups de ciseaux qui convergent vers sa base.

Un autre procédé consiste dans la manœuvre suivante : l'opérateur tenant soulevé le ptérygion de la surface de la sclérotique, passe par derrière un couteau à cataracte, le tranchant tourné du côté de la cornée et le plat de la lame sur la sclérotique. Il sépare alors le ptérygion du tissu sous-jacent jusqu'à son sommet, puis l'attirant avec les pinces, il continue l'opération comme dans le procédé précédent (*Arlt*).

Le ptérygion une fois enlevé, on réunit par une ou deux sutures les bords de la plaie conjonctivale, après avoir détaché la muqueuse voisine de sa base pour faciliter son glissement (fig. 26).

Il n'est jamais nécessaire ni même désirable d'enlever le ptérygion jusqu'à sa base, et l'étendue indiquée de l'incision suffira généralement.

M. *Pagenstecher* laisse même le ptérygion, après l'avoir détaché de la cornée et de la sclérotique, adhérent à sa base, le renverse, et réunit les bords de la plaie conjonctivale par une

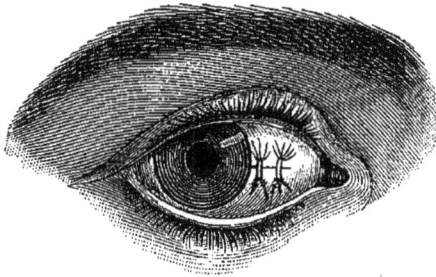

Fig. 26. — Suture de la conjonctive après l'excision du ptérygion.

ou deux sutures. Le ptérygion ainsi renversé s'atrophie très-vite, surtout lorsqu'on passe une ligature serrée autour de sa base, comme nous avons l'habitude de faire.

ARTICLE III.

ÉPANCHEMENTS SOUS-CONJONCTIVAUX.

**Épanchements sanguinolents, ecchymoses.** — Les ecchymoses de la conjonctive se présentent sous forme de taches ou d'un anneau rouge foncé qui entoure la cornée et donne à l'œil un aspect effrayant peu en rapport avec la légèreté de la lésion. En effet, elles ne présentent pas d'autres symptômes et disparaissent par résorption, en passant successivement par toutes les nuances qui accompagnent les ecchymoses en voie de guérison. Elles sont causées par des opérations qui intéressent la conjonctive (strabotomie), par des coups sur l'œil, ou par des efforts généraux qui s'accompagnent de congestion vers la tête, comme de soulever des fardeaux considérables, les vomissements, la toux, etc. On les rencontre encore comme symptômes d'un état maladif considérable (scorbut) ou d'une prédisposition à la dégénérescence athéromateuse des vaisseaux, dans certaines maladies de cœur, ainsi qu'après les fractures de l'orbite ou de la base du crâne. Abstraction faite de ces derniers cas, ces épanchements sont sans importance ; leur résorption, très lente d'ailleurs, et qui exige parfois des semaines, se fait spontanément ; tout traitement paraît donc superflu.

Pour calmer les craintes du malade, on peut lui conseiller l'emploi des compresses trempées dans de l'eau mélangée de quelques gouttes de teinture d'arnica.

Si l'épanchement est exceptionnellement considérable, on peut pratiquer quelques mouchetures à la conjonctive et appliquer un bandeau compressif qui paraît en général accélérer la résorption du sang épanché.

**Épanchement séreux, œdème sous-conjonctival.** — Il apparaît sous forme d'un soulèvement semi-transparent de la conjonctive, d'ailleurs saine, soulèvement qui peut être si considérable qu'il recouvre la cornée et fait saillie entre les bords palpébraux.

Cet œdème, qui par lui-même n'est pas douloureux, est presque toujours le symptôme d'un processus inflammatoire, soit dans les membranes internes de l'œil, soit des paupières ou des parties voisines (chalazion, érysipèle, inflammation du sac lacrymal, phlegmon de l'orbite).

D'autres fois, il survient en même temps que les épanchements séreux dans d'autres parties du corps, chez les anémiques, les chlorotiques, les personnes atteintes de maladies du cœur ou des reins, etc.

Le meilleur moyen à employer contre l'épanchement séreux en lui-même, lorsqu'on juge utile d'intervenir, consiste dans l'incision du chémosis d'après la méthode indiquée plus haut (p. 63).

**Emphysème sous-conjonctival.** — Cet état est caractérisé par le soulèvement de la conjonctive, la sensation particulière de la crépitation que l'on éprouve en la comprimant et la facilité avec laquelle la compression le fait disparaître. Il se produit lorsqu'une fracture de la paroi orbitaire met le tissu sous-conjonctival en communication avec les fosses nasales, les sinus frontaux ou les cellules ethmoïdales.

Il peut encore résulter d'une déchirure du sac lacrymal ou des conduits lacrymaux par lesquels l'air pénètre dans le tissu sous-conjonctival quand le malade se mouche. L'emphysème lui-même est sans importance et disparaît par une compression bien faite à l'aide d'un bon bandage placé sur les paupières closes.

Chez les enfants scrofuleux, il a été observé des *épanchements purulents* sous la conjonctive, vers l'angle interne de l'œil (*Arlt*). Leur cause est inconnue et ils disparaissent spontanément.

## ARTICLE IV.

### LÉSIONS DE LA CONJONCTIVE.

La lésion de la conjonctive peut avoir lieu : 1° par la pénétration de corps étrangers; 2° par des blessures avec des instruments tranchants ; 3° par des agents chimiques.

1° Les *corps étrangers*, en pénétrant dans la conjonctive, peuvent provoquer une lésion brusque, ou causer par leur séjour prolongé des symptômes d'irritation progressive. Ils se logent rarement dans la conjonctive bulbaire, souvent sur la conjonctive palpébrale, et le plus fréquemment dans les plis du cul-de-sac. Lorsqu'ils y séjournent, ils provoquent la sensation de leur présence, de l'hyperhémie, une conjonctivite catarrhale et parfois une hypertrophie partielle du corps papillaire autour de l'endroit qu'ils occupent. Souvent les douleurs sont très-vives, elles augmentent à chaque mouvement de l'œil et s'accompagnent de larmoiement, de photophobie et même de blépharospasme.

- Le traitement doit débuter par la recherche et l'extraction du corps étranger. Dans ce but, il faut renverser chaque paupière à part, se servir au besoin de l'éclairage latéral, et explorer soigneusement les plis du cul-de-sac supérieur à l'aide de la curette de Daviel. Les corps étrangers adhèrent généralement peu à la conjonctive et sont faciles à enlever avec un pinceau, un linge ou une petite curette. S'ils sont fortement implantés dans la muqueuse et résistent à l'action de la curette ou d'une pince, on excise le petit pli de la conjonctive qui les contient ; après l'extraction, il faut combattre l'irritation par l'application de compresses fraîches ou par des astringents légers, s'il persiste un catarrhe conjonctival.

2° Les *blessures* de la conjonctive qui n'atteignent pas d'autres parties de l'œil sont sans importance et guérissent facilement. Lorsqu'elles sont très grandes, on peut réunir les bords de la plaie conjonctivale par une ou deux sutures, et s'il est nécessaire, enlever préalablement avec des ciseaux les parties contuses. Les compresses fraîches et un bandeau compressif combattent efficacement l'irritation consécutive.

3° Les *brûlures* et les *cautérisations* par des agents chimiques occasionnent la formation de plaques blanchâtres épaisses et saillantes sur la muqueuse, et sont suivies d'une réaction inflammatoire et de douleurs très vives. Les brûlures sont d'autant plus dangereuses qu'elles ont eu lieu sur une plus grande étendue.

Leur gravité résulte en outre de leur action sur la cornée et de la cicatrisation qui provoque souvent des adhérences indestructibles entre les paupières et le globe de l'œil, en abolissant en partie ou complètement les fonctions de ce dernier. (Voy. *Symblépharon*.)

Le traitement exige l'élimination aussi rapide que possible de l'agent chimique par des injections avec du lait ou avec de l'eau tiède (mélangée de vinaigre lorsqu'il s'agit de chaux, etc., et de carbonate de potasse lorsqu'il s'agit d'acides). Ces lotions doivent être répétées souvent, ou remplacées par des compres-

ses froides, et les eschares qui se détachent doivent être enlevées soigneusement, car leur présence devient une nouvelle
source de douleur pour le malade.

Pendant la cicatrisation, il faut exercer une surveillance particulière pour éviter la formation des adhérences, et recourir
à un procédé opératoire dans le but de recouvrir la plaie avec la
conjonctive voisine préalablement dégagée, ou à l'aide d'une véritable greffe conjonctivale. (Voy. *Symblépharon.*)


## ARTICLE V.

### ATROPHIE ET XÉROSIS DE LA CONJONCTIVE, XÉROPHTALMIE.


On appelle xérosis, la sécheresse de l'œil qui résulte de l'a-
trophie de la muqueuse et surtout de l'atrophie de ses éléments
sécréteurs.

Lorsque le processus atrophique n'atteint qu'une partie de
la muqueuse, on le désigne sous le nom de *xerosis glabra*.
S'il en occupe la totalité, *xerosis squamosa*, et comme dans ce
cas la cornée y participe également, on a donné à cet état le
nom de *xérophtalmie*.

Le xérosis partiel produit sur la conjonctive des taches blanchâtres, grisâtres, d'un reflet satiné, présentant tous les caractères des taches cicatricielles. Dans le xérosis total, nous
voyons la conjonctive tout entière sèche, pâle, couverte de petites écailles pulvérulentes formées par les détritus des couches
épithéliales. Les plis des culs-de-sac disparaissent, le pli semi-
lunaire s'efface ainsi que la caroncule, et la conjonctive palpébrale se continue directement avec la conjonctive bulbaire.
Cette dernière est également rétractée, et la cornée opaque,
atrophiée, et raccourcie dans tous ses diamètres.

A la longue, le processus atteint aussi les tarses, qui d'abord
infiltrés et épaissis, s'atrophient et changent de courbure. On
voit ainsi survenir le renversement des bords palpébraux en dehors, bien plus souvent en dedans.

Les glandes de Meibomius s'atrophient avec les tissus environnants, les conduits de la glande lacrymale s'oblitèrent

ainsi que les points lacrymaux. L'absence de toute sécrétion produit une extrême sécheresse de l'œil, les mouvements de celui-ci sont excessivement gênés par la rétraction de la muqueuse et par les adhérences qui peuvent même empêcher l'occlusion des paupières (lagophtalmos).

Les causes du xérosis résident, comme nous l'avons vu plus haut, dans les ophtalmies suivies de dégénérescence atrophique de la muqueuse (granulations, diphthérite) ainsi que dans les brûlures étendues.

Il n'y a pas de guérison pour le xérosis, le traitement n'a pour but que de soulager le malade. On combat la sensation de sécheresse par des lotions fréquentes avec de l'eau tiède, du lait, de la glycérine, ou une solution de carbonate de soude.

## ARTICLE VI.

### TUMEURS DE LA CONJONCTIVE.

1° *Pinguicula.* — On désigne ainsi une petite tumeur jaune blanchâtre, variant du volume d'une tête d'épingle à celui d'un petit pois, située près du bord de la cornée, suivant le diamètre horizontal du globe oculaire, le plus souvent du côté nasal, plus rarement du côté temporal, et parfois des deux côtés en même temps. Malgré son nom, il n'entre pas de graisse dans sa structure ; elle est composée de tissu cellulaire, de fibres élastiques et de quelques vaisseaux, et couverte d'une couche épaisse d'épithélium. Elle ne cause aucune gêne au malade et reste généralement stationnaire. On attribue son origine à de petites érosions produites par le contact de petits corps étrangers susceptibles d'atteindre les yeux à travers la fente palpébrale. La cicatrisation de ces érosions amène la soudure des plis conjonctivaux voisins et le renflement que l'on désigne sous le nom de pinguicula. Cette petite tumeur ne demande aucun traitement ; si, par un développement excessif, elle gêne les mouvements de l'œil ou devient trop difforme, on peut l'enlever avec des ciseaux courbes, et réunir les bords de la plaie par un point de suture.

2° *Lipomes*. — Ces tumeurs sont rares sur la conjonctive, elles siègent habituellement dans l'espace compris entre les muscles droits supérieur et externe, à quelque distance de la cornée (*de Graefe*), se présentent sous un aspect jaunâtre bosselé, et sont recouvertes de conjonctive saine. Elles sont congénitales et correspondent avec le tissu graisseux de l'orbite. Ce n'est qu'en cas de développement progressif, ou lorsqu'elles deviennent une cause d'irritation pour la conjonctive, qu'on est amené à enlever ces tumeurs, en incisant la conjonctive qui les recouvre; la tumeur enlevée, on réunit les bords de la conjonctive par quelques points de suture.

3° *Polypes*. — Ce sont de petites tumeurs pédiculées, mamelonnées, de couleur rose, situées dans le voisinage du pli semilunaire et sur la caroncule; leur cause est peu connue. On observe aussi sur la conjonctive des excroissances charnues ou des végétations consécutives à des blessures de cette membrane (après la ténotomie du muscle droit interne). Elles aussi deviennent pédiculées, et on les enlève alors par un coup de ciseaux. On opère les polypes de la même manière, l'on arrête l'hémorrhagie notable qui suit quelquefois cette petite opération en cautérisant la petite plaie avec le nitrate d'argent. Cette cautérisation prémunit en même temps contre les récidives auxquelles les polypes sont très sujets. Dans le même but, on peut enlever aussi avec les ciseaux la petite partie de la conjonctive sur laquelle le pédicule est implanté.

4° *Dermoïdes*. — On appelle ainsi de petites tumeurs gris jaunâtres, de grandeur variable, depuis celle d'une lentille jusqu'à celle d'une petite noisette, toujours situées au bord de la cornée, le plus souvent au bord inférieur externe, et empiétant plus ou moins sur cette membrane. Leur surface est lisse avec un grand nombre de sinuosités, et quelquefois garnie de poils. La structure de cette tumeur est analogue à celle de la peau : tissu cellulaire ondulé sans noyau, contenant des fibres élastiques, quelquefois des follicules pileux et autour d'eux des groupes de cellules graisseuses (*de Graefe*), le tout couvert d'une couche épaisse d'épithélium pavimenteux. Les dermoïdes sont congénitaux, tendent à s'agrandir, et récidivent s'ils sont enlevés incomplètement. Leur cause est attribuée à

un vice de conformation (*Ryba*), accompagné d'autres affections
de ce genre, telles que le coloboma des paupières. La marche
envahissante du dermoïde sur la cornée nécessite son opération.
On saisit la tumeur à sa partie la plus saillante avec des pinces
à griffes, et on la détache à l'aide d'un couteau à cataracte,
d'abord de la cornée, puis de la sclérotique. Comme elle pénètre très profondément dans la cornée, il serait imprudent de
vouloir l'enlever dans toute son épaisseur, il suffit d'en pratiquer l'excision au niveau naturel de la cornée (*de Graefe*).
Si la cicatrisation laisse une tache cornéenne très visible, on
peut la faire disparaître par le tatouage.

5° *Kystes*. — Ils se présentent sous forme de tumeurs rondes
et circonscrites, de couleur rose, semi-diaphane ou jaunâtre,
d'une grandeur variable jusqu'à celle d'une fève. Leur enveloppe membraneuse est plus ou moins résistante et leur
contenu liquide ou épaissi. Ces kystes sont presque toujours
congénitaux, d'autres fois on les a observés après un coup
porté sur l'œil.
   L'énucléation en totalité est le meilleur moyen de les opérer.
Mais elle ne réussit pas toujours, à cause de la faible résistance
de leur enveloppe qui se rompt facilement, ou que l'on blesse
parfois en voulant la détacher de la conjonctive à laquelle
elle adhère intimement. Lorsqu'ils sont limpides et que l'enveloppe est très mince, il suffit de les inciser et de les cautériser
légèrement après l'évacuation du contenu.

6° *Tumeurs érectiles*. — Leur présence sur la conjonctive est
toujours due à la propagation d'une tumeur de la paupière. Elles
doivent être excisées dès leur début et le plus tôt possible.

7° *Taches pigmentaires*. — Elles sont assez fréquentes et
sans danger. Cependant, comme on a observé qu'elles deviennent
parfois le point de départ de dégénérescences sarcomateuses, on
en pratique l'excision et l'on réunit les bords de la plaie conjonctivale par une suture.

8° *Lupus*. — Il peut se développer primitivement sur la conjonctive ou gagner la muqueuse après avoir débuté sur les
joues ou les paupières. Le mal se présente sous forme de pe-

tits boutons diaphanes de la couleur du café au lait, qui finissent par s'exulcérer et dont la cicatrisation produit le symblépharon ou le trichiasis. Lorsque les paupières sont aussi atteintes, on peut voir survenir l'ectropion, le rétrécissement et même l'occlusion de la fente palpébrale. En même temps la cornée peut devenir le siège d'éruptions de lupus ou d'un pannus épais. La maladie, abandonnée à elle-même, conduit de l'une ou de l'autre manière à une cécité totale.

Le traitement consiste dans le raclage du tissu malade à l'aide d'une petite curette tranchante en acier. En pratiquant cette opération avec beaucoup de soin et en la répétant aussitôt que l'on voit des boutons apparaître, on réussit à enrayer le processus morbide et à conserver la vision. La cornée aussi supporte très bien le raclage des petits boutons. (Pour le lupus des paupières, voyez plus bas.)

9° Des *ulcérations syphilitiques* ont été observées sur la conjonctive palpébrale et des culs-de-sac. Leur fond lardacé, leurs bords résistants, indurés, et l'existence de l'affection syphilitique générale, assurent le diagnostic. En outre de la médication générale appropriée, le traitement local consiste dans l'emploi d'une solution de sublimé (10 centigrammes pour 100) d'insufflations de calomel à la vapeur, de cautérisations avec le nitrate d'argent. — On a observé aussi et j'ai vu moi-même une *gomme* isolée sous-conjonctivale sous forme d'une petite tumeur élastique violacée et qui se développe rapidement. On en a constaté sur la face interne des paupières ; celle que j'ai observée siégeait sur le globe oculaire, entre le bord de la cornée et l'angle interne de l'œil. Elles ne réclament qu'un traitement général.

10° *Épithélioma.* — Il débute rarement sur la conjonctive et apparaît alors dans le voisinage de la cornée, sous forme d'un petit bouton que l'on pourrait confondre avec une phlyctène, d'autant plus facilement qu'il s'accompagne d'une injection analogue. Cependant, le bouton de l'épithélioma a des bords plus escarpés ; il est couvert d'un épithélium lisse, et présente une surface papillaire, lorsqu'on l'examine avec une loupe (*de Graefe*).

Lorsque l'affection est plus avancée, elle prend l'aspect d'une tumeur bosselée, quelquefois ulcérée, et affecte une marche

irrégulière, envahissant tantôt lentement, tantôt très rapidement, la cornée qu'elle détruit. Il faut en pratiquer l'excision
aussitôt que possible, et ne pas hésiter, si la maladie a déjà fait
des progrès, à sacrifier l'œil dans l'intérêt de l'état général. On
peut aussi tenter préalablement l'emploi local d'une solution de
plus en plus saturée de chlorate de potasse (en commençant
avec 2 grammes pour 100) et l'usage journalier de deux cuillerées d'une solution de ce sel à 10 grammes pour 200 (*Bergeron*).

11° Le *cancer médullaire* et le *cancer mélanique* débutent
rarement sur la conjonctive, sur laquelle ils apparaissent plus
souvent par propagation de voisinage. Le cancer mélanique cependant a été observé prenant naissance dans le voisinage de la
cornée.

12° *Entozoaires*. — On a rencontré sur la conjonctive le
cysticerque du tissu cellulaire (*Sichel*) et dans les contrées
intertropicales la filaire de Médine (*Schœne*). Le cysticerque
apparaît comme une vésicule blanchâtre ou jaunâtre, de la grandeur d'un gros poids, entouré d'une injection assez prononcée
de la conjonctive. Le diagnostic ne sera toujours assuré que
par son examen microscopique.

La filaire de Médine se présente comme un filament noirâtre
doué de mouvement très rapides, qui occasionnent au malade
des douleurs vives et une inflammation notable de la conjonctive.

Le cysticerque comme la filaire doivent être extraits après
incision du tissu qui les recouvre.

13° *Lithiase*. — On désigne sous ce nom une dessiccation
ou altération calcaire de la sécrétion des glandes conjonctivales,
surtout de celles de Meibomius (infarctus des glandes). Elle
apparaît dans la conjonctive sous forme de petites concrétions
blanchâtres, rondes, de la grosseur d'une tête d'épingle. Généralement, on en voit plusieurs dispersées sur la conjonctive
qui recouvre le tarse.

Ces concrétions provoquent de l'irritation, et, si elles frottent
contre la cornée, de petites infiltrations ou ulcérations de cette
membrane. On les enlève avec la pointe d'une aiguille à cataracte ou avec une curette, après avoir pratiqué une petite incision dans la conjonctive qui les recouvre.

# CHAPITRE III.

## CORNÉE ET SCLÉROTIQUE.

**Anatomie.** — Ces deux membranes, dont l'aspect extérieur est si différent, n'en forment qu'une par leur structure.

Elles se continuent l'une dans l'autre sans interruption et constituent pour les milieux de l'œil une enveloppe entièrement close, et perforée seulement par le nerf optique.

La *sclérotique* est une membrane fibreuse composée de faisceaux de fibres cellulaires qui s'anastomosent et s'entre-croisent perpendiculairement ; les unes suivant une direction parallèle au méridien, les autres suivant une direction parallèle à l'équateur de l'œil. Ce tissu est traversé par un grand nombre de fibres élastiques et de corpuscules de tissu cellulaire. A l'endroit où le nerf optique pénètre dans le globe de l'œil, les fibres de la sclérotique se divisent en plusieurs couches, les plus externes se recourbent dans une division presque perpendiculaire, et entourent le nerf, dont elles forment l'enveloppe externe fibreuse. Les fibres les plus internes pénètrent dans le nerf optique et forment une membrane fenêtrée qui livre passage aux faisceaux nerveux (membrane criblée). Une couche moyenne, séparée de la couche externe par du tissu cellulaire, finit par se fondre avec la gaîne du nerf optique. A cet endroit, c'est-à-dire dans le voisinage le plus rapproché du nerf optique, la sclérotique a sa plus grande épaisseur ($1^{mm}$, 25) et s'amincit graduellement vers la cornée jusqu'à 3/10 ou 4/10 de millimètre. Elle est renforcée considérablement par l'épanouissement des insertions des muscles droits et obliques de l'œil.

La sclérotique n'a pas de *nerfs;* elle n'a que fort peu de *vaisseaux* qui viennent des vaisseaux ciliaires et forment un réseau à larges

mailles sur les faces externe et interne de la membrane. La partie
postérieure de ce réseau se réunit autour de l'entrée du nerf optique,
en un cercle vasculaire dont plusieurs branches pénètrent dans le
nerf optique et dans la choroïde. De la partie antérieure de ce réseau
naissent également des branches perforantes qui se rendent au
muscle ciliaire.

La sclérotique est en outre perforée à différents endroits par de
petits canaux dont la direction est plus ou moins oblique et qui livrent
passage aux nerfs et aux vaisseaux de la choroïde. Le grand nombre
de ces canaux vers le nerf optique et vers la cornée diminue sensiblement à ces endroits la consistance de la membrane. Près de sa
jonction avec la cornée, et un peu en arrière, se trouve le canal de
Schlemm ; il renferme un plexus de vaisseaux recevant de petites
veines du muscle ciliaire et donnant de nombreux vaisseaux en dehors
aux veines qui rampent à la surface externe de la sclérotique (*Leber*).

La *cornée* est la continuation directe de la sclérotique et doit sa
transparence à une homogénéité parfaite de sa substance intercellulaire. D'après sa forme et son aspect, elle ressemble à un verre de
montre enclavé dans l'ouverture antérieure de la sclérotique, dont le
tissu dépasse le bord de la cornée de 1 millimètre à peu près, mais
un peu plus en haut et en bas que sur les côtés. La cornée a sa plus
grande épaisseur vers la périphérie ($1^{mm}$,12) et s'amincit graduellement vers le centre ($0^{mm}$,9). Nous y distinguons, d'avant en arrière,
trois couches superposées et faciles à séparer l'une de l'autre.

1° L'épithélium est la continuation directe de l'épithélium conjonctival. Il est pavimenteux et ses cellules les plus superficielles sont
aplaties, les moyennes rondes et les plus profondes presque cylindriques.

La couche épithéliale est séparée du tissu propre de la cornée par
une lame élastique (membrane de Bowman), dont l'existence indépendante est contestée par d'autres observateurs, qui la considèrent
comme une couche de fibrilles cornéennes condensées.

2° Le tissu propre de la cornée est composé de fibrilles disposées
en lamelles parallèles à la surface de la membrane. Entre ces lamelles, qui ne sont pas faciles à isoler, à cause de leur enchevêtrement,
se trouve un système de cellules étoilées sans membrane, mais avec
des noyaux et des nucléoles (corpuscules de la cornée). De ces cellules partent des prolongements (six à vingt) plus ou moins longs,
anastomosés avec ceux du voisinage et formant un réseau ou
système canaliculaire qui traverse la membrane dans toutes les
directions. On a observé en outre dans le tissu de la cornée des
cellules plus petites sans membrane, qui se déplacent entre les
fibrilles (globules migrateurs), au milieu du réseau canaliculé.

3° La membrane qui tapisse la cornée vers sa face postérieure, membrane de Descemet, est une membrane vitrée, homogène, élastique, et porte sur sa face libre une couche d'épithélium pavimenteux qui se modifie graduellement vers sa circonférence. A cet endroit, la membrane s'épaissit et se divise dans une série de fibres dont les unes s'adossent à la paroi interne du canal de Schlemm, tandis que les autres se réfléchissent sur l'iris (ligament pectiné). L'épithélium modifié se continue sur le ligament pectiné et sur l'iris.

La cornée est sans vaisseaux; ses nerfs viennent des nerfs ciliaires, au nombre de quinze ou vingt, perdent à leur entrée dans la cornée leur enveloppe et leur moelle, et ainsi réduits à leur cylindre-axe, ils deviennent tout à fait transparents. Ils forment, dans les parties antérieures de la cornée, en se divisant dichotomiquement, des filets superposés très nombreux, renfermant des noyaux situés à l'endroit des divisions.

Les opinions sont partagées sur leur terminaison ; d'après les uns, elle est constituée par un réseau placé très superficiellement dans la cornée (*His*); d'autres croient à des divisions encore plus petites (*Saemisch*), d'autres enfin ont observé que le plexus nerveux situé près de la membrane de Bowman donne naissance à des faisceaux de fibrilles à simples contours, qui se divisent en ramifications très fines et forment un réseau nerveux à la base de la couche épithéliale. De ce réseau sortent des fibrilles excessivement fines, qui traversent l'épithélium et se terminent librement par un petit renflement (*Cohnheim*).

Le caractère chimique du tissu de la cornée est de donner par la coction une chondrine qui se redissout dans un excès des substances qui la précipitent (*His*), tandis que la sclérotique donne, comme les autres tissus cellulaires, de la gélatine.


# ARTICLE PREMIER.

### DES KÉRATITES.

A. — Kératites superficielles.

## 1. Kératite superficielle vasculaire, pannus.

*Diagnostic.* — On voit survenir généralement à la suite d'affections conjonctivales, une injection périkératique des vaisseaux sous-conjonctivaux qui se propagent jusqu'au bord de la cornée sans la dépasser, s'anastomosent avec les vaisseaux de la conjonctive, dont quelques ramifications passent alors sur la cornée, où l'on peut les suivre jusqu'à une certaine distance du bord. D'autres fois, les vaisseaux se développent aussi au-dessous de la membrane de Bowman, ou entre elle et l'épithélium (*Donders*).

En même temps, la surface de la cornée se ternit légèrement et devient le siège d'ulcérations ou d'infiltrations grisâtres. Selon le degré de la vascularisation, et selon l'étendue et l'intensité de l'infiltration, l'aspect de la cornée peut varier considérablement. Tantôt les vaisseaux sont isolés, tantôt en si grand nombre, que la cornée ainsi vascularisée donne un reflet général rose ou rougeâtre dans lequel on ne peut plus distinguer les vaisseaux.

D'autres fois, on voit un seul vaisseau s'avancer du bord de la cornée jusqu'au centre et se ramifier au milieu d'une opacité ; cette vascularisation peut exister à différents endroits de la cornée, ou même envahir toute la membrane. L'infiltration superficielle prend tantôt l'aspect d'une opacité légère, tantôt elle produit des irrégularités de niveau plus prononcées, et s'accompagne d'excoriations de l'épithélium, ou de petites facettes.

Lorsque la kératite superficielle vasculaire passe à l'état chronique (*pannus*), elle constitue une couche vasculaire et opaque, d'abord mince et permettant de distinguer encore l'iris et la pupille (*pannus tenuis*), mais qui peut devenir très épaisse, absolument opaque et comme fongueuse (*pannus crassus*, sarcomateux). Enfin, dans le plus fort degré de l'affection, la cornée semble recouverte de bourgeons charnus. Quand la turgescence du tissu a disparu, la cornée se colore en gris sale, est absolument opaque et sillonnée de vaisseaux.

La conjonctive bulbaire participe plus ou moins à l'inflammation par son injection et son infiltration.

L'affection peut exister presque sans douleur ; d'autres fois, elle s'accompagne de vives douleurs ciliaires, avec larmoiement et photophobie. La vue souffre plus ou moins selon le degré d'altération dans la transparence de la cornée.

La kératite superficielle est le résultat d'une production abondante de cellules nouvelles et de vaisseaux, production qui peut avoir lieu entre l'épithélium et la membrane de Bowman, ou au-dessous de cette dernière. D'après M. *Iwanoff*, la maladie résulte d'une prolifération de cellules au niveau du limbe conjonctival, et ces cellules s'infiltrent par migration entre l'épithélium et la membrane de Bowman. Au début, le sang paraît librement circuler entre les cellules en formation, les parois vasculaires sont presque imperceptibles et ne s'aperçoivent que plus tard. Les nouvelles cellules se mélangent avec les cellules épithéliales qui s'agrandissent de leur côté, de sorte que la couche épithéliale s'épaissit considérablement.

Il se manifeste alors une tendance à la production de tissu cellulaire, et la membrane de Bowman disparaît.

*Marche et terminaison.* — La maladie peut disparaître avec la cause qui l'a produite ; d'autres fois, à la suite des conjonctivites granulaires, le pannus peut persister même après la guérison de la maladie étiologique. La durée dépendra naturellement de la cause, et peut dépasser quelquefois des mois et même des années. Souvent le pannus guérit en laissant des opacités persistantes. D'autres fois, l'infiltration prolongée a ramolli la membrane qui cède à la pression interne et augmente de courbure. Enfin, le pannus peut provoquer un processus inflammatoire dans les parties profondes de la cornée, des ulcérations profondes, qui conduisent à la perforation et guérissent en laissant un leucome adhérent. La terminaison la plus désastreuse est celle où la cornée participe à la xérophtalmie, conséquence de l'atrophie de la conjonctive à la suite de trachome.

*Pronostic.* — Il dépend de la cause et de l'extension du mal ; il est bon partout où la cause peut être enlevée avant que le pannus ait pris une marche indépendante. Les parties superficielles de la cornée se régénèrent alors surtout dans le jeune âge avec une transparence parfaite. Après le trachome, le pronostic est bien moins favorable, et dépend de l'état de la muqueuse. Plus elle est vascularisée et susceptible de fournir une abondante sécrétion, plus le pronostic est favorable. Si elle est changée en tissu cicatriciel et desséchée, la guérison est impossible.

*Étiologie.* — La kératite superficielle vasculaire apparaît le plus souvent après les affections conjonctivales, rarement à la suite du catarrhe avec hypertrophie papillaire, fréquemment après les granulations trachomateuses, soit que la cornée devienne elle-même le siège de granulations, soit que l'altération se produise sous l'influence mécanique du frottement de la surface rugueuse de la conjonctive palpébrale.

Le pannus survient aussi comme conséquence de la conjonctivite phlycténulaire et affecte alors la forme que nous avons déjà décrite sous le nom de pannus scrofuleux. (Voy. p. 76.)

Enfin, le pannus est le résultat d'irritations mécaniques de la cornée par des cils (entropion, distichiasis), ou par des concrétions dans la conjonctive palpébrale (infarctus des glandes de Meibomius), ou par des irritations extérieures, lorsque la cornée n'est pas suffisamment protégée par les paupières qui la recouvent incomplètement (ectropion, lagophtalmos).

On ne peut guère appeler pannus la vascularisation de la cornée qui survient à la fin d'autres formes de kératites pendant la période de régénération des tissus. Nous considérons alors cette vascularisation comme un symptôme heureux, parce qu'elle annonce la guérison ; c'est aussi pour cela qu'on l'appelait autrefois pannus régénérateur.

*Traitement.* — Le traitement a pour première indication d'enlever la cause de la kératite par la guérison du trichiasis, de l'entropion, de l'ectropion, l'extraction des concrétions, etc. Le pannus trachomateux exige le traitement attentif des granulations palpébrales. (Voy. p. 92.)

Si le pannus persiste après l'éloignement de la cause, les moyens par lesquels nous le combattons varient selon son intensité. Toujours s'agit-il d'en provoquer la résorption en produisant un certain degré d'inflammation.

Dans les cas légers, on y réussit souvent par l'insufflation du calomel ou l'emploi de la pommade à l'oxyde jaune de mercure. Dans les cas plus prononcés, on se sert d'irritants plus forts, tels que le glycérolé au tanin, l'acétate de plomb, une solution de nitrate d'argent, ou lorsque la cornée est couverte de vraies granulations, en cautérisant légèrement avec le crayon de nitrate d'argent mitigé ou le sulfate de cuivre.

Lorsque la conjonctive est sèche et montre peu de tendance à la sécrétion, on obtient d'excellents résultats par l'emploi prolongé de compresses chaudes. En général, il faut commen-

cer par des moyens légers, passer progressivement aux plus
forts, varier les moyens, parfois interrompre le traitement tout
à fait, et ranimer par des compresses chaudes la faculté de
réagir dans les tissus devenus insensibles aux irritants.

Dans le cas de forte vascularisation, où les moyens ci-dessus
ont échoué, on emploie la scarification et même l'excision des
vaisseaux conjonctivaux et sous-conjonctivaux qui avoisinent le
bord de la cornée et se propagent sur cette membrane. Dans le
même ordre d'idées, *Furnari* a recommandé contre les cas de
pannus invétéré l'abrasion de la conjonctive et du tissu sous-
conjonctival autour de la cornée (*syndectomie* ou *péritomie*).

J'exécute cette opération de la manière suivante : Après avoir
ouvert les paupières à l'aide de l'écarteur, je pratique à l'aide
du scarificateur une incision circulaire de la conjonctive à
6 millim. de distance du bord cornéen et concentrique à celui-
ci ; puis je détache avec le même instrument la bandelette
conjonctivale ainsi circonscrite, de la sclérotique jusqu'au bord
de la cornée où je la coupe. Ceci fait, j'enlève dans la même
étendue, par de petits coups de ciseaux, le tissu sous-conjonctival, de façon à dénuder complètement la sclérotique.

La recommandation de Furnari, de cautériser la surface scléroticale ainsi mise à nu, ou de faire l'abrasion sur la cornée,
ne paraît pas exempte de graves inconvénients, et doit être rejetée. Des compresses fraîches, et l'emploi du bandeau compressif, suffisent ordinairement pour combattre la réaction.

Enfin, dans les cas où la cornée est tout entière recouverte
d'une épaisse couche de pannus, on pratique l'inoculation de
pus blennorrhagique pour provoquer une conjonctivite purulente, à la suite de laquelle le trouble de la cornée se dissipe.
Ce moyen n'est applicable que lorsque les deux yeux sont
atteints, et ne doit pas être tenté lorsque le pannus ne recouvre
pas la cornée tout entière. On prend le pus destiné à l'inoculation sur un œil atteint d'ophtalmie purulente, et l'on en
dépose une petite quantité, à l'aide d'un pinceau, sur la muqueuse de la paupière inférieure. Cette inoculation ne réussit
pas toujours ou produit seulement une conjonctivite catarrhale
insuffisante ; il faut alors la renouveler.

Quand l'inoculation a réussi, on voit, au bout de quelques
jours, les paupières gonfler et la sécrétion purulente s'établir.
Si alors l'inflammation atteint un degré excessif, il faut la trai-

ter par les moyens indiqués à l'occasion de l'ophtalmie purulente.

L'autre œil, bien qu'atteint de pannus, doit toujours être
protégé convenablement contre la contagion, pour éviter la
purulence simultanée des deux yeux.

Dans les pays où la diphthérite de la conjonctive est fréquente,
l'inoculation de pus blennorrhagique présente encore cet autre
danger de pouvoir produire une conjonctivite diphthéritique avec
toutes ses conséquences.

Le grand danger de ce mode de traitement consiste dans la
possibilité d'une action trop violente qui pourrait amener la
perforation et la destruction de la cornée. Peut-être serait-il
possible d'éviter ce danger d'une manière plus sûre, en pratiquant préalablement la syndectomie (*Lawson*).

### 2. Kératite superficielle circonscrite.

*Diagnostic.* — Cette affection est caractérisée par des opacités légères circonscrites, grisâtres ou jaunâtres, siégeant au
centre ou à la périphérie de la cornée. Lorsque la maladie
fait des progrès, l'épithélium participe à l'infiltration et finit
par s'excorier; il s'établit ainsi une ulcération superficielle dont
le fond est formé par l'opacité grisâtre.

D'autres fois, l'élimination de l'épithélium paraît précéder
l'infiltration. Il apparaît alors une petite facette à la surface de
la cornée, près de sa périphérie ou vers le centre, comme si
l'épithélium avait été enlevé par un coup d'ongle. Au bout de
quelques jours, nous voyons une légère opacité grisâtre au fond
de l'excoriation, et l'aspect de la maladie est le même que dans
le premier cas.

La conjonctive ne participe que faiblement à cette affection
par une injection légère superficielle qui parfois fait entièrement défaut. Par contre, cette forme de kératite est souvent
accompagnée dès son début de douleurs ciliaires plus ou moins
intenses et d'une photophobie très prononcée, surtout lorsque
l'excoriation de l'épithélium a dénudé le plexus nerveux de la
cornée, sur lequel agissent alors l'air, les paupières ou la sécré-

tion du sac conjonctival. Aussi voyons-nous ces symptômes disparaître presque entièrement lorsque l'épithélium commence à se régénérer.

Les altérations que nous venons de décrire, surtout lorsqu'elles sont situées vers la périphérie, peuvent échapper à l'observation, rendue d'ailleurs difficile par le blépharospasme des petits malades, et l'on a été disposé, mais à tort, à croire à une photophobie idiopathique scrofuleuse, sans altération sensible de l'œil.

*Marche et terminaison.* — Lorsque l'affection siège vers la périphérie de la cornée et qu'il y a perte de l'épithélium, on voit au bout de quelque temps celui-ci se régénérer, en laissant une légère opacité superficielle qui disparaît bientôt. Les produits morbides sont résorbés et les cellules détruites remplacées par des cellules nouvelles. Le limbe conjonctival est alors souvent injecté.

Si l'affection se trouve plus éloignée du bord cornéen, on peut distinguer (à l'éclairage latéral) une traînée grisâtre qui s'étend du bord de la cornée jusqu'au foyer de la maladie, et qui bientôt se vascularise, préparant ainsi la résorption des produits inflammatoires.

*Pronostic.* — Dans la grande majorité des cas, la maladie est suivie de guérison, bien que de légères opacités persistent encore pendant longtemps. Ce n'est que rarement, ou à la suite d'un traitement irritant, que la maladie s'étend dans le tissu propre de la cornée, que les foyers se multiplient et se transforment en ulcérations ou abcès profonds.

On peut dire, en général, que l'affection guérit d'autant plus vite qu'elle est située plus près du bord ; cependant, le pronostic doit tenir compte de la fréquence des récidives.

*Étiologie.* — La kératite superficielle circonscrite provient de lésions directes de la cornée ; des égratignures, des brûlures, des corps étrangers sont souvent la cause de la maladie. D'autres fois, elle se présente à la suite de la conjonctivite blennorrhagique ou d'un catarrhe chronique, surtout chez les vieillards. Elle accompagne fréquemment la conjonctivite phlycténulaire et a été appelée alors kératite pustuleuse. Dans le trachome,

elle constitue quelquefois une période qui précède la formation
du pannus.

On l'observe le plus souvent chez les enfants jusqu'à douze ou
quatorze ans, et on l'a mise sur le compte d'une diathèse lymphatique ou scrofuleuse (kératite scrofuleuse).

Enfin, on voit apparaître cette affection dans le courant des
maladies du sac lacrymal, par le contact du pus.

*Traitement.* — Si l'injection conjonctivale est très forte, ce
qui est rare, on peut conseiller quelques compresses fraîches,
mais dont il ne faudrait pas continuer l'emploi, parce que le
froid paraît contraire à la régénération du tissu épithélial. Le
traitement consiste surtout dans des fomentations chaudes avec
une infusion de camomille ou avec :

Eau de laurier cerise . . . . . . . .     5 gr.
Eau distilée . . . . . . . . . . .   200 gr.

une cuillerée à bouche de cette solution dans un grand bol d'eau
étant maintenu à la température de 35° à 40° au moyen d'un
réchaud. Ces fomentations doivent être faites pendant trois
quarts d'heure, quatre à six fois par jour. En cas de foyers
multiples avec tendance à s'étendre, on instille matin et soir
une goutte d'un collyre d'ésérine ou de pilocarpine (10 centig.
pour 10 gr.).

Lorsqu'il y a excoriation de l'épithélium avec photophobie,
le meilleur moyen consiste dans l'application du bandeau compressif, parce que le frottement des paupières contre l'œil s'oppose à la régénération de l'épithélium, en enlevant les nouvelles
couches au fur et à mesure qu'elles se forment.

Lorsque la régénération est lente et que l'injection conjonctivale fait défaut, on active la circulation par l'emploi des compresses chaudes. Après la reconstitution de la couche épithéliale
et aussitôt que la vascularité a gagné la cornée, on peut faire
usage des insufflations de calomel ou de la pommade d'oxyde
jaune de mercure, ou enfin prescrire le collyre suivant :

Laudanum de Sydenham . . . . . . ⎫
Eau distillée . . . . . . . . . . . ⎬ aa 10 gr.

Pour instillations de quelques gouttes, répétées matin et soir.

Dans le traitement général, qui est d'une grande importance pour éviter les rechutes si fréquentes de cette affection, il faut s'abstenir des purgatifs violents, des vésicatoires et des émissions sanguines. Selon la constitution des malades, ce traitement doit être dirigé d'après les principes émis plus haut (page 81).

### 3. Kératite superficielle vésiculaire.

(Herpès de la cornée.)

Le symptôme caractéristique de cette affection, d'ailleurs assez rare, consiste dans la formation subite d'un certain nombre de vésicules (cinq à vingt) sur la cornée. Elles ont la grandeur d'une tête d'épingle, sont tout à fait transparentes, et leur contenu limpide se reproduit rapidement dès qu'on l'a évacué par une piqûre de la vésicule. La maladie s'accompagne en même temps d'anesthésie de la cornée et de douleurs ciliaires très vives, de larmoiement et de photophobie. Ces derniers symptômes disparaissent avec les vésicules et reparaissent à chaque nouvelle poussée dont on voit parfois plusieurs se succéder à court intervalle. La tension normale de l'œil paraît considérablement diminuée (*Horner*). L'affection d'ailleurs guérit sans trace ; elle a été observée souvent à la suite d'affection catarrhales, en même temps qu'un herpès des lèvres ou du nez (*Horner*).

L'ablation de ces vésicules me paraît inutile ; on réussit aussi bien en appliquant sur la cornée une couche de poudre de calomel d'environ un millimètre d'épaisseur, qui détruit les vésicules par le frottement. Après avoir enlevé le calomel, on met un bandage compressif. On combat les douleurs ciliaires très violentes et qui ôtent aux malades le sommeil, par des injections sous-cutanées de morphine à la tempe.

### B. — Kératites parenchymateuses.

La kératite parenchymateuse est tantôt circonscrite (interstitielle), avec ou sans vascularisation, tantôt diffuse.

## 1. Kératite interstitielle.

*a. Kératite interstitielle vasculaire.* — L'affection débute par un réseau épais de vaisseaux qui prennent naissance dans le tissu sous-conjonctival, passent sur la cornée et s'y terminent brusquement. Ce réseau vasculaire, formé par des vaisseaux très fins parallèles, donne à la partie de la cornée qu'il occupe un aspect tellement rouge, qu'à première vue on pourrait croire à une extravasation de sang sur les bords de la cornée.

Cependant on observe bientôt entre les vaisseaux la présence d'une exsudation grisâtre, et au bord de la vascularisation, une opacité jaunâtre profonde. Toute la partie atteinte de vascularisation proémine au-dessus de la membrane, tandis que l'infiltration jaune ne présente pas de gonflement. Ce dernier fait s'explique parce que le processus pathologique consiste dans une transformation du contenu des cellules de la cornée, sans segmentation des noyaux, sans prolifération de nouvelles cellules, enfin sans fonte purulente. Quelquefois on observe au-dessus de l'infiltration une altération de l'épithélium qui prend un aspect singulier produit par une hyperplasie de ses cellules.

Lorsque la maladie entre dans la période de guérison, nous voyons d'abord disparaître les vaisseaux fins; la partie soulevée de la cornée s'aplatit et l'infiltration prend une teinte grisâtre. En même temps, elle se circonscrit en forme d'opacité ronde vers laquelle s'étendent quelques vaisseaux superficiels (pannus régénérateur). L'éclaircissement de la cornée se produit de la périphérie vers le centre, qui parfois ne reprend pas sa transparence complète, ou ne la reprend qu'après un temps plus ou moins long.

Une forme particulière de la kératite interstitielle vasculaire est une variété profondément située de la *kératite en bandelettes,* consécutive à la conjonctivite phlycténulaire, et que nous avons déjà décrite. (Voy. p. 76.)

Les symptômes qui distinguent ces deux affections sont les suivants :

Dans la forme interstitielle, nous constatons une infiltration plus profonde, et un grand nombre de vaisseaux très serrés, qui n'atteignent pas toujours la partie infiltrée de la cornée.

Tandis que dans l'autre, la phlyctène est située à la surface de
la cornée, et se trouve toujours au sommet de la petite bandelette vascularisée.

Les symptômes subjectifs qui accompagnent la kératite interstitielle sont très variables; quelquefois, à peine prononcés,
ils atteignent dans la plupart des cas un degré de violence très
considérable. Les malades se plaignent d'une grande chaleur
dans l'œil, de douleurs ciliaires, de larmoiement et de photophobie. La vision est naturellement très altérée.

*Marche et terminaïson*. — La durée de la kératite interstitielle est toujours très longue ; il se passe plus de deux mois
avant que la maladie ait parcouru sa période progressive, puis
elle peut rester stationnaire pendant plusieurs semaines ; enfin
la résorption de l'infiltration et la disparition des vaisseaux durent jusqu'à quatre ou cinq mois. Les complications sont rares,
et ce n'est qu'à la suite d'irritation de l'œil, soit par la faute du
malade, soit par un traitement irrationnel, que l'on voit survenir des abcès ou des ulcérations profondes avec toutes leurs
conséquences.

La participation de la conjonctive de l'hyperhémie et de l'infiltration catarrhale, si elle n'est pas excessive, doit être considérée comme un symptôme favorable à la résorption. Rarement
on observe la complication d'une iritis ou d'une cyclite. Cette
dernière, qui résulte d'une propagation du processus inflammatoire sur le corps ciliaire, par l'intermédiaire des vaisseaux, s'annonce par une exacerbation des symptômes d'irritation, une photophobie intense, des douleurs violentes et
persistantes, une diminution de la consistance du globe oculaire
et de l'acuité visuelle.

*Pronostic*. — Malgré la longue durée de la maladie, le pronostic est en général favorable, parce qu'il n'y a pas de disposition à la suppuration. Ce qui l'aggrave au point de vue de la
vision, c'est le siège de l'infiltration au centre de la cornée, parce
qu'il reste alors une opacité plus ou moins gênante, qui d'ailleurs
s'éclaircit encore progressivement, surtout chez les jeunes malades. La complication de cyclite, qui en somme est rare, rend le
pronostic très grave.

*Étiologie*. — La kératite interstitielle survient fréquemment chez les enfants, à la suite de conjonctivite phlycténulaire, ou idiopathiquement sous l'influence d'irritations extérieures, surtout chez les individus mal nourris et affaiblis.

*Traitement.* — Dans le traitement de la kératite interstitielle vasculaire, il faut nous contenter, du moins pendant sa première période, de garantir l'œil malade contre l'influence nuisible du grand jour, du vent, de la poussière, etc., et surveiller la marche de l'inflammation.

Les collyres astringents ou les caustiques doivent être entièrement rejetés, car ils ne pourraient faire que du mal. Nous combattons les douleurs par des fomentations chaudes avec une infusion de camomille ou de belladone d'après la formule suivante :

> Extrait de belladone . . . . . . . .    3 gr.
> Eau distillée. . . . . . . . . . . . 200 gr.

une cuillerée à bouche de cette solution dans un grand bol d'eau chaude (35 à 40°).

Les instillations d'atropine ou d'ésérine sont sans effet, parce que le médicament n'est pas résorbé. L'usage de l'ésérine a en outre le grand inconvénient de provoquer aisément chez les enfants une conjonctivite folliculaire. La pilocarpine serait donc en tout cas préférable.

Lorsque la cornée commence à s'éclaircir, on peut employer les insufflations de calomel, et si elles sont bien supportées, les renouveler journellement ou les remplacer par la pommade d'oxyde jaune de mercure, dont on essaye d'abord une faible dose et qu'on peut augmenter progressivement.

La paracentèse de la chambre antérieure a été également conseillée contre cette forme de kératite (*Hasner*). Le traitement de la kératite en forme de bandelette a été exposé plus haut. (Voy. p. 80.)

Un traitement général fortifiant doit accompagner le traitement local et être approprié à la constitution du malade. (Toniques sous forme de fer, de quinine, préparations iodées, ablutions journalières d'eau salée, régime fortifiant, séjour à la campagne.)

*b. Kératite interstitielle non vasculaire.* — Il apparaît sur un

point quelconque de la cornée une opacité grisâtre, d'abord nuageuse, mais qui finit par se condenser dans un point, et qui forme
alors une opacité blanchâtre saturée, entourée d'un nuage gris.
Plusieurs de ces opacités peuvent se montrer en même temps
sur la cornée dont elles ne dépassent pas sensiblement le niveau.
Ces infiltrations circonscrites ne sont accompagnées d'aucun
symptôme d'irritation et tourmentent seulement le malade par
le trouble de la vision, qui est beaucoup plus considérable que
l'état de la cornée ne le donnerait à croire, et qui va jusqu'à occasionner la cécité pendant la durée de la maladie, si les deux
yeux sont atteints à la fois.

L'opacité peut disparaître sans laisser la moindre altération de
la cornée ; d'autres fois, elle persiste, augmente d'épaisseur, de
sorte que l'épithélium qui la recouvre se soulève au-dessus du
niveau de la cornée.

Puis il survient une nécrose partielle du tissu atteint, qui amène
la formation d'un ulcère avec ses conséquences. Une terminaison
plus heureuse résulte de l'apparition de quelques vaisseaux qui
vont de l'anneau conjonctival vers l'exsudation et favorisent la
résorption. Dans ce cas, on observe aussi une injection périkératique plus prononcée, et le malade accuse plus de sensibilité
à la lumière et aux irritants extérieurs.

L'aspect de la cornée varie sensiblement selon l'étendue et l'intensité de l'affection. Tantôt l'infiltration ne se montre que sous
la forme d'un léger nuage, tantôt avec des opacités blanchâtres,
de la grandeur d'une tête d'épingle, tantôt enfin sous la forme
d'une opacité très épaisse qui soulève la couche épithéliale et
se propage dans l'intérieur des tissus.

*Marche et terminaison.* — L'affection est généralement de
longue durée, mais se termine par la guérison, avec une opacité
d'autant plus persistante que l'infiltration a été plus profonde
et l'individu atteint plus âgé.

*Pronostic.* — Il est en somme favorable, sauf dans les cas d'ulcération profonde où il faut craindre la perforation. Le plus
grand danger consiste dans un traitement irrationnel.

*Étiologie.* — Souvent nous ne trouvons pas de cause à l'affection ; d'autres fois, elle survient à la suite de conjonctivites

phlycténulaire ou purulente, ou comme complication de la kératite superficielle vasculaire.

*Traitement.* — Le moyen principal contre cette maladie
consiste dans l'application de compresses chaudes sur l'œil (*de
Graefe*). La température doit être d'autant plus élevée et leur
application plus prolongée, que l'affection se montre plus dépourvue de tout symptôme d'irritation. La seule précaution à
prendre, c'est de modérer ou d'arrêter même l'emploi de ces
compresses lorsque la conjonctive est prise d'hyperhémie ou de
sécrétion, ou lorsqu'on voit la cornée s'infiltrer davantage et
présenter les symptômes d'une réaction inflammatoire. Il faut
alors remplacer les compresses temporairement par des lotions
avec de l'eau carbolisée (1 gr. pour 200), répétées plusieurs
fois par jour, jusqu'à ce que l'affection ait repris son caractère
initial.

Ce sont là les principes généraux du traitement de cette affection, qui exige de la part du médecin une observation attentive de tous les symptômes et une appréciation méthodique des
résultats produits par les moyens employés. En même temps,
lorsqu'il y a menace de complication du côté de l'iris, on instille de l'atropine jusqu'à la dilatation de la pupille qu'il faut
maintenir dilatée ; on prescrit des frictions avec la pommade
belladonée sur le front, et comme traitement général, les
préparations iodées, de légers purgatifs et des vésicatoires permanents derrière les oreilles, lorsque l'état nerveux du malade
le permet.

## 2. Kératite parenchymateuse diffuse.

*Diagnostic.* — Une opacité très légère se répand sur toute
l'étendue de la cornée, dont la transparence au début est si
peu altérée qu'au premier aspect on croit plutôt à une décoloration de l'iris qu'à une maladie de la cornée. L'opacification
devient peu à peu plus épaisse, la cornée perd son brillant, et
sa surface épithéliale apparaît comme piquetée avec une pointe
d'aiguille. Souvent, cette kératite n'atteint d'abord qu'une
partie de la cornée et envahit insensiblement et quelquefois
très lentement la membrane tout entière.

L'injection sous-conjonctivale est à peine accusée ou manque entièrement, et les seuls symptômes dont le malade se plaint, sont le trouble visuel, la crainte d'une forte lumière, et un peu de larmoiement. Cependant, dans le courant de la maladie, il survient parfois des douleurs ciliaires qui prennent par moments une violence extrême, sous l'influence de toute cause irritante.

Dans un certain nombre de cas, l'opacité se condense à un ou plusieurs endroits de la cornée, et si elle est alors placée devant la pupille, la vue peut se réduire à la distinction du jour et de la nuit. Lorsque la cornée commence à s'éclaircir, on voit se développer des vaisseaux qui partent de l'anneau conjonctival, et quelquefois en si grand nombre et si serrés, qu'ils occasionnent un reflet rougeâtre de la cornée.

*Marche et terminaison.* — La kératite diffuse marche avec une lenteur désespérante. Elle peut atteindre, dans un intervalle de quelques semaines, les deux yeux, et sa durée varie de quelques mois jusqu'à deux ans. Elle se termine généralement par la guérison et le retour de la cornée à une transparence presque complète. Les complications de l'iris ou de la choroïde sont rares, et presque toujours le résultat d'un traitement irrationnel.

*Pronostic.* — Abstraction faite de la longue durée de la maladie, le pronostic est favorable, comme nous venons de le voir. Il ne faut pas oublier qu'une imprudence de la part du malade, par exemple s'il expose son œil à des causes d'irritation comme un air trop vif, une lumière intense, etc., ou un traitement irritant, peuvent provoquer des complications fâcheuses.

*Étiologie.* — La cause de la maladie réside pour la majorité des cas dans l'état général ; elle atteint de préférence les enfants et les jeunes gens de constitution débile, apparaît parfois accompagnée d'autres manifestations diathésiques, et l'on a rattaché son existence à celle d'une diathèse de syphilis héréditaire (*Hutchinson*).

*Traitement.* — Il importe avant tout de s'abstenir de tout traitement irritant. Nous ne connaissons pas de moyens pour enrayer définitivement la marche de la maladie. Les compresses chaudes et les cataplasmes employés pendant longtemps, réussissent encore le mieux pour amener plus tôt la vascularisation nécessaire à la guérison. En même temps, on maintient pendant toute la durée de l'affection la pupille dilatée par des instillations d'un collyre d'atropine (3 centigr. pour 10 gr.), répétées matin et soir, et on pratique des injections sous-cutanées de morphine, en cas de douleurs violentes.

Lorsque la cornée commence à s'éclaircir, les insufflations journalières de calomel ou l'emploi de la pommade à l'oxyde jaune de mercure, répété tous les trois ou quatre jours, activent le retour à la transparence. Lorsque celle-ci tarde trop longtemps à s'établir, on peut avoir recours à la péritomie (voy. p. 117).

À ce traitement local nous ajoutons un traitement général tonique, et l'usage des iodures ou du bichlorure de mercure en cas de diathèse syphilitique.

### C. — Kératite profonde (kératite ponctuée).

C'est le nom par lequel on désigne l'affection parenchymateuse, lorsqu'elle siège dans les couches les plus profondes de la cornée. La maladie débute avec les symptômes inflammatoires, et des opacités isolées circonscrites dans le parenchyme de la cornée. En peu de temps elle se propage sur la membrane de Descemet et donne alors lieu à une forme particulière qui a reçu le nom de *kératite ponctuée*.

Cette affection est caractérisée par la présence à la face postérieure de la cornée, de petites taches dues tantôt à des altérations de l'épithélium de la membrane de Descemet, tantôt à des dépôts précipités de l'humeur aqueuse sur la surface postérieure de la cornée, et siégeant dans ce dernier cas surtout à sa partie inférieure. C'est à l'éclairage latéral que l'on distingue surtout les détails et le siège de ces légères opacités, qui font parfois saillie dans la chambre antérieure. La maladie s'accompagne presque toujours de troubles de l'humeur aqueuse et de changements dans l'aspect et les fonctions de l'iris, ce qui démontre que la *descemetitis* n'est survenue qu'à la suite d'une inflammation de l'iris (iritis séreuse).

L'affection de la membrane de Descemet n'étant que la conséquence d'une kératite parenchymateuse ou d'une iritis séreuse, sa marche dépend essentiellement de celle de ces maladies, dont elle partage aussi le pronostic et le traitement (voy. les chapitres qui traitent de ces maladies).

### D. — Kératites suppuratives.

Selon que la destruction suppurative du tissu de la cornée reste renfermée entre les lamelles de la cornée, ou se fait jour à la surface, nous avons à distinguer les ulcères de la cornée et les abcès de cette membrane. Une seconde distinction très importante au point de vue clinique, car elle détermine de grandes différences thérapeutiques, est constituée par le fait que la kératite suppurative est tantôt accompagnée de phénomènes inflammatoires plus ou moins intenses (ulcères et abcès inflammatoires), tantôt ceux-ci font entièrement défaut (ulcères et abcès non inflammatoires, indolents ou torpides, *de Graefe*).

### 1. Abcès de la cornée

*a. L'abcès inflammatoire* s'accompagne, dès son début, de sensation de chaleur, de photophobie, de larmoiement et de douleurs ciliaires violentes. On constate une injection périkératique sous-conjonctivale partielle ou totale, et entourant dans ce dernier cas la cornée d'une zone rose quelquefois légèrement infiltrée. Il se forme alors dans la cornée, à son centre ou à la périphérie, une petite infiltration circonscrite, qui s'étend peu à peu sans altérer le niveau de la cornée, lorsqu'elle est située profondément, tandis qu'elle soulève les couches antérieures de la membrane si elle est située superficiellement.

Quelquefois, il existe plusieurs de ces infiltrations qui se confondent rapidement en une seule. Sa couleur, de grise qu'elle était d'abord, devient jaunâtre, et l'abcès s'entoure d'un nuage grisâtre. Quand il occupe le centre de la cornée, sa forme est généralement ronde ; lorsqu'il est situé près du bord, il en suit le contour et s'arrondit vers le centre. L'épithélium au-dessus de l'abcès ne devient irrégulier ou rugueux, que lorsque l'abcès siège superficiellement et exerce une pression plus ou moins grande sur la couche épithéliale qu'il soulève au-dessus du niveau de la cornée.

L'abcès est formé par la destruction des éléments cellulaires de la cornée et de la substance intercellulaire, en même temps que les cellules environnantes sont gonflées et atteintes de segmentation de leur noyau (anneau grisâtre).

Le contenu de l'abcès se compose de globules de pus, de gouttelettes graisseuses et de détritus du tissu cornéen plus ou moins altéré. Selon la quantité relative de ces éléments, le contenu est tantôt si épais, qu'il ne sort pas après la ponction de l'abcès, tantôt il est plus ou moins liquide.

Le pus renfermé dans l'abcès peut s'épancher entre les lamelles de la cornée et pénétrer dans les parties déclives de la membrane. Il s'y présente sous l'aspect d'un arc plus ou moins long, dont la concavité est tournée en haut et forme alors l'*onyx* ou l'*onguis* (voy. fig. 28,6).

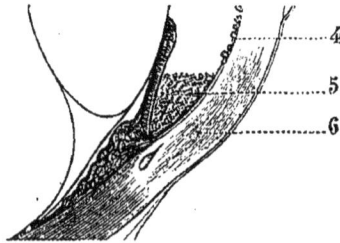

FIG. 28. — Onyx et hypopyon.

Le bord inférieur de cet épanchement reste toujours à une certaine distance de la sclérotique, et le pus ne se déplace pas quand on fait mouvoir la tête du malade (caractère qui le distingue de l'hypopyon). A l'éclairage latéral, on se rend facilement compte que l'épanchement est renfermé dans les lamelles de la cornée, et quelquefois on distingue de petites traînées grisâtres ou laiteuses qui descendent de l'abcès vers l'onyx.

*Marche et terminaison.* — L'abcès peut se développer très rapidement, en quelques jours et même en quelques heures.

D'autres fois, il a un développement beaucoup plus lent, lorsqu'il est peu étendu et siège superficiellement.

Nous voyons quelquefois, au bout de peu de temps, l'épithélium s'excorier, la paroi antérieure de l'abcès se rompre, et nous nous trouvons alors en face d'un ulcère dont le fond, d'abord jaunâtre, devient grisâtre, se recouvre d'épithélium et guérit rapidement, en laissant une légère opacité. Généralement, l'injection sous-conjonctivale augmente pendant la période de régénération, et l'on voit même quelques vaisseaux dépasser le bord de la cornée et se rapprocher du foyer de la maladie.

Il peut arriver aussi que le contenu de l'abcès se résorbe graduellement, sans que l'épithélium soit détruit. Sa teinte jaune se change en gris, et nous reconnaissons sa place encore au bout de quelque temps par l'opacité plus ou moins persistante qui y siège

Dans les cas plus graves, l'abcès s'étend, envahit les différentes couches de la cornée et finit par se rapprocher de l'une des deux surfaces de la cornée ou même de toutes les deux.

S'il parvient à rompre sa paroi antérieure, il en résulte la formation d'un ulcère avec toutes ses conséquences. Si c'est la membrane de Descemet qui cède, nous verrons le pus s'épancher dans la chambre antérieure, gagner la partie la plus déclive de cet espace, et former un *hypopyon* (voy. fig. 28,5).

L'ouverture de la membrane de Descemet par laquelle le pus s'est échappé, est quelquefois si petite, que nous ne pouvons la distinguer même à l'éclairage latéral. D'autres fois, on voit parfaitement le trajet par lequel l'abcès communique avec la chambre antérieure, sous forme d'une ligne ou d'une traînée blanchâtre ou grisâtre. L'abcès peut ainsi se vider et se remplir à plusieurs reprises, jusqu'à ce que le travail de régénération commence ; l'ouverture de la membrane de Descemet se ferme alors, le pus dans la chambre antérieure est résorbé, et le processus morbide se termine en laissant une opacité à la place de l'abcès.

Il peut encore arriver que des abcès multiples forment par leur réunion un anneau plus ou moins complet vers la périphérie de la cornée, et menacent les parties centrales de la membrane du danger de mortification, en les isolant de l'endroit d'où ils tirent leur nutrition. De même, l'extension d'un ab-

cès central en largeur et en profondeur peut amener la destruction partielle ou totale de la cornée, et consécutivement la
perte de l'œil ou au moins la production d'une opacité étendue
indélébile.

Nous devons encore mentionner la complication de l'abcès
avec l'iritis qui, de son côté, peut produire un épanchement de
pus dans la chambre antérieure, sans que l'abcès s'y soit ouvert. Enfin, lorsque la kératite suppurative débute avec une
grande intensité, comme par exemple après un traumatisme violent de la cornée, l'inflammation peut se propager jusqu'à la
choroïde et entraîner la suppuration générale de l'organe.

*b. Abcès non inflammatoire* (indolent). — Sans aucun symptôme inflammatoire, sans photophobie ni douleur, on voit apparaître généralement vers le centre de la cornée un point jaunâtre qui s'étend rapidement en profondeur et en largeur, ayant
toujours ses bords nettement séparés des parties saines et n'é-
tant entouré d'aucun anneau grisâtre. Le siège de cet abcès est
tantôt profond, tantôt superficiel, et dans ce dernier cas, il proémine au-dessus du niveau de la membrane.

*Marche et terminaison.* — Lorsque la maladie tend vers la
guérison, son aspect change et prend les caractères d'un abcès
inflammatoire. L'abcès s'entoure d'un anneau grisâtre, l'injection périkératique s'établit, l'œil devient très sensible et le malade accuse de la photophobie, des douleurs ciliaires et une sensation de violente chaleur. L'abcès ne s'étend plus et de jaune
devient grisâtre ; la guérison a lieu ou par résorption, ou, lorsque l'abcès s'est ouvert à l'extérieur et s'est changé en ulcère,
celui-ci se recouvre d'une couche épithéliale, se vascularise et
guérit en laissant plus ou moins d'opacité.

Malheureusement, dans le plus grand nombre des cas, cette
maladie prend une tournure bien plus fâcheuse : l'abcès indolent s'étend en profondeur jusqu'à la membrane de Descemet
qui participe à la maladie et propage l'inflammation à l'iris, de
là *iritis* et *hypopyon*, ou l'épanchement du pus dans la chambre
antérieure se produit par la perforation de la membrane de Descemet. Enfin, si c'est la couche épithéliale et la paroi antérieure
de l'abcès qui sont détruites par la suppuration, il en résulte un
ulcère étendu qui peut amener la perforation de la cornée, et la

kératite peut se terminer par un staphylôme considérable ou par un leucoma très étendu.

Dans les cas les plus malheureux, l'inflammation gagne les parties profondes de l'œil et détermine l'atrophie de l'organe.

*Pronostic.* — Dans la kératite suppurative, le retour complet à l'état antérieur ne s'observe que chez les jeunes individus ; chez les autres, ce que l'on peut espérer de mieux, c'est la conservation de la forme de la cornée et la formation d'une opacité cicatricielle. D'ailleurs, le pronostic dépend du siège, de l'étendue et des caractères propres de l'abcès.

En général, nous considérons les abcès indolents comme plus dangereux, à cause de leur marche insidieuse et rapide qui envahit facilement une grande partie de la cornée. Une fois vascularisés, ils ne se distinguent plus des autres au point de vue du pronostic. Plus ils s'étendent, plus nous avons à craindre une terminaison funeste, soit par la perforation avec ses conséquences (prolapsus de l'iris, staphylôme, phtisie de la cornée, panophtalmite et phtisie du globe de l'œil), soit par les complications du côté de l'iris.

Dans les cas de guérison même, l'étendue de l'abcès décide dans une certaine mesure de l'opacité et du trouble de la vision qui en résulte. Toutes choses égales d'ailleurs, un abcès central nous inspirera toujours plus d'appréhensions qu'un abcès périphérique. D'abord, à cause de l'emplacement devant la pupille d'une opacité qui pourra persister après la guérison, et puis parce que la régénération même se fait d'autant plus difficilement que l'abcès est plus éloigné de le périphérie par laquelle se fait la nutrition de la cornée. Une exception à ce pronostic n'est constituée que par les abcès périphériques multiples, qui sont très graves parce qu'ils séparent le centre de la cornée de sa source de nutrition et l'exposent à la mortification de son tissu.

Quant au pronostic des abcès devenus ulcères, et des opacités de la cornée, il sera l'objet d'un chapitre à part.

*Étiologie.* — Les abcès sont liés tantôt aux affections graves de la conjonctive (ophtalmies purulente, granulaire, diphthéritique) ou à la blennorrhée du sac lacrymal ; tantôt ils proviennent d'irritations ou de lésions directes de la cornée par violences extérieures. On les observe aussi après la variole, à l'époque de la dessiccation ou après la cicatrisation des pustules. On a vu enfin survenir des abcès de la cornée après des refroidissements, ou à la suite des maladies générales très débilitantes, telles que la fièvre typhoïde, la scarlatine, la fièvre puerpérale, le diabète, etc.

*De Graefe* a signalé la suppuration de la cornée chez des enfants à l'âge de deux à quatre mois, qui meurent généralement très vite, sans symptômes cérébraux et chez lesquels on constate cependant à l'autopsie l'existence d'une encéphalite.

Enfin, nous avons à noter la kératite suppurative qui accompagne les lésions de la cinquième paire intra-crânienne et qui a reçu le nom de kératite *neuro-paralytique*. Il se produit alors une insensibilité complète de la cornée qui s'altère sous l'influence des causes irritantes extérieures contre lesquelles l'œil ne se garantit plus par l'occlusion des paupières. D'ailleurs, ce fait s'observe déjà dans une mesure plus restreinte, lorsque les ramifications de la cinquième paire dans l'orbite et dans le globe de l'œil, sont exposées à une forte pression ou à un tiraillement, comme par exemple dans le glaucome, l'exophtalmos, etc.

*Traitement.* — La base du traitement des abcès de la cornée réside dans l'application du bandeau compressif, les instillations d'ésérine ou de pilocarpine (*Weber*) et dans les paracentèses. Les myotiques et le bandeau compressif doivent être employés dès le commencement de l'affection et continués pendant toute sa durée. Si les douleurs sont vives, il faut avoir recours aux injections de morphine à la tempe.

Lorsque la maladie débute sous la forme indolente, il faut employer des compresses chaudes jusqu'à la vascularisation et jusqu'à la formation d'un anneau grisâtre autour du foyer purulent. L'abcès une fois formé, quelle que soit sa nature, et le pus rassemblé dans la cornée, il faut le traiter d'après les principes généraux, c'est-à-dire l'ouvrir par une paracentèse, soit à l'aide de l'aiguille (voy. p. 64), soit à l'aide d'un petit couteau lancéolaire, si le foyer purulent est de grande étendue. On conclut à la présence du pus par la durée de l'inflammation, et en tenant compte de son développement plus ou moins rapide, par la couleur plus foncée de l'injection péricornéenne, par l'apparence plus distincte de la teinte jaune du pus, et surtout par l'attouchement du foyer au moyen d'une sonde ou de la convexité d'une curette de Daviel. (*Arlt.*)

Lorsque l'abcès est situé superficiellement, il suffit de l'ouvrir, en conduisant à sa partie inférieure un couteau à cataracte à travers la paroi antérieure. Si la matière qu'il contient ne s'échappe pas spontanément, on peut l'enlever avec précaution à l'aide d'une curette.

Lorsque l'abcès est profond, il vaut mieux enfoncer l'aiguille à paracentèse vers sa base, et la faire pénétrer obliquement à travers l'abcès dans la chambre antérieure, en ayant soin, par une inclinaison convenable de l'instrument, d'éviter toute lésion, soit de l'iris, soit du cristallin. Il faut se garder aussi d'une évacuation trop rapide de l'humeur aqueuse, et il vaut mieux entr'ouvrir peu à peu la plaie avec la curette de Daviel ; à l'aide de pinces fines, on peut retirer le pus aggloméré qui s'interpose entre les lèvres de la plaie. Cette paracentèse réalise l'avantage de voir l'humeur aqueuse, en s'échappant, entraîner les matières renfermées dans l'abcès et en nettoyer la cavité, en même temps que l'opération provoque une diminution de la pression qui, de la chambre antérieure, agit sur la cornée dont la résistance est amoindrie par le processus morbide.

Cette diminution de la tension exerce toujours une action très favorable sur le travail de réparation, qui est en somme le but de tout traitement pour cette maladie. Il devient parfois nécessaire de répéter quelquefois cette paracentèse, qui doit toujours être suivie de l'application du bandeau compressif.

Quant au traitement général, si au début d'une kératite purulente inflammatoire il peut être indiqué de prescrire quelques purgatifs, il est en général beaucoup plus nécessaire de maintenir les forces du malade par un régime fortifiant, par des toniques comme la quinine et le fer, et par de légers stimulants.

Le traitement de l'hypopyon, des ulcères et des opacités de la cornée qui peuvent se former à la suite d'un abcès, sera exposé plus loin.

## 2. Ulcères de la cornée

*a. Ulcère inflammatoire.* — La maladie débute par des douleurs ciliaires très vives, du larmoiement, de la photophobie et une injection périkératique intense. En même temps que ces symptômes, l'ulcère se développe, au centre ou vers la périphérie de la cornée, soit par une perte de substance à fond grisâtre, soit par une exsudation qui se montre d'abord au-dessous de la couche épithéliale et détruit ensuite cette dernière.

Au commencement, la teinte grisâtre de l'ulcération se manifeste surtout vers le bord, qui est légèrement gonflé et entouré d'une partie infiltrée du tissu de la cornée sous forme d'un anneau grisâtre, tandis qu'au fond de l'ulcère la transparence n'est presque pas altérée. A mesure qu'il se développe, l'ulcère prend une teinte jaunâtre et se propage en étendue et en profondeur, en détruisant les tissus de proche en proche. Lorsque la période de régénération commence, l'ulcère reprend sa teinte grisâtre, l'anneau opaque qui l'entoure paraît se prononcer davantage et la couche épithéliale commence à se reformer de la périphérie vers le centre. Le fond de l'ulcère se couvre de matière grisâtre qui s'organise, et le nouveau tissu peut gagner progressivement une transparence presque normale, ou conserver une opacité plus ou moins prononcée. Des vaisseaux venant de la périphérie de la cornée se rapprochent de l'ulcère et activent le travail de réparation. Cette période est parfois très lente et peut durer plusieurs mois. Une fois l'épithélium en voie de régénération, les symptômes d'irritation, surtout les douleurs et la photophobie, disparaissent assez vite.

Une autre forme d'ulcère inflammatoire est caractérisée par la transparence presque complète que la cornée conserve à l'endroit malade ; on appelle *ulcère à facettes* cette forme qui, d'ailleurs, peut se présenter aussi sans le cortège inflammatoire. L'ulcère a une marche insidieuse, se répand en largeur et en profondeur, et ce n'est que lorsqu'il atteint les couches plus profondes de la cornée, qu'il devient peu à peu opaque en prenant une coloration jaunâtre. Le fond de cet ulcère reparaît de nouveau transparent, lorsqu'il arrive près de la membrane de Descemet, et que la perforation est imminente.

Enfin, nous avons à noter une forme d'ulcération particulière près de la périphérie de la cornée, en forme de croissant, qui s'y propage le long du bord, de sorte qu'elle y forme une rainure entourant plus ou moins complètement les parties centrales de la membrane (*ulcère à cordon*). Celles-ci, menacées dans leur nutrition, peuvent s'altérer et subir une mortification qui amène la destruction presque complète de la cornée.

*b. Ulcère non inflammatoire (indolent, torpide)*. — Presque sans aucun symptôme d'irritation ou d'inflammation, il se développe un ulcère de couleur blanchâtre, dont le bord présente pendant toute sa période de développement une séparation nette des parties saines, et qui n'est pas entouré de ce cercle grisâtre qui accompagne l'ulcère inflammatoire. Il montre une tendance très prononcée à s'étendre rapidement d'abord en surface, puis à l'intérieur de la cornée. Lorsqu'il a atteint une certaine profondeur, on voit se former un hypopyon ; celui-ci peut provenir soit de l'ulcère lui-même, le pus s'étant frayé un passage à travers les lamelles de la cornée, ou il résulte d'une altération des cellules épithéliales qui tapissent la membrane de Descemet vers la chambre antérieure, ou enfin il est produit par un iritis qui complique très souvent la maladie. En effet, on voit alors en même temps la pupille se contracter, l'iris perdre sa mobilité, se décolorer et se vasculariser. L'ulcère dont nous venons de donner la description a été désigné sous le nom d'*ulcère à hypopyon* (*Roser*) ou d'ulcère rampant (*Saemisch*).

*Marche et terminaison*. — Quelle que soit la forme de l'ulcère, lorsqu'il tend à la guérison, nous lui voyons prendre une

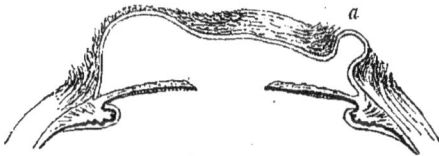

FIG. 29. — Hernie de la cornée ou kératocèle.

teinte grisâtre ; la perte de substance est alors comblée par des cellules de nouvelle formation, qui restent opaques lorsqu'elles se développent rapidement, tandis qu'elles peuvent acquérir une transparence parfaite si elles se développent avec lenteur. La vascularisation de l'ulcère, tout en étant propice à la réparation, favorise aussi la formation de l'opacité lorsque les

vaisseaux sont en très grand nombre, en provoquant le développement rapide des cellules.

Cette restitution du tissu détruit se fait au-dessous de la couche
épithéliale, qui se régénère rapidement de la périphérie de l'ulcère vers son centre.

Lorsque l'ulcération se propage sur les couches profondes de
la cornée et passe dans le voisinage de la membrane de Descemet, la pression intra-oculaire peut pousser le fond de l'ulcère
en avant et produit ainsi un état désigné sous le nom de *kératocèle* (fig. 29, *a*).

La membrane de Descemet étant très élastique, elle peut
faire hernie au dehors et s'élever au-dessus du niveau de la
cornée, sous forme d'une vésicule transparente, qui renferme
l'humeur aqueuse. Quelquefois cet état persiste assez longtemps ;
la membrane de Descemet et le tissu cornéen, encore conservé,
peuvent s'épaissir et former la base du tissu cicatriciel qui
ferme la perte de substance subie par la cornée. La forme de
cette cicatrice est souvent staphylômateuse ; cependant elle peut
s'aplatir progressivement.

Généralement, la kératocèle est suivie de rupture, qui peut se
renouveler à différentes reprises, et la fistule de la cornée qui
en résulte peut persister longtemps.

Des ulcères étendus et profonds, lorsqu'ils donnent lieu à la
formation d'une kératocèle sous la pression de l'humeur aqueuse,
peuvent entraîner la totalité de la cornée et il peut se former
ainsi une ectasie de la membrane tout entière. Dans d'autres
cas, le tissu cicatriciel par sa propriété rétractile attire le tissu environnant, et la cornée tout entière s'aplatit.

Les terminaisons les plus funestes ont lieu par suite de perforation de la cornée, surtout lorsqu'elle a lieu sur une large étendue. Cette perforation, lorsque l'ulcère est très profond, peut
avoir lieu sous l'action simple de la pression intra-oculaire :
autrement elle se produit sous l'influence de fortes contractions
musculaires, en toussant, éternuant, vomissant, en soulevant des
fardeaux, etc.

Selon le siège et l'étendue de la perforation, nous distinguons
différentes terminaisons :

1° Si la perforation est linéaire et le fond de l'ulcère pas trop
aminci, les bords de la plaie se touchent et peuvent se réunir
immédiatement. L'humeur aqueuse se reproduit et repousse

l'iris et le°cristallin dans leur position normale. La perforation peut avoir lieu plusieurs fois, et à la fin la cornée guérit, comme s'il n'y avait pas eu de perforation.

2° Lorsqu'une petite perforation est située juste en face de la pupille, le cristallin après la sortie de l'humeur aqueuse, s'applique étroitement contre la cornée, et pour peu que ce contact se prolonge, il se forme sur la cristalloïde un dépôt de lymphe plastique. Au bout de quelque temps l'ouverture cornéenne se cicatrise, et à mesure que l'humeur aqueuse se reproduit, le cristallin est repoussé en arrière, et détaché de l'endroit de la perforation. Un filament d'exsudat plastique, allant de la capsule à la face postérieure de la cornée, peut persister pendant longtemps; mais, dans la plupart des cas, il reste seulement une opacité centrale sur la capsule du cristallin (cataracte capsulaire) et une légère opacité de la cornée à l'endroit de la perforation.

L'opacité de la cornée peut disparaître progressivement à un tel point que, même à l'éclairage latéral, on la distingue à peine.

3° Lorsqu'une petite perforation a lieu à une certaine distance du centre de la cornée, aussitôt l'humeur aqueuse échappée, une partie de l'iris, soit de sa largeur, soit de son bord libre, se met en contact avec la cornée (fig. 30). Dans ces conditions qui, par

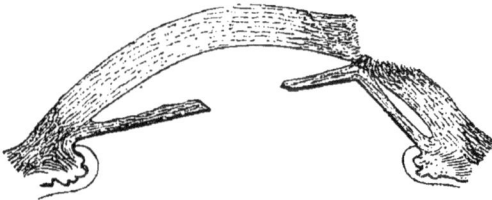

·Fɪɢ. 30. — Ulcère perforant de la cornée. Adhérence de l'iris (synéchie antérieure) dans sa largeur.

suite de la diminution de la pression intra-oculaire, sont assez favorables à la cicatrisation de l'ulcère, l'ouverture ulcérée de la cornée guérit, l'humeur aqueuse se reproduit, et, l'action musculaire aidant, l'iris retourne à sa position primitive. Si l'adhérence entre l'iris et la cicatrice est déjà trop solide pour être ainsi rompue, elle persistera (synéchie antérieure).

4° Lorsque la perforation a été plus grande et que l'iris a fait prolapsus entre les bords de l'ulcère, et ne peut plus en être dégagé, ce prolapsus se couvre de lymphe plastique qui l'unit aux bords de la perforation et forme la base du tissu cicatriciel. Celui-ci remplit la perte de substance, et l'on y reconnaît encore pendant longtemps la présence du tissu irien par une coloration plus foncée. La chambre antérieure prend dans ces cas une forme irrégulière, étant plus profonde du côté où l'iris est resté à sa place, que de l'autre où il a été entraîné vers la cornée.

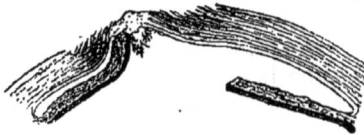

FIG. 31. — Ulcère perforant de la cornée. Adhérence de l'iris (synéchie antérieure) par son bord pupillaire.

Lorsque l'adhérence s'est faite vers la périphérie, et a laissé ntact le sphincter de l'iris, la pupille pourra être normale au point de vue de sa position et de sa mobilité (fig. 30). Par contre la pupille sera déplacée vers la perforation, lorsque l'adhérence de l'iris a eu lieu près du bord libre, et surtout si une partie de ce bord a été prise dans la cicatrice (fig. 31) (*leucoma adhérent*). Si la pupille tout entière a été prise, l'iris est fortement tendu vers la cicatrice et la chambre antérieure peu profonde.

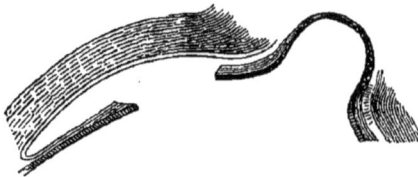

FIG. 32. — Prolapsus d'iris après large perforation.

5° Si la perforation a eu lieu sur une large étendue et s'est effectuée brusquement, le prolapsus de l'iris peut être très considérable, et, sous l'action de l'humeur aqueuse, proéminer à la surface de la cornée comme une vésicule de la grandeur d'une noisette (fig. 32). Si le prolapsus ne s'aplatit pas à la suite de rupture, il donnera lieu à un staphylôme partiel de la cornée et de l'iris (fig. 33). D'autres fois, la capsule du cristallin peut se

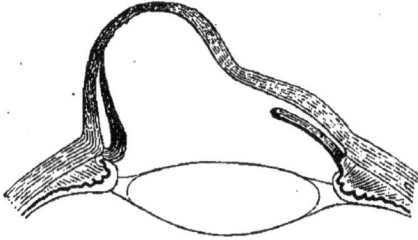

Fig. 33. — Staphylôme partiel de la cornée et de l'iris.

rompre et il se formera une cataracte, ou le cristallin est chassé hors de l'œil, la zonule de Zinn se rompt, et il s'écoule une partie variable d'humeur vitrée. A la suite de cet accident, il peut survenir des hémorrhagies intra-oculaires, un décollement de la rétine, ou même une inflammation générale avec phtisie du globe oculaire.

6° Après la destruction d'une grande partie ou de la totalité de la cornée, l'iris se trouve immédiatement derrière l'ouverture ainsi produite. La pupille est rétrécie et se ferme bientôt

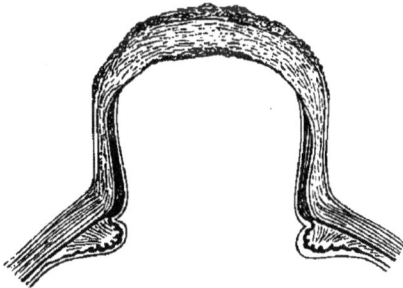

Fig. 34. — Staphylôme total de la cornée et de l'iris.

par un épanchement de lymphe plastique, l'iris tout entier se couvre également d'un tissu opaque, s'unit aux bords de la perforation, et la cicatrice d'abord proéminente s'aplatit plus tard par la rétraction du tissu. A la suite de nouvelles poussées inflammatoires dans l'intérieur de l'œil, la cicatrice, si elle n'est pas encore bien solide, ne pouvant résister à la pression de l'humeur aqueuse, est poussée en avant et forme une saillie staphylômateuse. Celle-ci peut se rompre, s'aplatir, et après plusieurs attaques de cette nature, se solidifier complètement tandis que le globe de l'œil s'atrophie.

D'autres fois, après une perforation aussi étendue de la cornée l'iris s'épaissit, se couvre de tissu cicatriciel opaque, et la pupille étant fermée par une exsudation solide, la membrane tout entière est poussée en avant par l'humeur aqueuse qui s'amasse derrière la cicatrice, la distend de plus en plus et forme une ectasie cicatricielle qui a reçu le nom de staphylôme total (fig. 34). Le cristallin, dans ce cas, peut avoir été expulsé au moment de la perforation, mais le plus souvent il est retenu dans l'œil.

La distension de ce staphylôme se fait quelquefois d'une ma-

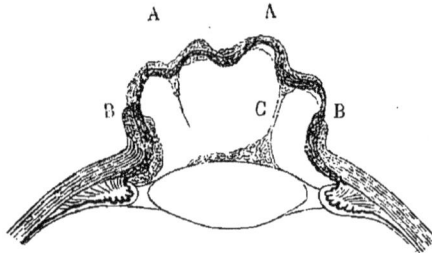

Fig. 35 — Staphylôme en grappe : A, A, bosselures de la surface, B, B, limite de la cornée; C, filament celluleux.

nière irrégulière, soit que l'iris ait contracté des adhérences avec la surface de la cristalloïde qui le retienne par places, soit que le tissu cicatriciel qui recouvre l'iris ne cède pas partout avec la même facilité à la pression de l'humeur aqueuse. En ce cas, le staphylôme paraît bosselé et a reçu le nom de staphylôme en grappe (*staphyloma racemosum*) (fig. 35).

En résumé, la kératite suppurative peut se terminer: 1° par une guérison sans opacité de la cornée; 2° avec opacité susceptible ou non de s'éclaircir (taie et leucoma); 3° il peut en résulter une kératocèle avec altération de courbure de la membrane; 4° une perforation avec toutes ses conséquences.

*Pronostic.* — Si les ulcères sont petits, superficiels, grisâtres, les symptômes inflammatoires assez prononcés, et si l'individu atteint est jeune, le pronostic est assez favorable. Les ulcères atoniques donnent un pronostic bien plus mauvais, à cause de leur tendance à s'agrandir, et à cause de l'impossibilité dans laquelle nous nous trouvons souvent, de prévenir une destruction étendue. Les troubles visuels que nous avons à prévoir dépendent de l'étendue et du siège de l'opacité qui restera après la guérison. Les leucomes adhérents participent en outre à tous les dangers qu'occasionnent les synéchies, soit directement par le tiraillement de l'iris, soit indirectement par le déplacement du cristallin. (Voyez plus loin *iritis* et *glaucome*.)

Enfin, lorsqu'il y a cicatrice staphylômateuse, le pronostic est toujours fâcheux, à cause des altérations de la courbure même des parties saines de la cornée, et à cause des complications qui peuvent encore, après des années, amener la perte de la vision.

Les perforations très étendues peuvent conduire à la cécité par l'atrophie du globe ou par la formation d'un staphylôme total.

*Étiologie.* — Elle est la même que celle des abcès de la cornée. L'ulcère rongeant se développe souvent sur des personnes affectées d'une maladie du sac lacrymal et à la suite de lésions superficielles de la cornée, par exemple pendant les travaux de la moisson.

*Traitement.* — L'objet du traitement local est de diminuer les symptômes inflammatoires, d'arrêter les progrès de l'ulcération et d'activer le travail réparateur. On remplit ces indications en prescrivant le repos, *les instillations de pilocarpine ou d'ésérine répétées journellement du commencement jusqu'à la fin de la maladie*, l'emploi du bandeau compressif et les paracentèses. En cas de douleurs très vives on peut avoir recours à une pommade morphinée (30 centigr. pour 6 gr. de Vaseline blanche) en frictions sur le front et la tempe, ou à des injections sous-cutanées de morphine. Il faut s'abstenir rigoureusement de tout collyre astringent ou caustique ; par contre, il est très utile de nettoyer l'œil au moyen d'eau carbolisée chaude, pour empêcher la sécrétion conjonctivale et son contact avec la surface de l'ulcère.

L'ulcère rongeant ou infectant doit être nettoyé directement à l'aide d'un pinceau trempé dans une solution d'acide salicylique (50 centigr. pour 100) et ce nettoyage doit être répété plusieurs fois par jour (*Horner*.)

En cas d'ulcère atonique, le moyen principal consiste dans l'emploi des compresses chaudes avec de l'eau carbolisée (5 pour 1000). En même temps on instille les myotiques, et dans l'intervalle des applications des compresses, on emploie le bandeau compressif pour éviter le coup des paupières qui empêche la régénération de l'épithélium, et pour servir d'appui à la cornée amincie contre la pression intra-oculaire. Cette pression est une des causes principales qui s'opposent à la nutrition normale et au travail réparateur du tissu cornéen. Elle nécessite souvent l'intervention chirurgicale par des paracentèses répétées de la chambre antérieure.

Lorsque la perforation de l'ulcère menace, il est urgent de la prévenir par une paracentèse pratiquée à la partie la plus mince de l'ulcération, et d'empêcher ainsi la déchirure irrégulière et les conséquences funestes qui résultent d'une perforation spontanée de la cornée. En cas d'hypopyon, surtout lorsque celui-ci est considérable, on s'efforce d'évacuer les masses purulentes, en pratiquant avec un petit couteau lancéolaire une incision au bord inférieur de la cornée, tout près de la sclérotique. Le pus se reproduit souvent et nécessite, soit la réouverture de la plaie (à l'aide d'un stylet boutonné), soit une nouvelle paracentèse.

Dans ce cas, on a conseillé aussi de pratiquer une iridectomie, qui d'ailleurs devient souvent nécessaire plus tard, pour établir une pupille artificielle, à cause des opacités centrales de la cornée consécutives à la maladie. (Voyez *iridectomie*.)

M. *Saemisch* a conseillé dans les cas d'ulcères atoniques avec grande tendance destructive, de pratiquer une incision transversale avec le couteau linéaire de Graefe, à travers toute l'épaisseur de la cornée, d'un bord de l'ulcère à l'autre, et de rouvrir la plaie à plusieurs reprises, même pendant quelques semaines. Cette opération dont nous avons pu constater souvent l'effet salutaire a, cependant, le grand inconvénient de produire une cicatrice blanchâtre d'autant plus funeste pour la vision que l'ulcère rongeant siège au-devant de la pupille. D'autres fois même l'iris s'engage dans la plaie et reste enclavé dans la cicatrice. On ne devra donc pas pratiquer l'opération de

Saemisch avant d'avoir tenté le traitement antiseptique indiqué plus haut.

En face d'un ulcère stationnaire dont la guérison commencée s'arrête complètement, il devient nécessaire d'avoir recours à une stimulation directe, en enlevant avec une curette les matiè- res qui en recouvrent le fond, et en touchant celui-ci légèrement avec un crayon mitigé très pointu ou avec un stylet rendu in- candescent (*Gayet, Martinach*). Cette petite opération exige de la part du médecin beaucoup de prudence et de savoir-faire. Dans les cas d'ulcères stationnaires vascularisés, l'on a employé avec avantage la section des vaisseaux près de la cornée, ou même une syndectomie partielle. Enfin, on a vanté pour ces cas et pour ceux où les ulcères récidivent fréquemment, les bons effets d'un petit séton formé d'un double fil de soie appliqué à l'aide d'une aiguille ordinaire à la région temporale sous les cheveux. (*Crit- chett.*)

Pendant toute la durée de la maladie, il faut continuer le bandeau compressif et les myotiques. Lorsqu'à la suite d'une petite perforation il se produit une adhérence de l'iris à la cor- née, on emploie avec avantage les mydriatiques et myotiques al- ternativement, pour forcer l'action des muscles de l'iris, tantôt dans un sens, tantôt dans l'autre. On essayera encore, par les mêmes moyens, de réduire les prolapsus récents de l'iris ; mais lorsque le prolapsus est déjà distendu, il faut employer les ponc- tions répétées de la partie herniée, et si cela ne suffit pas, la diviser avec le couteau linéaire de Graefe et l'exciser soigneu- sement avec des ciseaux courbes. La cautérisation du prolapsus irien avec le nitrate d'argent, dans le but de le faire disparaître, doit être rejetée, parce qu'elle est dangereuse et ne rem- plit pas son but. Elle ne peut servir que lorsque le pro- lapsus commence déjà à se vasculariser et à s'épaissir, pour activer ce processus et la formation de la cicatrice.

Lorsque le cristallin a suivi le prolapsus de l'iris, on ne peut penser à le conserver, et dans l'intérêt même de la cicatrisation, il vaut mieux, lorsqu'on le voit dans l'ouverture, le faire sortir de l'œil, en ouvrant sa capsule.

En cas d'adhérences solides entre l'iris et la cicatrice staphy- lômateuse de la cornée, il faut pratiquer une iridectomie, soit parce que la pupille centrale ne peut plus servir à la vision, soit et surtout parce que, dans ces cas, l'augmentation progressive de la pression intra-oculaire menace l'œil d'une cécité ultérieure (*de Graefe*).

Les fistules persistantes de la cornée, qui ne se ferment périodiquemeut que pour s'ouvrir de nouveau, sont d'une guérison très difficile. Il faut essayer d'abord l'usage de la pilocarpine et un bandeau compressif, puis quelques incisions à l'aide de ciseaux très fins dont on introduit la branche mousse à travers l'ouverture fistuleuse entre la cornée et l'iris; enfin la cautérisation de la fistule, par l'introduction dans l'ouverture fistuleuse d'une aiguille trempée dans le nitrate d'argent. Ce moyen est assez dangereux, parce qu'on peut blesser la capsule, et qu'il doit produire en outre une opacité petite, mais persistante.

Le traitement des staphylômes sera exposé dans le chapitre des anomalies de courbure de la cornée.

Avant de terminer ce chapitre, nous insistons encore une fois sur le rôle important de la pilocarpine et du bandeau compressif.pendant toute la durée de l'ulcération, pendant la période de régénération, et enfin, pour prévenir la perforation ou en arrêter les suites si elle a eu lieu.

Le traitement général est le même que celui que nous avons indiqué à propos des abcès de la cornée.


# ARTICLE II

## OPACITÉS, TAIES DE LA CORNÉE

Les opacités de la cornée doivent leur existence aux altérations persistantes de tissu qui surviennent après les inflammations de cette membrane, ou après les pertes de substance ou les troubles nutritifs.

Ces altérations peuvent siéger dans la couche épithéliale, et elles consistent alors dans une augmentation du nombre et du volume des cellules de cette couche, entremêlées de masses graisseuses et de sels calcaires ; ou elles occupent les différentes couches du tissu propre de la cornée, et se composent d'accumulation de noyaux dans les cellules, d'amas de cellules graisseuses, de dépôts de sels calcaires ou des éléments cellulaires incomplètement développés et destinés à réparer une perte de substance. Dans les parties environnantes, on observe également des corpuscules cornéens incomplètement développés et des cellules fusiformes.

Les opacités présentent divers degrés d'étendue et de densité, variant depuis un nuage léger (*nubecula*), jusqu'aux taches cicatricielles entièrement opaques (*leucomes*). Celles d'opacité intermédiaire ont reçu le nom d'*albugo*. Les leucomes présentent souvent un reflet brillant comme de la soie, et ont à leur centre une coloration blanche comme de la craie, lorsqu'ils résultent d'une perforation, parce que l'opacité occupe alors toute l'épaisseur de la cornée.

Il n'est pas rare de voir les opacités compliquées par des dépôts de sels métalliques (acétate de plomb, nitrate d'argent), qui sont souvent le résultat d'applications thérapeutiques faites mal à propos sur un ulcère de la cornée.

Une forme particulière d'opacité cornéenne résulte d'un défaut de conductibilité des nerfs, qui se rendent vers cette membrane. C'est ainsi que dans le glaucome ou dans les staphylômes de la sclérotique, où les nerfs ciliaires sont exposés à des tiraillements ou à une pression anormale, l'on voit se développer au bord de la cornée une opacité nuageuse qui s'étend vers le centre de la membrane, et au bout de quelque temps prend un aspect blanchâtre. Si cette opacité se forme à plusieurs endroits de la périphérie, elle ne laisse que la partie centrale de la cornée transparente. D'autres fois, elle se forme en même temps des côtés nasal et temporal et sépare alors comme un ruban blanchâtre le tiers supérieur et le tiers inférieur de la cornée restée transparente.

On observe aussi des opacités passagères de la cornée, lorsque la pression interne de l'œil augmente ou s'abaisse subitement. Dans le premier cas, l'opacité paraît résulter d'altérations dans l'arrangement des éléments qui composent la cornée, ceux-ci même étant restés normaux. Dans le second cas, elle se compose de stries parallèles que l'on voit aisément à l'éclairage latéral et qui sont l'expression optique du plissement de la membrane de Descemet.

Enfin, on rencontre à la périphérie de la cornée des opacités partielles qui, par leur siège et leur aspect, semblent constituer une continuation directe de la sclérotique. Elles survient nent tantôt à la suite d'affections phlycténulaires, tantôt elles existent depuis la naissance et seront exposées plus en détail avec les affections congénitales de la cornée, ou bien elles sont le résultat de certaines formes de kératites parenchymateuses.

Le trouble visuel provoqué par les opacités de la cornée varie selon leur position, leur densité et l'état de leurs bords. De petites opacités, même au centre de la cornée, complètement opaques et nettement limitées, si elles ne couvrent la pupille qu'en partie, ne gênent presque pas la vision, parce qu'elles n'excluent qu'une partie des rayons lumineux. Par contre, des taches semi-transparentes troublent la vision considérablement, parce qu'elles provoquent la diffusion des rayons lumineux, diffusion qui altère la netteté des images rétiniennes. On se rend facilement compte de cette différence, si l'on pense que l'on voit parfaitement à travers un verre quand même il ne présenterait que quelques points parfaitement transparents, tandis qu'on ne distinguerait presque plus rien à travers un verre dépoli.

Une autre cause des troubles visuels qui accompagnent les opacités de la cornée, résulte des altérations dans la courbure de cette membrane, survenue, à la suite du processus morbide dans le voisinage de ce dernier, ou même dans la membrane tout entière.

Pour remédier à ces troubles visuels, le malade, dans le but de se procurer des images rétiniennes plus grandes, rapproche ses yeux le plus possible des objets. Ces efforts continuels de la vision, surtout lorsque celle-ci s'exerce sur de petits objets, peuvent amener chez les malades un degré considérable de myopie, et provoquer des congestions dans les membranes profondes de l'œil (scléro-choroïdite), qui deviennent la cause d'une amblyopie plus ou moins intense.

Lorsqu'une opacité de la cornée n'existe que sur un œil, on voit survenir assez souvent une déviation de cet œil (strabisme). Les malades, gênés par l'image diffuse qu'ils perçoivent de ce côté, renoncent à la vision binoculaire, se servent exclusivement de leur bon œil, et l'autre suit alors les tendances de ses muscles. Il se dévie en dedans, lorsque l'action du muscle droit interne prédomine, comme dans la grande majorité des cas, ou en dehors, si c'est le muscle droit externe qui prévaut.

*Pronostic.* — Il dépend de l'âge et de la constitution des malades, de la durée, de l'extension, du siège et de la nature des opacités. Ainsi, chez les enfants et les jeunes gens de bonne constitution, des opacités même étendues, résultant de kéra- tites profondes ou d'ulcères, peuvent s'éclaircir progressivement et disparaître entièrement. Nous avons déjà constaté la même chose en parlant des petites perforations qui occasionnent la cataracte capsulaire. Quant aux opacités qui résultent d'altéra- tions du tissu, accompagnées de vascularisation, elles disparais- sent d'autant plus facilement et d'autant plus complètement, qu'elles sont plus superficielles, moins étendues et de date plus récente. Il n'y a aucun espoir de voir disparaître des leucomes formés par du tissu cellulaire, par des dépôts calcaires et mé- talliques. Les taches dues à une altération même considérable de la couche épithéliale, sont d'un pronostic bien plus favora- ble, parce que nous pouvons agir sur elles directement, par des médicaments ou par une intervention chirurgicale.

*Étiologie.* — Les opacités de la cornée, comme nous l'avons vu, surviennent à la suite d'infiltrations de la cornée, ou de perte de substance de cette membrane. Elles résultent encore d'altérations épithéliales, provenant de l'irritation directe et prolongée de la cornée par l'état rugueux de la muqueuse con- jonctivale ou par des cils. (Entropion et trichiasis.) Enfin, ces opacités peuvent être dues à la pénétration de corps étrangers, à des défauts dans l'innervation de la cornée et à l'augmentation ou à la diminution subite et prolongée de la pression intra-ocu- laire.

*Traitement.* — Le traitement se propose d'activer la circu- lation locale, d'accélérer les fonctions nutritives des parties et de donner ainsi une vive impulsion à la résorption des opacités. Voilà pourquoi la plupart des médicaments indiqués contre les taches de la cornée sont des irritants. (Calomel, teinture d'o- pium, précipité rouge, sulfate de cuivre, sulfate de soude, iodure de potassium, etc.)

Lorsqu'on se trouve en présence d'une opacité dont on pré- voit l'éclaircissement progressif, il est inutile d'intervenir; ce n'est que lorsqu'elle devient stationnaire que l'on essaye les in- sufflations du calomel ou la pommade à l'oxyde jaune de mer- cure, employées tous les jours ou tous les deux jours. Après ces moyens, on peut employer les instillations beaucoup plus irritantes de teinture d'opium, coupée d'abord de dix fois son poids d'eau, et augmenter progressivement la dose de teinture jusqu'à parties égales. Dans les conditions analogues on a vanté l'usage local de la teinture de cantharides (*Sichel*) ou de l'essence de térébenthine pures ou mélangées d'huile d'olive.

S'il faut une irritation plus forte encore, on peut pratiquer des attouchements légers avec le sulfate de cuivre.

L'électricité si souvent vantée n'agit également que comme irritant et ne mérite guère les éloges qu'on lui a prodigués.

Le docteur *Rothmund*, de Munich, a eu à se louer des bons résultats obtenus en cas d'opacités épaisses par des injections d'eau salée (de 1/30 à 1/10) à une température tiède, pratiquées sous la conjonctive à la distance de quelques millimètres du bord de la cornée. Il se produit un chemosis qui disparaît sous un bandeau compressif.

En cas d'opacité provenant d'altérations de la couche épithéliale ou de dépôts de sels métalliques, on pratique l'ablation de l'opacité à l'aide d'un scarificateur ou d'un couteau à cataracte. Le résultat est peu sûr, car souvent le nouveau tissu donne lieu à une nouvelle opacité.

Lorsqu'une opacité indélébile est entourée d'un cercle demi-transparent, il est d'une grande importance pour la vision de faire disparaître, s'il est possible, ce dernier qui produit de si grands troubles visuels par la dispersion de la lumière. On peut y réussir quelquefois, par des attouchements prudents, faits à l'aide d'un crayon mitigé pointu, sur le bord de la tache entièrement opaque. On vante aussi l'effet de la vapeur chaude.

On obtient quelquefois un éclaircissement considérable des opacités cornéennes en pratiquant l'abrasion conjonctivale autour de la cornée à l'aide de la péritomie décrite plus haut (voy. p. 117.)

Une autre indication thérapeutique se présente lorsque nous nous trouvons en face d'opacités indélébiles ; il s'agit alors, dans l'intérêt de la vision du malade, d'en atténuer autant que possible les effets optiques. Dans ce but, nous employons d'abord les lunettes sténopéiques, composées d'un diaphragme métallique ovale comme un verre à lunette, et muni d'une petite ouverture ou d'une fente très étroite. Ainsi, les rayons voisins de l'axe optique arrivent seuls à la rétine, et toute la lumière périphérique, dont la diffusion nuit si considérablement à la netteté des images rétiniennes, reste exclue. Ces lunettes rendent de grands services pour la lecture, l'écriture, etc. ; mais le malade ne peut s'en servir pour marcher, à cause du rétrécissement notable du champ visuel, qui est inévitable lorsqu'on regarde à travers une petite ouverture.

Un second moyen consiste dans l'établissement d'une pupille artificielle, derrière la partie transparente de la cornée, opération dont nous parlerons en détail dans le chapitre de l'iridectomie.

Les expériences souvent renouvelées de remplacer une cornée opaque par la transplantation d'une autre cornée transparente commencent à donner des résultats très encourageants (*Power*, *de Hippel*) : après avoir enlevé à l'aide d'un trépan à ressort, une rondelle dans toute l'épaisseur de la cornée opaque, on place dans cette perte de substance, un morceau analogue de cornée transparente animale ou humaine obtenu également par trépanation. La cornée implantée se greffe parfaitement et après avoir perdu d'abord sa transparence la recouvre après quelque temps, de façon à procurer au malade une vision qui lui permet de compter les doigts à quelques mètres de distance.

Enfin, nous possédons dans le tatouage de la cornée un moyen précieux pour faire disparaître l'expression choquante que les taies blanches indélébiles donnent à la physionomie. En même temps, le tatouage fait disparaître les inconvénients des taches demi-transparentes et augmente l'acuïté visuelle dans ces conditions (*de Wecker*). Cette opération doit être pratiquée de la façon suivante : Après avoir ouvert les paupières à l'aide d'un écarteur à ressort, on recouvre le leucome d'une couche épaisse d'encre de Chine et l'on fait pénétrer celle-ci dans le tissu à l'aide d'un grand nombre de piqûres pratiquées avec des aiguilles dont on a réuni cinq dans le même instrument. (Aiguilles de Taylor.) On frotte alors de nouveau la surface du leucome avec une spatule *ad hoc*, et après avoir attendu quelques instants on nettoie la cornée avec une éponge humide pour observer l'effet et recommencer la petite opération au besoin. La coloration est-elle suffisante, on applique une dernière couche d'encre de Chine, on exerce quelques frottements avec la spatule et on laisse l'écarteur en place pendant cinq ou dix minutes pour éviter l'action nuisible des paupières. Pendant toute l'opération, il faut éviter de se servir des pinces à fixation, parce que leur emploi peut donner lieu à une tache colorée sur la conjonctive. L'opération terminée, on applique un bandeau compressif.

Le tatouage ne doit pas être pratiqué sur des cicatrices avec enclavement d'iris de date récente et avec tendance à l'ectasie, parce que l'œil est alors disposé à des accès de glaucome que l'opération pourrait faire éclater. A part cette exception, un tatouage bien exécuté ne présente aucun danger et nous en avons fait un grand nombre avec un très bon résultat et sans le moindre accident.

Nous ne voulons pas terminer ce chapitre sans mentionner les opacités congénitales de la cornée, que nous décrirons parmi les anomalies congénitales de la membrane, et une opacification sénile physiologique connue sous le nom d'arc sénile.

## ARTICLE III

### ARC SÉNILE, GÉRONTOXON

Cette opacité se présente sous forme d'un arc d'abord à la périphérie supérieure de la cornée; elle est de couleur grisâtre, large de 1 à 2 millimètres, et séparée de l'anneau conjonctival par une partie transparente de la cornée d'à peu près la même largeur. Elle prend plus tard une coloration plus jaunâtre, apparaît à la partie inférieure de la cornée, et s'étend peu à peu tout autour, sous forme d'un anneau dont les portions supérieures et inférieures restent toujours plus larges que les parties latérales, qui parfois sont à peine indiquées.

L'opacité est le produit d'une altération graisseuse dans les cellules de la cornée, altération qui se produit dans un âge plus ou moins avancé, paraît être en rapport avec la dégénérescence athéromateuse des vaisseaux, et ne se présente qu'exceptionnellement chez les jeunes gens. Cette affection ne devient jamais l'objet d'un traitement; d'ailleurs elle altère si peu les propriétés du tissu de la cornée, que les incisions pratiquées dans ces parties (pour l'extraction de la cataracte, par exemple) guérissent parfaitement.

## ARTICLE IV

ANOMALIES DE COURBURE DE LA CORNÉE, STAPHYLÔMES

### 1. Staphylôme pellucide

*a. Cornée conique, kératoconus* (fig. 36). — Lorsque cette maladie est arrivée à un certain degré de développement, on constate facilement la distension conique de la cornée, dont la

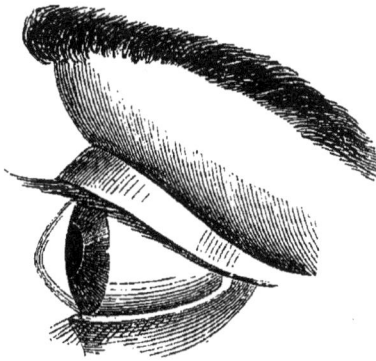

FIG. 36. — Kératoconus.

pointe mousse et arrondie, formée généralement par le centre de la cornée, très rarement par une partie périphérique, s'élève à une certaine hauteur et présente dans un certain nombre de cas une légère opacité.

Cette altération dans la forme de la cornée s'accompagne de troubles visuels considérables, dont la cause réside d'une part dans l'allongement extraordinaire de l'axe antéro-postérieur du globe oculaire, et d'autre part dans l'irrégularité de la réfraction, qui est beaucoup plus puissante au sommet que dans la partie déclive du cône (Astigmatisme irrégulier). De là, une myopie excessive, de la polyopie et une amblyopie si considéra-

ble, que l'acuïté de la vision descend jusqu'à 1/30 ou 1/50 de
la force normale. Les malades qui s'aperçoivent bientôt qu'ils
améliorent sensiblement leur vision en rétrécissant leur fente
palpébrale pour exclure une portion des rayons lumineux, contractent l'habitude de cligner des paupières.

Si l'affection ainsi développée est facile à reconnaître à première vue, il n'en est pas ainsi au début de la maladie. Les
malades accusent alors un trouble de la vue, survenu insensiblement et accompagné de myopie, qui ne peut être corrigé que
très imparfaitement par des verres concaves; mais le changement
de courbure de la cornée est si peu prononcé, que pour s'en
rendre compte, il faut comparer la grandeur des reflets cornéens avec celle des reflets que présente un œil normal. (Voy.
p. 6.)

Un moyen très précis consiste à projeter obliquement des
rayons lumineux sur la cornée, à l'aide du miroir réflecteur de
l'ophtalmoscope. Il se produit alors une ombre très visible,
sur le côté opposé de l'ectasie, et cette ombre change de place
si nous varions la direction dans laquelle le faisceau lumineux
tombe sur la cornée. La mesure exacte de la courbure de la cornée ne peut être obtenue qu'à l'aide de l'ophtalmomètre (de
*Helmholtz*).

*Marche et terminaison.* — L'ectasie se développe en général insensiblement, mais on rapporte aussi des faits où elle
serait survenue subitement. Arrivée à un certain degré, elle
peut rester stationnaire pour toujours ou augmenter encore au
bout de quelque temps, sans qu'il se produise jamais une perforation spontanée. La maladie attaque très souvent les deux
yeux successivement, et ne guérit jamais spontanément.

*Pronostic.* — Les moyens employés jusqu'il y a quelques années, soit pour améliorer la vision, soit pour arrêter la marche
progressive de l'ectasie, produisaient des résultats si imparfaits,
qu'au point de vue de la vision, le pronostic des kératoconus
était certainement mauvais. *De Graefe* a proposé en 1867 une
nouvelle méthode opératoire, ayant pour but d'aplatir la cornée, dont les excellents résultats paraissent définitifs, de sorte
que depuis ce temps, le pronostic de cette affection est devenu
bien plus favorable.

*Étiologie.* — La cause de cette affection repose certainement dans un trouble survenu dans l'équilibre entre la pression intra-oculaire, et la résistance de la cornée qui est considérablement amincie. Cet équilibre paraît être rompu, non pas par une augmentation de la tension oculaire, mais par un processus atrophique des parties centrales de la cornée.

*Traitement.* — Les lunettes sténopéiques, l'iridectomie qui ouvre aux rayons lumineux un passage à un endroit de la cornée où les conditions de réfraction sont le moins mauvaises, la transformation de la pupille en une fente très étroite par une double iridésis (*Bowman*), tous ces moyens n'améliorent la vision que d'une façon très imparfaite. Les paracentèses répétées de la chambre antérieure, ou l'iridectomie pratiquée dans le but de diminuer la pression intra-oculaire, n'ont réussi ni à enrayer sûrement la marche progressive de l'ectasie, ni à l'aplatir.

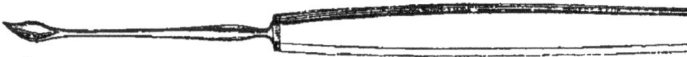

Fig. 37. — Aiguille de Meyer pour l'opération du kératoconus.

Des résultats bien plus favorables ont été obtenus par le procédé de de Graefe, qui a pour but de provoquer sur la cornée un petit ulcère et une infiltration circonscrite dont la cicatrisation amène la rétraction du tissu environnant, et indirectement l'aplatissement de l'ectasie. Voilà en quoi consiste ce procédé : A l'aide d'un couteau lancéolaire ou d'une aiguille particulière (fig. 37), on enlève à la surface de la cornée, un peu en dehors du sommet du cône, un petit morceau de la substance cornéenne à peu près d'une longueur de 3 mill., en faisant attention de ne pas pénétrer dans la chambre antérieure. Le surlendemain de cette petite opération on commence à cautériser la plaie avec un crayon pointu de nitrate d'argent mitigé, et l'on répète cet attouchement tous les trois jours pendant quinze jours ou trois semaines. Ayant ainsi produit une petite infiltration limitée, on pratique au fond de l'ulcère une paracentèse que l'on renouvelle tous les jours ou tous les deux jours pendant une semaine.

On abandonne alors la cicatrisation à elle-même, et sous l'influence de la rétraction du tissu cicatriciel, on voit la cornée s'aplatir petit à petit, et le staphylôme disparaître. Pendant toute la durée du traitement, il faut appliquer le bandeau compressif et instiller de l'atropine.

Dans le même but on a proposé l'ablation d'un petit lambeau cornéen au sommet du kératocône avec ou sans suture consécutive des lèvres de la plaie (*Bader*) ou la trépanation du kératocône (*Bowman, Wecker*) avec iritomie (*Abadie*). Tous ces procédés doivent être répudiés parce que le voisinage du cristallin les rend périlleux, qu'ils donnent lieu à des adhérences plus ou moins complètes de l'iris avec la cornée, qu'ils laissent des cicatrices bien plus apparentes que la méthode opératoire de Graefe, sans compenser cet inconvénient par des résultats optiques plus favorables.

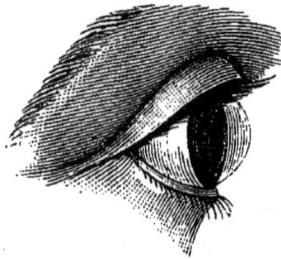

Fig. 38. — Hydropisie de la chambre antérieure. Kératoglobus.

*b, Cornée globuleuse, kératoglobus, hydropisie de la chambre antérieure* (fig. 38). — Cette affection est caractérisée par une distension générale sphérique de la cornée dans tous ses diamètres. Souvent cette distension ne s'arrête pas à la cornée : la sclérotique, à son point de jonction avec la cornée, est également distendue, mince et d'une teinte bleuâtre. Toute la moitié antérieure du globe oculaire, enfin, peut ainsi augmenter de développement, et cela parfois d'une façon si considérable que la cornée est projetée dans la fente palpébrale dont elle empêche l'occlusion (buphtalmie).

La cornée, dans ces cas, peut être transparente ou plus ou moins opaque, la chambre antérieure est très profonde, l'humeur aqueuse généralement claire.

Quant à l'iris, il paraît terne, élargi par la distension de son insertion ciliaire et quelquefois tremblant, lorsque l'appui direct sur le cristallin lui fait défaut ; celui-ci peut être en effet déplacé après la déchirure de son ligament suspenseur produite par la distension du globe.

La pupille est un peu dilatée, presque immobile, et présente quelquefois des adhérences isolées avec la capsule.

Le globe de l'œil ainsi distendu est gêné dans ses mouvements. Quant à la vision, elle baisse considérablement, selon le degré de développement de la maladie et des complications dans les parties profondes de l'œil. Ainsi, tandis que dans un cas, le malade peut encore distinguer les caractères d'imprimerie d'une certaine grandeur, la vision est réduite chez d'autres à la distinction du jour et de la nuit, ou même complètement abolie.

Les verres concaves et sténopéiques se montrent presque sans influence.

*Marche et terminaison.* — La maladie, abstraction faite de son origine congénitale que nous traiterons à part, se développe lentement, peut rester stationnaire à chacun de ses degrés ou atteindre l'extrème développement de la buphtalmie. Dans sa marche progressive, elle est souvent compliquée d'affections de l'iris et de la choroïde, ou de l'excavation glaucomateuse de la papille du nerf optique. La perforation spontanée n'a pas été observée. Dans certains cas, par exemple lorsque l'affection résulte d'une kératite panneuse, et que la distension est peu prononcée, la cornée peut revenir à son état normal. Mais dans la majorité de ces cas, la distension persiste après la guérison de la kératite et augmente même.

*Pronostic.* — Il est défavorable, parce que même dans les cas stationnaires, la vision est imparfaite, et que dans son développement progressif, la maladie contre laquelle tout traitement est peu efficace amène la perte presque complète de la vision.

*Étiologie.* — La maladie est due à une diminution de résistance de la cornée, comme elle résulte, par exemple, des inflammations étendues de la membrane, dans les affections vasculaires panneuses. La sécrétion d'une plus grande quantité d'humeur aqueuse, que l'on accusait autrefois d'être la cause de la maladie (hydropisie de la chambre antérieure) est consécutive à l'agrandissement de la chambre antérieure.

On observe enfin la maladie à l'état congénital et souvent même sur les deux yeux, à des degrés différents.

*Traitement.* — La thérapeutique n'offre pas de grandes ressources contre cette maladie. Il faut, dès le début, combattre l'affection inflammatoire de la cornée qui cause l'ectasie, augmenter la résistance de la membrane par un bandeau compressif, diminuer la pression intra-oculaire par des ponctions répétées ou une large iridectomie. Le drainage de la chambre antérieure, la ponction du corps vitré et la section du muscle ciliaire ont été également tentés sans que des résultats satisfaisants soient connus. Il arrive même dans les degrés développés de cette maladie, qu'une mauvaise cicatrisation suit ces essais opératoires et amène l'atrophie du globe.

Lorsque l'ectasie de la cornée est devenue telle qu'elle gêne les mouvements des paupières, qu'elle expose l'œil à une irritation permanente, et produit une difformité telle que le malade désire en être débarrassé, il faudrait avoir recours à un des procédés opératoires que nous employons contre les staphylômes, et que nous allons décrire plus loin.

## 2. Staphylômes opaques

*a. Staphylôme partiel* (fig. 39). — L'ectasie cicatricielle qui n'occupe qu'une partie de la cornée, peut siéger au centre de la membrane ou vers sa périphérie. Sa coloration varie du blanc au bleu foncé ; souvent on y distingue des taches noirâtres, qui proviennent du pigment de l'iris, lorsque celui-ci fait partie de l'ectasie. Lorsque le staphylôme est très proéminent, et exposé au frottement des paupières, on le voit souvent irrité et couvert de vaisseaux.

La vue est troublée en proportion du degré d'altération de la pupille et des parties centrales de la cornée. Il faut en attribuer souvent la plus grande part à la courbure irrégulière qui atteint même les parties de la cornée voisines du staphylôme.

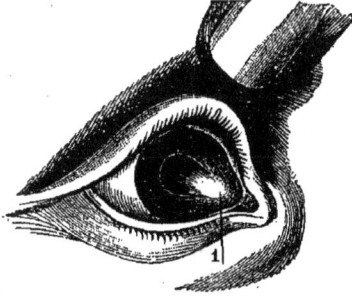

FIG. 39. — Staphylôme partiel latéral.

Lorsque l'iris est resté libre, la chambre antérieure est agrandie dans la mesure de l'ectasie. En cas de synéchie antérieure, l'iris est attiré vers la cornée ; et dans ce cas, les tiraillements d'une membrane aussi riche en nerfs que l'iris, produisent de temps en temps des accès inflammatoires accompagnés de douleurs ciliaires. Sous l'influence de ces accès, la pression intra-oculaire augmente, l'ectasie peut se développer davantage, ou la pression qui s'exerce sur le nerf optique produit l'excavation glaucomateuse de la papille optique et une perte progressive de la vision.

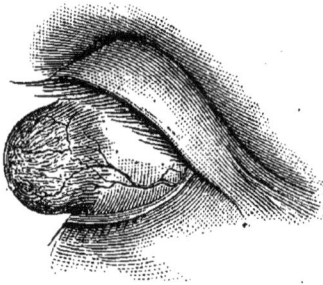

FIG. 40.—Staphylôme total.

b. *Staphylôme total* (fig. 40). — Il forme une saillie très prononcée, tantôt sous une forme conique, tantôt sous celle d'une ampoule très irrégulière, dont la base repose sur toute la périphérie de la cornée. Les dimensions de ce staphylôme peuvent atteindre le volume d'une noix et rendre l'occlusion des paupières impossible. Il est formé d'un tissu cicatriciel de couleur blanchâtre ou bleuâtre, et présente des aspects divers, que nous avons déjà exposés à la suite des perforations de la cornée.

La vision est toujours réduite dans ces cas à la perception du jour, qui a surtout lieu par la pénétration de la lumière sur la rétine à travers la sclérotique.

Dans les cas de staphylômes partiels où l'iris est resté libre, l'ectasie se compose de la cicatrice du tissu cornéen qui a cédé à la pression de l'humeur aqueuse. Lorsqu'il y a eu prolapsus de l'iris, et que la partie herniée de cette membrane fait partie de l'ectasie cicatricielle, cette dernière se compose à son sommet du tissu de l'iris recouvert de tissu de nouvelle formation. Vers sa base on trouve les parties de la cornée qui ont formé le bord de la perforation, et qui sont réunies au prolapsus de l'iris par la lymphe plastique. Dans ces cas, surtout lorsque le prolapsus de l'iris a été considérable, il peut arriver que le cristallin se déplace partiellement dans le sens du mouvement de l'iris.

Dans le staphylôme total, les parois de l'ectasie sont formées par l'iris, couverte d'un tissu cicatriciel plus ou moins épais, et qui présente vers sa base les parties conservées du tissu cornéen après la destruction de la plus grande partie de cette membrane. Si le cristallin n'a pas été expulsé de l'œil au moment de la perforation, il reste généralement à sa place normale, et devient opaque. L'espace entre le cristallin et la surface interne du staphylôme est rempli par un liquide albumineux.

*Étiologie.* — Les staphylômes sont les résultats d'une ulcération de la cornée ou d'une perforation de cette membrane à la suite d'une kératite suppurative. Nous avons exposé plus haut (voyez p. 141) leur mode de formation.

*Traitement.* — Les staphylômes partiels nécessitent l'emploi des moyens qui tendent à arrêter la marche progressive du mal et à prévenir des complications fâcheuses. En première ligne nous devons citer ici une large iridectomie, pour diminuer la pression intra-oculaire. Elle est toujours indiquée lorsque l'intégrité d'une portion de la cornée permet d'améliorer la vision par la formation d'une pupille artificielle.

A la suite de l'iridectomie, on voit généralement le développement du staphylôme s'arrêter, et quelquefois même s'affaisser
légèrement. Si plus tard la pression augmentait de nouveau, il
faudrait intervenir, soit en renouvelant l'opération, soit par des
paracentèses répétées.

Lorsqu'un staphylôme a pris des proportions considérables, ou
lorsqu'il devient une cause permanente d'irritation, il faut recourir à un des moyens suivants :

*a. Incision du staphylôme.* — Elle est indiquée surtout dans
les staphylômes cicatriciels à parois minces, dans le but de provoquer le collapsus de l'ectasie, par l'évacuation de l'humeur

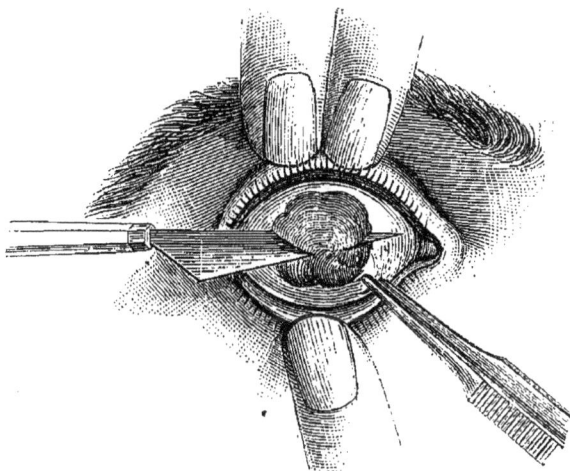

Fig. 41. — Incision du staphylôme.

aqueuse et d'une partie du contenu de l'œil. Les deux moitiés du staphylôme incisé se placent alors l'une sur l'autre et
forment une cicatrice aplatie. Avec un couteau à cataracte,
dont le dos doit être tourné vers le centre de l'œil, et la pointe
introduite tout près de la base du staphylôme, on traverse
l'ectasie dans son plus grand diamètre, de dehors en dedans et
l'on divise le staphylôme dans toute sa hauteur en deux parties
égales (voy. fig. 41).

L'humeur aqueuse, le cristallin, s'il y est encore, et une

partie du corps vitré s'échapperont aussitôt par l'ouverture. Le bandage compressif doit être employé jusqu'à la formation définitive de la cicatrice aplatie ; sans cela on s'expose à voir survenir une nouvelle ectasie.

*b. Excision du staphylôme.* — L'excision a pour but d'enlever le staphylôme dans sa totalité ou en partie, et de produire la formation d'une cicatrice résistante et plate. L'ablation totale est pratiquée de la manière suivante : le malade étant couché et les paupières convenablement écartées, l'opérateur transperce la base du staphylôme, à l'aide d'un couteau à cata-

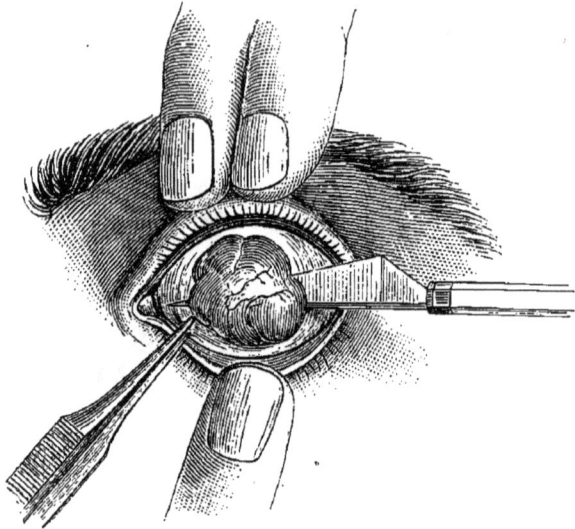

Fig. 42. — Excision du staphylôme.

racte ou d'un couteau à staphylôme, de dehors en dedans, quelque peu au-dessous du diamètre transversal et en dirigeant le tranchant en haut (fig. 42). En repoussant le couteau vers le nez, il détache toute la moitié supérieure du staphylôme de sa base, saisit le staphylôme avec des pinces à griffes, et termine l'ablation avec une paire de ciseaux courbes.

Si le cristallin est encore à sa place et ne s'échappe pas spontanément, il faut le faire sortir de l'œil en ouvrant la capsule. Après l'opération, on applique le bandage compressif.

Il y a généralement peu d'hémorrhagie au moment de l'opération, sauf dans les cas où la tension interne de l'œil est sensiblement augmentée. Mais il peut arriver quelques heures après qu'un épanchement sanguin considérable se fasse dans la cavité de l'œil, détachant les membranes internes et les poussant vers la plaie. Dans ce cas, il survient habituellement une suppuration de l'œil, et la phtisie du globe oculaire.

Lorsque la guérison marche régulièrement, les lèvres de la plaie se couvrent de granulations et de bourgeons charnus, en même temps que la portion du corps vitré qui remplit l'ouverture prend la teinte grisâtre et la consistance d'une masse muco-purulente. Peu à peu, l'ouverture se recouvre d'un tissu cicatriciel, qui, d'abord fortement injecté, finit par s'affaisser, se rétracte et forme une cicatrice blanchâtre.

Pour tout staphylôme total et bien limité à la cornée, il est très avantageux de fermer la plaie qui résulte de l'excision de l'ectasie à l'aide de sutures placées dans la conjonctive (*de Knapp*). On commence alors l'opération, en détachant la conjonctive du bord cornéen jusque vers l'équateur de l'œil et en traversant la muqueuse ainsi dégagée par quatre sutures (avec des fils de couleurs différentes), dont on renverse deux sur le dos du nez et deux sur la tempe, pour en débarrasser le champ d'opération. On pratique ensuite l'ablation du staphylôme, comme nous l'avons décrit plus haut, et on ferme les sutures conjonctivales.

Après une guérison normale, si la forme de l'œil est bien conservée, on peut tatouer la conjonctive à l'endroit de la cornée (*de Wecker*) et éviter ainsi l'emploi d'un œil artificiel.

Lorsque l'ectasie intéresse non seulement la cornée, mais aussi les parties avoisinantes de la sclérotique, il faut examiner soigneusement la tension du globe oculaire. Si on la trouve exagérée, le danger des hémorrhagies immédiates ou consécutives doit faire renoncer à l'idée d'une ablation du staphylôme; l'énucléation du globe oculaire est indiquée. Si la pression intra-oculaire paraît normale, on peut avoir recours au procédé suivant, dû à *Critchett*. On traverse la base du staphylôme avec des aiguilles à suture ayant une courbure semi-circulaire et munies d'un fil de soie. Ces aiguilles, au nombre de quatre ou cinq, selon l'étendue de l'ectasie, doivent être placées à égale distance et traverser l'œil de haut en bas (fig. 43). Les aiguilles mises en place, de façon que leurs deux extrémités traversent la sclérotique à distance égale des bords du staphylôme et en avant des insertions musculaires, on procède à l'excision du staphylôme. Après une petite incision horizontale dirigée de l'insertion tendineuse du muscle droit externe vers le nez, on excise avec des petits ciseaux à pointes mousses deux lambeaux semi-elliptiques, en restant toujours à 2 millimètres de distance des points ou les aiguilles pénètrent.

L'excision du staphylôme ainsi pratiquée, on retire les aiguilles, et l'on noue soigneusement les fils, de manière à rapprocher

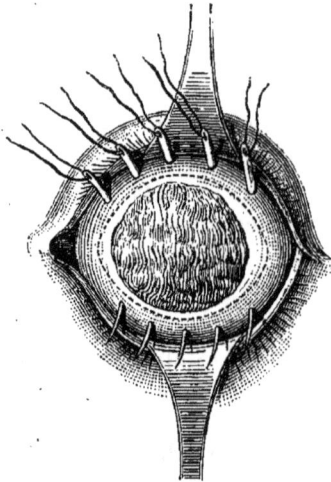

Fig. 43. — Opération du staphylôme, d'après Critchett. — Les aiguilles sont placées; la ligne ponctuée indique l'incision.

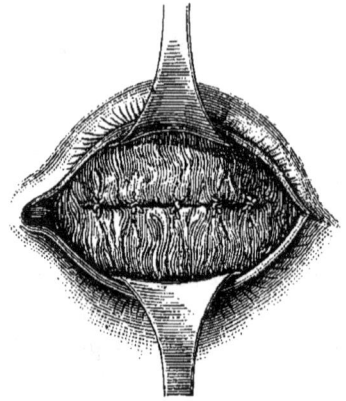

Fig. 44.—Opérations du staphylôme,d'après Critchett. — Aspect du moignon après les ligatures.

aussi complètement que possible les bords de la plaie scléroticale (fig. 44). Si les points de suture ne s'éliminent pas spontanément, on peut les retirer aussitôt la cicatrisation faite, généralement après quelques semaines. Le moignon qui résulte de cette opération est parfois anguleux et peut alors présenter quelques difficultés à l'application de l'œil artificiel.

Un autre procédé pour l'ablation totale des staphylômes est celui du docteur *Borelli*. Cet opérateur traverse la base du staphylôme avec deux aiguilles, dont l'une est dirigée de la tempe vers le nez, l'autre perpendiculairement à la première de haut en bas.

Il entoure alors toute la base du staphylôme au-dessous des aiguilles d'une ligature qu'il noue après l'avoir fortement serrée. À la fin du troisième jour, staphylôme, aiguilles et ligature sont généralement détachés, et au bout d'une semaine la plaie est complètement cicatrisée.

L'*excision partielle* du staphylôme, qui a surtout des avantages chez les enfants, se fait de la manière suivante : on commence par tailler, à l'aide du couteau à cataracte, un lambeau à la base du staphylôme, en ayant soin de détacher ainsi cette dernière dans les deux tiers de sa périphérie. Le cristallin et une partie du corps vitré expulsés, on coupe, à l'aide de ciseaux courbes, du staphylôme détaché, une portion telle qu'il reste un lambeau dont la forme et la grandeur doivent correspondre avec la base du staphylôme. Ceci fait, on attache à l'aide d'une suture le sommet du lambeau au point correspondant de la sclérotique. La suture s'élimine spontanément, la guérison est complète au bout de quelques jours, et l'on obtient ainsi une cicatrice plate et résistante.

Pour les yeux buphtalmiques, *de Graefe* conseille d'y déterminer une atrophie modérée, par le moyen suivant : un fil de soie double est passé à travers le corps vitré, de façon qu'une portion de la sclérotique, large de 10 à 12 millim., soit renfermée dans la ligature. On fera bien d'introduire le fil parallèlement à la périphérie de la cornée et d'éviter les parties très amincies des enveloppes, dans lesquelles le fil rencontrerait la partie atrophiée de la choroïde, qui ne fournit pas de matériaux propres au développement de la suppuration. On ferme la suture légèrement, on coupe le fil tout près du nœud, et on applique le bandeau ordinaire.

Au premier symptôme de la panophtalmie (chémosis, protrusion légère de l'œil et roideur dans ses mouvements), on retire le fil et on applique des compresses chaudes.

Au bout de quinze jours à trois semaines, le moignon a perdu sa sensibilité et l'atrophie est terminée.

*Enucléation de l'œil.* — Lorsque le staphylôme est accompagné de douleurs ciliaires intenses, que l'œil est le siège d'une inflammation lente et que l'autre œil paraît en souffrir, il est préférable de pratiquer d'emblée l'énucléation du globe oculaire d'après le procédé de *Bonnet*.

Le malade étant couché et anesthésié, on saisit un pli de la conjonctive près de la cornée, au-dessus de l'insertion du muscle droit interne, on l'incise avec des ciseaux courbes, et en glissant la pointe des ciseaux sous la conjonctive, on débride largement le tissu cellulaire sous-jacent. Puis on introduit un crochet à strabisme sous l'insertion musculaire, et l'on coupe le tendon à une petite distance de la sclérotique; cela fait, on continue la section de la conjonctive, toujours près de la cornée, jusqu'au plus prochain muscle droit, que l'on détache également de la sclérotiqne, et ainsi de suite jusqu'à ce que les quatre muscles droits soient coupés.

On saisit alors le globe oculaire à l'aide de pinces assez fortes que l'on applique à la sclérotique près de l'extrémité tendineuse

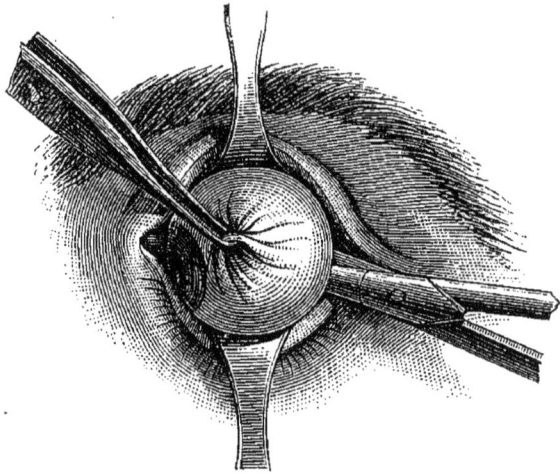

FIG. 45. — Énucléation du globe oculaire.

du muscle droit interne ou externe ménagée dans ce but, et tout en tirant autant que possible l'œil vers le côté et en avant, on glisse avec les ciseaux fermés le long du globe oculaire, jusqu'auprès du nerf optique, que l'on coupe par un coup de ciseaux (fig. 45).

Si l'opérateur s'est placé derrière le malade, il lui est plus facile de couper le nerf optique de l'œil droit en pénétrant dans l'orbite du côté de la tempe et celui de l'œil gauche en pénétrant du côté du nez.

Le nerf optique coupé, il est très facile de luxer le globe de l'œil et de le détacher complètement des muscles obliques.

L'hémorrhagie consécutive est insignifiante, et le pansement se fait au moyen du bandeau compressif. Au bout de quelques jours, la cicatrisation est généralement terminée.

## ARTICLE V.

### TUMEURS DE LA CORNÉE.

Elles sont très rares, ont presque toujours leur origine dans le limbe conjonctival, se développent dans l'épithélium ou se propagent sur la cornée après avoir débuté dans d'autres parties de l'œil. Encore, le tissu propre de la cornée généralement ne participe pas à l'altération primitive. On a ainsi observé des cancroïdes et des tumeurs mélanotiques dont le traitement ne peut consister que dans l'ablation s'il y a moyen de les circonscrire, ou dans l'énucléation du globe oculaire. Quant au dermoïde, qui siège à moitié sur la conjonctive et à moitié sur la cornée, nous en avons déjà indiqué la marche et le traitement, en parlant des tumeurs de la conjonctive. (Voy. p. 107.)

## ARTICLE VI.

### LÉSIONS DE LA CORNÉE, CORPS ÉTRANGERS.

La lésion la plus fréquente de la cornée est celle qui est produite par la pénétration de corps étrangers (éclats de métal, de verre, de pierre, de bois, etc.). Ils peuvent rester à la surface de la membrane, s'y enfoncer plus ou moins profondément, ou enfin la traverser et pénétrer dans les parties plus profondes de l'œil.

Si une partie du corps étranger proémine au dehors, le frottement des paupières produit une grande irritation, du larmoiement et des douleurs très vives.

Lorsque le corps étranger reste dans la cornée, il provoque une suppuration circonscrite, qui tend à l'éliminer, soit à la surface antérieure de la cornée, s'il est situé superficiellement, soit en le faisant tomber dans la chambre antérieure s'il a pénétré très profondément. Si l'on éprouve quelque difficulté à découvrir la présence et le siège exact d'un corps étranger dans la cornée, il faut se servir de l'éclairage latéral et du miroir réflecteur de l'ophtalmoscope, après avoir dilaté la pupille, parce que le corps étranger opaque se détache mieux alors sur le fond rouge de l'œil.

Lorsque le corps étranger a seulement atteint la cornée, et que l'on réussit à l'extraire, le pronostic est absolument bon ; lorsqu'il a pénétré dans l'œil, le pronostic dépend de l'endroit où il s'est logé.

L'extraction des corps étrangers de la cornée n'est pas toujours facile, surtout lorsque le malade manque d'énergie et ne peut tenir son œil tranquille.

Dans ce cas, on rend la petite opération de plus en plus difficile par des essais infructueux, et il vaut mieux se servir tout de suite d'une pince à fixation pour immobiliser le globe.

Ordinairement, il peut suffire d'appuyer la tête du malade contre le dos d'une chaise, d'écarter les paupières avec le pouce et l'index de la main gauche, et de fixer ainsi le globe de l'œil, en exerçant sur lui une pression modérée à travers les paupières. Lorsque le corps étranger se trouve logé tout à fait à la face antérieure de la cornée, on peut l'enlever facilement à l'aide d'une curette de Daviel.

Si c'est un éclat de fer ou d'acier, on peut même essayer l'action d'un aimant.

Le meilleur moyen est de pénétrer avec une petite gouge, une aiguille à cataracte, derrière le corps étranger, et de l'enlever ainsi d'arrière en avant. Si le corps étranger proémine déjà dans la chambre antérieure, et qu'on ne peut le saisir avec des pinces sans risque de l'enfoncer davantage, il devient nécessaire de pénétrer avec un couteau lancéolaire dans la chambre antérieure même, en évitant la sortie de l'humeur aqueuse. On applique la lame du couteau derrière le corps étranger, et, après l'avoir fixé ainsi, on peut l'enlever à l'aide d'une aiguille à cataracte ou de pinces fines.

Après l'extraction on applique un bandeau compressif.

Si, malgré toutes ces précautions, le corps étranger tombait dans la chambre antérieure, il faudrait attendre le rétablissement de l'humeur aqueuse et pratiquer à la périphérie de la cornée une incision de quelques millimètres, à l'aide d'un couteau lancéolaire. Quelquefois l'humeur aqueuse, en s'échappant rapidement, entraîne le corps étranger. S'il reste dans l'œil, on sera obligé de pénétrer dans la chambre antérieure avec des pinces à iridectomie, de saisir la partie de l'iris sur laquelle il repose, de l'attirer au dehors, et de l'exciser avec des ciseaux courbes.

Les *blessures* de la cornée sont tantôt des abrasions superficielles, intéressant surtout la couche épithéliale, par des égratignures, le choc d'une branche d'arbre, ou des brûlures très superficielles, par exemple, avec la cendre du cigare. L'irritation est toujours vive, s'accompagne de larmoiement, de douleurs ciliaires et d'une forte injection périkératique. Si le tissu même de la cornée a été atteint par une brûlure plus profonde, ou l'action d'un caustique, et si l'inflammation n'est pas arrêtée, elle peut être suivie de suppuration avec toutes ses conséquences.

Il faut d'abord rechercher s'il n'est pas resté de corps étranger sur la cornée, combattre l'inflammation par des compresses fraîches, ou au besoin par quelques sangsues appliquées à la tempe, instiller de la pilocarpine ou de l'atropine, et appliquer un bandeau compressif jusqu'à la régénération de la perte de substance.

Les blessures par un instrument tranchant guérissent généralement vite, et en laissant tout au plus une petite opacité, si la plaie est linéaire et que la blessure n'a pas été suivie de hernie de l'iris.

La lésion est bien plus dangereuse si elle est irrégulière, s'il y a eu prolapsus de l'iris, et si l'instrument a pénétré dans le cristallin. Dans ce dernier cas, nous aurons une cataracte traumatique dont le danger varie suivant l'âge des malades. Si l'on ne réussit pas à réduire immédiatement le prolapsus de l'iris, en excitant les contractions de la pupille par des frictions à travers la paupière supérieure, par l'usage alternatif de l'atropine et de la pilocarpine, il faut pratiquer l'ablation de la partie herniée avec un petit couteau ou des ciseaux.

Puis, on doit mettre l'œil au repos par un bandeau compressif, continuer les instillations du myotique, et si la réaction
inflammatoire est très forte, appliquer quelques sangsues à la
tempe, faire des frictions sur le front avec la pommade mercurielle belladonée, et prescrire au besoin un purgatif. Les différentes complications, iritis, cataracte traumatique, etc., exigent un traitement spécial que nous aurons à exposer à
propos de ces affections.

## ARTICLE VII.

### ANOMALIES CONGÉNITALES DE LA CORNÉE.

1° Une cornée trop petite dans tous ses diamètres ne se
rencontre que lorsque l'œil tout entier est resté rudimentaire
(microphtalmie).

2° Dans le développement excessif de la cornée, sous forme
de cornée globuleuse congénitale, la membrane paraît plus
convexe parce que la chambre antérieure est plus profonde.
Mais, en réalité, le rayon de courbure de la cornée se rapproche de celui de la sclérotique.

L'iris est plus large, la pupille est dilatée et parfois déplacée
en dedans, en haut ou en bas. La cornée est si grande qu'il ne
paraît presque pas de blanc de l'œil dans la fente palpébrale.
La transparence de la membrane est le plus souvent imparfaite, et la vue fortement endommagée par des complications
notables de la choroïde, par des opacités du corps vitré, et par
l'excavation de la papille du nerf optique. La cause de cette affection n'est pas exactement connue ; on l'attribue à une irido-
kératite intra-utérine, avec augmentation de la pression intra-
oculaire et diminution de la résistance de la cornée.

3° L'opacité de la sclérotique au lieu de s'arrêter à l'anneau
conjonctival empiète sur la cornée, de sorte que le centre de
cette membrane seul reste transparent. (Sclérose de la cornée, sclérophtalmie.) Le reste de l'œil peut être normal. Il
faut attribuer cet état à un arrêt de développement, la cornée
étant jusqu'à un certain moment de la vie intra-utérine aussi
opaque que la sclérotique.

On observe aussi un défaut congénital de transparence sous forme de taches laiteuses situées vers le centre de la cornée, qui disparaissent plus tard plus ou moins complètement. Elles sont dues probablement à des affections de la cornée pendant la vie intra-utérine, semblables à celles que nous observons plus tard, et qui sont la cause des opacités de cette membrane.

4° Les tumeurs congénitales de la cornée sous forme de dermoïdes, que nous avons déjà décrites parmi les tumeurs de la conjonctive (voy. p. 107).

## MALADIES DE LA SCLÉROTIQUE.

### ARTICLE PREMIER.

#### SCLÉRITE.   ÉPISCLÉRITIS.

Autrefois on croyait que l'injection sous-conjonctivale était localisée dans la sclérotique, et l'on distinguait, sous le nom d'ophtalmie rhumatismale ou goutteuse, l'hyperhémie perikératique formée par une roue de vaisseaux très fins qui rayonnent autour du bord de la cornée. D'autre part, on niait la possibilité d'une inflammation de la sclérotique. Nous savons maintenant que l'injection périkératique siège au-devant du tissu sous-conjonctival, et que la sclérotique peut devenir parfaitement le siège d'une inflammation, sans qu'il soit possible de distinguer de vaisseaux isolés dans la rougeur qui accompagne cette inflammation.

L'inflammation de la sclérotique désignée sous le nom de *sclérite* ou d'*épisclérite* se présente avec les symptômes suivants : Dans une partie bien circonscrite du blanc de l'œil, le plus souvent du côté externe de la cornée, il apparaît une rougeur violette qui, au premier abord, ressemble à une ecchymose. Cette tache, dont la coloration résulte d'une hyperhémie de la sclérotique couverte du tissu semi-transparent de la conjonctive, s'accompagne plus tard d'une injection sous-conjonctivale. Dans les cas légers, le malade ne ressent aucun symptôme d'irritation, et la rougeur peut disparaître au bout de quelques semaines, habituellement, pour faire une nouvelle apparition dans les parties voisines et en parcourant ainsi tout le tour de la cornée.

Dans d'autres cas, la partie injectée ne reste pas au niveau de la conjonctive, elle proémine de plus en plus, et s'élève comme un bouton large et rouge ou sous forme d'une élevure jaunâtre sur le fond rouge de la tache. La maladie montre alors une tendance prononcée à se compliquer d'opacités de la cornée, soit que l'inflammation se propage directement sur cette membrane, ou qu'elle produise par la compression des nerfs ciliaires un trouble d'innervation de la cornée. En effet, cette membrane perd sa sensibilité dans les endroits atteints. On voit alors la cornée devenir opaque à la partie du bord qui se trouve près de la sclérotique malade, et cette opacification s'avance assez loin vers le centre. Dans ces cas plus graves, les malades se plaignent de céphalalgie, de pression dans l'œil; mais la vue n'est atteinte que lorsque la maladie est compliquée par des affections de la cornée, de l'iris ou de la choroïde.

*Marche et terminaison.* — La maladie dure toujours plusieurs mois, et peut se prolonger plus encore, si l'affection occupe successivement différents points de la sclérotique. Généralement la proéminence s'aplatit au bout de quelques mois, l'injection pâlit, et la partie atteinte prend une couleur ardoisée due au pigment déposé dans le tissu de la sclérotique.

Les opacités de la cornée disparaissent progressivement et ne deviennent que rarement stationnaires.

*Pronostic.* — Il est absolument favorable tant que la sclérite n'est pas compliquée d'autres affections; il faut préparer le malade à la longue durée de la maladie que le traitement ne réussit pas souvent à abréger.

*Étiologie.* — La cause de cette affection est presque toujours l'action directe de l'air froid sur l'œil; on la rencontre alors en même temps que des douleurs rhumatismales dans d'autres parties du corps. D'ailleurs, elle paraît aussi sous la dépendance

des diathèses scrofuleuses, rhumatismales, et même syphilitiques (*Mooren*).

D'après des statistiques, un tiers des cas se rencontre pendant la période de la puberté ou immédiatement après. La
maladie est plus fréquente chez les femmes que chez les
hommes ; elle les atteint surtout vers le retour d'âge, et paraît
alors en rapport avec des anomalies de menstruation et des
troubles de la circulation générale.

*Traitement.* --- Pour le traitement local, il faut déclarer
que tous les irritants comme les astringents, le nitrate d'argent,
le précipité rouge, se montrent nuisibles. Dernièrement, on a
recommandé des incisions multiples à travers la partie atteinte,
jusque dans la sclérotique (*Adamueck*).

Les compresses aromatisées chaudes, le bandage compressif,
et les injections sous-cutanées de morphine à la tempe combattent efficacement les douleurs qui accompagnent la maladie.
Il faut donc se borner à conseiller le repos de l'œil, à mettre
le malade en garde contre l'action de l'air froid et humide et
contre les variations de température. En cas de complication
du coté de l'iris, il faudrait avoir recours aux instillations d'a-
tropine.

Dans la majorité des cas l'affection oculaire étant sous la
dépendance d'une diathèse rhumatismale, on réussit à abréger sa
durée généralement si longue, en prescrivant des transpirations
de quelques heures (deux ou trois fois par semaine) obtenues
à l'aide d'injections sous-cutanées de chlorhydrate de pilocarpine
(5 à 7 gouttes d'une solution de 1 gramme pour 10 grammes
d'eau) et l'usage interne de l'iodure de potassium ou du salicylate de soude.

Les affections de la sclérotique connues sous le nom de *scléro-
choroïdite antérieure* et *scléro-choroïdite postérieure*, ou de
staphylômes antérieur ou postérieur de la sclérotique, sont
entièrement sous la dépendance des maladies du corps ciliaire
et de la choroïde, et seront exposées avec celles-ci.

## ARTICLE II.

### LÉSIONS DE LA SCLÉROTIQUE.

1° Les *corps étrangers* qui pénètrent dans la sclérotique, et qui restent enclavés dans la plaie, peuvent être enlevés immédiatement, à l'aide de pinces, de la plaie scléroticale élargie dans ce but, en cas de besoin.

2° Les *blessures de la sclérotique* ne doivent leur importance qu'à la déchirure simultanée de la choroïde avec écoulement de l'humeur vitrée, ou à d'autres complications sérieuses, telles que des hémorrhagies intra-oculaires, le décollement de la rétine, etc. Les plaies simples de la sclérotique guérissent parfaitement et rapidement ; il suffit d'appliquer un bandeau compressif.

Lorsque la plaie se trouve près de la cornée, il y a presque toujours un prolapsus de l'iris, qu'il faut exciser, en ayant soin d'appliquer ensuite un bandeau compressif. Si le corps vitré a fait hernie dans la plaie, on peut le toucher légèrement avec le crayon de nitrate d'argent mitigé, pour activer la guérison (*Mooren*).

3° Les *ruptures de la sclérotique* sont plus dangereuses, non pas au point de vue de la sclérotique, qui guérit parfaitement, mais parce qu'elles se produisent sous l'influence de fortes contusions qui amènent d'autres lésions plus graves de l'œil. Les ruptures se font toujours dans le voisinage de la cornée, et donnent lieu à des prolapsus de l'iris, à l'expulsion du cristallin et d'une partie du corps vitré, quelquefois sans même que la conjonctive sus-jacente ait été déchirée. En même temps, la lésion peut produire des hémorrhagies internes, le décollement de la rétine, etc. Dans ces cas, la vision de l'œil est fortement compromise, et la maladie peut se terminer par une panophtalmie et l'atrophie du globe. Le pronostic toujours grave dépend donc entièrement de l'étendue des lésions qui accompagnent la rupture de la sclérotique. S'il paraît utile d'intervenir, il faut inciser la conjonctive, lorsqu'elle est restée intacte, au-dessus de l'endroit où la rupture a eu lieu, exciser le prolapsus de l'iris, appliquer un bandage compressif, et combattre l'inflammation consécutive par des émissions sanguines.

# CHAPITRE IV

## IRIS, CORPS CILIAIRE, CHOROÏDE.

**Anatomie.**—La seconde enveloppe des milieux de l'œil est formée par la choroïde appliquée sur la sclérotique, et se continuant dans le corps ciliaire et dans l'iris. En effet, l'embryogénie et l'histologie démontrent qu'on doit considérer ces trois parties de l'œil comme constituant une membrane unique, à laquelle on a donné aussi le nom d'uvée ou de *tractus uvéal*.

1° La *choroïde* est située entre la sclérotique et la rétine : nettement séparée de la dernière par une lame élastique, la choroïde n'est unie à la sclérotique que d'une manière peu intime, sauf au voisinage du nerf optique où les deux membranes sont assez solidement fixées ensemble (voy. plus loin). —La choroïde se compose des quatre couches suivantes :

*a.* La plus externe qui unit la choroïde à la sclérotique (membrane sus-choroïdienne) est formée d'un tissu cellulaire à grandes mailles, entremêlées de fibres élastiques, de corpuscules lymphoïdes, de noyaux ovales qui appartiennent à l'endothèle et d'un grand nombre de cellules pigmentaires, tantôt arrondies, tantôt pourvues de prolongements multiples qui s'anastomosent entre eux. Tout cela est réuni par une substance intercellulaire très mince, homogène, et tout à fait dépourvue de structure. C'est cette couche externe de la choroïde, la *lamina fusca* des anciens auteurs, que traversent les vaisseaux et les nerfs qui se rendent à l'iris.

*b.* La seconde couche est celle des gros vaisseaux de la choroïde (*couche vasculaire*); les veines sont situées en dehors, les artères en dedans, et elles se trouvent logées dans un tissu analogue à celui qui constitue la couche sous-jacente. La tunique adventice des vaisseaux est très forte et contiendrait d'après *H. Muller* des fibres musculaires lisses. Les cellules pigmentaires y sont moins nombreuses, plus petites, leurs prolongements très courts, et mêlées

d'autres cellules sans pigment. Au-dessus de cette couche se trouve :
c. Celle des capillaires réunis en un réseau très serré, et désignée

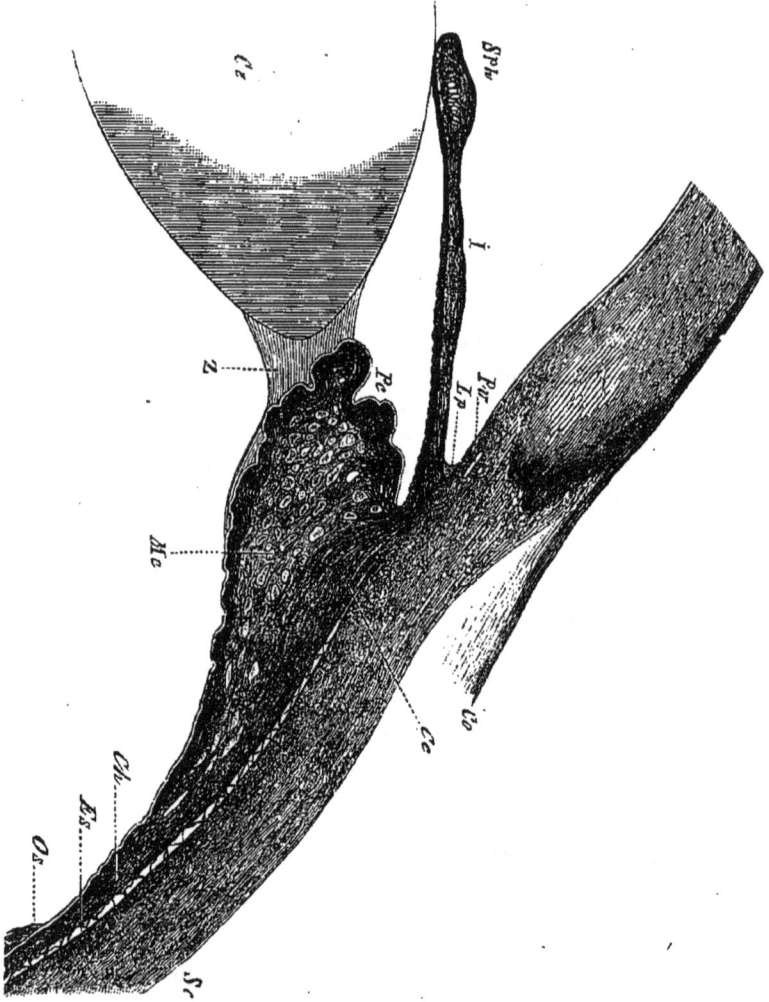

Fig. 46. — Coupe théorique du segment antérieur de l'œil (d'après *Merckel.*)

C, Cornée. *Sc*, Sclérotique. *Co*, Conjonctive. *I*, Iris. *Sph*, Sphincter. *Pv*, Plexus veineux. *Lp*, Ligament pectiné. *Pc*, Procès ciliaires. *Mc*, Muscle ciliaire. *Ch*, Choroïde. *Es*, Espace sus-choroïdien. *Os*, Ora serrata. *Cr*, Cristallin. *Z*, Zonule de Zinn (ligament suspenseur).

sous le nom de *chorio-capillaire* (*membrana Ruyschiana*). Les capillaires se trouvent au milieu d'un tissu homogène sans structure.

*d.* La quatrième couche, intimement liée à la chorio-capillaire, est formée par la lame élastique, pellicule fine ressemblant à la membrane de Descemet, mais beaucoup plus mince, et comme toutes les membranes vitrées, homogène et sans structure. Elle est munie, à la face interne qui touche la rétine, d'une couche épithéliale composée de cellules aplaties et très riche en pigment (*tapetum*). Ce pigment est plus ou moins foncé, mais il l'est surtout dans le voisinage de la *macula lutea*, et, en général, chez les nouveau-nés. La couche épithéliale sert de base aux bâtonnets de la rétine, et appartient en réalité à cette membrane, comme cela a été aussi démontré par des recherches embryologiques.

On a constaté aussi dans la choroïde, surtout vers sa partie postérieure, la présence de fibres musculaires lisses, et une grande quantité d'éléments nerveux, fibres à double contour et cellules ganglionnaires (*Müller, Schweigger*).

Vers le pôle postérieur de l'œil, la choroïde se termine par un anneau mince et étroit, cellulaire et élastique, qui entoure le nerf optique. Comme nous l'avons déjà dit, la membrane est à cet endroit assez solidement fixée à la sclérotique, et envoie quelques fibres fines et isolées au névrilème du nerf optique et à la lamelle criblée.

En avant, la choroïde proprement dite se termine à l'endroit qui porte le nom d'*ora serrata*, parce que la rétine y forme, en cessant, des zigzags dentelés. C'est à cette ligne que la tunique vasculaire de l'œil se continue dans le corps ciliaire.

2° Le *corps ciliaire* est situé derrière la partie antérieure de la sclérotique, et se compose de deux parties, l'une externe, le *muscle ciliaire;* l'autre interne, les *procès ciliaires*. Ceux-ci, au nombre de soixante-dix à soixante-douze, sont situés généralement dans la direction du méridien, et formés par des plis de la choroïde. Ils se lèvent près de l'*ora serrata*, gagnent rapidement en hauteur et se dirigent jusqu'au voisinage de l'équateur du cristallin qu'ils ne paraissent pas toucher. Arrivés là, ils se courbent brusquement vers l'insertion de l'iris, en laissant entre eux et la base de cette membrane une rainure profonde. Le tissu des procès ciliaires est analogue à celui de la choroïde; il se compose de tissu cellulaire qui renferme quelques amas pigmentaires et un grand nombre de vaisseaux. La chorio-capillaire n'existe plus dans ces organes, la lame élastique y est changée en un tissu plus pâle, moins persistant, se détachant difficilement de la couche sous-jacente, et présente à sa face interne des saillies et des sillons qui lui ont valu le nom de *réticulum*. Les cellules épithéliales pigmentaires se retrouvent aussi sur la surface des procès ciliaires; elles y sont de forme irrégulière et très foncée.

La partie externe du corps ciliaire qui touche directement à la

MEYER. — 2° édit. 12

sclérotique est composée du *muscle ciliaire* (muscle tenseur de la choroïde). Ses fibres lisses naissent de la paroi interne du canal de Schlemm, par une insertion rendue plus solide par des fibres provenant de la membrane de Descemet (*ligament pectiné*) et de la sclérotique. Ces fibres forment à cet endroit un anneau tendineux renforcé par une couche de tissu cellulo-élastique. Les fibres musculaires suivent des directions différentes; les plus externes sont parallèles à la sclérotique et se perdent dans la choroïde; les plus internes sont circulaires, les moyennes sont dirigées vers les procès ciliaires, de sorte que le muscle, dans sa totalité, a une forme triangulaire dont la base est dirigée vers les procès ciliaires et le sommet vers le canal de Schlemm. Ces fibres lisses forment de petits faisceaux entre lesquels se trouvent du tissu cellulaire, des vaisseaux et des nerfs.

3° La partie antérieure du tractus uvéal est formée par l'*iris*. Il prend naissance au point de jonction de la sclérotique avec la cornée, vers la paroi interne du canal de Schlemm, en même temps que le muscle ciliaire. De là, cette membrane se dirige en dedans et s'applique sur la convexité du cristallin.

Elle représente un anneau de largeur variable, dont l'ouverture interne constitue la pupille, et dont la plus grande épaisseur est tout près du bord pupillaire qui lui-même est aminci. On distingue à sa surface antérieure une ligne circulaire assez irrégulière, concentrique au bord de la pupille et à une distance d'à peu près un millimètre de celui-ci. De cette ligne partent d'autres lignes et bandes qui ont une direction circulaire vers le bord pupillaire, une direction rayonnante vers l'insertion ciliaire. Son emplacement correspond au petit cercle artériel de l'iris.

La couleur de l'iris dépend de la quantité de pigment renfermé dans son tissu. Lorsqu'il contient peu ou pas de pigment, l'iris paraît bleu par interférence; tandis qu'une nuance foncée de l'iris résulte d'une plus grande quantité de pigment renfermé dans le tissu même. Celui-ci se compose de tissu cellulaire, formant des faisceaux onduleux, qui ont tantôt une direction radiaire, tantôt circulaire. Il renferme des cellules munies ou dépourvues de pigment, et entoure les vaisseaux dont l'iris contient un très grand nombre.

Les muscles de l'iris sont situés près de sa face postérieure; on y distingue près du bord pupillaire des fibres circulaires concentriques à ce bord et qui constituent le sphincter de la pupille. Le dilatateur de la pupille représente une couche mince de faisceaux étroits et rayonnés, qui paraissent naître à l'anneau tendineux, se dirigent vers le sphincter et s'y perdent en se recourbant et en se mêlant aux fibres circulaires.

A la surface antérieure de l'iris, on distingue près de son insertion ciliaire des fibres élastiques qui viennent du ligament pectiné
de la membrane de Descemet; on y constate aussi des cellules
épithélïales qui se répandent de là sur une partie de la surface
antérieure de la membrane. La surface postérieure est couverte
d'une couche épaisse de pigment renfermé dans des cellules arrondies, et une substance intercellulaire amorphe. C'est la continuation
de la couche pigmentaire épithéliale de la choroïde que nous avons
vue passer sur les procès ciliaires et qui vient également recouvrir
l'iris jusqu'au bord pupillaire, au voisinage duquel elle augmente
d'épaisseur et qu'elle dépasse parfois, de sorte que l'on voit alors
la pupille bordée d'un liséré noir très foncé.

Les détails suivants sur la circulation de la choroïde, du corps
ciliaire et de l'iris, sont présentés d'après les travaux de M. *Leber*,
qui ont jeté sur bien des points un jour nouveau.

Les parties dont nous venons de donner la description (choroïde,
corps ciliaire et iris) reçoivent leur *sang artériel* des artères ciliaires
dont on distingue les artères ciliaires postérieures, branches directes
de l'artère ophtalmique, et les artères ciliaires antérieures (provenant des artères des muscles droits de l'œil). Les artères ciliaires
courtes postérieures, au nombre de vingt à peu près, perforent la
sclérotique à peu de distance du nerf optique, se divisent dichotomiquement dans la choroïde, et s'y distribuent rapidement jusque
dans le voisinage de l'*ora serrata*.

A partir de leur entrée dans la choroïde, elles envoient des branches dans la couche capillaire, dans laquelle se perdent à la fin
toutes leurs ramifications, à l'exception de quelques-unes qui dépassent l'*ora serrata* et forment des anastomoses avec les branches des
artères ciliaires antérieures et des artères ciliaires longues postérieures. La transformation directe de ces artères en veines n'existe
pas. Les parties antérieures de la choroïde, situées au-delà de
l'*ora serrata*, reçoivent leur sang artériel des artères ciliaires longues postérieures, et des artères ciliaires antérieures. Celles-là,
après avoir traversé la sclérotique très obliquement près du nerf
optique, cheminent dans la couche externe de la choroïde (membrana supra-choroïdea), jusqu'au muscle ciliaire, et s'y divisent en
deux branches qui traversent le muscle en divergeant, et contribuent,
au bord antérieur de ce muscle, à la formation du grand cercle
artériel de l'iris.

Les artères ciliaires antérieures arrivent en traversant les insertions des muscles droits, au nombre de cinq ou six, à la sclérotique,
sur laquelle elles se dirigent vers le bord de la cornée, en envoyant
sur leur parcours des branches dans l'intérieur du globe. Ces

branches perforent la sclérotique et se réunissent dans le muscle ciliaire avec les artères ciliaires longues postérieures, pour former le grand cercle artériel de l'iris situé au bord du muscle ciliaire, et un second cercle artériel situé au milieu du muscle ciliaire même. De ces cercles artériels naissent : 1° des artères pour la partie antérieure de la choroïde, branches récurrentes qui s'anastomosent avec les artères ciliaires courtes postérieures, et finissent par former un système capillaire ; 2° les artères du muscle ciliaire ; elles y forment un réseau capillaire très fin, dont les mailles sont parallèles aux fibres musculaires de ces parties ; 3° des artères aux procès ciliaires ; celles-ci traversent le muscle ciliaire avant d'arriver aux procès, s'y divisent dans un grand nombre de ramifications, qui forment des anastomoses et finissent au bord libre des procès, dans les veines, sans que l'on ait pu décider jusqu'ici si elles se transforment directement en veines, ou si elles subissent la transformation capillaire ; 4° les artères de l'iris, qui se portent près de la surface antérieure de la membrane en direction radiée vers le bord pupillaire.

Dans cette marche, elles présentent entre elles des anastomoses nombreuses, sous forme de petites arcades, et envoient vers la surface postérieure de l'iris des ramifications qui y forment un système capillaire à grandes mailles. Quelques-unes des artères qui se dirigent vers le bord pupillaire s'y réunissent pour former le petit cercle artériel de l'iris, d'autres se dirigent en ramifications fines jusqu'au bord même, s'y recourbent en anses, et prennent le caractère des veines. Auparavant elles fournissent de petites branches au sphincter de l'iris et y forment un réseau capillaire très fin.

Le *sang veineux* de l'iris, du corps ciliaire et de la choroïde, quitte le globe en majeure partie par les veines étoilées (*vasa vorticosa*) de la choroïde. Les veines de l'iris se réunissent à celles des procès ciliaires, dans lesquelles se déversent aussi en partie les veines du muscle ciliaire, en formant un réseau serré le long de la surface interne des procès ciliaires, et se dirigent vers la choroïde. Ce n'est que lorsqu'elles sont arrivées au bord de cette membrane que ces veines pénètrent vers sa face externe.

Les veines des procès ciliaires et de l'iris n'atteignent pas le muscle ciliaire, tandis que les artères, comme nous l'avons vu plus haut, le traversent pour se rendre dans les procès et dans l'iris ; il en résulterait que les contractions du muscle ciliaire n'exercent d'influence que sur la circulation artérielle, et que pendant l'accommodation les procès ciliaires diminuent de volume, et se gonflent lorsque l'accommodation est au repos. Lorsque les veines de l'iris et du corps ciliaire sont réunies dans la choroïde, elles se dirigent d'avant en arrière vers les veines étoilés, par lesquelles tout le sang veineux de la choroïde quitte le globe de l'œil. Ces veines étoilées, situées vers l'équateur de l'œil, reçoivent donc en dehors des veines déjà nommées celles des parties antérieures de la choroïde, dont un certain nombre se réunissent aux veines des procès ciliaires, et celles de la partie postérieure de la choroïde. Ces dernières sont situées entre les artères ciliaires courtes, de façon que ces vaisseaux exercent une pression mutuelle les uns sur les autres, ce qui fait présumer qu'ils peuvent régulariser ainsi dans ces parties la circulation du sang. En effet, celui-ci suivant la même direction d'arrière en avant dans les artères et dans les veines, la distension des artères accélérera, par une compression successive, la circulation dans les veines, tandis que la distension de ces dernières ralentira le courant dans les artères.

Toutes les veines de la choroïde convergent ainsi de différents points et finissent par se réunir en une branche qui perfore la sclérotique ; c'est par cet arrangement que se forment les étoiles dont on trouve généralement quatre ou six qui s'anastomosent par des branches assez fortes.

Une partie du sang veineux du muscle ciliaire quitte le globe de l'œil par un autre chemin que celui que nous venons de décrire. Douze à quatorze petites veines perforent la sclérotique vers le bord antérieur du muscle, et se dirigent, en se divisant et en formant des anastomoses, vers le plexus ciliaire veineux (canal de Schlemm), dans lequel elles se déversent en grande partie, tandis qu'une autre partie de ces veines se réunit aux veines ciliaires antérieures du tissu sous-conjonctival. Du canal de Schlemm, plusieurs veines, après avoir perforé la sclérotique, se dirigent vers le bord de la cornée ; d'autres se répandent dans le réseau veineux épiscléral.

Il existe donc deux voies par lesquelles le sang veineux de l'iris du corps ciliaire et de la choroïde est ramené au dehors : une voie postérieure par les veines étoilées, qui est de beaucoup la plus considérable, et une voie antérieure que nous venons de décrire. En cas d'hyperhémie ou de pression intra-oculaire telle que les veines étoilées se trouvent comprimées à l'endroit où elles perforent la sclérotique, le sang suit de préférence la voie antérieure, et nous voyons alors les veines ciliaires antérieures augmenter de nombre et de volume.

Les *nerfs* de la choroïde, du corps ciliaire et de l'iris, proviennent du ganglion ophtalmique et du nerf naso-ciliaire. Du ganglion, dix à vingt nerfs (nerfs ciliaires courts) pénètrent, après avoir perforé la sclérotique près du nerf optique, dans la choroïde ; ils y fournissent les éléments nerveux que nous avons signalés plus haut, ou se dirigent entre choroïde et sclérotique vers le corps ciliaire. Les nerfs venus du naso-ciliaire (nerfs ciliaires longs) perforent la sclérotique près de l'insertion du muscle oblique supérieur, se dirigent vers le muscle ciliaire, dans lequel ils se divisent, et s'anastomosent avec le nerfs ciliaires courts. C'est de ce réseau que proviennent les nerfs de l'iris, qui suivent à peu près la marche des vaisseaux, et dont le mode de terminaison n'est pas exactement connu.


## ARTICLE PREMIER.

### HYPERHÉMIE DE L'IRIS.


L'hyperhémie de l'iris produit, comme premier symptôme, la congestion du tissu épiscléral dont les vaisseaux, comme nous l'avons vu, sont intimement liés à ceux de l'iris. De là une injection périkératique plus ou moins prononcée. Un autre symptôme consiste dans la contracture pupillaire et dans l'effet défectueux de l'atropine qui ne dilate la pupille que difficilement, après des instillations répétées et pour moins longtemps que dans un œil normal. Lorsqu'on constate ce dernier phénomène, il faut s'assurer s'il ne dépend pas d'une affection de la cornée qui empêche ou ralentit la pénétration du médicament, ou de la présence d'adhérences du bord pupillaire (synéchies postérieures). Comme troisième symptôme de l'hyperhémie de l'iris, on trouve le changement de coloration de cette membrane dû à ce qu'une nuance rouge jaunâtre s'ajoute à sa couleur naturelle. Ainsi un iris bleu devient légèrement verdâtre, un iris brun prend une teinte rousse. Cette décoloration est d'autant plus sensible, que dans la simple hyperhémie de l'iris, l'humeur aqueuse conserve sa transparence, et que le tissu de la membrane n'est pas le siège d'exsudations comme dans l'iritis. Dans les cas d'hyperhémie très chronique (par exemple, après l'opération de la cataracte par discission), le changement de coloration de l'iris dépend, en outre, des altérations des cellules pigmentaires du stroma irien accompagnées de l'atrophie du pigment qui forme l'extrême bord de la pupille, dont le pourtour perd ainsi sa régularité et paraît dentelé. Une altération analogue et qui fait perdre à l'iris son brillant habituel se produit aussi par suite des progrès de l'âge.

Cette hyperhémie de l'iris se perd sans trace avec les causes qui l'ont produite, ou conduit à l'iritis, soit spontanément, soit par suite d'un traitement irritant comme, par exemple, l'emploi d'un collyre au nitrate d'argent.

*Étiologie.* — L'hyperhémie de l'iris se rencontre d'une manière constante avant et avec les inflammations de cette membrane : on la trouve aussi dans les processus hyperhémiques ou inflammatoires des parties qui sont en rapport vasculaire avec elle : ainsi nous la constatons dans l'hyperhémie générale de la choroïde, à la suite d'efforts considérables et prolongés de la vision, et dans l'inflammation des parties antérieures de la choroïde et du corps ciliaire. On l'observe aussi dans les kératites ulcéreuses ou traumatiques, enfin dans les inflammations de la conjonctive, les granulations aiguës, les ophtalmies phlycténulaires, surtout lorsque ces affections ont été traitées mal à propos par des irritants.

Le *traitement* doit être dirigé contre la cause de l'hyperhémie et contre l'irritation locale ; il faut recommander le repos absolu des yeux, éviter tout ce qui peut augmenter la congestion, par exemple une lumière trop forte, les congestions générales vers la tête, enfin recommander l'emploi prolongé de l'atropine ou de la duboisine, pour mettre les muscles internes de l'œil au repos.

## ARTICLE II.

### IRITIS.

L'inflammation de l'iris ajoute aux symptômes de l'hyperhémie déjà décrits celui de la production d'un exsudat. Cet exsudat peut se présenter :

*a.* Au bord de la pupille et à la surface postérieure de l'iris, où il produit facilement des adhérences entre l'iris et la capsule du cristallin (synéchies postérieures) ;

*b*. A la surface antérieure de l'iris, dans l'humeur aqueuse
et sur la membrane de Descemet.

Sur la surface antérieure de l'iris, il se produit sous forme
d'une membrane fibrineuse très mince, qui fait disparaître le
reflet brillant de la membrane, lui donne l'aspect d'une surface
dépolie, et se propage souvent dans le champ pupillaire. Dans
l'humeur aqueuse, il se produit soit un trouble général de ce
liquide, soit des flocons ou de petites membranes flottantes,
qui peuvent se déposer dans les parties déclives de la chambre
antérieure (hypopyon).

Enfin, cet exsudat peut atteindre la membrane de Descemet,
et s'y précipiter sous forme d'un léger voile ou de dépôts
ponctués.

*c*. Dans le parenchyme même de l'iris avec augmentation de
volume de cette membrane ou production d'excroissances
papilliformes.

Nous aurons à distinguer plusieurs variétés d'iritis : l'iritis
simple ou plastique, l'iritis séreuse, l'iritis parenchymateuse,
et comme forme spéciale de cette dernière l'iritis syphilitique.

A. *Iritis simple ou plastique.* — L'injection périkératique y
est plus ou moins prononcée selon l'intensité de l'inflammation ; dans les cas graves, elle s'accompagne même d'œdème
du tissu sous-conjonctival, et produit un chémosis qui cache
alors en partie l'injection autour de la cornée. L'humeur
aqueuse paraît légèrement troublée, l'iris même manque plus
ou moins de brillant, change de couleurs, et la pupille, généralement rétrécie, est entièrement immobile ou excessivement
paresseuse dans ses mouvements.

Lorsque l'affection a déjà eu pour résultat des adhérences
entre le bord pupillaire et la capsule cristallinienne, la forme
de la pupille est irrégulière, ou si elle a paru d'abord de
forme normale, ses irrégularités deviennent facilement apparentes à l'éclairage latéral ou après l'emploi de l'atropine.
Celle-ci réussit souvent à déchirer immédiatement des synéchies
encore faibles, et la pupille reprend alors sa forme circulaire.
Il n'est pas rare d'observer alors des débris de ces synéchies
et du pigment de l'iris fixés sur la capsule où ils indiquent
l'endroit des adhérences ; d'ailleurs des dépôts d'exsudats

variables dans leur volume et dans leur forme peuvent exister dans le champ pupillaire même. Dans d'autres cas, les synéchies résistent à l'action de l'atropine qui réussit seulement à dilater les parties qui ne sont pas encore adhérentes, et cette dilatation irrégulière peut donner à la pupille les formes les plus variables.

Ces adhérences sont tantôt étroites, tantôt larges, isolées et plus ou moins nombreuses, ou le bord pupillaire tout entier peut adhérer à la capsule, et cet état a été désigné sous le nom de *synéchie postérieure totale* ou *annulaire*.

Lorsque l'exsudat recouvre en même temps en totalité le champ pupillaire, il produit l'occlusion ou l'oblitération de la pupille.

B. *Iritis séreuse.* —A la place de l'exsudation plastique qui caractérise l'iritis simple, nous observons ici une hypersécrétion de l'humeur aqueuse, qui est en même temps trouble, et précipite des dépôts d'étendue et de forme variable sur la face postérieure de la cornée et sur la capsule du cristallin. L'injection périkératique est souvent peu prononcée, et l'aspect de l'iris paraît changé par le trouble de l'humeur aqueuse et de la cornée.

La chambre antérieure devient plus profonde, la pression intra-oculaire augmente et à la suite des troubles d'innervation qui en résultent, la pupille est dans un état de dilatation moyenne et reste immobile. Dans les cas légers, le trouble de l'humeur aqueuse et de la membrane de Descemet est souvent si peu prononcé qu'il faut une observation attentive pour le reconnaître. On constate alors un nuage général produit par la suspension des parties solides dans l'humeur aqueuse, ou dans les cas plus prononcés, des flocons qui nagent dans le liquide et se déposent au fond de la chambre antérieure. Ce trouble disparaît si l'on vide cette dernière par une paracentèse.

La surface postérieure de la cornée présente une opacité générale entremêlée surtout dans sa partie inférieure de points grisâtres, variant depuis un piqueté très fin jusqu'à la grosseur d'une tête d'épingle, et même plus. Les altérations de la membrane de Descemet, qui, en dehors de ces dépôts peuvent consister en modifications de sa couche épithéliale s'accompagnent plus tard d'une affection de la couche postérieure de la cornée que nous avons décrite avec les maladies de cette membrane. (Voy. *Kératite ponctuée.*)

Les dépôts sur la membrane de Descemet qui s'étendent parfois sur la capsule du cristallin, ont été considérés autrefois comme le point de départ de la maladie, que l'on attribuait à l'inflammation d'une membrane hyaloïde qui devait tapisser comme un sac séreux les chambres antérieure et postérieure de l'œil, et être en rapport avec l'enveloppe du corps vitré. On désignait cette inflammation sous le nom d'*aquo-capsulite, hydro-méningite, Descemétite.*

C. *Iritis parenchymateuse ou suppurative.* — Dans cette variété d'iritis, l'inflammation et l'exsudation atteignent les éléments du tissu même de la membrane, qui augmente d'épaisseur dans sa totalité ou partiellement.

Il s'y produit un gonflement et une hypergenèse de ses éléments celluleux, et un trouble de circulation à la suite duquel des vaisseaux tortueux apparaissent à la surface antérieure de la membrane. Ce gonflement est encore augmenté par un épanchement plastique ou purulent dans le parenchyme, sur le bord et les surfaces de l'iris. Les exsudats réunissent le bord pupillaire à la capsule, sous forme de synéchies pigmentées qui immobilisent la pupille. Ils remplissent l'espace qui sépare la surface postérieure de l'iris de la capsule, ainsi que le champ pupillaire, de matières grisâtres ou jaunâtres ; ils s'épanchent également dans la chambre antérieure donnant lieu à un hypopyon considérable.

L'aspect de la surface antérieure de l'iris varie selon que l'affection est généralisée ou se localise davantage par places. Elle paraît toujours terne, décolorée et gonflée, avec des taches pigmentaires isolées, produites par l'hypergenèse des cellules pigmentaires du stroma. Mais dans le premier cas cet aspect est général ; dans le second, il apparaît vers le bord libre ou dans la continuité de la membrane, soit des excroissances papilliformes, colorées par du pigment foncé, soit de petits tubercules jaunâtres entourés de vaisseaux. Ces nodosités s'élèvent au-dessus du niveau de l'iris, et se perdent insensiblement dans son tissu.

Cet état de l'iris s'accompagne, surtout dans les accès graves de la maladie, d'une injection périkératique très prononcée, de congestion conjonctivale et de chémosis. Les paupières même peuvent participer à l'irritation, surtout la paupière supérieure, qui devient rouge, brillante et œdématiée.

D. *Iritis syphilitique.* — Elle peut se présenter sous la forme de toutes les variétés d'iritis que nous venons de décrire. Néanmoins il existe une forme d'iritis parenchymateuse partielle, qui se rencontre bien encore en dehors de toute manifestation spécifique, mais cependant si souvent avec la syphilis constitutionnelle, qu'on peut la considérer comme caractéristique pour cette diathèse.

Dans cette iritis syphilitique, une petite partie de la membrane seulement change de couleur, se gonfle, se vascularise, et prend une teinte jaunâtre ou brunâtre. Cette petite tumeur, de dimensions variables, dépasse parfois considérablement le niveau de l'iris, et ressemble dans sa structure aux tumeurs gommeuses au début. On en observe quelquefois plusieurs en même temps. Rarement elles subissent une modification graisseuse ou purulente ; dans la plupart des cas elles disparaissent ainsi que les nodosités de l'iritis parenchymateuse, en général, par résorption, et le tissu de l'iris s'atrophie aux endroits atteints. Dans cette variété d'iritis partielle, l'injection périkératique aussi apparaît le plus vivement vers la partie du bord de la cornée qui est la plus rapprochée de l'altération.

Dans les différentes formes d'iritis que nous venons de décrire, les symptômes subjectifs, tels que la douleur, la photophobie, les troubles visuels, etc., se présentent avec une intensité très variable.

Les douleurs font parfois entièrement défaut ; elles sont, en général, plus vives dans l'iritis parenchymateuse et dans l'iritis simple que dans la forme séreuse, et résultent probablement de la compression des nerfs ciliaires par le tissu hyperhémié ou par l'exsudat. Si dans les cas légers il n'y a souvent qu'une sensation de chaleur et de pesanteur dans l'œil, les malades accusent dans d'autres cas des douleurs lancinantes dans la région sus-orbitaire, dans le front et dans le domaine des ramifications voisines de la cinquième paire. Ces douleurs augmentent généralement le soir et dans la nuit, de façon à priver les malades entièrement de sommeil. Le larmoiement et la photophobie varient avec l'intensité des douleurs ciliaires, sans être jamais aussi prononcés que dans la kératite.

Les troubles de la vue dépendent essentiellement du trouble de l'humeur aqueuse et des épanchements produits dans le champ pupillaire. Aussi lorsque nous constatons une diminution de l'acuïté visuelle qui n'est pas en rapport avec ces altérations, ou même des défectuosités du champ de la vision, notre attention doit toujours se porter sur les complications très fréquentes dans certaines formes d'iritis (choroïdite et opacités du corps vitré).

Lorsque l'accès d'iritis est très vif et atteint un sujet faible ou irritable, il peut s'accompagner d'une réaction fébrile générale, de troubles gastriques, et même de vomissements.

*Marche et terminaisons.* — Lorsque l'iritis suit une marche aiguë, elle atteint bientôt son maximum d'intensité et disparaît au bout de trois ou quatre semaines insensiblement. L'injection périkératique pâlit alors, la conjonctive blanchit, la pupille se dilate, reprend sa forme circulaire, et l'atropine produit un effet de plus en plus énergique. Les exsudations se résorbent, et l'iris revient à son état normal.

On voit alors parfois la trace des synéchies rester sur la capsule, sous forme de petits dépôts pigmentaires qui indiquent encore après des années l'existence d'une ancienne iritis. Malgré cette guérison complète, il reste pendant quelque temps encore une grande tendance aux récidives, surtout si les muscles de l'iris ne sont pas tenus en repos par l'emploi prolongé de l'atropine.

Cette marche bénigne de l'iritis peut durer de quelques semaines à quelques mois. L'iritis séreuse, quoique traînante dans sa marche, disparaît souvent sans laisser de traces ; l'iritis simple laisse déjà bien plus souvent des synéchies rebelles au traitement; l'iritis parenchymateuse, qu'elle se soit développée d'emblée ou après une iritis simple, se prête rarement à une parfaite réparation du tissu atteint.

Dans une seconde série de cas, l'iritis guérit ; mais il reste des synéchies postérieures trop solides pour céder à l'action de l'atropine. Ces adhérences deviennent d'une influence souvent funeste à l'œil, parce qu'elles produisent un tiraillement incessant de la membrane, pendant les mouvements auxquels l'iris

est soumis continuellement sous l'action de la lumière ou de
l'accommodation ; elles troublent ainsi la circulation et l'innervation. Ce danger est d'autant plus grand, que les synéchies
sont plus larges et plus nombreuses. En effet, elles expliquent
la fréquence des récidives, que l'on attribuait autrefois uniquement à l'existence d'une diathèse générale. Dans chacun de ces
nouveaux accès, la maladie devient de plus en plus rebelle au
traitement, parce que les synéchies déjà existantes empêchent
l'action de l'atropine et parce qu'elles augmentent chaque fois
de nombre.

Elles rendent ainsi de plus en plus difficiles la communication entre les chambres antérieure et postérieure de l'œil,
communication indispensable à l'équilibre de la pression intra-
oculaire et à la nutrition normale des milieux de l'œil.

Lorsque enfin il s'est formé une synéchie postérieure totale,
avec ou sans oblitération de la pupille, cette communication
est tout à fait interrompue ; l'humeur aqueuse et les liquides
sécrétés derrière l'iris poussent cette membrane en avant vers la
cornée, et comme elle est retenue à son bord pupillaire par
l'adhérence à la capsule, les parties périphériques de la membrane seules peuvent céder à cette pression, et l'iris prend une
forme d'entonnoir.

Dans ces cas, l'inflammation se propage aux progrès ciliaires et à la choroïde, la tension de l'œil augmente et produit
des symptômes glaucomateux (stase veineuse, anesthésie de la
cornée, rétrécissement caractéristique du champ visuel). Au
bout de quelque temps, l'iris et la choroïde s'atrophient, l'hypersécrétion cesse, le globe de l'œil se ramollit progressivement, en même temps qu'il se forme une cataracte renfermant
des sels calcaires (cataracte crétacée et adhérente). Nous aurons à revenir avec plus de détails sur cette complication que
l'on désigne sous le nom d'irido-choroïdite et qui suit parfois
la marche inverse, c'est-à-dire qu'elle débute par une affection
de la choroïde et se propage sur l'iris.

L'iritis affecte dans un certain nombre de cas une marche
essentiellement chronique ; dans ce cas, les symptômes inflammatoires sont à peine indiqués, seulement la pupille se montre paresseuse dans ses mouvements, quelquefois un peu contractée, et lorsqu'on l'observe à l'éclairage latéral, ou après
l'emploi de l'atropine, on constate des adhérences isolées avec

la capsule. De temps en temps, il existe un léger trouble de
l'humeur aqueuse, et petit à petit l'iris perd son reflet brillant,
se décolore, s'amincit, et le tissu s'atrophie progressivement.
Souvent, il survient au milieu de cette marche chronique un
accès aigu avec ses symptômes caractéristiques.

*Pronostic.* — La gravité de la maladie dépend des causes
de l'iritis et des altérations qu'elle a déjà produites dans l'œil.
Si nous rencontrons l'affection au début, avant l'établissement
des synéchies, ou si celles-ci cèdent encore à l'action de l'atropine, le pronostic est absolument favorable ; il s'aggrave avec
l'existence d'adhérences nombreuses rebelles à l'action du
mydriatique ; cela explique les chances plus grandes d'une guérison de l'iritis simple ou séreuse comparée à celle d'une iritis
parenchymateuse ou suppurative. Enfin, le pronostic doit tenir
compte des complications qui peuvent survenir dans les autres
membranes de l'œil, et dans l'iritis traumatique, de l'existence
simultanée d'autres lésions.

*Étiologie.* — L'iritis peut être observée à la suite de toutes
les causes qui produisent une congestion prolongée du tissu épiscléral : corps étrangers qui séjournent longtemps dans le sac
conjonctival ou dans la cornée, emploi imprudent et prolongé
des caustiques. Elle peut se produire aussi à la suite d'une
irritation persistante de l'iris même, par des corps étrangers,
par des masses cristalliniennes exerçant une pression sur cette
membrane, par le tiraillement qui résulte de l'existence de synéchies antérieures ou postérieures. Enfin, l'inflammation peut
se communiquer à l'iris après avoir débuté dans la cornée, surtout lorsque les couches profondes de cette membrane sont le
siège d'une affection, ou en partant des parties antérieures de
la choroïde. Une cause particulière doit être signalée dans l'influence sympathique qu'un œil atteint de traumatisme dans
la région du corps ciliaire exerce sur son congénère. Il peut
se développer dans ce dernier une ophtalmie, dite sympathique,
qui débute parfois dans l'iris.

L'iritis idiopathique est très rare chez les vieillards et n'atteint guère les enfants avant l'âge de l'adolescence. On l'observe chez les jeunes filles à la suite de troubles menstruels.

Parmi les diathèses qui produisent l'iritis, il faut citer en premier lieu la syphilis; presque les trois quarts des individus atteints d'iritis présentent des symptômes syphilitiques; on a attribué en outre les symptômes d'iritis du premier âge à la syphilis congénitale. Quant à la diathèse rhumatismale, il est vrai que l'iritis résulte assez souvent de refroidissement et s'accompagne de douleurs rhumatismales dans d'autres parties du corps; mais il serait inexact de dire que cette variété de l'affection revêt une forme spéciale. L'action des dyscrasies tuberculeuse et cancéreuse ne se fait sentir dans l'iris qu'après avoir atteint d'autres parties du globe de l'œil. Et on pourrait en dire autant des iritis métastatiques ou emboliques observées dans le courant d'une septicémie, après les fièvres puerpérales, les plaies suppurantes, etc.

*Traitement.* — La première indication à remplir dans l'inflammation de l'iris est d'empêcher le fonctionnement continuel des muscles de cette membrane, qui se contractent sans cesse sous l'influence de la lumière et de l'accommodation. Ce but est atteint par l'emploi de l'atropine ou de la duboisine qui ont en outre l'avantage d'empêcher, par la dilatation de la pupille, la formation des synéchies postérieures, et de faciliter la circulation intraoculaire. Les mydriatiques diminuent ainsi l'hyperhémie des parties internes de l'œil, et agissent favorablement sur la tension du globe. Il faut se servir, dès le début de l'iritis, d'une solution concentrée (4 à 8 centigrammes pour 10 grammes d'eau), et faire instiller matin et soir six gouttes dans l'espace d'une demi-heure (une goutte de cinq en cinq minutes). Ce mode d'emploi est préférable à des instillations continuées pendant toute la journée, qui privent l'œil du repos nécessaire, par l'irritation passagère mais alors souvent répétée, qui accompagne l'emploi du médicament. Dans la grande majorité des cas, ce médicament, pur et bien préparé, est très bien supporté par l'œil; cependant il provoque parfois une irritation sensible de la conjonctive (voy. p. 96). Il faut alors lui substituer la duboisine à la même dose ou, si ce médicament n'était pas mieux supporté par la conjonctive, employer un collyre soigneusement filtré de :

Extrait de belladone. . . . . . . . 1 gram.
Eau distillée. . . . . . . . . . . 10 gram.

La nécessité d'une dilatation pupillaire est absolue. Et ce n'est que lorsqu'on a atteint ce but qu'il est permis de diminuer le nombre des instillations et d'employer une solution moins concentrée, mais suffisante pour maintenir la dilatation.

En même temps que les mydriatiques, on doit recommander des cataplasmes de fécule maintenus chauds sur l'œil malade pendant deux heures, quatre fois par jour. On peut aussi remplacer les cataplasmes par des fomentations chaudes faites avec une infusion de camomille ou de belladone.

L'emploi de l'atropine et le repos absolu de l'œil, qu'il faut protéger en outre contre une trop forte lumière et contre l'action du froid, sont indispensables, quelle que soit la forme d'iritis que nous ayons à traiter. En même temps, on fait bien de proscrire toute nourriture échauffante.

Lorsque nous constatons des symptômes inflammatoires très vifs, et surtout des douleurs ciliaires prononcées qui persistent malgré l'emploi de l'atropine, il est utile de faire appliquer le soir quelques sangsues à la tempe (en nombre variable, selon l'âge et la constitution du malade et selon l'intensité de l'inflammation), d'inciser au besoin le chémosis, et de faire frictionner le front avec la pommade mercurielle belladonée.

Il est en outre indispensable de procurer aux malades privés de sommeil le repos nécessaire par des injections sous-cutanées de morphine ou par le chloral.

Dans les cas d'iritis séreuse l'emploi de l'atropine a paru parfois déterminer, chez des personnes prédisposées à des attaques glaucomateuses, un accès aigu de cette maladie; il faudrait donc s'en servir dans ces cas avec précaution. Lorsque la douleur paraît dépendre de l'hypersécrétion de l'humeur aqueuse, d'ailleurs trouble, et de la tension de l'œil, on tire un grand avantage de la paracentèse de la chambre antérieure qui, pratiquée avec les précautions nécessaires, peut être répétée plusieurs fois, sans danger pour la cornée et avec un grand profit pour la guérison de la maladie elle-même. C'est aussi dans cette variété de la maladie, si elle traîne en longueur ou récidive, qu'il faut agir sur les intestins par des purgations salines répétées, sur la sécrétion des reins et de la peau par l'acétate de potasse et par la tisane chaude de salsepareille prise le matin au lit, pour provoquer une transpiration de quelques heures; enfin, en établissant, si la constitution générale des

malades le permet, une action révulsive par des dérivatifs
cutanés, tels que des vésicatoires à la nuque, des cautères et
même un séton.

Il ne faudrait pas oublier que cette affection, en s'accompagnant d'une choroïdite séreuse, peut prendre un caractère
glaucomateux, et dès qu'on en observe les symptômes distinctifs (rétrécissement du champ visuel, stase veineuse, anesthésie de la cornée), il devient indispensable d'intervenir par
une iridectomie.

L'apparition d'une exsudation plastique fournit l'indication
des préparations mercurielles; si la production est modérée,
il suffit de prescrire une petite dose de calomel (1 à 2 centigrammes), prise de deux en deux heures, et des frictions avec
la pommade mercurielle belladonée sur le front. Selon la quantité et la rapidité de l'exsudation, il faut employer la médication
mercurielle plus ou moins énergiquement.

Lorsque l'iritis plastique prend les caractères d'une iritis
parenchymateuse, ou que la maladie débute par cette forme,
s'accompagnant de symptômes inflammatoires violents et d'une
production rapide d'une grande quantité d'exsudats, il est préférable d'employer tout de suite le calomel jusqu'à 5 centigrammes
toutes les deux heures, et des frictions de 1 à 3 grammes d'onguent mercuriel, répétées plusieurs fois par jour avec les précautions utiles pour empêcher la salivation. Pendant ce traitement, le malade doit garder le lit ou au moins la chambre,
pour éviter les variations brusques de température.

Sous l'influence de ce traitement, on voit souvent des exsudats plastiques fondre et se résorber progressivement.

Si la maladie est de cause syphilitique, il faut faire suivre
ce traitement de l'emploi des pilules de sublimé opiacées, ou
de protoiodure de mercure, combiné avec l'iodure de potassium.

Dans tous les cas d'iritis, lorsque malgré les moyens thérapeutiques il s'établit une synéchie postérieure totale, avec ou
sans occlusion de la pupille, il faut recourir à l'iridectomie.
On a aussi conseillé cette opération aussitôt qu'il apparaît un
hypopyon très développé qui refoule la moitié inférieure de
l'iris en arrière, ou qui dépasse le bord pupillaire. Mais dans ce
cas la paracentèse de la chambre antérieure, pratiquée avec un
petit couteau lancéolaire à la jonction de la sclérotique avec la

cornée, près de son bord inférieur, suffit pour débarrasser la chambre antérieure de son contenu, qui d'ailleurs peut se rétablir assez vite et nécessiter le renouvellement de la paracentèse.

Il est souvent utile d'employer dans ces cas des compresses chaudes, qui se montrent aussi très efficaces contre les symptômes inflammatoires de l'iritis parenchymateuse, et qui contribuent à la résorption des nodosités et des tumeurs gommeuses de la membrane. Lorsqu'une tumeur gommeuse se développe outre mesure, on a excisé avec avantage la partie de l'iris qui est atteinte de cette altération.

Dans l'iritis traumatique, survenu à la suite de la pénétration d'un corps étranger dans la chambre antérieure, il faudrait commencer par extraire celui-ci d'après les règles établies plus haut (voy. p. 169), et traiter ensuite l'inflammation de la membrane selon sa variété et son intensité. Lorsque cette inflammation résulte du gonflement d'une cataracte traumatique, il faudrait, en tout état de choses, pratiquer d'abord l'extraction de la cataracte par la méthode linéaire.

En cas de prolapsus de l'iris par une blessure perforante de la cornée, il faut exciser avec soin la partie qui fait saillie au dehors, instiller de l'atropine, employer un bandeau compressif, et si l'état inflammatoire de l'œil l'exige, appliquer un certain nombre de sangsues à la tempe.

L'iritis qui survient après l'extraction de la cataracte peut avoir des causes variables. Elle exige un traitement différent selon sa forme et selon qu'elle résulte, soit indirectement d'un état inflammatoire de la plaie, soit du froissement de la membrane pendant l'opération ou par l'action des masses corticales restées dans l'œil, ou enfin d'un état individuel (anémie et marasme sénile) de l'opéré. Dans la grande majorité des cas, une médication antiphlogistique est absolument nuisible. Le bandeau compressif très serré, des compresses chaudes, l'atropine, un régime fortifiant et des toniques sont employés, selon les indications spéciales que nous expliquerons dans le chapitre des accidents qui suivent l'opération de la cataracte.

Le traitement de l'iritis sympathique sera exposé à part avec les ophthalmies sympathiques.

Après la guérison de l'iritis, il importe de prévenir les récidives par l'emploi de l'atropine continué encore pendant quelques semaines, lors même que la guérison se serait effectuée sans laisser de synéchies.

S'il en existe, il faut essayer d'abord de les rompre par les instillations d'atropine et de pilocarpine. En cas d'insuccès, les rechutes et peut-être la perte finale de l'œil ne peuvent être évitées certainement que par l'opération de la corélyse ou de l'iridectomie (voy. plus loin les détails de ces deux opérations). Cette dernière est toujours indiquée en cas de synéchie postérieure totale; et dans ces cas, l'intervention chirurgicale ne devrait pas être négligée ou retardée dans l'intérêt bien entendu du malade, qui s'en repentirait peut-être trop tard.

D'ailleurs, dans tous les cas d'iritis dont la cause ne réside pas dans une influence passagère, il faut étudier la constitution du malade et prévenir les rechutes par des moyens appropriés. En outre des indications spéciales fournies par l'existence d'une diathèse, par des troubles menstruels, etc., nous devons recommander les révulsifs sur la peau sous forme d'applications, périodiquement répétées, de ventouses sèches à la nuque ou de sinapismes aux jambes, une impulsion énergique donnée à la sécrétion urinaire par des eaux minérales, et à celle de la peau par la méthode des transpirations; tous ces moyens unis à un régime modéré préviennent utilement les récidives, empêchent la propagation de l'inflammation chronique aux parties voisines menacées, et arrêtent souvent cette marche de la maladie si funeste à la vision.

## ARTICLE III.

### BLESSURES DE L'IRIS.

Les blessures de l'iris résultent de la pénétration d'un corps étranger, d'un instrument piquant ou tranchant, ou enfin d'une contusion générale de l'œil. Dans le premier cas, le corps étranger implanté dans l'iris peut s'y enkyster par un épanchement de lymphe plastique et rester longtemps dans le parenchyme de l'iris sans provoquer d'inflammation. Mais dans la grande majorité des cas il s'ensuivra une irritation immédiate et continue, qui peut provoquer une inflammation suppurative. Il est donc nécessaire d'extraire le corps étranger, soit directement, soit en excisant la partie de l'iris qui l'enveloppe (voy. p. 169).

Pour faciliter la recherche de son siège, on peut se guider sur la cicatrice de la cornée, par laquelle le corps étranger a pénétré et qu'il n'est pas toujours facile de reconnaître ou de retrouver sans un examen attentif à l'éclairage latéral. En outre, l'injection périkératique est souvent le plus prononcée près de la partie du bord de la cornée qui correspond au siège du corps étranger dans l'iris.

Les piqûres, les incisions et déchirures de l'iris s'accompagnent presque toujours d'un épanchement de sang dans la chambre antérieure (hyphéma) qui peut rendre l'examen des parties atteintes singulièrement difficile.

La blessure peut consister dans une simple fissure du tissu de l'iris, ou dans une perte de substance plus ou moins considérable, une rupture du bord adhérent, ou enfin une déchirure du bord pupillaire seul.

Ce dernier cas, qui produit une dilatation de la pupille à cause de la lésion du sphincter de l'iris, est excessivement rare, tandis que la déchirure du bord ciliaire (irido-dialyse) se voit. souvent. Celle-ci se reconnaît assez facilement, surtout lorsqu'on emploie le miroir ophtalmoscopique. Il existe alors une seconde pupille périphérique, qui paraît noire à l'inspection ordinaire et par laquelle on peut éclairer le fond de l'œil comme par la pupille normale. En pareil cas, on a même signalé une diplopie monoculaire.

Une lésion simple de l'iris seule n'est pas suivie de symptômes graves ; elle guérit souvent, comme les incisions ou les excisions d'une partie de l'iris pratiquées dans un but opératoire, presque sans symptôme d'irritation. D'autres fois, les signes inflammatoires sont très légers et cèdent à l'emploi de l'atropine, d'une antiphlogose modérée et d'un bandeau compressif.

Cependant il peut en résulter, surtout dans les cas de déchirure très étendue du bord ciliaire, une inflammation grave de l'iris avec complication du côté du corps ciliaire. Il est fort rare d'ailleurs que des blessures de cette gravité n'atteignent pas en même temps le cristallin ; dans ce cas il s'ensuit une cataracte traumatique, avec gonflement plus ou moins prononcé de la substance corticale. L'iris, exposé au danger du contact de ces masses, lorsqu'elles tombent dans la chambre antérieure, ou à une pression prolongée, peut devenir le siège d'une inflammation plus ou moins grave. Celle-ci nous oblige à pratiquer immédiatement l'extraction du cristallin, combinée dans la plupart des cas avec une iridectomie.

Lorsque la plaie de la cornée par laquelle l'instrument a pénétré dans l'iris est irrégulière, celui-ci peut faire prolapsus dans la plaie; les essais de réduction de ces hernies de l'iris sont presque toujours infructueux, et surtout dangereux par l'irritation qu'ils occasionnent. Il est préférable de pratiquer immédiatement avec soin l'excision des parties de l'iris qui font saillie au dehors.

Les altérations de l'iris qui résultent de la contusion générale de l'œil peuvent se borner à une dilation paralytique de la pupille (mydriasis), ou l'on observe un tremblement de l'iris lorsque la violence du coup a produit une luxation du cristallin. D'autres fois, on constate une iridodialyse avec épanchement de sang dans la chambre antérieure.

Comme résultat curieux et excessivement rare de pareilles lésions, il a été signalé le renversement du bord pupillaire en arrière; en pareil cas, l'iris est refoulé dans la chambre postérieure et devient dans une portion variable de son étendue entièrement invisible. En même temps, le cristallin est généralement chassé de sa position normale. Dans des contusions aussi violentes, les autres parties de l'œil sont ordinairement plus ou moins atteintes (déchirure de la choroïde, décollement de la rétine, épanchement de sang dans le corps vitré, etc.), et l'existence de l'œil est menacée par d'autres lésions que celle de l'iris. L'inflammation de cette membrane qui peut résulter de cette blessure doit être combattue par la méthode antiphlogistique et selon les règles générales indiquées plus haut.

## ARTICLE IV.

### TUMEURS DE L'IRIS.

Les tumeurs de l'iris sont rares ; on y a constaté des *kystes* qui se présentent à l'éclairage latéral sous forme de tumeurs rondes, semi-transparentes, et qui augmentent plus ou moins lentement de volume. Les symptômes d'irritation qui les accompagnent (injection périkératique, larmoiement, douleurs ciliaires) sont parfois très vifs ; d'autres fois ils font entièrement défaut. On a rencontré plusieurs fois des kystes à la suite de traumatismes avec pénétration d'un cil dans la chambre antérieure, et il paraît probable que dans ces cas le développement du kyste de l'iris est intimement lié à la présence des cellules épidermiques près de la racine du cil (*Schweigger*). Lorsqu'ils provoquent des douleurs ou d'autres troubles provenant de leur développement considérable, on peut en pratiquer l'excision avec la partie de l'iris dans laquelle ils siègent.

On a aussi signalé dans l'iris quelques cas isolés de *tubercules*, de *lipomes*, de *tumeurs pigmentées*, et enfin des *télangiectasies* de l'iris. Les condylomes et les tumeurs gommeuses ont été décrits à l'occasion de l'iritis parenchymateuse et syphilitique.

Quant au sarcôme, il a été observé dans l'iris le plus souvent par extension du mal provenant d'autres parties de l'œil, surtout de la choroïde. Cependant on y a vu aussi naître des tumeurs *mélanotiques* sous forme d'une néoplasie rouge ou jaunâtre, pigmentée, qui remplit bientôt la chambre antérieure et amène l'ulcération et la perforation de la cornée. D'autres fois, la tumeur pénètre au dehors au pourtour de la cornée et se répand dans le tissu épiscléral. Dans tous ces cas, dès que le diagnostic est décidé, il faut procéder à l'énucléation du globe de l'œil.

## ARTICLE V.

### TROUBLES FONCTIONNELS DE L'IRIS.

Les mouvements de l'iris consistent dans la dilatation et la contraction de la pupille ; celle-ci se rétrécit : *a*. sous l'action de la lumière, *b*. pendant l'adaptation de la vision pour des objets rapprochés, *c*. lorsque le muscle droit interne se contracte, *d*. lorsqu'on irrite les branches sensibles de la cinquième paire, surtout de celles qui se portent sur l'œil. Enfin la pupille, et même celle d'un œil aveugle, se contracte lorsque celle de l'autre œil se rétrécit sous l'influence d'une des causes indiquées. Il est donc nécessaire d'examiner les mouvements pupillaires de chaque œil à part, en fermant l'autre œil.

Les troubles de motilité que nous aurons à décrire ici sont caractérisés par une dilatation (*mydriasis*) ou une contraction (*myosis*) permanente de la pupille, ou par une succession rapide de la contraction et de la dilatation, désignée sous le nom de *hippus*.

## 1. — Mydriasis.

La dilatation de la pupille est plus ou moins considérable et quelquefois irrégulière : lorsque le mydriasis est très prononcé,

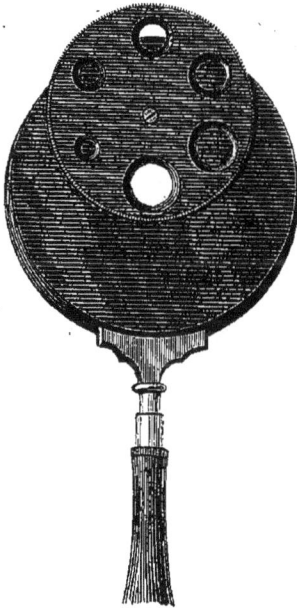

FIG. 47. — Ouvertures circulaires sténopéiques.

la pupille, au lieu de rester noire, prend parfois un reflet grisâtre dû à la réflexion de la lumière qui pénètre en plus grande quantité dans le cristallin.

Les troubles visuels qui en résultent dépendent en grande

partie de l'éblouissement produit par la trop grande quantité de lumière qui pénètre dans l'œil ; ils disparaissent alors aussitôt que l'on fait regarder le malade à travers une petite ouverture circulaire sténopéique (fig 47). D'autres fois, ils sont dus à la paralysie simultanée de l'accommodation, car la paralysie du muscle ciliaire accompagne fréquemment celle du sphincter de l'iris. On reconnaît que ces troubles visuels sont produits par le défaut d'accommodation, à l'action des verres biconvexes qui les font disparaître.

Les détails de ces symptômes varient selon l'état de réfraction de l'œil atteint ; ils seront expliqués parmi les anomalies de la réfraction et de l'accommodation.

Le mydriasis n'existe souvent que d'un œil ; il est néanmoins très gênant pour le malade, parce que l'image rétinienne de l'œil atteint diffère de celle de l'autre œil par l'intensité de son éclairage.

Selon la cause qui le produit, le mydriasis survient plus ou moins rapidement, disparaît quelquefois spontanément, d'autres fois sous l'influence du traitement; mais il peut aussi récidiver et même persister pendant toute la vie.

Le *pronostic* dépend également de la cause ; il est parfaitement favorable lorsque le traitement peut atteindre la circonstance étiologique, ou lorsqu'il n'existe aucun symptôme nerveux qui indique l'existence d'une lésion grave. Le pronostic est bien autrement sérieux lorsque le mydriasis est le symptôme d'une affection organique des centres nerveux.

*Étiologie.* — Le mydriasis peut résulter de l'emploi de l'atropine, dans un but de simulation. En dehors de ce cas, elle est due ou à une paralysie du sphincter de la pupille, ou à l'irritation du muscle dilatateur (absolument comme après l'emploi de l'atropine, dont nous décrirons l'action et son effet sur l'accommodation parmi les anomalies de cette fonction). Ces troubles fonctionnels des muscles de l'iris peuvent résulter : 1° d'une paralysie plus ou moins complète de la troisième paire, d'origine rhumatismale, syphilitique ou centrale; 2° des causes irritantes qui agissent sur le grand sympathique ; par exemple dans les affections spinales, dans l'helminthiasis, l'hypochondrie, l'hystérie, comme prodrome de certaines monomanies (monomanie des grandeurs, *de Graefe,*), et enfin passagèrement chez les personnes irritables, après des frayeurs, des troubles gastriques, etc.

On observe aussi le mydriasis comme un symptôme fréquent dans le courant d'affections cérébrales, telles que l'encéphalite, la méningite, l'hydrocéphale, etc.

Dans l'amaurose absolue, la dilatation de la pupille est due à l'insensibilité de la rétine 'à l'action de la lumière. On a vu encore le mydriasis persister après un emploi excessif de l'atropine dans des yeux dont l'iris était atrophié.

D'autres fois, il est dû à l'action directe de la pression d'une cataracte gonflée sur les fibres musculaires de l'iris, à une contusion générale de l'œil, ou enfin à une augmentation de la pression intra-oculaire agissant sur les nerfs ciliaires (glaucome).

C'est aussi dans ce dernier cas que le mydriasis peut n'atteindre qu'une partie du bord pupillaire, lorsque quelques branches ciliaires sont seules atteintes.

*Traitement.* — Il faut rechercher la cause, et si elle siège en dehors de l'œil, intervenir par les moyens appropriés. Localement, on obtient le rétrécissement de la pupille par les instillations de pilocarpine ou d'ésérine à la dose de 5 centigrammes pour 10 grammes d'eau. En même temps on emploiera le courant continu, soit en courtes séances renouvelées tous les deux jours, soit par l'application prolongée pendant la nuit d'un courant très faible (1 ou 2 éléments de Trouvé ou de Leclanché; la plaque positive attachée par un bandeau sur les paupières, l'autre sur la nuque).

Il est très souvent utile d'exciter indirectement l'action du sphincter de la pupille par l'exercice de la vision sur des objets rapprochés, et par l'emploi méthodique des verres convexes, dont le choix et l'usage seront exposés avec le traitement des paralysies de l'accommodation.

Les cas dans lesquels le mydriasis a été guéri par l'emploi des mercuriaux et par l'iodure de potassium s'expliquent par l'existence d'une diathèse syphilitique ou rhumatismale comme première cause de la paralysie de la troisième paire, et engagent à un examen attentif de l'état général des malades.

## 2. — Myosis.

Le myosis consiste dans un rétrécissement de la pupille, qui peut être réduite à la grandeur d'une tête d'épingle ; il entre alors moins de lumière dans l'œil, les images rétiniennes sont moins éclairées et la vision en souffre, surtout lorsque le jour baisse. Le myosis est presque sans influence sur l'étendue du champ visuel ; par conséquent, il occasionne par lui-même peu de troubles de la vision ; lorsqu'il en existe, ils doivent être attribués à d'autres altérations concomitantes.

Les *causes* de cette affection dépendent, tantôt d'une contraction spasmodique du sphincter de l'iris, ou d'une paralysie des fibres du muscle dilatateur. A la première cause, il faut attribuer le myosis produit : 1° par l'application continuelle des yeux sur les objets petits et brillants (chez les bijoutiers, horlogers, graveurs) ; ou 2° par l'action réflexe que les branches sensibles de la cinquième paire exercent sur le nerf moteur oculaire commun, ce qui explique le resserrement de la pupille dans les névralgies ciliaires, lorsqu'un corps étranger ou une autre cause irritante agit sur la cornée ou sur le sac conjonctival ; 3° enfin, par l'irritation centrale de la troisième paire intra-crânienne (méningite au début, congestion de l'encéphale et de ses enveloppes par l'ivresse, l'opium, la nicotine, etc.).

La pilocarpine et l'ésérine produisent le myosis par une action directe sur les nerfs de l'iris, en sens contraire de l'action de l'atropine.

Le myosis dû à une paralysie des fibres du dilatateur dénonce une altération dans le grand sympathique, comme par exemple dans l'amaurose spinale qui accompagne l'ataxie locomotrice. Dans cette affection, le diamètre des pupilles contractées ne varie pas avec l'éclairage, mais continue à se modifier avec l'accommodation (*Robertson*). Le myosis a été signalé aussi à la suite de compression exercée sur la portion cervicale du grand sympathique, par une tumeur ou par un anévrysme.

Le *traitement* du myosis doit varier avec sa cause qui, nous venons de le voir, est souvent bien éloignée de l'œil. Comme traitement local, il faut mentionner l'emploi de l'atropine ; mais ce médicament n'agit que passagèrement et ne doit être considéré comme un moyen rationnel qu'en cas de spasme du sphincter de l'iris, contre lequel il faut l'employer alors d'une manière méthodique.

### 3. — Hippus.

Il est caractérisé par un changement incessant de la largeur de la pupille, qui se resserre et se dilate successivement, et cela d'une manière indépendante des causes physiologiques, comme la lumière, l'accommodation, etc.

On l'observe pendant la guérison des paralysies de la troisième paire (d'une façon analogue aux contractions irrégulières d'autres muscles pendant la période régressive des paralysies), à la suite d'albinisme, et le plus fréquemment accompagné de convulsions chroniques des muscles extrinsèques de l'œil, désignées sous le nom de *nystagmus*.

Le *tremblotement de l'iris* (iris tremulans, iridodonésis) est un mouvement purement passif de la membrane, qui se produit pendant les mouvements du globe de l'œil toutes les fois que l'iris a perdu son appui naturel, la convexité antérieure du cristallin. Aussi peut-on observer ce tremblement sur une partie seulement de l'iris dans les cas de luxation incomplète du cristallin. Le plus souvent ce phénomène survient après l'extraction de la cataracte, après le déplacement complet du cristallin, soit à la suite de l'abaissement, ou d'un traumatisme, enfin lorsque le cristallin a sensiblement diminué de volume, par résorption partielle (dans les cataractes plus que mûres, ou après leur opération par discission).

On l'observe encore en cas d'hydrophtalmie antérieure, lorsque l'iris, par la distension des parties antérieures de l'œil, est tiraillé latéralement et séparé du cristallin par une couche de liquide.

Contrairement à une opinion autrefois très répandue, il faut croire que la liquéfaction seule du corps vitré ne peut pas produire le tremblotement de l'iris, car l'ophtalmoscope nous révèle beaucoup de cas de liquéfaction complète, sans que le cristallin et l'iris présentent des mouvements d'avant en arrière.

# ARTICLE VI.

1° On observe sur l'iris des *anomalies de coloration*, en ce sens que l'iris d'un œil ne présente pas la même nuance que celui de l'autre côté (hétérophtalmie), sans qu'il en résulte le moindre trouble de la vision. Il faut se garder de confondre cet état avec la décoloration produite par une iritis. D'autres fois l'iris ne présente pas la même couleur dans toutes ses parties, et la différence de nuance peut exister dans un secteur de la membrane ou dans le petit cercle. Il faut, en outre, signaler les taches pigmentaires sur l'iris, variables dans leur nombre, leur grandeur et leur coloration, qui est, en général, très foncée. Toutes ces particularités sont sans signification pathologique.

2° Un autre genre d'anomalies congénitales consiste dans l'*irrégularité de la forme pupillaire*, qui se rapproche souvent de la forme ovalaire, et dans l'*ectopie* plus ou moins prononcée de la pupille. Dans la plupart des yeux d'ailleurs, le centre de la pupille ne se trouve pas exactement derrière le centre de la cornée, mais un peu plus en dedans, à l'endroit où passe l'axe visuel du globe, et dans ce cas le déplacement de la pupille peut passer tout à fait inaperçu. Mais la pupille peut se trouver très excentrique (ectopie), et en ce cas elle n'est séparée du bord adhérent de l'iris que par une bandelette étroite de cette membrane. Le cristallin peut avoir subi un déplacement analogue. La corectopie se rencontre souvent sur les deux yeux d'une manière symétrique et chez plusieurs personnes d'une même famille.

3° La *multiplicité des pupilles* (polycorie) est assez rare. Les pupilles anormales peuvent se trouver dans le voisinage de la pupille normale et séparées l'une de l'autre par des bandelettes étroites de tissu irien (probablement en rapport avec la persistance de la membrane pupillaire). D'autres fois, il existe une ouverture complémentaire près du bord ciliaire (due probablement à une irido-dialyse congénitale), et dans ce cas les bords de la pupille ne sont pas mobiles. Généralement il ne résulte pas de trouble visuel de cette anomalie, qui peut donner lieu, cependant, à la diplopie.

4° La *persistance de la membrane pupillaire* est moins rare ; celle-ci est généralement incomplète, en ce sens que l'on observe seulement un nombre plus ou moins grand de faisceaux très fins, qui partent du grand cercle de l'iris et traversent la pupille, où ils se réunissent en une plaque pigmenée située à la surface de la capsule. (*Weber.*)

Ils n'empêchent aucunement le jeu normal de la pupille et laissent aux rayons lumineux un passage suffisamment grand pour que la vision n'en soit pas altérée.

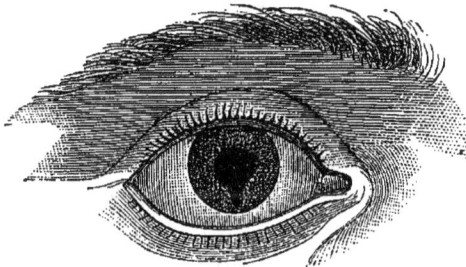

Fig. 48. — Coloboma incomplet de l'iris.

5° Le *coloboma de l'iris* consiste dans une fissure de cette membrane dirigée presque toujours en bas et en dedans. Elle peut diviser l'iris dans toute sa largeur (coloboma complet), ou s'arrêter à une certaine distance du bord ciliaire (*coloboma incomplet*). Dans ce dernier cas (fig. 48), les bords du coloboma se contractent parfois avec la pupille, quoique plus lentement.

La fissure de l'iris se prolonge souvent dans les procès ciliaires et dans la choroïde. D'autres fois, on constate en même temps qu'un coloboma de l'iris, la microphtalmie, la cataracte congénitale, d'autres fissures qui auraient dû se fermer pendant la vie intra-utérine (coloboma des paupières, bec-de-lièvre, fente de la voûte palatine, etc.). Le coloboma iridien peut exister sur un œil ou sur les deux; il a été signalé souvent chez plusieurs personnes de la même famille.

Lorsque l'iris est seul atteint, la vision est presque toujours normale; les cas d'amblyopie se rattachent aux complications que nous venons d'indiquer.

La cause du coloboma doit être attribuée à un arrêt de développement du globe de l'œil.

6° L'*absence de l'iris* (iridérémie) peut être complète ou incomplète; dans ce dernier cas, on trouve des lambeaux irréguliers du tissu de l'iris de grandeur variable, ou le petit cercle seulement manque à la membrane, ce qui donne l'aspect d'une pupille dilatée par l'atropine.

Lorsque l'iridérémie est complète, on voit le cristallin dans sa totalité, et l'œil a un aspect étrange; s'il survient alors une cataracte, la vision peut être encore assez bonne, par suite du passage de la lumière entre le bord du cristallin et les procès ciliaires.

En général, les malades ne souffrent que de l'éblouissement, et les troubles visuels plus considérables dépendent plutôt des complications (cornée globeuse, cataracte, microphtalmie, etc.).

Lorsque le muscle ciliaire manque en même temps que l'iris, l'accommodation fait entièrement défaut.

L'iridérémie a été observée sur les deux yeux et semble héréditaire dans quelques familles; elle doit être attribuée également à un arrêt de développement dans le globe de l'œil. En cas d'éblouissement, on peut ordonner au malade avec avantage l'usage des lunettes sténopéïques.

## ARTICLE VII.

### ANOMALIES DE LA FORME ET DU CONTENU DE LA CHAMBRE ANTÉRIEURE.

1° La profondeur de la chambre antérieure varie déjà à l'état normal considérablement, selon l'âge des personnes et selon

l'état de réfraction de leurs yeux. Elle est plus étroite chez les
nouveau-nés et chez les vieillards que chez les adultes, plus profonde chez les myopes, dont le globe de l'œil est allongé que chez
les hypermétropes.

A la suite d'états pathologiques, la chambre antérieure peut
devenir *plus étroite* ou *plus profonde*. La première modification
est due à l'aplatissement de la cornée (à la suite de rétraction
cicatricielle) ou au refoulement de l'iris en avant, que celui-ci
soit produit par des synéchies antérieures ou par des exsudations accumulées derrière l'iris atteint de synéchie postérieure
totale. La partie périphérique de la chambre antérieure peut
présenter alors plus de profondeur que la partie centrale, lorsque des fausses membranes qui se rattachent aux procès ciliaires
exercent une traction dans le sens du grand cercle de l'iris.
Enfin la chambre antérieure diminue notablement de profondeur, lorsqu'une augmentation de la pression intra-oculaire
(glaucome) pousse le cristallin en avant vers la cornée, ou lorsque le cristallin lui-même, augmentant de volume par le ramollissement de sa substance corticale, rapproche l'iris de la cornée.

La chambre antérieure gagne de profondeur dans les cas de
staphylome de la cornée, ou par la distension de la partie antérieure du globe de l'œil (hydrophtalmie), ou enfin lorsque le
cristallin est déplacé dans l'œil ou en est sorti.

2° Le *contenu* de la chambre antérieure peut se trouver
mélangé de sang, de pus, de corps étrangers, de substance cristallinienne, de tumeurs, cysticerques, etc.

L'*épanchement de sang* dans la chambre antérieure a été
désigné sous le nom d'*hyphéma*. Lorsque la chambre antérieure
en est entièrement remplie, nous en recevons un reflet uniformément rouge plus ou moins foncé et qui nous cache l'iris. Si
l'épanchement n'occupe qu'une partie de la chambre, on peut
en déplacer le niveau, généralement horizontal, par des mouvements de la tête, aussi longtemps que le sang est liquide. Au-
dessus du sang, nous voyons une couche d'humeur aqueuse d'une
teinte rose. La partie de l'iris qui reste visible paraît au début
sous sa couleur normale, plus tard décolorée comme dans l'hyperhémie. La pupille est plutôt dilatée, par la pression que le
sang exerce sur l'iris.

Les troubles visuels, toujours très considérables lorsque la chambre antérieure est remplie de sang; dépendent dans les épanchements partiels de la difficulté plus ou moins grande avec laquelle la lumière pénètre encore dans l'œil, et des causes auxquelles il faut attribuer l'épanchement.

Il est dû le plus souvent à une cause traumatique, contusion de l'œil, déchirement de l'iris, par des traumatismes ou après des opérations. Il se résorbe en général assez vite et sans autre traitement que l'emploi du bandeau compressif. Mais on observe aussi des hémorragies persistantes, ou qui se renouvellent quelquefois pendant une quinzaine, le caillot qui ferme le vaisseau déchiré de l'iris se détachant toujours de nouveau par l'action de l'humeur aqueuse. On reconnaît alors les nouveaux épanchements par l'aspect frais du sang, tandis que la résorption progressive laisse sur l'iris des dépôts de plaques rouges très foncées.

Lorsque la quantité du sang épanché est très considérable, et agit sur l'iris comme corps étranger, produisant des symptômes d'irritation (injection périkératique, douleurs ciliaires, etc.), on sera obligé d'en débarrasser la chambre antérieure par une paracentèse pratiquée au bord inférieur de la cornée. Mais cette petite opération exige dans ce cas une grande précaution, car elle peut devenir la cause d'hémorragies nouvelles *ex vacuo*, émanant des vaisseaux déchirés par la lésion primitive. Il faut faire sortir le contenu de la chambre antérieure très lentement, et exercer en même temps à travers la paupière supérieure une légère compression du globe de l'œil, à l'aide des doigts.

Cette compression doit être continuée par un bandage compressif serré, appliqué immédiatement après l'évacuation de la chambre antérieure. Au bout d'un quart d'heure, on peut le desserrer progressivement et continuer l'application d'un bandeau ordinaire pendant plusieurs jours.

Une seconde cause d'hyphéma résulte de certaines inflammations internes de l'œil, telles que les irido-choroïdites chroniques, avec occlusion de la pupille et commencement d'atrophie du globe. Dans ces cas, les hémorragies peuvent se renouveler, et sont difficilement résorbées, à cause de l'absence d'une humeur aqueuse normale. La paracentèse est alors inutile, un bandeau compressif active la résorption; mais le traitement doit être dirigé surtout contre l'affection profonde de l'œil.

Il faut encore signaler des cas isolés d'hyphéma spontané à la suite de troubles de la circulation générale, en rapport avec la dysménorrhée, le purpura hemorrhagica, etc., et enfin des observations curieuses de malades pouvant à volonté produire un épanchement de sang dans la chambre antérieure. (*Weber, Mooren.*)

L'*épanchement de lymphe plastique* ou de *pus* dans la chambre antérieure désigné sous le nom d'*hypopyon*, est lié le plus souvent à des affections de la cornée (trois fois sur quatre), ou de l'iris, ou du corps ciliaire.

Nous en avons déjà exposé les symptômes et les particularités, à l'occasion de la kératite suppurative (voy. p. 130).

L'hypopyon ne constitue toujours qu'un symptôme ; par conséquent, le traitement est intimement lié aux affections qui le produisent (paracentèse, iridectomie, compresses chaudes, bandeau compressif).

Des *masses cristalliniennes* peuvent tomber dans la chambre antérieure, à la suite d'une déchirure de la capsule du cristallin par une opération (discission de la cataracte) ou par un traumatisme. On a aussi observé des cas où le cristallin tout entier, chassé de sa position après déchirure du ligament suspenseur, au moment où la pupille était dilatée, est tombé dans la chambre antérieure (voy. plus loin *Luxation du cristallin*). Dans la plupart des cas, les masses cristalliniennes ne donnent lieu à aucun accident et sont résorbées rapidement. Il suffit de maintenir la pupille dilatée par de l'atropine. Le cristallin tout entier, tombé dans la chambre antérieure, exige parfois l'extraction à travers une plaie périphérique de la cornée.

Des *corps étrangers* peuvent pénétrer dans la chambre antérieure après avoir traversé la cornée ; leur influence sur l'iris et la manière de les extraire ont déjà été traitées à propos de la cornée et de l'iris.

Des *cysticerques* ont été observés dans la chambre antérieure et plus de vingt cas de ce genre ont été publiés. On voit généralement apparaître les symptômes d'iritis circonscrite, puis un point blanchâtre qui s'accroît de plus en plus, enfin l'entozoaire perfore la membrane, et flotte dans l'humeur aqueuse ou s'attache à une partie de l'iris.

La chambre antérieure renferme alors une petite vésicule semi-transparente, jaunâtre, douée de mouvements onduleux, et faisant saillir de temps en temps un petit filament dont l'extrémité porte un renflement qui représente le cou et la tête du cysticerque (fig. 49). La présence de ce corps étranger produit souvent un trouble de l'humeur aqueuse et des symptômes d'iritis qui nécessitent son extraction à travers une plaie linéaire et périphérique de la cornée. Si la sortie du cysticerque était suivie

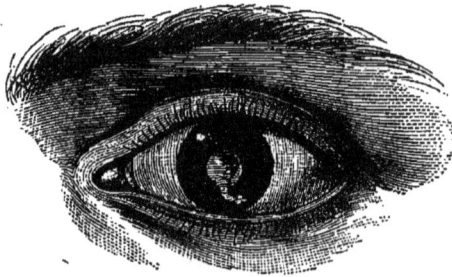

FIG. 49. — Cysticerque dans la chambre antérieure.

d'un prolapsus de l'iris que les manœuvres ordinaires ne réussissent pas à réduire, il est préférable d'en pratiquer l'excision.

## ARTICLE VIII.

### DES OPÉRATIONS QUI SE PRATIQUENT SUR L'IRIS.

#### 1. Iridectomie.

*Indications.* — L'iridectomie est pratiquée dans un double but : tantôt pour établir une pupille artificielle, tantôt contre certains états inflammatoires des membranes de l'œil. Dans un but *optique*, c'est-à-dire pour établir une pupille artificielle, on a pratiqué l'iridectomie dans les cas :

1° D'une taie centrale de la cornée ;

2° D'occlusion de la pupille normale ;

3° De cataracte capsulaire centrale stationnaire ;

4° De cataracte zonulaire ou d'autres cataractes centrales stationnaires ;

5° Dans certains cas de luxation du cristallin.

Pour remplir l'indication *antiphlogistique*, l'iridectomie est employée :

1° Dans les affections glaucomateuses ;

2° Dans une certaine catégorie d'affections de la cornée ;

3° Dans les cas d'iritis ou d'irido-choroïdite accompagnées d'adhérences du bord pupillaire ;

4° Dans le cas de synéchies postérieures totales, ou de synéchies multiples et larges que l'atropine ne parvient pas à déchirer.

Avant d'établir une pupille artificelle, il faudra toujours se rendre compte de l'état de la vision, et examiner si la faiblesse visuelle dépend uniquement des opacités que l'inspection directe de l'œil nous a fait connaître. Dans ce but il faut dilater la pupille, à l'aide de l'atropine, et mesurer l'acuité visuelle au moyen des échelles typographiques, en nous servant, pour éclairer notre diagnostic, d'appareils sténopéiques, ainsi que de verres en rapport avec l'état de la réfraction et de l'accommodation de l'œil. Lorsqu'il s'agit d'un leucoma adhérent qui ne nous permet pas de dilater la pupille, nous cherchons à nous rendre compte de l'état de la vision en constatant la distance à laquelle un point lumineux est encore reconnu comme tel. Il faudra aussi explorer le champ visuel à l'aide d'une lampe, pour éviter de pratiquer l'iridectomie dans des cas d'amaurose ou de décollement rétinien, où le malade n'a rien à gagner à l'opération (voy. p. 29).

Dans les yeux atteints de leucoma dès la première jeunesse, il existe souvent un certain degré d'insensibilité de la rétine. Lorsqu'on examine ces malades, on constate, en effet, qu'ils ne distinguent pas la clarté d'une lampe ordinaire, et surtout qu'ils n'indiquent pas avec exactitude la direction de la source lumineuse. Ils projettent souvent du côté temporal toutes les impressions lumineuses, de quelque part qu'elles viennent. C'est dans ces cas que la recherche des phosphènes est d'une grande importance. Il faut, en outre, prendre en considération le temps pendant lequel l'œil n'a plus fonctionné, et répéter à différentes reprises l'exploration de l'état visuel à l'aide de la lampe, ce qui contribue au réveil de la sensibilité rétinienne. On pourrra opérer alors avec d'autant plus de confiance dans le résultat, que l'on connaît par expérience l'amélioration considérable de l'acuité visuelle, qu'on peut obtenir par des exercices méthodiques de la vision, aussitôt que les rayons lumineux peuvent arriver à la rétine, à travers la pupille artificielle.

Quant à la question s'il faut établir une pupille artificielle dans un œil lors même que l'autre voit distinctement, il faut y répondre affirmativement (*de Graefe*). Dans un certain nombre de cas, l'opération amène le rétablissement de la vision binoculaire normale, et sinon, elle a l'avantage d'agrandir le champ visuel et d'augmenter l'énergie et l'acuité de la vision.

*Choix de l'emplacement de la pupille artificielle.* — Lorsqu'on exécute l'iridectomie dans un but optique, comme par exemple dans un cas de leucoma, il faut évidemment choisir l'endroit où la cornée présente les meilleures conditions de transparence en tenant compte de la présence de la zone demi-transparente, qui entoure les taches tout à fait opaques. Si l'opacité est centrale, et si la cornée a une égale transparence dans toute sa périphérie, on doit faire l'opération en dedans et un peu en bas, de sorte que la pupille artificielle occupe l'endroit où passe normalement la ligne visuelle. Si la partie interne de la cornée est occupée par une opacité, il faudra faire l'iridectomie en bas ; en cas d'opacité cornéenne à cet endroit, il faudra la faire en dehors ; et si la partie supérieure de la cornée seule est transparente, il faudra même se décider à la faire en haut, quoiqu'on s'expose à voir la pupille masquée en partie par la paupière supérieure.

Dans les cas d'occlusion de la pupille, de cataracte centrale, et lorsque la cornée est complètement transparente, nous choisirons toujours pour l'emplacement de la pupille artificielle la partie interne et inférieure de la cornée.

Si l'on fait l'opération sur les deux yeux, on placera, s'il est possible, les pupilles toujours du même côté, c'est-à-dire toutes deux en bas, toutes deux en dedans, etc.

Lorsque l'iridectomie est destinée à diminuer la pression intra-oculaire, ou dans les cas de synéchie postérieure totale, il est avantageux de la faire à la périphérie supérieure de la cornée, parce qu'elle est ainsi moins visible et cause moins d'éblouissement.

Cependant l'exécution de l'opération en haut présente un peu plus de difficulté, et un opérateur moins exercé préférera choisir la partie inférieure ou interne de la cornée. Le même choix est aussi à conseiller quand la pusillanimité ou l'indocilité du malade rend l'usage du chloroforme nécessaire. La cornée a alors une très grande tendance à fuir en haut, et lorsque, à l'aide de pinces à fixation, nous l'attirons vers la partie inférieure de la fente palpébrale, nous nous exposons à la rupture de la zonule de Zinn. Ce danger existe principalement quand l'œil est très tendu par l'excès de la pression intra-oculaire, et au moment où, après l'incision de la cornée, nous nous disposons à exciser l'iris.

*Étendue de l'iridectomie.* — La grandeur de la portion d'iris à exciser dépend essentiellement du but de l'opération.

Lorsqu'il s'agit d'établir une pupille artificielle, il est important que l'excision ne soit pas inutilement grande. Une petite ouverture suffit pour le passage des rayons lumineux, une grande provoquerait un éblouissement gênant pour le malade. Par contre, lorsque nous voulons diminuer la pression intra-oculaire ou rétablir la communication entre les chambres antérieure et postérieure de l'œil, il faut que l'excision soit pratiquée largement et tout à fait périphérique.

La grandeur de la portion d'iris à exciser est déterminée par la situation et l'étendue de l'incision à travers laquelle doit passer l'iris.

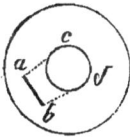 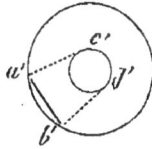 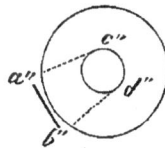

FIG. 50.          FIG. 51.          FIG. 52.

Ainsi, par exemple, si l'incision dans la cornée se trouve située (fig. 50) à l'endroit désigné par les lettres *a*, *b*, et ressemble en étendue à la ligne qui unit ces deux lettres, la pupille artificielle aura la grandeur *a*, *b*, *c*, *d*.

Si l'incision est placée (fig. 51) comme dans *a′ b′*, la pupille artificielle aura la grandeur *a′ b′ c′ d′*.

Enfin, si l'incision pratiquée dans la sclérotique (fig. 52) a la longueur *a″ b″*, la nouvelle pupille aura l'étendue circonscrite par les lignes pointillées.

Dans les figures schématiques ci-dessus, nous avons supposé que l'incision pouvait traverser la membrane perpendiculairement, tandis qu'en réalité, l'instrument passe plus ou moins obliquement à travers l'épaisseur du tissu. De sorte qu'il faut

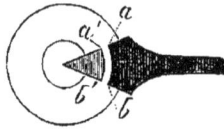

Fig. 53.

distinguer (fig. 53) la plaie interne $a'b'$, qui touche la chambre antérieure, et la plaie externe $ab$, située à la surface extérieure. Il est évident que c'est la grandeur et la situation de la plaie interne qui détermine la grandeur de la pupille artificielle,

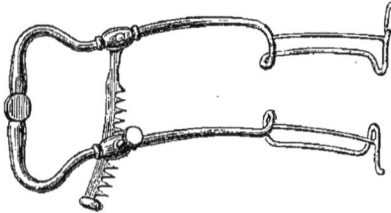

Fig. 54. — Écarteurs des paupières.

parce que l'iris, arrêté par la lèvre de la plaie, ne pourra sortir davantage de la chambre antérieure. C'est pour cette raison qu'il faut placer l'incision dans la sclérotique, lorsqu'on veut exciser l'iris jusqu'à son insertion ciliaire.

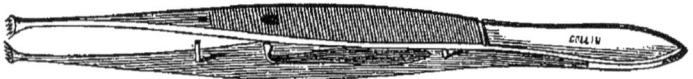

Fig. 55. — Pince à fixation.

L'opération de l'iridectomie ne demande aucune préparation particulière du malade ; l'emploi de l'anesthésie ne serait rendu nécessaire que par la pusillanimité du malade, ou si l'on avait affaire à un malade par trop indocile ou à des enfants.

Chez ces derniers, on fait bien de fixer solidement les bras et les jambes, en les roulant dans une couverture. Les instruments nécessaires pour l'opération sont :

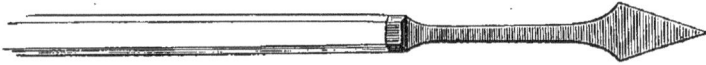

Fig. 56. — Couteau lancéolaire droit.

1° Des écarteurs des paupières (fig. 54);
2° Une pince à fixation (fig. 55);

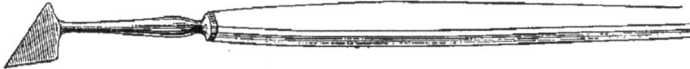

Fig. 57. — Couteau lancéolaire coudé.

3° Un couteau lancéolaire droit ou coudé (fig. 56 et 57);
4° Des pinces à iris (fig. 58 et 59);
5° Des ciseaux courbes (fig. 60).

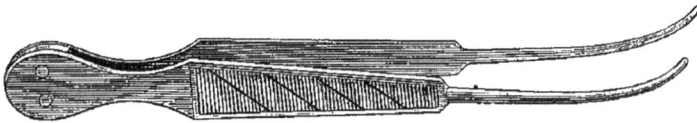

Fig. 58. — Pinces à iris.

On fera bien aussi de tenir tout prêt, en cas de besoin, un couteau mousse, une petite spatule étroite et une petite curette en caoutchouc.

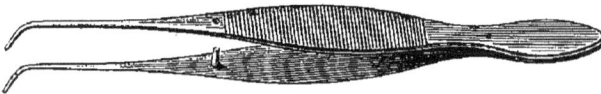

Fig. 59. — Pinces à iris fortement coudées.

Pour les écarteurs, on peut employer l'écarteur à ressort, ou les deux écarteurs ordinaires, lorsque le malade est turbulent ou sous l'influence du chloroforme. Lorsqu'il est tranquille et

que l'on peut disposer d'un aide expérimenté, il est préférable
de faire tenir les paupières écartées par les doigts de ce dernier, ce qui diminue de beaucoup la gêne que le malade éprouve
pendant l'opération, et qu'il faut attribuer en grande partie à la
pression des écarteurs.

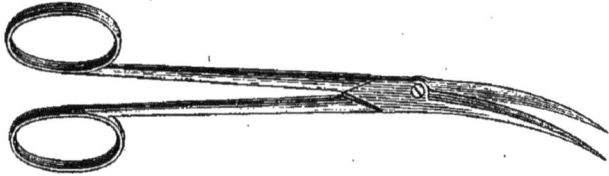

FIG. 60. — Ciseaux courbes.

On emploie des couteaux lancéolaires coudés ou droits; les
derniers ne peuvent servir que lorsqu'on fait l'iridectomie du
côté temporal. Partout ailleurs, à cause des proéminences nasale
et orbitaire, il faut choisir des couteaux coudés à différentes
courbures, selon le degré de la proéminence. Les mêmes considérations décident du choix des pinces au point de vue de leur
courbure.

### DESCRIPTION DE L'IRIDECTOMIE.

Dans la description des différents temps de l'opération, nous
supposons que l'opérateur veut pratiquer une [iridectomie sur
l'œil gauche et du côté interne.

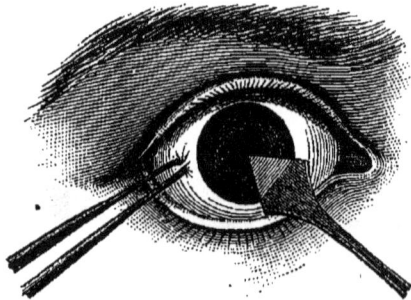

FIG. 61. — Iridectomie, incision de la cornée.

*Premier temps :* INCISION DE LA CORNÉE. — Le malade étant
couché et sa tête immobilisée entre les mains d'un aide, l'opé--

rateur, s'il préfère opérer de la main droite, se placera derrière
le malade, dont l'œil gauche devra être tourné vers le jour.
Après avoir suffisamment écarté les paupières, l'opérateur saisit
avec les pinces à fixation, tenues de la main gauche, un pli
conjonctival près du bord externe de la cornée, dirige le globe
oculaire du côté de la tempe et pénètre avec le couteau lancéolaire dans la chambre antérieure, à l'endroit déterminé d'a-
vance, selon l'indication particulière du cas. Lorsque la pointe
est arrivée dans la chambre antérieure (fig. 61), elle doit se
diriger vers le centre de la pupille, et de manière que le couteau se trouve toujours dans un plan parallèle à l'iris. Quand
l'incision a une étendue suffisante et que l'on veut commencer
le mouvement de retrait qui doit amener le couteau hors de
l'œil, il est urgent d'abaisser le manche de l'instrument, de
façon que la pointe du couteau soit dirigée vers la cornée.
Cette précaution est indispensable, parce que dans ce moment
même l'humeur aqueuse s'échappe habituellement; le cristallin
et l'iris sont alors poussés vers la cornée, et si le couteau avait
conservé sa position primitive, sa pointe pénétrerait inévitablement dans la cristalloïde. Lorsqu'on a donné au couteau la
position indiquée, on le retire lentement de la chambre antérieure, en maintenant le manche de l'instrument suffisamment
abaissé pour que la pointe ne cesse pas d'être dirigée vers la
cornée. En même temps, on peut au besoin agrandir la plaie
interne, en agissant avec le tranchant du couteau sur un des
angles de l'incision. Ce n'est qu'au dernier moment, lorsque la
pointe est près de la plaie cornéenne, qu'il faut remettre l'instrument dans la même position que celle qu'il avait occupée au
début de l'opération.

Si l'on a choisi la cornée pour pénétrer dans la chambre antérieure,
il faut se garder de cheminer trop longtemps avec la pointe du couteau entre les lamelles de la membrane. Aussi conseille-t-on ordinairement de pénétrer avec le couteau perpendiculairement à la surface de la cornée ; il faut alors, lorsque la pointe est arrivée dans la
chambre antérieure, abaisser le manche de l'instrument, de manière
que le couteau se trouve porté dans le plan parallèle à l'iris, en
s'avançant dans la chambre antérieure.

Il est préférable de donner au couteau, déjà au moment de la
ponction, la direction dans laquelle il doit pénétrer dans la chambre
antérieure ; on choisit alors l'endroit de la ponction un peu plus en

arrière, et l'on exerce, avant de ponctionner, une légère dépression
sur la cornée avec la pointe du couteau.

On conseille parfois de retirer le couteau brusquement, mais la
diminution subite de la pression intra-oculaire expose à une congestion rapide des tissus vasculaires, ce qui peut amener dans certaines

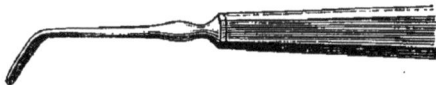

FIG. 62. --- Couteau coudé à pointe mousse.

circonstances des ruptures capillaires et des hémorragies. Il est
donc préférable de faire sortir l'instrument lentement, pour que
l'humeur aqueuse s'échappe aussi doucement que possible de la
chambre antérieure.

Lorsque l'incision n'a pas l'étendue suffisante, on peut l'agrandir à
l'aide d'un petit couteau à pointe mousse (fig. 62) ou avec des ciseaux.
L'emploi de ces derniers exige plus de précaution et une plus grande
dextérité.

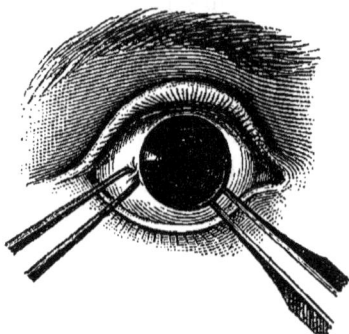

FIG. 63. --- Les pinces saisissent
le bord pupillaire.

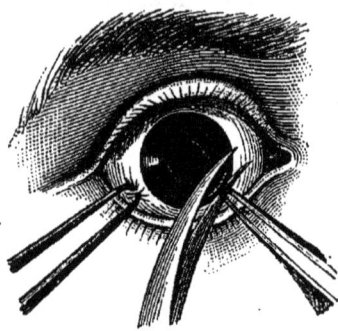

FIG. 64. --- Section du lambeau
irien attiré au dehors.

*Deuxième temps* : SECTION DU LAMBEAU IRIEN ATTIRÉ AU DEHORS.
— L'opérateur, ayant déposé le couteau lancéolaire, et tout en
continuant à fixer l'œil, saisit les pinces à iris et les approche
toutes fermées de l'incision. Il exerce vers le milieu de l'ouverture une légère pression sur la lèvre externe de la plaie,

avec la pointe des pinces qu'il introduit de cette manière dans la chambre antérieure.

Il pousse la pointe vers le bord pupillaire de l'iris, tout en évitant, à l'aide de petits mouvements latéraux, de s'engager entre les plis de cette membrane. Arrivé au bord de la pupille (fig. 63), l'opérateur doit redresser légèrement ses pinces; il les ouvre et saisit, en refermant, le bord de l'iris, qu'il attire au dehors.

Un aide porte alors les branches des ciseaux courbes entre les pinces et la sclérotique, appuie doucement la convexité des ciseaux contre le globe de l'œil, et coupe le prolapsus irien, aussi près que possible de la cornée (fig. 64).

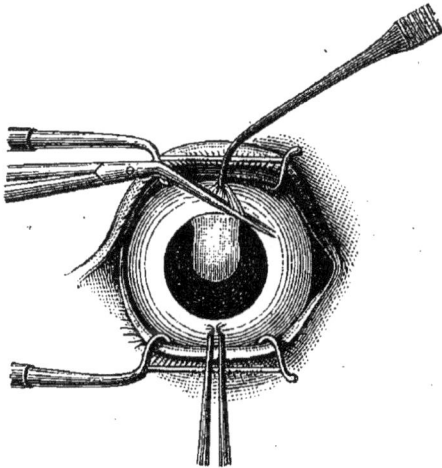

Fig. 65. — Section du lambeau irien par deux coups de ciseaux.

Souvent l'iris fait spontanément prolapsus dans la plaie, d'autres fois on provoque facilement ce prolapsus en exerçant une légère pression sur le bord sclérotical de l'incision, ce qui dispense d'introduire la pince dans la chambre antérieure.

Dans le cas où l'opérateur ne peut disposer d'un aide habile, auquel il peut confier le soin de couper l'iris, il est obligé d'abandonner à son aide la fixation de l'œil, de saisir avec la main gauche les pinces qui doivent attirer l'iris au dehors et de couper lui-même l'iris avec sa main droite.

Quelle que soit d'ailleurs la main qui coupe, il est nécessaire de couper l'iris nettement au niveau de l'ouverture de la cornée. En

agissant autrement, on s'expose à laisser dans la plaie une portion
du prolapsus irien, qui rentrera dans la chambre antérieure sous
l'influence des contractions iridiennes, ou restera enclavée dans les
lèvres de la plaie. Dans le premier cas, la nouvelle pupille n'aura
pas la grandeur que nous voulions lui donner ; dans le second cas,
il en résultera une synéchie.

La nécessité d'exciser soigneusement l'iris jusqu'au bord ciliaire,
dans les affections glaucomateuses, impose à l'opérateur l'obligation
de faire cette excision lui-même, et par plusieurs coups de ciseaux
successifs. Il commence alors par inciser le lambeau d'iris dans un
angle de la plaie scléroticale (fig. 65), puis il dirige les pinces qui
tiennent l'iris vers l'angle opposé de la plaie, détache la membrane
de son insertion, et coupe le lambeau définitivement, par un dernier
coup de ciseaux dans l'autre angle de la plaie.

*Troisième temps :* NETTOYAGE DE LA PLAIE. — Ce temps est
rempli par le nettoyage de la plaie, par les manœuvres utiles
pour faire sortir de la chambre antérieure le sang épanché,

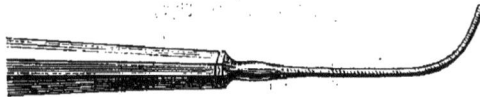

FIG. 66. — Spatule étroite.

et par celles nécessaires pour dégager de la plaie les bords du
sphincter de l'iris. Lorsqu'il y a du sang épanché dans la chambre antérieure, on cherche autant que possible à l'évacuer en
ouvrant, à l'aide d'une spatule étroite (fig. 66), les lèvres de
la plaie, par une légère pression sur le bord sclérotical de
l'incision.

L'humeur aqueuse qui s'échappe alors de la chambre antérieure entraîne le sang, et l'on peut répéter à plusieurs reprises ces manœuvres délicatement exécutées.

Cependant, si le sang ne montre pas de tendance à sortir,
ou s'il s'en épanche de nouveau, il vaut mieux appliquer sur
les paupières quelques compresses imbibées d'eau froide, et ne
pas persister dans les tentatives d'évacuation, car la résorption
du sang se fait en très peu de temps (presque toujours dans
les premières vingt-quatre heures).

Le nettoyage de la plaie consiste d'abord à enlever, à l'aide

de petites pinces, les petits caillots de sang qui se montrent sur
la conjonctive, à l'endroit de l'incision, puis à enlever les
particules de pigment irien retenues entre les lèvres de la
plaie. Dans ce but, on fait glisser la convexité des pinces courbes

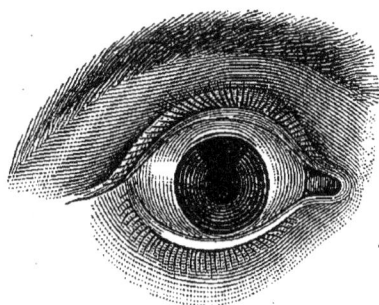

FIG. 67. — Rentrée du sphincter de l'iris dans la chambre antérieure
après l'iridectomie.

sur les bords de l'incision, en dirigeant l'instrument de la
périphérie de la cornée vers la sclérotique.

En dernier lieu, il faut s'assurer si les bords de l'iris ne se
trouvent plus entre les lèvres de la plaie. On reconnaît leur
présence dans la chambre antérieure en voyant le bord de la
pupille artificielle formée par les extrémités du sphincter
coupé (fig. 67). Dans le cas où ce dernier n'est pas encore
rentré dans la chambre antérieure, on glisse avec le dos d'une
curette en caoutchouc (fig. 68) de la sclérotique à la cornée,

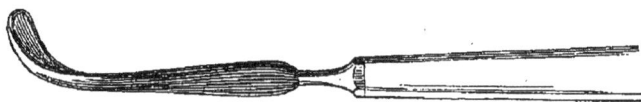

FIG. 68 — Curette en caoutchouc.

en exerçant une légère pression sur les angles de la plaie. On
ne doit cesser cette manœuvre qu'après avoir obtenu le résultat désiré.

Quand on s'est bien rendu compte de l'état satisfaisant de la
plaie, on rafraîchit pendant quelques instants l'œil opéré par

des compresses ou une éponge trempée dans de l'eau froide, et l'on applique le bandeau compressif.

Généralement, toute douleur cesse après l'application du bandage, que l'on change pour la première fois le soir de l'opération, sauf chez les enfants, où il est préférable de le laisser en place vingt-quatre heures.

Une instillation de quelques gouttes d'atropine, le lendemain de l'opération, a pour but d'empêcher par la dilatation de la pupille que le coin du sphincter fraîchement coupé ne contracte des adhérences avec la capsule. On reconnaît la tendance à la formation de ces synéchies postérieures à ce que les coins du sphincter coupé prennent la forme d'angles saillants. Lorsque cette disposition n'existe pas et que la marche de la guérison est régulière, on n'instille quelques gouttes d'atropine que le troisième jour après l'opération.

Il est rare de voir survenir après l'iridectomie une réaction notable de l'œil, de sorte qu'il suffit de continuer l'application du bandeau pendant quelques jours et de conseiller le repos au lit, dans une chambre obscurcie, jusqu'à la cicatrisation complète de la petite incision. A partir de ce moment, l'opéré peut porter un bandeau flottant, s'habituer progressivement au grand jour et abriter ses yeux, dès qu'il commence à sortir, par des verres fumés, contre une trop grande clarté. En cas d'une réaction plus prononcée, il peut devenir nécessaire, lorsque l'irritation se montre dans le voisinage de la cicatrice et que cette dernière est encore très mince, de continuer plus longtemps l'application du bandage. Si l'humeur aqueuse se trouble et s'il y a les symptômes d'une légère iritis séreuse, il faut instituer le régime indiqué à l'occasion de cette maladie, ordonner une purgation et insister surtout sur les instillations d'atropine.

En cas de douleurs ou d'insomnie, on doit avoir recours aux injections sous-cutanées de morphine, et si les douleurs persistent, à l'application de sangsues derrière l'oreille du côté opéré. Dans toutes ces occurrences il est naturellement indiqué de prolonger le repos et le séjour du malade dans une chambre obscure.

## 2. — Des procédés employés pour remplacer l'iridectomie.

*Iridotomie.* — Dans les cas d'absence du cristallin, p. ex. après l'opération de la cataracte, et d'occlusion de la pupille à la suite d'iritis, même lorsqu'il y a eu iridocyclite avec désorganisation des tissus de l'iris et aplatissement de la cornée, *de Graefe* a remplacé l'iridectomie par l'iridotomie. Il employa deux procédés. L'un consiste à plonger un couteau myrtiforme, à double tranchant et très pointu, à travers la cornée et les tissus de nouvelle formation, jusque dans le corps vitré, et de l'en retirer immédiatement en élargissant la brèche pratiquée dans les membranes plastiques, sans agrandir la plaie de la cornée. Dans l'autre procédé, il introduit un petit couteau falciforme à travers le bord de la cornée et l'iris dans le corps vitré, sectionne l'iris et les membranes plastiques d'arrière en avant et retire le couteau. — L'ouverture ainsi faite dans l'iris s'élargit par la rétraction des tissus et la pénétration de l'humeur vitrée ; elle montre moins de tendance à se refermer qu'après l'iridectomie pratiquée dans les mêmes conditions, avantage qu'il faut attribuer à sa plus grande simplicité, l'iridotomie ne produisant pas ou presque pas d'épanchement de sang et un tiraillement tout à fait insignifiant des tissus intéressés.

*Bowman* a proposé l'iridotomie même en présence du cristallin dans un but optique, par exemple en cas de cataracte zonulaire. Il ponctionne la cornée près de son bord externe à l'aide d'un couteau lancéolaire très étroit, et introduit par cette ouverture un petit couteau convexe de même largeur à pointe mousse. Cette pointe doit pénétrer à travers la pupille entre le cristallin et l'iris jusqu'à proximité de l'insertion ciliaire de cette membrane ; on dirige alors le tranchant du couteau vers l'iris et coupe le bord pupillaire. A ce moment il est difficile de ne pas inciser en même temps la face postérieure de la cornée ; mais le plus grand danger est dans l'éventualité d'ouvrir la capsule du cristallin en pénétrant avec le couteau entre celui-ci et l'iris.

Les pinces-ciseaux de *Wecker* se prêtent très commodément à l'exécution de l'iridotomie. Le cristallin est-il absent, on pénètre avec un couteau lancéolaire près du bord de la cornée, à travers celle-ci et l'iris, introduit une des branches des ciseaux derrière l'iris, l'autre entre l'iris et la cornée jusqu'au bord opposé de la cornée, et pratique une ou deux incisions (Iridotomie simple ou double), selon la facilité avec laquelle les tissus se rétractent, pour obtenir une ouverture suffisante.

L'emploi de cet instrument n'étant pas toujours facile sans une perte sensible d'humeur vitrée, et l'action des ciseaux ne pouvant exclure un certain degré de contusion, il est préférable dans bien de cas de se servir des iridotomes (fig. 69) de *Sichel*,

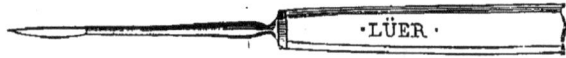

FIG. 69. — Iridotome de Sichel.

qui incisent l'iris d'avant en arrière selon la proposition primitive de *Graefe*. Les indications de ces opérations seront traitées avec détails à l'occasion de la cataracte secondaire.

Un autre procédé pour former une pupille artificielle dans un but optique (en cas d'opacités centrales de la cornée ou du cristallin) est celui de *Carter*. Après avoir pratiqué une petite incision au bord de la cornée, on introduit dans la chambre antérieure une paire de ciseaux, les branches fermées. En les ouvrant, un petit pli de l'iris s'interpose entre les branches, qui le coupent en se fermant. Le petit morceau d'iris ainsi excisé reste souvent sur les ciseaux et on l'emporte en les retirant de la chambre antérieure ; sinon il faut le chercher avec une pince à iris. — Ce procédé ne paraît pas présenter d'avantage sur la méthode usuelle de pratiquer une iridectomie étroite, et son exécution est certainement plus difficile.

*Iridorhexis*. — Lorsque l'iris, à la suite d'une inflammation chronique, est devenu très friable et qu'il existe des adhérences du bord pupillaire, ces synéchies ont quelquefois plus de consistance que le tissu irien même.

S'il s'agit alors de pratiquer une iridectomie et que l'on saisisse l'iris avec des pinces, il arrive souvent que l'on voit plutôt l'iris se déchirer dans sa continuité que le bord pupillaire se séparer de la capsule. Un examen attentif, à l'aide de l'éclairage oblique, permet à un observateur expérimenté de prévoir jusqu'à un certain degré cet état de choses. L'opérateur qui voudrait alors quand même détacher de la capsule le bord pupillaire, pourrait déchirer la capsule par des tractions exagérées, et exposerait ainsi l'œil aux dangers d'une cataracte traumatique.

Pour obvier à cet accident, M. *Desmarres* a érigé en procédé (appelé *iridorhexis*) la déchirure de l'iris qui, il faut bien le dire, est inévitable dans ce cas.

*Iridodésis, iridenkleisis.* — Lorsque nous pratiquons l'iridectomie de la manière habituelle, nous excisons le sphincter de l'iris, et la pupille artificielle est naturellement dépourvue de sa mobilité, à l'endroit où le muscle sphincter est coupé. Cet état de choses n'est pas sans inconvénient pour le malade, quand nous pratiquons l'iridectomie dans un but optique.

Aussi n'a-t-on pas manqué de faire des tentatives pour déplacer la pupille normale, de manière à intercepter autant que possible le passage des rayons lumineux à travers les parties défectueuses de la cornée et du cristallin, et pour conserver en même temps à la nouvelle pupille toute la mobilité de l'ancienne.

M. *Critchett* a réalisé ce désidératum en imaginant le procédé suivant : Une incision très étroite est pratiquée à l'aide d'un couteau lancéolaire très étroit, ou d'un instrument particulier (*broad needle*), dans le bord de la cornée, ou mieux encore dans la sclérotique. Un nœud de fil préparé d'avance et maintenu ouvert, soit entre les pinces ingénieuses de M. *Waldau* ou de M. *Fœrster*, soit à l'aide de deux pinces ordinaires un peu larges, est placé alors à l'endroit de l'incision, de manière que l'opérateur puisse passer des pinces à iris très fines à travers ce nœud et à travers l'incision, pour saisir l'iris à quelque distance de son bord pupillaire.

Il tire alors l'iris au dehors, tout en laissant le sphincter dans la chambre antérieure, et le nœud est fermé autour du petit prolapsus irien, soit par l'action des pinces, soit par l'aide qui tient les extrémités du fil. C'est ainsi qu'on exécute la ligature de l'iris (*iridodésis*). L'opérateur coupe les deux bouts de fil à quelque distance du nœud, et applique le bandage compressif comme d'habitude.

Deux jours après, quand la petite plaie est cicatrisée, on coupe le prolapsus de l'iris, en même temps que le nœud qui l'étrangle.

M. *Snellen* a simplifié ce procédé en passant avant l'incision un fil à travers la conjonctive, dans une direction parallèle au bord de la cornée, aussi près que possible de l'endroit de ponction du petit couteau. Ce fil ainsi fixé, il ne reste après l'incision qu'à préparer le nœud au travers duquel on passe les pinces et à le fermer sur le petit prolapsus irien.

MM. *Stellwag* et *Wecker* ont proposé de remplacer la ligature de l'iris par le simple enclavement du prolapsus irien dans la plaie scléroticale.

Dans ce but, on pratique la ponction un peu plus loin du bord de la cornée, et l'on traverse la sclérotique très obliquement, de manière à obtenir un canal assez long. Le prolapsus de l'iris est provoqué par une douce pression exercée sur la lèvre externe de la plaie, ou au besoin l'iris attiré à l'aide de pinces très fines comme dans l'iridodésis. Une fois le prolapsus irien produit, on n'y touche plus, on y applique un bandeau compressif qu'on doit laisser en place pendant vingt-quatre heures. Au bout de ce temps, on coupe avec des ciseaux courbes la partie de l'iris qui sort par la section faite à la sclérotique.

Un moyen plus simple, pour obtenir le même résultat, que les procédés que nous venons de décrire, consiste à obtenir la fixation du sphincter dans la plaie scléroticale, tout en terminant l'opération dans une seule séance.

A cet effet, on pratique la section très périphériquement dans la sclérotique, on attire le prolapsus de manière à laisser le sphincter dans la plaie, et l'on résèque immédiatement avec les ciseaux toute la partie qui se trouve en dehors de la plaie scléroticale.

Si le canal de la plaie est étroit et assez long, le sphincter y reste constamment enclavé. Aussitôt après la section du prolapsus irien, on applique le bandeau compressif.

Malgré le principe très juste qui a conduit à l'invention des déplacements pupillaires, l'usage de cette opération ne s'est jamais généralisé, par crainte que le tiraillement de l'iris enclavé dans une plaie scléroticale ne devienne plus tard la source d'inflammations chroniques. Des cas d'irido-choroïdite prenant leur point de départ à l'endroit de l'opération, et ayant amené la perte de l'œil, ont été publiés.

*Corélysis.* — Dans les cas de synéchies, on a tenté de débarrasser l'iris de ses adhérences en dégageant le bord pupillaire
de la cristalloïde à l'aide d'une opération (*Streatfield* et *Weber*).
Voici en quoi consiste le procédé opératoire :

*Premier temps :* PONCTION DE LA CORNÉE. — On pratique sur
la cornée, à peu près à 4 millimètres de son centre et dans sa
moitié externe, une petite incision à l'aide d'une aiguille à paracentèse ou d'un instrument particulier (*broad needle*). Cette incision doit avoir une largeur de près de 4 millimètres.

FIG. 70 — Spatule de Streatfield.

*Deuxième temps :* DÉGAGEMENT DU BORD PUPILLAIRE DE LA CRIS-
TALLOÏDE. — On peut pour cela se servir de la spatule de *Streatfield* (fig. 70) ou du crochet de *Weber* (fig. 71). La spatule est
introduite à travers la section de la cornée dans la chambre
antérieure, mise à plat sur le cristallin et délicatement poussée
en avant entre l'iris et la capsule, à côté de la synéchie que l'on
veut détruire (fig. 72). On exécute alors, avec cette spatule, de
légers mouvements latéraux dans le sens de la synéchie, en pre-

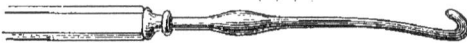

FIG. 71. — Crochet de Weber.

nant la cornée comme point d'appui et en dirigeant le manche
de l'instrument dans un plan horizontal. A mesure qu'un point
de la synéchie cède, la spatule doit s'avancer plus loin sur le
bord pupillaire. On peut ainsi, en glissant l'instrument dans
les différentes directions, détacher presque tout le bord pupillaire, à l'exception des parties qui se trouvent derrière la section de la cornée et immédiatement dans le voisinage. Il faut,
par conséquent, pratiquer la ponction de la cornée vis-à-vis la
partie la plus libre du bord pupillaire.

Si les circonstances nous permettent de choisir, nous ferons la ponction de préférence à la partie externe de la cornée, où les manœuvres opératoires sont moins gênées, à cause de l'absence de toute proéminence osseuse. L'opération terminée, il importe d'obtenir immédiatement une dilatation de la pupille et de la conserver par des instillations répétées d'une forte solution d'atropine ou de duboisine.

Un autre procédé de corélysis a été proposé par le docteur *Passavant*. Cet opérateur fait, à l'aide du couteau lancéolaire, une petite ponction près du bord de la cornée, juste au-dessus

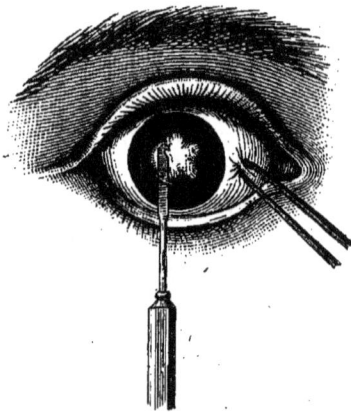

FIG. 72. — Corélysis.

de la synéchie. La grandeur de cette incision doit être telle, que l'on puisse y ouvrir sans peine la pince à iris ; puis il introduit dans la chambre antérieure une petite pince sans dents aiguës, saisit le bord de l'iris et le détache de la capsule, en attirant doucement les pinces. La synéchie ainsi détruite, il ouvre les pinces pour abandonner l'iris, et retire cet instrument avec précaution de la chambre antérieure. Il ne faut détacher qu'une synéchie à la fois et répéter plutôt l'opération après quelques jours. En cas de prolapsus d'iris dans la plaie cornéenne, il faudrait essayer la réduction par les manœuvres habituelles.

**MALADIES DU CORPS CILIAIRE.**

## ARTICLE PREMIER.

### CYCLITE.

L'inflammation du corps ciliaire, fréquemment propagée sur cette partie par les tissus voisins, l'iris et la choroïde, se présente aussi souvent sous une forme idiopathique.

Les symptômes généraux de cette affection sont :

*a*. L'hyperhémie considérable des artères sous-conjonctivales, sous forme d'une injection périkératique très vive.

*b*. Les douleurs ciliaires, et surtout une grande sensibilité au toucher de la région ciliaire.

*c*. L'apparition des produits de l'inflammation, soit dans les parties antérieures du corps vitré, sous forme d'opacités, soit dans la chambre antérieure sous forme d'hypopyon.

La turgescence du tissu malade provoque bientôt des troubles de circulation dans l'iris, qui se manifestent par le gonflement des veines distendues et tortueuses, surtout vers la périphérie de la membrane, sans que celle-ci présente d'autres symptômes inflammatoires que la décoloration qui accompagne la stase veineuse.

Le corps ciliaire n'étant pas accessible à notre regard, ce n'est que par le toucher de cette région et par les symptômes indirects que nous pouvons assurer notre diagnostic. Aussi ces derniers (hyperhémie sous-conjonctivale, opacités du corps vitré et hypopyon) ne sont caractéristiques de la cyclite que lorsque nous pouvons exclure avec certitude toute autre cause de production.

La cyclite se présente sous trois formes différentes qu'il importe de distinguer.

A. *Cyclite simple ou plastique.* — L'injection périkératique y est très considérable, les vaisseaux de l'iris sont dilatés et tortueux, d'où une légère décoloration de cette membrane, dont le tissu d'ailleurs ne présente pas d'altération.

La chambre antérieure paraît plus profonde, l'iris étant attiré en arrière, surtout à sa périphérie, par les exsudats plastiques qui vont du corps ciliaire à l'insertion ciliaire de l'iris. Le bord pupillaire est libre d'exsudat, ainsi que le champ de la pupille qui est dilaté.

La stase veineuse peut provoquer dans l'iris une inflammation (irido-cyclite). L'inflammation peut se propager aussi sur la choroïde, produire des épanchements dans le corps vitré, et ces complications disparaissent avec le processus primitif, ou persistent quand celui-ci a cessé. Cette forme de cyclite s'accompagne de douleurs ciliaires très violentes.

B. *Cyclite séreuse.* — L'injection périkératique y est bien moins prononcée que dans la forme précédente, et l'on n'observe pas dans l'iris des veines distendues et tortueuses. La pupille est dilatée, la chambre antérieure, d'abord plus profonde, devient plus étroite, en même temps que la pression intra-oculaire augmente.

Un symptôme caractéristique consiste dans l'apparition rapide d'opacités très fines dans la partie antérieure du corps vitré, qui gênent considérablement la vision. La maladie se combine souvent avec une iritis séreuse, ou se propage en arrière sur la choroïde et prend alors les caractères du glaucome.

C. *Cyclite purulente.* — L'injection périkératique y est très forte et s'accompagne d'une hyperhémie des membranes internes de l'œil, reconnaissable à l'ophtalmoscope par l'état de dilatation et de flexuosité des veines de la rétine.

La stase veineuse des veines de la choroïde, qui existe également, ne peut être constatée directement. En même temps paraissent des opacités du corps vitré, d'abord floconneuses, puis membraneuses, qui expliquent les troubles visuels accusés par les malades. Un symptôme caractéristique de cette affection consiste dans l'apparition brusque d'un hypopyon, qui disparaît et se reproduit dans le courant de quelques jours. Les douleurs ciliaires sont très intenses et augmentent lorsqu'on touche le globe de l'œil.

La maladie se complique facilement d'une iritis parenchymateuse ou d'une infiltration purulente de la choroïde.

*Marche et terminaison.* — L'affection peut s'arrêter à chaque degré de l'inflammation ; les phénomènes inflammatoires disparaissent alors peu à peu, les opacités du corps vitré et l'hypopyon sont résorbés. Si au contraire la maladie fait des progrès, la cyclite séreuse devient un glaucome, la cyclite simple devient purulente, les exsudats plastiques recouvrent la surface du corps ciliaire, de la choroïde et des parties postérieures de l'iris. Ces exsudats s'organisent et forment des fausses membranes vasculaires, souvent fort épaisses, qui exercent une certaine traction sur l'insertion ciliaire de l'iris, de façon que la chambre antérieure s'élargit à sa périphérie. La compression et l'oblitération des artères ciliaires produit l'atrophie de l'iris et de la choroïde, et entrave la nutrition du corps vitré, qui devient le siège d'opacités organisées, s'atrophie et produit par le raccourcissement de ses diamètres le décollement de la rétine. Le cristallin perd sa transparence, et le globe oculaire tout entier s'atrophie progressivement.

*Pronostic.* — La cyclite est toujours une affection grave. Des trois formes décrites, la forme séreuse et la forme purulente au début sont les moins dangereuses, à moins que la dernière ne résulte d'un corps étranger ou du cristallin abaissé, dont la présence maintient l'irritation et empêche la résolution de l'hyperhémie et de l'inflammation.

La cyclite purulente est encore très dangereuse lorsqu'elle survient après une opération, par exemple après l'extraction de la cataracte, parce qu'elle se propage alors rapidement sur les parties profondes de l'œil, et amène ainsi la fonte purulente du globe oculaire tout entier.

Le pronostic le plus grave est celui fourni par la cyclite plastique arrivée à un certain degré de développement. Cette maladie trouble si considérablement la nutrition des parties les plus importantes de l'œil, qu'elle entraîne presque toujours l'atrophie de l'organe.

*Étiologie.* — L'inflammation du corps ciliaire peut se présenter à la suite d'une iritis ou d'une choroïdite. Mais l'affection est souvent idiopathique et reconnaît alors comme cause principale les blessures de la région ciliaire, la présence d'un corps étranger dans l'œil, et enfin l'action sympathique que, dans

certaines conditions, un œil enflammé exerce sur l'autre. Cette
dernière forme (ophtalmie sympathique) fera l'objet d'un chapitre à part.

*Traitement.* — L'hyperhémie considérable manifestée par une
vive injection périkératique exige l'antiphlogose, les instillations
d'atropine et l'usage interne des opiacés. Les fortes douleurs et
l'insomnie doivent être combattues par des injections sous-cutanées de morphine.

Dans les formes plastiques et purulentes, on ne peut se passer
du traitement mercuriel, employé de la même façon (frictions
méthodiques) que dans les iritis graves. La forme séreuse doit
être combattue, comme l'iritis séreuse, par les purgations, les
diaphorétiques (injections de pilocarpine), les diurétiques et les
dérivations sur la peau. Si l'humeur aqueuse se trouble et si la
tension de l'œil augmente, il faut user des paracentèses de la
cornée, les répéter au besoin, et, si les symptômes persistent,
pratiquer l'iridectomie. Lorsque la cyclite purulente est le
résultat d'une opération, par exemple d'une extraction à lambeau, l'état général des malades ne permet souvent ni une antiphlogose énergique, ni un traitement débilitant. Des compresses
chaudes, une médication tonique, dans certains cas un bandeau
compressif très serré produisent de meilleurs résultats.

La pénétration d'un corps étranger demande l'extraction
comme première condition de succès. Si l'on ne peut y parvenir, l'œil est presque toujours perdu, et il s'agit seulement de
préserver l'autre d'une inflammation sympathique. (Voy. plus
loin.)


## ARTICLE II.

### LÉSIONS DU CORPS CILIAIRE.


Les blessures qui intéressent la région ciliaire sont : ou des
sections nettes par un instrument tranchant, ou des plaies plus
ou moins irrégulières par des corps étrangers (éclats de métal,
de verre, épines, etc.). Ceux-ci peuvent produire la blessure
sans pénétrer dans l'œil, ou en y pénétrant, ou enfin ils peuvent

s'arrêter entre les lèvres de la plaie. Dans ce dernier cas, l'extraction immédiate s'exécute facilement à l'aide de pinces. Si le corps étranger a pénétré dans l'œil, la possibilité d'une intervention chirurgicale dépend de son siège particulier. (Voy. les corps étrangers dans le cristallin et dans le corps vitré).

Les blessures régulières de la région ciliaire, lorsqu'elles sont de peu d'étendue et ne pénètrent pas trop profondément, guérissent souvent assez rapidement sous un bandeau compressif. S'il y a prolapsus de l'iris ou du corps ciliaire, il faut pratiquer d'abord l'ablation des parties herniées.

Lorsqu'il y a écoulement d'humeur vitrée, et que la plaie est grande, il peut devenir nécessaire de la réunir par un point de suture. Pour éviter dans ce cas la pénétration de l'aiguille dans l'œil, ce qui pourrait arriver par un brusque mouvement du malade, on se sert d'un fil muni d'une aiguille à chaque extrémité, avec lesquelles on traverse les lèvres de la plaie de dedans en dehors.

Chaque lésion intéressant le corps ciliaire entraîne comme danger principal la possibilité d'une inflammation sympathique de l'autre œil.

[Les *tumeurs* du corps ciliaire seront traitées avec celles de la choroïde].

## ARTICLE III.

### IRIDO-CHOROÏDITE.

Il faut en distinguer deux groupes :

1. Dans le premier, la maladie a débuté par une iritis, à la suite de laquelle des synéchies postérieures maintiennent une inflammation chronique qui se propage sur les parties antérieures de la choroïde. D'autre part, en cas de synéchie postérieure totale, l'équilibre des liquides internes de l'œil se trouve rompu par la cessation de la communication entre les chambres antérieure et postérieure de l'œil. Les liquides s'accumulent

derrière l'iris, refoulent cette membrane vers la cornée : mais sa périphérie seule peut céder à cette pression, le bord pupillaire étant adhérent au cristallin. Ce refoulement de la membrane ne se produit d'abord que par places, et lui donne un aspect bosselé, plus tard il devient général. L'iris, au début, seulement terne et décoloré, semble alors distendu et présente des symptômes atrophiques. Si le champ pupillaire est libre et permet l'examen ophtalmoscopique, on constate dans la partie antérieure du corps vitré des opacités d'abord fines et filamenteuses.

Le globe de l'œil paraît d'abord plus dur, puis il se ramollit.

La douleur est souvent peu prononcée.

La vision est peu altérée au début, mais diminue plus tard sensiblement par les opacités du corps vitré, et s'abaisse à mesure que la choroïde souffre de plus en plus dans sa nutrition.

2. Dans le second groupe, la maladie a débuté par la choroïde, dont l'inflammation et ses conséquences ont déjà produit des altérations notables dela vision, avant même que l'iris soit pris.

C'est ainsi qu'il peut déjà exister des opacités nombreuses du corps vitré, des épanchements entre la choroïde et la rétine, des troubles de nutrition du cristallin (infiltration albuminoïde), et ce n'est qu'alors que l'inflammation se propage vers l'iris, et qu'un exsudat plastique amène des synéchies postérieures.

Le cristallin et l'iris sont alors refoulés vers la cornée, de sorte que la chambre antérieure disparaît presque complètement, et en dernier lieu l'affection présente le même ensemble de symptômes que nous avons décrit pour la première forme.

Lorsque l'irido-choroïdite est arrivée à un certain degré de développement, il est souvent assez difficile de reconnaître de quelle façon elle a débuté ; il faut se guider alors sur les circonstances suivantes :

Quand l'inflammation a débuté par l'iris, le malade se rappellera les différents accès d'inflammation de cette membrane, dont nous trouverons la structure considérablement altérée. (Décoloration, amincissement, atrophie).

Le cristallin s'opacifie plus rarement dans ces cas et à un moment plus éloigné. La diminution de la vision est peu considérable au début, et dépend d'abord principalement des dépôts de lymphe plastique dans le champ de la pupille, et plus tard des opacités du corps vitré et du cristallin.

Dans les cas où l'inflammation a débuté par la choroïde, l'affaiblissement de la vision est considérable dès le début par les opacités du corps vitré qui se produisent. Souvent il survient de bonne heure un décollement de la rétine avec son influence caractéristique sur le champ visuel. La pression intra-oculaire diminue alors sensiblement, le cristallin devient opaque, et subit plus tard la transformation crétacée. L'iritis qui complique la choroïdite ne présente pas de symptômes inflammatoires marqués, et suit une marche insidieuse.

*Marche et terminaison.* — Les deux formes d'irido-choroïdite suivent généralement une marche très lente, avec exacerbations périodiques des symptômes inflammatoires.

Dans le courant de la maladie, l'augmentation de la pression interne peut provoquer des symptômes glaucomateux et conduire à l'atrophie de la rétine.

D'autres fois, un épanchement séreux ou sanguin à la surface interne de la choroïde amène un décollement de la rétine, et ces complications se révèlent par des symptômes particuliers que nous exposerons à l'occasion des maladies de la choroïde et de la rétine. En général, si le processus morbide n'est pas arrêté, des masses néoplastiques remplissent la chambre postérieure, et l'irido-choroïdite, après avoir atteint le corps ciliaire et produit une cyclite, se termine par l'atrophie du globe de l'œil.

*Pronostic.* — Il est grave, mais variable suivant la période et la forme particulière de la maladie.

Dans les cas légers d'irido-choroïdite sans altération notable de la choroïde, sans complication du côté de la rétine ou du cristallin, et lorsque les matières plastiques derrière l'iris ne sont pas considérables, une bonne thérapeutique peut arrêter les progrès de la maladie, maintenir et même améliorer l'état de la vision. C'est pourquoi le pronostic est moins grave lorsque l'irido-choroïdite a débuté par l'iritis.

Dans cette forme, il ne faudrait pas désespérer lors même qu'il y aurait déjà un commencement d'atrophie du globe, si elle résulte seulement des troubles de nutrition du corps vitré, sans altération définitive des tissus, et si les perceptions visuelles centrale et périphérique sont encore passables. La thérapeutique enraye les progrès de cette atrophie.

Le pronostic devient absolument mauvais en cas de décollement de la rétine, ou lorsque le corps ciliaire est entraîné dans le processus morbide. (Sensibilité au toucher, rétraction périphérique de l'iris, etc.)

*Étiologie.* — La plupart des irido-choroïdites resultent des synéchies postérieures établies à la suite d'une iritis, ou de l'action des corps étrangers (cristallin abaissé), qui lors même qu'ils se seraient d'abord enkystés, peuvent devenir dangereux après un laps de temps plus ou moins long, par des déplacements dans l'intérieur de l'œil. Enfin les cas qui débutent par la choroïde peuvent souvent être rapportés à des altérations de la santé générale, par exemple chez les femmes pendant l'époque critique, ou chez des jeunes filles de 16 à 20 ans à la suite d'irrégularités dans la menstruation.

*Traitement.* — Dans tous les cas où l'irido-choroïdite se présente avec des synéchies postérieures, il importe avant tout de rétablir la communication entre les chambres antérieure et postérieure de l'œil, par une iridectomie. Généralement, le tissu de l'iris se trouve déjà tellement altéré, que les pinces parviennent seulement à le déchirer, en laissant les synéchies adhérentes à la capsule (iridorhexis).

Pendant l'opération, un liquide jaunâtre amassé derrière l'iris s'échappe de l'œil, la proéminence de l'iris disparaît, la chambre antérieure devient plus profonde. Une fois la communication rétablie, la vision s'améliore, non pas autant à cause de l'ouverture dans l'iris qui laisse pénétrer plus de lumière dans l'œil, que parce que l'état de la choroïde s'améliore, ainsi que la nutrition du corps vitré, dont les opacités se résorbent peu à peu.

L'aspect même de l'iris devient meilleur ; par conséquent, ce rétablissement de la communication entre les chambres antérieure et postérieure de l'œil doit être produit à tout prix, quand même il faudrait répéter l'iridectomie à plusieurs reprises, si l'ouverture de l'iris se refermait par de nouveaux épanchements de lymphe plastique. Une fois le résultat désiré obtenu, on voit souvent des yeux qui commençaient déjà à s'atrophier, reprendre leur volume et leur consistance normale.

Cet état ne contre-indique donc pas l'opération, mais il va

sans dire qu'elle serait sans résultat, si l'atrophie de l'œil avait
dépassé une certaine limite et résultait de l'atrophie de la choroïde avec oblitération des vaisseaux.

L'iridectomie rencontre beaucoup plus de difficultés lorsqu'il
existe des fausses membranes reliant intimement la surface
postérieure de l'iris avec la capsule du cristallin et avec les
procès ciliaires. Outre la difficulté de saisir l'iris même, il
importe dans ces cas d'enlever en même temps autant que possible des masses néoplastiques. Il y a en outre, dans ces cas,
une très grande tendance à l'occlusion de l'ouverture ainsi
obtenue par de nouveaux épanchements plastiques.

Il est par conséquent de la plus haute importance de pouvoir
enlever un grand lambeau d'iris jusqu'à la périphérie, et en
même temps les fausses membranes sous-jacentes.

Dans un grand nombre de cas, on ne peut arriver à ce résultat
qu'en pratiquant en même temps l'extraction du cristallin, qui

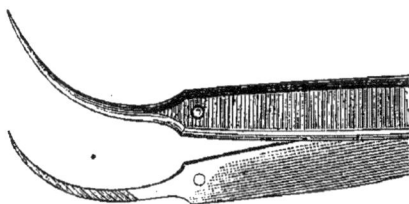

Fig. 73. — Pinces capsulaires.

d'ailleurs se trouve souvent altéré dans sa nutrition et plus ou
moins opaque. L'iridectomie ordinaire, telle que nous l'avons
décrite plus haut, ne remplirait qu'incomplètement le but proposé, et doit être remplacée par le procédé suivant : L'incision
est pratiquée dans le voisinage immédiat du bord de la cornée,
à l'aide du couteau étroit de de Graefe, qui sert à l'extraction
linéaire de la cataracte (voy. cette opération). On pénètre avec
ce couteau au bord inférieur de la cornée, derrière l'iris, et après
l'avoir conduit le long de la surface postérieure de cette membrane jusqu'à l'endroit où l'on veut faire la contre-ponction, on
traverse de nouveau l'iris et la cornée, et l'on termine la section.

Celle-ci ressemble à l'incision périphérique pratiquée pour

l'extraction de la cataracte par la méthode de de Graefe (voy.
plus loin), avec cette différence que le couteau coupe en même
temps l'iris à son insertion ciliaire, et ouvre la capsule du cristallin, de sorte que généralement la plaie donne issue à un peu
de substance cristallinienne. On introduit alors une pince capsulaire de forme particulière (fig. 73), de façon qu'une des
branches se trouve entre la cornée et l'iris, l'autre derrière l'iris
et les membranes plastiques. Cette branche de l'instrument
aura, par conséquent, pénétré dans le cristallin même. Après
avoir poussé ces pinces fortement en avant, on attire au dehors
tout ce qu'on a pu saisir entre les branches, et si l'on éprouve

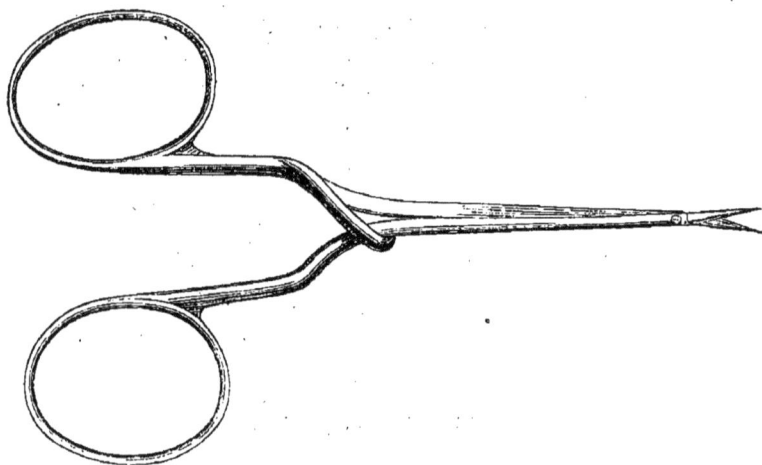

Fig. 74.

quelque résistance, il faut dégager cette masse par quelques
coups de ciseaux à branches très fines (fig. 74).

Généralement, cette manœuvre suffit pour amener en même
temps le cristallin au dehors ; si cependant il ne suivait pas
l'iris et les membranes plastiques, il faudrait déchirer la capsule avec le cystitome, et pratiquer l'extraction de la manière
habituelle (voy. Cataracte). Si, à la suite d'altérations calcaires
de la cataracte, on y rencontre des difficultés sérieuses, il faut
saisir le système cristallinien avec un crochet assez fort, appliqué à la surface antérieure du cristallin. Il est important d'extraire aussi complètement que possible toutes les portions cap-

sulaires opaques qui peuvent être éloignées sans tiraillement considérable de l'iris, auquel elles adhèrent (*de Graefe*).

Malgré l'extraction d'une portion notable des fausses membranes, on voit souvent l'ouverture se refermer par de nouvelles masses néoplastiques.

Il devient alors nécessaire de répéter l'opération, mais pas avant que le travail inflammatoire qui a produit les fausses membranes soit complètement arrêté. Lorsqu'on renouvelle alors l'opération, et que le cristallin est déjà extrait, il peut suffire de pénétrer avec un crochet aigu dans les fausses membranes, après avoir pratiqué l'incision de la cornée, et d'en attirer au dehors la plus grande quantité possible. D'autres fois, on préfèrera pratiquer l'iridotomie, ou la capsulotomie, ou une combinaison de ces deux opérations (voy. Opération de la cataracte secondaire).

Pendant qu'à l'aide de ces opérations on rétablit définitivement la communication des parties profondes de l'œil avec la chambre antérieure, et qu'il existe enfin une pupille artificielle persistante aussi petite qu'elle soit, il devient nécessaire d'instituer un traitement général selon les principes énoncés plus haut (traitement mercuriel, diaphorétique, révulsif, sudorifique, etc.).

En outre, il faut tenir compte des indications particulières fournies par des troubles menstruels, l'arrêt subit d'un flux hémorroïdal ou par une constipation habituelle. Enfin on a vu de bons résultats par l'emploi prolongé de l'iodure de potassium et de petites doses de sublimé.

Seulement, il faut bien se pénétrer de l'idée qu'une médication quelconque ne peut produire un effet salutaire sur l'œil qu'après l'intervention chirurgicale, qui seule peut rendre à l'organe les conditions essentielles de la nutrition des parties malades.


## ARTICLE IV.

### OPHTALMIE SYMPATHIQUE.


Lorsqu'un œil est atteint d'irido-choroïdite traumatique, on voit souvent naître dans l'autre œil une affection analogue, et c'est cette dernière qui a reçu le nom d'*ophtalmie sympathique*. Elle se présente, cependant, sous différentes formes :

1° L'*irido-cyclite sympathique*, la plus dangereuse et la plus fréquente de ces formes, débute par l'obscurcissement de la vue, du larmoiement, de la photophobie et une injection périkératique.

En même temps apparaissent des exsudations au bord pupillaire et à la surface postérieure de l'iris. Ces exsudations s'organisent rapidement et forment des fausses membranes solides.

La pupille est alors rétrécie, et, par suite de la synéchie postérieure totale, immobile et insensible à l'action de l'atropine. L'iris paraît d'abord plus tendu et décoloré; mais, à la suite d'épanchements dans son parenchyme, le tissu est gonflé et la chambre antérieure moins profonde. A ces symptômes s'ajoutent au bout de quelque temps ceux de la cyclite, la sensibilité au toucher de la région ciliaire, les épanchements dans le corps vitré, le ramollissement progressif du globe de l'œil.

La force visuelle est alors notablement abaissée, et le champ visuel rétréci. A mesure que la maladie progresse, la pupille se remplit de matières plastiques, la partie périphérique de l'iris est tirée en arrière par les fausses membranes qui unissent sa surface postérieure au corps ciliaire; par conséquent la chambre antérieure augmente de profondeur vers sa périphérie. Le cristallin devient opaque, la rétine se décolle et le globe de l'œil s'atrophie. Dans les cas plus favorables, l'affection s'arrête avant d'arriver à cette dernière phase; il reste alors un peu de perception visuelle, qu'une intervention chirurgicale heureuse peut encore augmenter.

2° L'*iritis séreuse sympathique* est bien moins dangereuse que la forme précédente. Ses symptômes sont ceux de l'iritis séreuse en général (voy. p. 185) : légère injection sous-conjonctivale, trouble de l'humeur aqueuse et dépôts grisâtres à la surface postérieure de la cornée, aspect normal de l'iris, dilatation de la pupille et augmentation de la pression intra-oculaire.

3° La *chorio-rétinite sympathique* n'a été signalée jusqu'ici que par *de Graefe*, qui en a observé deux cas. L'un de ces cas survint après l'extraction linéaire d'une cataracte calcaire tombée dans la chambre antérieure, avec iridocyclite consécutive et grande sensibilité au toucher de l'œil opéré. Six semaines après l'opération, le malade se plaignit de son autre œil jusque-là normal, et l'on y constata une diminution subite de la vision avec défectuosité du champ visuel.

A l'examen ophtalmoscopique on reconnut un trouble de transparence de la rétine, avec dilatation et flexuosité des veines de cette membrane.

En même temps des symptômes légers d'iritis séreuse apparurent.

Sous l'influence du traitement (émissions sanguines, sublimé, iodure de potassium), et en même temps que toute sensibilité de l'œil opéré disparut, la vision de l'autre œil s'améliora progressivement et redevint normale.

Le second cas est celui d'un individu qui avait perdu un œil depuis sa jeunesse par un décollement de la rétine, avec des dépôts calcaires étendus dans la choroïde. A l'âge de vingt ans, l'autre œil fut atteint des symptômes de rétinite que nous venons de décrire, en même temps que l'œil perdu devint sensible au toucher. Ce dernier ayant été enlevé par l'énucléation, les phénomènes de l'affection sympathique disparurent.

4° La quatrième forme des affections sympathiques se distingue des autres en ce qu'elle n'est accompagnée d'aucune altération matérielle des tissus de l'œil. Elle a reçu le nom de *névrose sympathique*, et se caractérise par une photophobie considérable avec spasme consécutif de l'orbiculaire, du larmoiement et une légère injection périkératique qui se déclare surtout après des efforts visuels. En même temps, il existe un défaut d'énergie dans la vision et un affaiblissement de l'accommodation.

En outre des affections sympathiques que nous venons d'indiquer, on a aussi décrit des conjonctivites, des kératites, des choroïdites, etc., survenues à la suite de lésions traumatiques de l'autre œil. Cependant, l'admission de ces affections dans le cadre des maladies sympathiques n'est pas suffisamment justifiée.

*Marche et terminaison.* — Le temps qui peut s'écouler entre la maladie du premier œil et l'apparition de l'affection sympathique dans l'autre est très variable. Si quelquefois elle survient au bout de quelques semaines, on l'a observée d'autres fois après vingt et trente ans, toujours précédée de la sensibilité douloureuse caractéristique de la région ciliaire du premier œil atteint. Si l'ophtalmie sympathique se montre sous forme d'irido-cyclite,

elle n'éclate d'habitude pas brusquement, mais suit plutôt une
marche insidieuse, résiste aux influences thérapeutiques et
détruit progressivement la vision, en amenant l'atrophie du
globe. Cependant, elle s'arrête quelquefois d'elle-même, en
laissant un certain degré de perception lumineuse.

L'iritis séreuse sympathique n'expose pas la vision à des dangers sérieux; c'est une forme peu grave de l'iritis séreuse, dont
la thérapeutique a facilement raison.

Enfin, la névrose sympathique, tout en empêchant le malade
de se servir de ses yeux, n'amène jamais d'altération matérielle.

*Pronostic.* — Il est très bon pour la névrose, favorable pour
l'iritis séreuse, très mauvais pour l'irido-cyclite; car les cas
sont rares où, malgré une intervention énergique, on réussisse à
conserver une force visuelle notable.

*Étiologie.* — L'affection sympathique est à craindre lorsque
l'un des yeux a été atteint d'un traumatisme qui intéresse le
corps ciliaire, soit immédiatement, soit indirectement, en provoquant plus tard un tiraillement de cette région pendant la
cicatrisation, comme par exemple dans les cas d'enclavement
d'un prolapsus de l'iris dans une plaie.

Les corps étrangers qui ont pénétré dans le globe, même
lorsqu'ils sont restés pendant des années sans provoquer une
inflammation de l'œil, peuvent devenir subitement une cause
d'irritation, probablement à la suite de petits déplacements dans
l'intérieur de l'œil.

Les cataractes calcaires ou les dépôts calcaires à la surface
de la choroïde que l'on rencontre après des irido-choroïdites ou
des irido-cyclites, même dans des moignons atrophiques, peuvent y maintenir un état d'irritation chronique qui peut provoquer à un moment venu l'ophtalmie sympathique de l'autre œil.

Quelle qu'en soit la cause, l'apparition de la maladie dans le
second œil est presque toujours précédée d'une douleur parfois
très vive que provoque le toucher de la région ciliaire du premier œil atteint. Ce symptôme caractéristique nous informe du
danger imminent, ou si la maladie a déjà éclaté, il nous indique
sa cause réelle.

Les agents qui transmettent l'irritation d'un œil sur l'autre
sont les nerfs ciliaires, dont quelques-uns peuvent conserver

leur conductibilité même dans un œil atrophié, et dont le névrilème et les enveloppes fibreuses résistent longtemps à la dégénérescence et au processus atrophique (*de Graefe*).

Bien plus rarement, le nerf optique paraît être l'agent de la transmission (*Mooren*).

*Traitement.* — Le danger de l'ophtalmie sympathique grave, et l'impossibilité de prévoir sous quelle forme l'affection se déclarera, indique la nécessité de la prévenir et d'intervenir énergiquement, toutes les fois que l'état d'un œil nous inspire des craintes pour l'autre. Cette crainte est toujours justifiée, surtout lorsque nous voyons apparaître le symptôme caractéristique de la sensibilité douloureuse au toucher de la région ciliaire. Le moyen de prévenir avec certitude le développement de l'ophtalmie sympathique consiste dans l'énucléation du globe de l'œil qui pourrait la provoquer. (Voy. description de cette opération, p. 165.)

Lorsque l'affection sympathique est déjà déclarée et a revêtu la forme grave d'irido-cyclite, l'énucléation de l'autre œil n'arrête plus les progrès du mal. Cependant elle ne doit pas être négligée, lorsqu'il existe un corps étranger dans le globe oculaire, que l'œil est sensible au toucher et dépourvu de toute trace de vision. En cas de résistance invincible de la part du malade, ou s'il y a encore un certain degré de vision, on peut pratiquer une large iridectomie, combinée avec l'extraction du cristallin, selon la méthode décrite plus haut (p. 237).

L'œil même atteint d'irido-cyclite sympathique est rarement influencé par les moyens thérapeutiques recommandés contre cette maladie. Un traitement énergique de frictions mercurielles et de transpirations à l'aide d'injections de pilocarpine a paru quelquefois utile. Par contre, l'expérience a demontré qu'une opération pratiquée sur l'œil enflammé est absolument nuisible. Tout au début de l'affection, on a cru voir de bons résultats d'une iridectomie très périphérique, pratiquée à l'aide du couteau étroit de de Graefe. Mais il faut s'abstenir de toute intervention chirurgicale si l'inflammation est déjà arrivée à une certaine intensité, si les produits jaunâtres de l'exsudation remplissent la pupille et attachent l'iris à la capsule, si l'iris est sillonné de gros vaisseaux, etc. Les essais d'iridectomie faits à ce moment se montrent non seulement infructueux, mais très nuisibles, parce qu'il en résulte une nouvelle irritation qui augmente l'inflammation et rend la perte de l'organe plus inévitable.

Il est donc formellement indiqué d'attendre que les symptômes inflammatoires aient disparu, que le développement des vaisseaux dans l'iris soit arrêté, que les fausses membranes visibles prennent un aspect grisâtre sans vascularisation, que la région ciliaire ne soit plus douloureuse au toucher, enfin que la tension de l'œil, toujours considérablement diminuée, ne présente plus de variations notables.

Le temps d'attente nécessaire est au moins de trois à quatre mois, mais en général il est utile d'attendre le plus longtemps possible, pour faire revenir l'œil à un calme parfait. Il ne faut pas se laisser entraîner à une intervention prématurée par la crainte de l'atrophie du globe et de la perte de la vision. Celles-ci s'arrêtent souvent d'elles-mêmes.

Au moment où tout symptôme d'irritation a disparu, on doit pratiquer l'iridectomie avec extraction du cristallin et des fausses membranes rétro-iridiennes, d'après la méthode décrite plus haut. Si l'ouverture pupillaire ainsi obtenue se refermait dans la suite, on renouvellerait une excision d'une portion de l'iris. Peut-être serait-il utile de remplacer dans ces cas cette opération par l'iridotomie dont nous parlerons à l'occasion de la cataracte secondaire.

Contre l'iritis séreuse sympathique, il suffit généralement d'employer les moyens indiqués contre la forme ordinaire de cette maladie (p. 192), une fois que l'œil qui a causé l'affection sympathique a été enlevé.

L'énucléation du premier œil atteint fait disparaître aussi et presque sur-le-champ la névrose sympathique.

Suivant une proposition de de Graefe, j'ai remplacé l'énucléation par la section des nerfs ciliaires, non seulement contre la névrose sympathique déjà déclarée, mais dans tous les cas où l'on a à craindre une affection sympathique. Lorsque l'on constate la sensibilité de la région ciliaire au toucher, je conseille de la pratiquer avant même qu'il y ait aucun symptôme d'affection sympathique. Je l'ai employée encore avec succès dans des cas où la vision avait été abolie par des maladies internes (iridochoroïdite), pour faire cesser les photopsies ou les douleurs considérables dont ces yeux sont parfois le siège.

*Procédé opératoire.* — Étant donnée la région douloureuse au toucher où la section des nerfs ciliaires doit être pratiquée, j'y soulève un pli de la conjonctive, près du bord de la cornée, exactement comme dans l'opération du strabisme, et je l'incise. Puis, pénétrant avec la pointe des ciseaux mousses entre la conjonctive et la sclérotique, je débride, dans la direction et dans l'étendue exigées par l'opération, le tissu cellulaire qui unit les deux membranes. J'indroduis alors un crochet à strabisme sous celui des muscles droits qui est le plus rapproché de l'incision, et j'arrive ainsi à fixer l'œil, tandis qu'en même temps je détermine l'endroit de l'insertion musculaire, que je ménage, si c'est possible, du moins en partie. Le crochet étant tenu de la main gauche, je ponctionne la sclérotique derrière la région ciliaire obliquement à sa surface et de manière à éviter le critallin. Je me sers d'un couteau étroit à tranchant légèrement concave, dans le genre d'un ténotome. La contre-ponction se fait de telle façon que, la section terminée, j'aie une plaie linéaire parallèle à l'équateur du globe oculaire, dans laquelle le corps vitré se présente immédiatement. La longueur de l'incision sclérale doit être proportionnée à l'étendue de la région douloureuse. Je retire alors le crochet avec précaution et je ramène la conjonctive vers la cornée. Dans quelques cas, j'ai même réuni la plaie conjonctivale par un ou deux points de suture.

La réaction, après l'opération, est très modérée, et ne demande pas d'autres soins que le repos, des injections sous-cutanées de morphine, en cas de douleur ou d'insomnie, et le bandage compressif.

Suivant une idée analogue, le section des nerfs ciliaires a été aussi pratiquée au segment postérieur du globe oculaire, soit en ménageant le nerf optique (*Snellen*), soit en le comprenant dans la section (*Boucheron, Schœler*). Cette dernière manière de procéder mérite la préférence, parce qu'elle permet d'atteindre plus sûrement tous les nerfs ciliaires et offre par conséquent plus de chances d'obtenir le résultat voulu. On opère de la façon suivante : Après avoir incisé la conjonctive près du bord interne (ou externe) de la cornée et après l'avoir détachée largement de la sclérotique, on passe un fil à travers l'extrémité antérieure du muscle droit interne (ou externe) et on coupe celui-ci de son insertion sclérale comme pour une opération de strabisme. Ceci fait, on fait tourner le globe oculaire vigoureusement du côté opposé, on coupe d'abord le nerf optique et puis tous les nerfs ciliaires aussi complètement que possible, ce qui est d'autant plus aisé qu'après la section du nerf optique la surface postérieure du globe oculaire est tournée plus facilement en avant. En dernier lieu, le globe oculaire est remis dans sa position normale, le muscle droit interne (ou externe) rattaché à l'aide du fil à son insertion sclérale, et on applique le bandeau compressif.

**MALADIES DE LA CHOROÏDE.**

## ARTICLE PREMIER.

### CHOROÏDITE EXSUDATIVE.

Cette affection se présente sous plusieurs formes différentes :

### 1. Choroïdite plastique simple.

Elle est caractérisée par des plaques exsudatives dont la forme et la grandeur varient sensiblement.

Tantôt elles n'ont qu'un tiers ou un quart de la grandeur de la papille du nerf optique, tantôt elles dépassent cette dernière en étendue. Les petites sont plus ou moins rondes, les grandes sont de forme polygonale irrégulière. Au début de l'affection, ces taches apparaissent à l'ophtalmoscope comme des opacités blanchâtres, dont les bords se perdent insensiblement dans les parties saines de la choroïde.

Plus tard, la couleur de l'opacité devient jaunâtre ; elle est nettement circonscrite, et encadrée d'un anneau noirâtre produit par le pigment des cellules détruites. Enfin, à mesure que la maladie progresse, le tissu choroïdien s'atrophie à ces endroits, de sorte que la sclérotique devient visible. La tache est alors d'un blanc nacré, au milieu duquel on distingue des traces de vaisseaux choroïdiens ou du pigment. Le siège de ces exsudations est très variable et peut être répandu sur tout le fond de l'œil. Tantôt la maladie débute sur les parties équatoriales et se propage vers le centre, tantôt elle suit la marche inverse.

Les signes ophtalmoscopiques qui distinguent les opacités de la choroïde de celles de la rétine sont les suivants : les taches exsudatives de la rétine ont une coloration plus éclatante, leur opacité est plus intense, et leurs contours sont formés par des stries radiées très fines, en rapport avec la direction des fibres nerveuses. Lorsque la rétine est le siège d'opacités, les vaisseaux de cette membrane paraissent tortueux, et disparaissent en partie sous les opacités, tandis qu'on les voit passer au dessus des taches exsudatives de la choroïde librement et sans changement dans leur aspect. Il n'est pas plus difficile de distinguer ces dernières des taches atrophiques de la choroïde. Celles-ci ne présentent pas le reflet mat et jaunâtre des exsudations, mais elles sont chatoyantes, marbrées, bleuâtres, et cet aspect résulte de la sclérotique presque dénudée. Le voisinage des plaques atrophiques présente, en outre, des altérations du tissu choroïdien (irrégularités de la pigmentation), tandis que les exsudats laissent les parties voisines complètement intactes.

Au début de l'affection, le tissu de la rétine ne présente pas d'altération ; tout au plus les vaisseaux de cette membrane paraissent-ils plus engorgés, probablement à la suite de troubles mécaniques dans la circulation, dus à la compression de ces vaisseaux par les plaques exsudatives proéminentes de la choroïde. Plus tard, on observe parfois une légère altération dans la transparence de la rétine, qui apparaît passagèrement et disparaît sans laisser de traces.

La choroïdite exsudative s'accompagne fréquemment d'opacités du corps vitré, sous forme d'une poussière très fine ou de flocons ou même de membranes flottantes qui surviennent, soit dès le début de l'affection, soit à une période plus avancée.

Les troubles visuels sont très prononcés dès la première atteinte. Les malades se plaignent d'un brouillard, d'opacités fixes ou mobiles (scotomes), et à l'examen fonctionnel on constate une diminution plus ou moins considérable de l'acuité de la vision, un rétrécissement ou des défectuosités du champ visuel.

Ces divers troubles dépendent en partie des opacités du corps vitré, et d'autre part des altérations fonctionnelles de la rétine, qu'il faut attribuer, soit aux troubles de circulation, soit à la compression directe de la rétine. Les exsudats nuisent

d'autant plus à la vision centrale qu'ils sont plus près du pôle
postérieur.

On constate en outre une sensibilité de l'œil au toucher et
même des douleurs spontanées, pendant la période aiguë.

*Marche et terminaison.* — La choroïdite exsudative est une
affection chronique. Si la maladie est de courte durée et que
les plaques aient peu d'étendue, elles peuvent disparaître sans
laisser de traces. Si la résorption n'a lieu qu'après un espace
de temps plus prolongé, la choroïde reste, aux endroits atteints,
dépourvue de son pigment qui s'accumule tout autour.

Cette altération peut donner alors au fond de l'œil un aspect
tigré.

D'autre fois le tissu choroïdien s'atrophie aux endroits des
exsudations : en même temps, il peut survenir de nouvelles
apparitions d'exsudats, et l'on peut observer sur le même œil
des plaques exsudatives, des taches dépourvues de pigment et
des plaques atrophiées. A côté des amas irréguliers de pigment
qui entourent ces plaques, on observe aussi des taches brunâtres ou rouges, indiquant probablement des hémorragies de la
chorio-capillaire.

En dehors des altérations de la rétine et du corps vitré déjà
mentionnées, la maladie se complique parfois d'iritis. Celle-ci
peut être aussi l'affection primitive et se propager sur la choroïde, où elle débute alors par la périphérie de cette membrane.
Dans ces cas d'irido-choroïdite, qui présentent parfois peu
d'exsudat, mais des hyperhémies prolongées, on voit se développer des inflammations de la sclérotique qui récidivent fréquemment. On constate alors des taches proéminentes de cette membrane, qui prend à ces endroits une coloration violette et devient
douloureuse au toucher.

*Pronostic.* — Le pronostic est bon pour tous les cas récents,
car on y peut espérer une guérison complète. Les altérations du
tissu qui peuvent persister ne nuisent pas sensiblement à la vision. Les chances d'une guérison complète diminuent avec la
durée de l'affection, et il faut faire des réserves prudentes dans
les cas où les exsudations ont un siège central. Il faut aussi
prendre en considération l'état du champ visuel et prévenir le
malade de la fréquence des récidives.

*Étiologie.* — Les causes de cette affection sont peu connues; on la rencontre souvent en même temps que des troubles généraux de la santé, et chez les femmes à la suite de troubles menstruels, après la fièvre puerpérale, pendant la grossesse et vers le retour d'âge. La diathèse syphilitique a été aussi mise en cause, mais elle produit plus souvent une autre forme de choroïdite exsudative, que nous allons décrire plus loin.

*Traitement.* — Il exige en premier lieu une recherche attentive des indications causales pour approprier la médication à l'état général. Il faut donc satisfaire en premier lieu à ces indications, et prescrire un repos absolu des yeux. Si l'accès de l'affection a été aigu, et surtout s'il existe dès le début un scotome central, il est urgent d'instituer un traitement mercuriel (calomel à l'intérieur et frictions avec la pommade napolitaine), pour amener la résorption des exsudats. On voit alors les troubles visuels disparaître souvent rapidement. L'hyperhémie locale est combattue efficacement par des émissions sanguines, à l'aide de la sangsue artificielle de Heurteloup.

Si la maladie est déjà d'ancienne date, il faut se rendre compte s'il existe encore des exsudations fraîches, et dans ce cas instituer le traitement de l'accès aigu. Si les exsudations sont déjà résorbées, ou s'il n'existe que des plaques atrophiques, les prescriptions mercurielles sont inutiles. On essaye alors l'effet d'une application de l'appareil de Heurteloup avec un repos consécutif de vingt-quatre ou trente-six heures, et en cas d'amélioration visuelle on renouvelle cette application tous les six ou huit jours.

Le traitement général rentre dans les indications de la santé du malade.

Les complications d'iritis et de sclérite doivent être traitées d'après les régles indiquées pour ces maladies.

## 2. Choroïdite disséminée (syphilitique).

A l'aide de l'ophtalmoscope on constate des taches blanchâtres de la grandeur d'une tête d'épingle, qui siègent dans le voisinage du pôle postérieur de l'œil ou dans la périphérie, tantôt isolées, tantôt réunies en groupes assez serrés mais séparés par des bords de coloration foncée. Elles sont situées immédiatement derrière la rétine et formées par des exsudats qui déplacent le pigment. A côté de ces petites taches blanchâtres on trouve quelquefois des taches plus foncées ou rougeâtres.

La choroïdite disséminée se propage facilement vers la rétine, (*chorio-rétinite syphilitique*) qui perd alors sa transparence, en même temps que ses vaisseaux deviennent hyperhémiés et tortueux. Une complication, plus fréquente encore et presque caractéristique pour cette affection, est celle des opacités du corps vitré, sous forme de fine poussière, de filaments ou de membranes. Elles apparaissent subitement et cachent le fond de l'œil, se dissipent parfois en peu de temps, et reparaissent périodiquement dans le cours de l'affection.

Les troubles visuels sont très considérables, et les malades se plaignent tantôt d'un brouillard général, tantôt d'un nuage flottant qui leur cache les objets par moments, ou d'apparitions lumineuses et coloriées (photopsies et chromopsies).

D'autres fois, l'examen nous fait découvrir l'existence d'un rétrécissement périphérique ou de défectuosités centrales (scotomes) du champ visuel. Dans l'étendue d'un scotome central la perception des couleurs s'affaiblit, et c'est la couleur verte qui est la première méconnue. Lorsque les exsudats siègent à l'endroit ou dans le voisinage de la macula, l'acuité de la vision centrale souffre plus particulièrement, et les objets paraissent aux malades déformés (métamorphopsie) ou plus petits (micropsie).

*Marche et terminaison.* — La marche de cette affection est chronique avec des exacerbations aiguës ; bien traitée dès le début, elle peut guérir sans laisser de traces ; mais elle conduit souvent, dans sa marche progressive ou par des rechutes fréquentes, à l'atrophie de la choroïde. Si la rétine a participé à la maladie, elle peut amener aussi l'atrophie de cette membrane, et même celle du nerf optique. Les opacités du corps vitré peuvent subsister même après la guérison de l'affection primitive.

*Pronostic.* — Il dépend de la période de la maladie et des altérations déjà produites ; absolument mauvais en cas d'atrophie de la choroïde et de la rétine, il est peu favorable si les exsudations ont siégé longtemps à l'endroit de la macula, ou si le corps vitré est le siège d'opacités persistantes. Dans les cas récents, au contraire, le pronostic est tout à fait bon, car même lorsque les exsudats sont répandus sur tout le fond de l'œil, un traitement rationnel amène leur résorption complète et le retour de la vision à l'état normal. Les récidives sont fréquentes.

*Étiologie.* — Dans la majorité des cas, cette maladie est de nature syphilitique. Elle survient souvent plus ou moins longtemps après l'apparition d'une iritis syphilitique.

*Traitement.* — En cas de diathèse, il faut commencer le traitement par des prescriptions antisyphilitiques, continuer pendant deux à trois mois l'usage de petites doses de sublimé (1 centigr. par jour), l'iodure de potassium à la dose de 1 à 2 gr. par jour, ainsi que les frictions avec la pommade mercurielle pendant plusieurs semaines. On combat l'hyperhémie par des applications de l'appareil de Heurteloup, des ventouses sèches, des sinapismes, etc.

La fréquence des récidives rend indispensable une surveillance attentive et prolongée des yeux. Selon l'état général du malade, il faut intervenir, soit par un traitement tonique, soit par des dérivations sur le tube intestinal et sur la peau.

Des transpirations méthodiques à l'aide d'injections souscutanées de pilocarpine et un séjour prolongé dans une chambre obscurcie rendent souvent d'excellents services. Un repos absolu des yeux, l'usage de verres fumés et des ménagements scrupuleux de la force visuelle, même encore dans les premiers temps qui suivent la guérison, sont indispensables pour éviter des hyperhémies nuisibles et des récidives.

Lorsqu'après la guérison de la maladie la force visuelle a subi une diminution qui paraît stationnaire, on obtient parfois une amélioration sensible par une série (10 à 12) d'injections de strychnine à la tempe.

### 3. Choroïdite aréolaire (Foerster).

Cette forme particulière de la choroïdite exsudative est carac-

térisée anatomiquement par la formation de boutons dans la
choroïde, au-dessus desquels la rétine s'atrophie. Ces boutons
sont constitués par un tissu transparent, aréolaire et incolore. A
l'ophtalmoscope leur aspect est variable selon la durée de la
maladie. Au début, ils apparaissent comme des taches pigmentaires noires, jaunes au centre, et entourées d'un anneau rouge
hyperhémié.

Plus tard, ce sont des taches jaunâtres, bordées de pigment,
et enfin des plaques atrophiques d'une grande étendue, parcourues par quelques vaisseaux de la choroïde et montrant par-
ci par-là de petits amas de pigment. Ces taches sont nettement
limitées, et les parties intermédiaires de la choroïde absolument
saines. La maladie est toujours localisée autour du nerf optique
et dans le voisinage de la macula.

Cette affection ne constitue qu'une forme particulière de la
choroïdite exsudative, et ne présente rien de particulier au point
de vue des autres symptômes et du traitement.


## ARTICLE II.

### CHOROÏDITE SUPPURATIVE.

La choroïdite suppurative est caractérisée anatomiquement
par les produits de l'inflammation, déposés entre la choroïde et
la rétine ou dans le corps vitré.

Nous voyons ainsi à l'œil nu déjà un reflet jaunâtre derrière la
pupille, qui vient ou du corps vitré altéré ou de la rétine décollée.

En même temps l'œil devient dur, la pupille dilatée et immobile. Le cristallin et l'iris sont poussés en avant vers la cornée.
Généralement, le processus morbide se communique vite aux
parties antérieures de l'œil, où nous constatons les symptômes
d'une iritis purulente avec hypopyon, et même une infiltration
purulente de la cornée qui peut amener plus ou moins rapidement la destruction de cette membrane. Dans les formes violentes de la maladie, on observe dès le début un chémosis très
développé de la conjonctive bulbaire, qui entoure et cache la

cornée par des bourrelets livides qui peuvent dépasser la fente palpébrale.

Les paupières sont rouges et gonflées, surtout la paupière supérieure, qui descend sur la paupière inférieure. Le tissu cellulaire de l'orbite devient le siège d'une infiltration inflammatoire qui détermine la propulsion et l'immobilité du globe de l'œil.

Outre la douleur brûlante dans les paupières et dans toute la région oculaire, douleur aggravée par le mouvement ou l'attouchement le plus léger, les malades accusent dans l'œil même une douleur profonde, distensive et pulsative, et dans l'orbite une douleur s'étendant vers l'occiput et dans tout un côté de la tête et de la face. Une fièvre inflammatoire souvent intense accompagne alors la maladie.

La vision est entièrement abolie.

Cependant les symptômes inflammatoires sont loin de présenter toujours la même intensité. La réaction générale est parfois très faible ou fait entièrement défaut, les paupières et la conjonctive sont à peine injectées, le globe est légèrement tendu et peu proéminent, ayant conservé sa mobilité, et les douleurs, à peine prononcées, ne s'accusent que périodiquement. Malgré le peu d'intensité des symptômes inflammatoires, la production du pus à la surface de la choroïde, dans le corps vitré et dans la chambre antérieure, est dans ces cas tout aussi rapide et copieuse.

*Marche et terminaison.* — Généralement suraiguë, la choroïdite suppurative atteint alors rapidement son maximum d'intensité; rarement elle y met plusieurs semaines, entraînant successivement dans la désorganisation toutes les parties du globe (*phlegmon de l'œil*). Parfois la maladie s'arrête alors, et le globe de l'œil s'atrophie insensiblement. Plus souvent la suppuration continue et amène la perforation de l'œil, soit par la cornée, soit par la sclérotique préalablement distendue. Les matières purulentes et souvent une portion du contenu du globe s'échappent, et dès ce moment les douleurs violentes et les symptômes inflammatoires s'amoindrissent et finissent par disparaître. La suppuration s'arrête aussi au bout de quelque temps, et le globe de l'œil s'atrophie.

D'autres fois, l'endroit de la perforation se referme, les produits purulents s'accumulent de nouveau dans l'intérieur de l'œil, la tension du globe et les douleurs reparaissent, et ne cessent que, lorsqu'à la suite d'une nouvelle perforation, le pus peut s'échapper librement de l'œil. De toutes façons, la maladie se termine par la formation d'un moignon atrophique.

Le moignon atrophique présente, en général, une forme irrégulière, de la grandeur d'un petit pois ou d'une noisette. Il est enfoncé dans l'orbite, qui, chez les individus jeunes, peut se rétrécir consécutivement à l'atrophie de l'œil. Les paupières, ayant perdu leur point d'appui normal, se ferment et rentrent dans l'orbite.

L'intérieur du moignon renferme des résidus de la choroïde et de la rétine désorganisées, du tissu fibreux mêlé de substance organique amorphe, des dépôts calcaires et parfois même de vraies formations osseuses. Ces moignons sont généralement insensibles, et supportent, sans le moindre inconvénient, l'application d'une pièce artificielle.

D'autres fois, ils deviennent périodiquement le siége d'inflammations, d'hémorragies intra-oculaires et même de nouveaux épanchements purulents.

*Pronostic.* — La perte des fonctions de l'œil et même de sa forme étant la conséquence générale de cette maladie, le pronostic est absolument mauvais.

*Étiologie.* — Les causes les plus fréquentes de la choroïdite suppurative sont les traumatismes : contusions du globe, blessures, brûlures, pénétration de corps étrangers, opérations (de la cataracte, des staphylomes, etc.). Les déplacements du cristallin, qui agit alors comme corps étranger, et les processus suppuratifs de la cornée qui amènent la destruction de cette membrane, peuvent également produire cette maladie. La choroïdite suppurative a été observée, en outre, comme conséquence de maladies générales graves, telles que la méningite, la fièvre typhoïde, la pustule maligne, la fièvre puerpérale, la pyohémie.

*Traitement.* — Si la maladie résulte d'une cause irritante, telle que la présence d'un corps étranger dans l'œil, du cristallin luxé, etc., il faut écarter cette cause le plus promptement possible. Croit-on pouvoir enrayer encore la marche de l'affection, on peut essayer un traitement mercuriel rigoureux, qui, cependant, n'a plus de raison d'être une fois la suppuration déclarée.

Il faut combattre, au début, les symptômes inflammatoires par des émissions sanguines, par l'application de compresses glacées, et s'opposer à la tension de l'œil par la paracentèse de la chambre antérieure ou même par l'iridectomie.

La suppuration une fois déclarée, il s'agit d'atténuer les douleurs et d'abréger, autant que possible, la durée de la maladie. Des narcotiques, des compresses chaudes, mais avant tout une large incision donnant issue aux matières purulentes, remplissent ces indications. L'énucléation de l'œil ne doit pas être tentée pendant que le tissu cellulaire de l'orbite est enflammé, car on a observé à sa suite des méningites suppuratives se terminant par la mort. Cette opération n'est indiquée que lorsque le globe devient le siège d'une suppuration prolongée qui menace l'existence du malade, ou si l'on ne peut écarter autrement un corps étranger qui a pénétré dans l'œil et dont la présence devient la cause d'une affection sympathique de l'autre.

Pendant toute la durée de la maladie, il faut éloigner du malade tout ce qui pourrait nuire à son œil et à son état général.

On le fera coucher dans une pièce sombre, facile à aérer, et l'on prescrira un régime approprié à sa santé.

## ARTICLE III.

### CHOROÏDITE ATROPHIQUE (ECTATIQUE).

Le processus inflammatoire qui est la cause de cette maladie produit d'une part l'atrophie de la choroïde, l'hypersécrétion de l'humeur vitrée, et d'autre part le ramollissement ou l'amincissement de la sclérotique. De là un trouble d'équilibre entre la pression intra-oculaire et la résistance de l'enveloppe fibreuse, qui cède, devient ectatique, et forme un ou plusieurs staphylomes dont l'emplacement peut varier.

## 1. Scléro-choroïdite antérieure.

### (Staphylome antérieur).

L'intensité des symptômes inflammatoires varie selon le degré d'acuité avec lequel la maladie débute. On y observe une injection périkératique générale, entourant le bord de la cornée d'une zône rose. Cette injection est généralement plus prononcée dans un point limité de la circonférence, d'où elle s'étend davantage vers l'équateur du globe, et toute cette partie proémine légèrement au-dessus du niveau du voisinage. En même temps l'iris change de couleur, se contracte lentement et irrégulièrement, de sorte que la pupille présente une légère dilatation, plus prononcée vers la partie la plus injectée du bord de la cornée. A l'endroit de cette échancrure de la pupille, on observe dans l'iris l'apparition de vaisseaux hyperhémiés, quelquefois des adhérences du bord pupillaire à la capsule cristallinienne; l'humeur aqueuse se trouble, la chambre antérieure paraît plus profonde, et la tension de l'œil semble augmentée. Il n'est pas rare de constater aussi l'opacification de la cornée dans le voisinage de la région enflammée.

Au bout de quelque temps la proéminence de la sclérotique se dessine de plus en plus, tandis que l'injection générale diminue.

La bosselure ou les bosselures, car il n'est pas rare d'en observer plusieurs en même temps, siègent le plus souvent à quelque distance du bord de la cornée, à l'endroit où les vaisseaux ciliaires antérieurs perforent la sclérotique. Celle-ci offre dans cette région moins d'épaisseur, et sa résistance y est amoindrie par le grand nombre de canaux qui livrent passage aux vaisseaux, et que leur état de plénitude pendant la période inflammatoire tend encore à dilater. A un degré plus avancé de la maladie, la bosselure prend l'aspect d'une saillie bleuâtre, ardoisée, due à la transparence de la sclérotique amincie et ramollie. Les symptômes inflammatoires disparaissent alors, le blanc de l'œil est parcouru par des vaisseaux variqueux, et l'on a alors affaire au staphylome scléro-choroïdien antérieur.

La douleur, à peine accusée lorsque la maladie suit une marche lente, peut être très-intense quand elle se développe rapidement. Ces douleurs ciliaires s'accompagnent aussi d'une grande sensibilité au toucher de la partie malade.

Les troubles visuels dépendent des altérations de l'humeur aqueuse et du corps vitré, qui accompagnent assez souvent cette affection, des symptômes de myopie progressive (par l'allongement de l'axe antéro-postérieur de l'œil) et de l'apparition d'éclairs ou d'étincelles (dus à la compression de la rétine et aux tiraillements du nerf optique).

A mesure que les staphylômes augmentent d'étendue et de nombre, la vision s'amoindrit, et finit par se perdre entièrement.

Les staphylômes antérieurs présentent, selon leur forme et leur siège, de nombreuses variétés. Ainsi, on les observe placés vers l'équateur du globe de l'œil (*staphylôme équatorial*), ou près du bord de la cornée, dans l'espace laissé libre par les insertions des muscles droits (*staphylôme intercalaire*), ou enfin au pourtour de l'insertion de l'iris (*staphylôme ciliaire*). A ce dernier endroit, plusieurs de ces ectasies peuvent se toucher, se confondre, et forment alors comme une seule saillie entourant la circonférence de la cornée. Cette forme de *staphylôme annulaire* peut résulter aussi de ce que tout autour de la cornée la sclérotique amincie cède à la pression intra-oculaire et se distend circulairement. A la suite de cette distension générale, le ligament suspenseur du cristallin (la zonule de Zinn) peut se déchirer et le cristallin lui-même se déplacer, ou encore, l'iris attaché au cristallin par des adhérences, se détache de son insertion ciliaire. Quant au staphylôme lui-même, sa paroi est formée par la sclérotique altérée, fortement amincie, et distendue de façon que ses fibres se séparent par places. On y trouve des dépôts de pigment qui vient de la choroïde. Celle-ci est complètement atrophiée, au point qu'il n'en reste qu'une pellicule mince, fortement adhérente à la sclérotique. Quant à la rétine, elle peut présenter différents états; tantôt elle est atrophiée et adhérente aux parois du staphylôme, tantôt elle traverse comme un pont la base du staphylôme, ou elle flotte dans sa cavité. Celle-ci est remplie d'un fluide liquide ressemblant à l'humeur vitrée liquéfiée. D'ailleurs, l'humeur vitrée tout entière paraît souvent passagèrement troublée ou liquéfiée dans sa partie antérieure.

Dans le voisinage du staphylôme, la sclérotique présente les symptômes d'une infiltration séreuse, la choroïde ceux de l'atrophie progressive (irrégularités de la pigmentation).

Les vaisseaux et les nerfs ciliaires participent aux altérations des parties malades, et sont atrophiés complètement à l'endroit de l'ectasie. Ce dernier fait explique pourquoi, dans les parties correspondantes au staphylôme, la cornée a perdu de sa sensibilité et l'iris de sa mobilité.

*Marche et terminaison.* — La scléro-choroïdite antérieure a rarement une forme aiguë; plus souvent elle présente une marche si insidieuse que l'attention du médecin n'est éveillée que par le développement ultérieur de l'ectasie. Une fois celle-ci formée, les symptômes inflammatoires cessent presque entièrement, et la maladie paraît terminée.

Elle peut, en effet, s'arrêter ainsi ; mais plus souvent il survient bientôt une nouvelle poussée inflammatoire qui occasionne la formation d'un autre staphylôme ou l'agrandissement du premier.

Après un certain nombre d'exacerbations, la maladie peut s'arrêter, par l'atrophie complète de la choroïde, et le globe de l'œil peut conserver la forme distendue ou devenir phtisique. On a observé aussi la rupture d'un staphylôme isolé (par cause traumatique ou spontanément par excès de la pression interne), accompagnée de l'écoulement du contenu de l'œil, et d'hémorragies profondes suivies de suppuration et d'atrophie.

*Pronostic.* — Il est fort grave, car la maladie ne guérit presque jamais spontanément, et l'on ne peut espérer arrêter sa marche progressive que lorsqu'on la rencontre tout à fait au début.

Généralement, elle amène la perte de la vision et la déformation du globe de l'œil.

*Étiologie.* — S'il paraît hors de doute que la formation de la sclérectasie antérieure est due, dans la presque totalité des cas, à la scléro-choroïdite, c'est-à-dire à un processus inflammatoire et atrophique de la choroïde, accompagné de ramollissement de la sclérotique, nous sommes bien moins renseignés sur les causes de cette inflammation.

On l'a attribuée à une diathèse lymphatique ou scrofuleuse chez les jeunes gens, où on l'observe bien plus souvent (surtout dans les yeux myopes) que chez les personnes âgées, dont la sclérotique présente beaucoup plus de résistance à la pression intra-oculaire.

*Traitement.* — Au début de la scléro-choroïdite antérieure, il faut employer une antiphlogose énergique par les ventouses de Heurteloup ; et si la maladie est aiguë, il faut prescrire le calomel à doses fractionnées et des frictions avec la pommade mercurielle. En pratiquant la péritomie (voy. p. 117), nous avons observé dès le début de l'affection une influence favorable sur la marche de la maladie. Plus tard cette opération est encore très utile pour éclaircir les opacités de la cornée. Si l'affection est chronique, on remplace cette médication par de petites doses de sublimé, et par des médicaments qui activent plus particulièrement les fonctions de la peau (transpirations méthodiques), des intestins ou des reins, selon les indications spéciales de chaque cas. S'il y a des symptômes d'iritis séreuse et si la tension de l'œil augmente, il faut instiller la pilocarpine ou, en cas de synéchies postérieures, l'atropine ; pratiquer des paracentèses répétées de la chambre antérieure, et surtout l'iridectomie, qui réussit parfois à empêcher ou à enrayer la formation des staphylômes.

Le traitement général résulte de l'état de santé de la personne atteinte de cette affection.

Une fois les staphylômes développés, on ne peut les enlever que par une opération. Les petites ectasies de formation récente cèdent parfois à l'iridectomie, à l'application prolongée d'un bandeau compressif et aux paracentèses répétées de la chambre antérieure. Les staphylômes développés ont été opérés par la simple incision avec compression consécutive, ou par l'excision partielle, ou enfin par l'ablation totale. Mais cés opérations ne sont pas sans danger, parce qu'elles sont suivies souvent d'hémorragies violentes et de suppuration. On a essayé de prévenir ces accidents par l'application préalable de ligatures. Cependant il faut toujours redouter les hémorragies (*ex vacuo*) toutes les fois que le globe de l'œil présente une dureté notable.

Dans le but de débarrasser le malade de sa difformité et de pouvoir appliquer une pièce artificielle, on a provoqué la phtisie du globe distendu et privé de vision, soit par des paracentèses répétées de la sclérotique, soit en traversant l'œil par un fil de soie (*de Graefe*, voy. p. 165).

Enfin, lorsque des circonstances dans l'état général du malade ou dans l'état particulier de l'œil font désirer une terminaison rapide, il est préférable de pratiquer d'emblée l'énucléation de l'œil par le procédé de Bonnet (voy. p. 166).

## 2. Scléro-choroïdite postérieure

(Staphylôme postérieur)

Cette affection, si fréquente chez les individus atteints de forte myopie, surtout lorsqu'elle est progressive, est facile à diagnostiquer dès ses premières atteintes, à l'aide de l'ophtalmoscope.

On reconnaît alors l'atrophie de la choroïde à l'existence d'une tache blanchâtre en forme de croissant dont la concavité repose sur le bord de la papille optique (fig. 75).

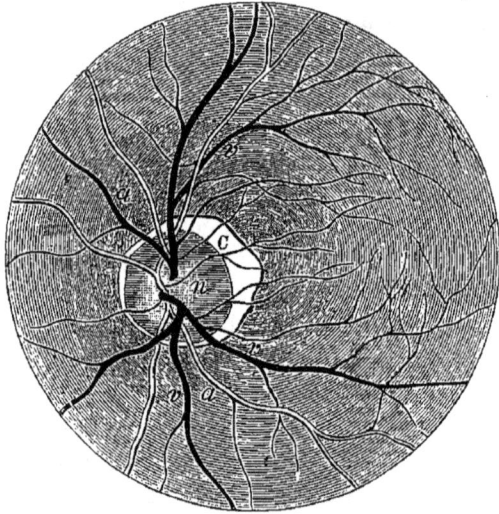

Fig. 75.

Si l'on assiste au premier début de la maladie, on constate à l'aide de l'ophtalmoscope que dans le voisinage du nerf optique le pigment de la choroïde commence à disparaître ; le fond de l'œil à cet endroit devient alors plus clair, et l'on y distingue facilement les vaisseaux de la choroïde, qui sont plus larges que ceux de la rétine et paraissent entourés de taches grisâtres. Ces taches blanchissent de plus en plus, les vaisseaux disparaissent, et il se forme le croissant blanc caractéristique de l'a-

trophie de la choroïde, et qui est dû au reflet direct de la sclérotique dénudée.

Les vaisseaux de la rétine passent librement au-dessus de
ces taches.

Lorsque le processus atrophique est arrêté, le bord externe
de la tache blanche est limité par une courbe assez régulière
qui la sépare du tissu normal (atrophie circonscrite). Par contre
lorsque la maladie envahit les parties environnantes, nous y
trouvons l'irrégularité de la pigmentation qui précède l'atrophie, et petit à petit la tache atrophique s'agrandit. Ses contours sont irréguliers, et souvent dans une grande tache nous
reconnaissons plusieurs cercles concentriques limités par des
traînées de pigment, et qui nous indiquent les diverses étapes
que la maladie a parcourues.

Le croissant atrophique siège le plus souvent du côté externe
du nerf optique, quelquefois en bas, plus rarement en haut,
mais on en voit aussi qui s'étendent dans les trois directions,
en forme de trèfle, et d'autres qui entourent toute la papille du
nerf optique en forme d'anneau.

Lorsque le staphylôme a atteint un certain développement, la
papille du nerf optique, qui ne se présente plus de face à
l'observateur, semble ovale, et plus étroite lorsque la tache
atrophique s'étend latéralement, plus large au contraire lorsqu'elle s'étend en haut ou en bas. A l'endroit où elle touche à
l'ectasie, la papille est parfois excavée, et cela d'autant plus
qu'elle présentait déjà auparavant une dépression physiologique
plus ou moins profonde. En dehors de ces changements, le nerf
optique paraît souvent hyperhémié, surtout pendant la période
progressive de la maladie.

L'atrophie de la choroïde et l'ectasie ne se restreignent pas
toujours au voisinage immédiat du nerf optique : nous les voyons
également apparaître, avec les caractères décrits, à d'autres endroits du fond de l'œil, dans le voisinage de la macula,
d'où elles se propagent vers la papille. Assez rarement nous
observons sur la choroïde, dans le voisinage du staphylôme ou
de la macula, des taches rouges qui indiquent des épanchements apoplectiques de cette membrane.

En dehors des symptômes fournis par l'ophtalmoscope, et
qui sont en effet les plus caractéristiques, la présence du staphylôme postérieur se révèle encore par les signes suivants :

1° L'œil devient myope, ou sa myopie augmente pendant la période progressive de la maladie. Ce changement est dû à l'allongement de l'axe antéro-postérieur de l'œil, par le développement de la sclérectasie (voy. le chap. de la Myopie).

2° Le globe oculaire acquiert une forme ovoïde que l'on peut constater souvent à la simple inspection : l'œil proémine, et lorsqu'on engage le malade à tourner son œil en dedans, on reconnaît que la sclérotique a perdu de sa courbure normale vers l'équateur, que le repli conjonctival s'est effacé, et l'on distingue même dans les cas prononcés, vers le pôle postérieur de l'œil, la proéminence bleuâtre de la sclérotique qui forme le staphylôme.

3° Le globe de l'œil a perdu de sa mobilité, par suite de la formation de l'ectasie postérieure qui rencontre les parois de l'orbite dans les mouvements latéraux de l'œil.

En outre, les muscles droits internes s'habituent dans ces cas à une contraction presque permanente, par les nécessités de la convergence, indispensable aux myopes qui ne voient distinctement que de près. Ces muscles perdent ainsi de leur extensibilité, et ne permettent plus à l'œil de se tourner en dehors autant qu'à l'état normal.

D'autres fois, si la maladie fait des progrès rapides et que la myopie augmente en conséquence, la force des muscles droits internes n'augmente pas également dans ce laps de temps ; il en résulte une insuffisance de ces muscles, qui deviennent incapables de conserver la convergence des yeux, ce qui peut produire un strabisme divergent (voy. ce chapitre).

Quant aux caractères anatomiques du staphylôme postérieur, ils sont tout à fait analogues à ceux décrits à propos du staphylôme antérieur de la sclérotique (voy. p. 257).

*Symptômes subjectifs.* — Les malades accusent souvent en premier lieu le développement progressif de la myopie; ce symptôme les frappe surtout lorsque leur réfraction était auparavant normale, ou, ce qui est plus rare, hypermétropique. Plus tard, ils se plaignent de fatigue à la suite d'une application prolongée des yeux au travail, d'éblouissements dus à la disparition progressive du pigment choroïdien et qui cessent par l'usage de verres bleus. Ils accusent plus rarement de véritables photopsies (étincelles ou éclairs), qui doivent être attribuées au tiraillement de la rétine et à l'effet de la pression intra-oculaire. Enfin, l'acuité de la vision même s'abaisse sous l'influence des altérations fonctionnelles de la rétine, qui est tiraillée et distendue par l'allongement du globe. La force visuelle est encore plus influencée par les altérations dans le voisinage de la macula, qui produisent un scotome central, de sorte que les malades voient alors mieux de côté que de face.

D'autres troubles visuels dépendent des opacités du corps vitré qui accompagnent souvent la maladie. En effet, il est rare que dans le courant d'une scléro-choroïdite progressive on n'observe pas à l'ophtalmoscope des altérations secondaires du corps vitré, soit sous forme d'opacités isolées, plus ou moins mobiles selon le degré de liquéfaction de l'humeur vitrée, soit sous forme d'un trouble diffus dans lequel on distingue cependant des flocons membraneux. L'ombre de ces opacités projetée sur la rétine apparaît souvent aux malades sous formes de toiles d'araignées, de mouches volantes, ou de taches foncées dont la forme varie.

Même en l'absence de tout trouble de transparence, l'humeur vitrée a presque toujours perdu de sa consistance ; cette liquéfaction se borne dans un bon nombre de cas à la partie postérieure, mais elle peut aussi devenir générale.

Dans une période plus avancée de la maladie, le cristallin montre des stries opaques, isolées, ou des opacités circonscrites du pôle postérieur qui peuvent rester stationnaires ou envahir le cristallin tout entier.

Abstraction faite de la macula et de son voisinage, l'aspect de la rétine ne paraît pas changé ni à l'endroit du staphylôme, ni dans le reste de l'œil ; mais malgré cette intégrité apparente on constate les troubles fonctionnels dont nous avons parlé plus haut.

Les défectuosités du champ visuel que l'on constate par un examen attentif dépendent de l'agrandissement de la tache aveugle [1], des plaques atrophiques ayant entraîné secondairement

1. Dans chaque œil, il y a un endroit où l'exploration attentive du champ visuel rencontre, à une certaine distance du point fixé et vers son côté externe, une petite lacune connue depuis l'expérience de Mariotte sous le nom de *tache aveugle* (punctum cæcum). Cette lacune du champ visuel correspond à l'endroit de l'entrée du nerf optique dans l'œil, la papille optique n'étant pas sensible à la lumière.

l'atrophie de la rétine, et qui peuvent siéger à divers endroits du fond de l'œil, enfin de deux autres complications de cette maladie, le *décollement de la rétine* et le *glaucome*.

Celui-ci est dû à la plus grande résistance de la sclérotique, qui devient plus rigide avec l'âge des malades. Si à ce moment la pression intra-oculaire augmente encore, elle agit de préférence sur la papille du nerf optique, dont elle produit l'excavation glaucomateuse. Entre autres symptômes (voy. plus loin le chap. du Glaucome), nous constatons alors un rétrécissement plus ou moins rapide du champ visuel.

Le décollement de la rétine, préparé par la distension progressive du globe, à laquelle la rétine se prête moins que les autres membranes, est dû à un épanchement de sérosité ou de sang à la surface interne de la choroïde. Cette complication de la scléro-choroïdite postérieure est des plus fâcheuses, car elle abolit en grande partie les fonctions visuelles de l'œil (voy. plus loin le chap. du Décollement de la rétine) et elle survient souvent des deux côtés, si l'autre œil est également atteint de scléro-choroïdite progressive.

Il est rare que les malades se plaignent de douleurs violentes dans le courant de cette maladie. Ils accusent plutôt un sentiment de tension, des névralgies dans le pourtour de l'orbite, surtout après des efforts prolongés de la vision ou après les repas, et l'on constate alors fréquemment des symptômes d'irritation et d'hyperhémie (légère injection périkératique et rougeur de la papille optique).

*Marche et terminaison.* — La scléro-choroïdite postérieure, sans présenter des symptômes inflammatoires très prononcés, suit souvent une marche progressive, reconnaissable pour le malade par l'augmentation de sa myopie, et pour le médecin par les symptômes ophtalmoscopiques indiqués plus haut. Elle peut cependant s'arrêter à chaque période de développement et rester stationnaire. D'autres fois il survient, après un arrêt plus ou moins long, une nouvelle poussée inflammatoire qui peut se répéter de temps en temps. Avec chaque nouvelle atteinte, la sclérectasie et la myopie augmentent ainsi que les troubles fonctionnels.

Enfin, sous l'influence des complications décrites, la vision peut être entièrement abolie par l'atrophie de la rétine et du nerf optique, par un glaucome absolu, ou par le décollement de la rétine; à la suite duquel il peut survenir une cataracte (avec dépôts calcaires) et le ramollissement progressif du globe de l'œil.

En résumé, il faut distinguer dans cette maladie les cas *stationnaires* des cas *périodiquement progressifs* et des cas *continuellement progressifs*.

*Pronostic.* — Le pronostic est favorable, quand la maladie est limitée au pourtour du nerf optique, de peu d'étendue et stationnaire; il est peu grave, lorsqu'elle affecte une marche lente et que le malade est en état de suivre les prescriptions du traitement indispensable pour enrayer le mal. Cet arrêt de la maladie peut être obtenu à chaque phase par un traitement approprié. Il est vrai qu'une myopie très forte est toujours une circonstance aggravante, qui exige des précautions particulières. D'ailleurs, les scotomes centraux persistent généralement. Le pronostic de la maladie devient très fâcheux lorsqu'elle a envahi une grande partie du fond de l'œil, qu'ell augmente rapidement, et surtout lorsqu'elle a déjà provoqué une complication funeste, comme, par exemple, le décollement rétinien.

*Étiologie.* — Les causes de cette affection ne sont pas complètement élucidées. Il est cependant hors de doute que dans la grande majorité des cas la prédisposition réside dans une formation particulière de l'œil, qui paraît même héréditaire, et qui est aussi la première cause de la myopie.

Cette prédisposition, d'ailleurs congénitale, consiste dans un arrêt de développement de la sclérotique au voisinage du nerf optique, où cette membrane présente dans la première période fœtale une solution de continuité (hiatus sclérotical d'*Ammon*). Il faut encore ajouter que dans cette même région la sclérotique est traversée par un grand nombre de canaux qui donnent passage aux vaisseaux ciliaires, et qu'elle n'y est pas renforcée comme ailleurs par les expansions tendineuses des muscles.

Enfin on peut attribuer une certaine part à l'action antagoniste des muscles obliques d'une part et des muscles droits internes d'autre part (*Giraud-Teulon*). Cet antagonisme paraît contribuer à la séparation des deux enveloppes du nerf optique qui concourent à la formation de la sclérotique (voy. plus loin).

Étant données ces circonstances, qui diminuent sensiblement la résistance de la sclérotique à la pression intra-oculaire, et qui expliquent la formation de la sclérectasie à cet endroit, il faut néanmoins des causes particulières pour développer la maladie dont nous nous occupons, car elle est loin de se produire dans tous les cas où existe cette prédisposition.

Ces causes doivent être recherchées dans tout ce qui favorise les congestions actives ou passives des yeux, sous l'influence desquelles s'établit une hypersécrétion des liquides internes de l'œil. En effet, c'est une hypersécrétion intra-oculaire qui caractérise la scléro-choroïdite postérieure, qu'il faut ranger pour cette raison parmi les maladies hydrophtalmiques. Bien que les changements anatomiques observés dans cette maladie se réduisent à un processus atrophique, nous devons en attribuer la cause à une inflammation de nature séreuse avec altération fonctionnelle de la choroïde.

Quant aux causes mêmes de ces congestions oculaires, il faut citer en premier lieu les efforts prolongés d'accommodation, qui chez les myopes s'associent à la position inclinée de la tête et à des efforts de convergence d'autant plus pénibles que les muscles droits internes ne possèdent pas toujours l'énergie suffisante pour maintenir aisément la position convergente des yeux.

Ajoutons à ces causes les troubles généraux de la circulation.

On rencontre cette maladie le plus souvent chez les personnes myopes et occupées d'un travail assidu sur des objets rapprochés. (Les gens de lettres, les jeunes gens contraints à des études prolongées, les graveurs, dessinateurs, etc.) On comprend aisément que l'imminence du développement de cette affection est d'autant plus grande, que la myopie se complique de faiblesse de vision (taies de la cornée, opacités stationnaires du cristallin), ou de la nécessité de combattre par des efforts d'accommodation l'usage de verres concaves trop forts.

*Traitement.* — Dans la période progressive de la maladie (progrès de la myopie, irrégularité dans la pigmentation choroïdienne, douleurs névralgiques, légère injection sous-conjonctivale), il faut employer les moyens antiphlogistiques. Les applications répétées de la ventouse de Heurteloup (le soir, avec séjour dans une pièce sombre pendant au moins vingt-quatre heures) sont souvent suivies d'une amélioration immédiate de l'acuité visuelle.

En même temps, on prescrit de légères purgations, des diurétiques ou des sudorifiques, selon que l'une ou l'autre de ces fonctions languit, des irrigations ou des douches froides sur les yeux, et des sinapismes aux jambes.

Pendant toute la durée du traitement, les yeux doivent être tenus dans un repos absolu; aussi pour rendre tout effort d'accommodation impossible, on a conseillé l'emploi de l'atropine pendant des semaines ou même des mois (*Schiess*).

Si les altérations de la choroïde ont déjà beaucoup d'étendue, on emploie avec avantage de petites doses de sublimé.

Lorsque l'affection est devenue stationnaire, il faut conseiller une grande prudence dans l'usage des yeux, interdire l'application prolongée sur des objets rapprochés, régler la durée pendant laquelle les malades peuvent lire ou écrire, tout en reposant souvent leurs yeux, ne serait-ce que pendant quelques instants. Il faut prescrire rigoureusement aux malades d'éviter la position penchée de la tête et du corps pendant le travail, ainsi qu'un éclairage insuffisant, et les mettre en garde contre tout ce qui peut favoriser la congestion de la tête et des yeux (froid des extrémités, constipation, vêtements trop serrés à la taille, excès de table, etc.).

L'usage des verres concaves doit être soumis aux prescriptions valables pour la myopie (voy. ce chapitre), et l'éblouissement combattu par des verres bleus ou fumés. Les complications sérieuses du côté du corps vitré exigent le même traitement que celui de la période progressive de la maladie. L'augmentation de la tension de l'œil, surtout lorsqu'elle s'accompagne d'excavation glaucomateuse, doit être arrêtée par l'iridectomie.

Les cas de cataractes séniles dans des yeux atteints antérieurement de scléro-choroïdite postérieure nécessitent un examen attentif, pour constater la présence ou l'absence d'un décollement de la rétine derrière la cataracte.

Cette complication, qui rendrait toute opération inutile, est surtout à craindre lorsque la cataracte s'est formée rapidement, que nous y constatons des dépôts calcaires, et que le malade n'a pas encore atteint l'âge où surviennent ordinairement les cataractes séniles. Lorsqu'on est convaincu qu'il n'y a pas de complication de cette nature (voy. l'Examen des yeux cataractés), on peut pratiquer l'extraction de la cataracte.

Enfin notre attention doit se diriger sur l'état des muscles droits internes, dont l'insuffisance peut contribuer au développement de la maladie, par les efforts particuliers qu'elle impose aux malades.

Nous aurons à traiter les moyens divers aptes à reconnaître et à combattre cette insuffisance, dans le chapitre de l'Asthénopie musculaire (voy. celui-ci).

## ARTICLE IV

### APOPLEXIES DE LA CHOROÏDE

Cette affection est caractérisée à l'examen ophtalmoscopique par des taches rouges irrégulières, mais à peu près rondes, dont l'étendue, la forme et la couleur dépendent de la quantité du sang épanché.

On les distingue assez facilement des apoplexies rétiniennes qui affectent une forme striée lorsqu'elles sont petites et se trouvent presque toujours sur le parcours ou dans le voisinage d'un vaisseau rétinien, tandis que ceux-ci passent au-dessus des taches hémorragiques de la choroïde.

Les troubles visuels varient selon le siège de l'apoplexie ; ils sont insignifiants lorsque celle-ci se trouve vers l'équateur de l'œil, plus distincts s'ils avoisinent le pôle postérieur, et surtout si le sang a pénétré jusqu'aux couches externes de la rétine. D'ailleurs, la vision est bien plus souvent influencée dans ces cas par des hémorragies simultanées dans le corps vitré ou dans la rétine.

Le sang épanché à la surface interne de la choroïde peut provoquer le décollement de la rétine ou traverser cette membrane et se répandre dans le corps vitré, ou enfin il peut être résorbé sur place, ce qui exige toujours un temps assez long.

Pendant cette résorption la tache apoplectique change de couleur, devient jaunâtre, et laisse enfin persister une tache atrophique blanche bordée de pigment noir.

Les *causes* sont souvent de nature traumatique : contusions de l'œil même ou de son voisinage.

D'autres fois ces hémorragies accompagnent la choroïdite aiguë, la scléro-choroïdite postérieure, ou elles résultent des troubles de la circulation générale (maladies du cœur, artério-sclérose, dysménorrhée, etc.).

La *thérapeutique* de cette maladie dépend de la cause précise de ces hémorragies, qui par elles-mêmes ne présentent pas d'indications pour un traitement spécial.


## ARTICLE V

### RUPTURE DE LA CHOROÏDE


Au moment de sa production, elle s'accompagne générale-ment d'hémorragies plus ou moins abondantes, qui empêchen le diagnostic direct de la lésion.

A mesure que le sang se résorbe, on reconnaît à l'ophtalmo-scope la rupture de la choroïde par la présence d'une bande-lette d'abord jaunâtre, puis blanche, limitée le plus souvent par un bord pigmenté. Dans la grande majorité des cas nous ren-controns ces ruptures dans le voisinage du nerf optique, entou-rant sous forme d'anneau la papille ; mais il est probable qu'il en existe aussi à la périphérie antérieure de la choroïde et qu'elles occasionnent les hémorragies dans le corps vitré.

Les vaisseaux de la rétine passent au-dessus de cette bande-lette, si la rétine elle-même est restée intacte.

Les troubles visuels dépendent de l'intensité de la lésion qui peut produire en même temps des hémorragies dans la cham-bre antérieure et dans le corps vitré.

D'autres fois, il se développe à la suite de la rupture une inflammation de la choroïde et de la rétine. Cependant la vision, d'abord profondément altérée, peut se rétablir progressivement et revenir à l'état normal. Même dans ces cas il faut être réservé dans son pronostic, puisqu'il a été observé que la rétraction du tissu cicatriciel a amené plus tard un décollement de la rétine (*Saemisch*).

Le traitement doit être antiphlogistique au début : applications de sangsues, bandage compressif. Il exige une surveillance attentive de l'œil blessé pendant un temps assez long, à cause de la choroïdite qui peut se développer même plus tard.

Pour la même raison, il faut prescrire un repos assez prolongé de l'œil. Des injections de strychnine à la tempe peuvent être utiles lorsqu'après la guérison la force visuelle reste affaiblie.

## ARTICLE VI

### DÉCOLLEMENT DE LA CHOROÏDE

Cette affection, assez rarement observée jusqu'ici [1], présente cependant à l'ophtalmoscope des symptômes caractéristiques. On observe au fond de l'œil une proéminence sphérique plus ou moins développée qui pénètre dans le corps vitré. Sa surface lisse et sans plis présente les vaisseaux de la rétine, et au-dessous de cette membrane on reconnaît la choroïde avec ses vaisseaux et ses espaces intervasculaires.

A l'endroit où la petite proéminence se détache du fond de l'œil, la rétine paraît légèrement décollée, et ce décollement gagne plus tard en étendue. La couleur de la saillie est jaunâtre, quelquefois altérée par des hémorragies ou des dépôts de pigment.

Le décollement de la choroïde se distingue du décollement rétinien par son immobilité pendant les mouvements de l'œil.

Les troubles visuels sont généralement très considérables, et la vision se perd entièrement plus tard à la suite de décollement de la rétine. La maladie se termine par l'irido-choroïdite, le ramollissement et l'atrophie du globe oculaire.

Les *causes* de ce décollement doivent être recherchées dans un épanchement séreux ou sanguin entre la sclérotique et la choroïde, ou dans le développement d'une tumeur prenant son

---

1. De Graefe, *Archiv für Ophthalmologie*, IV, 2. p. 226. — Liebreich, *Atlas d'ophthalmoscopie*, planche VII, fig. 4. — Iwanoff, in *Archiv für Opthalmologie*, XI, t. I, p. 191, et XV, t. II, p. 15 à 46. — De Ammon, Stellwag, Virchow, Knapp.

point de départ sous la choroïde. Dans ce dernier cas, l'affection s'accompagne presque toujours, à un certain moment de la
maladie, de symptômes glaucomateux qui font défaut dans les
cas de décollement de la choroïde produit par une exsudation
ou par un épanchement liquide.

On admet en général que cette altération ne peut pas devenir
l'objet d'un *traitement* particulier et que ses indications se
confondent avec celles de l'affection primitive qui l'a provoquée.
Cependant on pourrait tenter ici, comme dans le décollement
rétinien, une intervention chirurgicale selon les mêmes principes que nous développerons à l'occasion du décollement de la
rétine, en admettant que le diagnostic d'un épanchement liquide
fût certain et qu'il fût accessible aux instruments.

## ARTICLE VII

### TUBERCULES DE LA CHOROÏDE

Ils ont été observés d'abord dans des cas isolés par *Ed. Jae
ger, Manz* et *Busch;* puis en plus grand nombre par *Bouchut.*
*Cohnheim* a prouvé par de nombreuses sections anatomiques
qu'ils sont presque constants dans la tuberculose miliaire. *De
Graefe* et *Leber* en ont donné la description ophtalmoscopique
detaillée.

Les tubercules de la choroïde apparaissent en nombre variable (de 1 à 50), tantôt dans un œil, tantôt dans les deux; ils
ont l'aspect de petites taches rondes, légèrement proéminentes,
de couleur rosée ou grisàtre, et d'une grandeur qui diffère de
1/3 de millimètre à 1 mm. et demi. Ils se distinguent d'altérations analogues de la choroïde par leur forme régulièrement
ronde et par l'absence d'un bord pigmenté. Le reste de la choroïde est parfaitement normal. Ils sont situés ordinairement
dans le voisinage du nerf optique et de la macula, et ne se propagent vers la périphérie de l'œil que lorsqu'ils existent en grand
nombre.

Tandis qu' habituellement la globe oculaire est un des derniers organes atteints en cas de tuberculose générale, on a-

publié aussi quelques observations de tubercules de la choroïde
ayant existé quelque temps avant l'apparition de la maladie
générale.

ARTICLE VIII

TUMEURS DE LA CHOROÏDE

Presque toutes les tumeurs de cette membrane sont des *sar-*
*comes*, quelquefois mélangés d'éléments carcinomateux; exceptionnellement on y rencontre aussi des carcinomes. Ces
néoplasies sont presque toujours fortement pigmentées (*méla-*
*notiques*).

Leurs symptômes ophtalmoscopiques varient, selon que la
tumeur se développe dans la partie postérieure de l'œil ou vers
le corps ciliaire. Dans ce dernier cas, on observe des proéminences d'une teinte brunâtre, qui s'avancent dans le corps vitré,
derrière le cristallin, ou qui déplacent celui-ci et apparaissent
à la périphérie de la chambre antérieure.

Lorsque la tumeur part de la partie postérieure de la choroïde, elle provoque dès son début un décollement de la rétine,
par suite d'un épanchement séreux à la surface de la choroïde.
Ce décollement cache alors la tumeur. Celle-ci, en se dévelop-
pant, finit par atteindre la rétine décollée, et lorsque cette membrane a conservé sa transparence, il devient possible de distinguer derrière elle la tumeur lisse ou légèrement bosselée de la
choroïde, de couleur brune ou noirâtre, selon le degré de pigmentation. Lorsque le sarcome n'est pas fortement pigmenté et
que la couche de liquide qui le sépare de la rétine décollée est
très mince, on peut même reconnaître, au moyen d'un éclairage
ophtalmoscopique intense, les vaisseaux de la tumeur(*O.Becker*).

Dans d'autres cas, la rétine s'épaissit, subit la dégénérescence graisseuse, et fournit alors un reflet jaunâtre. Mais ce
reflet n'a pas le reflet opalescent des tumeurs gliomateuses de
la rétine, et ne montre pas non plus la teinte rosée due parfois à
la vascularisation de ces dernières.

Un symptôme très important pour le diagnostic des tumeurs
de la choroïde consiste dans l'augmentation de la pression

intra-oculaire qui les accompagne dès leur début, ou du moins lorsque la néoplasie atteint la rétine décollée. On observe alors tous les symptômes du glaucome chronique : dureté du globe, dilatation et immobilité de la pupille, insensibilité de la cornée, aplatissement de la chambre antérieure, dilatation des veines sous-conjonctivales, excavation de la papille optique si celle-ci est encore visible à l'ophtalmoscope, et développement d'ectasies scléroticales.

En même temps, les malades se plaignent de douleurs vives, rayonnant dans le front et dans la tête du côté de l'œil malade, et ces douleurs subissent des exacerbations périodiques violentes. Quelquefois même il survient un véritable accès de glaucome aigu (observé plusieurs fois immédiatement après les instillations d'atropine). Généralement, le cristallin devient opaque.

Cet état peut continuer jusqu'à ce que la tumeur se fasse jour à travers la sclérotique. D'autres fois un second foyer se développe simultanément au fond de l'orbite, provoquant alors l'exophtalmie et une certaine gêne dans la mobilité du globe de l'œil. Une autre marche de la maladie résulte de l'ulcération et de la perforation de la cornée, soit sous l'influence de l'insensibilité de cette membrane, soit à la suite de l'excès de la pression intra-oculaire.

La destruction de la cornée est suivie d'une panophtalmite purulente, et l'œil s'atrophie autant que la présence de la tumeur le permet. Un œil ainsi atrophié se distingue d'un moignon ordinaire par les symptômes suivants : il est le siège de douleurs spontanées, violentes et périodiques, tandis qu'il est presque insensible à la palpation. Ces moignons affectent en outre une forme particulière, aplatis d'avant en arrière ; ils conservent leur diamètre équatorial, et présentent alors d'une façon caractéristique sur leur surface antérieure la dépression produite par l'insertion des quatre muscles droits. Enfin la néoplasie, empêchée par la phtisie de l'œil de se développer par devant, prend une direction rétro-bulbaire qui pousse l'œil phtisique en avant et ne lui permet pas de s'enfoncer dans l'orbite comme le font ces yeux ordinairement.

La propagation de ces tumeurs sur les parties extra-bulbaires se fait, ou par la perforation de la sclérotique, généralement dans sa partie antérieure ; ou il se développe des néoplasies autour de la périphérie postérieure du globe, sans perforation de la sclérotique, qui reste intacte ; ou enfin le nerf optique devient le siège d'une dégénérescence sarcomateuse qui paraît débuter le long de la surface de l'enveloppe interne du nerf et dans le névrilème des faisceaux secondaires.

Toutes les tumeurs de la choroïde doivent être considérées comme des tumeurs malignes, disposées à former des foyers secondaires, à récidiver en cas d'opération, et faisant craindre une terminaison fatale.

On les observe rarement avant l'âge de trente ans, et jamais avant l'âge de dix ans. Leur présence n'a jamais été signalée dans les deux yeux.

La rapidité de leur marche est très variable ; on en a observé pendant dix ans qui ne remplissaient pas encore le globe de l'œil. D'autres fois, elles apparaissent déjà au bout de quelques années dans d'autres parties du corps.

Le traitement de ces tumeurs consiste uniquement à les enlever le plus tôt possible. Ce précepte a surtout sa valeur lorsque la tumeur est encore restreinte sur l'œil, et que l'individu ne montre aucun symptôme de diathèse générale. En cas contraire, l'opération est bientôt suivie de récidive ou de l'apparition de tumeurs analogues dans d'autres parties du corps ; l'intervention chirurgicale paraît même alors accélérer la marche générale de la maladie.

Lorsque l'œil seul est atteint, on pratique l'énucléation du globe selon le procédé de Bonnet (voy. p. 166). Dans le but de couper le nerf optique aussi loin que possible du globe de l'œil, ce qui est difficile après l'énucléation de l'œil à cause de la rétraction des tissus, *de Graefe* a proposé de commencer l'opération par la section du nerf optique, que l'on réussit facilement à couper très en arrière dans le voisinage du trou optique, en se servant du procédé suivant :

On saisit le globe de l'œil avec des pinces à fixation, et on le tire fortement hors de l'orbite et en avant dans la direction de l'axe du nerf optique. Puis on glisse avec un névrotome de forme appropriée, le long de la paroi orbitaire externe, jusqu'au fond de l'orbite, et l'on coupe, à la distance de quelques lignes du trou optique, le nerf optique qui, fortement tendu, se présente très bien au tranchant du couteau.

Lorsque le néoplasme a déjà envahi en dehors du globe le

tissu de l'orbite, il devient indispensable d'extirper toutes les parties atteintes. On commence alors par prolonger l'angle palpébral externe, au moyen d'une incision faite avec le bistouri. Après avoir fixé le globe oculaire avec une érigne, on dissèque les paupières en séparant leur face interne du globe de l'œil, et on les renverse en haut et en bas. On continue l'opération en enlevant d'abord le globe de l'œil dans sa totalité, puis successivement tous les tissus de l'orbite que l'on soupçonne atteints du mal. Il faut explorer soigneusement la cavité orbitaire, et partout où l'on découvre du tissu malade on l'excise soigneusement jusqu'à l'os. Au besoin on rugine même le périoste, et l'on peut être contraint d'enlever une partie de la paroi osseuse.

L'hémorragie, quelquefois considérable, doit être combattue par des injections d'eau glacée et par le tamponnement ; puis on réunit la commissure externe au moyen de simples sutures.

## ARTICLE IX

### OSSIFICATION DE LA CHOROÏDE

On a observé assez souvent du tissu osseux dans les yeux atrophiés. Il provient du tissu cellulaire de la choroïde dans lequel se déposent des sels calcaires. Tantôt on n'a trouvé que quelques corpuscules osseux sur la face interne de la choroïde ; tantôt il existe une véritable coque osseuse qui s'étend du nerf optique jusque dans les parties antérieures du globe, et comprend même le corps ciliaire.

Cette transformation osseuse de la choroïde dans les yeux atrophiques peut devenir la source de douleurs violentes, spontanées ou provoquées par la palpation du globe oculaire ; le danger d'une affection sympathique de l'autre œil exige alors l'énucléation immédiate de l'œil atrophié.

ANOMALIES CONGÉNITALES DE LA CHOROÏDE

1° Le *coloboma de la choroïde* est une défectuosité de cette membrane, qui le plus souvent accompagne une anomalie analogue de l'iris, et qui a été toujours observée dans la partie inférieure de l'œil. Le coloboma commence généralement dans le voisinage immédiat du nerf optique et s'arrête à une certaine distance du corps ciliaire. D'autres fois, celui-ci aussi fait défaut à cet endroit, et le cristallin même peut y présenter une échancrure. Quelquefois, l'œil tout entier est atteint de microphtalmie.

A l'ophtalmoscope, l'absence de la choroïde provoque le reflet blanc caractéristique de la sclérotique. Sur cette tache blanche on voit des traces de pigment et de vaisseaux choroïdiens ; son bord est fortement pigmenté.

A l'endroit du coloboma, la sclérotique présente une ectasie irrégulière. Quant à la rétine, elle fait quelquefois défaut à cet endroit ainsi que la choroïde, et à la place des deux membranes on retrouve une couche mince sans structure, qui recouvre la sclérotique. D'autres fois, la rétine, amincie mais normale, tapisse l'ectasie dans toute son étendue, ou passe au-dessus en y formant des replis.

Selon l'une ou l'autre de ces circonstances, les vaisseaux de la rétine présentent à l'ophtalmoscope une marche différente; tantôt ils s'arrêtent lorsqu'ils arrivent aux bords du coloboma, et longent celui-ci ; tantôt on les voit traverser le coloboma, et ils forment alors aux bords de l'ectasie un coude d'autant plus prononcé que l'ectasie est profonde. Après y avoir pénétré, ils en suivent toutes les différences de niveau. Tantôt, enfin, les vaisseaux traversent l'ectasie de la rétine, en montrant autant d'interruptions que cette membrane fait de replis.

Lorsque l'extrémité du coloboma n'atteint pas la papille optique, celle-ci se présente comme d'habitude. Dans le cas contraire, la papille a une forme ovale, à diamètre horizontal, et ne se distingue du coloboma que par une teinte plus grisâtre et rosée. On a même observé que la défectuosité atteint jusqu'à la gaîne du nerf optique. Dans quelques cas, le coloboma de la choroïde a été vu sur les deux yeux.

Cette anomalie s'accompagne toujours d'une défectuosité du champ visuel. La vision centrale peut être normale, mais on a constaté parfois un certain degré d'amblyopie et de myopie, et une faiblesse d'accommodation en rapport avec la défectuosité du corps ciliaire.

2° L'*albinisme*, ou l'absence congénitale de pigment dans la choroïde, se rencontre à des degrés très variables. Plus il est prononcé, et plus l'examen ophtalmoscopique nous montre distinctement les vaisseaux choroïdiens avec leurs plus fines divisions, ainsi que les vasa vorticosa. L'intensité de la lumière, dont une certaine quantité n'est plus absorbée par le pigment de l'œil, produit un rétrécissement notable de la pupille. Aussi les personnes atteintes d'albinisme sont fortement éblouies, et cherchent la demi-obscurité, dans laquelle elles ne peuvent plus alors distinguer les objets qu'en les approchant beaucoup. Ainsi se développe chez eux la myopie et un certain degré d'amblyopie.

Les plus hauts degrés d'albinisme, avec l'absence presque complète du pigment dans les cellules épithéliales et dans le parenchyme de la choroïde, sont toujours accompagnés de nystagmus. Cette anomalie a été observée souvent chez plusieurs personnes de la même famille et semble héréditaire.

Nous ne pouvons soulager les malades atteints d'albinisme qu'en prescrivant l'usage de verres bleus ou fumés, pour diminuer l'éblouissement de la lumière.

# CHAPITRE V

GLAUCOME

Les affections glaucomateuses sont caractérisées par l'augmentation de la pression intra-oculaire. Cet excès de pression dans l'œil produit les phénomènes suivants :

1° Le globe de l'œil devient plus dur, sa consistance augmente ; on constate cette dureté par le toucher ou par des instruments (tonomètres de *Donders, Dor, Weber*) dont l'emploi n'est pas encore entré dans la pratique, à cause de la difficulté de leur application.

Pour se rendre compte de la consistance de l'œil, on applique l'indicateur de la main gauche d'un côté du globe sur la paupière supérieure et l'indicateur de l'autre main du côté opposé. Après avoir ainsi immobilisé le globe et tendu la paupière supérieure, on estime la pression intra-oculaire d'après la résistance que le globe de l'œil oppose à la pression des doigts.

Si l'on veut comparer, sous ce rapport, les deux yeux, il importe que leur direction soit la même. Pour mieux contrôler cette direction, on peut appliquer les doigts sur la paupière inférieure et faire regarder les malades en haut (*Coccius*). — M. *Bowman* a proposé de représenter la consistance normale par la lettre T (tension). Suivant que cette tension augmente, il en représente les différents degrés par T + 1, T + 2, T + 3. Quand, au contraire, elle diminue, par T — 1, T — 2, T — 3.

Pour les cas douteux, il ajoute à ces termes un point d'interrogation (?).

2° La chambre antérieure perd de sa profondeur, parce que

l'iris et le cristallin sont refoulés en avant et que la cornée s'aplatit (le globe de l'œil se rapprochant davantage de la forme sphérique). Cette circonstance explique la modification dans l'état de réfraction de l'œil qui devient légèrement hypermétrope. (Voy. plus loin le chap. de l'Hypermétropie.)

3° Les nerfs ciliaires exposés à cette pression perdent leur conductibilité; il en résulte la dilatation et l'immobilité de la pupille, un affaiblissement de l'accommodation (presbyopie, et la manifestation de la partie de l'hypermétropie restée latente jusque-là), ainsi que l'anesthésie de la cornée. Celle-ci reste plus ou moins insensible aux attouchements produits par le contact d'une barbe de plume ou d'un morceau de papier roulé, dont on se sert habituellement pour cet examen.

Le tiraillement des nerfs ciliaires explique aussi les douleurs névralgiques violentes qui accompagnent l'augmentation subite de la pression intra-oculaire. La preuve que c'est réellement cette dernière qui produit ces phénomènes résulte du fait qu'ils disparaissent momentanément lorsqu'on diminue la tension de l'œil à l'aide d'une paracentèse de la chambre antérieure (de Graefe).

4° La circulation postérieure de l'œil devient gênée, surtout dans les vasa vorticosa, qui sont comprimés à leur passage à travers la sclérotique. A la suite de cet obstacle mécanique, le sang veineux de l'œil se porte vers les veines ciliaires antérieures, et les veines sous-conjonctivales se montrent gorgées de sang, tortueuses et formant de nombreuses anastomoses.

5° Les artères de la papille optique présentent des pulsations, soit spontanément, soit à la moindre pression exercée sur le globe de l'œil. La cause de ces pulsations, que l'on peut produire aussi dans un œil normal en le comprimant fortement, doit être recherchée dans la résistance que la tension de l'œil oppose au courant sanguin.

L'entrée du sang dans l'œil ne peut alors avoir lieu que lorsque la force de propulsion du sang dépasse la résistance de la pression intra-oculaire. A l'état normal, les pulsations artérielles caractéristiques pour le glaucome n'existent pas, parce que la tension du système artériel est plus considérable que la pression intra-oculaire; par conséquent le sang entre dans l'œil d'une façon continue.

6° La papille du nerf optique est refoulée à travers l'ouver-

ture de la choroïde et l'anneau sclérotical, parfois même jusque
derrière le niveau de la sclérotique (fig. 76). La pression intra-

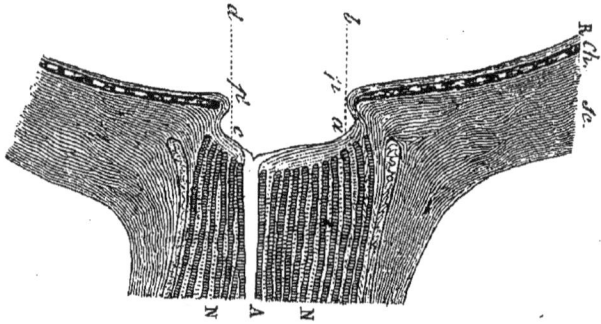

Fig. 76. — Excavation du nerf optique

oculaire agit, il est vrai, avec la même force sur toutes les
membranes qui enveloppent le corps vitré; mais la papille optique lui cède le plus facilement, et la lamelle criblée avec tout

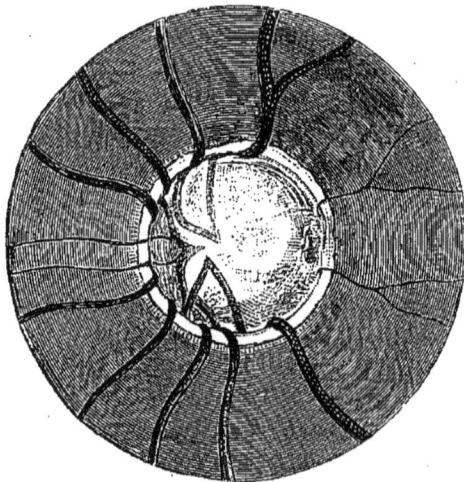

Fig. 77. — Excavation glaucomateuse.

ce qu'elle renferme (fibres nerveuses et vaisseaux) est refoulée
en arrière (*excavation de la papille*).

A l'endroit de la papille, nous trouvons par conséquent une cavité dont le bord supérieur surplombe, et dont le fond, plus large que l'ouverture, est formé par la lamelle fenêtrée, les fibres du nerf optique et les vaisseaux. — A l'ophtalmoscope, l'aspect de l'excavation glaucomateuse est tout à fait caractéristique (fig. 77) : le bord de l'excavation, taillé à pic, se présente nettement et nous cache la partie périphérique du fond qu'il dépasse. Il en résulte que lorsque nous suivons du regard les vaisseaux à partir de l'endroit où ils sortent du nerf, nous les voyons d'abord tapisser le plancher et s'interrompre subitement lorsqu'ils arrivent à la périphérie. Les vaisseaux de la rétine, lorsqu'ils arrivent au bord de la papille, s'arrêtent comme coupés, ou dépassent ce bord en formant un crochet. Il paraît ainsi exister une solution de continuité entre les vaisseaux de la papille et ceux de la rétine, parce que nous ne pouvons pas voir la partie du vaisseau qui se trouve sur le montant de l'excavation et qui est cachée par son bord.

Pour constater la différence de niveau entre la rétine et le fond de l'excavation, il faut imprimer de légers mouvements de latéralité à la lentille convexe dont nous nous servons pour l'examen à l'image renversée. On remarque alors que le bord de l'excavation qui est au niveau de la rétine paraît se déplacer au-dessus du bord de la papille. En examinant de la même façon un vaisseau du fond de l'œil, on constate que la partie de ce vaisseau située sur la rétine subit un déplacement bien plus considérable que celle située au fond de l'excavation. Cette différence (déplacement parallactique) est d'autant plus notable que l'excavation est plus profonde.

En outre de ces phénomènes, nous voyons encore que le point d'émergence des vaisseaux du nerf optique est rapproché du bord de la papille, tandis qu'à l'état normal il se trouve à peu près au centre. Les veines sont larges et aplaties, les artères amincies par la compression qu'elles subissent à leur sortie. Enfin nous avons à mentionner l'aspect particulier de la papille, sur laquelle on distingue facilement les mailles de la lame criblée, et l'anneau blanchâtre qui entoure le bord de l'excavation. L'apparition de cet anneau doit être attribuée à l'atrophie de la partie de la choroïde qui avoisine le nerf (*Schweigger*).

Il est important de distinguer l'excavation glaucomateuse des

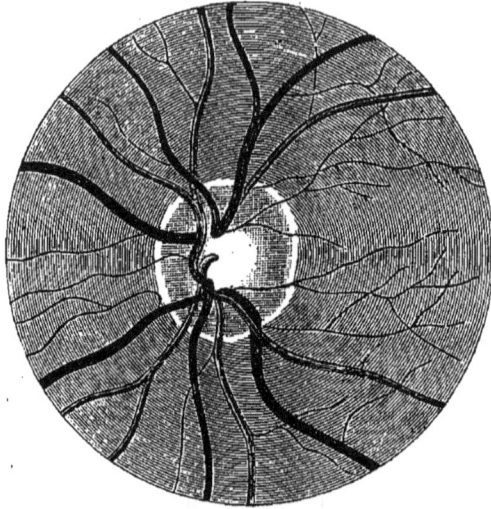

FIG. 78. — Excavation physiologique.

excavations physiologiques et atrophiques. L'excavation *physiologique*

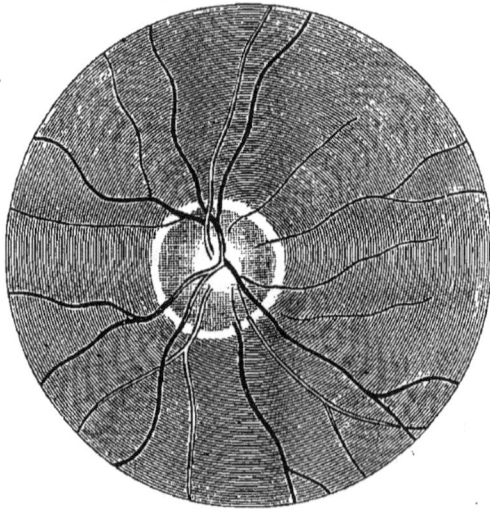

FIG. 79. — Excavation atrophique.

(fig. 78) n'occupe généralement que le centre de la papille, autour du point d'émergence des vaisseaux, et elle n'envahit jamais la totalité de la papille comme l'excavation glaucomateuse. D'un côté ou de l'autre, elle est toujours séparée du bord de la papille par une portion du tissu nerveux qui est au même niveau que la rétine. L'excavation *atrophique* (fig. 79) va jusqu'au bord de la papille, mais en se rapprochant successivement du niveau de la rétine. Son bord n'est pas escarpé, et par conséquent la continuité des vaisseaux n'est pas rompue ; ceux-ci forment tout au plus un léger coude.

7° Au point de vue de l'état fonctionnel de l'œil, l'excès de la pression intra-oculaire, en dehors de la presbyopie que nous avons déjà expliquée plus haut, produit des apparitions lumineuses subjectives (photopsies et chromopsies), par suite de la compression de la rétine. La compression du nerf optique devient la cause d'un rétrécissement irrégulier du champ visuel, qui commence presque toujours du côté nasal. La vision centrale diminue progressivement, et en dernier lieu la cécité envahit aussi la partie externe du champ visuel. La perception des couleurs reste généralement normale.

Les malades atteints de glaucome accusent souvent l'apparition d'anneaux irisés autour de la flamme d'une bougie, dont la couleur la plus externe est rouge et la plus interne vert bleuâtre.

Ce phénomène a été attribuée à une réfraction irrégulière dans le cristallin, rendue plus manifeste par la dilatation de la pupille (*Donders*). Il peut dépendre aussi d'un trouble de transparence dans la cornée, l'humeur aqueuse ou le corps vitré. D'ailleurs ce phénomène apparaît aussi dans certaines affections de la cornée sans complication de glaucome.

Les différentes manifestations de l'exagération de la pression intra-oculaire que nous venons de décrire se présentent ou se groupent d'une manière tout autre, selon que la tension de l'œil augmente brusquement, ou que la pression intra-oculaire monte peu à peu et insensiblement.

Sous ce rapport, nous aurons à distinguer le glaucome aigu et le glaucome chronique.

### A. — GLAUCOME AIGU.

Dans la majorité des cas (70 à 75 p. 100) le glaucome aigu est précédé de certains prodromes tout à fait caractéristiques.

Ces symptômes consistent d'abord dans un affaiblissement subit de l'accommodation (la presbytie augmente, ou une hypermétropie latente devient manifeste), dans l'apparition périodique d'anneaux irisés autour des flammes, enfin dans des troubles passagers de la vue, qui durent de quelques minutes à quelques heures, et pendant lesquels le malade voit les objets comme à travers un brouillard.

Ces phénomènes surviennent principalement lorsque la tête est congestionnée, après les repas, après une nuit d'insomnie, des émotions, etc. Les malades se plaignent aussi parfois de douleurs vives dans les os qui entourent l'orbite. Si on a l'occasion d'examiner l'œil à ce moment, on constate un léger trouble de la cornée et de l'humeur aqueuse, qui change la couleur de l'iris et le reflet noir de la pupille. Celle-ci paraît alors un peu dilatée et paresseuse.

Ces symptômes disparaissent bientôt, et tout rentre dans l'état normal. Puis ils reparaissent au bout de quelques mois ou de quelques semaines, et se renouvellent ainsi après des intervalles de rémission complète. Ce retour de l'œil à l'état normal est caractéristique pour cette période prodromique du glaucome, qui peut durer un, deux ans ou même plus longtemps.

Cependant, l'attaque glaucomateuse peut aussi survenir sans avoir été précédée des symptômes précurseurs que nous venons de signaler. Cette attaque a généralement lieu la nuit; elle débute par des douleurs violentes autour de l'œil et rayonnant dans la tête, et par une injection sous-conjonctivale très prononcée avec chémosis et larmoiement.

L'humeur aqueuse est trouble, et fournit parfois des dépôts à la surface postérieure de la cornée; l'iris est décoloré; la pupille, irrégulièrement et fortement dilatée, présente un reflet grisâtre ou jaunâtre. Le globe de l'œil devient excessivement dur, et la cornée est insensible aux attouchements.

La vision est plus ou moins atteinte; elle peut être complètement abolie, de façon à ne pas permettre de distinguer la clarté d'une lampe placée devant l'œil, ou elle est conservée en partie et laisse distinguer le jour de la nuit. Les malades accusent presque toujours des photopsies.

Pendant l'attaque glaucomateuse l'examen ophtalmoscopique est rendu impossible par le trouble de la cornée, de l'humeur aqueuse et du corps vitré.

Cet accès s'accompagne d'un mouvement fébrile général, quelquefois de vomissements opiniâtres, qui attirent tellement l'attention qu'ils peuvent faire croire à une affection gastrique ou à une migraine violente.

Il est rare qu'une première attaque de glaucome abolisse complètement et à jamais la vue (*glaucome foudroyant, de Graefe*). Généralement, après une durée qui peut varier de quelques heures jusqu'à quelques jours, les symptômes relatés diminuent d'intensité ; peu à peu la vue revient, et au bout d'un certain temps il ne reste peut-être de cet accès qu'une légère tension de l'œil, un peu de paresse de la pupille, une petite diminution de la force visuelle centrale, ou un léger rétrécissement à la partie interne du champ de vision.

Cet état de choses peut durer quelques semaines, quelques mois, lorsque soudainement il survient un second accès de glaucome aigu, analogue à celui que nous venons de décrire, et suivi d'une nouvelle rémission de tous les symptômes. Puis les accès se suivent à des intervalles de plus en plus raccourcis.

Après chaque attaque, la perte de vision devient plus considérable, et envahit de plus en plus les parties du champ visuel laissées intactes par l'accès précédent. Le globe de l'œil devient de plus en plus dur, la cornée perd progressivement de sa transparence et de sa sensibilité ; la chambre antérieure, de sa profondeur. L'iris se décolore, son bord contracte des adhérences avec la capsule, l'iris et le cristallin sont refoulés en avant, vers la cornée. La pupille devient très large et immobile, et présente un reflet grisâtre ou verdâtre.

Si l'on pratique l'examen ophtalmoscopique pendant une des périodes de rémission, on constate après quelques attaques un trouble diffus de la cornée et du corps vitré, les altérations caractéristiques de la papille du nerf optique (voy. plus haut, p. 280), les pulsations artérielles, exceptionnellement des ecchymoses sur la rétine et la choroïde.

Même après l'abolition complète de la vision (*glaucome absolu*), le processus glaucomateux peut suivre sa marche et amener la désorganisation de toutes les parties qui constituent le globe de l'œil. La cornée perd de plus en plus sa transparence et devient le siège d'ulcérations, l'iris subit une atrophie progressive de son tissu et se trouve réduit à un anneau très étroit et décoloré. Le cristallin s'opacifie, se ramollit et se gonfle. Il survient périodiquement des hémorragies dans la chambre antérieure, dans le corps vitré et dans le parenchyme des membranes profondes de l'œil; ces hémorragies augmentent encore la tension excessive de l'œil. La sclérotique, d'une couleur sale, grisâtre, finit par céder et forme des ectasies (staphylômes) dans la région équatoriale et dans les parties antérieures du globe.

L'œil peut rester longtemps dans cet état, dur comme une boule de marbre et la conjonctive sillonnée par de gros vaisseaux ciliaires veineux qui forment des anastomoses autour de la cornée. D'autres fois, il s'y produit des signes d'atrophie lente, où celle-ci survient à la suite d'une choroïdite purulente ou après un décollement de la rétine (*Arlt, Schweigger*).

Il ne faudrait cependant pas croire que tous les yeux atteints du glaucome aigu suivent exactement la marche que nous venons de décrire. Le glaucome aigu, perdant son caractère intermittent et même la plupart de ses symptômes inflammatoires, peut se transformer en glaucome chronique.

### B. — Glaucome chronique

Nous distinguons deux formes de *glaucome chronique:*

1° Glaucome chronique avec symptômes inflammatoires.
2° Glaucome chronique simple.

1° *Glaucome chronique inflammatoire.* — Il se distingue de la forme aiguë par la *présence non interrompue* des symptômes caractéristiques, qui s'exagèrent périodiquement par de faibles poussées inflammatoires. Mais la maladie même ne se présente pas sous forme d'accès aigu, comme la variété décrite plus haut. Elle débute par les symptômes prodromiques signalés pour la forme aiguë; ces symptômes se prononcent de plus en plus, et finissent par s'établir d'une manière permanente et progressive.

La cornée perd alors de son brillant et de sa sensibilité, la chambre antérieure se rétrécit, l'humeur aqueuse se trouble légèrement, l'iris et le cristallin s'avancent vers la cornée, la sclérotique prend une teinte grisâtre, les veines sous-conjonctivales augmentent de volume et de nombre. L'œil devient de plus en plus dur et prend une consistance pierreuse. A l'ophtal-

moscope, on constate l'excavation progressive de la papille optique et les pulsations artérielles. La vision diminue d'une façon
continue, le champ visuel se rétrécit de dedans en dehors, et il
survient à la fin une perte absolue de la vue.

Au milieu de cette marche lentement progressive, et qui peut
embrasser un espace de temps très variable, on voit survenir des
poussées aiguës pendant lesquelles les symptômes inflammatoires
s'accentuent davantage. Le malade accuse alors des douleurs ciliaires très vives, la dureté du globe augmente soudainement, la
cornée devient tout à fait insensible, la dilatation de la pupille augmenté, ainsi que le trouble de la cornée et de l'humeur aqueuse,
et le malade voit tous les objets à travers un brouillard épais.

Ces exacerbations de l'état chronique surviennent quelquefois
sans motif connu, plus souvent quand la tête est congestionnée
pour une cause ou pour une autre. Elles peuvent se dissiper en
quelques heures ou durer plusieurs jours, et l'œil retombe alors
dans son état antérieur, sauf une perte plus considérable de la
force visuelle que celle que la maladie chronique aurait amenée
dans le même laps de temps.

Il arrive aussi que le glaucome chronique est interrompu
soudainement par une véritable attaque glaucomateuse suraiguë, et qu'il conserve alors le caractère du glaucome aigu. Il
peut traverser ainsi toutes les phases que nous avons décrites
plus haut et se terminer de la même façon que le glaucome
aigu.

Enfin on a aussi observé des cas où le glaucome chronique
perd insensiblement tous ses symptômes inflammatoires, et
prend les caractères du glaucome simple.

2° *Glaucome simple.* — Dans cette variété du glaucome, les
symptômes d'inflammation font entièrement défaut, et l'aspect
extérieur du globe de l'œil ne se distingue pas de celui de l'œil
normal. Tout au plus arrive-t-il qu'à la suite d'excitations on
constate une légère injection périkératique, et un peu de trouble de l'humeur aqueuse qui disparaissent rapidement. En
somme, le malade n'accuse aucune douleur, et l'extérieur de
l'œil conserve son aspect accoutumé.

Il est souvent difficile au début de la maladie de décider par
le toucher si le globe de l'œil est plus dur qu'à l'état normal,
d'autant plus que la tension physiologique est sujette à des varia-

tions notables; mais à la longue cette dureté s'accentue davantage.

A l'ophtalmoscope, les milieux de l'œil présentent une transparence complète; mais on constate l'excavation caractéristique de la papille, et les pulsations artérielles, soit spontanées, soit provoquées par une légère pression des doigts sur l'œil.

L'excavation se produit ici d'une manière lente, puisque la pression intra-oculaire aussi n'augmente dans le glaucome simple que très insensiblement. Il en résulte que les fibres nerveuses s'accommodent pendant un certain temps à cette pression (excavation de la papille sans trouble visuel), et ne souffrent réellement que lorsque la pression dépasse un certain degré. Elles commencent alors à s'atrophier et la papille prend la coloration blanche de la dégénérescence atrophique.

Par rapport à la vision, le champ visuel commence à se rétrécir généralement du côté interne, et ce rétrécissement gagne successivement du terrain vers le centre et le long de la périphérie. La force visuelle centrale peut rester pendant longtemps relativement bonne, jusqu'à ce que la défectuosité du champ visuel dépasse le point de fixation. Ainsi, le glaucome simple peut conduire à la cécité complète sans faire éprouver aucune douleur, le globe de l'œil étant seulement un peu plus dur qu'à l'état normal et la papille du nerf optique excavée.

La marche de la maladie est lente, et dure généralement plusieurs années; elle atteint habituellement les deux yeux successivement.

Il arrive aussi que le glaucome simple change subitement de caractère et revêt les symptômes d'un glaucome inflammatoire chronique, ou même aigu.

*Pronostic.* — Le glaucome avait été considéré de tout temps comme une maladie incurable qui produisait tôt ou tard une cécité absolue.

Le pronostic de cette affection a considérablement changé depuis l'heureuse découverte de *de Graefe*, qui a trouvé dans l'iridectomie un remède souverain à cette maladie. Cette opération agit avec d'autant plus d'efficacité qu'elle est pratiquée plus tôt.

Pendant la période prodromique, elle empêche le glaucome d'éclater et conserve la vision normale.

Dans le glaucome aigu on obtient une restitution complète, si l'opération est faite immédiatement; plus tard, s'il existe déjà une excavation de la papille et un rétrécissement notable du champ visuel, on ne peut plus espérer que la conservation de la vision dans l'état où elle se trouve au moment de l'opération. Dans les premières semaines qui suivent l'iridectomie, la vision gagne de force et le champ visuel d'étendue. Lorsque l'œil est aveugle depuis longtemps, l'opération ne trouve plus d'autre indication que celle de débarrasser le malade de ses douleurs ciliaires violentes.

Dans le glaucome chronique, l'opération arrête la marche progressive de la maladie, et l'état fonctionnel de l'œil reste ce qu'il a été au moment de l'intervention chirurgicale. Cependant, si l'iridectomie est pratiquée immédiatement après une des poussées aiguës qui interrompent la marche chronique de cette variété du glaucome, on voit la vision revenir au point où elle avait été avant la dernière attaque.

Dans le glaucome simple, l'iridectomie a généralement pour résultat la conservation du *statu quo*, et plus rarement une amélioration progressive de la vision.

D'autre part, on a observé des cas de glaucome simple où l'opération n'a pas arrêté la marche progressive du mal; dans d'autres cas elle ne l'a arrêtée que pour un certain temps, et a dû être répétée; enfin elle a été quelquefois suivie d'une aggravation. Ces derniers cas se caractérisent par le fait que la chambre antérieure ne se rétablit pas après l'opération, que l'œil reste dur ou le devient même davantage. C'est ce qui a été observé surtout dans les cas de glaucome survenu après des hémorragies rétiniennes (Voy. plus loin l'Étiologie du glaucome).

Dans les dernières phases de la maladie, il peut arriver que l'iridectomie, tout en guérissant le glaucome, ne peut empêcher que la vision conservée après l'opération ne diminue plus tard, parce que l'atrophie des fibres nerveuses produite par la pression qu'elles ont supportées, fait des progrès, même après la suppression de la cause qui l'avait provoquée. A côté de ces faits, il y en a d'autres où l'opération, pratiquée au moment où il n'existait qu'une toute petite portion du champ visuel en haut et en dehors, a eu pour résultat la conservation de ce reste de vision pendant de longues années.

*Étiologie.* — S'il paraît aujourd'hui hors de doute que le glaucome consiste dans une augmentation de la pression intra-oculaire, on est bien moins d'accord sur la cause même de cette augmentation. D'après *de Graefe*, il faudrait la rechercher dans une altération inflammatoire de la choroïde et de l'iris (irido-choroïdite séreuse), avec hypersécrétion de sérosité qui augmente le volume du corps vitré. D'après *Donders*, cette hyper-sécrétion résulterait d'une altération des nerfs qui président à la sécrétion, de sorte que la cause du mal pourrait siéger aussi hors de l'œil. *Cusco* et *Coccius* croient trouver le point de départ du glaucome dans une inflammation de la sclérotique : l'épais-sissement et la rétraction consécutive du tissu sclérotical four-niraient dans ce cas la cause mécanique de la compression intra-oculaire. Enfin *Weber* et *Knies* accusent des altérations anatomiques des tissus qui avoisinent le canal de Schlemm et l'espace de Fontana, altérations qui diminueraient ou empêche-raient l'excrétion des liquides intra-oculaires, et de *Wecker* a émis l'opinion que l'efficacité de l'opération dirigée contre le glaucome doit être attribuée à l'établissement d'une cicatrice qui facilite la filtration de ces liquides.

Quoi qu'il en soit des opinions différentes sur l'étiologie du glaucome, l'âge et probablement la rigidité de la sclérotique, croissant avec les années, y jouent certainement un certain rôle important. On ne rencontre cette affection qu'exception-nellement avant l'âge de trente ans, et c'est principalement chez les personnes âgées de cinquante à soixante ans qu'elle existe le plus souvent.

Le glaucome paraît quelquefois héréditaire, surtout dans ses variétés inflammatoires (*de Graefe*).

Enfin, il n'est pas rare de voir survenir le glaucome dans des yeux atteints déjà d'autres affections, et cette variété, dont les symptômes d'ailleurs sont absolument les mêmes que ceux du glaucome en général, a été désignée sous le nom de *glaucome consécutif* ou *secondaire*.

### C. — Glaucome consécutif ou secondaire

Dans cette complication, il faut distinguer les cas où la na-ture de la maladie primitive prédispose à la naissance du glaucome, de ceux où il survient dans un œil déjà malade, comme il aurait pu l'atteindre s'il eût été sain.

Dans le premier groupe, il faut compter toutes les affections staphylomateuses, dans lesquelles une partie des enveloppes de l'œil a cédé à la pression intra-oculaire, par exemple : le staphylôme de la cornée, celui de la sclérotique, antérieur ou postérieur. Dans ces maladies, il peut arriver que la résistance des enveloppes augmente avec l'âge, tandis que la pression reste la même. Celle-ci agit alors sur la partie la plus faible de la sclérotique, qui correspond à la papille optique. La membrane fenêtrée est alors refoulée, il se forme une excavation de la papille optique, l'œil devient dur et le glaucome est établi.

Nous devons encore citer ici les cas où l'iris ou la choroïde sont soumis à des irritations prolongées, lorsqu'il existe, par exemple, une cicatrice avec adhérence de l'iris, ou lorsqu'à la suite d'un traumatisme de la capsule ou d'une discission, le cristallin augmente de volume par le gonflement de sa substance corticale et exerce une pression sur l'iris. Enfin, après l'abaissement ou la luxation du cristallin, celui-ci agit comme un autre corps étranger et irrite les parties de l'œil avec lesquelles il est en contact ; c'est aussi de cette façon qu'agissent les tumeurs de la choroïde qui s'accompagnent de glaucome. Dans tous les cas, l'irritation prolongée du tractus uvéal amène une hypersécrétion séreuse et une augmentation de la pression intra-oculaire suffisante pour provoquer les phénomènes glaucomateux.

Signalons encore l'iritis séreuse, comme donnant souvent lieu à un glaucome consécutif, et les cas de synéchies postérieures totales, où, par suite de l'interruption de la communication entre la chambre antérieure de l'œil et le corps vitré, les liquides s'amassent derrière l'iris et établissent une tension anormale. Dans tous ces cas, le glaucome s'établit d'autant plus facilement que la sclérotique est plus résistante et cède avec moins d'élasticité à la pression intra-oculaire, comme cela a lieu par exemple chez les vieillards et sous l'influence d'une diathèse rhumatismale.

Un rôle important dans la production du glaucome secondaire revient aux hémorragies rétiniennes, sans qu'il soit possible d'établir une relation directe entre les deux affections. Ces cas sont d'autant plus extraordinaires, que l'iridectomie s'est montrée souvent impuissante contre cette variété du glaucome.

Enfin le glaucome peut survenir comme complication fortuite dans des yeux atteints préalablement de rétinite, d'amaurose cérébrale, de cataracte sénile, de décollement rétinien.

*Traitement.* — Il se réduit presque exclusivement à l'opération de l'*iridectomie* qui, selon la grande découverte de *de Graefe*, diminue d'une façon permanente l'exagération de la pression intra-oculaire. La paracentèse de la chambre antérieure ne produit cet effet que passagèrement, mais n'empêche pas les progrès du glaucome, même si elle est souvent répétée. Les émissions sanguines, les traitements généraux médicamenteux sont complètement inefficaces. Les injections sous-cutanées de morphine ne sont employées que pour calmer momentanément les douleurs, et pour procurer du repos au malade jusqu'au moment de l'opération.

Les instillations d'ésérine (*Weber*, *Laqueur*) et de pilocarpine paraissent jouir d'une influence remarquable sur la diminution de la pression intra-oculaire. Ces alcaloïdes doivent être employés méthodiquement dans les cas qui font craindre l'apparition d'un glaucome (période prodromale), ou lorsqu'après un accès de glaucome l'opération subit un retard imposé par une raison majeure, ou lorsque l'opération a donné un résultat insuffisant, ou enfin dans les cas de glaucome hémorragique, contre lequel l'iridectomie est généralement impuissante. Dans un cas de ce genre, où un œil est déjà perdu par le glaucome, j'ai vu l'autre œil également atteint de glaucome hémorragique, débarrassé à l'aide d'instillations de pilocarpine des symptômes glaucomateux, la vision ainsi que le champ visuel s'améliorer sensiblement, et cette amélioration persiste depuis dix-hnit mois.

Quant au procédé opératoire de l'iridectomie, nous renvoyons à ce chapitre (p. 213). Pour produire l'effet voulu, il faut que l'iridectomie soit périphérique et que l'on excise une assez large portion de l'iris. Selon les règles que nous avons exposées au chapitre de l'Iridectomie, le meilleur emplacement pour cette excision est en haut ou en bas. Il importe, pendant l'opération, de rendre l'écoulement de l'humeur aqueuse aussi lent que possible, pour éviter une diminution trop brusque de la tension de l'œil, ainsi que les hémorragies rétiniennes ou choroïdiennes que l'on a observées à la suite de l'iridectomie pratiquée contre le glaucome.

Après l'opération, il faut porter son attention sur la consistance du globe oculaire, sur la formation de la chambre antérieure et sur la cicatrisation.

Il n'est pas rare de voir reparaître, le lendemain de l'opération, un certain degré de tension qui ne disparaît que lentement dans le cours de quelques jours. C'est aussi alors que la chambre antérieure ne se reconstitue que lentement, de sorte que l'iris se trouve très rapproché de la cornée. L'application du bandage compressif et le repos absolu sont de toute nécessité, jusqu'à ce que la pression interne de l'œil se soit abaissée au degré où elle se trouve habituellement après une iridectomie, et jusqu'au rétablissement de la chambre antérieure. Lorsque le globe oculaire conserve une dureté notable, même immédiatement après l'opération, il paraît plus avantageux de renoncer à l'application de ce bandage compressif, et de fermer les paupières simplement par des bandelettes de taffetas d'Angleterre (*de Graefe*).

En cas de douleurs, même peu intenses, il faut faire usage des injections sous-cutanées de morphine à la tempe, ou du chloral à l'intérieur. Si le lendemain de l'opération nous ne constatons pas de diminution dans la pression intra-oculaire, il faudrait essayer l'application périodique de compresses tièdes, l'usage interne du calomel, et si l'état général le permet, une saignée au bras. L'atropine ne fait pas de bien dans ces cas, du moins pendant les premiers jours (*de Graefe*).

*De Graefe* a été le premier à parler d'une forme particulière de cicatrisation que l'on rencontre quelquefois après l'iridectomie pratiquée contre le glaucome. On voit, en effet, parfois la cicatrice se lever au-dessus du niveau de la conjonctive, et prendre l'aspect d'une vésicule allongée dans le sens de l'incision et remplie d'un liquide blanchâtre (*cicatrisation cystoïde*). Il est permis de supposer, dans ces cas, que la plaie conjonctivale s'étant fermée avant la plaie scléroticale, qui continue à donner issue à l'humeur aqueuse, cette dernière s'infiltre sous la conjonctive qu'elle soulève en forme d'ampoule.

Habituellement, cette forme de cicatrice ne présente pas

d'inconvénient : mais en présence des cas exceptionnels où, après des années d'innocuité, elle est devenue le point de départ d'inflammations dangereuses pour l'existence de l'œil, notre attention doit se porter sur les moyens d'éviter cette cicatrisation irrégulière ou d'arrêter ses progrès. Dans ce dernier but, nous n'avons pas d'autre conseil à donner que celui de prolonger l'application du bandage compressif, ou de tenter, après un laps de temps assez grand pour être sûr de la cicatrisation complète de la plaie scléroticale, une ablation de la vésicule.

Quant aux moyens d'empêcher la formation de la cicatrisation cystoïde, nous n'en connaissons qu'un seul : à savoir, l'exécution méthodique de l'iridectomie. Il est, en effet, rationnel de croire que l'enclavement des extrémités du lambeau irien dans la plaie scléroticale empêche cette dernière de se fermer vite et régulièrement. L'humeur aqueuse, surtout lorsqu'il y a un certain degré de tension de l'œil, continuera alors à s'écouler et à stationner sous la conjonctive, dont la petite plaie se ferme en peu de temps. De là résulte l'indication absolue d'exciser l'iris aussi soigneusement que possible jusque dans les angles de l'incision scléroticale, et d'employer les manœuvres décrites plus haut pour faire rentrer les bords de la pupille artificielle (le sphincter de l'iris) dans la chambre antérieure. Avouons cependant qu'en dépit de toutes les précautions possibles, la cicatrisation cystoïde survient parfois aussi dans les cas où l'opération ne laisse rien à désirer.

Nous ne devons pas passer sous silence l'observation fréquente de voir survenir une attaque glaucomateuse sur l'œil sain peu de jours après l'iridectomie pratiquée sur l'autre. Si cette éventualité ne peut empêcher d'opérer lorsqu'il est nécessaire, elle nous impose le devoir d'en prévenir le malade ou sa famille.

Lorsque l'iridectomie est restée sans effet, on peut être amené à pratiquer l'opération une seconde fois. Dans ce cas on choisit pour la seconde iridectomie le bord opposé de la periphérie cornéenne ; on la fait en bas si la première a été pratiquée en haut, et vice-versa.

On a essayé de remplacer l'iridectomie, dans le traitement du glaucome, par la section du muscle ciliaire. L'auteur de cette

proposition, M. *Hancock*, décrit son opération de la manière
suivante : « J'introduis un couteau à cataracte à la partie inférieure et externe du bord de la cornée, à l'union de cette membrane avec la sclérotique ; la pointe du couteau est poussée
obliquement d'avant en arrière et de haut en bas, jusqu'à ce
que les fibres de la sclérotique soient divisées obliquement dans
une étendue d'environ un huitième de pouce. Je divise, et le
sang s'écoule le long de la lame du couteau. Cette opération
est rarement suivie de symptômes fâcheux. Dans un seul cas,
j'ai vu survenir un peu d'inflammation qui, du reste, a promptement disparu. »

MM. *Stellwag* et *de Wecker* enfin, ont émis l'opinion que l'incision, telle que nous la faisons pour l'iridectomie, pouvait suffire pour la guérison du glaucome, sans excision d'un lambeau
d'iris. MM. *Quaglino* et *Mauthner* ont publié quelques observations, d'après lesquelles cette incision seule aurait suffi pour
enrayer la marche de la maladie. *De Wecker* exécute cette opération (*sclérotomie*) à l'aide d'un couteau large de 2 à 4 millim.
et dont la pointe représente une lance. Avec celle-ci il traverse,
à l'extrémité supérieure ou inférieure du diamètre vertical de
la cornée, la chambre antérieure de part en part, en se tenant à
1 millimètre du bord de la cornée. Pour éviter le prolapsus de
l'iris, la portion moyenne de cette section périphérique doit
rester inachevée. Cependant *de Wecker* ne prétend pas remplacer l'iridectomie par la sclérotomie comme opération générale du glaucome ; il propose la sclérotomie seulement contre
le glaucome hémorragique ou dans les cas de glaucome absolu, lorsque la vision est entièrement abolie, pour débarrasser
le malade de fortes douleurs. — Le drainage de l'œil au moyen d'un fil d'or, également proposé par *de Wecker* contre le
glaucome, n'a pas trouvé bon accueil et paraît aussi abandonné par son auteur.

L'iridectomie pratiquée, on a observé parfois des améliorations sensibles de la force visuelle à la suite d'un traitement
ultérieur, consistant dans l'emploi des eaux minérales agissant
sur les fonctions de la peau et des reins, et dans l'application renouvelée de ventouses sèches ou de sangsues artificielles. Il
faut aussi conseiller à ces malades une grande régularité

d'existence, les prévenir des dangers auxquelles de vives émotions les exposent, et interdire l'emploi excessif de la vue.

En cas de dégénérescence glaucomateuse de l'œil, comme on l'observe dans les dernières phases du glaucome inflammatoire, après que la vision de l'œil est depuis longtemps abolie, il est préférable de débarrasser le malade de ce foyer de douleurs par l'énucléation de l'organe ou par la section du nerf optique et des nerfs ciliaires derrière le globe oculaire (voy. p. 245).

# CHAPITRE VI

## NERF OPTIQUE ET RÉTINE

**Anatomie.** — Le *nerf optique* se sépare du cerveau à la face posté-rieure et inférieure de la couche optique; à cause de sa forme, il y porte le nom de *bandelette* optique. Après avoir contourné le côté externe du pédoncule cérébral, la bandelette optique s'entrecroise, du moins partiellement, sur la ligne médiane, au niveau de la gout-tière optique, avec celle de l'autre côté et constitue ainsi le *chiasma*. C'est de cette commissure que les deux nerfs optiques se détachent; ils se dirigent en divergeant vers le trou optique pour pénétrer à travers cette ouverture dans l'orbite. Ici le nerf suit une marche à peu près rectiligne jusqu'à son insertion oculaire, qui se trouve en dedans et au-dessous du centre de l'hémisphère sclérotical postérieur.

Jusque dans le voisinage de leur commissure, les bandelettes optiques se composent de fibres médullaires sans névrilème. Dans la région du chiasma, la pie-mère fournit une enveloppe qui accom-pagne les nerfs optiques jusqu'au globe oculaire et qui envoie dans l'épaisseur du nerf des cloisons celluleuses, séparant ainsi le nerf en plusieurs faisceaux secondaires. A partir du trou optique, le nerf reçoit une nouvelle enveloppe, de structure fibreuse, et considérée comme un prolongement de la dure-mère crânienne. Cette enve-loppe se compose de deux couches concentriques : la *gaîne externe*, qui est la plus épaisse, et la *gaîne interne*. Entre ces deux gaînes se trouve un espace qui communique par le trou optique avec l'es-pace arachnoïdien cérébral (*Schwalbe*).

Les deux gaînes concourent à la formation de la sclérotique, en ce sens que les fibres de la gaîne externe se recourbent sous un angle obtus, et se perdent dans les couches externe et moyenne de la sclérotique, tandis que la gaîne interne, qui représente le névri-lème, s'avance jusqu'à la face intra-oculaire de la sclérotique et se confond avec la couche interne de la sclérotique, en se recourbant dans un angle plus aigu. Ainsi se forme l'*anneau fibreux*, qui est légèrement proéminent et qui sert aussi de point d'attache à la choroïde. Le nerf optique traverse cet anneau pour entrer dans le globe oculaire et pour concourir à la formation de la rétine (fig. 80).

L'*artère centrale* du nerf optique vient ou directement de l'artère ophtalmique, ou d'une branche ciliaire ou musculaire de cette artère. Elle traverse à quelque distance derrière la sclérotique les enveloppes du nerf et pénètre jusqu'au canal central, pour s'avancer dans ce canal vers l'extrémité intra-oculaire du nerf optique (*papille optique*). Dans la papille, l'artère se termine dans deux branches qui se dirigent l'une en haut, l'autre en bas, et qui se divisent de nouveau dichotomiquement sur la papille ou près de son bord, de sorte

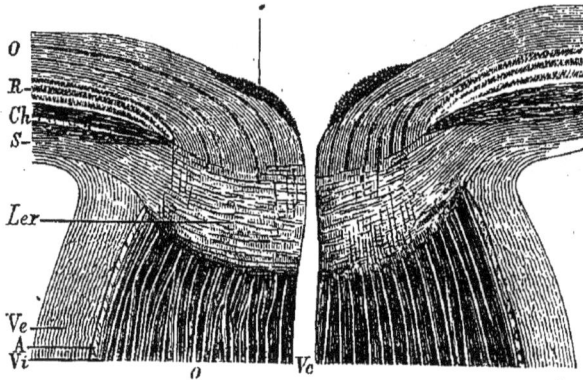

Fig. 80. — Entrée du nerf optique dans le globe oculaire.

que quatre branches artérielles pénètrent en divergeant dans la rétine. — Les *veines* de la rétine se réunissent généralement dans quatre grandes veines, deux supérieures et deux inférieures, qui se dirigent en convergeant vers la papille optique. Ces quatre veines se réunissent près du bord de la papille, dans deux branches qui se fusionnent dans une seule auprès du point d'émergence de l'artère centrale, ou qui restent séparées jusqu'à la lame criblée, dans le voisinage de la papille. A côté des vaisseaux centraux, on observe un certain nombre de petits vaisseaux artériels et veineux qui forment des anastomoses. Ces vaisseaux, qui servent à la nutrition du nerf optique, viennent en petit nombre des vaisseaux centraux; le plus grand nombre de ces vaisseaux nourriciers est fourni par les artères ciliaires et musculaires; c'est par eux que les vaisseaux de la papille et de la rétine communiquent avec les vaisseaux ciliaires de la partie postérieure de la sclérotique.

La *rétine* s'étend entre le corps vitré et la choroïde, depuis le nerf optique jusqu'à l'origine de la zone de Zinn. Elle se réunit à celle-ci

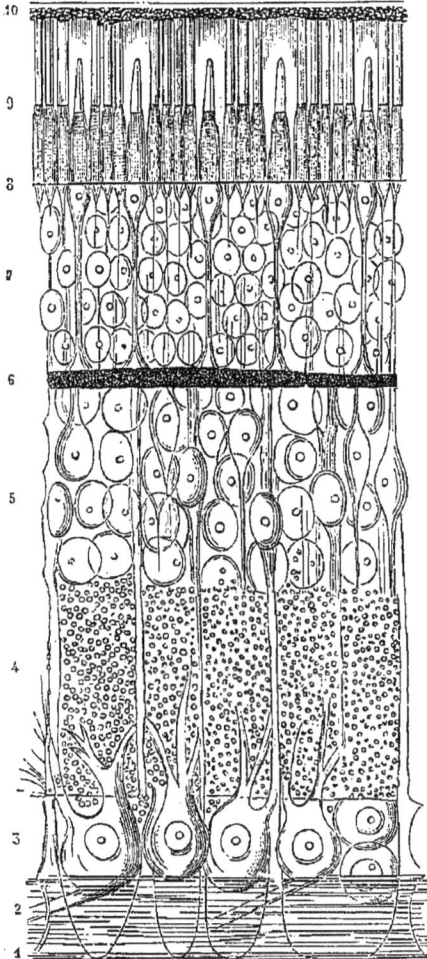

FIG. 81. — Figure schématique de la structure de la rétine.

en s'amincissant, et si on la détache à la périphérie, elle se présente comme finement dentelée. Pour cette raison, cette région a reçu le nom d'*ora serrata*. Cette terminaison n'est qu'une limite de convention, car les vestiges de la rétine peuvent être suivis jusque sur la membrane hyaloïde, à laquelle la périphérie de la rétine est solidement fixée.

A partir du centre, où la rétine a environ $0^{mm},4$ d'épaisseur, elle diminue progressivement, de sorte que dans les parties équatoriales elle est réduite à moitié; puis elle continue à s'amincir rapidement, et ne conserve que le quart de son épaisseur primitive à l'*ora serrata*.

La structure histologique de cette membrane est assez compliquée; elle se compose d'éléments nerveux et d'éléments cellulaires, intimement combinés et parfois difficiles à distinguer dans les détails excessivement petits et ténus de cette membrane.

1° *Tissu nerveux de la rétine.* On y distingue différentes couches qui se succèdent de la façon suivante, en commençant par celle située près de la choroïde :

*a. Les bâtonnets et les cônes* (fig. 81, 9). Chacun de ces éléments est pourvu d'un appendice sous forme de fibres ou de filets allongés (7) qui communiquent avec les éléments de la couche suivante.

*b.* Celle-ci, nommée couche *granuleuse externe*, se divise en trois autres: la couche des grains, la couche intergranuleuse (6) et la couche des cellules (5). Ces couches sont traversées perpendiculairement par les fibres qui portent des bâtonnets et des cônes, et qui se combinent intimement avec les éléments de la couche granuleuse.

Puis ces filets entrent dans :

*c.* La couche des *fibrilles* ou couche *moléculaire* (4), composée d'un réseau de filets nerveux des plus fins et des plus déliés. Celle-ci donne naissance aux prolongements externes des cellules ganglionnaires qui forment:

*d.* La couche des *ganglions* (3), dont les prolongements internes entrent dans:

*e.* La couche des *fibres nerveuses* (2).

2° Le *tissu cellulaire* se compose de fibres et de membranes qui servent d'appui aux éléments nerveux de la rétine. Il forme d'abord la membrane limitante (1), la couche la plus interne de la rétine, et dont la face interne touche la membrane hyaloïde du corps vitré. De sa surface externe naissent, avec une base large, des fibres très nombreuses, *radiaires de Müller*, qui presque toutes traversent la rétine perpendiculairement à la direction des fibres nerveuses du nerf optique, qu'elles divisent en faisceaux. Puis, les fibres radiaires passent dans la couche des cellules ganglionnaires, qu'elles entourent de prolongements fibrillaires; dans la couche moléculaire, les fibres radiaires forment un réseau à mailles très fines; dans la couche granulaire, elles entourent les cellules de larges mailles; de nouveau elles se ramifient en un réseau très fin dans la couche intergranuleuse, passent à travers la couche des grains sous forme de simples fibres, et se réunissent en arcades à la limite externe de cette couche. Cette terminaison du tissu cellulaire rétinien a été désignée comme une membrane limitante externe (*Max Schultze*) qui serait alors fenêtrée, pour livrer passage aux prolongements des cônes et des bâtonnets.

Dans ces fibres radiaires, dont nous venons de décrire la marche à travers la rétine, on observe des noyaux situés presque exclusivement dans la couche des cellules de la couche granuleuse. Ils sont ovalaires, et leur axe le plus long est dans la direction des fibres ; ils renferment des nucléoles.

On reconnaît facilement que le tissu cellulaire sert de soutien et d'appui aux éléments nerveux dont la nature détermine sa forme. Ainsi, dans les endroits où les éléments nerveux sont globuleux, comme les cellules ganglionnaires, le tissu cellulaire se creuse de cavités, tandis qu'il forme des réseaux dans les points où la substance nerveuse forme des fibres.

Cette structure de la rétine subit quelques modifications, quant à la coordination des éléments décrits, vers la périphérie des membranes, à la papille du nerf optique, enfin dans la tache jaune et à la fossette centrale.

L'amincissement progressif de la rétine du centre vers la périphérie atteint d'abord d'une manière à peu près égale toutes les couches de cette membrane. A partir de l'équateur, la couche granuleuse et celle des cellules ganglionnaires disparaissent les premières, puis la couche des bâtonnets vers l'*ora serrata*, de sorte qu'à cet endroit la rétine ne renferme plus que du tissu cellulaire (*partie ciliaire de la rétine*).

A l'entrée du nerf optique, la rétine ne se compose que des fibres nerveuses qui, après avoir traversé l'ouverture de la sclérotique et de la choroïde, se réfléchissent à angle droit pour former au-dessus des autres couches de la rétine la couche la plus interne de cette membrane. Les couches externes naissent à cet endroit, tantôt par un bord mince et augmentant progressivement d'épaisseur, tantôt par un bord épais et escarpé.

L'entrée du nerf optique (*papille du nerf optique*) mesure en moyenne 1$^{mm}$,6 de diamètre, elle est ronde ou légèrement ovale ; au centre de la papille, la divergence dans la direction des fibres nerveuses produit un petit enfoncement (*excavation physiologique*, fig. 78, p. 282) qui est généralement le point d'émergence des vaisseaux centraux de la rétine. Parfois cette excavation est placée excentriquement.

Les fibres nerveuses de la rétine, qui ne représentent, en somme, que l'épanouissement en forme d'éventail du nerf optique, sont réunies, dans celui-ci même, en faisceaux séparés par des cloisons celluleuses qui partent de l'enveloppe du nerf. Ces cloisons s'arrêtent à l'ouverture scléroticale et forment à cet endroit la *lame fenêtrée* (lame criblée, fig. 80 Lcr), qui touche en partie à la sclérotique, en partie à la choroïde, dont elle reçoit parfois quelques cellules pigmentaires, visibles à l'ophtalmoscope. En effet, à partir de la lame criblée, les fibres nerveuses deviennent complètement transparentes, ayant perdu à cet endroit leur enveloppe de myéline qui rend leurs contours opaques.

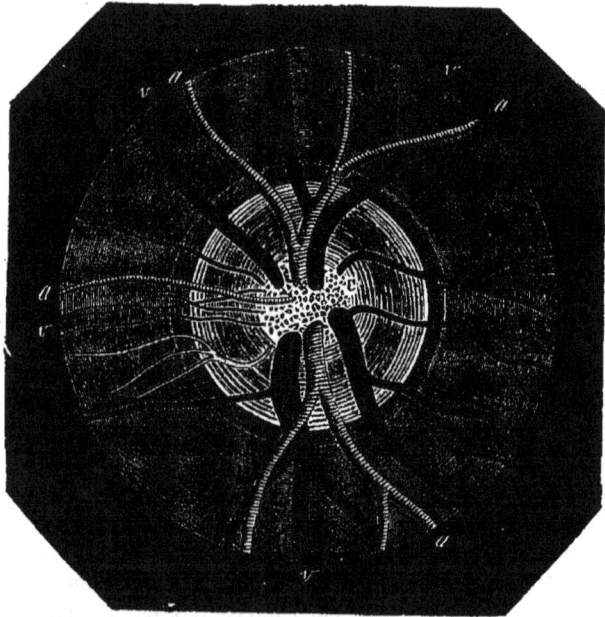

Fig. 82. — Image ophtalmoscopique de la papille optique.

Le centre de la rétine est occupé par *la tache jaune* (macula lutea, au milieu de laquelle se trouve la fossette centrale (*fovea centralis*))

La tache jaune, d'environ 2 millimètres de diamètre, est légèrement ovale dans le sens horizontal; le tissu cellulaire y diminue considérablement, surtout au niveau de la fossette centrale. Toutes les fibres nerveuses qui se dirigent vers cet endroit s'y terminent de façon que la couche de ces fibres y est très amincie et presque imperceptible; les cellules ganglionnaires y existent en très grand nombre ; l'épaisseur de la couche des grains est diminuée et remplacée par les filets très allongés des cônes et des bâtonnets. Ces derniers disparaissent progressivement dans le voisinage de la macula, de sorte que dans celle-ci même il n'existe que des cônes. Il faut encore mentionner que les fibres radiaires, qui traversent la rétine perpendiculairement à sa surface, modifient leur direction dans la macula, de façon qu'elles convergent vers le centre de la fossette centrale.

Quant aux *vaisseaux* de la rétine, ils proviennent des artères et des veines centrales du nerf optique, qui se divisent d'abord sur la papille, puis sur la rétine, et forment avec les capillaires de cette membrane un système presque indépendant, qui n'entre en relation qu'avec le système vasculaire de la choroïde, par le cercle artériel de la sclérotique, qui entoure le nerf optique et envoie des vaisseaux dans la choroïde et dans la rétine. En outre de ceux-ci, on voit passer de petites artères, des veines et des capillaires en grand nombre, du bord de la choroïde dans le nerf optique, et former des anastomoses avec le réseau capillaire qui entoure les faisceaux de fibres nerveuses. Les artères et les veines de la rétine se trouvent généralement derrière la couche des fibres nerveuses ; dans le voisinage de la papille optique, elles passent derrière la membrane limitante ; les capillaires se répandent dans toutes les autres couches.

Dans la fossette centrale, on voit de fines ramifications de l'artère centrale se répandre en forme d'arcades ; la tache jaune possède un réseau capillaire à mailles très larges.

L'*image ophtalmoscopique* de la papille optique à l'état normal (fig. 82) a été décrite page 20.


## MALADIES DE LA RÉTINE


## ARTICLE PREMIER

### HYPERHÉMIE ET ANÉMIE DE LA RÉTINE

L'*hyperhémie* de la rétine ne peut être considérée comme une maladie distincte, mais plutôt comme un symptôme d'affections très différentes.

Elle est d'autant plus difficile à définir, que le degré de la

plénitude des vaisseaux qui la caractérise est sujet à des variations physiologiques considérables, de sorte qu'une comparaison entre les deux yeux peut seule fournir une indication
valable pour le diagnostic.

L'hyperhémie *artérielle* ou active est caractérisée par une
rougeur anormale de la papille du nerf optique, produite par
la dilatation des petits vaisseaux qu'elle renferme. L'hyperhémie
passive ou *veineuse* se distingue par la flexuosité des veines, dont
le calibre augmente jusqu'au double ou triple de l'état normal.
Elles sont gorgées de sang et prennent une couleur rouge très
foncée; dans des degrés très prononcés, cette hyperhémie s'accompagne d'une légère transsudation séreuse, reconnaissable
au reflet grisâtre qui se produit le long des troncs veineux.

Les troubles fonctionnels consistent dans une grande sensibilité de l'œil à la lumière, la fatigue provoquée par le travail,
et l'apparition de points lumineux ou d'éblouissements; l'hyperhémie passive s'accompagne plus souvent d'une diminution
réelle de l'acuité visuelle qui doit être attribuée à la transsudation séreuse mentionnée.

Ces hyperhémies ne sont souvent que passagères, et disparaissent avec la cause, également passagère, qui les a provoquées.

Lorsqu'elles forment le symptôme prodromique ou concomitant d'une affection oculaire, leur *marche* est naturellement
liée à celle de la maladie elle-même.

Les circonstances qui ont déterminé l'hyperhémie décident
du *pronostic*.

*Étiologie.* — L'hyperhémie active s'observe en même temps
qu'une injection périkératique, toutes les fois que la conjonctive est fortement irritée, ou lorsque l'iris ou la choroïde sont
congestionnés, ou enfin lorsque l'œil a été exposé à un éblouissement considérable ou à un travail excessif dans de mauvaises
conditions (anomalies de la réfraction ou de l'accommodation).
L'hyperhémie veineuse accompagne les maladies de la rétine,
ou doit son origine à des troubles de la circulation générale
(maladies du cœur, du foie, dysménorrhée), ou à des obstacles
mécaniques sur le trajet de la veine centrale, de la veine
ophtalmique ou des sinus (tumeurs de l'orbite, du cerveau, etc.).

*Traitement.* — Abstraction faite de l'indication de la cause (emploi de lunettes appropriées), l'hyperhémie exige le repos de l'œil, la nécessité de le garantir contre une lumière vive par le séjour dans une chambre légèrement obscurcie ou par l'usage de conserves foncées, l'application périodique de compresses fraîches sur l'œil, au besoin quelques doses purgatives, ou même l'emploi de la sangsue artificielle, avec les précautions déjà indiquées.

L'*anémie* de la rétine, caractérisée par une décoloration de la papille du nerf optique et par le rétrécissement anormal des vaisseaux rétiniens, ne doit nullement être considérée comme symptôme constant de la chloro-anémie générale. Elle est plutôt la conséquence d'un trouble circulatoire par compression des vaisseaux dans le nerf optique ou dans l'orbite; lorsque cette compression n'est pas seulement passagère, elle provoquera rapidement d'autres altérations, telles que l'œdème, de petites hémorragies, etc. — L'*anémie* grave qui porte le nom de progressive ou *pernicieuse* s'accompagne d'un léger œdème rétinien visible à l'ophtalmoscope comme un voile blanc très ténu qui recouvre le fond de l'œil, et de nombreuses hémorragies le long des vaisseaux amincis de la rétine (voy. plus loin Apoplexies de la rétine). Ces taches hémorragiques présentent généralement un centre blanchâtre, disparaissent en peu de temps et reparaissent à d'autres parties de la rétine. — Le traitement ne doit s'occuper que des indications fournies par l'état général de la santé.

## ARTICLE II

### RÉTINITE

### 1. Rétinite séreuse. Œdème de la rétine

Le diagnostic de cette affection ne devient possible que par l'examen ophtalmoscopique, car l'aspect extérieur de l'œil n'éprouve aucune modification, et les plaintes des malades n'ont rien de caractéristique.

A l'ophtalmoscope, on constate surtout deux symptômes, mais à un degré très variable : la perte de transparence de la rétine, et l'hyperhémie de ses vaisseaux. Le premier de ces symptômes, dû à une transsudation séreuse (*rétinite séreuse, œdème de la rétine*), est surtout prononcé à l'endroit où la membrane présente le plus d'épaisseur, c'est-à-dire près de la terminaison intra-oculaire du nerf optique. Il en résulte que les contours de la papille perdent de leur netteté, ou sont complètement masqués par l'opacité de la rétine. Lorsque celle-ci siège dans les

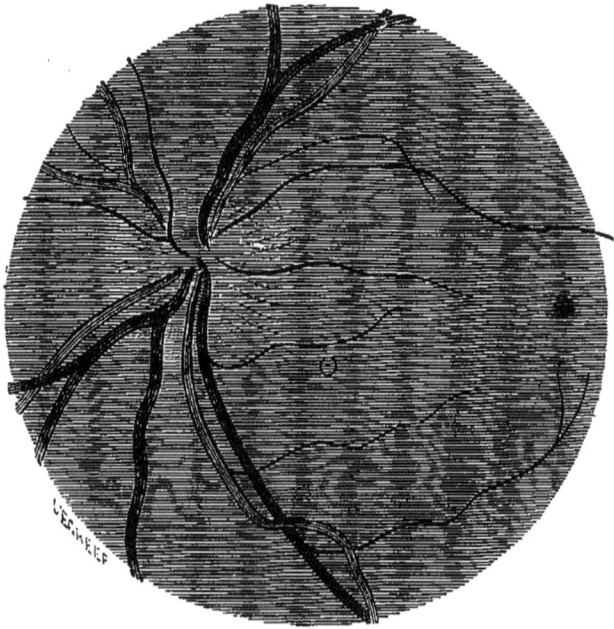

Fig. 83. — Rétinite séreuse.

couches internes de la membrane, on peut observer autour de la papille des stries excessivement fines qui rayonnent dans la direction des fibres nerveuses (fig. 83).

La transsudation séreuse de la rétine donne, d'ailleurs, à cette membrane une teinte grisâtre très visible, surtout autour du nerf optique (*Rétinite péripapillaire*) et le long des gros vaisseaux, disparaissant successivement à mesure qu'on se rapproche de l'équateur de l'œil. A l'endroit de la tache jaune, où la rétine est beaucoup plus mince que dans les parties voisines, la coloration rouge brunâtre de la choroïde apparaît à travers la rétine, et peut simuler, au milieu de la teinte grisâtre du voisinage, une tache hémorragique.

Quant à l'hyperhémie, on la constate en première ligne sur la papille du nerf optique, qui devient d'une rougeur intense, par suite de l'ampliation de ses vaisseaux propres. L'aspect des veines est encore plus caractéristique : non seulement elles s'élargissent, mais encore elles s'allongent, et à l'ophtalmoscope on les voit d'une couleur plus foncée, plus épaisses et plus flexueuses. Les flexuosités plongent dans l'épaisseur de la rétine, et si celle-ci est opaque, elle masque les parties profondes des vaisseaux, tandis que les parties superficielles paraissent nettement limitées et d'un rouge intense. Les veines paraissent alors avoir des solutions de continuité.

Les artères conservent généralement leur volume et leur direction. Cependant, lorsque la transsudation et l'imbibition du tissu qui en résulte se propagent jusqu'à la lame fenêtrée, l'augmentation de volume du nerf optique rencontre une certaine résistance de la part de l'anneau sclérotical. De là, compression des vaisseaux centraux, et en même temps que l'hyperhémie des veines, l'anémie des artères, qui paraissent alors amincies.

Les autres parties de l'œil ne participent en aucune façon à cette maladie ; l'aspect extérieur est normal, et tous les symptômes d'irritation, tels que le larmoiement, l'injection périkératique, font complètement défaut.

Les troubles visuels qui accompagnent la rétinite sont très variables dans leurs degrés, et doivent être attribués tant à la transsudation séreuse qu'à la compression que les éléments nerveux subissent par suite du gonflement du tissu cellulaire.

Les malades se plaignent d'abord d'un brouillard qui se place entre leur œil et les objets, et qui, en s'épaississant, diminue de plus en plus leur force visuelle centrale ; il arrive ainsi qu'ils ne distinguent plus que les gros objets. En même temps, la périphérie du champ visuel se rétrécit, et même assez rapidement, de sorte que la vision excentrique se réduit progressivement, et que dans les cas graves le malade ne distingue plus que le jour de la nuit (perception quantitative).

Dans d'autres cas de rétinites qui fournissent exactement les mêmes symptômes ophtalmoscopiques, les troubles visuels sont d'un tout autre genre. La force visuelle centrale ne diminue pas considérablement, et le champ visuel reste à peu près libre ; il apparaît soudainement un nuage léger qui voile les objets éloignés, et les malades éprouvent la sensation d'un tremblotement de l'air devant les yeux ; en même temps, ils se sentent excessivement éblouis par le jour ordinaire et ils voient sensiblement mieux lorsque le jour baisse (*Rétinite nyctalopique, Arlt*) [1].

La perception des couleurs reste généralement normale, du moins dans les cas légers de cette affection. Lorsque l'acuité de la vision centrale est fort amoindrie, on observe aussi une difficulté plus grande de reconnaître les couleurs, mais cette dyschromatopsie quantitative n'a rien de caractéristique, et le diagnostic de cette rétinite ne peut en tirer profit.

*Marche.* — La rétinite séreuse peut rester longtemps dans l'état que nous venons de décrire, et se terminer enfin par résolution, tout en laissant persister pendant une période très prolongée des troubles visuels variables.

Plus souvent, elle est suivie d'altérations plus intenses du tissu rétinien, et prend le caractère de la rétinite parenchymateuse.

Le *pronostic* doit toujours être très réservé, parce que nous ignorons si la maladie que nous observons n'est pas seulement la première phase d'une affection bien plus grave. Il devient plus favorable, si, après une durée relativement longue, les symptômes ophtalmoscopiques ne s'aggravent pas, et qu'en même temps le champ visuel conserve ses limites normales.

*Étiologie.* — Comme première phase d'autres maladies rétiniennes, la rétinite séreuse peut avoir les causes les plus diverses que nous aurons à énumérer plus tard.

La rétinite séreuse proprement dite dépend souvent d'un refroidissement général, ou de la tête, ou bien de l'effet d'une trop forte lumière (pour la rétinite nyctalopique), ou d'un excès de travail de l'œil dans de mauvaises conditions. Dans bien des cas, la cause nous échappe complètement.

---

1, *Berichte über Wiener Augenklinik*, 1867, p. 123.

*Traitement.* — Repos des yeux, séjour dans des pièces légèrement assombries, et au dehors usage de lunettes bleuâtres.

Déplétions sanguines, à l'aide de la ventouse de Heurteloup et avec les précautions indispensables, dérivations sur la peau, au besoin de légères purgations. En général, cette maladie exige une étude sérieuse de l'état général, afin d'en tenir le plus grand compte pour le traitement et les contre-indications.

## 2. Rétinite parenchymateuse

Cette forme d'inflammation de la rétine, à côté des symptômes d'hyperhémie et de transsudation signalés pour la rétinite simple, présente encore ceux de l'altération du tissu rétinien lui-même (*hyperplasie* et *sclérose*).

Ces altérations, répandues sur toute la rétine (*rétinite diffuse*), débutent généralement dans les éléments cellulaires, dans les fibres radiées, qui, par la compression qu'elles exercent sur les éléments nerveux, amènent l'atrophie plus ou moins complète de ces derniers. Ce processus peut se localiser, tantôt vers les couches externes de la rétine et atteindre la choroïde, tantôt dans les couches internes. Dans ce dernier cas, il désorganise la membrane limitante et donne naissance à des excroissances condylomateuses (*Iwanoff*) qui proéminent dans le corps vitré et s'y vascularisent.

Cet état morbide s'accompagne de changement de structure des vaisseaux rétiniens, dont les parois s'épaississent par hypertrophie de leur membrane adventice.

Bien plus rarement, la rétinite paraît débuter dans les parois vasculaires et leur voisinage immédiat (*rétinite périvasculaire*); elle se localise alors exclusivement à ces endroits, tandis que le reste du tissu cellulaire est à peine altéré et que les éléments nerveux sont entièrement conservés. Dans ces cas rares, l'examen anatomique a démontré une prolifération considérable dans les cellules de la membrane adventice des vaisseaux artériels, des veines et des capillaires, mais à des degrés différents (*Iwanoff*).

*Diagnostic.* — A l'ophtalmoscope, la rétinite diffuse présente les signes de l'hyperhémie veineuse et de l'œdème rétinien (défaut de transparence), que nous avons décrits à l'occasion de la rétinite simple. On y observe, en outre, des opacités blanchâtres ou jaunâtres (même verdâtres), sous forme de petits points isolés, ou bien de grandes taches irrégulières, des stries ou des bandelettes étroites.

Les vaisseaux sont en partie recouverts par ces plaques jaunâtres dans lesquelles on les voit plonger d'un côté et ressortir de l'autre; les gros vaisseaux sont entourés des deux côtés d'une ligne blanchâtre qui longe leurs parois.

Autour de la macula, les opacités rétiniennes se groupent d'une façon particulière. Elles y forment des lignes très fines, rarement des stries un peu larges, qui toutes rayonnent vers la fossette centrale; cette figure étoilée peut aussi se composer d'un pointillé très fin. L'ophtalmoscope révèle parfois la présence d'ecchymoses plus ou moins nombreuses, disséminées dans la rétine sous forme de petites taches rouges, de stries fines, ou même de plaques rouges irrégulières dans le voisinage immédiat des vaisseaux de cette membrane, et dont nous donnerons les détails caractéristiques dans le chapitre des hémorragies de la rétine.

Dans la rétinite périvasculaire, les artères et leurs embranchements paraissent transformés en cordons blanchâtres au milieu desquels on aperçoit une ligne rouge, fine; les veines présentent dans leurs gros troncs un amincissement général et des irrégularités de calibre; à la périphérie seulement, quelques branches ont le même aspect que les artères. La rétine paraît opaque par places, et à ces endroits elle est couverte d'ecchymoses ponctuées.

Sur la papille du nerf optique, le point d'émergence des vaisseaux est couvert d'une masse proéminente, d'un blanc éclatant, avec des points et des stries rouges provenant des nouveaux vaisseaux, que l'on peut faire disparaître momentanément en comprimant le globe de l'œil (*Nagel*).

L'aspect extérieur de l'œil est tout à fait normal, rarement le pourtour de la cornée est injecté, quelquefois l'iris est un peu paresseux dans ses mouvements, et après un certain temps la pupille paraît légèrement dilatée.

Les malades accusent d'abord la sensation d'un nuage gris devant l'œil malade, ou d'un brouillard autour des objets, qui s'épaissit lorsqu'ils font des efforts pour distinguer; ils sont facilement éblouis et se plaignent de voir des étincelles. La force visuelle centrale diminue considérablement, le champ visuel se rétrécit, ou peut présenter des lacunes (scotomes) dont la forme et l'emplacement varient. Cet affaiblissement de la vision est surtout remarquable lorsque l'éclairage diminue. Quant à la perception des couleurs, nous n'aurions qu'à reproduire les considérations présentées plus haut au sujet de la Rétinite séreuse.

Parfois les objets paraissent plus petits (micropsie), ou plus grands (mégalopsie), ou déformés (métamorphopsie), phénomènes que l'on peut constater facilement en provoquant la diplopie, à l'aide d'un prisme placé devant l'œil avec sa base tournée en haut ou en bas. Le malade peut comparer ainsi les images séparées provenant des deux yeux.

Dans les degrés très prononcés de cette affection, la vision est complètement abolie; les malades distinguent à peine le jour de la nuit, et ne sont même pas éblouis par une lumière très éclatante. L'état de l'œil, constaté à l'ophtalmoscope, n'est nullement en rapport avec les symptômes fonctionnels.

En général, les malades ne ressentent pas de douleurs, tout au plus une sensation de pression dans le fond de l'orbite.

La *marche* de la rétinite parenchymateuse est habituellement très lente; même lorsque les symptômes caractéristiques de la maladie s'établissent rapidement, la maladie devient après peu de temps presque stationnaire, avec des rémissions et des aggravations alternatives.

Ce n'est que lorsque le processus se présente avec peu d'intensité, que les exsudations sont insignifiantes et la maladie de courte durée, que l'on peut espérer une guérison complète; encore les rechutes sont-elles fréquentes. Si la maladie a duré longtemps, avec des exsudats considérables, et qu'elle à déjà provoqué des altérations consécutives des éléments nerveux, la guérison est toujours incomplète. La vision reste plus ou moins atteinte, suivant que le processus s'est localisé vers le centre ou vers la périphérie de la rétine. Enfin, la maladie se termine assez souvent par l'atrophie du tissu rétinien et l'abolition définitive de la vision.

Le *pronostic* est donc toujours très grave, et doit être réglé suivant les circonstances particulières de la durée de la maladie, de l'intensité et de l'extension du processus, ainsi que de sa localisation. Il s'aggrave avec l'âge du malade, avec les progrès des défectuosités du champ visuel, la disposition aux altérations vasculaires, et avec la probabilité d'une affection cérébrale analogue. Le nombre des récidives augmente la crainte de l'atrophie finale.

*Étiologie.* — La cause de cette affection, abstraction faite de l'influence d'une diathèse syphilitique (voy. plus loin), est souvent inconnue ; on en accuse l'hérédité, la dysménorrhée, l'effet subit d'un éclairage éblouissant, des efforts de vision exagérés, même les contusions du globe oculaire. La maladie peut aussi se propager sur la rétine en venant de la choroïde ; enfin, elle peut être en rapport avec des altérations athéromateuses du cerveau.

*Traitement.* — Repos complet des yeux, avec séjour prolongé dans une chambre maintenue toujours dans le même degré d'obscurité. Nourriture réglée selon la constitution générale. L'hyperhémie considérable de la rétine et les congestions vers la tête exigent des déplétions sanguines locales répétées à l'aide d'application de ventouses scarifiées à la tempe, des compresses fraîches et de légères purgations. Contre les exsudations, on prescrit l'usage interne du calomel, du sublimé et des préparations iodurées, des frictions de pommade mercurielle et iodée.

Même après l'amélioration de son état, le malade ne doit commencer que très lentement à exercer sa vision, éviter un jour trop vif, et continuer pendant longtemps les précautions minutieuses pour éviter les rechutes.

### 3. Rétinite syphilitique

La syphilis constitutionnelle se localise dans la rétine comme dans d'autres parties de l'œil, telles que l'iris et la choroïde. Dans la membrane nerveuse, elle est caractérisée par une opacité générale qui donne au fond de l'œil examiné à l'ophtalmoscope un reflet grisâtre ou bleuâtre, et sous laquelle les contours de la papille ne sont plus visibles. Cette opacité disparaît vers la périphérie de la membrane. Elle est très visible le long des gros vaisseaux rétiniens. Les veines paraissent hyperhémiées et tortueuses, mais à un degré assez variable ; des hémorragies n'ont été signalées qu'exceptionnellement. La constatation de tous ces symptômes devient assez difficile lorsque la maladie est compliquée d'opacités du corps vitré, qui sont d'abord excessivement fines, et se manifestent davantage à mesure que la maladie fait des progrès.

Lorsque, dans ces cas, l'examen ophtalmoscopique laisse douter si le trouble du fond de l'œil dépend de l'opacité de la rétine ou de celle du corps vitré, il faut diriger notre attention vers les parties périphériques. A cet endroit, le trouble de la rétine se perd de plus en plus et disparaît, tandis que les opacités du corps vitré y sont bien plus prononcées qu'au centre.

Une autre complication fréquente résulte des altérations de la choroïde. Celle-ci même est parfois le point de départ de la maladie qui a gagné consécutivement les couches externes de la rétine (*Chorio-rétinite*). Ces altérations, cachées d'abord par le défaut de transparence de la membrane sus-jacente, ne deviennent souvent visibles qu'après la disparition des troubles rétiniens.

Dans une autre forme plus rare de la rétinite syphilitique, l'opacité est très prononcée vers la fossette centrale, et diminue progressivement autour de la macula. La papille du nerf optique et son voisinage conserve sa transparence (*rétinite centrale récidivante, de Graefe*). Cet état survient subitement et s'accompagne d'une diminution considérable de la force visuelle centrale, qui peut même aller jusqu'à la cécité, si les deux yeux sont atteints. La maladie disparaît souvent au bout de quelque temps et récidive au bout de quelques semaines ou de quelques mois.

Les rechutes peuvent se renouveler un grand nombre de fois, laissant après les premiers accès un état normal du fond de l'œil et de la vision. Mais plus tard la vision souffre d'une manière permanente, et le trouble rétinien reste constant.

Dans la forme ordinaire de la rétinite syphilitique, les troubles fonctionnels se résument dans une diminution d'abord peu considérable, mais quelquefois très-rapide de l'acuité visuelle centrale, tandis que le champ de vision périphérique reste normal dans la plupart des cas. Les résultats de l'examen varient considérablement selon l'éclairage (Torpeur de la rétine). Souvent, les malades accusent la présence de taches noires immobiles (scotomes positifs, *Förster*), de corps flottants (opacités du corps vitré) d'apparitions lumineuses et coloriées (photopsies et chromopsies).

Lorsque la maladie affecte la forme de chorio-rétinite, nous constatons parfois à l'aide du périmètre des défectuosités du champ visuel qui correspondent dans leur forme et leur siège aux foyers disséminés sur le fond de l'œil ; si le processus morbide occupe alors la périphérie, le champ visuel est sensiblement rétréci. Cependant il n'y a pas toujours un rapport exact entre les altérations visibles à l'ophtalmoscope et l'intensité des troubles fonctionnels. Si la macula est affectée, on trouve un scotome central avec dyschromatopsie dans toute l'étendue du scotome, et parfois les malades voient les objets plus petits qu'à l'état normal (micropsie).

La *marche* de cette affection, d'ailleurs assez lente, est très variable. Souvent elle guérit par un traitement énergique au bout de six à huit semaines, d'autres fois elle est très opiniâtre et dispose toujours à des récidives multipliées. Lorsque celles-ci sont très fréquentes, on voit se développer un amincissement des artères avec anémie et atrophie lente de la rétine et du nerf optique. En dernier lieu, l'epithélium pigmentaire subit une décoloration diffuse et on voit apparaître des taches noires au fond de l'œil. Par leur forme étoilée et leur rapport avec les vaisseaux rétiniens, l'image ophtalmoscopique de cette dernière phase de la chorio-rétinite rappelle celle de la rétinite pigmentaire, et l'on pourrait commettre une erreur de diagnostic si l'on ne tenait compte des antécédents.

Le *pronostic* est, en général, favorable au début de l'affection, et s'aggrave avec la durée et le nombre des récidives. La possibilité d'une restitution complète dépend de l'intensité des opacités et des altérations du tissu rétinien.

*Étiologie.* — La statistique, en s'appuyant sur les antécédents des malades, a démontré que l'infection syphilitique se traduit dans un certain nombre de cas par une inflammation de la rétine, qui se présente alors avec l'ensemble des symptômes décrits. Si ceux-ci n'ont rien d'absolument caractéristique, ils tirent leur valeur du fait qu'ils ont été observés ainsi plus fréquemment chez les syphilitiques que chez d'autres malades atteints de cette rétinite.

*Traitement.* — Il se compose presque exclusivement de la médication antisyphilitique : frictions mercurielles méthodiques (cure d'inonction avec séjour au lit et dans une chambre obscure), usage interne des mercuriaux et de l'iodure de potassium. On ajoute avec avantage à ce traitement des transpirations plus ou moins fréquentes selon les forces générales du malade.

Contre les symptômes inflammatoires aigus, on emploie utilement des déplétions sanguines à la tempe avec la sangsue artificielle. Il importe de continuer le traitement pendant quelque temps après la disparition de la maladie, et de ne l'abandonner que progressivement et avec précaution, pour prévenir les rechutes.

La torpeur de la rétine, qui persiste quelquefois pendant longtemps, a été combattue par des injections sous-cutanées de strychnine pratiquées à la tempe.

### 4. Rétinite albuminurique

En même temps qu'une hyperhémie veineuse, on observe, autour de la papille optique, un trouble grisâtre de la rétine qui masque les contours de la papille et voile en partie les vaisseaux. Cette opacité se condense, et l'on y observe des petites hémorragies de forme ronde ou striée. A quelque distance de la papille, on voit se développer un certain nombre de points ou de petites plaques blanches laiteuses, qui s'agrandissent, se réunissent et forment enfin autour du nerf optique un anneau assez large d'un blanc graisseux éclatant, pourvu de prolongements dirigés vers la périphérie de l'œil, où l'on retrouve quelques plaques blanches isolées. Les vaisseaux disparaissent en grande partie dans le tissu tuméfié de la rétine, sur lequel on constate un grand nombre de foyers apoplectiques (fig. 84).

Autour de la tache jaune, on observe une masse de petits pointsblancs groupés en lignes rayonnant vers la fossette cen-

trale, qui prend une couleur rouge foncé. Les parties périphériques de l'œil ne présentent aucune altération.

Cet aspect de la rétine résulte d'une transsudation séreuse dans
le voisinage de la papille et de l'hypertrophie du tissu cellulaire de
la rétine. Cet état s'accompagne de la dégénérescence graisseuse
de ces éléments, et plus tard de la sclérose des fibres nerveuses et
des cellules ganglionnaires. La disposition particulière des fibres
radiaires dans la région de la macula, vers laquelle ces fibres convergent, explique l'aspect particulier de cette région, c'est-à-dire le

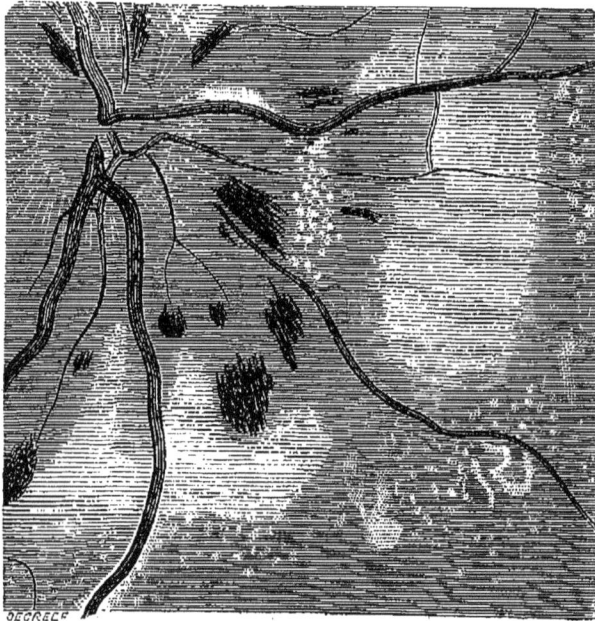

Fig. 84. — Rétinite albuminurique.

groupement, en forme d'étoile, des points et plaques blanches qui
indiquent la dégénérescence graisseuse subie également par les
fibres radiaires.

Les parois vasculaires sont atteintes d'altérations analogues.

Dans quelques cas le processus inflammatoire se concentre
surtout sur la papille du nerf optique, qui devient le siège d'une
tuméfaction notable et dont l'image ophtalmoscopique res-

semble alors tout à fait à une papille étranglée (voy. les Maladies du nerf optique).

Les troubles fonctionnels sont très variables dans cette maladie et ne concordent nullement avec les altérations visibles à l'ophtalmoscope. La vision centrale souffre toujours plus ou moins, mais il est rare qu'elle soit complètement abolie. Dans la plupart des cas, le champ visuel reste même libre, à moins que la maladie ne se complique plus tard d'un décollement de la rétine. La perception des couleurs est normale. — L'affection atteint généralement les deux yeux, à des degrés différents.

La *marche* de la maladie est généralement lente, interrompue de périodes stationnaires, d'améliorations et d'aggravations subites.

On a cependant observé des cas de guérison complète (dans l'albuminurie, après la fièvre scarlatine ou pendant la grossesse), où l'état de la rétine et de la vision est redevenu entièrement normal. D'autres fois il reste de traces des opacités rétiniennes et des troubles visuels qui en sont résultés, ou bien enfin la maladie se termine par des altérations atrophiques ou par le décollement de la rétine. Souvent les progrès de la maladie générale et la mort du malade mettent fin à l'étude de la marche de l'affection oculaire.

Comme complications, on a constaté des hémorragies sous la conjonctive et dans le corps vitré. Elles sont importantes comme symptômes d'une disposition hémorragique générale, qui se manifeste aussi par l'apparition d'épistaxis, de purpura hémorragique, d'apoplexies cérébrales.

Le *pronostic*, assez sérieux en lui-même, augmente de gravité en raison des dangers auxquels la maladie générale expose la vie du malade. Si la santé se rétablit, l'affection oculaire peut guérir également et la vision s'améliorer ou même revenir à l'état normal.

*Étiologie*. — Cette forme de rétinite est intimement liée à l'apparition de l'albumine dans les urines, surtout lorsque l'albuminurie dure un temps prolongé, par conséquent dans les cas de maladies des reins (maladie de Bright), de fièvre intermittente grave, d'intoxication saturnine, d'exanthème aigu, surtout la fièvre scarlatine, et pendant la grossesse. D'après les uns, il faudrait l'attribuer alors à une nutrition défectueuse du tissu rétinien par du sang altéré; d'après les autres à la tension vasculaire du système artériel, qui augmente avec les troubles de la circulation générale (hypertrophie du ventricule gauche) survenus à la suite de la maladie des reins. Toujours est-il que la rétinite albuminurique ne s'observe que dans 8 ou 10 p. 100 des cas de maladie de Bright, et qu'une fois établie elle peut suivre une marche indépendante de l'état général.

*Traitement.* — L'état général permet rarement de combattre les symptômes inflammatoires par l'emploi de ventouses scarifiées à la tempe, qui ont paru utiles quand on a pu les employer ; on les remplace par des ventouses sèches, par des dérivatifs, etc. Dans le traitement général, on a vu de bons résultats pour l'état des yeux par l'emploi du régime lacté, l'iodure de potassium, les préparations ferrugineuses, le tanin, la digitale, et par l'usage modéré des médicaments diurétiques et diaphorétiques.

La majeure partie de ces malades ne supportent pas de traitement affaiblissant, et leur état général exige plutôt une médication fortifiante et un régime tonique.

[Il faut se garder de confondre avec la maladie que nous venons de décrire l'*amaurose urémique,* que l'on observe aussi dans la maladie de Bright et qui ne doit pas être attribuée à une altération de la rétine. Elle est caractérisée par des obscurcissements subits ou même par la cécité complète, qui s'établit rapidement et disparaît après l'accès (voy. plus bas les Amblyopies par intoxication)].

### 5. Rétinite leukémique

La *leukémie* compte aussi parmi les affections générales qui peuvent produire la rétinite.

A l'ophtalmoscope, on voit la couleur rouge du fond de l'œil changée en une coloration citrine blanchâtre, qui doit être attribuée à la modification de la couleur du sang par l'excès des leucocytes qu'il contient. Ce changement de couleur ne paraît cependant pas constant.

Le voisinage de la papille est le siège de petites opacités blanchâtres, de forme ronde, souvent entourées de foyers hémorragiques, et dont les plus grandes n'atteignent pas en étendue le diamètre de la papille; elles paraissent alors proéminer au-dessus du niveau de la rétine. Ces opacités se retrouvent jusque vers la région équatoriale de la rétine et accompagnent parfois les vaisseaux rétiniens sous forme de stries blanches.

La cause anatomique de ces opacités a été reconnue dans des amas de leucocytes (corpuscules lymphatiques, *Leber*), qui ressemblent aux foyers leukémiques des autres organes (*Virchow*), et de la choroïde (*Engel-Reimers*). D'autres fois, on a reconnu que ces opacités étaient formées par la sclérose des fibres nerveuses de la rétine (*Recklinghausen*).

Les troubles fonctionnels sont généralement peu prononcés, à moins que la maladie ne se complique d'hémorragies considérables dans le voisinage de la macula ou dans le corps vitré. On a vu aussi des foyers apoplectiques dans la choroïde (*Saemisch*).

Cette affection de l'œil n'exige pas d'autre traitement que celui de la maladie générale.

## ARTICLE III

### RÉTINITE PIGMENTAIRE

Le premier symptôme de cette maladie, et qui se montre souvent longtemps avant l'apparition de l'altération caractéristique de la rétine, consiste en une diminution très notable de la vision aussitôt que l'éclairage diminue (*héméralopie*). Il en résulte qu'à la tombée de la nuit les malades ne peuvent plus se conduire, phénomène que l'on peut reproduire en examinant ces malades en plein jour dans une chambre obscurcie. Cette observation démontre que ce symptôme doit être attribué à une torpeur de la rétine qui exige un éclairage intense pour fonctionner normalement.

Pendant longtemps, cette héméralopie est la seule plainte

des malades; puis il survient un rétrécissement du champ
visuel, sensible d'abord quand l'éclairage est insuffisant, puis
en plein jour. Ce rétrécissement suit une marche irrégulièrement concentrique, et lentement mais continuellement progressive vers le point de fixation; la vision centrale peut rester
longtemps intacte, même lorsque le champ visuel est réduit à
une étendue de quelques pouces, de sorte que ces malades
lisent des caractères très fins, et néanmoins ne sont pas en état

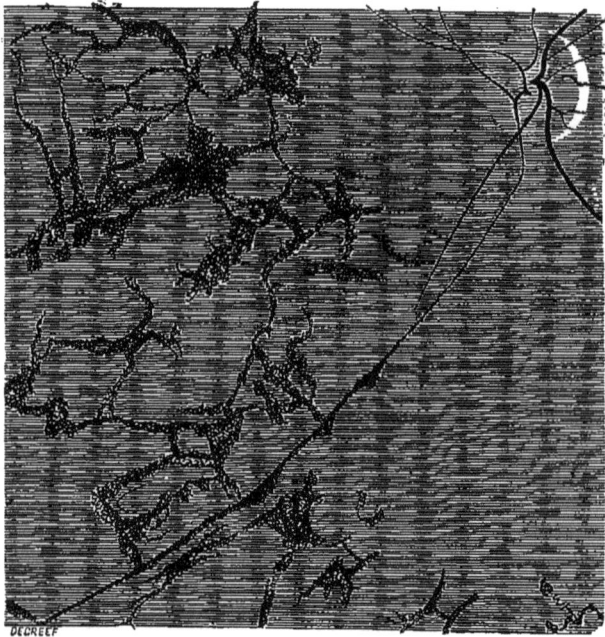

Fig. 85. — Rétinite pigmentaire.

de se conduire seuls (absolument comme si un œil normal
regardait à travers un tube étroit). C'est aussi la raison qui fait
que leurs yeux sont animés de mouvements rapides, à l'aide
desquels ils cherchent à voir successivement les objets qu'un
œil normal embrasse à la fois. Ce regard mobile, vacillant,
inquiet, peut prendre le caractère du nystagmus. La perception des couleurs est normale.

Peu à peu, l'insensibilité envahit aussi la partie centrale de la rétine, et la maladie se termine par une cécité complète.

A l'ophtalmoscope, cette affection est caractérisée par l'apparition d'amas pigmentaires dans la rétine, au voisinage des vaisseaux de cette membrane, par la décoloration grisâtre ou blanchâtre de la papille du nerf optique qui, cependant, ne prend jamais une couleur blanche crayeuse ou à reflet tendineux, et enfin par un amincissement plus ou moins prononcé des vaisseaux du fond de l'œil (fig. 85).

Le pigment très noir, réuni en petites taches irrégulières dentelées ou étoilées, se montre généralement en premier lieu vers la périphérie et en très petite quantité; puis il augmente et s'avance progressivement vers le pôle postérieur de l'œil, en suivant souvent la direction des vaisseaux. L'image du fond de l'œil paraît couverte d'un léger voile.

La quantité de pigment rétinien est très variable dans cette maladie; tantôt tout le fond de l'œil en est couvert, et ce n'est qu'à grand'peine que l'on peut poursuivre les vaisseaux rétrécis entre les amas pigmentaires; tantôt on n'observe que quelques plaques isolées dans la région équatoriale du fond de l'œil; enfin, on a observé des cas présentant tous les symptômes fonctionnels si caractéristiques de la rétinite pigmentaire, sans que l'on ait pu constater la présence de pigment dans la rétine.

A côté des altérations que nous venons de décrire, on constate parfois des modifications dans la choroïde, qui consistent surtout en une décoloration irrégulière de cette membrane, par suite de la disparition du pigment de la couche épithéliale.

Dans les cas déjà avancés de rétinite pigmentaire, on rencontre aussi une opacification partielle du cristallin siégeant vers le pôle postérieur, et qui ne devient qu'exceptionnellement le point de départ d'une cataracte complète. Le corps vitré paraît parfois le siège d'opacités floconneuses ou filamenteuses très fines (*Mooren, Schweigger, Archiv für Ophthalmologie*, V, 1, p. 103).

Les examens histologiques tendent à prouver que le pigment de la choroïde contenu dans la couche épithéliale peut s'infiltrer dans la rétine. Ce processus a été constaté d'abord après des choroïdo-rétinites avec exsudation entre les deux membranes. Dan  ces cas, les couches externes de la rétine sont lentement détruites, et les cellules épithéliales de la choroïde s'avancent avec le pigment qu'elles renferment vers les couches internes de la rétine, ou bien ces cellules sont désorganisées et leur pigment seul pénètre dans la rétine. Dans les cas types de rétinite pigmentaire, sans aucune altération de la choroïde, l'histologie a démontré l'hyperplasie très marquée du tissu cellulaire de la rétine, et plus particulièrement au voisinage des vaisseaux, dont les parois subissent d'ailleurs un épaississement hyalin qui rétrécit le calibre des gros vaisseaux et oblitère complètement les petits. En même temps, l'épithélium pigmenté s'altère; on y voit d'une part une partie des cellules s'atrophier, d'autre part apparaître des cellules fortement pigmentées qui s'infiltrent dans la rétine au voisinage des vaisseaux. Enfin les éléments nerveux s'atrophient aussi (*Leber*). — Le pigment rétinien paraît venir quelquefois de l'épithélium pigmenté du corps ciliaire (*Schweigger*).

La *marche* de cette maladie est excessivement lente; elle débute généralement par des symptômes héméralopiques pendant la première jeunesse, plus rarement à un âge avancé; elle attaque les deux yeux et conduit, vers l'âge de quarante à cinquante ans, à la cécité complète. Parfois, elle reste pendant longtemps stationnaire.

Le *pronostic* est donc absolument mauvais, quant à la terminaison.

L'*étiologie* de cette maladie n'est pas connue; elle apparaît souvent chez plusieurs personnes de la même famille, semble subir l'influence de l'hérédité, et coïncide parfois avec l'idiotie ou la surdi-mutité. Un certain nombre d'enfants atteints étaient issus de consanguins, d'autres paraissaient frappés de syphilis congénitale. — L'apparition de pigment dans la rétine s'observe aussi, comme nous l'avons indiqué, dans la dernière phase de la chorio-rétinite. On en voit de même dans certains cas d'atrophie du nerf optique et de la rétine (voy. plus loin).

Le *traitement* s'est montré jusqu'ici sans efficacité. On a essayé les émissions sanguines locales par la ventouse de Heurteloup, des collyres à l'atropine et à l'ésérine, l'usage interne des préparations iodurées, ferrugineuses, mercurielles, l'huile de foie de morue, les cures hydrothérapiques, mais avec un résultat négatif. En cas de sensibilité de l'œil à la lumière, il faut prescrire l'emploi de lunettes bleues, plus ou moins foncées. Des injections sous-cutanées de strychnine et le courant constant ont été employés pour combattre la torpeur rétinienne. On ne peut espérer un résultat favorable que dans les cas rares d'origine syphilitique, en employant le traitement approprié, par les mercuriaux, l'iodure de potassium, etc.

## ARTICLE IV

### APOPLEXIES DE LA RÉTINE.

Dans la description des diverses rétinites, nous avons rencontré des taches apoplectiques à côté d'autres altérations qui caractérisent ces maladies. Ici, nous avons à traiter l'apoplexie idiopathique qui se produit dans la rétine saine, en apparence du moins.

A l'ophtalmoscope, on retrouve ces foyers apoplectiques sous l'aspect de taches rouges, de forme et de couleur variables. Tantôt elles sont nombreuses, larges et serrées ; tantôt on ne rencontre que quelques petites plaques isolées, le long des vaisseaux rétiniens, vers la périphérie de la membrane ou juste à l'endroit de la macula.

Dans le voisinage du nerf optique, ces apoplexies ont le plus souvent une forme allongée avec des contours striés (dans la direction des fibres nerveuses). Leur couleur dépend d'abord de l'épaisseur de la tache hémorragique, puis de la coloration générale du fond de l'œil, en ce sens qu'elles paraissent d'un rouge vif lorsque la choroïde est faiblement pigmentée, et d'un rouge foncé lorsque le fond de l'œil est plus noir. Quelquefois les taches sont diffuses et produisent tout autour d'elles une infiltration séreuse de la rétine.

L'hémorragie peut occuper toute l'épaisseur de la rétine, et même pénétrer du côté externe jusqu'à la surface de la choroïde : elle s'étend alors en couche mince entre les deux membranes ; plus rarement le sang pénètre à travers la membrane limitante et hyaloïdienne dans le corps vitré ; exceptionnellement il s'étend entre la rétine et le corps vitré.

Les troubles fonctionnels dépendent du siége et de l'étendue des hémorragies. Lorsque les extravasations sont isolées et situées vers la périphérie, la vision centrale peut être intacte, et les interruptions périphériques du champ visuel ne peuvent être reconnues que par un examen minutieux. La vision est sérieusement atteinte lorsque les apoplexies occupent l'endroit de la macula, et chaque foyer hémorragique produit une défectuosité correspondante du champ visuel. Cet effet résulte, d'une part, de ce que le sang intercepte les rayons de lumière avant qu'ils n'arrivent à la couche rétinienne destinée à leur perception, et d'autre part de la destruction que l'apoplexie produit dans le tissu si délicat de cette membrane.

*Marche et terminaison.* — La résorption des hémorragies rétiniennes est toujours lente; sa durée varie de quelques semaines à plusieurs mois.

Pendant ce temps, les taches pâlissent progressivement, deviennent de plus en plus petites en se divisant, et finissent par disparaître sans laisser de trace. Quelquefois, on voit apparaître à leur place des altérations de la choroïde, ou bien leur emplacement est marqué par la présence d'un pigment noirâtre. Parfois, on reconnaît le siège primitif de l'hémorragie, même après la résorption complète du sang extravasé, à une teinte grisâtre ou blanchâtre (dégénérescence du tissu rétinien détruit). Lorsque les hémorragies ont été très étendues, ou qu'elles se sont renouvelées, la destruction du tissu ou la compression des éléments nerveux peuvent provoquer l'atrophie de la rétine.

Les troubles visuels peuvent disparaître en grande partie avec la résorption des hémorragies, lorsque celles-ci ont éu peu d'étendue. En général, les défectuosités du champ visuel persistent, et dans les cas d'atrophie consécutive la vision s'éteint complètement.

Des hémorragies rétiniennes très étendues paraissent disposer à une complication glaucomateuse contre laquelle l'iridectomie ne semble pas efficace.

Le *pronostic* des apoplexies rétiniennes est sérieux, d'autant

plus que les foyers hémorragiques sont plus nombreux, plus
étendus et plus près de la macula. Il s'aggrave par la disposition aux récidives.

*Étiologie.* — Les hémorragies de la rétine se rencontrent,
comme nous l'avons vu, dans diverses formes de rétinite. Elles
peuvent être le résultat de traumatismes, ou d'une diminution
brusque de la pression intra-oculaire (après l'iridectomie contre
le glaucome).

Le plus souvent, on observe les hémorragies rétiniennes chez
les individus atteints de maladies organiques du cœur (hypertrophie du ventricule gauche), ou du système vasculaire (rigidité des artères, dégénérescence athéromateuse). Elles surviennent alors vers un âge avancé, avec d'autres symptômes de
congestion cérébrale.

Ces hémorragies apparaissent aussi par suite de la cessation d'un flux hémorrhoïdal habituel, à la suite de troubles
menstruels et de maladies générales, telles que le diabète,
l'oxalurie, l'ictère, l'anémie pernicieuse, le scorbut, le purpura hémorragique etc.

Le *traitement* doit varier avec l'état général du malade et la
cause précise des hémorragies. Lorsque l'antiphlogose est indiquée ou permise, on emploie les compresses fraîches, des
déplétions sanguines locales. D'autres fois, on institue un traitement dérivatif et tendant à activer la résorption, ou une médication fortifiante, tonique, l'usage des eaux minérales diurétiques et purgatives, ou l'on emploie la digitale, l'élixir acide de
Haller, etc.

En même temps, il faut prescrire un repos absolu des yeux,
et prévenir le malade du danger de tout ce qui congestionne la
tête. L'usage temporaire du bandeau compressif peut aussi rendre de bons services pour hâter la résorption des hémorragies.

## ARTICLE V.

### EMBOLIE DE L'ARTÈRE CENTRALE DE LA RÉTINE.

La pénétration d'un caillot dans l'artère centrale, ayant déterminé une cécité soudaine, a été observée pour la première
fois par *de Graefe* (*Archives d'ophthalmologie*, 1859, V. 1,
p. 136) [1].

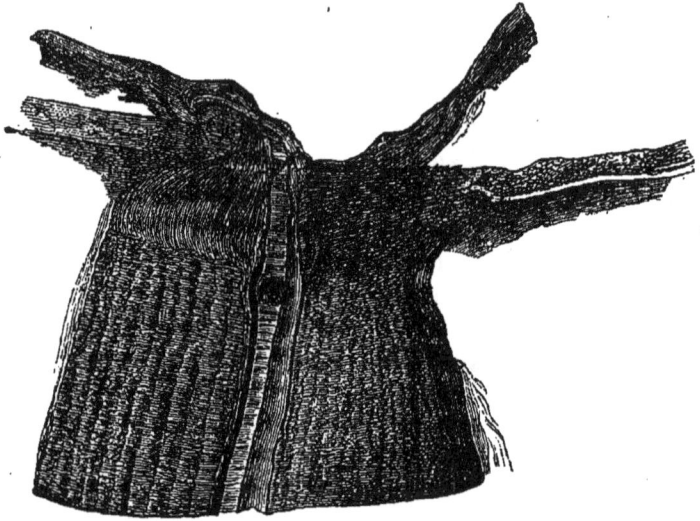

Fig. 86. — Embolie de l'artère centrale de la rétine.

A l'ophtalmoscope, on constate peu de temps après l'accident une pâleur notable de la papille, qui conserve cependant
sa transparence ; les artères semblent vides de sang et apparaissent sur la papille et sur la rétine comme des filets blanchâtres

1. Le malade ayant succombé deux ans plus tard aux progrès de la maladie du cœur, la dissection de l'œil fut confiée à M. *Schweigger*, qui a conservé la préparation anatomique montrant la présence de l'embolus dans
l'artère centrale, à 1 millimètre au delà de la lame fenêtrée (fig 86).

très étroits. Les veines, très rétrécies en général, augmentent un peu de calibre vers la partie équatoriale de l'œil. La partie centrale de la rétine commence bientôt à se troubler et présente une infiltration d'un blanc grisâtre complètement opaque, au milieu de laquelle l'endroit de la tache jaune apparaît avec une couleur rouge foncée. Pendant ce temps, on observe dans les veines un phénomène qui paraît se rapporter au développement d'une circulation collatérale. La colonne sanguine qu'elles contiennent se précipite de la périphérie vers le nerf optique, s'avançant par saccades et s'arrêtant parfois brusquement, et remplissant irrégulièrement les différentes parties du vaisseau.

Les troubles visuels s'annoncent d'abord par l'apparition soudaine d'un brouillard devant l'œil malade, dont la vue s'éteint complètement dans l'espace de quelques minutes.

*Marche et terminaison.* — L'infiltration de la rétine diminue rapidement, ainsi que la coloration particulière de la macula; il survient une atrophie progressive de la papille et de la rétine. La vision se rétablit quelquefois passagèrement, mais d'une façon très incomplète, et généralement vers la périphérie du champ visuel; mais elle finit par s'éteindre et reste ordinairement abolie.

Le *pronostic* est, par conséquent, absolument mauvais.

*Étiologie.* — Les cas observés étaient presque toujours compliqués de maladies organiques du cœur ou de dégénérescence athéromateuse du système vasculaire; une fois, il y avait en même temps un anévrisme de la carotide primitive (*Knapp*). On a publié aussi des observations d'embolie de l'artère centrale de la rétine survenue pendant la grossesse et la maladie de Bright.

*Traitement.* — Pour favoriser le développement de la circulation collatérale, on a essayé l'effet de paracentèses répétées de la chambre antérieure, et même l'iridectomie, dans le but d'affaiblir la pression que les liquides internes de l'œil exercent sur les parois vasculaires.

Ces moyens sont cependant restés sans résultat.

On a observé aussi des cas où l'embolie siégeait dans une

des branches de l'artère centrale avec infiltration de la partie rétinienne correspondante, la macula présentant un état normal.

Les troubles fonctionnels sont alors limités à une partie du champ visuel et peuvent disparaître complètement.

*Virchow* a rattaché à l'embolie des vaisseaux de l'œil (tronc ou ramifications de l'artère) la choroïdite suppurative que l'on voit survenir dans le cours de la fièvre puerpérale, de la phlébite, de la pyohémie (voy. p. 252), et il en a publié des cas soumis à un examen anatomique. (*Gesammelte Abhandlungen*, 1856, p. 539 et 711, *Archiv für pathologische Anatomie*, 1856, t. IX, fasc. 2, p. 307 ; et t. X, fasc. 2, p. 179.)

## ARTICLE VI.

### DÉCOLLEMENT DE LA RÉTINE.

Lorsque les milieux de l'œil sont transparents et que le décollement est considérable, le diagnostic ne présente pas de difficulté.

Avec le miroir ophtalmoscopique, on observe dans une partie du fond de l'œil un reflet inaccoutumé grisâtre ou bleu verdâtre. Cette partie du fond de l'œil présente des plissements et des ondulations lorsque le malade change la direction de son regard. On ne tarde pas à reconnaître sur cette membrane flottante la présence de vaisseaux rétiniens assez irréguliers dans leur parcours, car ils sont en partie cachés à l'observateur par les replis de la surface soulevée. Ces vaisseaux ont généralement une coloration très foncée.

En examinant attentivement les limites de la portion détachée de la rétine, on observe le coude que forment les vaisseaux en descendant au niveau normal de la membrane. Celle-ci montre à cet endroit une infiltration séreuse et parfois de petites taches apoplectiques.

Dans le plus grand nombre des cas, le décollement se trouve à la moitié inférieure du fond de l'œil ; car lors même que la rétine aurait été d'abord détachée en haut, le liquide sous-rétinien fuse entre cette membrane et la choroïde et atteint les parties inférieures. La partie supérieure de la rétine primiti-vement décollée peut alors se réappliquer sur la choroïde et recouvrer l'intégrité de ses fonctions.

Le diagnostic de cette affection présente plus de difficultés lorsque la rétine n'est soulevée que sous forme de quelques petits plis reconnaissables à l'ophtalmoscope, par un reflet blanchâtre assez brillant.

Il faut alors s'assurer des différences de niveau, soit en faisant usage de l'ophtalmoscope binoculaire, qui les montre directement, soit en suivant la marche d'un vaisseau et en constatant, par des mouvements latéraux du verre biconvexe, que la partie du vaisseau qui traverse le pli rétinien se trouve plus élevée que celle qui parcourt la rétine normale.

Les troubles visuels provoqués par le décollement rétinien sont des plus caractéristiques : le malade accuse la présence d'un nuage grisâtre flottant devant son œil, et quelquefois celle de taches noires plus mobiles qui traversent son champ visuel dans toutes les directions.

L'examen attentif montre une défectuosité du champ visuel qui correspond exactement au siège et à l'étendue de la partie décollée. Ainsi, lorsque le décollement a eu lieu en bas, le malade ne verra plus, ou ne distinguera qu'imparfaitement les objets situés dans la partie supérieure du champ visuel. Le degré de l'abaissement de l'acuité visuelle dans cette partie dépend surtout des altérations secondaires que la rétine subit à l'endroit du décollement, de sorte que dans les cas récents il peut arriver que les malades comptent encore les doigts, tandis que la vision s'y éteint complètement lorsque la rétine décollée est atteinte d'infiltration et de dégénérescence de son tissu.

Entre la partie défectueuse du champ visuel et la portion conservée, il existe généralement une zone plus ou moins large où la vision est très imparfaite ; c'est celle qui corres-pond à l'endroit où la rétine, sans être déjà détachée, com-mence à se soulever, et où les vaisseaux rétiniens forment le coude.

La vision centrale s'amoindrit généralement dès le début de l'affection, et d'autant plus que le décollement se rapproche davantage de la macula. Les malades se plaignent alors de voir

les objets déformés, les lignes droites courbées ou brisées
(métamorphopsie). Les troubles dans la perception des couleurs sont très marqués. Lorsque le décollement intéresse la
macula elle-même et que la perception y est abolie, les malades se servent encore de là portion de la rétine qui est restée
appliquée sur la choroïde, et il en résulte une fixation excentrique, le plus souvent en haut.

Les taches noires qui flottent devant l'œil proviennent des
opacités du corps vitré dont l'apparition précède ou accompagne
souvent le décollement de la rétine. A côté d'elles, les malades
voient quelquefois des gouttes de feu, des étoiles brillantes ou
des éclairs qui passent rapidement devant leurs yeux. Ces photopsies sont dues à l'irritation ou aux tiraillements de la rétine,
qui proviennent des déplacements subits du liquide pendant les
mouvements oculaires.

Dans le plus grand nombre des cas, la tension du globe de
l'œil est diminuée lorsqu'il y a un décollement de la rétine, et
l'œil devient de plus en plus mou. Ce n'est que lorsque le décollement rétinien résulte d'une tumeur de la choroïde, ou
dans les cas plus rares encore de complications du côté de
l'iris, qu'il survient une augmentation de la pression intra-oculaire, et que le globe devient plus dur.

La *marche* de cette maladie est généralement progressive.
Le décollement peut gagner toute l'étendue de la rétine, qui
prend alors la forme d'un infundibulum dont la grande ouverture est dirigée en avant. Cet état est presque toujours suivi de
la formation d'une cataracte corticale molle avec des opacités capsulaires, ou d'iritis chronique avec occlusion de la pupille et les symptômes de phtisie du globe oculaire.

Assez souvent, cependant, le décollement de la rétine, arrivé à une certaine étendue, reste stationnaire; mais ce n'est
que tout à fait exceptionnellement qu'on a observé des cas de
guérison spontanée par la résorption du liquide sous-rétinien
ou par la rupture de la poche rétinienne. Dans ce dernier
cas, le liquide s'épanche dans le corps vitré, la membrane se
réapplique à la choroïde et reprend ses fonctions.

Le *pronostic* est par conséquent des plus graves; la guérison complète, même passagère, est exceptionnellement rare;

dans les cas qui restent stationnaires et même lorsqu'on a obtenu une amélioration fonctionnelle sensible, celle-ci n'est
souvent pas de longue durée, la vision reste généralement assez
défectueuse et sujette à des variations pénibles pour les malades.
Surtout au début de l'affection, ils voient généralement un peu
mieux le matin, lorsqu'à la suite d'un décubitus dorsal prolongé
la rétine s'est partiellement réappliquée ; mais cette amélioration disparaît rapidement. Il faut encore, pour le pronostic,
tenir le plus grand compte du fait que, lorsque le décollement
survient dans un œil à la suite d'une cause qui existe également dans l'autre (myopie progressive), celui-ci est souvent,
quelque temps plus tard, également atteint de décollement de
la rétine.

*Étiologie.* — Une des causes les plus fréquentes du décollement rétinien consiste dans l'existence de la myopie progressive (sclérectasie progressive), soit qu'il faille attribuer à cette
maladie une tendance particulière à des épanchements séreux
à la surface antérieure de la choroïde, soit que le décollement
rétinien résulte mécaniquement de l'allongement de l'axe antéro-postérieur du globe (voy. *Staphylôme postérieur*, p. 260).

Le décollement peut encore être causé par des traumatismes
de l'œil avec épanchements séreux ou hémorragiques entre la
choroïde et la rétine. D'autres fois, l'épanchement séreux avec
décollement rétinien survient à la suite de rétinites ou de choroïdites. — Dans certaines formes d'irido-choroïdite avec altération consécutive du corps vitré, celui-ci renferme des opacités
membraneuses qui adhèrent sur un point à la rétine, et en se
rétractant elles attirent et détachent cette membrane de la
choroïde. — On a observé aussi le décollement de rétine occasionné par la compression subite des vaisseaux de l'orbite,
par des abcès ou des tumeurs intra-orbitaires, qui empêchent
la circulation du sang veineux. — Une autre cause de décollement réside dans les tumeurs de la choroïde et de la rétine, ou
dans la présence d'un cysticerque sous-rétinien. — Enfin, on a
vu la rétine se décoller, à la suite de plaies de la sclérotique,
lorsque la rétraction cicatricielle diminue l'étendue de la surface à laquelle la rétine est indirectement attachée.

*Traitement.* — Jusque dans ces derniers temps on traitait le décollement rétinien exclusivement par la médication dérivative et antiphlogistique. Le repos au lit avec emploi de bandages compressifs, de légères purgations, des sinapismes aux jambes, des ventouses sèches à la nuque, l'application périodique de la ventouse de Heurteloup, sont les moyens ordinaires par lesquels on espère s'opposer aux progrès de la maladie, ou même obtenir la résorption du liquide sous-rétinien. En même temps, le malade doit éviter tout ce qui peut congestionner la tête ou les yeux, éviter les efforts d'accommodation et l'influence d'un jour trop vif.

Depuis quelques années on a tenté sérieusement le traitement chirurgical du décollement rétinien. Ce traitement consiste à provoquer l'écoulement du liquide, soit au dehors, soit dans le corps vitré.

Cette opération, imaginée d'abord par *Sichel*, qui évacuait le liquide directement au dehors par une ponction dans la sclérotique faite à l'endroit du décollement, a été avantageusement modifiée par *de Graefe*, dont nous donnons le procédé opératoire.

Après avoir dilaté la pupille, on introduit perpendiculairement dans la sclérotique, à 10 millimètres du bord temporal de la cornée, une aiguille à double tranchant, munie d'un arrêt à 18 millimètres de sa pointe, et dont le col bouche continuellement l'ouverture et empêche la sortie des liquides. On pénètre ainsi derrière le cristallin et à travers le corps vitré jusqu'à une profondeur d'environ 13 millimètres, puis on dirige le tranchant de l'aiguille vers la rétine décollée, on l'appuie sur la membrane, et l'on incline la pointe de l'instrument vers le fond de l'œil, afin de couper la rétine flottante en retirant l'instrument. Le liquide sous-rétinien peut alors s'épancher dans l'humeur vitrée, et la rétine se réapplique à la choroïde.

D'autres procédés ont été proposés pour cette opération. M. *Bowman* opère avec deux aiguilles au moyen desquelles il transperce la rétine et la déchire sur une assez grande étendue. M. *Wecker*, qui avait proposé autrefois une aiguille creuse formant un petit aspirateur pour pénétrer à travers le corps vitré sous la rétine décollée, dans le but d'évacuer le liquide sous-rétinien et d'établir en même temps une communication entre la poche et le corps vitré, a abandonné cette manière d'agir, aussi bien que sa méthode de drainage (introduction d'un fil d'or à travers le sclérotique et la choroïde, pour assurer la filtration du liquide sous-rétinien).

Presque tous les praticiens sont revenus maintenant à la simple ponction de la sclérotique et évitent soigneusement d'atteindre la rétine, de crainte d'augmenter le décollement. La même précaution est indispensable si l'on pratique la ponction avec une aiguille aspirante, dans le but d'évacuer en même temps le liquide sous-rétinien. — Nous commençons toujours le traitement du décollement rétinien avec le repos au lit et dans l'obscurité, l'emploi du bandeau compressif, des injections sous-cutanées de pilocarpine et quelques déplétions sanguines à la tempe. Lorsque l'effet de cette médication est insuffisant, nous pratiquons une simple ponction sclérale. Les améliorations et les guérisons ainsi obtenues n'ont pas toujours été de longue durée, mais le peu de ressources que nous pouvons opposer à cette maladie nous engage néanmoins à y recourir.

Dans des cas de décollement de la rétine avec perte complète de la vision, le globe oculaire est quelquefois le siège d'éblouissements très pénibles ou de phosphènes très intenses. Il faut alors pratiquer la section du nerf optique (voy. p. 276) et en cas d'insuccès recourir à l'énucléation.

## ARTICLE VII.

### TUMEURS DE LA RÉTINE.

Les recherches histologiques tendent à prouver que les tumeurs de la rétine, décrites sous le nom de *fongus hématode, cancer médullaire* ou *encéphaloïde*, sont complètement identiques avec la néoplasie de la rétine à laquelle *Virchow* a donné le nom de *glioma*. A côté de cette néoplasie déjà décrite par *Robin* (dans l'*Iconographie* de Sichel, pl. 61, fig. 14) et par *Schweigger* (*Archiv für Ophthalmologie*, VI, 2, p. 324), on rencontre des cas bien plus rares de *gliosarcomes*.

Le *gliome* de la rétine peut être comparé aux tumeurs analogues du cerveau; de même que celles-ci prennent naissance dans les éléments cellulaires (névroglie) de la substance cérébrale, le gliome débute dans les couches granulaires externes (*Robin, Schweigger*), ou dans le tissu cellulaire de la couche des fibres nerveuses (*Iwanoff*). La tumeur se compose d'amas considérables de granulations et de noyaux traversés d'un réseau fibrillaire à mailles serrées, et d'un petit nombre de fibrilles et de cellules pourvues de prolongements filiformes.

Le tissu néoplasique renferme un certain nombre de vaisseaux d'un assez gros calibre, et cette vascularisation augmente considérablement lorsque la tumeur, après avoir perforé l'œil, se développe au dehors.

*Diagnostic*. — Il est rare qu'on observe le gliome à son début, parce qu'il n'atteint en général que des enfants trop jeunes pour indiquer le trouble visuel, et les parents ne s'en aperçoivent que lorsque les progrès de la maladie sont déjà avancés. C'est qu'au début l'aspect extérieur de l'œil malade ne présente rien d'anormal, les douleurs et les symptômes inflammatoires font entièrement défaut. Lorsqu'on a l'occasion de pratiquer à cette époque l'examen ophtalmoscopique, on rencontre sur la rétine de nombreuses plaques blanches de grandeur variable, dont les unes sont encore situées derrière les vaisseaux rétiniens, tandis que d'autres occupent toute l'épaisseur de la membrane et proéminent distinctement sur son niveau. Bientôt il survient un décollement de la rétine; cette membrane est poussée en avant par un épanchement liquide, et la néoplasie qu'elle renferme devient alors plus visible. Elle se présente sous forme de proéminences bosselées, d'un blanc nacré, qui montrent par place un réseau vasculaire fin et serré. Ce reflet particulier, venant du fond d'un œil dépourvu de sa force visuelle, lui a fait donner autrefois le nom d'*œil de chat amaurotique* (*Beer*). Bien que ce reflet puisse se produire toutes les fois que des masses blanchâtres (matière purulente, rétine décollée atteinte d'altérations consécutives) se trouvent immédiatement derrière le cristallin, il n'est jamais aussi prononcé que dans le gliome, à cause de l'absence de toute pigmentation et de la transparence complète du corps vitré dans cette affection.

La vision de l'œil est, dans le cas de gliome, sérieusement atteinte dès le début de l'affection, et bientôt entièrement abolie.

*Marche et terminaison.* — Le développement de cette tumeur est continuellement progressif (*de Graefe*). A mesure qu'elle s'avance dans l'intérieur du globe de l'œil, la pression intraoculaire augmente, l'œil présente les caractères de l'œil glaucomateux: insensibilité et trouble diffus de la cornée, dilatation et immobilité de la pupille, hypérémie des veines conjonctivales et sous-conjonctivales. Il se forme une cataracte. Quelquefois, pendant le développement progressif de la tumeur, une inflammation oculaire suppurative se déclare et se termine par l'atrophie du globe; mais celle-ci n'empêche pas l'accroissement de la tumeur. Le gliome se propage habituellement en dehors de l'œil par le nerf optique, qui peut être atteint par la néoplasie peu de temps après son début dans la rétine, longtemps avant qu'elle remplisse tout l'intérieur du globe oculaire.

Lorsqu'enfin la tumeur a envahi le globe tout entier, elle se fait jour au dehors par une perforation, soit au bord de la cornée, soit à travers celle-ci même, plus rarement à travers la sclérotique. Au contact de l'air, elle prend une coloration rouge foncée, saigne facilement, sécrète beaucoup et s'accroît rapidement.

Les symptômes qui indiquent les progrès de la néoplasie dans le nerf optique sont une légère exophtalmie, quelque raideur dans tous les mouvements du globe, une certaine résistance quand on presse celui-ci vers le fond de l'orbite, et l'effacement de la cavité normale entre l'orbite et le globe de l'œil. Tous ces symptômes sont bien plus prononcés lorsque le tissu orbitaire est envahi par la néoplasie, qui s'y présente par des foyers multiples, se réunissant rapidement pour former des tumeurs considérables. Les parois osseuses conservent longtemps leur intégrité; mais le long du nerf optique la dégénérescence se propage vers le cerveau, ou par un développement continuel, ou seulement par places. On a observé enfin des tumeurs gliomateuses dans le diploé des os de la boîte crânienne, dans le foie et les ovaires. (*Knapp, die intra-oc. Geschwülste,* 1868, p. 5; *Schiess-Gemusius,* dans *Virchow's Archiv,* Bd. XLVI, 3; *Heyman und Fiedler,* dans *Archiv für Ophthalmologie,* XV, 2, p. 173.) Le malade succombe alors avec les symptômes particuliers de l'une ou de l'autre de ces complications.

*Étiologie.* — Le gliome de la rétine atteint presque exclusivement les enfants en bas âge. Quelquefois il a paru congénital.

L'influence de l'hérédité ne peut être niée, en ce sens qu'on rencontre souvent cette affection chez plusieurs enfants de la même famille.

*Pronostic.* — Lorsqu'on enlève le globe dès le début de l'affection, et lorsque celle-ci est encore rigoureusement circonscrite à l'intérieur du globe, on peut espérer que la maladie n'aura pas de récidive rapprochée. Elle est au contraire inévitable, et dans un assez bref délai, si le nerf optique est envahi par la dégénérescence, et surtout si le tissu périorbitaire en porte des traces. Le gliome est certainement une tumeur maligne, et le pronostic en est par conséquent des plus graves. — Souvent les deux yeux sont atteints successivement.

*Traitement.* — Une fois le gliome reconnu, il est urgent de pratiquer aussi vite que possible l'énucléation de l'œil (voy. p. 165), et comme on ne peut toujours prévoir si le nerf optique est déjà envahi, il importe de le couper aussi loin que possible du globe de l'œil. *De Graefe* propose dans ce but de commencer l'opération par la section préalable du nerf (voy. p. 274). Si l'on craint la présence de foyers morbides dans le tissu orbitaire, il faut enlever tout le tissu suspect, après l'énucléation du globe oculaire.

La présence de *kystes de la rétine* a été observée en examinant des yeux énucléés (Iwanoff, *Klinische Monatsblätter*, 1864, p. 417; Vernon, *London ophthalm. Hosp. Reports*, VI, 3). Tantôt il n'en existe qu'un seul, tantôt ils sont multiples, de grandeur variant entre celle d'un pois et celle d'une noisette, et situés de préférence à la face externe de la rétine. Ils ont l'apparence de vésicules transparentes et se forment probablement à la suite d'un développement de matières colloïdes qui constituent le contenu du kyste, et d'une hypertrophie des fibres radiées. Ces dernières formeraient les parois latérales et externes du kyste, tandis que la paroi interne ou inférieure serait représentée par les autres couches de la rétine (*Iwanoff*).

Les symptômes provoqués par la présence d'un *cysticerque* sous-rétinien seront décrits à l'occasion du cysticerque dans le corps vitré (voy. plus loin).

# ARTICLE VIII.

## ANOMALIES CONGÉNITALES DE LA RÉTINE.

En traitant de l'histologie de la rétine, nous avons indiqué que les fibres nerveuses du nerf optique perdent leur enveloppe myéline près de la membrane fenêtrée, au delà de laquelle ces fibres sont transparentes et ne présentent qu'un seul contour.

Il arrive quelquefois qu'une partie des fibres nerveuses conservent cette enveloppe jusque sur la rétine et restent opaques. Cette anomalie congénitale se présente à l'ophtalmoscope sous l'aspect d'une tache blanchâtre tout à fait voisine de la papille, pourvue à sa périphérie de dentelures en forme de stries.

Les vaisseaux rétiniens qui passent à l'endroit de la plaque sont tantôt légèrement masqués, tantôt complètement recouverts. En général, il existe plusieurs plaques blanchâtres qui entourent la papille comme des pyramides dont le sommet s'avance dans la rétine sur une étendue variable, mais qui dépasse rarement le diamètre de la papille optique. Exceptionnellement ces plaques blanchâtres se rencontrent à une assez grande distance de la papille, et dans ces cas les fibres nerveuses avaient perdu comme d'habitude leur enveloppe de myéline à la membrane criblée, et en avaient repris une nouvelle plus loin (*Virchow*).

Quel que soit d'ailleurs l'emplacement de ces taches blanches, elles sont entourées d'un tissu rétinien absolument normal, et les vaisseaux ne présentent aucune altération. Comme d'autre part les fibres nerveuses à double contour n'ont rien perdu de leur conductibilité, les fonctions visuelles sont tout à fait intactes, abstraction faite d'un léger agrandissement de la tache aveugle.

Cette anomalie congénitale, que l'on découvre le plus souvent accidentellement à l'examen ophtalmoscopique, puisqu'elle ne donne lieu presque à aucun symptôme, se trouve tantôt dans les deux yeux, tantôt dans un seul œil.

## MALADIES DU NERF OPTIQUE

## ARTICLE PREMIER.

INFLAMMATION DU NERF OPTIQUE. NÉVRITE OPTIQUE OU PAPILLITE (*Leber*).
NÉVRO-RÉTINITE OU PAPILLO-RÉTINITE (*Leber*).

L'inflammation du nerf optique est caractérisée par des symptômes ophtalmoscopiques limités sur la papille et sur la région de la rétine qui l'avoisine immédiatement.

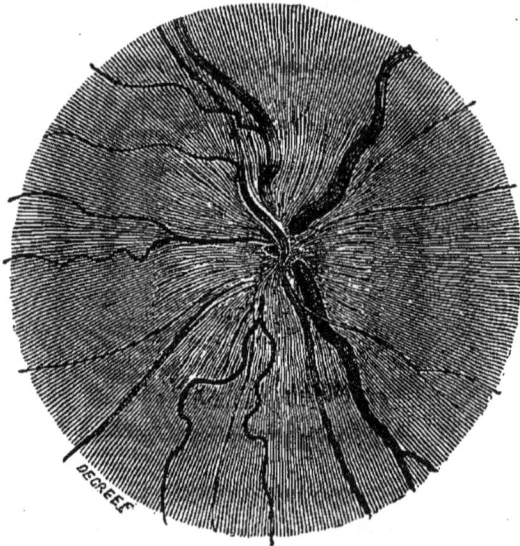

FIG. 87. — NÉVRITE OPTIQUE.

Au début, on y constate un certain degré d'hypérémie et d'œdème qui parfois n'atteint d'abord qu'une partie de la papille. Bientôt celle-ci tout entière est envahie, présentant alors une coloration rouge, grisàtre ou violacée qui se répand sur toutes les parties altérées. Celles-ci perdent leur transparence accoutumée et voilent ainsi en partie ou entièrement la membrane fenêtrée, les contours de la papille et les vaisseaux qui s'y trouvent.

Le nerf optique et la partie voisine de la rétine sont considérablement tuméfiés, mais à des degrés différents. Rarement la tuméfaction de la rétine dépasse celle du nerf optique ; généralement, c'est la papille qui proémine considérablement et avec des bords escarpés sur le niveau de la membrane qui l'entoure.

A la surface de ces parties on reconnaît des opacités striées qui rayonnent jusqu'à la limite des tissus envahis ; d'autres fois on aperçoit sur la papille des plaques jaunâtres qui s'étendent au delà des bords du nerf optique, dans la rétine. Il n'est pas rare d'y rencontrer de petites hémorragies de grandeur et de forme variables.

Les vaisseaux de cette membrane sont notablement altérés : les artères amincies et quelquefois à peine visibles, les veines distendues, élargies et flexueuses ; ces vaisseaux disparaissent sur quelques points en arrière des opacités signalées.

*De Graefe* distingue deux variétés principales de névrite optique :

1° L'*engorgement de la papille optique* (*papille étranglée, Stauungspapille*). — Les altérations sont caractérisées à l'ophtalmoscope par la plus grande proéminence de la papille, dont les bords sont alors assez escarpés, par l'intensité de sa coloration rouge, l'aspect très flexueux et foncé des veines et par la fréquence des ecchymoses. L'infiltration des tissus est limitée au voisinage immédiat de la papille, et toutes les altérations paraissent concentrées sur la terminaison intra-oculaire du nerf optique ; elles ne dépassent pas la membrane fenêtrée.

Cette variété paraît dépendre de troubles de circulation suivis d'infiltration séreuse dans le tissu de la papille optique, à partir de l'endroit où l'anneau résistant de la sclérotique s'oppose à tout gonflement du nerf optique, qui s'y trouve pour ainsi dire étranglé.

2° La *névrite* ou la *névro-rétinite descendante*, qui a son origine vers le centre nerveux et se propage le long du nerf optique jusque dans l'œil. — La papille y est moins gonflée et moins rouge, l'opacité du tissu bien plus prononcée et de coloration grisâtre. L'infiltration se propage un peu plus loin dans la rétine, surtout le long des vaisseaux. On y rencontre aussi de petites taches blanchâtres dues à la sclérose ou à la modification graisseuse des fibres nerveuses, et quelquefois même les altérations du voisinage de la tache jaune (une figure étoilée composée de petits points ou de lignes blanches rayonnantes) que l'on observe habituellement dans la rétinite albuminurique.

Dans un certain nombre de cas, les signes ophtalmoscopiques de l'une et l'autre de ces formes de névrite optique sont tellement mélangés qu'ils rendent la distinction entre la papille étranglée et la névrite descendante très difficile.

3° Dans une troisième forme, beaucoup plus rare, le gonflement inflammatoire est restreint sur la circonférence de la papille et la région voisine de la rétine. Elle porte le nom de *Rétinite circumpapillaire* (*Iwanoff*) ou de *Péripapillite*. A l'ophtalmoscope le centre de la papille a son niveau normal, mais paraît plus coloré; tout autour on voit le tissu soulevé sous forme d'un anneau grisâtre pareil à la rétinite albuminurique. Cette forme de péripapillite a été observée avec la méningite.

Les *troubles fonctionnels* sont généralement considérables, la force visuelle très abaissée et le champ visuel irrégulièrement défectueux. Mais il n'existe aucune proportion, même approximative, entre l'état ophtalmoscopique et celui de la vision.

Dans quelques cas on a observé les altérations les plus prononcées du fond de l'œil, et en même temps la vision était à peu près normale (*Mauthner, Schweigger*). Il est seulement à remarquer que les malades accusent des obscurcissements complets et momentanés de leur vision, qui disparaissent aussi vite qu'ils surviennent. D'autres fois, la vision baisse considérablement dans le courant de la maladie, sans que les signes ophtalmoscopiques varient.

L'*aspect extérieur* de l'œil n'est pas changé. Les malades ne se plaignent pas de douleur dans l'œil malade, mais ils accusent quelquefois des névralgies dans le voisinage.

*Marche et terminaison.* — Le mode de développement de cette maladie présente des différences notables. Tantôt les troubles fonctionnels et anatomiques augmentent successivement dans le courant de plusieurs mois ; tantôt l'affection atteint dans quelques jours son plus haut degré ; quelquefois la vision a été perdue au bout de quelques heures (*de Graefe, Hutchinson*). Dans la plupart des cas, l'aggravation est plus rapide dans les premiers jours et dans les premières semaines ; plus tard elle devient de moins en moins sensible.

Dans les névrites qui accompagnent les tumeurs cérébrales et qui existent, à de rares exceptions près, toujours des deux côtés, le développement se fait ordinairement d'une manière plus lente et plus régulièrement graduée ; la maladie conduit généralement à l'abolition à peu près complète des fonctions, suivie d'atrophie de la papille. On voit alors à l'ophtalmoscope la papille s'affaisser, les vaisseaux diminuer de calibre, les ecchymoses et les plaques blanchâtres disparaître, et enfin survenir les signes de l'atrophie du nerf optique.

Cependant cette atrophie après névrite a des particularités faciles à reconnaître : les gros vaisseaux veineux restent longtemps tortueux, leurs contours et ceux de la papille du nerf optique restent voilés par le trouble grisâtre de la rétine, et la papille ne présente ni l'aspect aussi tendineux qu'elle offre dans les cas d'atrophie ordinaire, ni l'excavation de sa surface. Cependant, ces différences peuvent disparaître au bout de plusieurs années.

Dans les névrites symptomatiques d'encéphalite ou de méningite, le développement présente les plus grandes variations. L'affection peut s'arrêter à tous les degrés ou se terminer également par l'atrophie du nerf.

Enfin, dans un certain nombre de cas de névro-rétinite, à la suite de troubles de la menstruation ou d'affections de l'orbite, la maladie se développe en général très rapidement et acquiert vite sa plus grande intensité ; elle est dans ces cas susceptible de guérison complète.

*Pronostic.* — Le pronostic de la névro-rétinite et de la névrite optique est en général très fâcheux ; d'abord parce que les causes éloignées (intra-crâniennes) de l'affection laissent souvent peu d'espoir de guérison ; puis il arrive que la névrite se termine par la cécité complète et l'atrophie de la papille, bien que la cause primitive n'ait eu qu'une durée limitée (méningite, etc.). Il faut se garder de fixer le pronostic avant d'avoir, par une observation prolongée, étudié le cas à fond.

En général, la maladie prend une meilleure tournure lorsque le mal arrive rapidement à sa plus grande intensité, que lorsqu'il s'accroît successivement et sans discontinuer (*de Graefe*). Voilà pourquoi les cas de tumeurs cérébrales, à peu d'exceptions près, donnent un pronostic absolument défavorable, tandis que ceux de névrite consécutive à des troubles de la menstruation, par exemple, guérissent pour la plus grande partie, soit complètement, soit partiellement.

*Étiologie.* — La névrite optique se rencontre, quoique rarement, à l'*état idiopathique* ; dans ces cas il est parfois impossible d'en retrouver la cause. Quelquefois on peut accuser des contusions, soit des parois orbitaires, soit du globe de l'œil même ; plus souvent des troubles de circulation dans des organes éloignés, la dysménorrhée par exemple, ou des causes constitutionnelles, telles que la syphilis. Enfin on a rencontré la névrite optique à la suite de refroidissements, d'intoxications chroniques (surtout saturnines), de fièvres typhoïdes graves.

Dans le plus grand nombre des cas, l'affection doit être attribuée à une cause (soit organique, soit quelquefois simplement circulatoire) qui agit directement ou indirectement sur le nerf optique, soit dans la partie intra-crânienne, soit dans la portion intra-orbitaire.

1° Tantôt l'inflammation a son point de départ à l'origine apparente des nerfs optiques (encéphalite), dans un foyer morbide siégeant près de leur parcours intra-crânien, ou dans les enveloppes du cerveau à la base du crâne (encéphalo-méningite ou méningite). L'inflammation paraît descendre et se propager le long du nerf jusque dans la papille et la rétine voisine (*neuro-rétinite*).

2° L'affection, circonscrite dans la papille du nerf optique (*papille étranglée, Stauungspapille*), paraît dépendre d'une hypérémie mécanique à la suite d'une compression du nerf ou à la suite d'une stase veineuse. Le plus souvent elle coïncide avec des tumeurs cérébrales, l'hydrocéphalie, des néoplasies ou des exsudations abondantes à la base du crâne, etc.

Elle a été observée par les mêmes raisons avec des tumeurs de l'orbite, avec le phlegmon du tissu graisseux de l'orbite, l'inflammation de la capsule de Tenon, etc.

Les circonstances étiologiques que nous venons d'énumérer augmentent la pression intra-orbitaire ou intra-crânienne. Celle-ci, agissant sur le sinus caverneux (*de Graefe*), empêche la circulation du sang veineux. De là, dilatation des vaisseaux et infiltration des faisceaux du nerf optique. Ces derniers, ayant à passer à travers l'anneau sclérotical (membrane fenêtrée), qui est très rigide, y subissent un véritable étranglement qui augmente l'hypérémie mécanique. Ces détails expliquent l'infiltration et la proéminence quelquefois si considérable de la papille du nerf optique, ainsi que l'état de ses vaisseaux décrit plus haut.

Ces explications, que nous devons à *de Graefe*, ont été souvent contredites par des cas de tumeurs ou d'épanchements rapides dans la cavité crânienne, sans qu'il y eût production de névrite optique, et, d'un autre côté, par des observations où cette affection du nerf existait sans qu'il y eût augmentation de la pression-intra crânienne. Enfin, l'hypothèse de *de Graefe* n'était pas en concordance avec les recherches anatomiques de *Seseman*. D'après celui-ci, la veine centrale du nerf optique communique largement par de fortes anastomoses avec la veine ophtalmique, ou y aboutit même quelquefois directement, de sorte que la compression du sinus caverneux ne peut produire les troubles considérables du nerf optique qu'on lui avait attribués. La découverte de l'espace situé entre les deux gaînes du nerf optique (espace intra-vaginal), et qui communique avec l'espace arachnoïdien cérébral (*Schwalbe*), a fourni une raison anatomique simple pour expliquer la production de la névrite optique. Le liquide arachnoïdien est poussé par toute augmentation de la pression intra-crânienne dans cet espace intra-vaginal, jusque dans la membrane fenêtrée (*Schmidt*), et produit ainsi directement la compression, l'étranglement du nerf optique à cet endroit. Le fait que ce phénomène ne se produit pas dans tous les cas où la pression intra-crânienne est augmentée trouverait peut-être son explication dans l'interruption de la communication entre l'espace arachnoïdien cérébral et l'espace intra-vaginal, interruption que l'excès même de la pression cérébrale occasionnerait à l'endroit du trou optique.

*Traitement.* — Si c'est possible, il faut tenir compte des causes de la névrite, soit en combattant les troubles de circulation (dysménorrhée, interruption du flux hémorrhoïdal, etc.) par des moyens appropriés, soit en ouvrant les abcès orbitaires, ou en enlevant des néoplasies qui compriment le nerf dans son parcours intra-orbitaire.

Les affections intra-crâniennes exigent le plus souvent un traitement dérivatif : émissions sanguines aux tempes, vésicatoires permanents ou sétons à la nuque, usage intérieur de petites doses de sublimé ou d'iodure de potassium, frictions mercurielles méthodiques, transpiration, drastiques, etc.

Si le malade est anémique, il faut s'abstenir de tout traitement débilitant, employer des ventouses sèches, des pédiluves sinapisés, et administrer des préparations de fer et de quinquina.

On a aussi préconisé l'emploi du courant constant (6-8 éléments, en plaçant le pôle positif à la nuque, l'autre sur les paupières), qui paraît surtout utile contre les névralgies et les obscurcissements subits de la vision (*Benedict, Driver*).

Dans tous les cas il est nécessaire d'interdire au malade toute espèce d'occupation de l'organe malade et de préserver les yeux du jour vif, au moyen de lunettes bleuâtres ou fumées.

## ARTICLE II.

### NÉVRITE RÉTRO-BULBAIRE (*de Graefe*).

A la suite de maladies générales de différentes espèces, rougeoles, gastrites, angines, quelquefois même sans altération notable de la santé, on a vu le champ visuel s'obscurcir (avec ou sans chromopsies et photopsies) et *la cécité devenir complète* en quelques heures ou en quelques jours. L'affection frappe généralement les deux yeux.

La pupille est considérablement dilatée et immobile à la lumière. A l'ophtalmoscope, la papille optique présente une opacité diffuse très légère qui se propage sur la rétine avoisinante. Le niveau de la papille est normal. Les artères sont amincies, mais la circulation n'y est pas interrompue; les veines sont dilatées et flexueuses, mais on les distingue partout nettement, en raison du faible degré d'opacité des tissus.

Ces altérations ophtalmoscopiques, qui ne peuvent aucunement expliquer l'absence complète de la vision, ont été attribuées par de *Graefe* à une *névrite rétro-bulbaire.*

La marche de cette affection présente des analogies avec celle de la névrite optique vraie, lorsque cette dernière revêt un caractère foudroyant.

La perception quantitative de lumière peut revenir, même après une cécité prolongée; parfois la guérison devient complète; d'autres fois, le nerf subit une atrophie partielle restreinte à la moitié temporale de la papille et la vision ne se rétablit qu'imparfaitement; enfin, il peut se faire que la vision reste perdue et qu'il se développe rapidement une dégénérescence atrophique.

Le *pronostic* paraît plus favorable pour les enfants et pour les individus jeunes que pour les personnes d'un âge avancé.

*Traitement.* — On a essayé avec des résultats variables un traitement mercuriel énergique, l'iodure de potassium, des émissions sanguines, des dérivatifs, et même des paracentèses de la chambre antérieure et l'iridectomie, en supposant un arrêt de la circulation artérielle (thrombose, ischémie) comme cause fondamentale des accidents. — Il faut ajouter que dans un certain nombre de cas la vision se rétablit sans aucun traitement particulier de la maladie locale.

## ARTICLE III.

### ATROPHIE DU NERF OPTIQUE. — ATROPHIE BLANCHE PROGRESSIVE. — DÉGÉNÉRESCENCE ATROPHIQUE.

Le diagnostic de cette affection s'appuie sur les troubles

visuels et sur les altérations de la papille optique visibles à
l'ophtalmoscope.

On y constate, comme premier symptôme caractéristique de
cette maladie, la décoloration du tissu de la papille optique :
elle pâlit, perd sa teinte rosée, et présente un aspect blanc qui
se rapproche d'autant plus de l'aspect tendineux que l'atrophie des éléments nerveux fait des progrès. Quelquefois le
reflet de la papille a une nuance bleuâtre, plus rarement
verdâtre.

Au début de l'affection, l'opacification du tissu nerveux voile
légèrement le point d'émergence des vaisseaux et empêche
l'éclairage ophtalmoscopique de pénétrer jusqu'à la membrane
fenêtrée. Lorsque l'atrophie est plus complète, cette membrane,
à peine couverte d'une couche mince d'éléments nerveux changés en tissu cellulaire, devient au contraire très visible; elle
présente une surface tout à fait tendineuse, sur laquelle des
points bleuâtres indiquent le passage des faisceaux des fibres
du nerf optique. A plusieurs reprises, on a signalé la présence
de dépôts pigmentaires à la surface du nerf.

La décoloration du nerf et l'apparition nette de la membrane
fenêtrée débutent le plus souvent dans la moitié externe (temporale) de la papille.

En même temps, cette surface se trouve au-dessous du niveau de la rétine voisine, et nous constatons ainsi une excavation légère, mais totale de la papille (excavation atrophique,
p. 282). Cette excavation est même très profonde, si la maladie atteint un nerf optique dont l'extrémité intraoculaire présentait auparavant une dépression physiologique (*H. Müller*).

Quant aux vaisseaux de la papille optique, les nombreux
capillaires disparaissent, et c'est à leur oblitération anticipée
qu'il faut attribuer en grande partie la décoloration du nerf
(*de Graefe*). Les vaisseaux centraux conservent quelquefois
pendant très longtemps leur volume normal ou à peu près
normal. Ceci s'observe presque toujours dans l'atrophie de la
papille de cause cérébrale ou spinale.

Lorsque l'atrophie a été la conséquence d'une embolie de
l'artère centrale, ou lorsque celle-ci a subi une compression
avant d'atteindre la surface du nerf, les artères de la papille
sont minces, à peine visibles. Les vaisseaux centraux s'amincissent également et disparaissent presque totalement quand

l'atrophie de la papille survient consécutivement à une rétinite ou à une chorio-rétinite.

Dans tous ces cas d'atrophie, les bords de la papille se dessinent très nettement et avec des contours très précis; parfois, le diamètre de la papille paraît diminué. Après une longue durée de l'atrophie, on y aperçoit quelquefois des échancrures curvilignes qui ont été attribuées à un mouvement de retrait de la gaine externe du nerf optique.

A l'occasion de la névrite optique, nous avons vu qu'il est facile de distinguer, au moins pendant quelque temps, l'atrophie de la papille qui termine cette maladie, parce qu'on y trouve les contours du nerf mal limités, irréguliers, cachés par place sous une couche d'exsudats.

Les troubles visuels, sur lesquels nous reviendrons avec plus de détails dans le chapitre de l'*Amblyopie* et de l'*Amaurose*, suivent en général la même marche que l'altération atrophique du tissu nerveux de la papille. Il faut distinguer entre les troubles de la *vision centrale* (directe) et les modifications de la *vision excentrique* (altération du champ visuel). Celle-ci doit être explorée à l'aide d'un éclairage dont on peut varier à volonté l'intensité (une lampe dans une chambre obscurcie).

La vision centrale peut se trouver plus ou moins altérée, selon la nature et le degré du mal. Nous y constatons tous les degrés de l'affaiblissement, d'une altération à peine prononcée de la vision (scotome central si léger qu'il ne peut être déterminé qu'à l'aide de papiers colorés) jusqu'au scotome central complet, généralement ovale et horizontal, plus rarement verticalement ovale ou sphérique.

Le champ visuel peut souffrir de différentes manières. Il peut arriver d'abord qu'il reste pendant assez longtemps intact dans ses limites et dans sa continuité. D'autres fois, il subit un rétrécissement général ou partiel. Le rétrécissement général peut être parfaitement concentrique ou irrégulier. Le rétrécissement partiel envahit tantôt une partie très petite (à peine le quart) du champ visuel, tantôt il en atteint toute une moitié (hémiopie).

Enfin, on constate des interruptions plus ou moins complètes dans la continuité du champ visuel, et qui ont reçu le nom de *scotomes*. Les scotomes peuvent être situés au centre ou vers la périphérie du champ de vision.

Toutes les parties défectueuses du champ visuel sont tantôt nettement limitées, de façon qu'elles avoisinent directement les régions normales de la vision; tantôt on constate une région intermédiaire dans laquelle la vision est imparfaite.

Dans presque tous les cas d'atrophie du nerf optique, les malades ont perdu la faculté de distinguer nettement certaines couleurs. L'insensibilité s'accuse d'abord pour le vert, puis pour le rouge, pour le jaune et finalement pour le bleu. Il n'existe pas de corrélation exacte entre la perte progressive de la faculté de distinguer les couleurs et la réduction de l'acuité visuelle. (Voy. plus loin *Amblyopie*.)

En dernier lieu, il nous reste à signaler l'état de l'ouverture pupillaire de l'iris comme un de ces symptômes auxquels on attachait autrefois une très grande importance. Il est vrai que dans un certain nombre de cas l'iris réagit de moins en moins contre l'action de la lumière, à mesure que la sensibilité rétinienne diminue, de sorte que l'affaiblissement de la vision s'accompagne d'une dilatation de la pupille.

Cependant ce phénomène n'est pas constant; si l'atrophie n'existe que d'un côté, la pupille peut se contracter lorsque la rétine de l'œil sain reçoit une impression lumineuse. Même en cas de cécité absolue, l'action réflexe sur l'iris n'est pas toujours abolie.

Enfin, lorsque l'atrophie est liée à une affection spinale (ataxie locomotrice), les troubles visuels s'accompagnent fréquemment d'une contraction même très considérable des pupilles, qui présentent à peine la grandeur d'une tête d'épingle ordinaire. Dans ces cas de myosis, le diamètre de la pupille ne varie pas avec l'éclairage, mais continue à se modifier avec l'accommodation (*Robertson*).

Les *symptômes généraux* qui accompagnent l'atrophie des nerfs optiques dépendent essentiellement de la cause de la maladie. Tantôt ils font entièrement défaut et l'affection oculaire seule est le sujet des plaintes du malade; tantôt cette absence complète d'autres symptômes morbides n'est que temporaire. Ordinairement ces symptômes sont ceux des maladies cérébrales: vomissements fréquents, maux de tête et sensibilité de la tête à la palpation, étourdissements, syncopes, troubles des fonctions intellectuelles, paraplégie, hémiplégie, paralysie des nerfs oculo-moteurs, trijumeaux ou autres, bourdonnements dans les oreilles, surdité, absence de l'odorat, etc. D'autres fois, lorsque l'atrophie des nerfs optiques accompagne une affection spinale, on constate les symptômes ataxiques ordinaires (faiblesse des jambes, douleurs lancinantes, absence du phénomène réflexe du genou, troubles de la sensibilité cutanée, paralysie des sphincters de la vessie et de l'anus, etc.).

*Marche et terminaison.* — L'atrophie se produit quelquefois d'un côté seulement, ordinairement on la trouve dans les deux yeux, qui peuvent être atteints en même temps ou successivement et à des degrés différents. La marche de l'atrophie est ordinairement lente; elle s'arrête rarement d'une manière définitive, mais elle paraît quelquefois présenter des temps d'arrêt prolongés. Elle se termine donc habituellement par l'atrophie complète et par la cécité absolue d'un œil ou des deux yeux. La durée de l'affection jusqu'à cette terminaison funeste varie de quelques mois à quelques années; le second œil peut être atteint immédiatement après le premier, tandis que d'autres fois on a observé un intervalle de plusieurs années.

Le *pronostic* est toujours fort grave, lorsqu'on ne peut espérer combattre efficacement la cause première de l'atrophie. Même dans le cas contraire, celle-ci suit souvent une marche indépendante de la cause qui l'a produite. Si l'atrophie n'existe que d'un côté et doit être attribuée à une cause intra-orbitaire, tandis que le nerf de l'autre œil est tout à fait intact, il n'y a pas de raison de craindre pour cet œil.

*Étiologie.* — Dans un certain nombre de cas, l'atrophie des nerfs optiques n'a pas de cause appréciable (atrophie essentielle); d'autres fois elle termine certaines affections du nerf ou de la rétine (tumeurs du nerf, névrite optique ou névro-rétinite, embolie de l'artère centrale, névrite rétrobulbaire, rétinite pigmentaire, choroïdo-rétinite).

Il faut l'attribuer aussi parfois à des maladies intra-orbitaires qui produisent une compression du nerf optique ou se propagent sur celui-ci. Parmi ces maladies nous pouvons citer : l'inflammation du tissu cellulaire et graisseux de l'orbite, les

tumeurs de cette région (carcinomes, kystes, tumeurs graisseuses et gommeuses, périostites et exostoses).

D'autres causes de l'atrophie du nerf optique (*amaurose progressive*) résident dans des altérations intra-crâniennes très variables ou dans des affections spinales. Aussi, on distingue au
point de vue clinique une amaurose cérébrale et une amaurose
spinale. La première dépend, dans beaucoup de cas, d'une atrophie descendante après interception de la conductibilité nerveuse auprès de la base du crâne, à la suite de tumeurs (exostoses, tubercules ou productions gommeuses près du chiasma),
d'hydrocéphalie interne, d'exsudations et de proliférations cellulaires (par exemple dans la méningite basilaire chronique).
Dans un certain nombre d'amauroses cérébrales, il faut plutôt
accuser une névrite rétrobulbaire, par exemple après la fièvre
typhoïde, la petite-vérole, la dysménorrhée, les stases abdomi-
nales, la suppression de sécrétions habituelles. Enfin l'explication étiologique de l'atrophie du nerf optique n'est pas possible
jusqu'ici dans les cas où celle-ci dépend de foyers de ramollissement dans les hémisphères, de la sclérose par îlots, de la
paralysie générale, d'affections psychiques.

L'amaurose spinale se rencontre surtout dans les cas de dégénérescence grise des cordons postérieurs (tabes dorsalis),
plus rarement dans la myélite des cordons latéraux et après
des lésions traumatiques de la moelle épinière. L'affection
oculaire précède souvent de plusieurs années les autres symptômes.

L'atrophie essentielle des nerfs optiques peut souvent être
attribuée au concours de différentes causes nuisibles, telles que
l'alcoolisme chronique, l'abus du tabac, des excès génésiques,
des fatigues physiques exagérées, des excitations morales débilitantes, des fatigues intellectuelles. La prépondérance énorme
des hommes (de 30 à 50 ans) dans le nombre des personnes
atteintes d'atrophie essentielle des nerfs optiques s'explique
suffisamment par ces causes spéciales, qui agissent de préférence
sur le sexe masculin.

*Traitement.* — Le traitement de l'atrophie du nerf optique
exige une étude minutieuse des circonstances étiologiques et
des caractères spéciaux de la maladie. En cas d'abcès ou
de tumeurs intra-orbitaires, l'indication chirurgicale doit

être remplie le plus tôt possible. Une affection syphilitique exige l'usage du traitement spécifique (mercuriaux, iodure de potassium). Les maladies cérébrales ou spinales doivent, être traitées d'après les règles thérapeutiques spéciales pour ces affections. Des révulsifs sur la peau et les intestins sont très usités maintenant, comme autrefois la méthode antiphlogistique.

Les traitements rigoureux et débilitants ne font le plus souvent que hâter la terminaison funeste du mal. Aussi vaut-il mieux conserver par un régime et des moyens toniques les forces du malade, que les traitements énergiques et variés fatiguent et tourmentent. Si l'état général permet ou exige des déplétions sanguines locales, il faut en surveiller l'effet attentivement et ne les renouveler qu'avec beaucoup de circonspection.

On a observé dans l'atrophie essentielle de bons effets des transpirations prolongées (injections de pilocarpine), du séjour temporaire dans une température élevée (bains romains). Dans les cas d'atrophie de cause spinale, on a vanté l'usage du nitrate d'argent, des préparations de zinc, du phosphore, ainsi que l'application prolongée de sacs remplis de glace ou d'eau chaude sur la colonne vertébrale (*Chapmann*).

Enfin, en cas d'abus d'alcool ou de tabac, il faut en interdire rigoureusement l'usage, prescrire le bromure de potassium, les préparations ferrugineuses et un régime tonique pour relever la nutrition générale.

Dans tous les cas d'atrophie des nerfs optiques, on a préconisé les injections sous-cutanées de strychnine (8 à 10 gouttes d'une solution à 1 p. 100) et les courants continus. Les observations d'améliorations et de guérisons attribuées à ces traitements sont nombreuses dans la littérature ophtalmologique; cependant il n'est pas rare de trouver ces moyens absolument inefficaces.

Nous ne pouvons trop insister sur la nécessité, avant d'entreprendre une médication, de se bien assurer des indications générales de chaque cas par un examen détaillé des antécédents et des symptômes concomitants, de régler l'hygiène et le régime des malades, de prescrire le repos absolu des yeux.

## ARTICLE IV.

### TUMEURS, APOPLEXIES ET HYDROPISIES DU NERF OPTIQUE.

Les *tumeurs* du nerf optique, d'ailleurs assez rares, se présentent sous trois formes principales; ce sont: le myxome, le gliome mou et le gliosarcome ou myxosarcome. Le carcinome n'y a été observé que par extension des parties voisines.

*De Graefe* (1), qui a observé et publié un certain nombre de ces tumeurs, leur attribue les symptômes suivants comme importants pour le diagnostic :

*a.* La propulsion progressive du globe oculaire parallèlement à l'axe de l'orbite, et un peu en dehors.

*b.* Conservation de la mobilité de l'œil.

*c.* Conservation d'une couche celluleuse entre l'œil et la tumeur, et intégrité du centre de rotation.

*d.* Consistance mollasse de la tumeur.

*e.* Absence de douleurs.

*f.* Absence d'apparitions lumineuses subjectives.

*g.* Abolition rapide de la vue, plus rapide que dans les autres tumeurs orbitaires de nature bénigne.

Ces tumeurs suivent une marche lente et exigent une intervention chirurgicale. Après l'énucléation de l'œil, on enlève la tumeur si elle est circonscrite, ou l'on extirpe toutes les parties suspectes renfermées dans l'orbite. Lorsque la tumeur atteint exclusivement le nerf, on peut en tenter l'ablation avec conservation du globe oculaire.

Les *apoplexies* du nerf optique sont rares et s'observent presque exclusivement à la suite de troubles de circulation dans les troncs veineux ou dans le sinus caverneux. On a trouvé un peu plus fréquemment des foyers apoplectiques entre le nerf et son enveloppe fibreuse après des lésions traumatiques, à la

_____

(1) Voy. *Archiv f. Ophthalmologie*, X, I, p. 193.

suite d'hémorragies cérébrales (*Michel*) et de méningite hé-morragique (*Manz*). Il est probable que ces hémorragies occasionnent dans ces cas l'apparition du pigment foncé visible à l'ophtalmoscope sur la région périphérique et autour de la papille optique atrophiée. Cependant, quelques observations ont démontré aussi que la papille optique peut présenter des plaques pigmentées sans hémorragie préalable.

L'*hydropisie* consiste dans un épanchement séreux dans la gaine du nerf optique. Il est probable, d'après les recherches anatomiques de *Schwalbe*, que dans beaucoup de cas le liquide vient de l'espace arachnoïdien cérébral qui communique directement avec l'espace renfermé entre les deux gaines du nerf optique.

# CHAPITRE VII

## AMBLYOPIES ET AMAUROSES.

Les termes d'amblyopie et d'amaurose, pris dans leur acception première, ne font que désigner un symptôme, à savoir l'affaiblissement ou la perte de la fonction visuelle. Nous les employons dans leur signification la plus restreinte, en les appliquant à des cas d'affaiblissement de la vue dans lesquels, après avoir procédé à un examen complet par tous les moyens dont nous disposons, nous ne trouvons, soit aucune lésion, soit uniquement l'atrophie des papilles optiques. Celle-ci peut être considérée alors comme le résultat d'une interruption dans les fonctions de transmission du nerf (*de Graefe*).

Il importe donc, dans le diagnostic des affections amblyopiques, d'exclure avec certitude les troubles de la transparence, les maladies des membranes qui constituent le globe de l'œil, et enfin les anomalies de la réfraction et de l'accommodation.

Ceci fait, il reste à étudier, d'après les méthodes indiquées plus haut (voy. p. 22), la force ou l'acuité de la vision directe (V) et de la vision périphérique (Ve). Cette étude doit être faite également dans une chambre obscure, à la lumière d'une lampe, dont nous pouvons régler approximativement l'intensité, pour juger de l'influence que différents degrés d'éclairage exercent sur l'état de la vision. D'ailleurs une exploration rigoureusement exacte du champ visuel périphérique ne peut se faire qu'à l'aide du *périmètre* (p. 25) et en tenant compte de la perception des *couleurs*. Eu égard aux états différents sous lesquels la vision se présente à l'examen fonctionnel, *de Graefe* [1] a distingué trois catégories principales :

1° La vision centrale a baissé jusqu'à un certain degré, tandis que l'état de la vision périphérique est *absolument normal*.

Cet état, surtout lorsque la maladie existe déjà depuis quelque temps, exclut presque entièrement l'éventualité d'une amaurose progressive.

2° La vision centrale ayant baissé, la vision périphérique présente une diminution d'un degré analogue, généralement un rétrécissement concentrique proportionnel à la décroissance de l'acuité centrale (le champ visuel est *relativement normal*).

Ici, l'état des troubles fonctionnels ne suffit pas à lui seul à faire reconnaître la gravité du mal. L'état de la papille du nerf optique, la durée et le mode de développement du mal doivent être étudiés simultanément. Ces formes se prêtent surtout à une thérapeutique rationnelle et différente selon les individus.

3° La diminution de la vision périphérique est irrégulière, défectueuse (*scotomes*), et ne concorde pas avec l'état de la vision contrale (le champ visuel est *anormal*).

Dans cette variété, le pronostic est le moins favorable. Cependant, si la guérison n'est presque jamais possible dans ces cas, l'état peut rester parfois stationnaire, par exemple dans les cas d'hémiopies (voy. plus loin).

Généralement, dans les cas d'amauroses dangereuses, la vision d'un œil est déjà très compromise quand la vue de l'autre commence à baisser. Il faut, dans ce cas, étudier le mode de développement dans le second œil pour se rendre compte si la maladie y suit la même marche. Cette étude pourra nous éclairer souvent sur l'avenir du malade.

Le plus souvent c'est par le côté externe du champ visuel que l'anomalie commence à se montrer; mais le contraire, quoique moins fréquent, n'est pas excessivement rare.

En dehors de ces symptômes fonctionnels, on a attribué aussi une certaine importance à d'autres phénomènes, tels que par exemple les *photopsies*, les *chromopsies*, les *mouches volantes*, etc. Cependant ces phénomènes appartiennent plutôt aux

---

1. Voy. *de Graefe, Leçons sur l'amblyopie et l'amaurose*, édition française par Ed. Meyer. Paris, 1867.

maladies des membranes internes de l'œil et ne sont pas propres aux affections amaurotiques (voy. plus loin hyperesthésie et anesthésie de la rétine).

Quant aux troubles dans la faculté de distinguer les couleurs (*dyschromatopsie pathologique*), nous avons déjà indiqué plus haut que l'insensibilité commence généralement avec le vert, pour s'étendre au rouge, au jaune et finalement au bleu; nous avons constaté également le défaut de concordance de la perte progressive de la faculté de distinguer les couleurs avec la réduction de l'acuité visuelle. Toutefois il existe souvent un certain degré de corrélation entre ces deux fonctions, en ce sens que la diminution de l'intensité et de l'étendue de la perception chromatique précède, aussi bien au centre qu'à la périphérie du champ visuel, l'amoindrissement de l'acuité visuelle au même endroit. Ce symptôme acquiert ainsi une certaine valeur pour le pronostic. Lorsque nous constatons une amblyopie centrale avec une vision périphérique absolument normale et qu'il existe en même temps une diminution dans la perception des couleurs, le pronostic est moins favorable que lorsque le sens chromatique est intact. Cependant, il ne faudrait pas poser immédiatement le diagnostic d'une amaurose progressive, même en présence d'une légère décoloration de la papille optique, car l'observation ultérieure peut démontrer un arrêt définitif dans les progrès de la maladie. — Lorsque les défectuosités du champ visuel (*scotomes*) sont entourées d'une zone dans laquelle la perception des couleurs existe, on peut admettre que le scotome ne s'étendra pas pour le moment, mais il faut néanmoins être prudent dans le pronostic à cause de l'éventualité de progrès ultérieurs. Si le voisinage des scotomes présente déjà l'insensibilité pour les couleurs, on peut être sûr que l'amblyopie s'étendra aussi sur ces régions.

L'examen des *phosphènes* donne certainement des résultats moins sûrs que la constatation objective des fonctions visuelles. Il ne conserve de la valeur que pour quelques cas bien déterminés, où les phosphènes persistent dans des parties de la rétine insensibles à la lumière (voy. plus loin).

Après l'examen fonctionnel, c'est celui de l'*état de la papille du nerf optique* qui décide surtout de la nature et de l'importance de la maladie. Nous avons décrit plus haut tous les symptômes qui se rapportent à l'*atrophie* du nerf. L'absence de ces symptômes, c'est-à-dire l'intégrité parfaite de la papille, lorsque la vue a déjà baissé depuis quelque temps, ne se rencontre que dans des cas rares et qui sont alors susceptibles de guérison. Souvent les symptômes atrophiques ne surviennent qu'au bout de quelque temps, ce qui nous engage au début à une grande réserve dans le pronostic.

Le *mode de développement* des affections amblyopiques est des plus variables. D'abord il arrive, quoique rarement, que l'affection survient d'un coup ou se développe très rapidement. Quelques moments, quelques heures ou quelques jours suffisent pour établir un rétrécissement du champ visuel, des scotomes centraux ou même une cécité complète. Ces affections se terminent tantôt par la guérison, tantôt la maladie persiste et l'atrophie du nerf optique survient.

Le pronostic ne peut donc, en général, être précisé que pendant le cours de l'affection et après une observation attentive de sa marche. Tant que les symptômes atrophiques de la papille font défaut, le pronostic est favorable, surtout si l'état fonctionnel reste stationnaire et s'améliore, et si les phosphènes persistent.

Il est beaucoup plus fréquent de voir les troubles visuels se développer lentement. Dans ces cas, la maladie dure plusieurs mois pour atteindre un degré stationnaire ou pour se transformer dans une amaurose progressive, si la cause morbide persiste. Généralement, dans les formes primitivement favorables, les fonctions visuelles s'affaiblissent simultanément dans les deux yeux et d'une manière presque égale. Lorsque le mal reste ainsi longtemps stationnaire, et que le nerf optique conserve un aspect normal, nous pouvons même espérer un rétablissement complet.

Parmi ces formes, il faut citer les cas d'amblyopie produits par des excès de boissons alcooliques ou de tabac, par la constipation habituelle, par les troubles de menstruation, la suppression des hémorrhoïdes ou de sécrétions pathologiques et physiologiques, par les excès vénériens, l'irrégularité dans le sommeil, et la fatigue des yeux par les excès de travail. Ces causes agissent quelquefois isolées, plus fréquemment combinées. Plus nous réussissons dans un cas donné à préciser ces causes, et à les attaquer avec succès, plus notre pronostic gagne de précision.

Le pronostic est plus grave lorsque nous avons lieu de supposer l'existence d'une méningite chronique (céphalalgie, lourdeur de la tête, sensibilité douloureuse du crâne à la percussion); car si des révulsifs énergiques agissent souvent favorablement, il n'est cependant pas rare de voir ces amblyopies se changer en amauroses dangereuses.

Les troubles visuels survenant après l'apparition de symptômes cérébraux aigus et violents (encéphalo-méningite), doivent être jugés différemment selon que la cause de ces troubles agit encore au moment de notre examen, ou si elle a déjà cessé. Dans ces derniers cas, l'état une fois stationnaire peut se conserver, quelle que soit la forme de l'amblyopie ou l'état de la papille optique.

Par contre, si la cause morbide existe encore, notre pronostic doit être des plus réservés. On a vu, il est vrai, des cas de cécité complète à la suite d'affections cérébrales aiguës, dans lesquels une partie de la force visuelle a été recouvrée après plusieurs semaines. Mais, en général, si la cécité après une maladie aiguë se prolonge, et si la dégénérescence de la papille s'y joint, les espérances sont illusoires.

Le pronostic le plus funeste frappe les formes d'amaurose dans lesquelles la vision d'un œil se perd lentement, en présentant en même temps les symptômes d'un rétrécissement irrégulier du champ visuel et la dégénérescence atrophique de la papille, tandis que l'autre œil commence à s'affaiblir d'une manière analogue, généralement avant que le premier soit complètement perdu.

Après ces considérations générales sur l'amblyopie et l'amaurose, nous aurons à décrire les formes spéciales sous lesquelles ces affections apparaissent.

### 1. Amblyopie congénitale. Dyschromatopsie. Achromatopsie congénitale.

L'amblyopie congénitale se rencontre chez des personnes dont les yeux ont une conformation absolument normale et dans lesquels l'ophtalmoscope ne révèle aucune anomalie. La diminution de la force visuelle est plus ou moins grande, mais abso-

lument stationnaire et existe depuis la naissance. Le champ
visuel est normal, ainsi que la perception des couleurs.

L'amblyopie n'existe souvent que dans un œil et à un degré
si prononcé que les malades ne comptent les doigts qu'à quelques pieds de distance. On y observe aussi une fixation excentrique. Beaucoup de ces cas d'amblyopie monoculaire s'accompagnent d'ailleurs de strabisme.

D'autres fois, l'amblyopie existe dans les deux yeux à des
degrés plus ou moins prononcés; cependant, dans ces cas, la
diminution de la force visuelle n'atteint jamais le même degré
que dans les cas d'amblyopie monoculaire.

Le défaut congénital dans la perception des couleurs peut être
*partiel* ou *total.* Dans l'achromatopsie totale, toutes les couleurs
paraissent blanches ou grises. Dans l'achromatopsie partielle,
nous constatons que l'œil ne perçoit pas une couleur ni la couleur complémentaire, soit qu'il les confonde toujours avec le gris
(*Achromatopsie partielle complète*), soit qu'il se trompe seulement dans les nuances, tandis qu'il reconnaît les couleurs fran-
ches (*Achromatopsie partielle incomplète, Achromatopsie quantitative, Torpeur du sens chromatique*).

Selon la fréquence observée dans les cas d'achromatopsie
partielle, nous distinguons l'achromatopsie pour le rouge, le
vert et le bleu.

*Achromatopsie pour le rouge (Anérythropsie, Daltonisme).*
Le rouge paraît gris foncé, la couleur complémentaire verte
paraît gris clair. Le rouge de cinabre est confondu avec le brun
ou le vert, le pourpre avec le violet ou le brun foncé. L'extrémité rouge du spectre paraît raccourcie; le spectre ne paraît
composé que de deux couleurs, jaune et bleu.

*Achromatopsie pour le vert.* La couleur verte paraît bleue ou
grise, ainsi que la couleur complémentaire, le pourpre. On constate la confusion du vert avec le pourpre, du vert jaunâtre avec
le rouge, etc. Les extrémités du spectre sont de longueur normale, la partie verte paraît grise ou de couleur indécise : à sa
gauche apparaît le rouge ou le jaune, à sa droite le bleu.

*L'achromatopsie pour le bleu,* d'ailleurs très rare, est caractérisée par l'impossibilité de distinguer le bleu et ses nuances,
ainsi que par la confusion entre les nuances bleues et jaunes.
L'extrémité bleue du spectre est raccourcie.

Dans l'*achromatopsie totale*, l'œil ne distingue aucune couleur, aucune nuance ; il ne constate que des différences de clair et sombre. Le spectre est raccourci des deux côtés.

La dyschromatopsie congénitale est de beaucoup plus fréquente chez les hommes que chez les femmes. Elle est héréditaire et se transmet par les femmes, qui cependant n'en sont pas atteintes.

Dans tous les cas de dyschromatopsie congénitale, les autres fonctions de l'œil sont normales.

Les essais faits pour remédier à ces troubles du sens chromatique ont eu pour but de faciliter et d'augmenter la perception des couleurs par des exercices méthodiques (*Favre*). On a proposé également l'usage des verres coloriés choisis de manière à augmenter la sensibilité de l'œil pour certaines couleurs et à l'amoindrir pour les autres (*Delbœuf, Spring*). L'un et l'autre de ces moyens peuvent être employés avec grande utilité dans les cas de torpeur du sens chromatique ; ils ne peuvent rien contre l'achromatopsie complète, partielle ou totale.

## 2. Amblyopie par défaut d'usage. Amblyopie ex anopsie.

Il est généralement admis que lorsque, pour une raison ou pour une autre, un œil d'ailleurs sain ne concourt pas à la vision, la sensibilité de sa rétine finit par s'émousser, et de là résulte une amblyopie plus ou moins prononcée.

Cette décroissance de la sensibilité rétinienne paraît proportionnelle à la durée de l'inaction de l'œil. A un premier degré, la vue centrale est plus ou moins affaiblie, mais la vue excentrique est normale.

Plus tard, la sensibilité particulière de la *fovea centralis* s'éteint ; l'œil ne fixe plus exactement les objets et exécute des mouvements incertains pour chercher le point de la rétine le plus favorable à la vue.

A la fin, la fixation est définitivement excentrique, ou même la force visuelle peut se réduire à la perception de la lumière.

Souvent cette amblyopie d'un œil s'accompagne de strabisme ou de nystagmus ; d'autres fois, c'est au contraire la *déviation d'un œil* qui amène l'affaiblissement progressif de sa force visuelle.

On a allégué, avec plus ou moins de preuves à l'appui, d'autres causes encore comme pouvant provoquer l'exclusion d'un œil de la vision binoculaire et, par conséquent, l'amblyopie *ex anopsie*. Ces causes sont : les taies de la cornée et les cataractes survenues au bas âge ou conservées pendant de longues années.

C'est pour ces raisons que l'on a conseillé de ne pas retarder l'opération des cataractes congénitales, l'établissement des pupilles artificielles, la guérison des déviations de l'œil (voy. *Strabisme*).

Toujours est-il que l'on obtient, dans les cas légers de cette amblyopie, des améliorations sensibles de la vision par des exercices méthodiques. Cette amélioration est à peu près sûre pendant la première période de l'affection et au début de la seconde. Plus tard, le résultat est négatif.

Ces exercices consistent dans l'emploi de verres grossissants, à l'aide desquels l'œil amblyopique doit distinguer de gros caractères d'imprimerie ; cet exercice doit durer quelques minutes et se répéter plusieurs fois par jour. A mesure que la vision s'améliore, on passe à des caractères plus petits et à des verres convexes plus faibles, en même temps que l'on prolonge la durée des exercices.

Ces exercices peuvent aussi s'étendre sur la vision excentrique de la façon suivante : après avoir fermé l'œil sain, on fait fixer un objet de grandeur moyenne, une carte par exemple, et l'on promène autour de cette carte des objets que le malade doit chercher à voir et à reconnaître, sans cesser de fixer la carte. Les objets sont choisis d'abord très grands, et présentés très près de la carte fixée, de façon que l'œil malade les reconnaisse facilement. Peu à peu on les rapproche des limites du champ visuel et l'on en diminue la grandeur.

Des injections sous-cutanées de strychnine ont donné aussi de bons résultats (*Nagel*). On peut les employer en même temps que les exercices méthodiques, ou lorsque ces derniers paraissent avoir produit tout leur effet.

### 3. Héméralopie.

Le symptôme caractéristique de cette affection consiste dans l'inaptitude à voir en dehors d'un éclairage très fort. Il s'observe naturellement quand le jour baisse, soit après le coucher du soleil, soit que l'on place le malade, pendant la journée, dans un lieu sombre.

Avec un bon éclairage les malades voient tout à faitbien ; leur champ visuel est alors normal, ainsi que la perception des couleurs.

A mesure que l'intensité de la lumière est diminuée, la vision centrale et l'étendue du champ visuel sont amoindries. Quelquefois la vision excentrique est plus forte que la vision directe. Au moment de l'amblyopie, la perception des couleurs est également défectueuse. En même temps, on a constaté la dilatation des pupilles, une faiblesse d'accommodation et des muscles oculo-moteurs en général (*A. de Graefe*).

Tous ces phénomènes sont absolument indépendants du soleil ou de la lune; on les produit à volonté, en plaçant le malade dans un lieu sombre.

L'affection atteint toujours les deux yeux, mais souvent à des degrés différents.

La sécheresse de la conjonctive (*Habbenet*) et les plaques nacrées de cette membrane, près du bord de la cornée (*Bittot*), qui ont été signalées comme caractéristiques de cette maladie, ne sont, ou que des coïncidences, ou le résultat de la même cause qui produit l'héméralopie (anémie, etc.). A l'ophtalmoscope, les cas d'héméralopie survenue subitement ne présentent ordinairement rien d'anormal, tout au plus une légère hyperhémie de la papille optique. Le résultat de cet examen est naturellement bien différent lorsque l'héméralopie existe comme symptôme d'une affection des membranes profondes de l'œil (voy. *Rétinite pigmentaire*).

Dans les cas rares où on a eu l'occasion de faire l'autopsie d'individus atteints d'héméralopie, on a observé une rougeur assez intense du ganglion ciliaire et un engorgement des vaisseaux du nerf optique.

*Marche et terminaison.* — La marche de l'héméralopie aiguë est très caractéristique. Elle se déclare subitement, et atteint en même temps un certain nombre d'individus exposés aux mêmes influences nuisibles (héméralopie endémique ou épidémique); elle augmente pendant les premiers jours et disparaît souvent dès qu'on soustrait le malade aux influences nuisibles; sinon, l'affection peut durer des semaines et même pendant quelques mois. Cette durée prolongée s'observe surtout chez les individus atteints d'une récidive. Les rechutes sont assez fréquentes.

Dans tous ces cas, cependant, la maladie se termine par la guérison.

*Pronostic.* — Le pronostic de l'héméralopie aiguë est absolument favorable; il est fort grave, au contraire, lorsque ce symptôme s'accompagne de troubles visuels permanents avec rétrécissement progressif du champ visuel, comme dans la rétinite pigmentaire.

*Étiologie.* — L'héméralopie épidémique survient surtout au printemps et chez les individus exposés d'une façon particulière à l'éclat du soleil et à la fraîcheur des nuits. De là sa fréquence parmi les soldats, les marins, etc. Elle atteint alors de préférence les individus affaiblis ou mal nourris (chez les marins, l'héméralopie se déclare souvent en même temps que le scorbut); les officiers jouissent d'une immunité presque absolue.

C'est aussi sous l'influence d'un mauvais régime accompagné de celle d'une lumière éclatante, que l'on a observé des épidémies d'héméralopie dans les prisons, les maisons d'éducation, et dans les provinces méridionales de la Russie, lors des jeûnes prolongés du carême.

Tous ces faits tendent donc à démontrer que l'héméralopie épidémique doit être attribuée à l'action prolongée d'une vive lumière sur la rétine temporairement affaiblie, pour ainsi dire, par une débilité générale.

*Traitement.* — Outre les moyens thérapeutiques qui s'adressent à l'état général (traitement de l'embarras gastro-intestinal, nourriture fortifiante, quinquina, fer, huile de foie de morue), il importe surtout de soustraire le malade aux influences nuisibles spéciales.

Les résultats les plus rapides sont obtenus par le séjour des héméralopes dans une pièce sombre (*Foerster*, cabinets ténébreux de *Netter*). Après ce séjour, pour empêcher les rechutes, il faut soustraire les malades pendant quelque temps à l'action d'une trop forte lumière, en leur prescrivant l'usage de verres teints en bleu ou fumés. On a même vu cesser des épidémies d'héméralopie par le fait d'un temps pluvieux et nuageux de quelque durée.

Une médication populaire et très ancienne consiste à diriger sur les yeux des fumigations du foie de bœuf.

### 4. Anesthésie et hyperesthésie de la rétine. Hyperesthésie optique. Asthénopie.

L'*anesthésie* de la rétine est caractérisée par une diminution de la force visuelle centrale, généralement peu considérable, rarement très prononcée; dans des cas tout à fait exceptionnels on a observé une cécité presque complète. Le champ visuel est toujours anormal, très rétréci, d'une façon concentrique ou irrégulière. Une vraie hémianopsie est assez rare. Les anomalies du sens chromatique ne manquent pour ainsi dire jamais; tantôt les malades ne reconnaissent plus une ou plusieurs couleurs; tantôt la cécité pour les couleurs est absolue. Les phosphènes sont conservés (*de Graefe*).

A l'examen fonctionnel la rétine des malades se fatigue rapidement (*Schweigger*). On constate souvent un spasme de l'accommodation.

Il existe en même temps une certaine hyperesthésie de la rétine qui atteint souvent (chez les hystériques) une intensité considérable, ou qui ne se manifeste que par une photophobie modérée. Dans ce cas, les malades voient mieux à travers des verres de couleur, clairs ou foncés, et le champ visuel paraît alors s'élargir.

La papille optique conserve son aspect normal, même après une longue durée de la maladie.

La maladie existe presque toujours dans les deux yeux, quoique à des degrés différents.

*Marche et terminaison.* — Cette affection se développe subitement ou atteint son plus haut degré en quelques heures ou en quelques jours. Parfois le mal reste pendant quelque temps stationnaire; le plus souvent il guérit complètement au bout de quelques semaines. Ce n'est que dans des cas isolés que la guérison reste imparfaite, surtout lorsqu'on ne parvient pas à replacer la santé générale dans des conditions normales (chez les hystériques).

Le *pronostic* est donc généralement très favorable.

*Étiologie.* — L'anesthésie rétinienne atteint presque exclusivement des enfants et des femmes. On l'observe en même temps que des anodynies cutanées (hémianesthésie) ou des spasmes musculaires, chez des personnes atteintes d'une prédisposition d'irritabilité générale, et sous l'influence d'une excitation psychique. Elle frappe surtout des individus nerveux, anémiques, des convalescents de maladies graves (scarlatine, rougeole, fièvre typhoïde, etc.)

*Traitement.* — D'après *de Graefe*, il faut placer les malades pendant quelques jours dans une chambre tout à fait obscure et augmenter la lumière graduellement, à partir du sixième jour. Lorsque les malades sortent, il faut prescrire des verres bleus de nuances différentes. On recommande l'usage interne des préparations de zinc à doses croissantes (lactate de zinc, 10 à 30 centigrammes par jour) et de bromure de potassium (1 à 3 grammes par jour). Le repos absolu des yeux, un régime tonique, des bains aromatiques et salins, des affusions froides, complètent le traitement.

On a obtenu aussi de bons résultats par les injections sous-cutanées de strychnine, par des inhalations de nitrite d'amyle (*Steinheim*) qui doivent être employées avec beaucoup de prudence, et par le courant constant.

L'anesthésie et l'hyperesthésie rétinienne d'origine hystérique peuvent être soignées efficacement par la métallothérapie (*Burq, Charcot*). Lorsqu'on a trouvé le métal dont l'application sur le front ou les tempes fait disparaître momentanément l'amblyopie et la dyschromatopsie, on en conseille l'emploi prolongé sous forme de bandes ou de plaques, en même temps que l'on prescrit des préparations du même métal pour l'usage interne.

L'*hyperesthésie optique* se présente avec les caractères suivants :

Dans les degrés peu prononcés, les malades sont tourmentés par la persistance des impressions rétiniennes (images consécutives et couleurs complémentaires). Des éblouissements et des mouches volantes, des apparitions lumineuses plus ou moins intenses, des chromopsies, des hallucinations effrayantes, caractérisent les cas plus graves. Ces phénomènes existent, soit avec un état normal de la vision, soit avec un état amaurotique et s'accompagnent parfois d'hyperesthésie ciliaire, de larmoiement et de spasmes de l'orbiculaire.

On a attribué cette affection à l'action d'une lumière intense très irritante, par exemple la lumière réfléchie de grande surfaces de neige éclairées par un soleil ardent, aux variations brusques de l'éclairage, à l'application prolongée des yeux sur des objets très brillants. D'autres fois, cette hyperesthésie paraît résulter d'une affection cérébrale (prodromes de la démence) et de l'usage prolongé de certains narcotiques. Quelquefois elle fait partie des symptômes d'hystérie ou d'hypocondrie.

Le *traitement* exige le repos absolu des yeux, le séjour dans des endroits obscurs, l'usage des verres foncés. Les états congestifs du cerveau exigent des purgations salines, des boissons rafraîchissantes, et même des émissions sanguines locales. Dans un cas d'amaurose complète accompagnée d'une hyperesthésie optique rebelle à tous les autres moyens, *de Graefe* a pratiqué la section du nerf optique (voy. p. 274), qui a été suivie d'une guérison complète.

*L'asthénopie rétinienne* se caractérise principalement comme un défaut d'énergie de la vision d'ailleurs normale. Des personnes chez lesquelles on a corrigé soigneusement les anomalies de la réfraction et de l'accommodation, ainsi que l'insuffisance des muscles droits internes restent néanmoins incapables d'appliquer les yeux à leurs occupations ordinaires, malgré une acuité visuelle normale. Des douleurs assez vives dans les yeux, des obscurcissements surviennent après un temps quelquefois assez court. — L'emploi de verres bleus ou fumés reste souvent sans efficacité, tandis que dans quelques cas l'usage de verres jaunes a amené une guérison immédiate et durable. La santonine, que l'on a recommandée, n'est d'aucune utilité, et nous pouvons en dire autant des instillations de pilocarpine.

### 5. Amblyopies par des troubles de circulation et par intoxication du sang.

Les amblyopies que nous réunissons dans ce groupe sont celles que l'on attribue aux excès de boissons alcooliques et de tabac, à la constipation habituelle, aux troubles menstruels, au froid des pieds, à la suppression de certaines sécrétions pathologiques et physiologiques, aux excès vénériens, à l'irrégularité du sommeil et à l'excès du travail.

Elles sont caractérisées par une diminution plus ou moins considérable de la force visuelle centrale, tandis que le champ de vision conserve toute son intégrité (*scotome central*). Les malades déclarent souvent que leur vue devient plus nette lorsque le jour baisse. La perception des couleurs est troublée dans la région du scotome.

Au début de ces affections, l'ophthalmoscope ne révèle ordinairement aucune altération du fond de l'œil ; plus tard on constate une hyperhémie prononcée de la moitié nasale des papilles optiques et une décoloration blanchâtre de la moitié temporale. Enfin, il peut survenir des symptômes atrophiques.

L'affection atteint toujours les deux yeux et d'une façon à peu près analogue. Elle progresse très lentement, reste stationnaire, et guérit si le malade est soustrait aux influences nuisibles à un moment où la maladie n'est pas encore très développée. Dans ces conditions et sous l'influence d'un traitement approprié, le rétablissement de la vision peut être complet.

D'autre part, les récidives sont fréquentes si les malades s'exposent de nouveau aux premières causes nuisibles. Ces récidives peuvent revêtir une forme plus grave d'amblyopie et conduire à l'atrophie progressive.

Le *pronostic* est donc absolument favorable, tant que les papilles optiques ne présentent pas d'altération, et que nous pouvons soustraire le malade à ses mauvaises habitudes ou aux influences nuisibles. Les chances d'une guérison complète diminuent avec la durée prolongée du mal et avec l'apparition des symptômes atrophiques sur la papille optique.

Le *traitement* doit s'occuper avant tout des circonstances

étiologiques. Des prescriptions sévères à propos de l'alcool et
du tabac, la régularisation de la manière de vivre du malade,
sous le rapport de la nourriture et du sommeil, suffisent parfois pour réduire le mal. Pour assurer et accélérer la guérison,
on se sert efficacement, selon la constitution générale du malade, tantôt de quelques émissions sanguines locales, tantôt de
la médication diaphorétique (transpirations renouvelées tous
les jours pendant quelques heures) ou apéritive. Cependant,
l'amblyopie produite par excès de boissons alcooliques et de tabac atteint, dans la plupart des cas, des invidus affaiblis et mal
nourris dont l'état général défend tout traitement affaiblissant
et exige plutôt les moyens aptes à rélever leurs forces. Il est
souvent utile, une fois un changement favorable produit, d'interrompre le traitement médicamenteux et d'y revenir seulement si les progrès se ralentissent.

L'usage interne du bromure de potassium et des injections
sous-cutanées de strychnine ont paru d'un bon effet dans des
cas de longue durée.

En rapport avec ces cas d'amblyopies par intoxication nous
pouvons citer :

1° L'*amblyopie saturnine*. Elle atteint aussi les deux yeux en
même temps et se développe souvent si rapidement que dans
quelques jours l'amaurose est presque complète (les pupilles
largement dilatées). D'autres fois la maladie se développe lentement et débute par une amblyopie centrale sans retrécisse-
ment du champ visuel. L'examen ophtalmoscopique ne révèle
quelquefois aucune altération visible du fond de l'œil ; plus
souvent on y trouve des changements qui ressemblent à ceux de
la rétinite albuminurique et de la névrite optique (papille
étranglée). Dans le traitement de cette amblyopie, il faut suivre
les indications générales contre l'intoxication saturnine (iodure
de potassium, injections de morphine, régime lacté).

2° L'*amaurose urémique*. En même temps que d'autres phénomènes urémiques (céphalalgie, chaleur, abattement, dyspnée
vomissements, syncopes, convulsions), il survient dans les deux
yeux une diminution rapide de la force visuelle qui va jusqu'à
la cécité complète, au bout d'un ou deux jours. Dans la plupart

des cas, la vision revient vite, mais pas toujours d'une façon régulière. A l'ophtalmoscope, on ne distingue aucune altération, sinon un léger œdème de la papille et de la rétine circonvoisine (*Schmidt*).

3° L'*amblyopie* survenue après un usage exagéré *de la quinine* est assez rare et presque toujours passagère (ainsi que les bourdonnements d'oreilles et la surdité). Cependant on a observé aussi des cas où les troubles visuels ont persisté et même des cas de cécité complète. — L'emploi excessif de l'*acide salicylique* a donné lieu à des observations analogues (*Riess*).

Enfin, nous devons citer ici les affaiblissement de la vue survenus à la suite de circonstances amenant une débilité générale. Les épistaxis abondantes, des métrorrhagies répétées, des suppurations prolongées, des sécrétions profuses, une lactation trop longue, doivent compter parmi ces causes. Dans ces cas, il suffit souvent de faire cesser la cause et de relever les forces générales du malade pour obtenir l'arrêt de la maladie et une amélioration progressive. Si cependant l'examen ophtalmoscopique révèle des troubles de nutrition dans le nerf optique, il faut être plus réservé dans le pronostic.

### 6. Amblyopies par commotion du globe de l'œil et par action réflexe.

Nous réunissons ces deux groupes d'affections parce que les troubles visuels qui les caractérisent ont paru jusqu'ici tout à fait inexplicables. Ainsi, on a observé qu'à la suite d'une commotion insignifiante de l'œil, par exemple le passage d'un projectile devant les yeux, une compression instantanée mais assez forte du globe oculaire, etc., la force visuelle s'est abaissée à un degré prononcé et même jusqu'à la cécité complète. — Au début, l'examen ophtalmoscopique ne montre aucune altération; plus tard, le nerf optique peut présenter les symptômes de la dégénérescence atrophique. C'est surtout pour ces cas que l'on a vanté l'effet des injections sous-cutanées de strychnine.

Les amauroses dites réflexes ont été observées à la suite de lésions ou d'irritations prolongées de la cinquième paire (nerfs sus-orbitaires, dentaires, etc.) Ainsi on a vu l'affection s'arrêter dans ces cas, et même la vision s'améliorer après l'excision de cicatrices frontales ayant intéressé le nerf sus-orbitaire, et après l'extraction de dents cariées.

### 7. Hémiopie.

Il existe un symptôme qui accompagne fréquemment la migraine et la gastralgie et qui consiste dans la disparition subite de la moitié des objets fixés par le malade (*visus dimidiatus, amaurosis partialis fugax* de *Foerster*). Ce phénomène persiste quelquefois pendant un quart d'heure ou même plus longtemps, s'accompagne aussi d'apparitions lumineuses (*scotome scintillant*), mais il disparaît toujours complètement.

L'*hémiopie* ou *hémianopsie* véritable consiste dans une défectuosité du champ visuel réduit alors à la moitié de son étendue normale. Le plus souvent, la moitié du champ visuel qui fait défaut est situé dans chaque œil du même côté (hémiopie homonyme, droite ou gauche); plus rarement, elle est croisée de façon que la moitié nasale ou temporale du champ visuel manque dans les deux yeux (hémiopie interne et externe).

1° L'*hémiopie homonyme* (droite ou gauche) et qui dépend naturellement de l'anesthésie de la moitié correspondante (opposée) des deux rétines, présente toujours une ligne de démarcation très tranchée qui la sépare de la moitié conservée du champ visuel. Cette ligne ne passe généralement pas par le point de fixation qui reste englobé dans la partie conservée du champ visuel. Celle-ci présente une force visuelle normale et le sens chromatique intact.

L'aspect ophtalmoscopique des nerfs optiques ne présente généralement aucune altération, même après une longue durée de l'hémiopie. *De Graefe* a cependant observé un cas d'atrophie de la papille, limitée à la moitié correspondante avec l'anesthésie rétinienne.

L'hémiopie se déclare souvent tout d'un coup et reste stationnaire ; d'autres fois, elle se développe dans l'espace de quel-

ques semaines ou de quelques mois même. Elle peut rester
toujours au même point, mais elle est aussi susceptible d'amélioration et même de guérison.

L'explication de cette défectuosité du champ de vision se trouve
dans la semi-décussation des bandelettes optiques à l'endroit du
chiasma (voy. fig. 88). La bandelette optique droite (b. dr.) fournit à

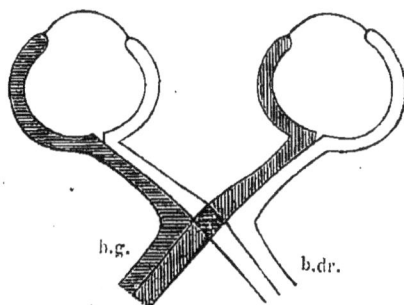

Fig. 88 — Semi-décussation des bandelettes optiques (*Wollaston*).

la rétine de l'œil droit les fibres nerveuses de la moitié temporale,
à la rétine gauche celles de sa moitié nasale. Une lésion de cette bandelette produirait par conséquent une hémiopie gauche. L'hémiopie
droite s'explique d'une façon analogue par une lésion de la bandelette optique gauche (b. g.).

Ajoutons ici d'avance que l'hémiopie croisée externe ne peut dépendre que d'une cause agissant sur les faisceaux nerveux croisés du chiasma optique.

Le *pronostic* est par conséquent absolument favorable, par
rapport au danger de cécité. Celle-ci ne peut survenir que par
une lésion de l'autre bandelette optique ou par une nouvelle
affection intracrânienne.

*Étiologie.* — La cause la plus fréquente de ces hémiopies
sont des hémorrhagies cérébrales ou des foyers inflammatoires
circonscrits. D'autres fois, elles résultent d'affections idiopathiques et même transitoires (syphilitiques, par exemple) d'une
bandelette optique. Dans certains cas la cause en reste inconnue
et ne se révèle pas même par la marche ultérieure ou par le
mode de guérison (*de Graefe*).

On observe dans des cas rares (et sans en connaître la cause anatomique) des *rétrécissements hémiopiques en haut et en bas*. Ceux-ci, quand ils sont limités nettement et quand en même temps l'acuité de la vision centrale est presque normale, n'ont pas non plus la signification d'une amaurose progressive.

2° L'*hémiopie temporale* (externe) est caractérisée dans les deux yeux par l'absence de vision dans la moitié externe du champ visuel. Cependant, la défectuosité dans ces cas n'est jamais aussi exactement limitée à la ligne médiane que dans l'hémiopie homonyme. Il existe presque toujours une zone de transition entre la partie défectueuse et la partie conservée du champ visuel.

Ces hémiopies se développent quelquefois assez rapidement et d'une façon symétrique dans les deux yeux. L'affection peut rester stationnaire à chaque moment, rétrograder et même disparaître complètement. Mais la défectuosité peut aussi envahir progressivement la moitié opposée du champ visuel et amener ainsi la cécité complète.

Le *pronostic* doit par conséquent être assez réservé dans ces cas d'hémiopie, parce qu'au début surtout il n'est pas possible de distinguer les formes graves des formes plus favorables. Celles-ci se caractérisent par un développement rapide et symétrique dans les deux yeux, par l'état relativement bon de l'acuité visuelle centrale (1/4 ou 1/6), et par l'intégrité complète de la papille optique après une durée prolongée.

*Étiologie.* — La cause la plus fréquente sont des tumeurs ou des affections inflammatoires localisées à la base du crâne. Toute affection de cette région qui se développe directement en avant ou en arrière du chiasma atteindra d'abord et de préférence les faisceux nerveux croisés, ce qui explique l'anesthésie des moitiés internes des deux rétines.

Le *traitement* des affections hémiopiques n'a rien de particulier au point de vue de l'œil. La cause centrale, qui a produit l'anomalie de la vision, peut seule fournir les indications thérapeutiques. — Contre l'hémianopsie passagère, avec ou sans scintillement dont le retour fréquent est très pénible, on peut prescrire des doses élevées de bromure de potassium et les autres moyens utiles contre la migraine (chinine, métallothérapie, etc).

## 8. Scotomes.

On appelle ainsi des *interruptions dans la continuité du champ visuel*. Ces interruptions peuvent être situées vers le centre du champ visuel (*scotomes centraux*) ou vers la périphérie (*scotomes excentriques*).

Ces scotomes sont ou nettement limités, ou la région voisine à la défectuosité présente une diminution de la force visuelle.

Dans les cas de *scotome central*, l'acuité de la vision peut avoir tellement souffert que les malades préfèrent se servir, au lieu du centre de la rétine, de la partie voisine (fixation excentrique). Dans ces cas, l'examen ordinaire à la lampe suffit pour le diagnostic. D'autres fois, la vision centrale n'a pas autant souffert, et le diagnostic est alors facilité par l'examen de la perception des couleurs (*Leber*). En effet, dans l'étendue du scotome les malades ne reconnaissent pas les couleurs, qu'ils distinguent parfaitement dans les parties conservées du champ visuel.

En même temps qu'il existe un scotome central, la périphérie du champ visuel peut être absolument normale, ou elle présente un rétrécissement plus ou moins irrégulier.

Les scotomes centraux ou bien se déclarent très subitement, ou ils se développent dans l'espace de quelques semaines ou de quelques mois, en même temps dans les deux yeux ou successivement. Pendant cette période de développement, ils peuvent s'agrandir en direction centrifuge, ou il arrive qu'une diminution générale de la vision se limite peu à peu dans la région centrale et prend la forme d'un scotome.

Une fois que le mal est resté stationnaire pendant plusieurs mois, une aggravation ultérieure devient peu probable, mais on ne peut plus espérer une restitution de la vision dans les parties du champ visuel atteintes d'anesthésie.

Les *scotomes excentriques* sont souvent situés symétriquement dans les deux yeux. Si la vision périphérique, dans la direction du scotome, est parfaitement normale, il n'y a pas de cécité à craindre. S'il en est autrement, ce trouble visuel indique fréquemment le début d'une affection amaurotique. L'exploration du sens chromatique dans le voisinage du scotome est d'une grande importance ; aussi longtemps que la perception des couleurs y est normale, l'agrandissement et l'extension du scotome ne sont pas imminents.

A l'ophtalmoscope on trouve parfois la papille optique et la rétine absolument normales ; mais le plus souvent le nerf présente des symptômes d'atrophie.

*Pronostic.* — Il est rare de voir la vision s'améliorer ou revenir à l'état normal. Toutes les fois qu'après une durée prolongée des scotomes la périphérie du champ visuel est normale, le pronostic est favorable, en ce sens que cet état ne menace aucunement de cécité. Lorsque la vision excentrique (en dehors du scotome et en discontinuité avec celui-ci) a diminué, l'affection a le caractère de l'amaurose progressive.

*Étiologie.* — La cause de ces scotomes est très obscure. On les a attribués à des altérations circonscrites dans la terminaison cérébrale des nerfs optiques, ou à une névrite rétrobulbaire (*de Graefe, Leber*). L'affection a paru quelquefois héréditaire.

*Traitement.* — En raison de cette incertitude, le *traitement* doit être basé sur la constitution du malade, et sur les circonstances qui paraissent avoir déterminé ou qui accompagnent la maladie.

Des émissions sanguines locales, des révulsifs, un traitement diaphorétique ou apéritif, ont été parfois utiles. D'autres fois, on a eu recours avec profit à un régime tonique, au fer, aux bains chauds, au séjour à la campagne, etc. L'iodure de potassium, le lactate de zinc, le nitrate d'argent, ont été aussi recommandés, ainsi que les injections de strychine et le courant constant.

Tout ce qui se rapporte aux *amauroses cérébrales* ou *spinales* a été traité dans le chapitre de la *dégénérescence atrophique du nerf optique* (voy. p. 345).

Il reste à indiquer les moyens dont nous nous servons pour constater la simulation d'une amaurose.

## Simulation d'une amaurose.

La simulation de la cécité *dans un seul œil* peut se découvrir facilement par la méthode de *de Graefe*. On place devant l'œil déclaré sain un prisme avec sa base en haut ou en bas, et l'on engage le malade à fixer un point noir dessiné sur du papier. S'il annonce voir deux points noirs, il est évident qu'il voit des deux yeux.

Une autre méthode consiste à placer devant l'œil prétendu aveugle un prisme de 10 à 15 degrés avec sa base tournée en dehors. En cas de simulation, la vision binoculaire simple provoquera la déviation de l'œil en dedans, pendant que le prisme se trouve devant l'œil; et on constatera le redressement de l'œil au moment même où le prisme est retiré (*de Welz*). Un œil réellement privé de vision n'exécutera pas ces mouvements, la vision binoculaire faisant alors défaut.

Une troisième méthode excellente pour constater la simulation consiste dans l'emploi des feuilles noires de *Stilling* sur lesquelles des lettres sont imprimées en couleurs différentes. Ces lettres deviennent invisibles lorsqu'on les regarde à travers un verre de couleur déterminée (vert pour les lettres rouges,etc.). Pour éviter toute erreur, l'examinateur fera bien de constater d'abord ce fait pour son œil; puis il place le même verre devant le bon œil de celui qu'il examine, l'autre œil prétendu aveugle restant ouvert. Si l'individu examiné lit les lettres, la simulation est évidente.

L'amaurose simulée *des deux yeux* ne peut être découverte que par une étude attentive des mouvements pupillaires, et par la prise en considération du mode de développement prétendu, comparé aux résultats de l'examen ophtalmoscopique.

# CHAPITRE VIII

## CORPS VITRÉ.

**Anatomie.** — Le corps vitré remplit dans la cavité du globe oculaire tout l'espace compris entre la face postérieure du cristallin et la rétine. Ayant exactement la forme de cette cavité, sa surface est convexe en arrière et sur les côtés, tandis qu'en avant il présente une légère dépression dans laquelle se loge le cristallin.

L'humeur vitrée est une substance muciforme, blanche et complètement transparente. Elle est enfermée dans une membrane vitreuse extrêmement fine et qui porte le nom de *membrane hyaloïde*. Celle-ci ne s'unit intimement avec les parties voisines qu'à deux endroits : dans le voisinage de la papille optique et vers l'ora serrata, près de la zonule de Zinn.

La *structure histologique* du corps vitré n'est pas parfaitement connue ; d'après les uns sa substance serait complètement homogène et ne renfermerait pas d'éléments formés. Cependant le fait d'enkystement des corps étrangers dans le corps vitré et la transformation de l'humeur vitrée lorsqu'elle est mise à nu (après l'ablation des staphylômes de la cornée par exemple), paraissent démontrer la présence d'un stroma cellulaire. *Brücke* a cru devoir reconnaître l'existence de diverses membranes concentriques, *Hannover* des cloisons multiples qui diviseraient la substance vitrée comme les cloisons d'une orange. Toutes ces formations, ainsi que les cellules étoilées du corps vitré, indiquées par plusieurs anatomistes, sont considérées par d'autres comme des formations artificielles résultant de la façon de faire les préparations histologiques.

D'après *Ritter*, la surface de la membrane hyaloïde qui regarde le corps vitré serait tapissée d'un épithélium très délicat.

Enfin *Stilling* [1] a reconnu la présence d'un *canal central* d'un

1. Voy. *Étude sur la structure du corps vitré*, dans Arch. f. Ophthalm., 1869, XV, 3, p. 299.

diamètre de 2 millimètres. Ce canal s'élargit vers la papille optique, où il présente une ouverture qui dépasse de 2 millimètres le
diamètre de la papille. Stilling a pu distinguer aussi une *substance
corticale*, occupant à peu près le tiers périphérique du corps vitré
(en couches concentriques) et un *noyau* qui présente une figure
étoilée à trois rayons, analogue à celle du cristallin.

Le corps vitré n'a ni vaisseaux ni nerfs propres. Il emprunte ses
matériaux de nutrition et de reconstitution aux membranes profondes de l'œil.

## MALADIE DU CORPS VITRÉ.

### ARTICLE PREMIER.

#### INFLAMMATION DU CORPS VITRÉ. HYALITE.

L'inflammation idiopathique du corps vitré a été longtemps
contestée; elle n'est admise que depuis que l'on a eu l'occasion d'observer à l'ophtalmoscope les changements produits
par l'introduction d'un corps étranger dans l'humeur vitrée.
Autour de ce corps, on observe d'abord une légère opacité qui
s'épaissit et finit par soustraire le corps étranger à notre examen. En même temps, on voit se former sur d'autres points du
corps vitré des opacités filamenteuses ou floconneuses. Si les
circonstances permettent de suivre l'évolution des phénomènes
ultérieurs, on voit l'opacité grisâtre autour du corps étranger
prendre une teinte jaunâtre qui se communique au voisinage et
peut modifier l'aspect de la pupille, si elle siège directement
derrière le cristallin.

D'autres fois, on a pu observer l'inflammation suppurative
du corps vitré après les ablations de staphylômes de la cornée
ou après des extractions de la cataracte à lambeau. Dans ces
cas l'infiltration purulente de l'humeur vitrée se fait avec une
très grande rapidité.

La marche de ces altérations est très variable. Tantôt, il
survient un développement abondant de tissu cellulaire qui se
vascularise et dont les vaisseaux communiquent avec ceux des

membranes profondes de l'œil. Plus tard, ce tissu se rétracte, et en se rétractant peut produire un décollement de la rétine. D'autres fois, comme par exemple dans les cas d'enkystement d'un corps étranger, la formation du tissu cellulaire reste limitée à un endroit circonscrit.

Cependant, c'est surtout à la suite des affections de la choroïde que nous avons l'occasion d'observer l'altération du corps vitré, et la symptomatologie de l'inflammation suppurative est exactement celle de la choroïdite suppurative (voyez page 252). C'est aussi au chapitre traitant de cette affection que nous renvoyons pour le traitement de l'inflammation du corps vitré.


## ARTICLE II.

### OPACITÉS DU CORPS VITRÉ.

La forme de ces opacités est très variable. 1° Tantôt, on voit au milieu du corps vitré, d'ailleurs tout à fait transparent, des corpuscules opaques nettement limités, avec des prolongements très fins, et qui restent à peu près immobiles. Ces opacités, dont on ne voit généralement qu'un petit nombre, siègent presque toujours dans le voisinage de la papille du nerf optique. Elles se présentent à la suite de rétinites, ou dans des cas de staphylôme postérieur, ou même sans autres altérations de l'œil, chez des vieillards (*Schweigger*).

2° D'autres fois, l'opacité du corps vitré a la forme d'un voile léger très fin ou pointillé qui s'étend devant le fond de l'œil. Celui-ci présente alors à l'ophtalmoscope un aspect diffus qui peut être confondu avec celui d'un œdème rétinien. On rencontre cette opacité surtout dans les affections syphilitiques (rétinites et choroïdites).

3° La forme la plus fréquente est celle des opacités mobiles, filamenteuses, floconneuses ou membraneuses. Elles sont faciles à reconnaître à l'ophtalmoscope, lorsqu'on fait exécuter à l'œil du malade des mouvements rapides. La rapidité avec laquelle ces opacités se déplacent, et l'étendue de leurs excursions peuvent nous renseigner sur le degré de liquéfaction de l'humeur vitrée. On observe ces opacités surtout à la suite de

maladies des membranes profondes de l'œil (cyclites et choroïdites). Cependant, il n'y a pas de raison pour que ces opacités
ne puissent aussi se former à la suite d'altérations idiopathiques
de l'humeur vitrée.

Les *troubles visuels* sont le résultat de l'ombre que toutes
ces opacités projettent sur la rétine.

Lorsque cette membrane est très sensible (hyperesthésie de
la rétine), et surtout lorsque le regard est dirigé vers un fond
très éclairé, l'œil aperçoit facilement, même à l'état normal,
de petits corps opaques de toute espèce (globules isolés ou réunis en chapelet, filaments perlés, parcelles de cercles flexueux)
qui ont reçu le nom de *scotomes mobiles* ou *mouches volantes*
(myodésopsie). L'apparition de ces phénomènes tourmente
beaucoup les malades. Les mouches volantes n'ont cependant
aucune importance, lorsque la force visuelle est normale et que
l'ophtalmoscope ne démontre pas la présence d'opacités réelles
du corps vitré.

Ces derniers influencent la vision d'une façon très différente.
Les opacités diffuses voilent tout le champ visuel d'une façon
plus ou moins prononcée ; les opacités floconneuses ou membraneuses, lorsqu'elles sont abondamment répandues dans le
corps vitré, peuvent intercepter une si grande quantité de
rayons lumineux qu'elles empêchent complètement la vision des
petits objets. Les malades s'habituent alors à imprimer à leur
œil un mouvement brusque pour débarrasser momentanément
la partie centrale du champ visuel; mais bientôt les opacités
s'y replacent de nouveau et le champ visuel est de nouveau
obscurci. Les malades répètent souvent ces mouvements (par
exemple lorsqu'ils veulent lire), et ce symptôme est tout à fait
caractérisque pour l'affection qui nous occupe (*de Graefe*).

Les malades peuvent nous renseigner facilement sur tous les
détails de ces opacités du corps vitré, en faisant usage de l'examen endoptique. Dans ce but, le malade regarde au travers
d'une carte percée d'une fine ouverture, sur une surface éclairée
(mur blanc, ciel couvert). Pour faciliter la perception, on
peut placer devant l'œil malade un verre convexe assez fort.

La *cause* de ces opacités doit être recherchée surtout dans
les affections de la choroïde ou de la rétine, qui produisent
cette altération du corps vitré de différentes manières :

*a*. Par des troubles de nutrition ou par des irritations inflam-. matoires ;

*b*. Par des épanchements de nature diverse : séreux, purulents, mais surtout hémorragiques.

Les épanchements sanguines peuvent aussi résulter d'une lésion traumatique, d'un coup pòrté sur l'œil, d'un effort musculaire extraordinaire (quinte de toux, vomissements), ou enfin d'une congestion oculaire, à la suite de l'interruption subite d'un flux hémorroïdal ou menstruel. Le sang épanché peut remplir une partie ou la totalité du corps vitré ; il descend au bout de quelque temps dans les parties déclives du corps vitré et disparaît par résorption. Longtemps on aperçoit encore à l'ophtalmoscope des opacités floconneuses d'autant plus mobiles que le corps vitré s'est liquéfié davantage.

Le *pronostic* varie avec la nature et l'origine des opacités. Elles peuvent disparaître par résorption, lorsqu'elles sont de cause hémorragique, sans maladie choroïdienne sérieuse et alors que le corps vitré paraît d'ailleurs sain. Mais le plus souvent les opacités du corps vitré persistent ou ne disparaissent pas complètement. Il faut aussi se rappeler, que dans les cas de myopie, les opacités du corps vitré précèdent souvent le décollement de la rétine, et que dans d'autres cas celui-ci survient à la suite de la rétraction du tissu cellulaire nouvellement formé dans le corps vitré.

*Traitement*. — Très souvent le traitement sera celui de l'affection choroïdienne ou rétinienne, à la suite de laquelle ces opacités du corps vitré ont paru. En cas d'épanchement provenant de troubles circulatoires généraux ou d'un traumatisme local, il peut être nécessaire d'appliquer la ventouse de Heurteloup à la tempe, des compresses fraîches sur l'œil, des pédiluves, et de recommander un repos absolu. Il faut naturellement tenir compte d'indications précises, comme le flux hémorroïdal, les troubles menstruels, etc.

Pour favoriser la résorption des opacités, on emploie des transpirations à l'aide d'injections de pilocarpine, des laxatifs, le sublimé, l'iodure de potassium ; dès compresses chaudes et le bandeau compressif paraissent souvent agir favorablement. J'ai vu d'excellents résultats, obtenus à l'aide de paracentèses répétées de la chambre antérieure avec écoulement lent de l'humeur aqueuse, surtout dans les cas fréquents d'opacités persistantes du corps vitré qui accompagnent le staphylôme postérieur. — Le courant constant a également été recommandé pour obtenir une résorption rapide de ces opacités (*Giraud-Teulon, Lefort*).

Dans un cas, *de Graefe* a obtenu une amélioration considérable de la force visuelle, en dilacérant et en déplaçant avec une aiguille des opacités membraneuses du corps vitré.

## ARTICLE III.

### LIQUÉFACTION DU CORPS VITRÉ, SYNCHYSIS.

L'humeur vitrée peut perdre sa consistance gélatineuse normale, et devenir plus ou moins fluide (*synchysis du corps vitré*). Souvent, ce n'est qu'une portion (antérieure ou postérieure) du corps vitré qui est atteinte de cette altération. Le synchysis ne peut être reconnu avec certitude que lorsque le corps vitré renferme en même temps des opacités, dont la rapidité et l'étendue des mouvements peuvent nous indiquer le degré de liquéfaction du milieu qui les entoure.

C'est à tort que l'on a signalé le ramollissement du globe oculaire comme symptôme de cette affection. Il est vrai que les yeux ramollis renferment presque toujours un corps vitré liquéfié ; mais, d'autre part, celui-ci s'observe très souvent sur des yeux dont la pression interne a plutôt augmenté.

Le tremblotement ou vacillement de l'iris, surtout à sa périphérie, également admis comme symptôme de l'affection qui nous occupe, ne dépend aucunement de celle-ci, mais de ce que l'iris a perdu le point d'appui auquel il doit sa fixité. Ce symptôme indique donc seulement que la même cause qui a produit le ramollissement du corps vitré a altéré également la position du cristallin (par déchirure du ligament suspenseur).

La liquéfaction partielle se rencontre surtout dans les cas d'ectasies scléroticales et dans la portion du corps vitré qui avoisine l'ectasie. La liquéfaction générale s'observe également dans les yeux staphylomateux, après des épanchements dans le corps vitré, après l'abaissement du cristallin, après la perte d'une portion de l'humeur vitrée, enfin dans les yeux atteints d'affections profondes (choroïdites).

Un phénomène brillant est celui produit par l'apparition de cristaux de cholestérine au milieu du corps vitré altéré. A l'ophtalmoscope on y voit alors de nombreux corps brillants, chatoyants, doués de mouvements rapides lorsque l'œil se meut, et descendant vers les parties déclives du corps vitré lorsque l'œil est fixe (*synchysis étincelant*). Les cristaux de cholestérine peuvent se rencontrer dans un corps vitré transparent, où ils sont mêlés à d'autres opacités filamenteuses auxquelles ils peuvent adhérer. Leur origine n'est pas exactement connue. On les rencontre, d'ailleurs, aussi dans le cristallin, dans la rétine et entre la rétine et la choroïde.

## ARTICLE IV.

### CORPS ÉTRANGERS DANS LE CORPS VITRÉ.

Lorsqu'un corps étranger (grain de plomb, éclats de capsule, fragments de fer, de pierre ou de verre) pénètre dans le corps vitré, et que la lésion des parties qu'il a atteintes avant de s'arrêter, n'empêche pas l'examen du milieu de l'œil, nous pouvons diagnostiquer sa présence, du moins peu de temps après l'accident, soit par l'ophtalmoscope, soit par l'examen endoptique (voy. plus haut page 379), soit enfin par l'état fonctionnel, et surtout par l'exploration du champ visuel. Au bout de quelque temps, il disparaît souvent au milieu des troubles inflammatoires que sa présence provoque, soit qu'il s'entoure d'une membrane kystique, au milieu de laquelle on peut le reconnaître pendant quelque temps encore par son reflet jaunâtre métallique, soit qu'il provoque immédiatement une hyalite suppurative.

Une fois enkysté, le corps étranger peut rester quelquefois, même longtemps, sans empêcher les fonctions de l'œil. Cependant cette immunité de l'organe blessé n'est jamais sûre, car on l'a vue se perdre (probablement par des déplacements du corps étranger enkysté) à une époque très éloignée de l'accident.

Enfin, il ne faudrait pas oublier que la présence d'un corps étranger dans l'œil menace l'autre œil d'une affection sympathique.

Pour toutes ces raisons, il importe toujours, après la pénétration d'un corps étranger dans le corps vitré, de voir si l'extraction n'est pas possible. Si l'on est assez heureux pour le trouver encore entre les lèvres de la plaie, on peut, au besoin, agrandir celle-ci, pratiquer l'extraction, appliquer un bandeau contentif, et instituer le traitement exigé par la lésion (compresses fraîches, atropine, etc.).

Si le corps étranger se trouve déjà dans le corps vitré, et que nous nous décidions à opérer à cause de sa nature et du danger que sa présence occasionne pour les deux yeux, il faut nous éclairer sur son siège exact par l'ophtalmoscope, et en explorant la surface de la sclérotique à l'aide d'un stylet boutonné. Si nous rencontrons un endroit particulièrement douloureux, le corps étranger se trouve probablement dans la région correspondante du corps vitré (*de Graefe*) D'ailleurs, la situation de la plaie extérieure, le trajet du corps étranger et même un sondage prudent de la plaie doivent faciliter ces recherches.

Le mode opératoire dont on se sert pour l'extraction de ces corps étrangers varie selon leur siège plus précis. S'ils sont logés dans la partie inférieure du corps vitré et assez loin du cristallin, on fait bien de pratiquer à l'endroit correspondant au siège du corps étranger, et à quelques millimètres de distance de l'équateur du globe, une grande incision de la sclérotique, d'un centimètre et demi d'étendue à peu près. Cette incision doit être dirigée parallèlement au bord de la cornée en traversant naturellement le corps vitré. Cette opération se fait facilement avec un couteau à cataracte; il faut seulement choisir les points de ponction et de contre-ponction, de manière à ne pas intéresser un muscle tout entier dans la section. Si cette dernière doit avoir plus d'étendue que l'intervalle entre deux muscles droits, il vaut mieux couper en partie les deux muscles droits les plus voisins, mais aucun d'eux entièrement. *De Graefe*, qui a formulé ces conseils, est également d'avis de retracer l'incision, si le siège du corps étranger le permet, à l'endroit où celui-ci a pénétré dans la sclérotique, et de suivre pour l'introduction de tous les instruments le même chemin que le corps étranger a pris.

L'incision scléroticale faite, il faut provoquer, par une légère pression sur le globe oculaire, le prolapsus du corps vitré, et pour peu que notre incision soit rapprochée du corps étranger, on voit se présenter ce dernier dans la plaie ou dans le voisinage de la plaie. D'autres fois, on perçoit d'abord les masses opaques qui l'enveloppent habituellement, et que nous pouvons saisir facilement avec des pinces, et ramener au dehors.

Lorsque le corps étranger, entouré des opacités du corps vitré, se trouve immédiatement derrière le cristallin, il est préférable d'employer pour son extraction l'incision linéaire périphérique avec iridectomie et extraction du cristallin, en un mot, de pratiquer l'opération telle qu'elle a été indiquée par *de Graefe* pour l'extraction des cysticerques du corps vitré, et dont nous parlerons plus loin.

L'opération que nous venons de décrire trouve encore son application dans les cas où, après l'abaissement de la cataracte, le *cristallin déplacé* devient le point de départ d'une affection inflammatoire de l'œil qui, par son influence sur la santé générale ou sur l'autre œil, peut rendre nécessaire l'intervention chirurgicale. Lorsqu'on aperçoit alors le cristallin mobile dans la partie inférieure du corps vitré, on peut tenter son extraction, soit par la simple incision scléroticale, d'après les règles déjà indiquées, soit par une incision linéaire périphérique avec iridectomie. Si l'on choisit ce dernier procédé, il faudra, après les deux premiers temps de l'opération, se servir d'une curette ou d'un crochet pour amener le cristallin au dehors.

*Cysticerques du corps vitré.* — Lorsqu'on a l'occasion d'observer le développement du cysticerque avant son entrée dans le corps vitré, on aperçoit dans le fond de l'œil une opacité bleue grisâtre siégeant entre la rétine et la choroïde. Cette opacité augmente d'étendue et d'épaisseur, et les vaisseaux de la rétine à cet endroit se voilent progressivement jusqu'à devenir imperceptibles. Enfin, l'opacité grisâtre s'avance jusqu'à la membrane hyaloïde, il s'en détache une petite vésicule de cysticerque qui pénètre dans le corps vitré. D'autres fois la vési-cule se déplace sous la rétine, dont elle produit le décollement, perfore cette membrane et s'échappe enfin dans le corps vitré.

Le cysticerque dans le corps vitré se présente à l'ophtalmo-scope sous forme d'une vésicule transparente bleue grisâtre qui revêt, vers sa périphérie, une nuance blanchâtre, teintée de rouge (reflet hydatique); on y distingue par moments la tête et le col, qui tantôt s'avancent, tantôt se retirent dans la vésicule.

Dans les périodes ultérieures, le diagnostic du cysticerque peut devenir difficile à cause des opacités du corps vitré. Ces opacités sont caractéristiques; elles se présentent comme des membranes ininterrompues de structure diaphane (*de Graefe*). Elles forment un système de rideaux ou de voiles multiples, dont les replis se présentent à l'ophtalmoscope comme des sillons ou des stries foncées dont la configuration varie avec les mouvements de l'œil.

Les troubles visuels se composent, au début, d'une interrup-tion fixe, nettement limitée du champ visuel, sous forme d'un globe noir, et qui se complique plus tard d'un nuage plus étendu.

La maladie, abandonnée à elle-même, conduit à l'iridocy-clite chronique avec des exacerbations périodiques, et finale-ment à l'atrophie de l'œil. Quelquefois il survient même une panophtalmite purulente avec exophtalmie.

On n'a jamais observé jusqu'ici de cysticerques multiples d'un œil, ni de cysticerque dans les deux yeux du même indi-vidu. La présence d'un cysticerque ne paraît pas disposer à l'affection sympathique de l'autre œil.

Le cysticerque du corps vitré est assez fréquent dans le nord de l'Allemagne, beaucoup plus rare dans le midi de l'Alle-magne, en Suisse et en France.

La marche spontanée de cette affection, ayant toujours été désastreuse, l'extraction du cysticerque est incontestablement indiquée.

En cas d'opacités épaisses du corps vitré, il vaut mieux pratiquer l'extraction de la vésicule à travers une incision équatoriale dans la sclérotique (voy. p. 383).

Toutes les fois que l'on peut reconnaître encore l'emplace-ment que l'entozoaire occupe, *de Graefe*, qui certainement a fait le plus grand nombre de ces opérations, conseille en dernier lieu la méthode suivante : Le malade étant *assis*, on pratique à la partie inférieure de la cornée l'extraction linéaire périphérique (incision, iridectomie, cystitomie, expulsion du cristallin), selon les règles données dans la description de ce procédé. Ensuite, on pénètre avec le crochet mousse de de Graefe (fig. 89) dans le corps vitré, en se dirigeant vers le cysticerque. Des mouvements appropriés, exécutés avec l'extrémité du crochet d'arrière en avant, rapprochent alors la partie du corps vitré qui renferme le cysticerque, de plus en plus de la plaie. A mesure que cet effet se produit, ce que l'on reconnaît à l'apparition d'opacités jaunâtres, filamenteuses et membraneuses, les mouvements rotatoires du crochet doivent être exécutés plus superficiellement et avec plus de prudence, si l'on ne veut pas blesser l'entozoaire. Lorsque ce dernier se trouve tout près de la plaie, il vaut mieux retirer entièrement

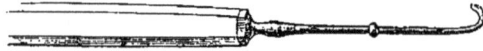

Fig. 89. — Crochet mousse de Graefe.

le crochet et provoquer l'expulsion du cysticerque par des manœuvres pareilles à celles qui nous servent à faire sortir la cataracte; c'est-à-dire entre-bâiller par une légère pression les lèvres de la plaie, et appliquer la curette de caoutchouc au bord supérieur de la cornée.


## ARTICLE V.

### PERSISTANCE DE L'ARTÈRE HYALOÏDE.

Pendant la vie intra-utérine, l'artère hyaloïde traverse, comme on sait, le corps vitré de la papille du nerf optique jusqu'à la fossette hyaloïde. Cette artère disparaît à la fin de la vie fœtale.

Dans des cas excessivement rares on l'a vue persister pendant toute l'existence. Elle se présente alors sous forme d'un cordon opaque, entouré d'un second contour faiblement grisâtre

(*Saemisch*); à l'éclairage oblique, on a même cru reconnaître une coloration rouge dans ce cordon qui, d'ailleurs, était peu tendu et présentait des mouvements ondulatoires (*Zehender*). Une autre fois l'artère persistante s'attachait à une cataracte luxée (*Wecker*).

## ARTICLE VI.

### DÉCOLLEMENT DU CORPS VITRÉ.

Ce décollement a été observé et démontré anatomiquement par *Iwanoff*, dans des yeux atteints de traumatismes, et dans des yeux myopiques.

Les caractères ophtalmoscopiques de cette affection ne sont pas encore tout à fait certains.

# CHAPITRE IX

**Anatomie.** — Le cristallin est un corps complètement diaphane de la forme d'une lentille optique biconvexe. Sa surface antérieure touche à l'iris et l'humeur aqueuse; sa surface postérieure, de beaucoup plus convexe que l'autre, touche au corps vitré et se trouve logée dans la fossette hyaloïdienne.

Le cristallin est enfermé dans une capsule (*cristalloïde*) constituée par une membrane transparente, vitreuse (sans structure) et très élastique. On y distingue une partie antérieure et postérieure; la première porte à sa face interne une couche épithéliale.

C'est par le moyen de la cristalloïde que le cristallin se rattache à la zonule de Zinn (*ligament suspenseur*). Celle-ci, qui n'est que la continuation de la membrane hyaloïde, se dédouble, près des procès ciliaires, en deux lamelles, dont l'une se rend à la capsule antérieure, l'autre à la capsule postérieure. L'espace renfermé entre ces deux feuillets et la partie équatoriale de la capsule porte le nom de *canal de Petit*. Il contient de petites quantités de liquide.

La substance propre du cristallin se sépare dans la *substance corticale* et dans le *noyau*, qui est formé par les couches les plus internes du cristallin. La substance corticale est composée de lamelles enchatonnées; elle est plus molle et plus succulente que le noyau. Avec l'âge, le cristallin, qui pendant la jeunesse est clair comme de l'eau, devient jaunâtre et même brunâtre. En même temps sa substance augmente de consistance par l'accroissement du noyau et parce que les masses corticales perdent de leur mollesse.

**Histologie.** — Les éléments fondamentaux du cristallin sont les *fibres cristalliniennes*. Elles constituent des prismes hexagonaux allongés et sont composées d'une membrane d'enveloppe et d'un contenu liquide qui renferme un noyau chez les individus jeunes. Les fibres s'associent pour constituer des *lamelles concentriques*. Chacune de ces lamelles présente le même arrangement des fibres, qui sont groupées de façon que dans l'angle formé par deux faces appartenant à deux fibres voisines vienne s'enclaver un angle aigu appartenant à une troisième fibre. Leurs extrémités sont coupées, l'une obliquement, l'autre est arrondie.

En examinant avec soin le cristallin, on y observe sur les deux faces une *figure étoilée* à trois rayons ; le rayon supérieur de la face antérieure occupe le méridien vertical de l'œil, ainsi que le rayon inférieur de la face postérieure, de sorte que la figure de cette dernière semble avoir tourné de 90 degrés autour de l'autre. Ces figures étoilées sont formées par l'ensemble des terminaisons des fibres cristalliniennes de la façon suivante :

Du centre du cristallin part une fibre dont l'extrémité se recourbe autour de l'équateur et se termine près de celui-ci à la surface postérieure. Une seconde fibre cristallinienne, à côté de la première, part un peu plus bas, et comme elles sont toutes de longueur pareille, elle se terminera de l'autre côté, un peu plus loin de l'équateur ; toutes les fibres contiguës l'une après l'autre se rangent d'une façon analogue et de façon que toutes leurs extrémités sont situées dans une ligne droite qui forme un des rayons de la figure étoilée. A l'endroit même de cette figure se trouve une substance amorphe moléculaire et un système de canaux interfibrillaires (*de Becker*).

## MALADIES DU CRISTALLIN.

## ARTICLE PREMIER.

### CATARACTE.

#### A. — Considérations générales.

La *cataracte* consiste dans l'opacification plus ou moins complète de l'appareil cristallinien. Au début de l'affection, il n'est pas toujours facile de préciser l'existence et l'étendue d'un trouble de transparence, sans examen approfondi. Dans ce but, il importe de dilater la pupille à l'aide de l'atropine, et de se servir de l'éclairage latéral ainsi que du miroir ophtalmoscopique.

A l'*éclairage latéral*, les opacités du cristallin présentent une coloration grisâtre ou blanchâtre. En examinant des vieillards, il faut prendre garde de ne pas confondre l'aspect physiologique du cristallin avec une opacification réelle ; car à un âge plus avancé le cristallin réfléchit toujours beaucoup plus de lumière, et le noyau prend une teinte jaunâtre. Cependant cette erreur est facilement reconnue, lorsqu'on trouve une force visuelle normale (par rapport à l'âge du malade), et lorsqu'on constate la transparence du cristallin, en se servant de l'ophtalmoscope.

Avec le *miroir ophtalmoscopique* seul et en se servant d'un faible éclairage, on reconnaît la plus légère opacité, stries ou points qui apparaissent noirs sur le fond rouge de l'œil. Ces moyens d'exploration ont mis hors d'usage l'examen catoptrique qui consistait dans la recherche des images de *Purkinje-Sanson*.

Lorsque l'opacification a envahi une grande partie ou la totalité du cristallin, on la reconnaît à première vue par la teinte grisâtre ou blanchâtre de la pupille. On ne pourrait confondre alors la cataracte qu'avec des dépôts plastiques dans le champ pupillaire (*cataracte fausse*); mais dans ce dernier cas l'iris est adhérent, d'un aspect anormal, et nous chercherions en vain l'ombre projetée par le bord pupillaire de l'iris sur le cristallin. L'étendue de cette ombre est en rapport direct avec la distance qui sépare la cataracte de l'iris.

Les *troubles visuels* varient avec la forme et le siège précis des opacités du cristallin. Lorsque l'opacification a débuté au centre, le malade verra mieux dans les lieux sombres et dans toutes les circonstances où la pupille se dilate ; le contraire aura lieu quand l'opacité se trouve à la périphérie du cristallin.

Les malades accusent souvent dans les premiers temps de la myopie et de la polyopie; les objets apparaissent entourés d'une gaze ou d'un nuage, et ce trouble augmente insensiblement et lentement pendant des mois ou des années, jusqu'à ce que l'œil ne distingue plus que le jour et la nuit.

La *marche* des cataractes est ordinairement lente. Abstrac-- tion faite de quelques formes particulières (cataractes congénitales, traumatiques, etc.), l'opacification envahit le cristallin chez les individus avancés en âge; ses progrès sont plus ou moins lents; quelquefois même elle paraît rester stationnaire. Cependant elle finit presque toujours par occuper la totalité, ou la presque totalité du cristallin; le temps jusqu'à la maturité complète de la cataracte peut varier de plusieurs mois jusqu'à plusieurs années. Généralement les deux yeux sont pris successivement.

*Étiologie.* — La nature des opacifications du cristallin n'est pas exactement connue. Tantôt elle paraît résider dans des troubles de la nutrition générale (diabète, ergotisme, marasme sénile), tantôt dans des altérations de nature inflammatoire du cristallin, ou plutôt de la cristalloïde. Ces troubles inflammatoires ont presque toujours leur origine dans des maladies du tractus uvéal, ou des membranes profondes de l'œil en général (choroïdite, irido-choroïdite, choroïdo-rétinite, etc.). Enfin la cataracte a été envisagée comme une métamorphose régressive des fibres cristalliniennes qui deviennent cassantes, opaques et déhiscentes.

Quoi qu'il en soit, nous retrouvons la cataracte surtout comme une maladie de l'âge avancé, chez des personnes âgées de plus de quarante-cinq ans. Plus tôt, elle survient à la suite de maladies internes de l'œil (iritis, choroïdite, décollement de la rétine), ou à la suite de maladies générales, telles que le diabète, ou enfin à la suite de traumatisme de l'œil. Dans un certain nombre de cas, l'opacification du cristallin est apparue peu de temps après la guérison de maladies de la peau étendues sur une grande partie de la surface cutanée. Nous trouvons aussi la cataracte dès la naissance (cataractes congénitales), ou formée dans les premières années, à la suite de perforations de la cornée.

*Traitement.* — Les observations de cataractes guéries à la suite d'un traitement médicamenteux se rapportent ou à une erreur de diagnostic ou à des troubles inflammatoires passagers du cristallin, qui accompagnent parfois certains cas d'iritis ou d'irido-cyclite. Les cas de recouvrement spontané de la vision ont été probablement des cas de luxation du cristallin opaque, ou de résorption d'une cataracte molle ou liquide, après déchirure de la capsule survenue à la suite d'un traumatisme.

La guérison d'une cataracte ne peut être obtenue que par une intervention chirurgicale.

### B. — Variétés des cataractes.

De tout temps on a distingué les cataractes selon que l'opacité atteint la cristalloïde (*cataracte capsulaire*), ou le cristallin même (*cataracte lenticulaire*), ou même les deux à la fois (*cataracte capsulo-lenticulaire*).

La cataracte lenticulaire présente ou une forme partielle et stationnaire (*cataracte zonulaire, polaire*), ou totale et progressive (*cataracte corticale sénile*).

### 1. Cataracte corticale molle et liquide.

L'opacité est grisâtre ou laiteuse; généralement le cristallin est gonflé, et, à la suite de cette augmentation de volume, l'iris est poussé un peu en avant, la pupille un peu dilatée et paresseuse. Plus tard, le contenu de la capsule peut se liquéfier complètement et persister longtemps dans cet état (*cataracte cystique, cataracte sédimentaire*), ou il subit petit à petit une métamorphose régressive.

Cette métamorphose régressive consiste dans la résorption progressive des parties liquides et le dépôt des parties graisseuses et calcaires sur la capsule. A la suite de cette modification, le volume de la cataracte diminue progressivement et peut, à la longue, se réduire aux deux feuillets de capsule altérés par les dépôts indiqués (*cataracte irido-siliqueuse*). La chambre antérieure est alors plus profonde qu'à l'état normal; l'iris tremblote quand l'œil se meut, ou son bord pupillaire est adhérent à la cristalloïde.

### 2. Cataracte nucléolaire.

On voit, dans le champ pupillaire dilaté, un reflet grisâtre ou jaunâtre. A l'éclairage latéral, on reconnaît que l'opacité siège au centre du cristallin, séparée de la capsule par des parties transparentes (l'ombre de l'iris est très large), et que la périphérie du cristallin est également transparente. Avec le miroir ophtalmoscopique, l'opacité paraît quelquefois assez faible, mais nettement limitée ; la substance corticale est transparente.

Les troubles visuels se composent de la diminution de la vision produite par l'opacité cristallinienne et de myopie ou plutôt d'astigmatisme myopique. La vision s'améliore lorsqu'on dilate la pupille à l'aide d'atropine..

Cet état peut rester longtemps stationnaire ; mais à mesure qu'il dure, la coloration de la cataracte devient plus intense ; elle devient rouge brunâtre ou brun foncé ; à la fin la corticale peut se prendre également et la cataracte devient complète.


### 3. Cataracte sénile.


La cataracte sénile, la plus fréquente de toutes, débute dans les couches corticales qui sont les plus rapprochées du noyau. On y aperçoit des opacités en forme de stries courtes ou de plaques irrégulières, de coloration grisâtre. En même temps, le noyau prend une teinte jaunâtre ou brunâtre.

Pendant le développement de la cataracte, les masses corticales affectent tantôt de larges stries qui présentent un brillant aponévrotique ; tantôt les stries sont fines et très blanches ; tantôt, enfin, on n'y voit point de stries, mais une opacité composée de points et de plaques grisâtres, irrégulièrement disséminées.

Au centre de la cataracte, l'intensité de la coloration plus foncée (ambrée ou jaunâtre) et l'étendue qu'elle occupe nous renseignent sur la consistance et la grandeur du noyau.

La cataracte est *mûre* lorsque toute la substance cristallinienne est devenue opaque ; lorsqu'elle est restée longtemps ainsi, son aspect et sa consistance peuvent se modifier par la condensation des masses corticales, condensation qui parfois aussi commence déjà à s'accomplir à une époque ou d'autres parties corticales ne sont pas encore opaques.

Tout ce mode de développement peut s'accomplir dans un

temps très variable, de quelques mois à plusieurs années.

Quelquefois, dans les cataractes séniles, le noyau est d'une coloration si foncée qu'à l'inspection simple la pupille paraît noire. Ces *cataractes noires*, dont le diagnostic devient facile à l'aide du miroir ophtalmoscopique ou de l'éclairage latéral, résultent uniquement de la sclérose du noyau. *De Graefe* a émis l'opinion que cette coloration résulte de l'hématine provenant d'anciennes hémorragies intraoculaires et que le courant endosmotique transporte dans le cristallin.

D'autres fois, la cataracte sénile se compose du noyau opaque et dur, et de la substance corticale complètement liquéfiée (*cataracte de Morgagni*). Le diagnostic de cette variété est facile lorsque la cristalloïde est transparente ; on reconnaît alors que le noyau, au lieu de se trouver au centre de la cataracte, est abaissé dans le liquide, qu'il disparaît lorsque le malade penche sa tête en arrière, et reparaît lorsqu'il la penche en avant.

Lorsque la cataracte sénile se complique d'états inflammatoires des membranes profondes, on voit se déposer souvent des masses calcaires attachées à la face interne de la cristalloïde, en même temps que le reste se ratatine. Ainsi se forme la *cataracte calcaire* ou *crétacée*, distinguée par son reflet crayeux. En même temps, il existe souvent une liquéfaction du corps vitré et un relâchement de la zonule de Zinn, de sorte que les mouvements de l'œil produisent un tremblement de la cataracte (*cataracte trémulante*).

D'autres fois, on y retrouve des masses graisseuses, des cristaux de *cholestérine* caractérisés par leur reflet chatoyant particulier. Enfin on a cru observer même des altérations *fibreuses* et *osseuses* des éléments cristalliniens (*Stellwag*), altérations qui sont mises en doute par d'autres observateurs (*Virchow, H. Müller*).

### Cataractes partielles.

Il n'est pas rare d'observer des opacités isolées dans le cristallin sous forme de stries très étroites, situées vers la périphérie de la substance corticale. Recouvertes ordinairement par l'iris, ces opacités peuvent exister sans occasionner des

troubles visuels, et elles peuvent exister de longues années
sans que le reste du cristallin soit envahi.

Plus rarement, on observe des plaques opaques situées dans
la substance corticale, à peu de distance de la cristalloïde
antérieure, et qui restent longtemps limitées et isolées.

On voit aussi quelquefois dans le cristallin un grand nombre
de points ou de stries opaques au milieu de la substance corticale transparente. Cet état, qui influence sensiblement la vision, reste quelquefois longtemps stationnaire, ou l'opacification
ne fait que des progrès très lents. Des complications d'affection des membranes profondes de l'œil peuvent être diagnosti-
quées dans quelques-uns de ces cas, mais pas dans tous.

### 1. Cataracte zonulaire, stratifiée.

La cataracte zonulaire occupe seulement quelques couches
du cristallin, les plus rapprochées du noyau; celui-ci, ainsi
que les couches périphériques, reste transparent (fig. 90). En exa-

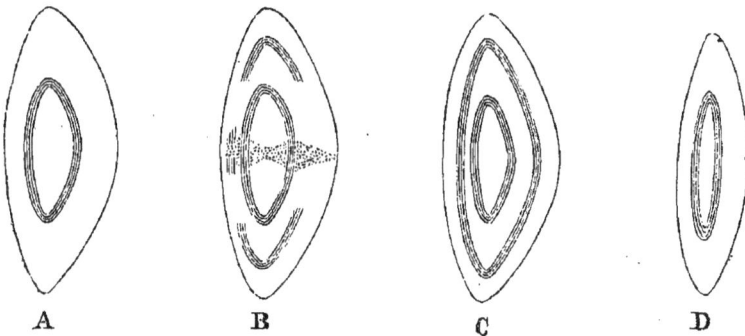

A            B            C            D

Fig. 90. — Cataracte zonulaire.

minant la pupille, on y découvre une opacité grisâtre ou blanchâtre,
et l'on reconnaît facilement à l'éclairage oblique qu'elle est
séparée de l'iris par une couche de substance corticale transparente. Après avoir dilaté largement la pupille, on distingue
avec l'ophtalmoscope que cette opacité est nettement limitée,
et qu'elle est séparée de l'équateur du cristallin par une couche
transparente.

Cette cataracte, qui est congénitale ou qui se développe dans les premières années de l'existence, est le plus souvent stationnaire pendant toute la vie; les cas d'opacification progressive sont caractérisés par la présence de quelques stries ou points opaques dans la région transparente du cristallin (*de Graefe*).

Les troubles visuels varient selon que la pupille est rétrécie (au grand jour) ou dilatée (dans un mi-jour ou par l'atropine). Dans le premier cas, les malades voient très peu et quelquefois ne se conduisent qu'à grand'peine. Dans le second cas, ils voient bien mieux, quelquefois assez pour lire. La nécessité de se procurer de grandes images rétiniennes les oblige à rapprocher les objets très près de leurs yeux, de sorte qu'ils paraissent très myopes; quelquefois les sujets atteints de cette cataracte deviennent ainsi réellement myopes. Il n'est pas rare de voir ces malades affligés également de nystagmus.

On observe cette variété de cataracte souvent chez plusieurs personnes de la même famille. Dans la plupart des cas, la cataracte zonulaire se trouve dans les deux yeux, chez des enfants atteints de rachitisme et dont les dents présentent une formation irrégulière de l'émail (*Horner*). Son mode de développement a été rattaché à des affections cérébrales accompagnées de convulsions (*Arlt, Horner*).

Lorsque cette cataracte est stationnaire et la vision du malade suffisante pour ses occupations, il n'y a pas lieu d'opérer. Lorsque, dans les mêmes conditions, le malade ne peut lire facilement qu'avec une pupille dilatée, on peut faire usage continuel des installations d'atropine ou pratiquer une iridectomie pour permettre aux rayons lumineux de traverser les parties périphériques transparentes du cristallin. Lorsque la cataracte a trop d'étendue ou qu'elle présente les signes d'une cataracte progressive, on l'opère par discission (voy. plus loin).

### 2. Cataracte circonscrite de la corticale postérieure.
### Cataracte polaire postérieure.

Avec le miroir ophtalmoscopique on reconnaît dans les couches postérieures du cristallin des bandes opaques qui convergent vers le pôle postérieur du cristallin. A l'aide de l'éclairage latéral on constate la transparence de toutes les parties antérieures du cristallin. Cette variété de cataracte se rencontre le plus souvent dans des yeux atteints d'affections des membranes profondes (choroïdo-rétinite, rétinite pigmentaire).

La cataracte *polaire postérieure* est une opacité de forme ronde circonscrite qui occupe le voisinage du pôle postérieur du cristallin (peut-être le *corps vitré?*). On reconnaît ce siège, à l'examen ophtalmoscopique, à ce que l'opacité dans tous les mouvements du globe oculaire reste immobile au centre de l'œil; on la trouve souvent avec le staphylôme postérieur et la choroïdite atrophique.

### 3. Cataracte capsulaire.

L'opacification n'atteint pas la cristalloïde elle-même, qui reste intacte ou légèrement ridée; cette cataracte est plutôt produite par des dépôts occupant la surface externe ou interne de la capsule cristallinienne. Les différentes formes sous lesquelles la cataracte capsulaire se présente sont les suivantes :

*a. Cataracte capsulaire centrale.* Celle-ci apparaît au milieu du champ pupillaire sous forme d'une plaque ronde, d'un blanc crayeux, et entourée d'une zone grisâtre. L'opacité proémine en général sur le niveau de la cristalloïde, ou légèrement, ou sous forme d'une petite pyramide, dont le sommet envoie parfois un prolongement filamenteux à la surface postérieure de la cornée (*cataracte pyramidale*).

Cette opacité capsulaire siège aussi à la surface interne de la cristalloïde, c'est-à-dire dans le cristallin même (*H. Müller*). On la trouve chez les nouveau-nés, ou elle se produit dans le jeune âge, tantôt à la suite de perforations de la cornée, tantôt à la suite d'iritis.

Une opacité analogue existe aussi parfois sur *la cristalloïde postérieure* avec légère proéminence dans le corps vitré. Elle indique le point d'insertion de l'artère hyaloïde, dont la trace persiste dans quelques cas sous forme d'un filament mince qui réunit la cristalloïde au nerf optique.

La cataracte capsulaire centrale peut durer toute la vie sans s'agrandir ; dans ce cas, elle ne devient pas l'objet d'une opération, car les rayons lumineux passent aisément entre cette opacité et le bord pupillaire.

*b.* La *cataracte capsulaire qui accompagne les caractes lenticulaires* est toujours facile à reconnaître par son aspect blanc crayeux, résultant d'incrustations calcaires. Elle s'observe le plus souvent sur des cristallins cataractés qui ont dépassé la maturité. D'autres fois, elle occupe des yeux atteints d'inflammation de la choroïde ou de l'iris ; dans ce dernier cas, il existe souvent des adhérences entre la capsule et la pupille (*cataracte adhérente*).

C. — Corps étrangers dans le cristallin. Cataracte traumatique.

Toute lésion de l'œil qui amène une ouverture de la capsule cristallinienne expose la substance corticale au contact de l'humeur aqueuse. Les masses corticales, après cette imbibition, se gonflent en prenant une coloration blanchâtre, sortent de la plaie capsulaire et tombent dans la chambre antérieure. L'humeur aqueuse atteint alors une autre partie de la substance corticale, et nous pouvons assister ainsi à la résorption du cristallin tout entier. Voilà ce que l'on observe chez les individus jeunes, dont la cristalloïde a été ouverte dans une étendue moyenne.

D'autres fois, lorsque la plaie a été très petite, il se peut que la plaie capsulaire se soit cicatrisée au bout de quelque temps, de sorte que nous y constatons une opacité grisâtre qui peut diminuer d'étendue et même disparaître.

Lorsque l'ouverture capsulaire a été très grande, et que la lésion est survenue vers la vingt-cinquième ou trentième année, il faut craindre le gonflement subit du cristallin qui provoque facilement une inflammation de l'iris. Dans un âge plus avancé, la résorption sera plus lente, et l'inflammation de l'iris ou de la choroïde est encore plus à craindre.

Le pronostic doit, en outre, tenir compte des complications provoquées par la lésion des autres parties de l'œil (plaie pénétrante de la cornée, prolapsus ou déchirure de l'iris, commotion générale de l'œil, hémorragies intraoculaires, décollement de la rétine).

Quant au traitement, il importe avant tout d'obtenir et de maintenir la dilatation complète de la pupille, à l'aide de l'atropine. Si l'on n'y réussit pas ou si le gonflement du cristallin menace l'œil, il faut pratiquer une iridectomie, ou l'extraction de la cataracte traumatique, avec ou sans iridectomie.

Lorsqu'un corps étranger (paillettes de fer, éclats de capsule, de pierre, etc.) s'est logé dans le cristallin, il est possible de constater sa présence au commencement, lorsque les masses cristalliniennes ne sont pas encore complètement opaques. Plus tard, les corps métalliques peuvent encore se reconnaître par la coloration brunâtre que leur oxydation communique à leur voisinage. Si la cataracte se résorbe dans ces circonstances, le corps étranger peut rester attaché à la capsule, ou il tombe dans la chambre antérieure ou derrière l'iris. Dans le dernier cas, sa présence occasionne tous les dangers des corps étrangers dans l'œil (irido-choroïdite, affection sympathique de l'autre œil). Ce même danger existe naturellement si le corps étranger, après avoir traversé le cristallin, s'est logé dans le fond de l'œil (voy. *Affections sympathiques*, p. 239).

Toutes les fois qu'un cristallin cataracté, renfermant un corps étranger, doit être enlevé par l'extraction, il faut manœuvrer de façon à extraire en même temps le corps étranger, de peur qu'il ne tombe dans des parties de l'œil inaccessibles à nos instruments. Généralement, il faudra se servir d'une curette que l'on conduit derrière le corps étranger, pour s'en assurer avant toute chose.

### D. — Diagnostic de la consistance des cataractes.

Après la dilatation de la pupille par l'atropine, qui nous permet une inspection de toute l'étendue du cristallin, nous nous servons de l'éclairage latéral, pour nous rendre un compte exact de la coloration et des dessins que la surface de la cataracte présente.

Nous y découvrons d'abord l'existence du *noyau* par la co-

loration plus foncée, légèrement ambrée et jaunâtre de la
partie centrale du cristallin; l'intensité de cette nuance et son
étendue nous renseignent sur la dureté, la grandeur et l'épaisseur du noyau.

Quant aux *masses corticales*, le diagnostic de leur consistance est bien plus difficile. En première ligne, nous jugeons
cette consistance d'après le *volume* de la cataracte, en ce sens
que, toutes choses égales d'ailleurs, la consistance est molle
lorsque la substance corticale est très volumineuse et fait
bomber l'iris en avant; on trouve alors la chambre antérieure
moins profonde, et une paresse inaccoutumée des mouvements
pupillaires. Cependant, ces symptômes n'ont de valeur que
dans les cas où la comparaison avec l'autre œil démontre que
ce n'est pas un état physiologique, et encore faut-il qu'ils ne
s'expliquent pas par d'autres raisons, telles que l'augmentation
de la pression intraoculaire, par exemple. — La *conformation* des masses corticales est surtout importante pour le
diagnostic de la consistance de la cataracte. Elle est molle
lorsque nous y reconnaissons de larges stries rayonnées
bleuâtres ou plutôt grisâtres, d'un brillant métallique nacré;
entre ces stries, nous découvrons des parties moins opaques du
cristallin, remplies de points ou de petites plaques grisâtres
et de forme irrégulière. Lorsque les stries de la cataracte
sont d'une largeur moyenne, elles sont alors ordinairement
très brillantes; la masse corticale, bien que molle, a cependant
assez de consistance pour rester adhérente au noyau pendant
l'expulsion. Parfois les stries sont étroites ou de largeur
moyenne et blanchâtres, de sorte que, en jugeant d'après la
couleur seule, on pourrait croire facilement à une consistance
molle de la substance. Cependant cette dernière est, dans ces
cas, très cohérente et la cataracte généralement dure. Elle
l'est certainement lorsque les stries sont très étroites, linéaires,
rayonnées, quelle que soit d'ailleurs leur couleur. Ajoutons,
en outre, que dans tous ces cas la plus grande dimension du
noyau indique, toutes choses égales d'ailleurs, que la cataracte est probablement de consistance dure (très cohérente).
— Une substance corticale striée et assez mince pour faire
reconnaître plus distinctement qu'à l'ordinaire le noyau
donne un aspect plus foncé à la cataracte et indique que cette
dernière subit la métamorphose régressive, et que la masse

corticale est adhérente et de structure lamelleuse. On voit alors la cristalloïde antérieure séparée du bord pupillaire par un espace de profondeur inaccoutumée, et la substance corticale laisse passer, dans les parties périphériques, une plus grande quantité de rayons lumineux, qui donnent aux malades un peu plus de lumière et leur fait concevoir l'espoir de voir survenir la guérison spontanée de leur cataracte.

Les conclusions sur la consistance de la corticale, que nous tirons de la forme et de la couleur des stries, nous font naturellement défaut dans les cas nombreux où les stries n'existent pas, et pour ces cas le diagnostic de la consistance présente les plus grandes difficultés. Cependant, nous devons attacher de l'importance aux caractères suivants : La substance corticale, tant qu'elle a conservé une partie de sa transparence normale, c'est-à-dire tant qu'elle n'est pas complètement opaque et présente seulement une suffusion blanchâtre ou grisâtre, doit être considérée comme ayant sa consistance normale; en un mot, elle n'est pas encore ramollie. Elle est au contraire liquide lorsqu'elle n'a plus de transparence et qu'elle offre un aspect complètement amorphe, sans stries ni plaques, et de couleur grisâtre ou blanchâtre ; dans ces cas, on reconnaît aussi facilement l'existence d'un noyau qui ne se trouve plus au centre de la cataracte, mais dans la partie inférieure des masses corticales liquides. La *position du noyau* devient ainsi un signe important pour juger du ramollissement de la corticale qui l'environne. — Lorsque la substance corticale est grisâtre, pointillée ou tachetée d'une manière uniforme à toute sa surface, nous jugeons de sa consistance surtout d'après sa transparence. Une opacité presque complète nous indique alors que la substance est molle, mais en même temps grumeuse, de sorte qu'elle reste facilement adhérente à la capsule après l'expulsion du noyau, et que l'on est obligé de la faire sortir, soit par des manœuvres de pression, soit avec la curette. Lorsqu'on reconnaît entre les taches opaques des parties encore transparentes, la consistance est presque celle du cristallin normal, c'est-à-dire gélatineuse, et cela d'autant plus que les portions transparentes existent en grand nombre. L'existence de stries étroites entre les points indique au contraire que la substance corticale est plus dure.

En terminant ces observations sur le diagnostic de la consistance des cataractes, nous ne pouvons que répéter le conseil souvent donné par *de Graefe* : Quand on n'est pas sûr d'avoir parfaitement reconnu la consistance de la cataracte, il vaut mieux la considérer comme plus cohérente, parce qu'une incision un peu plus grande, pourvu qu'elle ne le soit pas à l'excès, est moins funeste pour le succès de l'opération qu'une expulsion difficile de la cataracte à travers une incision trop petite.

## E. — De l'opération de la cataracte.

### Considérations générales.

Avant l'opération de la cataracte, il est absolument nécessaire de se rendre compte de l'état général de l'œil à opérer et surtout de ses fonctions visuelles, pour ne pas être surpris après l'opération par une *amaurose imprévue*. Dans ce but, nous examinerons avec attention la consistance du globe oculaire, l'état de ses parties antérieures, de l'iris et de la pupille. Nous nous informerons en outre de l'état de la vision avant la cataracte, et de la manière plus ou moins rapide dont la cataracte s'est formée; mais ce qui importe le plus, c'est l'examen direct des fonctions visuelles de l'œil cataracté (voy. p. 29).

Un œil atteint de cataracte, mais du reste normal, peut distinguer, dans une chambre obscure, la clarté d'une lampe ordinaire à 4 ou à 5 mètres de distance. Tout œil qui ne présente pas cette force visuelle ne peut être considéré comme un œil normal. Abstraction faite de la cataracte, il doit exister alors une complication d'une autre maladie quelconque du globe oculaire. Il faut prendre soin aussi d'explorer en même temps la périphérie du champ visuel, en faisant fixer avec l'œil cataracté une lampe placée en face et à quelques pieds de distance du malade, tandis que nous promenons une autre lampe dans toutes les directions vers les limites du champ visuel. De cette manière, nous constaterons facilement l'affaiblissement de la vision excentrique ou les défectuosités du champ visuel, résultats d'un décollement rétinien ou d'autres complications.

L'exploration des parties externes de l'œil nous fournit souvent les renseignements les plus précieux. L'existence de synéchies, facile à constater, surtout après une instillation d'atropine, et l'état de l'iris même (décoloration, désorganisation), la dureté ou le ramollissement du globe oculaire comparé à celui de l'autre œil, nous renseigneront sur la nature des complications. L'aspect particulier de la cataracte et la jeunesse du malade, relativement à l'âge où la cataracte survient habituellement, nous inviteront souvent à l'examen le plus minutieux des fonctions visuelles, surtout lorsque l'individu aura été très myope, et que nous pourrons constater sur l'autre œil les altérations ordinaires qui accompagnent la myopie progressive arrivée à un degré très élevé.

Ces différentes complications, selon leur gravité et selon l'influence qu'elles exercent sur la force visuelle, nous engageront naturellement à une grande prudence dans le pronostic, ou même à l'abstention de toute opération, si nous pouvons prévoir que la vision n'en sera pas amendée.

Lorsqu'il ne s'agit pour toute complication que d'une affection de la conjonctive, des paupières ou des voies lacrymales, nous tâcherons, autant que possible, d'en débarrasser le malade avant de l'opérer.

*Faut-il opérer un œil de la cataracte lorsque l'autre est complètement sain?* — De Graefe conseille cette pratique lorsqu'on peut être à peu près sûr que l'opération sera suivie de succès, comme, par exemple, dans les cas qui peuvent être opérés par discission ou par extraction linéaire simple; dans d'autres cas, il vaut mieux s'abstenir.

Quand, au contraire, la cataracte a déjà débuté dans l'autre œil, ou même y est déjà arrivée à une extension telle que le malade ne puisse plus accomplir ses occupations habituelles, nous n'hésitons pas à opérer le premier œil atteint, sans attendre la cécité complète du malade.

*Doit-on attendre la maturité complète de la cataracte pour l'opérer?* — L'expérience a démontré, il est vrai, que la cataracte sort plus facilement et plus complètement de la capsule, lorsqu'elle a envahi la totalité du cristallin, et, pour cette raison, nous préférons en général attendre ce moment. Cependant il arrive souvent que cette maturité se fait attendre pendant très longtemps, et nous serions ainsi obligé de retarder l'opération pendant tout ce temps d'immaturité relative où pourtant le malade n'est déjà plus en état de se servir de ses yeux. Nous pouvons, dans ce cas, nous abstenir d'attendre la maturité complète, et opérer le malade aussitôt que l'état de sa vision le lui fait désirer, d'autant plus lorsque la méthode opératoire choisie permet d'opérer sans danger dans ces conditions. — Dans les cas de cataractes congénitales ou survenues dans la première jeunesse, il est de principe d'opérer de très bonne heure, parce que le mauvais état de la vision devient facilement à cet âge une cause de strabisme ou de nystagmus.

*Doit-on opérer les deux yeux à la fois?* — En général, nous nous prononçons contre cette pratique, en donnant pour raison que la conduite du malade pendant la première opération, la marche de la guérison et le résultat définitif nous fournissent souvent des indications précieuses pour notre manière d'agir dans la seconde opération. Ce n'est que dans des conditions spéciales, soit que le malade ne puisse rester assez longtemps auprès de nous pour attendre la seconde opération, soit qu'il ne puisse y revenir, que nous nous décidons à opérer les deux yeux à la fois, si le malade le désire expressément et malgré nos réserves.

### Extraction à lambeau.

*Indications.* — L'extraction à lambeau ne s'applique qu'à des cataractes qui renferment un noyau dont la consistance est dure par rapport à la substance corticale environnante. Nous pouvons donc l'employer : 1° dans les cas de cataracte des vieillards, lorsqu'il existe un noyau dur d'une certaine grandeur, que la substance corticale soit de consistance normale, ramollie ou même se trouve dans la métamorphose régressive; 2° chez des individus plus jeunes, lorsque la cataracte renferme un noyau très grand, quelle que soit d'ailleurs sa consistance; 3° dans les cas de cataractes tombées dans la chambre antérieure.

*Préparations.* — Nous instillons la veille de l'opération

plusieurs gouttes d'atropine dans l'œil, jusqu'à la dilatation aussi complète que possible de la pupille; nous opérons le malade couché sur le lit où il doit attendre sa guérison, pour éviter tout déplacement après l'extraction à lambeau. — Il est important de pouvoir mettre à la disposition de l'opéré une garde-malade habituée à donner les soins nécessaires, car les opérés doivent pendant assez longtemps s'abstenir autant que possible de tout mouvement brusque de la tête et du corps tout entier. La chambre du malade doit être facile à obscurcir et à aérer.

Les *instruments* nécessaires pour cette opération sont : une

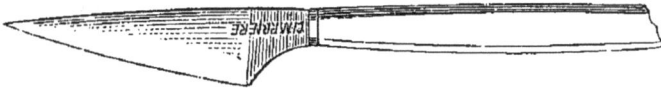

Fig. 91.

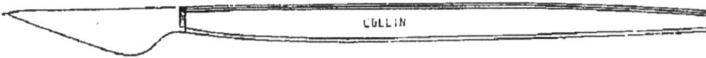

Fig. 92.

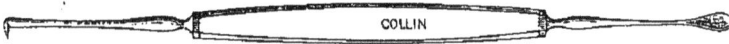

Fig. 93.

pince à fixation (voy. fig. 55), un couteau à cataracte à tranchant droit ou courbe (fig. 91 et 92), et un cystitome (fig. 93).

### DESCRIPTION DE L'OPÉRATION.

Le malade, dont l'œil sain doit être couvert par un léger bandage, étant couché de manière que l'œil à opérer (nous prenons pour exemple l'œil gauche) soit convenablement éclairé, et sa tête solidement fixée, on fait écarter les paupières par un aide placé derrière la tête du malade.

Le premier temps de l'opération est la formation du lambeau, soit dans la partie supérieure, soit dans la partie inférieure de la cornée (*kératotomie supérieure* ou *inférieure*).

L'extraction à lambeau supérieur, quoique d'une exécution plus difficile, jouit d'une préférence basée sur l'opinion qu'elle

dispose moins à la sortie du corps vitré, et qu'elle permet à la
paupière supérieure de jouer après l'opération le rôle d'un
bandage recouvrant et comprimant légèrement la plaie. On
est forcé d'opérer en bas : 1° lorsqu'il existe une adhérence
entre le bord pupillaire supérieur et la capsule, tandis que le
bord inférieur est libre de synéchies ; 2° lorsque le malade est
incapable de diriger volontairement son œil en bas, direction
indispensable pour la cystitomie et pour que la cataracte puisse
sortir normalement au troisième temps de l'opération.

*Premier temps de l'opération :* Section de la cornée. —
L'opérateur prend de sa main gauche les pinces à fixation, de
sa main droite le couteau à cataracte dont le tranchant doit

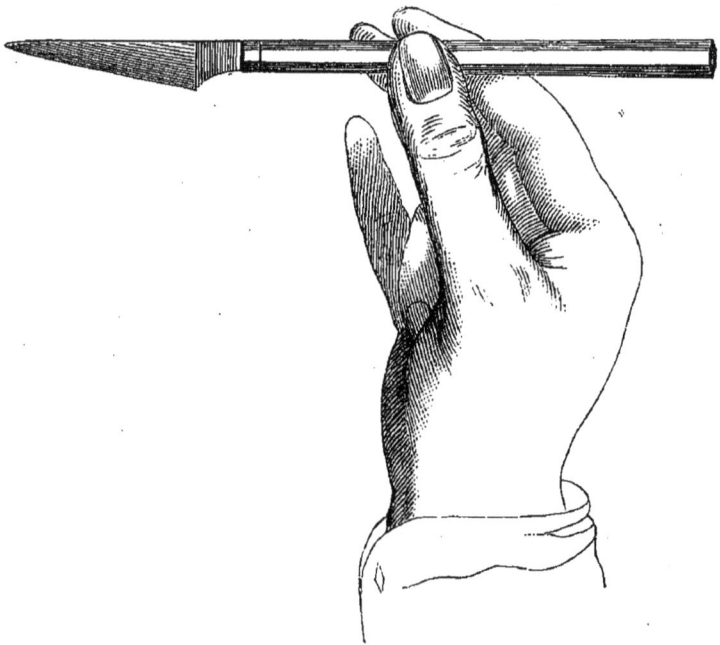

Fig. 94.

être dirigé en bas. Avec la première il saisit un pli conjonctival tout près du bord interne de la cornée et un peu au-dessus de son diamètre horizontal. Les pinces, que l'opérateur

meut plus facilement lorsqu'il les tient près de l'extrémité de leurs branches, doivent fixer le globe oculaire au moment où le malade, sur l'indication de l'opérateur, a porté son œil dans la direction la plus favorable à l'opération, ce qui a lieu dans notre procédé lorsque le malade regarde un peu en haut et en dehors. Une fois l'œil fixé dans cette position, les pinces n'ont qu'à l'y maintenir en s'opposant à tout déplacement, cependant sans tirailler et sans exercer la moindre pression sur le globe oculaire.

Le couteau à cataracte est saisi entre les trois premiers doigts (fig. 94), de manière que l'index et le médius se trouvent vis-à-vis du pouce, tandis que le quatrième doigt se plie dans la main et que le cinquième prend un point d'appui sur l'os de la pommette. L'opérateur présente le couteau d'abord devant l'œil, dans la direction qu'il doit occuper dans l'organe lui-même, c'est-à-dire la pointe horizontale et le tranchant en bas, parallèlement au plan de l'iris; lorsque le chirurgien s'est ainsi

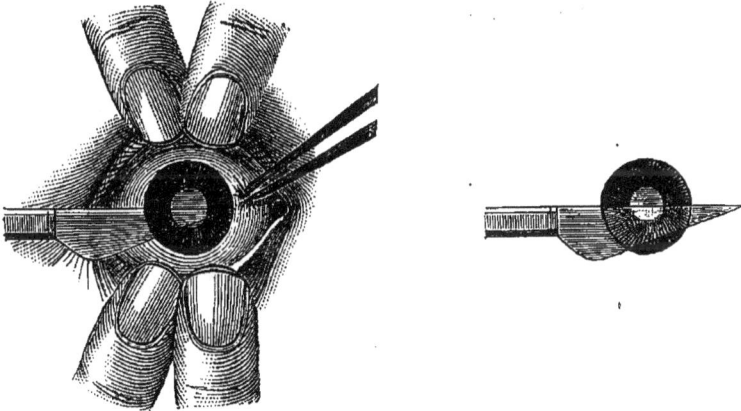

Fig. 95 et 96. — Kératotomie inférieure périphérique.

assuré que le diamètre du couteau est convenable, et que l'allongement de ses doigts suffira pour la formation du lambeau, il ramène la pointe du couteau vers le bord externe de la cornée et l'enfonce dans ce bord même à l'endroit où il touche la sclérotique, à un millimètre au-dessous du diamètre transversal de la cornée.

D'après l'ancienne méthode, il convient de faire le lambeau
dans la cornée même, et par conséquent de pratiquer la ponction et la contre-ponction à un millimètre en deçà du limbe
conjonctival. On se rendra facilement compte de la différence,
en comparant les figures 95 et 96 qui représentent la kératotomie de la méthode nouvelle (*Jacobson*), avec les figures 97
et 98 représentant l'ancienne méthode.

La ponction faite, l'opérateur avance rapidement la pointe
du couteau dans une ligne horizontale, et toujours dans un
plan parallèle à la surface antérieure de l'iris, avec fermeté
et sans secousses, jusqu'au point diamétralement opposé de
la cornée. Arrivé à ce point, l'opérateur fait la contre-ponction de la cornée, en traversant avec la pointe du couteau le
limbe conjonctival, comme pour la ponction. En étendant de

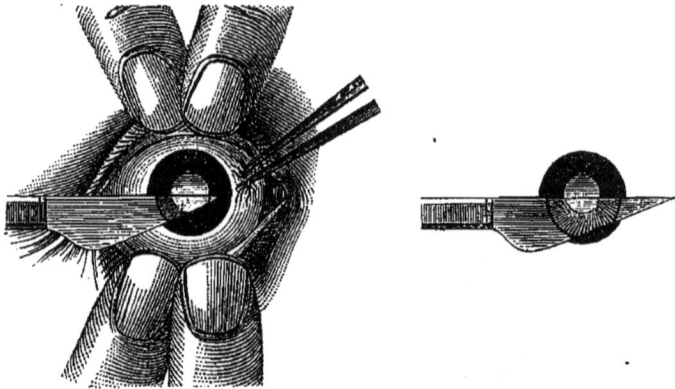

Fig. 97 et 98. — Kératotomie inférieure, d'après l'ancienne méthode.

plus en plus les trois premiers doigts, l'opérateur avance la
lame du couteau jusqu'à ce que le bord inférieur de la pupille
ait complètement disparu derrière l'instrument; il éloigne alors
du globe oculaire les pinces à fixation, et achève la section,
en poussant constamment la pointe de l'instrument dans sa
direction première, sans jamais appuyer sur le tranchant du
couteau, et en ayant soin de renverser le manche vers la tempe
si la pointe menaçait de blesser le nez.

Un peu avant l'achèvement complet du lambeau, et quand il
n'y a plus qu'une bride étroite de la cornée à couper, l'opérateur fera bien de ralentir le mouvement du couteau et de

terminer la section par un mouvement de retrait du tranchant, en y mettant le moins de précipitation possible. Cette manœuvre a pour but d'arrondir le lambeau qui, pour être régulier, doit être taillé totalement dans le limbe conjonctival. Pendant l'achèvement du lambeau, l'aide abandonne doucement les paupières, et l'opérateur, en retirant le couteau, recommande au malade de tenir les yeux fermés comme pour le sommeil, c'est-à-dire sans contractions du muscle orbiculaire.

## DES ACCIDENTS QUI PEUVENT SURVENIR PENDANT LE PREMIER TEMPS DE L'OPÉRATION.

S'il arrive que l'endroit de la ponction ait été mal choisi, c'est-à-dire au-dessus ou au-dessous du point où l'opérateur s'était proposé de ponctionner, l'opération n'en sera pas moins continuée, pourvu que la différence ne soit pas trop grande ; on modifiera alors l'endroit de la contre-ponction, de manière que le lambeau obtienne néanmoins la grandeur nécessaire. Mais lorsque le couteau a pénétré dans la sclérotique ou dans la cornée, à une trop grande distance du limbe conjonctival pour qu'un petit mouvement du tranchant en avant ou en arrière puisse ramener l'incision vers la périphérie de la cornée, il vaut mieux retirer le couteau et s'abstenir, pour le moment, de toute opération. En agissant autrement, on s'expose à tailler un lambeau très irrégulier, trop petit ou trop grand, et à voir survenir des accidents inévitables pendant les derniers temps de l'opération.

Si le couteau, en traversant la chambre antérieure, abandonne le plan parallèle à l'iris dans lequel il doit s'avancer, la pointe peut s'engager dans la cornée ou, ce qui arrive plus fréquemment, dans l'iris. Si la pointe du couteau pique l'iris immédiatement après son entrée dans la chambre antérieure, l'opérateur peut avec quelque habileté dégager la pointe en changeant simplement l'inclinaison du manche, et en évitant le moindre mouvement de retrait qui serait suivi immédiatement de l'écoulement de l'humeur aqueuse. Mais lorsque le couteau a déjà pénétré plus avant dans l'iris, et que l'humeur aqueuse s'écoule au moment où l'on veut dégager la pointe, il vaut mieux retirer le couteau tout à fait et s'abstenir d'opérer pour le moment, quitte à recommencer lorsque l'œil sera reposé de cette tentative. Lorsque la ponction de l'iris a eu lieu près du bord pupillaire, il vaut mieux continuer l'opération sans essayer même de dégager la pointe du couteau. Il faudra naturellement enlever complètement la portion blessée de l'iris, et s'at-

tendre à une irrégularité plus ou moins grande dans la forme de
la pupille.

La contre-ponction peut être irrégulière, soit qu'elle ait eu lieu
trop tôt dans la cornée ou trop tard dans la sclérotique. Dans le
premier cas, si l'endroit de la contre-ponction n'est pas trop éloigné
du limbe conjonctival, on arrivera par la direction du tranchant en
arrière à ramener l'incision vers ce dernier ; dans le second cas, on
atteindra le même but en dirigeant le tranchant du couteau en
avant. — Dans les cas d'écoulement prématuré de l'humeur aqueuse,
il arrive parfois que l'iris se présente au-devant du tranchant du
couteau ; si la contre-ponction est déjà faite, il faut arrêter un moment le mouvement de l'instrument, dégager l'iris par une douce
pression exercée sur la cornée avec la pulpe de l'index, et terminer
rapidement la section cornéenne ; mais le plus souvent on ne peut
éviter l'excision d'un lambeau irien plus ou moins étendu. Lorsque,
en raison de cette excision, il existe une ouverture dans l'iris, il
faut la faire communiquer avec la pupille en coupant, avant de
terminer l'opération, le pont qui l'en sépare.

Quand on a affaire à un malade très agité et qui contracte fortement ses paupières, ou que l'on prévoit par des irrégularités dans
la ponction ou dans la contre-ponction que le lambeau sera trop

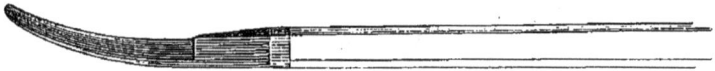

Fig. 99.

petit, et qu'il faudra agrandir ultérieurement l'incision, on fera
bien de laisser le lambeau inachevé, en conservant un pont étroit au
sommet du lambeau (*Desmarres*). Ce pont sera coupé après le second temps de l'opération, comme nous l'indiquerons plus loin. En
agissant ainsi on évite plus facilement le prolapsus de l'iris et du
corps vitré, et l'on peut même, si l'agitation du malade l'exige,
continuer la fixation du globe pendant que l'on agrandit l'incision,
et même pendant le deuxième temps de l'opération.

L'irrégularité de la section peut devenir la cause d'un lambeau
trop petit ; pour agrandir alors l'incision de la cornée, on se sert
d'un couteau à tranchant légèrement concave et à pointe arrondie
(fig. 99), ou d'une paire de ciseaux courbes (fig. 100).

On donne généralement la préférence aux ciseaux, qui agissent
plus rapidement et sans presser sur le globe oculaire, ce qui est
presque inévitable avec le couteau mousse.

*Deuxième temps* : OUVERTURE DE LA CAPSULE. — Après avoir laissé au malade quelques instants de repos, et après avoir essuyé les bords des paupières avec un linge fin, l'opérateur

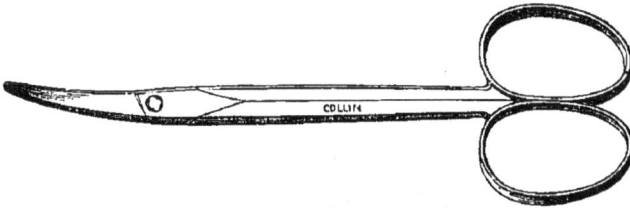

Fig. 100.

engage son aide à relever avec beaucoup de précaution la paupière supérieure, tandis qu'il attire lui-même la paupière inférieure en bas, en évitant toute pression sur l'œil.

La paupière supérieure, que l'opérateur devra relever plutôt lui-même s'il n'est pas tout à fait sûr de son aide, doit être tenue très légèrement, et retomber sur l'œil au premier clignement énergique, à la première contraction musculaire tentée par le malade. L'opérateur introduit le cystitome sous le lambeau qu'il soulève le moins possible, en écartant plutôt les lèvres de la plaie par une douce pression du col du cystitome (voy. fig. 101). Cette introduction se fait avec le dos de l'instrument en avant, et la petite lame appliquée à plat contre la surface postérieure de la cornée, qu'elle ne doit pas quitter avant que le tranchant ne se trouve dans le champ de la pupille. Tout en évitant soigneusement de toucher l'iris, le dos de l'instrument doit s'avancer jusqu'à proximité du bord supérieur de la pupille. Arrivé là, l'opérateur tourne, par une légère rotation de l'instrument entre ses doigts, le tranchant vers la capsule et incise cette dernière, en retirant l'instrument jusqu'à une petite distance du bord inférieur de la pupille. Pendant ces mouvements, il faut se garder de pousser le col du cystitome dans les angles de la section, et tenir le manche faiblement incliné en bas. On retire le cystitome à plat et de manière que le dos de l'instrument quitte le premier la plaie, sans soulever inutilement le lambeau.

Dès que l'instrument est hors de l'œil, on laisse doucement retomber les paupières.

Il se peut qu'en soulevant les paupières pour commencer le
deuxième temps, on reconnaisse un prolapsus plus ou moins grand

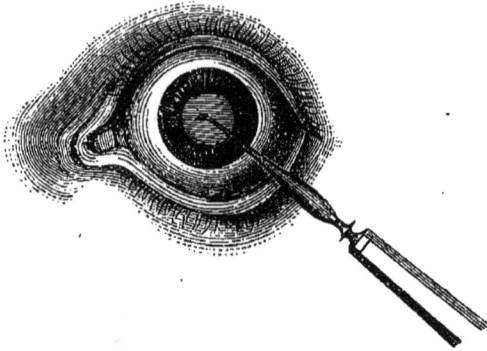

Fig. 101. — Introduction du cystitome.

de l'iris. Le conseil généralement donné d'exciter, pour y porter
remède, la contraction du sphincter irien, par de douces frictions
à travers la cornée, ou de réduire le prolapsus à l'aide de la curette
de Daviel ou d'une spatule en caoutchouc, me paraît dangereux, parce
que la partie de l'iris qui fait prolapsus devient facilement le point
de départ d'une inflammation consécutive à l'opération. Nous préférons, dans ce cas, exciser cette portion de l'iris pendant que l'aide
relève la paupière supérieure; nous aurons soin d'indiquer plus
loin, en traitant de l'extraction avec iridectomie, la manière de
pratiquer cette dernière.

En suivant exactement, pendant l'introduction du cystitome, les
règles formulées plus haut, on évitera facilement d'accrocher l'iris.
Si cela arrive, il faut tâcher de dégager l'instrument; mais pour
peu que l'iris ait été tiraillé dans ce mouvement, nous préférons
exciser la portion blessée.

L'incision de la capsule est parfois difficile, principalement lorsque cette membrane a augmenté de consistance, ce qui arrive surtout lorsque la cataracte a dépassé la période de maturité; il
devient alors nécessaire d'exercer, avec le tranchant du cystitome,
une légère pression sur la capsule. Cette manœuvre exige naturellement une grande délicatesse et une mesure que l'expérience

seule peut donner, pour que le chirurgien ne s'expose pas à la
rupture de la membrane hyaloïde et au prolapsus du corps vitré.
D'ailleurs, cette pression doit cesser aussitôt que la petite lame du
cystitome a pénétré dans la masse de la cataracte, et il vaut
même mieux alors placer l'instrument presque à plat pendant
que l'on continue l'incision de la capsule; sans cette précaution,
on provoque facilement la luxation du cristallin. Si l'on n'est
pas tout à fait sûr d'avoir suffisamment divisé la capsule, il faut
répéter la discision de la manière indiquée, avant d'enlever le
cystitome de l'œil. L'ouverture complète de la capsule se fait connaître ordinairement par une légère propulsion du cristallin avec
dilatation sensible de la pupille et un petit soulèvement du lambeau
dont on peut profiter pour retirer l'instrument.

Lorsqu'on a ménagé au sommet du lambeau un pont de tissu
cornéen, on se sert avantageusement pour l'ouverture de la capsule
d'un cystitome (fig. 102) indiqué par M. *Desmarres,* qui est muni en
même temps d'un tranchant et avec lequel on peut, immédiatement
après la discision de la capsule, achever la section de la cornée. En
cas de besoin, la fixation de l'œil peut alors être maintenue pen-
dans ce temps de l'opération; mais si l'on veut éviter la sortie trop
brusque de la cataracte, on fait bien d'écarter la pince à fixation au
moment où le couteau achève la section de la cornée qui doit se
faire le plus lentement possible.

*Troisième temps :* EXTRACTION DE LA CATARACTE. — L'opérateur, soulevant avec précaution la paupière supérieure avec

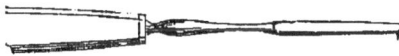

Fig. 102. — Cystitome de Desmarres.

le pouce de sa main gauche, abaisse légèrement avec l'index

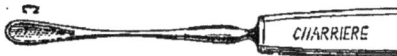

Fig. 103. — Curette de Daviel.

et le médium de sa main droite la paupière inférieure et prie
le malade de porter le regard en haut; ces manœuvres suffisent

souvent pour que la cataracte s'échappe de l'œil. D'ailleurs, aussitôt que le diamètre de la cataracte apparaît entre les lèvres

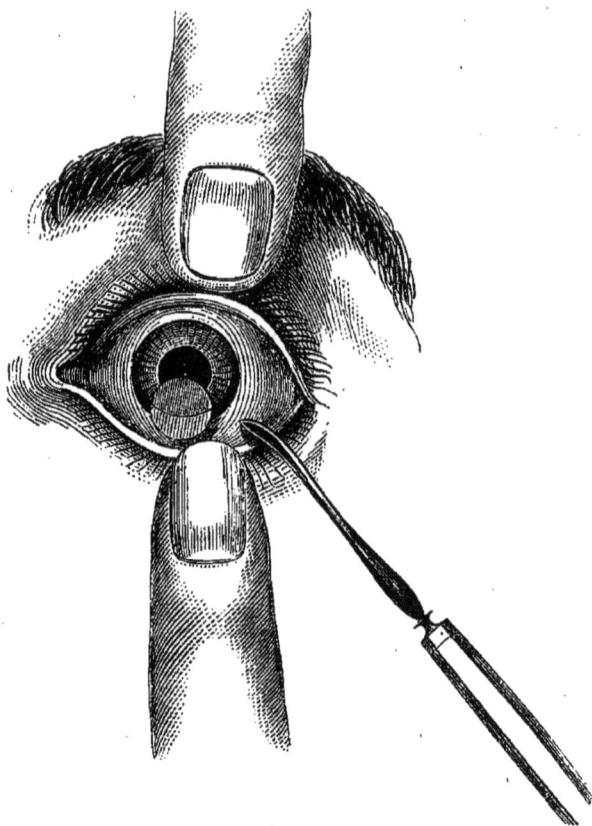

Fig. 104. — Expulsion de la cataracte.

de la plaie cornéenne, on peut en faciliter l'expulsion définitive à l'aide d'une curette de Daviel (fig. 103 et 104).

Lorsque les contractions musculaires spontanées du malade ne suffisent pas pour chasser le cristallin, l'opérateur peut facilement exercer avec ses doigts, placés dans la position indiquée, une douce pression à travers les paupières, en appuyant en haut avec modération sur le bord correspondant du cristallin, et en exerçant en bas sur la sclérotique une légère contre-pression. Ces pressions commencées très doucement

doivent continuer en augmentant, jusqu'à ce que le plus grand
diamètre du cristallin traverse la pupille, et diminuer alors,
pour cesser complètement aussitôt que le bord
inférieur du cristallin se présente dans la plaie.

Si ces manœuvres ne réussissent pas à faire
sortir la cataracte, il faut en chercher la cause,
qui peut se trouver dans une ouverture insuffisante de la capsule, dans le rétrécissement de
la pupille, ou dans l'exiguïté du lambeau. Dans
le premier cas, il devient nécessaire de réintro-
duire le cystitome ; dans le second, quelle que
soit la cause du rétrécissement pupillaire, il
faut s'abstenir de pressions exagérées sur le
globe oculaire, pressions qui pourraient amener facilement le prolapsus du corps vitré. Il
vaut mieux procéder immédiatement à l'excision
d'une portion de l'iris, opération qui est en général suivie d'une expulsion facile de la cataracte. Si cette dernière tardait encore à se
présenter malgré de légères pressions sur le
globe oculaire à travers les paupières, il deviendrait urgent de tenter l'extraction du noyau
à l'aide de la curette de *Critchett* (fig. 105) ou
de l'anse de *Weber*, portée derrière la cataracte.

L'emploi de ces instruments dans l'extraction
à lambeau devient encore nécessaire lorsqu'un
prolapsus du corps vitré, provoqué par une trop
forte pression de la part de l'aide ou du malade
ou par une prédisposition particulière de l'œil
opéré, survient avant la sortie du cristallin. Il
devient urgent alors de procéder sans perdre
de temps et de la manière la plus sûre à l'extraction de la cataracte, à l'aide d'une curette.

Lorsque, dans une opération normale, le troisième temps est terminé par la sortie heureuse
du cristallin, et que nous avons laissé retomber
les paupières, il nous reste, après avoir donné
un moment de repos au malade, à procéder dans le *quatrième
et dernier temps* au *nettoyage de la pupille* et du cul-de-sac

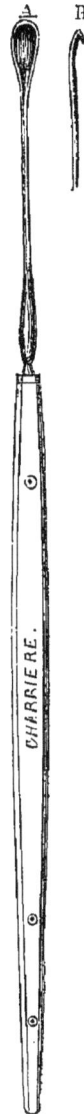

Fig. 105.

conjonctival qu'il faut débarrasser des débris de cataracte qui peuvent s'y être arrêtés. En dernier lieu, il faut nous assurer d'une coaptation parfaite du lambeau.

Nous commençons par exercer avec la face palmaire du pouce, appliquée sur la paupière supérieure préalablement abaissée, des frictions douces et concentriques au bord de la cornée, pour rassembler vers le centre de la pupille les masses corticales retenues derrière l'iris. Nous dirigeons ces masses

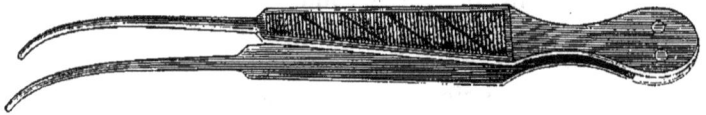

Fig. 106. — Pinces courbes à mors fins.

vers le sommet du lambeau en glissant doucement avec la paupière supérieure du haut en bas sur la cornée.

Après l'expulsion complète des masses corticales, lorsque

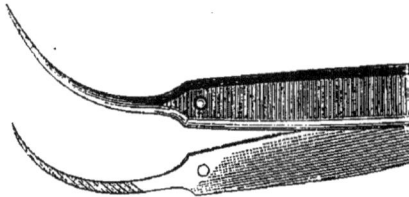

Fig. 107.— Pinces capsulaires de de Graefe.

nous reconnaissons l'existence d'opacités capsulaires, nous tentons de les extraire à l'aide d'un petit crochet, d'une pince courbe à mors fins (voy. fig. 106), ou des pinces capsulaires de de Graefe (fig. 107). On les dirige fermées le long de la face postérieure de la cornée pour ne pas blesser l'iris, et l'on saisit l'opacité en évitant d'accrocher la membrane hyaloïde. L'extraction de la capsule opaque est presque toujours suivie d'une légère perte d'humeur vitrée.

La pupille, lorsqu'elle est suffisamment nettoyée, apparaît d'une couleur noir foncé.

Notre attention doit alors se diriger sur la bonne coaptation du lambeau ; si nous la trouvons insuffisante, il faut en rechercher la raison, soit dans la présence de substance corticale entre les bords de la plaie, soit dans un prolapsus de l'iris, soit enfin dans une hernie du corps vitré.

Pour débarrasser la plaie de la substance corticale, il suffit généralement d'attendre quelques instants la reproduction de l'humeur aqueuse et d'écarter alors faiblement les lèvres de la plaie, pour que le courant liquide entraîne les débris de cataracte ; sinon, nous pouvons nous servir d'une curette de Daviel avec laquelle nous glissons très légèrement, en partant du côté nasal, le long du bord sclérotical de la plaie.

Si c'est un prolapsus de l'iris qui empêche la coaptation du lambeau, nous procédons sans retard à son excision. *Wecker* réduit le prolapsus à l'aide d'une petite spatule en caoutchouc durci et emploie des instillations d'ésérine pour maintenir l'iris dans la chambre antérieure.

Le lambeau peut enfin être soulevé par le corps vitré qui se présente renfermé dans la membrane hyaloïde, entre les bords de la plaie. Il suffit alors d'ouvrir cette membrane par un petit coup de ciseaux ; quelques gouttes d'humeur vitrée s'écoulent, et la hernie de la membrane hyaloïde ayant disparu, la coaptation des lèvres de la plaie devient plus parfaite.

Dans les cas où la forme vicieuse du lambeau s'oppose à la coaptation parfaite des bords de la plaie, c'est le bandeau compressif seul qui peut, autant que possible, y porter remède et diminuer les chances défavorables qui résultent de cet état de choses.

Parfois la cornée, après l'extraction du cristallin, paraît affaissée, plissée et même déprimée assez profondément. La reproduction de l'humeur aqueuse peut rétablir sa courbure ordinaire ; mais, d'autres fois, nous voyons persister cet affaissement jusqu'à l'application du bandeau, que nous serrons alors un peu plus qu'à l'ordinaire.

Nous mentionnons seulement, ne l'ayant jamais expérimenté nous-même ni vu mettre en pratique par d'autres, la proposition (faite par M. *Hasner*) de ponctionner, dans les cas d'affaissement de la cornée, le corps vitré qui remplit alors la

chambre antérieure, et peut amener ainsi une coaptation plus
parfaite du lambeau[1].

Lorsque l'opérateur a constaté la bonne position du lambeau,
il peut, pour rassurer le malade et pour relever son moral, lui
faire compter les doigts ou lui présenter quelques objets pas
trop brillants. Pendant cet examen de courte durée, il est utile
d'abriter l'œil opéré, à l'aide de la main interposée comme un
écran, contre une trop vive lumière.

### Pansement et traitement consécutif à l'extraction à lambeau.

Le pansement consiste dans l'application du bandeau compressif sur l'œil opéré; l'autre est fermé par des bandelettes de
taffetas, et la chambre du malade rendue un peu obscure par
des rideaux foncés. L'opéré, surveillé, s'il est possible, par une
bonne garde-malade, doit conserver un repos absolu dans les
premières vingt-quatre heures pendant lesquelles il ne reçoit
aussi que des aliments préparés de telle sorte qu'il ne soit pas
nécessaire de les mâcher. Ordinairement nous revoyons le
malade le soir de l'opération, et s'il ne souffre pas de son œil,
si le bandage n'est pas dérangé, nous n'y touchons pas avant
le lendemain. Lorsque le malade paraît agité, et que nous
avons des raisons de craindre l'insomnie, nous faisons une injection sous-cutanée de morphine ou nous donnons une dose de
chloral.

1. Un chirurgien américain, M. *Henry Williams*, de Boston, a publié un
travail (*London Ophthalmic Hospital reports*, 1867, vol. VI, p. 28-35), dans
lequel il préconise l'application d'une suture au sommet du lambeau. Dans
une publication plus récente encore (*Archiv. für Augen-u. Ohrenheilkunde*,
v. Knapp und Moos, 1869, I, 1, p. 91), le docteur Williams propose de placer
la suture plutôt dans le tissu conjonctival, et, pour cette raison, prolonge le
sommet du lambeau cornéen jusque dans la conjonctive. 25 cas d'extraction
à lambeau avec cette suture ont donné à cet opérateur les résultats suivants :
Abstraction faite de 2 cas de cataracte compliqués, opérés probablement
sans succès, il a eu 20 succès, 2 demi-succès et 1 fois perte de l'œil. Dans
ce même travail, l'auteur américain ajoute qu'il a opéré de cette manière
près de 100 cas avec de bons résultats; mais il ne donne pas d'autres
détails.

Le lendemain de l'opération, nous changeons le bandage, et ainsi matin et soir, durant les cinq ou six premiers jours, pendant lesquels nous continuons à nous servir du bandeau compressif. Même après ce temps, nous l'employons encore pour la nuit, tandis que nous appliquons pendant le jour le bandeau tricoté simple, avec lequel nous permettons aussi au malade de se lever une ou deux heures par jour. Après huit à dix jours, si la guérison marche sans entraves, le malade commence à porter sur l'œil opéré un petit bandeau flottant, de soie noire, puis des lunettes foncées avec lesquelles il peut sortir à la fin de la deuxième semaine ou au commencement de la troisième, selon les circonstances, surtout selon l'irritabilité de son œil à la lumière.

### Kératotomie supérieure.

Les préparatifs sont absolument les mêmes que dans la kératotomie inférieure. L'opérateur se place, pour l'œil gauche, devant le malade couché; pour l'œil droit, s'il veut se servir de sa main droite, derrière la tête de l'opéré; l'aide se trouve toujours vis-à-vis de l'opérateur. Les pinces à fixation saisissent la conjonctive à une ligne au-dessous du diamètre horizontal de la cornée, le couteau est dirigé avec le tranchant en haut et le lambeau sectionné selon les préceptes indiqués plus haut.

Le deuxième temps présente beaucoup plus de difficulté qu'après la section du lambeau inférieur, à cause de la disposition naturelle de l'œil à fuir toujours par en haut. Il est donc préférable, surtout pour un opérateur moins exercé, lorsqu'on choisit ce procédé et que l'on a affaire à un malade agité, de conserver un petit pont cornéen ou conjonctival au sommet du lambeau (fig. 108), pour pouvoir procéder à la discission de la capsule en maintenant l'œil fixé.

Pour le troisième temps, on place les mains absolument comme pour l'expulsion du cristallin après la kératotomie inférieure; mais la pression principale doit être exercée naturellement sur le bord inférieur du cristallin, avec l'index et le médius de la main droite.

Toutes les autres manœuvres sont les mêmes que celles qui

suivent la kératotomie inférieure. Il est aisé de comprendre que l'expulsion des masses corticales devient beaucoup plus

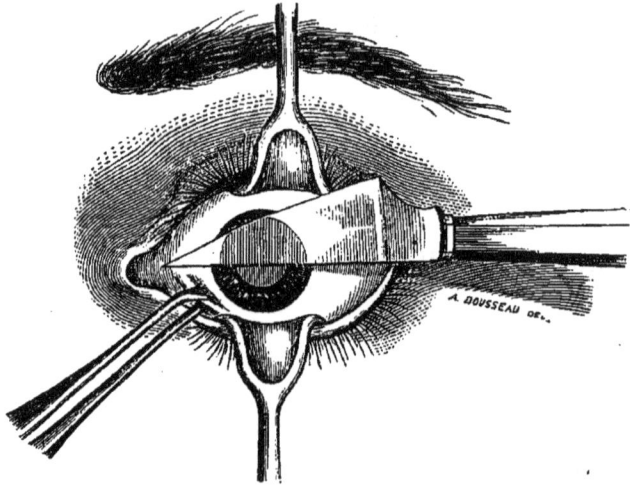

Fig. 108. — Kératotomie supérieure sur l'œil gauche.

difficile et l'iridectomie, en cas de prolapsus irien, presque impossible, si le malade ne dirige pas volontairement son œil en bas.

### DES ACCIDENTS QUI PEUVENT SURVENIR APRÈS L'OPÉRATION DE L'EXTRACTION A LAMBEAU.

Les douleurs dont le malade se plaint pendant les premières heures qui suivent l'opération ne doivent pas nous inquiéter; chez les sujets âgés, ce symptôme paraît même plus favorable qu'une insensibilité complète de l'organe opéré. Si les douleurs continuent jusqu'à la nuit et font craindre l'insomnie, nous y remédions par une injection sous-cutanée de morphine ou une dose de chloral, comme nous l'avons déjà indiqué plus haut.

Lorsque le malade, le lendemain de l'opération ou à une

époque ultérieure, se plaint de douleurs dans l'œil ou dans le front et la tête du côté opéré, il est indispensable d'en rechercher la cause, en examinant l'organe attentivement. Cet examen se fait le mieux à l'aide d'une simple bougie dont nous nous servons très avantageusement pour l'éclairage latéral direct, ou en concentrant la lumière par un verre convexe sur les points isolés que nous devons soumettre à l'examen.

Dans un certain nombre de cas, nous observons une coaptation défectueuse du lambeau, dont le bord peut déjà être le siège d'une infiltration, caractérisée par une coloration blanc jaunâtre et par des stries grisâtres qui, partant du bord du lambeau, se dirigent vers le centre de la cornée. Généralement cet état s'annonce déjà avant l'ouverture des paupières par une légère tuméfaction de la paupière supérieure, surtout vers l'angle interne de l'œil, et par une sécrétion plus copieuse de larmes, dont on reconnaît, d'ailleurs, l'existence en observant l'humidité plus ou moins grande du linge placé sur l'œil, sous le bandeau compressif. Le meilleur moyen pour arrêter ce commencement de suppuration et pour forcer la coaptation du lambeau, est l'application d'un bandeau compressif très serré. L'emploi de compresses glacées sur l'œil ou de sangsues à son voisinage, doit être rejeté de la manière la plus formelle, comme étant réellement dangereux. Selon la durée des douleurs, nous renouvelons le bandeau serré plus ou moins souvent, en faisant appliquer sur les paupières, pendant un quart d'heure avant chaque pansement, des compresses imbibées d'une infusion de camomille, à une température qui soit agréable au malade. (Nous commençons toujours avec 35 ou 40 degrés centigrades, que l'on doit varier selon la sensation éprouvée.) A chaque pansement, le sac conjonctival et la région de la plaie sont nettoyés soigneusement avec une solution d'acide borique ou d'acide salicylique. Les douleurs sont combattues le plus efficacement par des injections sous-cutanées de morphine.

Dans d'autres cas, observés rarement, sauf chez des opérés d'un marasme sénile avancé, nous trouvons, habituellement dans l'espace de vingt-quatre à quarante-huit heures après l'opération, la paupière supérieure très gonflée et luisante, une sécrétion profuse de masses jaunâtres ou d'un gris sale, presque liquides, dont nous voyons les traces sur les linges du bandeau, et que nous trouvons accumulées dans le grand angle de l'œil. En ouvrant les paupières, nous voyons s'échapper ces mêmes matières mêlées de larmes; nous constatons l'existence d'un chémosis conjonctival et d'une infiltration générale de la cornée, infiltration plus prononcée dans le lambeau où nous voyons s'établir petit à petit une suppuration diffuse se propageant sur toute la cornée. Lorsque cette suppuration diffuse est très bien établie, ni les médicaments, ni les bandages ne présentent plus une utilité quelconque. Des fomentations chaudes, et plus tard des cataplasmes peuvent seuls servir à apaiser les douleurs.

En dehors de ces accidents qui prennent leur point de départ dans le lambeau, nous voyons surgir d'autres dangers du côté de l'iris. Ils ne se manifestent ordinairement que quelques jours après l'opération, sauf dans les cas où ils sont provoqués par des masses corticales retenues dans l'œil. Les malades se plaignent, au début de l'iritis, de douleurs gravatives dans la région périorbitaire; l'œil devient larmoyant, s'injecte et présente parfois un peu de chémosis séreux. L'humeur aqueuse est trouble et la pupille commence à se rétrécir. Dans ces circonstances, nous attachons la plus grande importance aux instillations d'atropine; nous employons alors une très forte solution (je vais jusqu'à une solution au centième) dont nous instillons entre les paupières une goutte toutes les cinq minutes pendant une demi-heure; nous répétons ces instillations plusieurs fois par jour. Des injections sous-cutanées de morphine combattent les douleurs et procurent le sommeil, si salutaire dans ces affections. En même temps, nous prescrivons des frictions mercurielles et l'usage intérieur du calomel à doses réfractées. L'application des sangsues devant ou derrière l'oreille du côté opéré est d'un bon effet, lorsqu'on n'a pas affaire à des individus trop affaiblis.

Lorsque cette iritis survient au moment de la cicatrisation et paraît provoquée par un prolapsus irien, nous persistons dans l'emploi du bandeau compressif, qui est certainement le moyen le plus utile pour accélérer la marche de la cicatrisation et pour éviter les modifications de courbure de la cornée qui résultent presque constamment de l'enclavement permanent d'une partie de l'iris dans la plaie. Les cautérisations de la hernie irienne sont toujours dangereuses dans ces circonstances, l'ablation ne devient profitable qu'après la cicatrisation du lambeau.

Le régime général, ainsi que le traitement général des accidents, doit dépendre dans tous ces cas de la constitution des opérés, de leur âge et de leur tempérament. Nous donnons aux individus congestionnés de légères purgations et des boissons tempérantes ; aux individus âgés et affaiblis, un régime fortifiant, du vin, de la quinine, etc.

### Extraction à lambeau combinée avec l'iridectomie.

L'iridectomie ne fut pratiquée d'abord que dans les cas où l'iris avait été visiblement contusionné ou même poussé entre les bords de la plaie (*de Graefe*). Plus tard, on arriva à préférer cette combinaison de l'iridectomie avec l'extraction à lambeau pour tous les cas où il y avait lieu d'user de précautions toutes particulières (*Mooren*) ; par exemple, lorsqu'un individu avait déjà perdu un œil par une iritis à la suite d'une opération de la cataracte, ou lorsque la dilatation lente ou imparfaite de la pupille, après les instillations d'atropine, indiquait déjà avant l'opération, une certaine raideur de l'iris et une prédisposition prononcée de cette membrane à l'inflammation. Enfin, on a proposé, en dernier lieu, de combiner toujours l'iridectomie avec l'extraction à lambeau, en indiquant comme raison que le plus grand nombre de résultats heureux devait prévaloir sur les inconvénients de la déformation de la pupille (*Jacobson*).

La combinaison méthodique de l'iridectomie avec l'extraction à lambeau se faisait d'après deux manières différentes : tantôt on exécutait l'opération de l'iridectomie plusieurs semaines (quinze jours à six semaines) avant l'extraction de la cataracte (*Mooren*) ; tantôt on pratiquait les deux opérations en même temps (*Jacobson*).

M. *Jacobson*, qui a érigé en méthode générale l'extraction à lambeau combinée avec l'iridectomie, taille le lambeau à la périphérie inférieure de la cornée et tout à fait dans le limbe conjonctival. C'est à lui que revient le mérite d'avoir attiré par son procédé l'attention des opérateurs sur la situation périphérique de la section et sur les grands avantages qui en résultent pour la guérison, avantages qu'il faut attribuer probablement à plusieurs causes. Ces causes sont : 1° la grande quantité de vaisseaux du limbe conjonctival, qui explique aussi le fait très connu que les lésions et les ulcérations de la cornée guérissent d'autant plus facilement qu'elles sont plus près du bord de la cornée ; 2° la possibilité d'exciser, après une section aussi périphérique, l'iris jusqu'à son bord ciliaire ; on empêche ainsi les masses corticales de se cacher derrière l'iris et de devenir, après leur gonflement, une cause d'irritation ; 3° la possibilité d'ouvrir avec le cystitome, une fois l'iridectomie faite, la capsule jusque dans le voisinage du bord cristallinien. La sortie complète de la substance corticale trouve sa raison surtout dans cette condition ; 4° l'expulsion plus facile de la cataracte, dont le bord se trouve immédiatement près de l'ouverture et la franchit dans sa position naturelle, sans rotation autour de son axe.

Par contre, le lambeau périphérique prédispose bien plus que le lambeau classique au prolapsus du corps vitré, et cette circonstance a obligé M. Jacobson à prescrire l'emploi habituel et méthodique de l'anesthésie complète pendant cette opération.

Nous devons reconnaître que les statistiques publiées par l'auteur de cette méthode renfermaient certainement le plus grand nombre de résultats favorables obtenus jusqu'alors dans l'extraction à lambeau ; mais il faut ajouter aussi que l'élargissement notable de la pupille par l'iridectomie pratiquée en bas, sans nuire à l'acuité de la vue, exerce une influence fâcheuse sur la tolérance des variations d'éclairage, produit ainsi des éblouissements gênants, augmente la difficulté d'orientation chez ces malades, et leur rend plus difficile de distinguer, sans changer de verres, des objets placés à des distances différentes [1].

Pour ce qui regarde le mode d'exécution de l'extraction à

---

1. C'est pour ces raisons que l'auteur de la méthode a déclaré (*Archiv. für Ophthalmologie*, 1868, XVI, 2, p. 269) abandonner lui-même son procédé en faveur de la méthode de de Graefe (voyez plus loin). M. Jacobson est d'avis que la méthode de de Graefe tient compte de tous les progrès réalisés jusque-là, et doit sa supériorité à plusieurs causes, que nous exposerons en traitant de cette opération.

lambeau, combinée avec l'iridectomie, il ne se distingue de celui de l'extraction classique que par l'intercalation, entre le premier et le deuxième temps, de l'excision d'une partie de l'iris. Si l'on préfère conserver la fixation de l'œil pendant l'iridectomie, il faut ménager un pont cornéen à côté du sommet du lambeau.

La pince à fixation, une fois le premier temps exécuté, doit être remise entre les mains d'un aide, si l'opérateur veut couper lui-même l'iris. Dans ce cas, il introduit, de sa main gauche, la pince à iris sous le lambeau, en pressant légèrement avec la partie convexe sur le bord sclérotical de la plaie, pour y entrer plus facilement; puis il conduit la pince fermée le long de la surface postérieure de la cornée jusqu'à proximité du bord pupillaire. Ouvrant alors les branches, de 3 à 4 millimètres, il saisit l'iris, l'attire au dehors et, le soulevant légèrement, enlève cette partie de la membrane, près de la cornée, par un ou deux coups des ciseaux qu'il tient de l'autre main.

Le sang qui s'écoule quelquefois après l'iridectomie, et qui peut masquer la pupille, est facilement évacué par de légères pressions exécutées sur l'œil à travers la paupière supérieure. Malgré ces manœuvres, s'il reste du sang dans la chambre antérieure, il faut procéder à l'ouverture de la capsule comme à l'ordinaire, et l'on verra, dès que la masse corticale pénétrera dans l'ouverture capsulaire, le sang se retirer vers la périphérie de la chambre antérieure. Le pansement, comme le traitement consécutif, ne diffère en rien de celui prescrit après l'extraction classique.

### Extraction de la cataracte par une incision linéaire.

#### CONSIDÉRATIONS GÉNÉRALES.

Les dangers de l'extraction à lambeau, qui résultent d'une incision intéressant presque la moitié de la circonférence cornéenne et de la mauvaise coaptation du lambeau, ont dû naturellement conduire à l'idée de restreindre le plus possible la section destinée à livrer passage à la cataracte. D'autre part, on ne pouvait méconnaître que l'expulsion du cristallin à travers une plaie trop petite pour laisser passer facilement

la cataracte, ne dût amener la contusion des bords de la plaie
et le tiraillement de ses angles. La pratique nous avertit, en
effet, tous les jours, qu'il faut éviter soigneusement l'évacuation
laborieuse de la cataracte, si l'on ne veut pas s'exposer à des
accidents graves pendant la période de cicatrisation.

Par conséquent, l'étendue de l'incision cornéenne doit être
en rapport direct avec la consistance de la cataracte et sa
grandeur. C'est un des grands mérites de M. *de Graefe* que
d'avoir établi, le premier, l'extraction linéaire sur son véritable
terrain et d'avoir restreint son usage à des groupes déterminés
de cataractes.

### Extraction linéaire simple.

*Indications.* — Ce procédé ne convient qu'aux cataractes
entièrement molles ou liquides, qu'elles se soient développées
spontanément, ou qu'elles résultent d'une blessure de la cristalloïde chez des individus jeunes.

Cette variété de cataracte s'observe presque exclusivement
chez les enfants et chez les adultes jusqu'à l'âge de vingt à
vingt-cinq ans. A un âge plus avancé, elle se développe parfois
à la suite de maladies profondes de l'œil, et nous invite à un
examen rigoureux de l'état fonctionnel avant de nous décider
à l'opération. Si cet examen révèle l'absence de la faculté
visuelle, l'opération de la cataracte ne pourrait plus avoir d'autre but que de rendre à la pupille son reflet noir habituel.

L'extraction d'une opacité capsulaire à travers une plaie
linéaire de la cornée ne doit être conseillée que dans les cas où
il n'existe pas de continuité directe entre les débris capsulaires
et le bord de la pupille ; même alors, nous devons engager
l'opérateur à une grande précaution et à l'abstention, si de
légères tractions n'amènent pas l'opacité en dehors. Un tiraillement prolongé exercé sur l'iris ou sur les procès ciliaires devient fréquemment la cause d'iritis ou d'irido-cyclites pouvant
amener la perte de l'œil. Nous indiquerons plus loin le procédé
qui convient pour ces cas (voy. le chapitre : Opération de la
cataracte secondaire par *discission*).

## Description de l'opération.

Les *instruments* nécessaires pour l'opération sont : 1° des écarteurs à ressort des paupières (voy. fig. 54, p. 214) ; 2° une

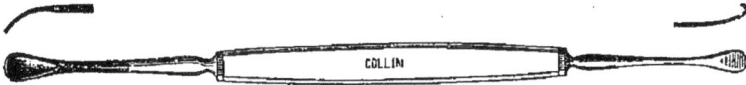

Fig. 109.

pince à fixation (fig. 55) ; 3° un couteau lancéolaire large (fig. 56) ; 4° un cystitome de de Graefe (fig. 93) ; 5° une curette large (fig. 109).

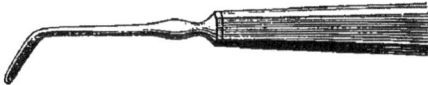

Fig. 110. — Couteau mousse.

On peut tenir prêt au besoin le couteau mousse (fig. 110) pour agrandir la plaie, si cela est nécessaire, et des pinces à iris, avec des ciseaux courbes, pour le cas où il faudrait exciser un prolapsus de l'iris.

*Premier temps* : SECTION DE LA CORNÉE. — Le malade étant couché comme à l'ordinaire, l'opérateur assis devant sa tête, s'il s'agit de l'œil droit, ou derrière, s'il doit opérer l'œil gauche, place l'écarteur sous les paupières sans forcer inutilement leur écartement. Ayant pris dans la main gauche des pinces à fixation et dans la droite le couteau lancéolaire, le chirurgien (fig. 111) saisit un pli conjonctival près du bord interne de la cornée et à l'extrémité nasale de son diamètre horizontal, et procède à l'incision de la cornée de la manière suivante : le couteau lancéolaire étant dirigé vers les pinces à

fixation, l'opérateur appuie la pointe de l'instrument mis à
plat, sur le point de la cornée qui est situé dans le diamètre
horizontal de cette membrane, et à 2 millimètres de distance

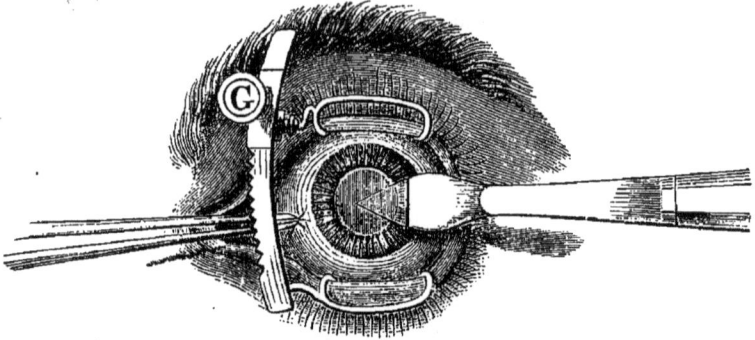

Fig. 111. — Incision linéaire.

de l'anneau sclérotical. Ayant produit à cet endroit une légère
dépression[1], il pénètre dans la chambre antérieure et pousse
la pointe du couteau, en le dirigeant parallèlement au plan de
l'iris, tout droit dans la direction des pinces à fixation (voy.
fig. 111), jusqu'à ce que la plaie ait atteint une étendue de
6 à 7 millimètres. Abaissant alors le manche de l'instrument
vers la tempe du malade pour que la pointe se rapproche de la
face postérieure de la cornée pendant que l'humeur aqueuse
s'écoule, il retire le couteau lentement et en dilatant la plaie
interne. Cet agrandissement de la plaie interne, important
pour la régularité de l'ouverture, est facile à produire si, en
retirant le couteau, on dirige le manche de l'instrument vers
la joue du malade, lorsqu'on veut agir sur l'angle supérieur

1. Cette manœuvre de dépression a pour but de traverser la cornée dans
une direction perpendiculaire à sa surface et sans s'arrêter inutilement dans
les lamelles de la membrane. Nous préférons cette manière d'agir à celle de
placer d'abord l'instrument perpendiculairement à la surface de la cornée,
puis d'abaisser le manche de l'instrument vers la tempe, aussitôt qu'on a
pénétré dans la chambre antérieure. En dehors du danger de voir se casser
à ce moment la pointe de l'instrument, un opérateur peu exercé peut, pendant cette manœuvre, glisser hors de la plaie ou blesser, en pénétrant dans
la chambre antérieure, l'iris plus facilement que s'il dirige l'instrument, dès
le début de l'incision, dans un plan parallèle à cette membrane.

de la plaie, ou vers le front, lorsqu'il s'agit d'élargir la plaie à son angle inférieur.

*Second temps :* DISCISSION DE LA CAPSULE. — Sans avoir enlevé les pinces à fixation, on saisit le cystitome dont on place la

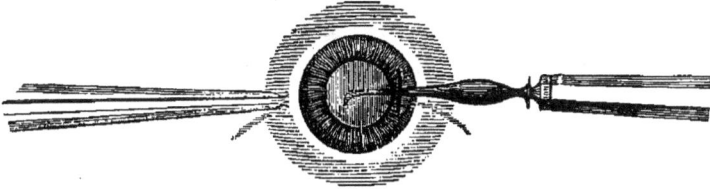

Fig. 112. — Introduction du cystitome.

petite lame à plat sur la lèvre externe de la plaie ; on déprime doucement cette dernière et l'on introduit l'instrument, le dos de la lame toujours en avant, dans la chambre antérieure, le long de la face postérieure de la cornée (fig. 112). Arrivé à proximité du bord pupillaire interne, on tourne le tranchant du cystitome vers la capsule que l'on ouvre, tout en retirant l'instrument jusqu'à ce que sa pointe soit arrivée à une courte distance du bord pupillaire externe. Si l'on a obtenu ainsi une large ouverture de la capsule, on remet la lame de l'instrument à plat, le dos tourné vers la plaie, et, en l'appliquant contre la face postérieure de la cornée, on la retire de la chambre antérieure, de manière que la pointe du cystitome quitte la plaie la dernière.

*Troisième temps :* EXTRACTION DE LA CATARACTE. — Tout en maintenant l'œil fixé, on appuie légèrement le dos d'une large curette contre la lèvre externe de l'incision pour entre-bâiller la plaie, en même temps que l'on exerce, à l'aide des pinces à fixation ou du doigt, une douce pression sur la partie interne du globe (voy. fig. 113). L'émulsion cristallinienne ne tarde pas à s'échapper d'entre les lèvres de la plaie. Nous laissons se fermer celle-ci en enlevant la curette aussitôt que la pupille a recouvré sa coloration noir foncé.

Il ne reste plus alors qu'à enlever la pince à fixation et l'écarteur des paupières.

Lorsque la cataracte n'est pas sortie complètement, nous laissons retomber les paupières, et, tout en exerçant quelques frictions légères à travers la paupière supérieure sur la péri-

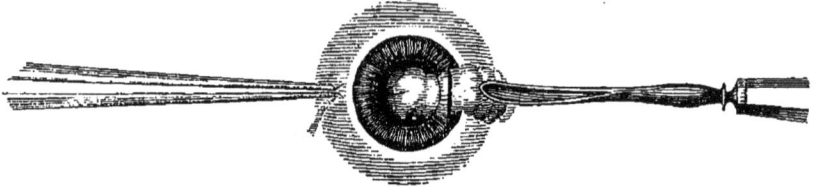

Fig. 113. Extraction de la cataracte.

phérie de la cornée, afin de ramener les masses cristalliniennes dans le champ pupillaire, nous attendons patiemment la reproduction d'une partie de l'humeur aqueuse. Les débris, retenus dans l'œil, sont ordinairement entraînés par le courant de l'humeur aqueuse, lorsqu'on lui ouvre passage à travers la plaie. Ces manœuvres peuvent être répétées, à plusieurs reprises, sans le moindre danger pour l'œil, et sont de beaucoup préférables à l'introduction de la curette dans la chambre antérieure. D'ailleurs, la rétention dans la chambre antérieure d'une faible partie de la cataracte ramollie n'a pas d'influence remarquable sur le résultat de l'opération, parce que la résorption de ces masses a lieu rapidement chez les individus jeunes. Néanmoins, pour les raisons émises à l'occasion de l'extraction à lambeau, nous préférons évacuer les masses cristalliniennes aussi complètement que possible ; en usant de patience et en répétant assez souvent les manœuvres indiquées, on arrive presque toujours à ce résultat.

L'opération ainsi terminée, nous plaçons pendant quelques instants une éponge trempée dans de l'eau fraîche sur les paupières fermées, et nous appliquons le bandeau compressif, comme après l'extraction à lambeau ; l'autre œil est maintenu fermé par des bandelettes de taffetas d'Angleterre.

Le traitement consécutif est des plus simples. Pendant les deux premiers jours qui suivent l'opération, nous continuons l'application du bandeau que nous avons soin de changer matin et soir, en instillant à chaque pansement quelques gouttes d'atropine dans l'œil. Après ce temps, tout en continuant les instillations d'atropine, nous remplaçons le bandeau compressif par un petit bandeau de soie noire flottant devant l'œil, et après quelques jours passés dans une chambre obscure, nous habituons petit à petit le malade au jour. On peut lui permettre de sortir quand toute irritation de l'organe opéré a disparu, généralement au bout d'une semaine après l'opération, tout en prescrivant encore l'usage de lunettes à verres fumés en forme de coquille.

### DES ACCIDENTS QUI PEUVENT SURVENIR PENDANT ET APRÈS L'OPÉRATION.

En cas de prolapsus irien, nous ne suivons pas le conseil généralement donné d'en provoquer la réduction par de douces frictions sur la cornée à travers la paupière supérieure, ou de le repousser à l'aide d'un instrument. Il est vrai que ces manœuvres sont presque toujours suivies du résultat désiré; bien plus, souvent, après l'expulsion de la cataracte, le prolapsus rentre de lui-même; mais il est hors de doute que cette partie de l'iris devient fréquemment le point de départ d'un processus inflammatoire qui peut compliquer d'un danger sérieux une opération ordinairement presque inoffensive. Ce danger est surtout à craindre lorsque le prolapsus de l'iris a eu lieu après le premier temps, parce que le cystitome, en pénétrant dans la chambre antérieure ainsi qu'en sortant, peut aussi bien que les masses cristalliniennes contusionner la portion d'iris qui fait prolapsus. Voilà pourquoi nous n'hésitons jamais à enlever par un coup de ciseaux la partie herniée de l'iris, saisie de la manière ordinaire avec des pinces. Cette petite iridectomie agrandit la pupille normale d'une manière presque insignifiante, parce qu'elle ne peut enlever le bord pupillaire de l'iris que jusqu'à la lèvre interne de l'incision. Elle est d'ailleurs indispensable lorsque le prolapsus irien persiste après l'expulsion de la cataracte, parce que sans cela le lambeau hernié reste enclavé dans la plaie; il peut devenir ainsi la cause d'une cicatrisation vicieuse même d'une irritation permanente et, comme toutes les synéchies de l'iris, provoquer les dangers les plus graves pour l'organe visuel.

Le prolapsus du corps vitré est un accident bien plus rare; il peut être causé par le cystitome, lorsque celui-ci pénètre directement à travers une cataracte mince dans le corps vitré, ou par une contraction violente des muscles de l'œil, ou enfin par une pression

maladroite sur le globe oculaire. Si cet accident survient avant
l'expulsion de la cataracte, il faut procéder immédiatement à l'extraction du cristallin au moyen d'une curette introduite dans l'œil.
En dehors de l'inconvénient d'une expulsion devenue ainsi plus difficile et ordinairement plus incomplète, il faut signaler encore
l'enclavement d'une portion du corps vitré dans la plaie. Nous
appliquons, dans ce cas, le bandeau compressif serré dont nous
continuons l'emploi pendant plusieurs jours. Malgré cette précaution, on observe quelquefois une irritation des lèvres de la plaie, et
la formation d'une cicatrice beaucoup plus apparente que la ligne
blanchâtre presque imperceptible, qui indique ordinairement la
place de l'incision linéaire dans la cornée.

Si l'opérateur avait commis une erreur de diagnostic au point de
vue de la consistance de la cataracte, et qu'il reconnût après coup
l'existence d'un noyau de grandeur moyenne, il faudrait agrandir
la plaie cornéenne à l'aide du couteau mousse, exciser une portion
de l'iris et pratiquer l'extraction du noyau à l'aide de la curette.

En cas de présence dans le champ de la pupille d'opacités capsulaires, après l'expulsion de la cataracte, on parvient facilement à
les extraire en introduisant, par la plaie cornéenne, des pinces ou
un petit crochet.

S'agit-il d'extraire une cataracte capsulaire ratatinée (cataracte
irido-siliqueuse) non adhérente, on introduit après la section de la
cornée une pince capsulaire ou un crochet aigu dans la chambre antérieure, pour saisir la cataracte et l'amener avec précaution au dehors.
— Même lorsque cette cataracte est en partie adhérente (tout au plus
avec un tiers du bord pupillaire), on peut pratiquer la section de la
cornée juste au-dessus de la partie adhérente, saisir la cataracte à
l'aide du crochet vers le bord pupillaire opposé, l'extraire et couper
la partie attirée au dehors tout près de l'ouverture de la cornée.

On a rarement l'occasion d'observer, après une opération normale, des accidents graves pendant la période de la guérison.

En cas d'iritis consécutif, il faudrait suivre les mêmes prescriptions que celles indiquées après l'extraction à lambeau[1].

1. Nous voulons mentionner ici les expériences reprises dans ces derniers
temps, surtout en Angleterre, pour extraire les cataractes entièrement ramollies, par succion ou aspiration, à l'aide d'une aiguille à succion construite par *Laugier* en 1847 et modifiée avantageusement par *Bowman*.
L'introduction de cet instrument est précédée d'une petite incision linéaire
de la cornée et de l'ouverture de la capsule. — Il paraît évident que les
cataractes entièrement liquides, qui seules peuvent être opérées par l'aiguille à succion, sortiront aussi bien directement et par les manœuvres ordinaires, à travers la section linéaire. Une ouverture de la cornée est aussi
indispensable pour l'introduction de l'instrument aspirant, dont l'emploi
semble ainsi superflu.

# DE L'EXTRACTION LINÉAIRE COMBINÉE AVEC L'IRIDECTOMIE.

### CONSIDÉRATIONS GÉNÉRALES.

La guérison rapide et facile des sections linéaires de la cornée, comparée aux dangers auxquels l'œil est exposé par l'ouverture en forme de lambeau, a provoqué naturellement le désir de pouvoir appliquer la méthode linéaire aux variétés de cataracte réservées pour l'extraction à lambeau. Les premières tentatives faites dans le but d'étendre l'extraction linéaire aux cataractes dures renfermant un grand noyau consistant, démontrèrent bien vite les graves dangers auxquels on s'expose lorsqu'on veut forcer l'expulsion de la cataracte à travers un passage trop étroit. La contusion violente de l'iris et des bords de la plaie, qui résulte d'une inégalité entre la grandeur, la consistance de la cataracte et l'exiguïté de l'ouverture, devait compromettre gravement la guérison, et les résultats de cette manière d'agir étaient tels que l'usage de l'extraction linéaire restait pour tous les observateurs judicieux et consciencieux restreint aux cataractes entièrement molles.

L'attention de ceux qui continuaient ces études devait se porter naturellement sur la possibilité d'élargir le passage et de faciliter, en outre, l'expulsion d'une cataracte renfermant un noyau, soit par son broiement préalable (*Desmarres*), soit par l'emploi d'instruments à traction. Dans ce but, on augmenta d'abord l'étendue de l'incision linéaire jusqu'à lui faire comprendre un quart de la circonférence cornéenne, abandonnant ainsi, dans une certaine mesure, le principe d'une plaie linéaire, tout en conservant à l'incision la forme d'une fente dont les bords tendaient à se réunir exactement, une fois le cristallin passé. A cet élargissement de la plaie cornéenne, placée près du bord sclérotical, on ajoutait l'excision d'une partie de l'iris (*de Graefe*), pour dérober cette membrane aux dangers de la contusion, et pour agrandir l'ouverture pupillaire, dont la contraction pouvait s'opposer facilement à l'application convenable d'une curette (plus large, plus plate, et munie d'un bord plus tranchant que la curette de Daviel) qui devait attirer la cataracte au dehors. Cependant *de Graefe*, qui, le premier proposa l'extraction linéaire combinée avec l'iridectomie et avec l'emploi d'une curette (voy. *Archiv für Ophthalmologie*, 1859, V, I, p. 158), ne voulait l'employer que dans certaines variétés de cataracte dont le noyau est de grandeur moyenne et la substance corticale ramollie et copieuse. Il proposa de substituer ce procédé à l'extraction à lambeau, surtout dans les cas où cette dernière paraît dangereuse pour des raisons de santé générale telles que le marasme sénile, un catarrhe invétéré des bronches, l'asthme ou d'autres affections qui ne permettent pas un séjour prolongé du malade au lit. Il recommanda encore ce procédé pour les cataractes molles adhérentes, et enfin lorsque la cataracte renferme un corps étranger. — M. *Waldau* entreprit de généraliser la méthode, en comprenant dans ses indications les cataractes séniles. Il avait construit des instruments à traction qui avaient la forme d'une large curette à rebords; celle-ci, introduite derrière le noyau, forçait en effet le passage des cataractes les plus dures à travers l'incision linéaire pratiquée au bord externe de la cornée. Cependant, les résultats obtenus par ce procédé employé comme méthode générale n'étaient pas assez heureux pour faire abandonner à son profit la méthode classique de l'extraction à lambeau.

Le procédé de l'incision linéaire combinée avec l'iridectomie et l'extraction de la cataracte à l'aide d'une curette, subit entre les mains de M. *Critchett* des modifications importantes. Ce chirurgien donna à l'incision des dimensions plus considérables (jusqu'à un tiers de la circonférence cornéenne) et la pratiqua au bord supérieur de la cornée (voy. fig. 114) pour que la déformation de la pupille par l'iridectomie se trouvât cachée derrière la paupière supérieure. Cette manière de procéder réduit, en effet, considérablement les inconvénients que l'on peut reprocher à l'agrandissement pupillaire. *Critchett* remplaçait, en outre, les curettes de Waldau par une autre curette bien moins épaisse, complètement plate et n'ayant de rebord qu'à son extrémité. Mais malgré les modifications importantes (une incision plus grande et un instrument plus propre à saisir la cataracte) qui distinguent essentiellement le procédé anglais (*spoon extraction*) de celui de Waldau, il ne pouvait pas prétendre à remplacer d'une manière générale la méthode de l'extraction à lambeau. Il est vrai que dans le pro-

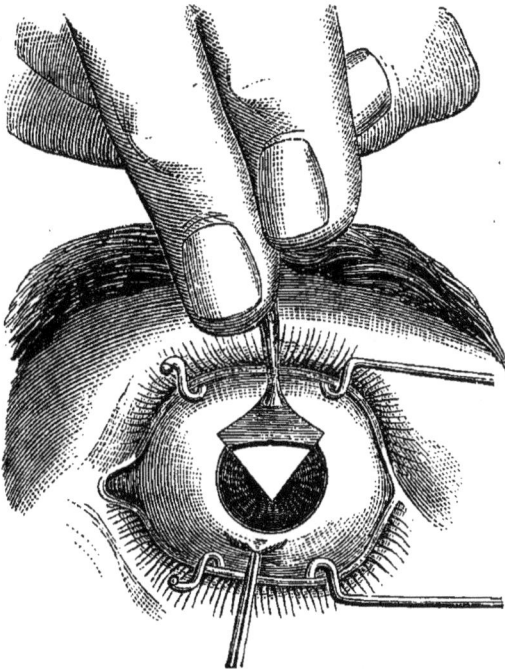

Fig. 114. — Incision linéaire au bord supérieur de la cornée.

cédé anglais, le traitement consécutif est plus court et plus simple ; le nombre des yeux opérés avec un succès complet était à peu près le même qu'après l'extraction à lambeau ; mais le nombre des guérisons imparfaites était bien plus grand après l'extraction linéaire qu'après l'extraction à lambeau.

Par conséquent, l'extraction linéaire avec iridectomie ne pouvait être considérée à cette époque que comme un procédé exceptionnel, applicable seulement à de certaines formes de cataracte ; il n'y avait pas de raison d'abandonner alors le procédé classique pratiqué depuis un si grand nombre d'années, et sur une large échelle, pour ce nouveau procédé, exigeant d'ailleurs que les chirurgiens se familiarisent avec des manœuvres inaccoutumées, et se prémunissent contre des difficultés inattendues.

Tel était l'état de la question qui nous occupe, lorsque *de Graefe* fut amené, par des études continuelles et des recherches actives, à proposer un procédé nouveau qui, réalisant plus complètement les avantages de l'incision linéaire et l'expulsion facile des cataractes séniles, fut immédiatement appliqué sur une large échelle par l'auteur même, ainsi que par un certain nombre de chirurgiens; de sorte que, dans un temps relativement court, ce nouveau procédé gagna le suffrage de tous ceux qui avaient pu se persuader des grands avantages qu'avaient réalisés les combinaisons heureuses du professeur de Berlin.

Nous pouvons résumer les avantages que cette méthode présente sur les autres méthodes linéaires dans les points suivants :

1° La situation et la forme de la plaie. L'incision se rapprochant de la forme linéaire autant que l'étendue nécessaire de la plaie le permet, occupe dans la cornée une situation périphérique, et se trouve à peu près à l'endroit où se rencontrera le bord du cristallin une fois l'humeur aqueuse écoulée. La cataracte pourra donc sortir, après l'excision de l'iris, directement et sans faire le mouvement de bascule en avant, indispensable quand l'incision est située dans la cornée même. Cette situation périphérique donne en outre un caractère moins dangereux à l'opération, puisque l'observation des blessures et des opérations a fourni souvent la preuve que les plaies situées près de la jonction de la cornée et de la sclérotique se trouvent dans des conditions de cicatrisation plus favorables, et présentent moins de dangers pendant la guérison que celles situées dans la cornée même.

2° L'excision de l'iris, à la suite de la section périphérique de la cornée permet de pratiquer l'ouverture de la capsule à l'équateur de la cataracte, d'obtenir une sortie plus facile de cette dernière ainsi que l'expulsion plus complète des masses corticales qui quittent le noyau au moment où il traverse la plaie de la cornée. En effet, ces débris cristalliniens restés dans l'œil se cachent habituellement derrière l'iris dans le voisinage de la section cornéenne.

3° La cataracte glisse facilement à travers cette incision sans qu'il soit nécessaire d'introduire un instrument tracteur dans l'œil. Cet avantage annihile le grave reproche que l'on était en droit d'adresser à la méthode d'extraction à curette :

la nécessité d'introduire la curette dans le globe oculaire, nécessité qui, de l'avis de tous les observateurs, est, dans cette méthode une des principales causes du grand nombre des résultats imparfaits.

4° La plaie peut être recouverte par un lambeau conjonctival, circonstance qui, d'après *de Graefe* et selon l'avis d'autres opérateurs, par exemple *Arlt*, augmente la rapidité de la guérison, si elle n'a pas une influence notable sur le succès définitif de l'opération. Nous ne partageons pas cette opinion et nous évitons plutôt la formation du lambeau conjonctival (voy. plus loin).

Enfin, la forme de la plaie permet d'employer sans le moindre danger les manœuvres utiles pour faire sortir aussi complètement que possible la substance corticale.

Ces avantages, et plus que toutes les considérations théoriques, la statistique des résultats permettent incontestablement de remplacer tous les autres procédés d'extraction par celui de de Graefe. Par conséquent, nous donnerons dans tous ses détails la description de ce procédé.

### Extraction linéaire périphérique (procédé de *de Graefe*).

*Indications.* — L'extraction linéaire avec iridectomie avait trouvé son véritable terrain dans les cas de cataracte composée d'un noyau relativement peu volumineux et d'épaisses masses corticales ramollies. Le procédé de de Graefe, qui permet même aux cataractes les plus grandes et les plus consistantes une sortie facile sans emploi d'instrument à traction, a étendu le terrain primitif de la méthode linéaire à toutes les cataractes séniles. Il peut donc remplacer l'extraction à lambeau ordinaire.

#### DESCRIPTION DU PROCÉDÉ DE *de Graefe*.

Pour l'opération de de Graefe, nous n'instillons plus d'atropine dans l'œil depuis que nous nous sommes aperçu que, grâce aux contractions plus énergiques du sphincter, les bords du coloboma rentrent bien plus facilement dans la chambre antérieure après l'iridectomie. Nous réussissons ainsi à éviter toujours les enclavements de l'iris.

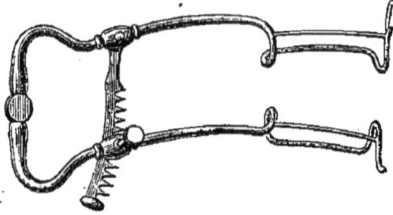

Fig. 115. — Écarteurs des paupières.

Les *instruments* nécessaires pour l'opération sont : 1° un

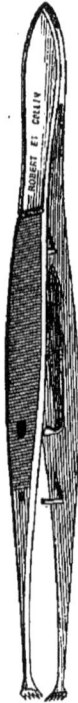 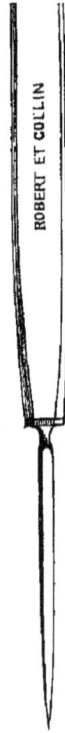 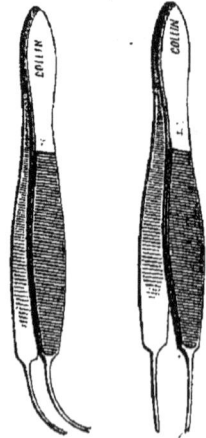

| Fig. 116. — Pinces à fixation avec ressort. | Fig. 117. — Couteau à cataracte de de Graefe. | Fig. 118 et 119. — Pinces à iris courbes et droites (modèles de de Graefe). |

blépharostate (fig. 115) ; 2° une pince à fixation de Waldau, avec

ressort (fig. 116); 3° un couteau de de Graefe (fig. 117);
4° des pinces à iris, droites et courbes (fig. 118 et 119); 5° une

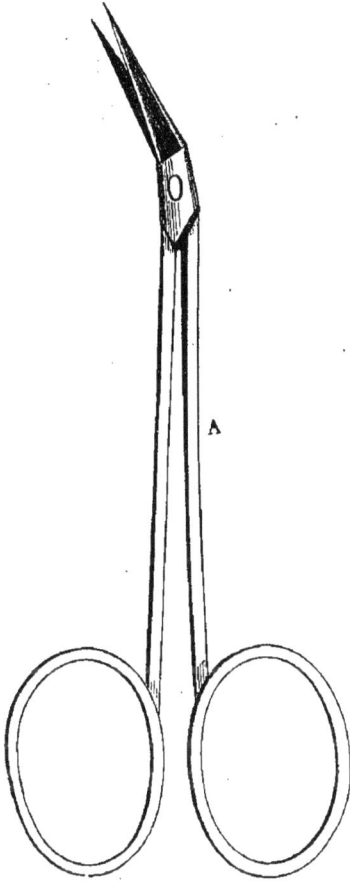

Fig. 120. — Ciseaux coudés.

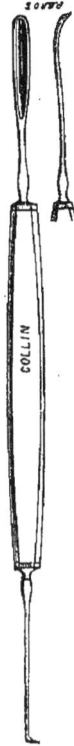

Fig. 121. — Cystitome coudé.

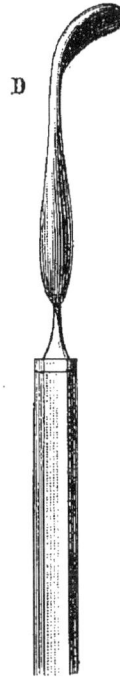

Fig. 122. — Curette de de Graefe.

paire de ciseaux coudés (fig. 120); 6° un cystitome coudé
(fig. 121); 7° une curette (de Graefe) en caoutchouc durci
(fig. 122).

*Premier temps :* SECTION PÉRIPHÉRIQUE. — Après avoir
placé l'écarteur sous les paupières avec les précautions déjà
indiquées, l'opérateur fixe le globe oculaire et l'attire douce-

ment en bas, en saisissant immédiatement au-dessous du bord
inférieur de la cornée un large pli conjonctival au moyen de la
pince. Avec le couteau étroit, dont le tranchant est tourné
en haut et le plat en avant, il ponctionne la sclérotique à un
point situé à une distance d'un millimètre à peu près du
bord cornéen, et de 2 millimètres au-dessous de la tangente
au sommet de la cornée. La pointe du couteau, en pénétrant
dans la chambre antérieure, est dirigée d'abord vers le centre
de la cornée, jusqu'à ce que l'instrument se soit avancé de 7 à 8
millimètres; tout en abaissant alors le manche de l'instrument,
on en relève la pointe pour la conduire sous le bord sclérotical
vers le point de la contre-ponction (fig. 123). Ce dernier doit être

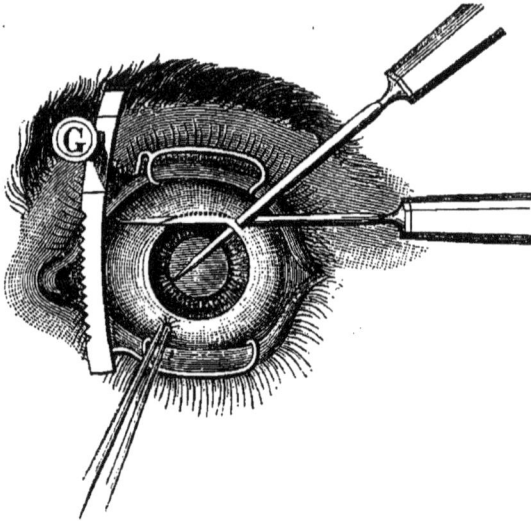

Fig. 123. — Incision linéaire de de Graefe. La section usitée aujourd'hui généralement et
que j'ai toujours pratiquée, est placée d'un millimètre plus bas.

symétrique au point de ponction, c'est-à-dire situé à la même
distance du bord et de la tangente au sommet de la cornée :
on sent que la contre-ponction est faite quand la pointe
n'éprouve plus de résistance, on tourne alors le tranchant
du couteau, dirigé jusque-là en haut, obliquement en avant
vers le bord de la cornée, et l'on imprime à l'instrument
un mouvement de scie en l'enfonçant de toute sa longueur et

en le retirant ensuite. Ce dernier mouvement suffit le plus souvent pour achever la section du bord de la. sclérotique; sinon, on répète le mouvement de la scie jusqu'à ce que le couteau, ayant coupé la dernière bride du tissu sclérotical, se trouve libre et mobile sous la conjonctive (fig. 123, ligne ponctuée). Pour sectionner celle-ci, on dirige le tranchant du couteau en avant et même un peu en bas, afin d'éviter une longueur exagérée du lambeau conjonctival.

Beaucoup d'opérateurs, et je suis moi-même du nombre, ne veulent pas de lambeau conjonctival et ne placent jamais l'incision dans la sclérotique. Habituellement notre section se trouve dans le bord de la cornée, à la jonction de cette membrane avec la sclérotique, et si je constate avant l'opération une tension tant soit peu forte du globe oculaire, je fais l'incision dans la cornée même à un millimètre de distance de son bord. La ponction et la contre-ponction se trouvent toujours à 2 millimètres au-dessous de la tangente au sommet de l'incision (fig. 124, *a* et *b*). De cette façon, on évite le mieux des hémorragies

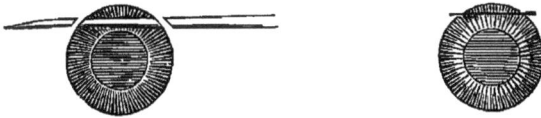

Fig. 124. — *a*. Ponction et contre-ponction. — *b*. Section de la cornée.

dans la chambre antérieure et le prolapsus de l'humeur vitrée, deux accidents que l'on pouvait attribuer au lambeau conjonctival et à la section trop périphérique.

M. *Ad. Weber* a construit un couteau lancéolaire de forme

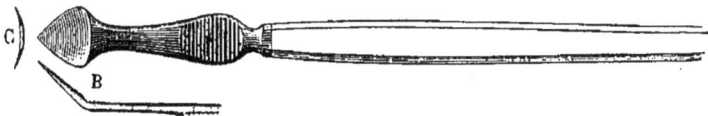

Fig. 125. — Couteau lancéolaire de Weber; B, degré de courbure; C, concavité de la lame.

particulière (fig. 125) avec lequel on obtient une incision linéaire analogue à celle que nous venons de décrire. On l'introduit à la base de la cornée, dans un plan parallèle à cette base, et on l'avance dans la chambre antérieure jusqu'au point opposé à la ponction (fig. 126). M. Weber recommande deux couteaux de grandeur différente selon la grandeur de la cataracte.

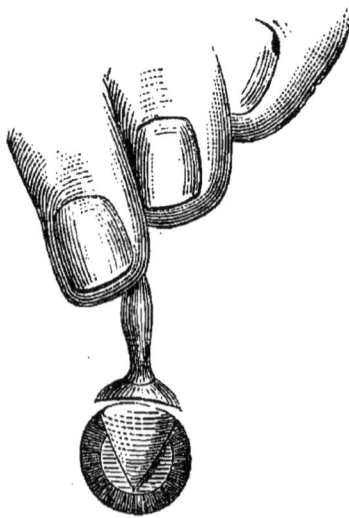

Fig. 126.

*Deuxième temps :* IRIDECTOMIE. — Après avoir confié la pince à fixation à un aide, on saisit le lambeau conjonctival s'il existe, avec la pince droite à iris, et on le renverse sur la cornée ; le prolapsus de l'iris apparaît alors complètement à nu. A l'aide de la même pince on saisit l'iris vers la partie externe de la plaie et on l'attire doucement ; il se déploie généralement sous la forme d'un lambeau triangulaire qu'on incise dans l'angle de la plaie même ; puis on coupe l'iris, par un second coup de ciseaux, au centre et par un troisième à l'angle interne de la plaie (fig. 127). A ce moment, il faut bien se garder de tirer l'iris trop fortement vers les angles de la plaie, de crainte qu'il n'y reste engagé. L'incision de l'iris doit être pratiquée aussi soigneusement que possible, et cela pour éviter des enclavements iriens dans les angles de la plaie. Pour être tout à fait rassuré à ce sujet, il faut observer attentivement, après l'iridectomie, si le sphincter de l'iris est rentré dans la chambre antérieure, et favoriser sa rentrée par des pressions douces exécutées avec le dos de la curette en caoutchouc sur les angles de la plaie. Nous avons déjà dit plus haut que ce résultat est plus facilement obtenu si l'on n'instille pas d'atropine dans l'œil avant l'opération. *De Wecker*, après une petite iridectomie, ramène l'iris dans la chambre antérieure à

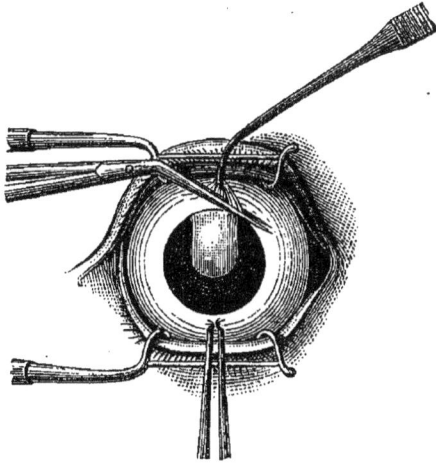

Fig. 127. — Iridectomie.

l'aide d'une petite spatule et fait des instillations d'ésérine. *Ad. Weber* préfère saisir l'iris avec un crochet mousse au lieu des pinces ordinaires.

*Troisième temps :* OUVERTURE DE LA CAPSULE. — Après l'iridectomie et jusqu'à la fin de l'opération, on fait bien de suivre le conseil de M. *Horner* qui fait soulever légèrement l'écarteur par un aide exercé à cette manœuvre, afin d'éviter toute pression de cet instrument sur le globe oculaire. Après avoir repris la pince à fixation des mains de l'aide, on ouvre, à l'aide du cystitome coudé, la capsule par deux incisions qui, partant toutes deux du bord inférieur de la pupille, montent l'une vers son bord nasal, l'autre vers son bord temporal jusqu'au bord supérieur du cristallin. Généralement nous réunissons les extrémités supérieures de ces deux incisions par une troisième pratiquée parallèlement au bord supérieur de la cornée. Il est important d'introduire le cystitome avec précaution dans la chambre antérieure en le conduisant à plat le long de la surface postérieure de la cornée. Lorsque la pointe de l'instrument a pénétré dans la capsule, on fait

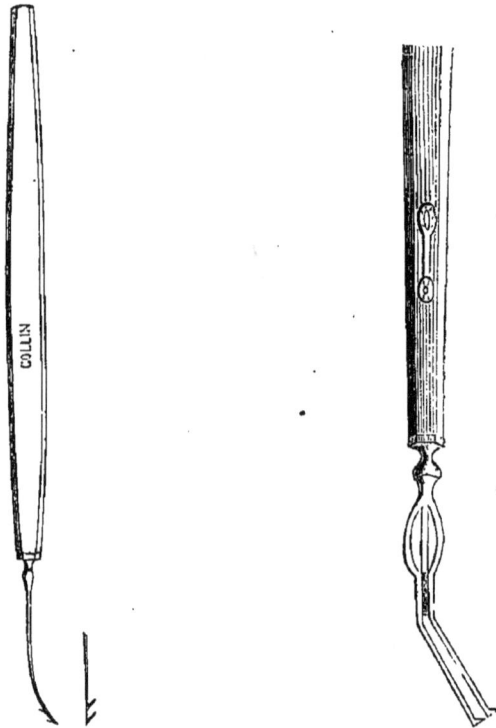

Fig. 128. — Crochet double de Weber.   Fig. 129. — Cystitome double de Meyer.

bien de la placer presque parallèlement à la surface de la capsule, pour ne pas pénétrer trop profondément dans la cataracte ; en négligeant cette précaution, il arrive facilement que l'on provoque la luxation de cette dernière.

M. *Arlt* préfère au cystitome un crochet aigu qui ouvre la capsule sous forme d'un lambeau triangulaire, et M. *Becker* se sert également d'un cystitome recourbé en crochet aigu que je crois aussi bien supérieur au cystitome ordinaire.

Pour obtenir une ouverture encore plus complète de la capsule, M. *Ad. Weber* se sert d'un crochet double dont les dents

très fines sont placées l'une au-dessous de l'autre (voy. fig. 128).
Il le conduit dans la capsule d'un côté de la pupille à l'autre et
des deux angles de la plaie capsulaire vers l'incision de la
cornée, et il coupe alors les lambeaux de la capsule qui peuvent
rester attachés au crochet. — J'ai fait construire un cystitome
(fig. 129) que l'on introduit comme à l'ordinaire dans la
chambre antérieure; arrivé au bord inférieur de la pupille,
il se dédouble par une pression sur la pédale et pratique, lorsqu'on le ramène vers le bord de la cornée, une large ouverture
centrale dans la capsule. Avant de le retirer de la plaie, je le
laisse se refermer et amener au dehors le lambeau capsulaire.
Ce lambeau fait seulement défaut lorsqu'on a incliné trop
fortement l'instrument, de crainte de l'enfoncer dans la cataracte. En ce cas, il arrive souvent qu'une pointe seulement
pénètre dans la capsule, qui se trouve alors ouverte comme par
le cystitome ordinaire.

M. *de Wecker* a construit un cystitome analogue, en forme
de pinces.

M. *Gayet* (de Lyon) a proposé d'ouvrir la capsule du cristallin près de son bord supérieur; dans ce but il exerce une légère
pression sur le globe oculaire, de façon à amener le bord du
cristallin dans la plaie de la cornée et traverse l'équateur de
la cataracte avec le couteau linéaire. M. *Knapp* (de New-York)
préconise le même procédé.

*Quatrième temps* : EXTRACTION DE LA CATARACTE. — La sortie
du cristallin est effectuée de la manière suivante :
On prend une curette large et l'on appuie légèrement le dos
de l'instrument contre la sclérotique tout près du milieu de la
plaie, afin de rendre cette dernière béante, en même temps
qu'à l'aide des pinces à fixation on attire le globe de l'œil
doucement en bas (fig. 130). Pendant cette manœuvre, les
masses corticales s'avancent, et le bord supérieur du noyau
commence à se présenter; pour en faciliter l'expulsion, on fait
glisser doucement le dos de la curette sur la sclérotique, d'un
angle de la plaie à l'autre, et *vice versa* (manœuvre de glissement). La pression doit être augmentée graduellement et avec
prudence jusqu'au moment où le plus grand diamètre du
noyau franchit la plaie. Graduellement aussi on la diminuera

alors, en même temps que l'on éloigne la curette de la plaie
en glissant sur la sclérotique, de bas en haut, suivant une ligne
correspondant au milieu de la plaie. Au moment où le bord
inférieur du noyau quitte la plaie, il est avantageux, pour
éviter un écartement inutile des lèvres de la plaie, de diriger
le globe de l'œil un peu en haut, et c'est dans cette position
qu'on doit enlever la pince à fixation.

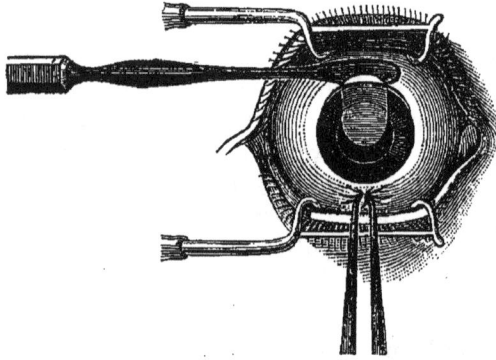

Fig. 130. — Sortie du cristallin par glissement.

Un autre moyen indiqué par *M. de Graefe*, pour amener
l'expulsion de la cataracte, est le suivant : le dos d'une curette

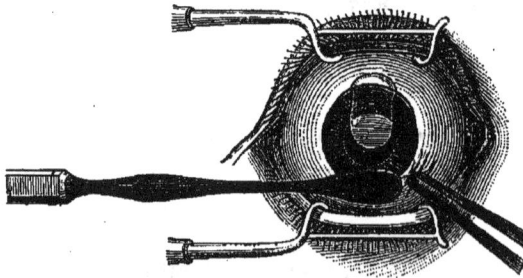

Fig. 131. — Sortie de la cataracte, avec application de la curette de caoutchouc
au bord inférieur de la cornée.

en caoutchouc est appliqué sur la sclérotique vers le bord inférieur de la cornée (fig. 131). Une légère pression sur cette

région, exercée dans la direction du centre de l'œil, fait
paraître le bord supérieur du cristallin dans la plaie. On dirige
alors la curette, légèrement inclinée en avant, sur la cornée,
de bas en haut, de manière à pousser pour ainsi dire la cataracte hors de la plaie. Si l'on se sert de cette seconde manière,
il faut placer, dès le commencement de l'opération, la pince à
fixation un peu plus vers le côté nasal de la périphérie cornéenne, pour avoir la place nécessaire à une bonne application
de la curette. Dans quelques cas d'expulsion difficile de la
cataracte, il paraît utile de confier la pince à fixation à un
aide et de faciliter la sortie du cristallin par une seconde
curette appliquée sur le bord sclérotical de l'incision, qui
s'ouvre ainsi plus aisément.

Après la sortie de la cataracte, l'opérateur prend l'écarteur
de la main de son aide qui l'avait soulevé jusque alors, et l'enlève avec précaution.

*Cinquième temps.* — Il arrive fort souvent que toute la
substance corticale n'accompagne pas le noyau à sa sortie.
Pour des raisons déjà indiquées, il importe de la faire sortir
de l'œil aussi complètement que possible; dans ce but, après
avoir laissé les paupières fermées au moins jusqu'à ce que
l'humeur aqueuse se soit partiellement reproduite, on pratique
de douces frictions à travers la paupière supérieure, comme
nous l'avons déjà décrit plus haut (voy. p. 415), pour réunir les
masses corticales autant que possible dans le champ pupillaire;
puis on fait regarder le malade en bas, et en faisant entre-
bâiller la plaie par une légère pression à travers la paupière
supérieure relevée, on repousse à travers l'inférieure les débris
cristalliniens vers la plaie. Lorsque la pupille apparaît tout à
fait noire, il nous reste à nettoyer la plaie et l'œil, en enlevant
avec précaution et à l'aide de petites pinces les caillots sanguins qui s'y trouvent ordinairement. Enfin, on évacue une
dernière fois l'humeur aqueuse souvent mêlée d'un peu de
sang, et s'il existe un lambeau conjonctival, on le ramène sur
la plaie, en glissant de la cornée sur la sclérotique avec la
face convexe des petites pinces courbes, ou avec le dos de la
curette de caoutchouc; cette manœuvre fait sortir en même
temps d'entre les lèvres de la plaie des débris de la substance
corticale et du pigment irien parfois cachés à cet endroit.

*Pansement et traitement consécutif.* — Le pansement est le même que celui de l'extraction à lambeau.

Il n'y a que peu de choses à dire sur le traitement qui suit l'opération. Le bandeau compressif, renouvelé pour la première fois vingt-quatre heures (si tout marche à souhait, quarante-huit heures) après l'opération, doit être changé ensuite deux fois par jour. Par rapport à la lumière, il faut prendre, pendant les premiers jours, les précautions usitées après toute opération de cataracte. On doit recommander le repos, mais moins rigoureusement pourtant qu'après l'opération de l'extraction à lambeau. Au besoin, les malades peuvent déjà passer les premiers jours hors du lit. Dans le régime, on peut permettre tout ce qui n'échauffe pas et ne rend pas nécessaire le mouvement des mâchoires. Dans le cas où une portion des masses corticales est restée dans l'œil, j'instille bientôt quelques gouttes d'atropine, et je maintiens la pupille dilatée si la conjonctive supporte bien l'emploi de l'atropine. En général, lorsque la guérison suit une marche normale, je m'abstiens complétement des instillations d'atropine ou d'ésérine. On peut remplacer le bandeau compressif, après trois ou quatre jours, par le petit bandeau flottant, et permettre au malade de sortir vers la fin de la deuxième semaine, en protégeant ses yeux par des lunettes foncées. Lorsque l'opération a été tout à fait normale, il est rare de voir survenir des écarts de la marche normale de la guérison.

Dans les derniers temps, le pansement antiseptique a été aussi recommandé pour l'opération de la cataracte (*Schiess-Gemuseus, Alfr. Graefe, Horner*). Jusqu'ici nous n'avons pas jugé utile d'appliquer ce pansement dans toute sa rigueur, mais nous ne négligeons jamais de faire nettoyer avant l'opération tous les instruments avec une solution légère d'acide carbolique ou salicylique, et ces solutions antiseptiques nous servent à chaque pansement pour nettoyer les paupières et le sac conjonctival.

### DES ACCIDENTS QUI PEUVENT SURVENIR PENDANT ET APRÈS L'OPÉRATION.

Si, pendant l'application de l'écarteur à ressort ou des pinces à fixation, le malade se débat beaucoup, on fait mieux d'employer, jusqu'à l'anesthésie complète, le chloroforme, dont les inconvénients, en raison de la forme linéaire de la plaie, sont naturellement moins à craindre dans cette opération que.dans l'extraction à lambeau. Je l'emploie également si la palpation du globe oculaire me fait reconnaître une pression interne oculaire très notable.

Quand on a mal choisi le point de. ponction par rapport au bord de la cornée, et que le couteau est déjà entré dans la chambre antérieure, on doit le retirer et s'abstenir pour le moment de continuer l'opération. La plaie, extrêmement insignifiante, est bientôt guérie et, après peu de jours, on peut recommencer l'opération. Si le point de ponction est à la juste distance du bord de la cornée, mais trop haut ou trop bas, on peut compenser cette différence par le choix du point de contre-ponction sans changer la grandeur de l'incision; il n'en résulte d'autre inconvénient qu'une légère déviation du coloboma qui, selon la règle, devait être dirigé droit en haut.

Quand on a conduit la pointe du couteau vers un endroit de contre-ponction autre que celui qui est prescrit, et que l'on s'en est aperçu avant que la pointe ait percé le bord sclérotical, on peut retirer sans crainte la pointe de l'instrument jusque dans la chambre antérieures pour la diriger ensuite vers le vrai point de contre-ponction; la forme du couteau empêche l'écoulement de l'humeur aqueuse. Cette dernière s'échappe aussitôt que la pointe du couteau, au moment de la contre-ponction, a traversé la sclérotique et soulève parfois la conjonctive sous la forme d'une ampoule assez considérable. Ce soulèvement, qui n'est pas sans effrayer lorsqu'on l'observe pour la première fois, ne doit changer en rien notre manière d'agir; il disparaît ordinairement avec la section du lambeau conjonctival, pendant laquelle il ne faut pas négliger de diriger le tranchant du couteau tout à fait en bas.

Si l'iris n'a pas fait spontanément prolapsus dans la plaie, circonstance qui s'explique par les synéchies du bord pupillaire ou, en leur absence, par la force relativement petite de la pression intra-oculaire, nous agissons de différentes manières. En cas de synéchies, il faudrait, comme dans l'iridectomie, introduire des pinces courbes dans la chambre antérieure; lorsque la pression intra-oculaire seule ne suflit pas pour amener la procidence de l'iris, nous la provoquons facilement en promenant hardiment, d'après le conseil de M. de Graefe, une éponge fine et légèrement mouillée sur la cornée, en la dirigeant du nez vers la tempe. — L'écoulement du sang dans la chambre antérieure, qui suit quelquefois l'excision de l'iris, surtout lorsqu'on n'a pas attiré cette membrane suffisamment au dehors, peut devenir gênant pour l'exécution exacte de la cystitomie; on peut essayer de faire écouler le sang en entre-bâillant légèrement la plaie, mais dans la plupart des cas on sera forcé de passer outre, et nous pouvons ajouter qu'avec un peu d'habitude on réussit à ouvrir la capsule malgré l'épanchement de sang.

Le prolapsus du corps vitré survient à la suite d'une plaie trop périphérique, ou par les contractions musculaires volontaires du malade, ou enfin par une pression trop forte des instruments sur l'œil; d'autres fois, il faut l'attribuer à une prédisposition morbide de l'œil (atrophie ou même absence partielle de la zonule). Il présente naturellement le plus grand inconvénient, lorsqu'il a lieu avant l'expulsion de la cataracte. Si par hasard cet accident se produit déjà après le premier temps, nous conseillons d'enlever sans retard la pince à fixation et l'écarteur à ressort, et de soumettre le malade à l'action du chloroforme jusqu'à l'anesthésie la plus complète. Un aide exercé peut alors de ses doigts écarter doucement les paupières, tandis que l'opérateur accomplit avec précaution les différents actes de l'opération. Il devient presque toujours nécessaire alors de se servir de la curette ou de l'anse de Weber pour faire sortir le cristallin, parce que toutes les autres manœuvres pourraient augmenter la procidence du corps vitré, sans amener avec autant de sécurité l'expulsion de la cataracte.

Lorsque, au contraire, le prolapsus du corps vitré a lieu après l'excision de l'iris, ou après la discission de la capsule, nous conseillons d'introduire immédiatement la curette dans l'œil pour extraire le cristallin du même coup. Il va sans dire que, dans tous ces cas, on n'a plus qu'à fermer les paupières, en négligeant le cinquième temps, pour appliquer immédiatement le bandage compressif. Le collapsus de la cornée après l'opération, même à un degré assez prononcé, n'exclut pas une guérison normale lorsqu'on applique avec soin le bandage compressif.

Les *anomalies de la guérison* exigent le même traitement qu'après l'extraction à lambeau (voy. p. 420). Lorsqu'elles se présentent sous la forme d'une iritis, il faut employer l'atropine en instillations journalières, combattre les névralgies ciliaires par des injections de morphine dans la tempe, prescrire des frictions mercurielles et le calomel à doses fractionnées. Si les douleurs sont très vives et que nous sommes à moins de quarante-huit heures de l'opération, nous faisons appliquer quelques sangsues à la tempe ou derrière l'oreille du côté opéré; plus tard, des lotions chaudes avec une infusion de belladone et des cataplasmes chauds.

Les infiltrations de la cornée qui débutent généralement près des lèvres de la plaie sont bien plus dangereuses. Nous les combattons au début par l'application d'un bandeau compressif serré, le nettoyage le plus soigneux de la plaie et du sac conjonctival à l'aide d'une solution légère (1 : 300) d'acide salicylique ou carbolique et

par des instillations de pilocarpine (1 : 50) auxquelles nous substi-
tuons l'atropine aux premiers symptômes d'irritation irienne. Lorsque le bandeau serré est mal supporté, nous employons sans discontinuer des compresses trempées dans la solution antiseptique
chaude; *de Wecker* conseille de nettoyer la plaie d'heure en heure
avec une solution de chlorhydrate de quinine. *Alfr. Graefe* a proposé d'ouvrir la plaie dès le début de l'infiltration cornéenne et de
provoquer ainsi l'écoulement de l'humeur aqueuse.

Il est rare de voir survenir un accident sérieux après deux ou trois
jours d'une marche normale de la guérison.

On a observé, à différentes reprises, des épanchements de sang
dans la chambre antérieure survenant le lendemain ou le surlendemain de l'opération, et même plus tard encore, persistant quelquefois pendant quelques jours et se renouvelant même après une résorption complète. Ces petites hémorragies proviennent du canal
de Schlemm ou des bords du coloboma de l'iris; elles ne sont jamais
considérables et disparaissent par l'emploi prolongé du bandage
compressif.

Il n'est pas rare de voir survenir les deuxième, troisième et même
le quatrième jour après l'opération, un léger chémosis séreux sans
tuméfaction des paupières, sans augmentation de la sécrétion, sans
infiltration de la plaie; en un mot, sans aucun autre symptôme d'irritation ou d'inflammation. Ce chémosis résulte probablement de la
lésion du tissu conjonctival et sous-conjonctival. Le malade accuse
une légère sensation de pression dans l'œil, qui disparaît lorsqu'on incise le chémosis à l'aide de ciseaux courbes.

Lorsque l'iris n'a pas été excisé avec soin jusque dans les angles

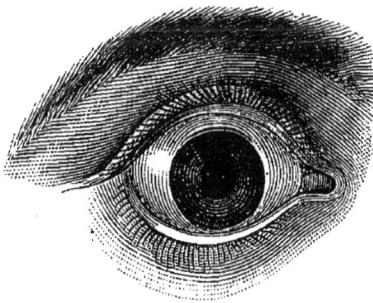

Fig. 132. — Rentrée du sphincter de l'iris dans la chambre antérieure,
après l'iridectomie.

de la plaie même, il peut se faire, surtout dans les yeux relativement
durs, un enclavement de cette membrane dans la cicatrice, et par ce
motif un prolongement de la période de cicatrisation et une sensibi-

lité bien plus persistante de l'œil. En outre, la pupille se dilate alors mal sous l'influence de l'atropine; il se développe de petits staphylômes près des angles de la plaie, et par suite de la rétraction cicatricielle qui atteint aussi le sphincter de l'iris enclavé dans la plaie, le bord libre de la pupille est attiré de plus en plus en haut. De cette façon, la pupille prend une forme très défavorable pour la vision. Il est bien difficile d'améliorer ultérieurement cet état de choses sans intervention chirurgicale, et cet inconvénient nous engage à insister encore une fois sur la nécessité d'exciser soigneusement le prolapsus de l'iris et de contrôler avec attention, pendant et après l'opération, la position du sphincter. Nous n'hésitons jamais à compléter, en cas de besoin, l'iridectomie par une nouvelle excision dans les points désignés, et nous ne nous déclarons jamais satisfait de l'opération, avant de voir le sphincter rentré complètement dans la chambre antérieure et placé à une certaine distance de la plaie cornéenne, comme la figure 132 l'indique.

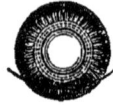

### Procédés de Kuechler, de Liebreich, de Lebrun et de Jaeger.

1° M. *Kuechler* pratique, pour l'extraction de la cataracte, une incision linéaire dans le diamètre transversal de la cornée (fig. 133); la ponction et la contre-ponction se font dans l'anneau cornéo-scléral.

2° M. *Liebreich* fait l'extraction à travers une section à très-petite courbure, occupant la portion inférieure de la cornée.

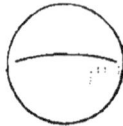

Fig. 133. — Procédé de Küchler.  Fig. 134. — Procédé de Liebreich.

La ponction et la contre-ponction se trouvent dans la sclérotique (fig. 134).

3° M. *Lebrun* fait une « extraction à petit lambeau médian ». La ponction et la contre-ponction se trouvent à 1 millimètre ou 2 millimètres au-dessous des extrémités du diamètre transversal de la cornée. Le lambeau formé dans la moitié supérieure de la cornée a de 3 à 4 millimètres de hauteur (fig. 135).

Dans ces trois procédés on ne pratique pas d'iridectomie.

4° M. *Ed. Jaeger* emploie pour l'extraction de la cataracte un couteau spécial (Hohlmesser), pratique la ponction et la contre-ponction dans la sclérotique à 2ᵐᵐ de distance du bord de la

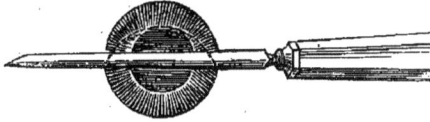

Fig. 135. — Procédé de Lebrun.

cornée et de 3ᵐᵐ au-dessous de la tangente au sommet de cette membrane. Cette incision placée au bord supérieur de la cornée doit mesurer 12ᵐᵐ. Iridectomie, cystitomie et expulsion de la cataracte comme dans le procédé de Graefe.

### Extraction de la cataracte dans sa capsule.

Depuis que l'extraction a été pratiquée comme méthode générale de l'opération de la cataracte, on a souvent renouvelé les tentatives d'extraction du système cristallinien dans sa totalité, c'est-à-dire de la cataracte renfermée dans sa capsule. Ces tentatives, basées sur ce motif que la capsule laissée dans l'œil devient souvent la cause d'une vision imparfaite, ont été cependant abandonnées à cause des dangers que cette manière d'agir fait courir à l'œil. En effet cette opération, dans la plupart des cas, provoque une perte plus ou moins considérable d'humeur vitrée, qui expose l'organe opéré à des dangers sérieux et souvent occasionne la perte de l'œil. Mais il est juste d'ajouter que, lorsque cette opération réussit, elle fournit les plus beaux résultats quant à l'acuité visuelle. Ce fait explique aussi qu'un certain nombre de nos confrères en Italie et en Espagne se servent exclusivement dans leurs opérations de cataracte de la méthode d'extraction avec la capsule. Dans ces derniers temps, et surtout depuis l'introduction dans la pratique des incisions très périphériques et de la combinaison de l'iridectomie avec l'extraction de la cataracte, les essais d'extraire cette dernière dans sa capsule avaient été repris par MM. *Sperino, de Wecker* [1] et *Pagenstecher.*

. 1. *M. de Wecker,* qui a suivi cette pratique dans un certain nombre d'opérations, fait à ce sujet la déclaration suivante :
« Ce qui nous a le plus impressionné dans le procédé opératoire dont

454 MALADIES DU CRISTALLIN.

La statistique publiée par ce dernier, et qui porte sur 63 cas, en met 11 de côté, parce qu'il s'agissait de cataractes compliquées, et sur les 52 restants nous trouvons : 2 insuccès par suppuration du corps vitré ; des autres cas, la moitié des malades pouvait lire les n° 1 et 2 des échelles typographiques de Jaeger, 12 le n° 5, 2 le n° 8, 3 le n° 16, et 4 ne sachant pas lire comptaient les doigts à 20 pieds de distance.

La plupart des opérateurs qui ont adopté cette méthode insistent sur la nécessité d'une anesthésie complète pour l'emploi de l'extraction avec la capsule, et cela évidemment dans le but d'empêcher chez les malades les contractions musculaires qui augmentent le danger du prolapsus du corps vitré.

Pour exécuter l'extraction de la cataracte dans sa capsule, on pratique généralement une grande incision intéressant la moitié inférieure de la cornée. M. *Pagenstecher* place cette section dans la sclérotique, à un millimètre de distance du bord cornéen, et laisse son lambeau inachevé, en conservant un petit pont conjonctival ; puis il pratique l'iridectomie, complète la section et procède à l'évacuation du cristallin complet, en introduisant derrière lui une curette très large. D'autres opérateurs font la section du lambeau en un seul temps.

Quant à nous, tout en accordant en principe que l'extraction de la cataracte dans sa capsule est certainement la plus parfaite de toutes les méthodes opératoires, nous ne pouvons pas nous décider à pratiquer une opération qui laisse, dans les cas les plus heureux, de grands colobomes de l'iris derrière la moitié inférieure de la cornée, et qui expose l'opéré aux dangers les plus graves, non seulement immédiatement après l'opération, mais même à des époques plus éloignées (voy. la note au bas de la page).

Avant d'abandonner ce chapitre, nous devons mentionner encore les tentatives qu'a faites M. *Knapp*, de New-York, pour faire sortir la cataracte dans sa capsule, à l'aide du procédé de de Graefe, tentatives qui ne sont pas encore assez nombreuses pour

nous traitons, et ce qui nous a détourné de poursuivre, avec notre ardeur première, un mode opératoire si rationnel, ce sont deux observations de décollement rétinien et trois cas où des hémorragies très tardives ont amené, chez deux malades, le développement d'opacités nombreuses qui ont occupé tout le corps vitré ; chez le troisième, cité plus haut, une perte de l'œil par complication glaucomateuse.

permettre un jugement quelconque sur l'admissibilité de cette manière d'agir. Cependant, depuis qu'il m'est arrivé dans le procédé de de Graefe de faire sortir sans le moindre accident la cataracte dans sa capsule, j'essaye d'obtenir l'expulsion complète du système cristallinien, toutes les fois que j'ai à opérer soit une cataracte compliquée d'opacités capsulaires, soit une cataracte dans la période régressive. Je m'en abstiens seulement lorsque la pression intra-oculaire me paraît très notable, et lorsqu'à la première tentative je m'aperçois que le système cristallinien ne se présente pas facilement. Je me garde en tout cas d'employer une pression exagérée, et je préfère ouvrir la capsule plutôt que de m'exposer au prolapsus du corps vitré avant la sortie du cristallin.

M. *Delgado*, de Madrid, a tenté l'extraction de la cataracte dans sa capsule de la manière suivante : il commence par introduire dans la chambre antérieure, comme pour une discission *per corneam*, un instrument formant aiguille et spatule, à l'aide duquel il détache et mobilise le système cristallinien par des pressions douces sur la périphérie de la cataracte. Ceci obtenu, il retire l'instrument, attend quelques moments jusqu'à ce que l'humeur aqueuse ait rempli de nouveau la chambre antérieure, et pratique alors l'extraction de la cataracte dans sa capsule, en faisant l'incision périphérique     de Graefe et l'iridectomie en haut. Treize opérations pratiquées de cette manière lui ont fourni des résultats très satisfaisants.

### Quel procédé faut-il choisir pour l'opération de la cataracte sénile ordinaire ?

Il est évident que de toutes les méthodes d'opérer la cataracte sénile, l'extraction à lambeau est la méthode opératoire la plus parfaite, lorsqu'elle réussit. Elle conserve une pupille ronde, mobile, et tous les avantages qui en résultent pour l'aspect normal de l'œil et pour le fonctionnement de l'iris; mais les opinions émises dans les écrits des opérateurs les plus habiles et les plus consciencieux ne laissent pas de doute sur le nombre relativement grand des insuccès que l'on rencontre après l'extraction classique, ainsi que sur les dangers à redouter même après les opérations tout à fait normales.

Il est aujourd'hui constaté par tous les opérateurs qui ont pratiqué sur une large échelle la méthode de de Graefe, que cette dernière permet de réaliser un plus grand nombre de succès parfaits, que les insuccès complets y sont bien moins rares, et qu'en somme le résultat de l'opération y est en raison plus directe de l'exécution normale. Les dangers qui accompagnent pendant près de quinze jours et au delà la guérison d'un œil opéré par l'extraction à lambeau, n'existent déjà plus deux ou trois jours après l'extraction linéaire, et la marche comme la durée de la convalescence n'éprouvent pas au même degré la patience du malade et du médecin. Il faut ajouter enfin que la santé générale du malade qui, dans de certaines conditions, comme par exemple dans le diabète, inspire toujours quelques craintes, paraît influencer à un degré moindre la cicatrisation normale de la plaie linéaire que celle de l'incision semi-lunaire qui forme le lambeau cornéen.

Depuis que les avantages de la méthode de de Graefe, au point de vue de la rareté des insuccès et de la rapidité de la guérison, ont été généralement reconnus, l'extraction à lambeau est presque entièrement abandonnée. M. *de Wecker*, qui a essayé dernièrement de la faire revivre à l'aide de quelques modifications (petit lambeau périphérique et instillations fréquentes d'ésérine), est revenu à la fin au procédé de de Graefe comme méthode générale de l'extraction de la cataracte.

Ceux qui reprochent à cette méthode la combinaison avec l'iridectomie s'appuient d'une part sur la plus grande lésion produite sur l'œil, et d'autre part sur la difformité consécutive de la pupille.

Quelles que soient les raisons théoriques qui puissent être alléguées à l'appui de cette objection, la pratique journalière démontre que la combinaison de l'extraction avec l'iridectomie, loin d'augmenter les dangers ou de retarder la guérison, paraît plutôt influencer cette dernière d'une manière avantageuse, soit qu'elle facilite l'expulsion complète de la cataracte, soit qu'elle modifie heureusement les conditions de la circulation et de la pression intra-oculaire. Avouons d'ailleurs que cette excision de l'iris est inévitable, quand nous voulons profiter du bénéfice de l'incision linéaire périphérique, qui entraîne inévitablement un prolapsus de l'iris qu'il serait dangereux de réduire.

Il serait très profitable de pratiquer l'iridectomie quelques semaines avant l'extraction de la cataracte, et on doit suivre ce précepte toujours lorsque l'œil à opérer est le dernier espoir du malade ou que des circonstances particulières imposent une prudence extrême. Si on pouvait employer cette manière d'agir dans tous les cas, le nombre des succès atteindrait peut-être le maximum, mais pour toutes sortes de raisons la proposition de deux opérations séparées par quelques semaines d'intervalle n'est pas souvent admise par les malades.

Quant à la déformation de la pupille qui résulte de l'iridectomie, je pense qu'il ne serait pas juste d'en cacher les inconvénients optiques, c'est-à-dire un léger éblouissement et une irradiation plus prononcée que l'on constate chez un certain nombre d'opérés qui, cependant, n'en jouissent pas moins de l'acuité visuelle acquise. D'ailleurs, lorsqu'on opère selon les prescriptions posées par l'auteur de la méthode, en pratiquant l'opération au bord supérieur de la cornée, et en évitant l'enclavement du tissu irien dans la plaie, la partie artificielle de la pupille se trouve masquée par la paupière supérieure, et même les inconvénients que nous venons de citer n'existent plus.

Enfin, quel médecin consciencieux et quel malade intelligent hésiteraient à opter en faveur d'une méthode reconnue supérieure par le nombre des résultats satisfaisants, même au prix d'un léger inconvénient optique ou cosmétique?

D'ailleurs, les défenseurs de l'extraction à lambeau ont toujours été obligés de reconnaître que cette méthode n'est pas applicable dans certains cas, soit que l'état général du malade empêche la position prolongée sur le dos, soit que l'état particulier des yeux, leur proéminence ou leur enfoncement, rende ce procédé d'autant plus dangereux. La méthode de de Graefe ne connaît pas ces exceptions, et nous sommes convaincu qu'elle s'affermira chaque jour davantage comme méthode générale de l'opération de la cataracte sénile, surtout lorsque la pratique journalière aura démontré à tous les chirurgiens que c'est le procédé qui donne le plus grand nombre de succès et permet de rendre les opérés plus vite à leurs travaux.

L'opinion que nous venons d'émettre et qui résume l'état actuel de la science, sans préjudice des perfectionnements ultérieurs, s'appuie sur des statistiques nombreuses et remplies de faits qui ont été publiés successivement par les opérateurs, ainsi que sur les différentes discussions dans les congrès ophtalmologiques composés des hommes les plus consciencieux et les plus compétents dans cette question.

## DISCISSION DE LA CATARACTE.

*Indications.* — Ce procédé peut s'appliquer à toutes les cataractes corticales des enfants et des adolescents jusqu'à l'âge de vingt à vingt-cinq ans. On l'emploie encore dans les cas de cataractes zonulaires, où l'étendue de l'opacité ne permet pas d'espérer une vision satisfaisante par l'établissement d'une pupille artificielle (voy. p. 396). Il sert enfin pour diviser les cataractes secondaires très minces.

Après l'âge de trente à trente-cinq ans, la consistance de la cataracte est habituellement telle, que la résorption ne pourrait se faire qu'avec une très grande lenteur et après des discissions répétées. En outre, l'iris supporte alors plus difficilement le contact des flocons cristalliniens sortis de l'ouverture capsulaire, ou la pression que la cataracte, ramollie et gonflée par la pénétration de l'humeur aqueuse, exerce sur cette membrane ; de sorte que la discission des cataractes survenues à un âge avancé exposerait l'œil au danger sérieux d'une inflammation de l'iris et de ses conséquences.

Par le procédé en question, nous nous proposons d'inciser la capsule antérieure, et de mettre en contact la cataracte avec l'humeur aqueuse qui, en pénétrant dans la substance cristallinienne, la ramollit et prépare sa résorption. Le temps nécessaire pour cette dernière varie de quelques semaines à plusieurs mois, selon l'âge des opérés et le degré de consistance de la cataracte. Elle se fait d'autant plus vite qu'une plus grande quantité d'humeur aqueuse a pénétré dans la masse cristallienne, ce qui arrive lorsque la capsule a été déchirée sur une très grande étendue. Le libre accès de l'humeur aqueuse dans la cataracte produit une augmentation de volume en rapport avec la consistance de cette dernière et avec l'étendue de l'ouverture capsulaire.

Les dangers de la pression subite exercée sur l'iris par une cataracte volumineuse exigent une étude préalable de la cataracte et de l'irritabilité de la membrane irienne. Les signes particuliers qui font reconnaître le degré de consistance de la cataracte ont été exposés plus haut en détail (voy. p. 399). L'irritabilité de l'iris peut être reconnue dans une certaine mesure par l'effet de l'atropine sur la pupille (*de Graefe*). Si cette dernière se dilate rapidement et si la dilatation se maintient, nous sommes autorisé à admettre que l'iris supportera plus facilement les conséquences de l'opération.

Il résulte de ce que nous venons de dire que nous pouvons ouvrir la capsule largement, si la cataracte est très molle et l'iris peu irritable, circonstances qui se rencontrent le plus souvent chez les enfants très jeunes. Dans le cas contraire, il faut adapter l'étendue de la discission aux circonstances indiquées, et en thèse générale, *il vaut mieux faire l'ouverture capsulaire trop petite que trop grande*. Dans les circonstances les moins favorables, il est indiqué de ne faire qu'une simple ponction de la capsule, et de répéter l'opération si le travail de résorption s'arrête.

Dans les cas de cataractes zonulaires, il est toujours utile de ne commencer que par une petite incision de la capsule, à cause de la présence de masses corticales transparentes, dont l'imbibition rapide augmente considérablement le volume du cristallin.

*Préparatifs de l'opération.* — La discission de la cataracte exige une dilatation complète de la pupille; par conséquent il est nécessaire d'instiller préalablement une quantité suffisante d'une forte solution d'atropine. Si l'on opère sur un enfant, faut immobiliser ses membres en entourant son corps d'une couverture. Il est difficile, dans ces conditions, d'éviter l'anesthésie.

Les instruments nécessaires pour l'opération sont : une

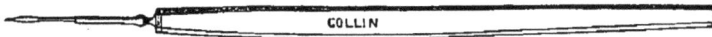

Fig. 136. — Aiguille à discission.

pince à fixation (voy. fig. 55, p. 214) et une aiguille à discission; cette dernière doit avoir une forme telle que son col bouche complètement la petite ouverture faite par l'aiguille,

pour éviter l'écoulement prématuré de l'humeur aqueuse. Nous
nous servons habituellement de l'aiguille de *Bowman* (fig. 136),
qui est munie d'un point d'arrêt au delà duquel on ne peut
l'enfoncer dans l'œil.

La tête du malade, couché comme d'habitude, est tenue
immobile, ainsi que nous l'avons décrit plus haut, et un aide
exercé doit écarter largement les paupières. A défaut d'un aide
on peut aussi se servir du releveur à ressort. L'opérateur se
place devant le malade lorsqu'il doit opérer sur l'œil gauche,
derrière la tête du malade lorsqu'il veut opérer l'œil droit et
qu'il préfère se servir de sa main droite.

### DESCRIPTION DE L'OPÉRATION DE LA CATARACTE PAR DISCISSION

L'opérateur ayant les pinces à fixation dans la main gauche, l'aiguille dans la main droite, saisit avec les premières
la conjonctive près du bord interne et supérieur de la cornée.

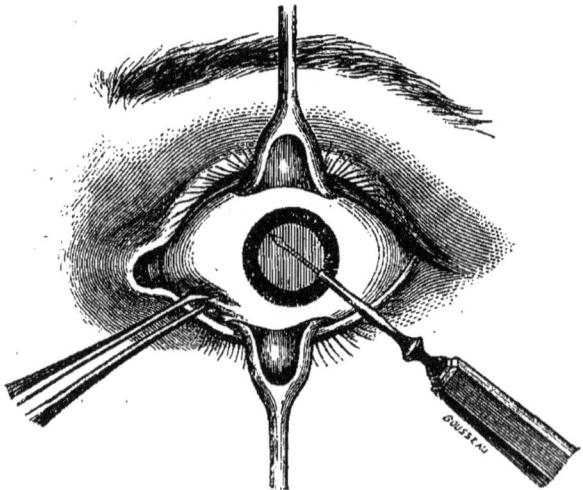

Fig. 137. — Discission.

L'aiguille, placée de manière que son tranchant regarde la
surface de la cornée, traverse celle-ci presque perpendiculairement et vis-à-vis du bord de la pupille dilatée. La ponction

doit être pratiquée en bas et en dehors; il faut éviter de blesser l'iris. Lorsque l'aiguille a passé dans la chambre antérieure, l'opérateur abaisse le manche de l'instrument, et conduit l'aiguille vers la partie supérieure du cristallin, jusqu'à un millimètre de distance du bord pupillaire (fig. 137). Il tourne alors le tranchant de l'aiguille vers la capsule et y pratique une incision longitudinale, en retirant un peu l'instrument dans la plaie pour ne pas pénétrer profondément dans la substance cristallinienne. Dans le cas où, d'après les règles indiquées plus haut, l'opération doit se borner à cette simple incision, on n'a plus qu'à retirer l'aiguille, ainsi que les pinces à fixation. L'aide laisse retomber les paupières, et tout est terminé. Lorsque, au contraire, les circonstances permettent une discission plus étendue, on imprime à l'aiguille, après l'incision longitudinale, un mouvement de demi-rotation, de sorte que les deux tranchants regardent vers les angles de l'œil. On dirige la pointe de l'aiguille vers le bord interne de la pupille (fig. 138), jusqu'à 1 millimètre de distance du bord de l'iris, et

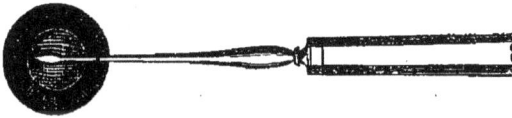

Fig. 138.

l'on pratique une incision transversale, qui doit s'arrêter également à un millimètre du bord externe de la pupille. Pendant cette seconde incision, il faut aussi, et pour la raison déjà indiquée, retirer un peu l'instrument de la plaie.

L'opérateur doit éviter soigneusement d'exercer avec le col de l'aiguille une pression exagérée sur la plaie de la cornée, et diriger ses doigts, pendant les différents actes de l'opération, de façon que l'ouverture de la cornée soit le centre de rotation de tous les mouvements imprimés à l'aiguille.

L'opération terminée, on applique le bandage compressif. Il est prudent de laisser l'opéré couché pendant les premières vingt-quatre heures dans une chambre obscure. On change le bandage comme d'habitude, en instillant chaque fois quelques gouttes d'atropine, dont l'emploi doit être continué pendant

tout le temps que dure le travail de résorption, c'est-à-dire
jusqu'à la disparition complète de toutes les opacités cristalliniennes. En négligeant cette dernière précaution, on expose
l'iris, qui naturellement revient à sa place normale, à une pression dangereuse de la part du cristallin, pendant toute la
période d'imbibition.

Si la marche de la guérison est régulière, on remplace
après quelques jours le bandage compressif, d'abord par un
petit bandeau flottant, et plus tard par des lunettes à verres
foncés.

Lorsque l'on voit, quelque temps après l'opération, le travail
de résorption s'arrêter, l'ouverture dans la capsule s'étant fermée
(ordinairement par la formation d'une substance hyaline qui
réunit les lèvres de la plaie), il faut renouveler l'opération et
faire alors une nouvelle discission, d'autant plus hardiment que
le volume de la cataracte a diminué sous l'influence de la
résorption partielle. L'examen pratiqué à l'éclairage oblique
est presque indispensable pour reconnaître avec certitude que
la résorption ne fait plus de progrès, et qu'il n'existe plus
de flocons de substance cristallinienne imbibée d'humeur
aqueuse. Avant de décider alors une nouvelle application
de l'aiguille, on fera bien d'attendre la disparition complète d'irritation ou de rougeur (injection périkératique) de
l'œil.

Le temps nécessaire pour la résorption complète d'une
cataracte opérée par discission varie avec l'âge et la consistance
de la cataracte. Chez les enfants très jeunes, le cristallin est
souvent résorbé en six à dix semaines, et une seule opération
peut suffire pour y arriver. On sait en effet qu'à cet âge l'iris
se montre très peu irritable et permet de donner à l'ouverture
capsulaire une étendue considérable. Chez les personnes plus
âgées, chez lesquelles la discission exige beaucoup plus de précaution et doit être répétée souvent à plusieurs reprises, il faut
plusieurs mois, parfois plus d'un an avant que la résorption
de la lentille soit complète.

### ACCIDENTS QUI PEUVENT SURVENIR APRÈS L'OPÉRATION.

L'accident le plus fréquent que l'on voit survenir après la discission de la cataracte consiste dans l'inflammation de l'iris. Elle est

presque toujours la conséquence du contact des flocons cristalliniens détachés de la cataracte, ou de la pression inaccoutumée que le cristallin gonflé exerce sur la surface postérieure de la membrane irienne. Les malades se plaignent alors de douleurs dans l'œil, autour de l'œil et dans toute la moitié de la tête du côté de l'œil opéré. En même temps, on observe l'injection périkératique, l'humeur aqueuse devient trouble, l'iris change de couleur et la pupille se rétrécit. Lorsque l'iritis est la conséquence d'une pression exagérée de la cataracte gonflée et qu'elle ne cède pas rapidement à l'application continuelle de la glace (*Arlt*), et à l'emploi de l'atropine, qui soustrait l'iris, par la dilatation de la pupille, à cette pression dangereuse, on luttera en vain contre cette inflammation par les moyens habituels, à savoir les émissions sanguines à la tempe, l'emploi de l'atropine et des préparations mercurielles. Il faut plutôt se hâter de débarrasser l'iris de la pression inaccoutumée qui a amené et entretient l'inflammation.

Le seul moyen efficace, dans ces circonstances, est l'extraction de la cataracte par une incision linéaire avec iridectomie, et l'on ne peut retarder l'emploi de ce moyen sans exposer l'œil aux plus grands dangers, et le malade aux douleurs les plus violentes.

La nécessité de débarrasser aussi rapidement que possible l'œil enflammé de la cataracte, cause directe de l'inflammation, est trop évidente pour que nous cherchions à nous y appesantir. Il pourrait *à priori*, paraître dangereux de combiner l'extraction avec l'iridectomie, lorsque l'iris est le siége de l'inflammation. Cependant, l'iridectomie est indispensable pour faciliter la sortie de la cataracte, car la pupille est habituellement fort contractée et souvent peu dilatable à cause de la présence de synéchies postérieures. Il est en outre démontré, comme nous l'avons dit en parlant de l'iridectomie, que cette opération, loin d'augmenter l'inflammation de l'iris, peut devenir un moyen souverain pour la combattre.

On a observé encore une iritis plus légère, il est vrai, que celle qui est consécutive à la pression excessive de la cataracte gonflée, et qui survient lorsque, après une incision trop étendue de la capsule, une très grande quantité de substance cristallinienne ou le noyau de la cataracte tombe dans la chambre antérieure. Pour combattre cette inflammation, on peut encore essayer l'atropine seule ; mais si les symptômes de l'iritis persistent ou augmentent, il est urgent d'évacuer les masses contenues dans la chambre antérieure par une paracentèse pratiquée à la périphérie inférieure de la cornée. Après cela l'iritis disparaît généralement, ou, du moins, cède rapidement aux moyens habituels.

Pour les cas où la consistance molle ou liquide de la cataracte

permet de prévoir qu'une grande quantité de substance cristallinienne tombera d'emblée dans la chambre antérieure, et où la
jeunesse du malade s'oppose à l'emploi de l'extraction linéaire, *de
Graefe* a proposé de pratiquer la discission par la cornée avec une
aiguille plus large que celle dont on se sert habituellement.

Avec cet instrument, placé sur la cornée de manière que les tranchants soient dirigés vers les angles de l'œil, l'opérateur doit pénétrer obliquement à travers la cornée dans la chambre antérieure
et terminer la discission de la capsule avant que l'humeur aqueuse
se soit écoulée. En retirant l'aiguille, on exerce une légère
pression sur la lèvre inférieure de la plaie cornéenne, et de cette
manière on donne issue à l'humeur aqueuse et à une certaine
portion de la cataracte liquide.

Après cela, s'il reste encore une trop grande portion de la masse
cristallinienne dans l'œil, on attend que l'humeur aqueuse se soit
reproduite, du moins en partie ; puis on fait entre-bâiller une seconde
fois la plaie en appuyant doucement avec un stylet d'Anel recourbé
sur sa lèvre externe. Du reste, il suffit d'avoir fait sortir les parties
les plus fluides de la cataracte, et l'on peut abandonner à la résorption les quelques flocons gélatiniformes restés dans l'œil. Ces derniers n'ont guère d'action irritante (*de Graefe*).

Un dernier accident, quelquefois signalé, consiste dans l'irritation
et même l'infiltration de la cornée à l'endroit de la ponction. Cette
complication, d'ailleurs assez rare, peut survenir lorsque la cornée
a été imprudemment tiraillée par l'aiguille, ou lorsque l'état général
du malade est tel que la moindre piqûre est suivie d'une forte réaction. Il suffit généralement de prolonger l'usage d'un bandage
compressif serré, et d'appliquer périodiquement des compresses
chaudes pour faire disparaître ces symptômes inquiétants.

### De la discission combinée avec l'iridectomie.

L'exécution facile de la discission de la cataracte, et les dangers relativement moindres auxquels cette méthode expose
l'œil opéré, ont fait naître naturellement le désir d'étendre
autant que possible les indications de cette opération. Malheureusement, elle ne peut être appliquée aux cataractes ordinaires de l'âge mûr, parce que ces dernières se prêtent peu à
la résorption, qui d'ailleurs exigerait un temps très prolongé
(dix-huit mois ou deux ans), pendant lequel l'œil resterait
exposé au danger de complications sérieuses (iritis, glaucome).

Ces dangers sont alors d'autant plus à craindre que les parties intéressées de l'œil sont alors bien plus disposées à une réaction inflammatoire que pendant la jeunesse.

Toutefois, nous rencontrons même après la limite d'âge (vingt à vingt-cinq ans) fixée pour la discission, des variétés de cataracte qui par leur consistance admettraient cette méthode d'opération, si nous ne craignions pas d'exposer l'œil tout entier, surtout l'iris, au danger du travail prolongé de la résorption. D'autre part, il y a même dans la jeunesse, où l'œil supporte plus facilement les suites de la discission, des variétés de cataractes qui subissent après la discission un gonflement excessif et dangereux. Dans l'un et dans l'autre de ces cas, la prudence nous fait une obligation de rejeter la discission, malgré notre désir d'employer une méthode qui, bien appliquée, peut être considérée certainement comme la plus heureuse dans ses résultats. *De Graefe* a enseigné le moyen de pouvoir, même en ces cas, employer la discission à la condition de la combiner avec l'iridectomie.

Les résultats de cette combinaison sont si satisfaisants, qu'il nous paraît d'une importance toute particulière de bien préciser les cas dans lesquels elle mérite d'être appliquée.

C'est d'abord dans les cas de cataracte de la jeunesse, où nous ne pouvons obtenir à l'aide de l'atropine une dilatation suffisante de la pupille. Cette inefficacité des instillations d'atropine résulte parfois de la présence de synéchies, restes d'une ancienne iritis, d'autres fois d'un état particulier du tissu irien. Nous sommes encore obligés d'avoir recours à l'iridectomie préalable, lorsque nous voulons opérer par discission, chez des individus âgés de plus de quinze ans, des cataractes dont la résorption très lente n'est pas sans danger pour l'œil, comme nous le savons par exemple de la cataracte zonulaire. Il n'est pas 'dit pour cela que l'âge de quinze ans nous représente l'extrême limite entre la discission simple et la discission combinée avec l'iridectomie; mais étant donnée cette forme de cataracte chez des individus de différents âges, nous devons juger de la nécessité d'une iridectomie préalable surtout d'après l'irritabilité plus ou moins grande de l'iris.

Nous savons, par exemple, que la cataracte zonulaire subit habituellement, après la discission, une augmentation considé-

rable de volume, et si les circonstances nous décident à l'opérer par discission dans un âge relativement avancé, nous aurons
à mettre en pratique la double précaution d'une iridectomie
préalable et d'une première discission de très peu d'étendue,
quitte à la renouveler, le cas échéant. Disons cependant qu'après
l'iridectomie on peut donner plus d'étendue à la discission de la
capsule et abréger ainsi la durée de la résorption, parce que la
cataracte gonflée et les flocons cristalliniens qui s'en détachent,
sont moins en contact avec l'iris, parce que cette membrane
peut céder plus librement à la pression et, le sphincter étant
coupé, réagit moins vivement; enfin parce que, en cas d'inflammation, cette dernière est moins dangereuse que sans iridectomie.

Il est utile d'ajouter que dans les derniers temps on a souvent remplacé, pour cette catégorie de cataractes, la méthode
en question par le procédé d'extraction de de Graefe qui, dans
les cas particuliers, présente cet avantage, que le malade est
débarrassé de sa cataracte dans une seule séance, tandis que
la discission avec iridectomie exige au moins deux opérations,
sinon trois ou quatre, et un temps prolongé de plusieurs mois
jusqu'à la résorption complète de la cataracte.

Le procédé d'extraction de Graefe devrait donc être employé
de préférence, lorsque la cataracte est d'une consistance notable, comme on en rencontre exceptionnellement dans le jeune
âge, lorsque le malade ne peut pas rester tout le temps nécessaire sous la surveillance du chirurgien, ou lorsque son œil
présente des symptômes d'une assez grande irritabilité.

Sur l'exécution même de la discission avec iridectomie, il
nous reste peu de chose à dire. On pratique de préférence
l'iridectomie en haut, pour que le coloboma artificiel de l'iris
soit masqué autant que possible par la paupière supérieure.
Pour les détails de cette opération, nous renvoyons le lecteur
à la description que nous en avons faite à l'article *Iridectomie*
(p. 214). Nous ajoutons ici seulement qu'il importe de couper
l'iris très exactement avec toutes les précautions déjà indiquées, afin d'éviter son enclavement et le déplacement ultérieur de la pupille vers la périphérie de la cornée.

Il est nécessaire de mettre un espace suffisant entre l'exécution de l'iridectomie et la discission : quelquefois douze à

quinze jours peuvent suffire ; d'autrefois il faudra attendre plusieurs semaines, jusqu'à ce que toute trace d'irritation ait disparu.

Le traitement consécutif et les moyens à employer en cas d'accident, sont les mêmes qu'après la discission simple.

## La discission employée comme opération préparatoire à l'extraction.

Il n'est pas rare d'observer des cas où la cataracte mûrit avec une lenteur désespérante pour la patience du malade qui désire recouvrer la vue; il arrive alors un moment où le malade n'est plus en état de se servir de ses yeux, tandis que le médecin, par l'aspect particulier de ces cataractes, et par l'observation de la marche antérieure de la maladie, est en droit de conclure que la maturité complète se fera attendre des années encore. D'autre part, on hésite toujours à opérer par extraction une cataracte qui n'est pas mûre, de crainte de laisser dans l'œil la partie encore transparente du cristallin, qui, par son gonflement consécutif, peut amener des complications sérieuses pendant la période de guérison qui suit l'opération. Pour sortir de cette situation pénible, où l'opérateur est placé dans l'alternative de pratiquer une opération dangereuse ou de laisser le malade dans l'impossibilité de se servir de ses yeux pendant longtemps, et cela à un âge où celui-ci marche vers le déclin de la vie, *de Graefe* [1] a proposé d'amener rapidement l'opacification des parties cristalliniennes restées transparentes, en y introduisant une aiguille à discission. Dans ce but, le chirurgien de Berlin, et en même temps que lui M. *Mannhardt* [2], ont conseillé de pratiquer une ponction dans la capsule et de conduire la pointe de l'aiguille dans les parties encore transparentes du cristallin. Cette opération exige une certaine délicatesse dans l'exécution, si l'on ne veut pas s'exposer, en ouvrant trop largement la capsule, à voir survenir un gonflement considérable de la cataracte et les dangers sérieux qui en résultent pour l'œil.

1. *Archiv f. Ophtalmologie*, 1859, X. ii, p. 209.
2. *Ibid.*, p. 408.

Quelques jours après cette petite opération, on peut pratiquer l'extraction et provoquer l'expulsion complète de la cataracte ainsi préparée. Cette manière d'agir aurait encore, d'après de Graefe, l'avantage d'écarter de l'opération principale le danger de l'irritation des cellules épithéliales de la capsule, irritation qui suit si fréquemment l'ouverture de cette membrane, et qui sera déjà arrivée à son déclin au moment où l'on pratique l'extraction de la cataracte.

Il faut cependant dire que cette proposition ingénieuse d'amener artificiellement l'opacification complète de la cataracte, a perdu beaucoup de son importance depuis que nous possédons dans l'extraction linéaire de de Graefe un procédé qui permet d'évacuer très complètement même les parties encore transparentes du cristallin. En effet, nous employons maintenant le procédé de de Graefe pour les cas de cataractes non encore mûres, dans les conditions susindiquées, sans que le résultat de cette opération soit moins heureux que dans les cas ordinaires.

La discission préalable a été employée encore, surtout par nos confrères anglais, pour préparer, dans les cas où les cataractes ne sont pas complètement molles ou liquides, leur extraction par la méthode de succion, sur laquelle nous avons déjà exprimé plus haut notre opinion.

### Abaissement de la cataracte.

L'abaissement, la méthode la plus ancienne d'opérer la cataracte, n'a plus, dans l'état actuel de la science, qu'un intérêt historique. Si nous n'avons pas voulu passer sous silence ce procédé opératoire, c'est pour résumer encore une fois les motifs qui ont poussé les esprits les plus expérimentés et les plus dépourvus de tout préjugé, à écarter tout à fait l'abaissement de la cataracte de la chirurgie oculaire. D'après les belles paroles de M. de Graefe, c'est un devoir de piété de ne pas oublier que la méthode par abaissement a rendu la vue à des millions d'individus atteints de cataracte; mais un plus grand devoir à remplir vis-à-vis de l'humanité, c'est d'abandonner cette opération lorsqu'il est indubitablement prouvé qu'une autre méthode l'emporte sur elle par un très grand nombre de succès. En effet, quand on prend les statistiques des résultats de l'abaissement, dressées non pas immédiatement, mais un ou deux ans après l'opération, on arrive à cette triste conviction, que la moitié tout au plus des opérés a recouvré définitivement la vue ; et encore, il faut bien le dire, ceux-ci même restent-ils continuellement sous la menace de complications provoquées par la présence du cristallin, qui peut, comme tout autre corps étranger au fond de l'œil, devenir le point de départ d'inflammations graves ; car ce n'est que dans un très petit nombre de cas qu'il est réellement résorbé [1].

Quoique ces faits fussent parfaitement connus depuis longtemps, les adversaires mêmes de l'abaissement étaient obligés d'y avoir recours dans des cas exceptionnels où l'extraction à lambeau ne pouvait être appliquée, par exemple dans les cas où l'état de santé du malade rendait impossible le décubitus prolongé. Ainsi, l'abaissement avait dû être conservé à titre de méthode exceptionnelle, jusqu'au jour où l'introduction du procédé de Graefe dans la pratique permit d'opérer même ces cas exceptionnels par l'extraction. De sorte que, pour nous résumer, nous pouvons dire, sans crainte d'être contredit par des juges expérimentés, que l'abaissement, abandonné depuis longtemps comme méthode générale, ne mérite plus d'être conservé comme procédé exceptionnel, puisqu'il peut être remplacé, même dans les cas particuliers où l'extraction à lambeau n'est pas praticable, par le procédé de Graefe.

On avait inventé autrefois un très grand nombre de procédés pour le déplacement de la cataracte. Celui qui en dernier lieu avait été le plus employé était la *réclinaison*, ayant pour but de renverser le cristallin en même temps qu'on l'abaissait, de telle sorte que son bord supérieur était poussé en arrière dans l'humeur vitrée, que la face antérieure devenait supérieure, et la face postérieure était dirigée en bas (fig. 139). L'instrument dont on se servait était une aiguille à cataracte, en forme de fer de lance, légèrement courbée (fig. 140). L'opération se pratique de la manière suivante : après avoir dilaté la pupille par l'atropine et fait écarter les paupières par un aide expérimenté ou par un instrument *ad hoc*, l'opérateur applique les pinces à fixation, tenues de la main gauche, sur la conjonctive, au bord interne de la cornée. De la main droite il pratique la ponction qui doit être faite dans la sclérotique, à environ 3 millimètres du bord temporal de la cornée et un peu au-dessous de son diamètre transversal. Lorsqu'on se sert pour cette ponction d'une aiguille courbe, sa convexité doit regarder en haut

1. Ceux qui désirent étudier les détails des différentes causes qui, après l'abaissement même réussi de la cataracte, peuvent amener plus tard la perte de l'œil, liront avec fruit l'introduction de M. de Graefe à sa *Clinique ophtalmologique* (édition française publiée par *Ed. Meyer*, chez MM. Baillière et fils. Paris, 1868).

et sa concavité en bas; afin que sa pointe puisse être appliquée
perpendiculairement à l'endroit de la ponction, il est nécessaire

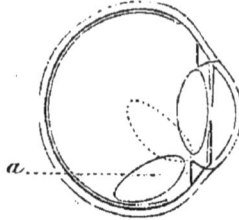

Fig. 139. — Réclinaison de la cataracte.

d'abaisser le manche, que l'on ramène cependant vers l'horizontale
à mesure que l'aiguille pénètre dans l'œil. La ponction doit se faire

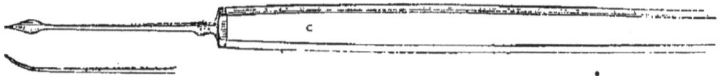

Fig. 140. — Aiguille à cataracte.

assez vivement, en enfonçant résolument l'aiguille vers le centre de
l'œil, jusqu'à ce que le fer de lance disparaisse. Le premier temps

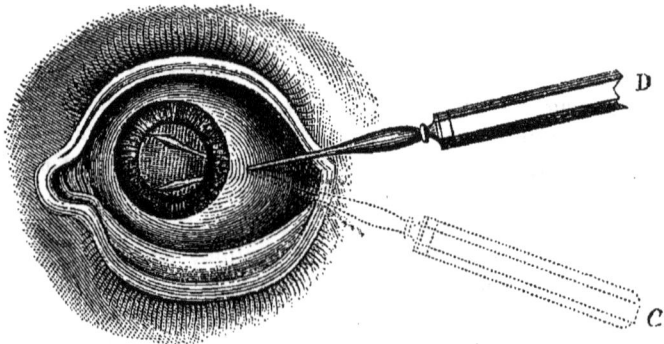

Fig. 141. — Présentation de l'aiguille devant la cataracte.

exécuté, l'opérateur imprime à l'aiguille une légère rotation, telle
que la convexité regarde en avant, en même temps qu'il incline le
manche en arrière vers la tempe du malade et dirige le fer de
lance le long de la surface postérieure de l'iris devant le cristallin.
On voit alors l'aiguille, ayant l'une de ses faces tournées en avant
et l'autre appuyée contre le cristallin (fig. 141). Il faut alors diriger

le tranchant de l'aiguille vers la paroi antérieure de la capsule et
ouvrir cette dernière par une incision horizontale que l'on pratique
en retirant un peu l'instrument hors de la plaie. Cette discission de
la capsule faite, l'opérateur applique la concavité de la lance contre
la lentille un peu au-dessus du diamètre transversal, et amenant
doucement en avant le manche de l'instrument, il pousse en arrière
la partie supérieure du cristallin. Lorsque celle-ci a cédé à cette
pression, on maintient toujours la lance appliquée contre la surface
de la cataracte, et l'on continue à la déplacer en bas, en arrière et
en dehors par un mouvement du manche de l'instrument en haut, en
avant et en dedans. Après avoir pendant un instant maintenu l'instrument sur la cataracte, pour en prévenir la réascension, on fait
exécuter quelques petits mouvements de rotation à l'aiguille, afin de
la dégager s'il y a lieu ; puis l'opérateur ramène lentement l'aiguille
dans le champ de la pupille et se tient prêt à abaisser de nouveau
la cataracte, si par hasard elle remontait. Si elle reste abaissée, on
retire l'aiguille par le même chemin que l'on a pris pour pénétrer,
et en ayant soin de tourner ses surfaces dans la même position que
lors de son introduction.

## OPÉRATION DE LA CATARACTE SECONDAIRE.

On comprend sous le nom de *cataracte secondaire* les opacités de différente nature qui se forment dans le champ de la
pupille après l'opération de la cataracte, et qui empêchent le
rétablissement complet de la vision.

Lorsqu'on examine attentivement et en se servant de
l'éclairage oblique, les yeux opérés de la cataracte et dont la
force visuelle est restée au-dessous de ce qu'elle doit être, en
faisant la part de l'âge du malade, et après avoir corrigé,
selon les règles établies, l'anomalie de la réfraction, on reconnaît souvent comme cause de la faiblesse visuelle, l'existence
d'une opacité excessivement légère, tendue comme une toile
d'araignée derrière la pupille. C'est là une première variété de
cataracte secondaire, constituée par un tissu de nouvelle formation qui a son point de départ dans la prolifération des
cellules épithéliales de la capsule antérieure, dont l'ouverture
faite par le cystitome et élargie par le passage du cristallin, est
ainsi fermée de nouveau.

D'autres fois, la capsule même s'épaissit, en même temps

que son ouverture se referme, et forme de cette manière une opacité plus dense et dont l'existence derrière la pupille se révèle à la simple inspection. Enfin, dans une troisième série de cas, l'iris prend une certaine part à ce travail inflammatoire, et l'exsudation irienne vient alors s'ajouter à l'opacité capsulaire, à des degrés qui varient entre des synéchies simples plus ou moins nombreuses et la formation de véritables dépôts plastiques.

Notre manière d'opérer ne peut pas être la même dans ces différentes variétés de cataracte secondaire.

En règle générale, il faut se garder de pratiquer les opérations consécutives peu de temps après l'extraction de la cataracte, et il faut attendre d'autant plus longtemps, que le travail inflammatoire supporté par l'œil a été plus long, et plus sérieux. On ne doit se décider à pratiquer une seconde opération que lorsque toute trace d'irritation (gonflement des paupières, irritabilité à la lumière, injection périkératique) a disparu. En agissant autrement, on s'expose à ranimer le travail inflammatoire et non seulement à perdre le bénéfice de l'opération que l'on vient de pratiquer, mais encore à voir d'autres opacités s'ajouter à celles qui existaient déjà. Une nouvelle attente plus longue et plus pénible devient alors nécessaire, avant que l'on puisse penser à attaquer cet œil par une autre opération.

Il faut une prudence toute particulière lorsqu'on se trouve en présence de membranes plastiques résultant d'une iritis. Ces membranes, habituellement très-vascularisées, deviennent facilement le point de départ de nouvelles inflammations, lorsqu'elles sont froissées par le contact des instruments. C'est dans ces cas surtout qu'il faut retarder quelquefois un an et plus, l'opération de la cataracte secondaire, jusqu'à ce que toute irritation de l'œil ait cessé, que la vascularité des membranes ait disparu, et que l'œil soit rentré dans un calme parfait. Cependant, ce temps d'attente n'est pas toujours aussi prolongé, et dans les cas d'opacité légère nous sommes quelquefois autorisé à pratiquer l'opération de la cataracte secondaire quelques mois après l'extraction du cristallin.

Pour la première variété de cataracte secondaire que nous avons mentionnée plus haut, il suffit toujours de faire une simple *discission* (voy. p. 460) pour pratiquer une ouverture

centrale dans la légère opacité qui se trouve dans le champ
de la pupille. Comme il n'est pas toujours facile de voir nette-

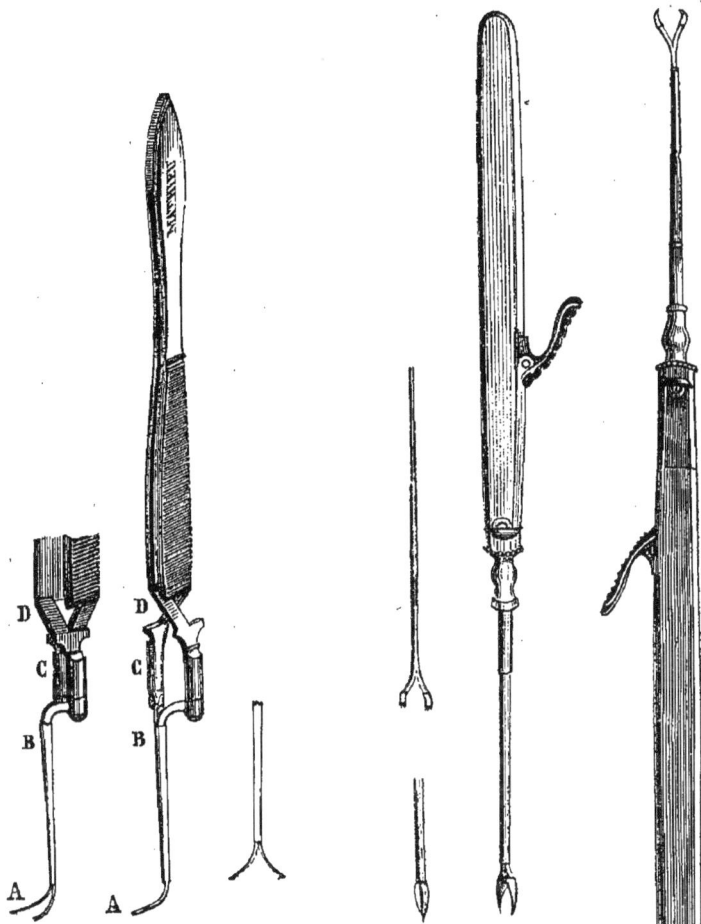

Fig. 142. — Pinces de Liebreich,
modifiées par Mathieu.

Fig. 143 et 144 —Serretelles.

ment ces opacités à la lumière ordinaire, il est quelquefois
plus aisé de pratiquer la discission dans une chambre obscure
et avec le secours de l'éclairage oblique.

Pour les cataractes secondaires de la deuxième catégorie,
la simple discission rencontre parfois des difficultés insurmon-
tables, dans ce sens que l'opacité fuit devant le tranchant de

l'aiguille qui ne réussit pas à l'entamer. L'extraction de ces
opacités, pour laquelle on a inventé un grand nombre d'instruments particuliers (pinces capsulaires, fig. 73, p. 237; pinces
de *Liebreich*, modifiées par Mathieu, fig. 142; serretelles,
fig. 143 et 144), nécessite d'abord une incision cornéenne
et devient souvent dangereuse et même impraticable, parce
qu'il est rare qu'il n'existe pas des adhérences plus ou moins
nombreuses entre la cataracte secondaire et l'iris qui est
exposé par ce fait à des tiraillements inévitables. Si, cependant,
on tenait à extraire ces opacités, il faudrait ou diviser préala-

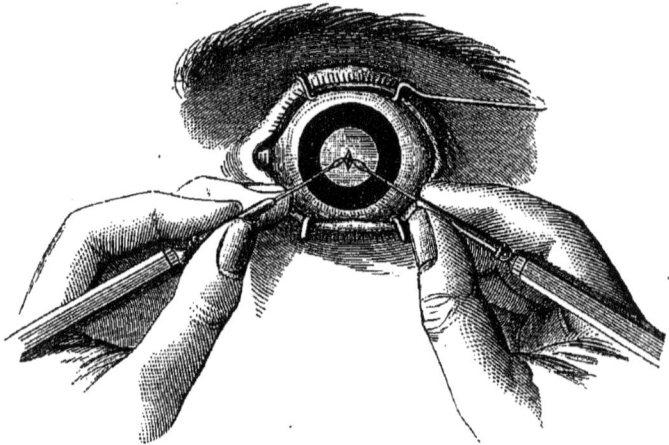

Fig. 145. — Discission avec deux aiguilles.

blement les synéchies, ou pratiquer une iridectomie à l'endroit
de ces dernières. Lorsque l'adhérence est seulement partielle,
on peut aussi pratiquer une incision dans la cornée à l'endroit
de l'adhérence, saisir la cataracte secondaire où elle est libre,
l'extraire et la couper près de la cornée (*Arlt*).

L'opération la plus rationnelle pour cette variété de cataracte secondaire est le procédé indiqué par M. *Bowman* et
connu sous le nom de *discission avec deux aiguilles* (fig. 145).
Pour exécuter cette opération, le chirurgien introduit avec
la main gauche une aiguille à discission à travers la partie
interne de la cornée dans l'opacité même. L'œil ainsi fixé, il
conduit avec la main droite une seconde aiguille à discission,
à travers la partie externe de la cornée, vers le point de l'opa-

cité où se trouve la première aiguille, et essaye alors de déchirer la cataracte secondaire en écartant l'une de l'autre les pointes des aiguilles. Cette manœuvre, d'ailleurs assez délicate, réussit à produire dans l'opacité pupillaire une ouverture suffisamment grande pour l'exercice de la vision.

M. *Agnew*, de New-York, opère dans ces cas de la façon suivante : à l'aide d'un couteau à cataracte de Graefe, il traverse la cornée dans son diamètre horizontal, de façon à obtenir une plaie d'à peu près 2 millimètres aux bords nasal et temporal de la cornée. En retirant le couteau il pénètre avec la pointe du couteau dans l'opacité capsulaire. Puis il introduit deux crochets presque mousses, l'un par l'ouverture nasale, l'autre par l'ouverture temporale de la cornée, dans la chambre antérieure, et les plante dans l'ouverture pratiquée dans la cataracte par la pointe du couteau. En attirant les deux crochets il dilate cette ouverture à volonté sans tiraillement aucun de l'iris ou du corps ciliaire.

Quant aux autres variétés de cataracte secondaire, il est presque toujours nécessaire de pratiquer l'*iridectomie* ou l'*iridotomie* ou enfin une *combinaison* de ces deux procédés. Les iridectomies, quelquefois très difficiles dans ces cas, peuvent être pratiquées avantageusement à l'aide du couteau étroit de de Graefe. Lorsque nous avons réussi à établir une ouverture dans l'iris, nous essayons de pratiquer à l'aide d'un fort crochet une brèche dans les membranes plastiques. Dans ce but, on se sert d'un crochet résistant et fortement recourbé, que l'on implante dans les membranes pour en arracher des lambeaux, s'il y a possibilité. Souvent, dans les cas très graves, l'ouverture ainsi établie se referme de nouveau, et même après des opérations réitérées on ne réussit pas toujours à former une petite pupille artificielle.

Pour ces cas *de Graefe* a fait connaître un autre procédé opératoire dont le principe et l'exécution sont exposés dans la note suivante, rédigée pour nous par l'illustre savant :

« Dans les cas d'absence du cristallin, par suite de l'opération de la cataracte, et d'exsudations rétro-iridiennes très développées, avec désorganisation des tissus de l'iris, aplatissement de la cornée et les autres conséquences d'une iridocyclite destructive, j'ai substitué à l'opération de l'iridectomie, qu'on pratique jusqu'à présent ordinairement sans succès, la simple *iridotomie*. Le procédé consiste à plonger un couteau à double tranchant, se rapprochant dans sa forme d'un couteau lancéolaire très pointu, à travers la cornée et les tissus de nouvelle formation jusque dans le corps vitré, et de l'en retirer immédiatement en élargissant la brèche faite dans ces membranes plastiques, sans agrandir la plaie de la cornée. L'expérience a démontré que ces membranes plastiques réunies à l'iris atrophié et à la capsule du cristallin, ont assez de tendance à se rétracter pour laisser ouverte, dans une certaine dimension, l'ouverture qu'on y a faite.

» Si dans les procédés ordinaires de l'iridectomie combinée avec la dilacération ou l'extraction des fausses membranes, la pupille artificielle a coutume de se refermer, il faut attribuer ce fait à la vulnération trop forte, qui dispose immédiatement aux proliférations des tissus que l'on a touchés et qui sont doués, par suite de leur structure, d'une irritabilité tout à fait particulière. On sait que même la réduction transitoire de la pression intra-oculaire, qui suit l'évacuation de l'humeur aqueuse, suffit pour provoquer des hémorragies dans la chambre antérieure, qui s'opposent à une terminaison bien exacte des opérations intentionnées; mais c'est surtout l'irritation provoquée par l'action des pinces et le tiraillement des parties voisines, que nous devons accuser comme causes des insuccès dans les procédés ordinaires. La simple iridotomie est exempte de ces inconvénients; elle représente, pour ainsi dire, un acte sous-cornéen et jouit de l'immunité des opérations souscutanées.

» J'ai aussi tenté de réduire la plaie de la cornée à un minimum, en me servant de petits couteaux falciformes passés à travers les membranes plastiques pour sectionner ces dernières d'arrière en avant. »

*De Wecker* a indiqué des ciseaux très commodes pour l'exécution de l'iridotomie. À l'endroit de la périphérie de la cornée vers lequel les fibres radiaires de l'iris convergent, par exemple après l'extraction de de Graefe au bord supérieur de la cornée, on pratique avec le couteau lancéolaire une incision de 4 millim. à travers la cornée et l'iris; puis on introduit par cette ouverture une branche des ciseaux derrière, l'autre devant l'iris, et on pratique une incision de 5 à 6 millim. dirigée en bas et en dedans. Si l'ouverture de l'iris ne paraît pas assez béante, on pratique une seconde incision dirigée en bas et en dehors. Il se forme ainsi un lambeau irien qui se rétracte.

Pour simplifier cette opération aussi bien que pour éviter l'effet contusionnant des ciseaux et le prolapsus du corps vitré, *Sichel* emploie le procédé primitif de Graefe en se servant d'un instrument particulier (Iridotome, fig. 69, p. 224) à l'aide duquel il sectionne le bord de l'iris et les membranes pupillaires, en y pénétrant de la chambre antérieure, par un ou deux coups qui convergent vers la pupille. *Galezowsky* a aussi indiqué un petit couteau falciforme pour cette opération, pour laquelle on peut d'ailleurs se servir très commodément de l'aiguille à double tranchant que de Graefe employait pour le décollement rétinien.

Dans les cas où les sphincters de l'iris se trouvent enclavés dans la cicatrice et occasionnent une irritation prolongée, il faut faire usage du procédé de *Green* que nous recommandons vivement : on introduit un couteau lancéolaire droit dans la cornée à 2 millimètres de distance de son bord externe et traverse en même temps l'iris; puis on passe dans cette ouverture les ciseaux de de Wecker, une branche dans la chambre antérieure, l'autre derrière l'iris, avance les ciseaux jusqu'à 3 millimètres au delà du bord pupillaire opposé, et sectionne d'un seul coup de ciseaux les deux bords et la membrane pupillaires.

Lorsque l'iris a perdu sa force rétractive par l'atrophie de son tissu, à tel point que la section de cette membrane ne produirait pas d'ouverture pupillaire suffisante, l'iridotomie simple ou double ne peut donner de résultat. C'est le cas des exsudations considérables derrière l'iris, avec désorganisation de cette membrane et aplatissement de la chambre antérieure. Pour ces cas graves *Ad. Weber* et *de Graefe* avaient conseillé l'emploi d'un couteau légèrement courbe, lancéolaire, à double tranchant, qui devait traverser la cornée au bord externe, passer derrière l'iris jusqu'au bord opposé de la cornée et sortir à cet endroit dans toute sa largeur. Des ciseaux très fins (voy. fig. 74, p. 238), dont une branche restait dans la chambre antérieure, l'autre derrière l'iris et les fausses membranes, coupaient tous ces tissus dans les deux angles de la plaie, et tous les tissus ainsi circonscrits furent extraits à l'aide de fortes pinces capsulaires. Plus tard, de Graefe employait

pour cette sorte d'iridectomies la section linéaire (comp.
p. 237). — *Bowman* opère aussi les cataractes secondaires
épaisses par deux sections pratiquées simultanément à l'aide
de deux couteaux lancéolaires aux bords externe et interne de
la cornée à travers celle-ci, l'iris et la cataracte; il termine la
section des tissus avec des ciseaux et pratique l'extraction à
l'aide de pinces. — *De Wecker* emploie un couteau lancéolaire
qu'il introduit dans toute sa largeur au bord supérieur de la
cornée, à travers la cornée, l'iris et la cataracte secondaire, en la
maintenant autant que possible parallèle à l'iris. Deux coups de
ciseaux qui partent des angles de la plaie et convergent au bord
inférieur de la cornée excisent un morceau triangulaire qu'il faut
extraire avec des pinces à iris. — Un autre procédé de *Bowman*
qui peut servir aussi pour opérer les cataractes adhérentes, consiste à pénétrer avec un large couteau lancéolaire au bord supérieur de la cornée dans la chambre antérieure, et de pousser la
pointe du couteau lorsqu'elle est arrivée au centre de la pupille
normale derrière l'iris et les fausses membranes de façon
à faire à l'iris et à la capsule une incision transversale de
4 millimètres de longueur environ (voy. fig. 146); puis on excise

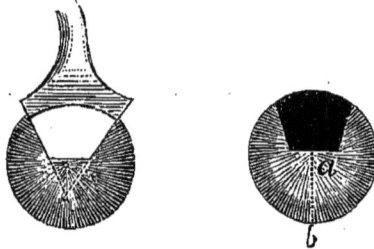

Fig. 146. — Opération des cataractes adhérentes
par Bowman.

à l'aide de petits ciseaux la partie des tissus ainsi circonscrite
(fig. 146). La section verticale *a b* ne doit être pratiquée que
lorsqu'on ne peut détacher de l'iris des parcelles opaques de la
capsule qui obstruent la pupille.

*Krüger* a fait construire un instrument en forme d'emporte-
pièce, à l'aide duquel il enlève un morceau des membranes qui
bouchent la pupille. Les résultats obtenus avec cet instrument
dans des cas tout à fait désespérés et dont j'ai pu constater
deux succès remarquables, méritent la plus grande attention.

## ARTICLE II.

LUXATION (ECTOPIE) DU CRISTALLIN.

Le cristallin peut se déplacer de différentes manières. Tantôt il fait un mouvement de bascule autour de son centre de rotation qui cependant conserve sa place normale (*luxation incomplète*); tantôt le cristallin se déplace tout à fait (*ectopie*), soit en restant entre l'iris et le corps vitré (déplacement en haut, en bas, du côté du nez ou de la tempe), soit en se transportant dans la chambre antérieure, ou dans le corps vitré, ou enfin sous la conjonctive, après rupture de la sclérotique. Il peut même être complètement expulsé de l'œil.

Les symptômes du déplacement du cristallin sont très caractéristiques.

1° *Luxation incomplète.* — Le cristallin ayant quitté sa position normale, l'iris, qui était appliqué sur toute sa face antérieure, a perdu son point d'appui. Cette membrane présente alors un mouvement ondulatoire du côté où le cristallin l'a abandonné; à cet endroit, on le voit trembloter lorsque l'œil se meut. Du côté opposé, l'iris est poussé en avant par le bord du cristallin qui le rapproche de la cornée. Par conséquent, la chambre antérieure est sensiblement rétrécie de ce même côté, tandis qu'elle est plus profonde dans la partie où l'iris n'est plus appuyé sur la lentille cristallinienne.

Lorsque la luxation est notable, il n'est pas difficile, après avoir dilaté la pupille, d'apercevoir, à l'aide du miroir réflecteur, le bord du cristallin rejeté en arrière. Ce bord se présente sous forme d'une ligne noire sur le fond rouge de l'œil. Cette ligne est convexe comme l'équateur du cristallin et divise le champ pupillaire en deux parties. Un examinateur exercé se rendra compte en même temps que l'image ophtalmoscopique du fond de l'œil est formée à des distances différentes, selon qu'il l'observe à travers l'une ou l'autre partie du champ pupillaire.

Les troubles visuels varient avec le degré de la luxation. Un déplacement peu étendu altère fort peu la force visuelle normale, abstraction faite du défaut plus ou moins complet de l'accommodation. Si le mouvement de bascule a été assez

considérable pour jeter le bord du cristallin dans le champ
de la pupille (celle-ci étant dilatée), la vue sera très trouble et
le malade pourra accuser de la diplopie produite par cet œil
seul. Si les rayons de lumière traversent la partie de la pupille
qui possède le cristallin, on constatera une forte myopie et de
l'astigmatisme irrégulier (voy. plus bas).

Si le cristallin déplacé était préalablement atteint de cataracte, la luxation peut rendre la vue à cet œil, en débarras-
sant une partie de la pupille de l'obstacle que la cataracte
opposait à la pénétration des rayons lumineux.

*Étiologie.* — Une cause traumatique, par exemple un coup
porté sur l'œil ou sur les parties environnantes, peut déterminer la luxation incomplète du cristallin; celle-ci se produira
d'autant plus facilement qu'il existait déjà des causes prédis-
posantes, telles qu'une liquéfaction du corps vitré, un relâchement ou une déchirure de la zonule de Zinn, comme on
l'observe dans les cas de dilatation de la partie antérieure du
globe de l'œil (sclérectasie antérieure). Dans ces cas la luxation
peut même avoir lieu spontanément.

D'autres fois la luxation incomplète du cristallin résulte
indirectement de ce que qu'une partie de l'iris s'engage dans un
staphylôme périphérique de la cornée; si dans ce cas cette
partie de l'iris adhère par des synéchies postérieures à la cristalloïde, le cristallin est entraîné dans ce même mouvement.

Enfin on a observé la luxation *congénitale* du cristallin, même
dans les deux yeux, et chez plusieurs personnes de la même
famille. Elle paraît donc héréditaire; généralement le déplacement augmente avec l'âge.

*Traitement.* — Lorsque le déplacement du cristallin est si
peu prononcé que la vision n'en souffre pas, il n'y a pas lieu
d'intervenir. Au besoin, on prescrit l'usage de verres appropriés
à l'état de la réfraction et de l'accommodation. Pour les cas où
le mouvement de bascule a amené le bord du cristallin dans le
champ de la pupille dilatée et que le cristallin est devenu
opaque, la vision peut être rétablie par une pupille artificielle
analogue à celle pratiquée pour la cataracte zonulaire (voy.
p. 396). Comme on pratique toujours cette opération de façon
que la pupille artificielle se trouve débarrassée du cristallin,

opaque ou non, l'œil sera alors, quant à la vision, dans les
mêmes conditions qu'après l'extraction de la cataracte (voy.
plus loin *Aphakie*).

2° *Luxation complète.* — Le tremblotement de l'iris et les
changements dans la profondeur de la chambre antérieure
seront d'autant plus prononcés que le déplacement du cristallin aura privé une plus grande partie de l'iris de son point
d'appui. Si le bord du cristallin luxé traverse le champ pupillaire, il y forme une ligne courbe qui présente à l'éclairage
oblique une coloration grisâtre, à l'ophtalmoscope une teinte
noire.

La partie du champ pupillaire abandonnée par le cristallin
luxé se révèle par une coloration plus foncée et par l'absence
des reflets appartenant à la capsule ; ceux-ci sont au contraire
très visibles à l'éclairage latéral dans la partie du champ pupillaire que le cristallin occupe encore.

Enfin, l'examen ophtalmoscopique révèle en outre de la
présence du bord cristallinien dans la pupille, la différence de
réfraction dans les deux parties du champ pupillaire, et quelquefois, le bord cristallinien fonctionnant comme un prisme,
la présence simultanée de deux images ophtalmoscopiques.

A l'examen fonctionnel on constate d'abord le défaut d'accommodation, qui est constant. L'état de la vision dépend, en
outre, de l'étendue de la portion du champ pupillaire privée
du cristallin. Lorsque le bord du cristallin traverse la pupille
même quand elle est rétrécie, le trouble visuel est généralement considérable à cause de la réfraction irrégulière de la
lumière (astigmatisme). C'est aussi dans ces cas que les malades accusent une diplopie monoculaire. Lorsque le cristallin
a abandonné le champ de la pupille dans une grande étendue,
il est possible, soit par une ouverture sténopéique, soit par
l'emploi des myotiques, de ne laisser pénétrer la lumière que
par la portion de la pupille privée du cristallin; en ce cas les
verres convexes très forts améliorent considérablement la vision.

Si le cristallin avant sa luxation a été opaque, le diagnostic
est bien plus facile; on voit alors une partie de la pupille
débarrassée de l'opacité préexistante, et l'œil recouvre soudainement dans une certaine mesure la vision abolie jusque-là
par la présence de la cataracte.

*Étiologie.* — La luxation du cristallin se rencontre à l'état congénital et souvent chez plusieurs personnes de la même famille. Généralement le cristallin est alors transparent, mais plus petit qu'à l'état normal, ou même échancré (*coloboma du cristallin*), quelquefois si petit qu'il pénètre à travers la pupille dans la chambre antérieure, lorsque le sujet penche la tête en avant. Dans ce cas, il existe en même temps un certain degré d'amblyopie, et souvent du nystagmus.

Lorsque le déplacement d'un cristallin transparent survient d'une manière subite, il résulte presque toujours d'un traumatisme de l'œil ayant produit un relâchement ou une déchirure du ligament suspenseur. Dans tous les cas le déplacement peut augmenter progressivement.

Le cristallin luxé reste quelquefois pendant assez longtemps transparent, mais le plus souvent il devient opaque, soit immédiatement, soit quelques mois après l'accident.

*a.* La *luxation du cristallin* dans *la chambre antérieure* est facile à reconnaître, soit que le cristallin ait conservé sa transparence, soit qu'il s'agisse d'une cataracte ; celle-ci est alors généralement rapetissée (pierreuse). Un cristallin transparent et renfermé dans sa capsule apparaît dans la chambre antérieure comme une très grosse perle et peut conserver longtemps sa transparence. Rarement sa présence est tolérée sans produire des phénomènes d'irritation ; ceux-ci sont surtout à craindre lorsque le cristallin reste partiellement engagé dans la pupille. D'autres fois le cristallin luxé contracte des adhérences avec la cornée ou l'iris et devient le point de départ d'inflammations graves qui menacent l'existence de l'œil (iritis, irido-choroïdite, glaucome).

Lorsqu'en même temps que le déplacement il y a eu déchirure de la capsule, on voit les masses cristalliniennes se gonfler au contact de l'humeur aqueuse et, par leur pression sur l'iris, produire une irritation d'autant plus intense que ce gonflement est plus rapide.

Quant à la vision, si le cristallin luxé est transparent, le malade pourra encore distinguer des objets très rapprochés et accusera une myopie excessive, à cause de la plus grande distance qui sépare le cristallin de la rétine.

*Traitement.* — En présence d'une luxation dans la chambre

antérieure, on pourra tenter au début, et tant qu'il n'y a pas de phénomènes inflammatoires, la réduction du cristallin de la manière suivante : après avoir dilaté fortement la pupille à l'aide de l'atropine, on renverse la tête du malade et on lui imprime de légères secousses d'avant en arrière, en la prenant entre ses deux mains. Le retour du cristallin derrière l'iris ainsi obtenu, on fera coucher le malade sur le dos et on emploiera l'ésérine pour resserrer la pupille et pour la maintenir dans cet état pendant un temps assez long.

Si le cristallin a déjà provoqué une inflammation ou s'il y avait une déchirure de la capsule, il serait imprudent de tenter la réduction. On essaiera l'emploi de l'atropine pour soustraire l'iris à l'action de la lentille luxée ; mais si l'irritation persiste on pratiquera l'extraction du cristallin à travers une incision linéaire de la cornée, ou mieux encore par une incision en forme de lambeau.

*b.* La *luxation du cristallin* dans le *corps vitré* produit le tremblotement de l'iris tout entier et l'absence des reflets capsulaires. A l'éclairage latéral, et mieux encore avec le miroir réflecteur de l'ophtalmoscope, on aperçoit le cristallin dans corps vitré, reconnaissable par sa forme caractéristique, l'éclat particulier de son bord et par les mouvements qu'il exécute autour de la partie du ligament suspenseur à laquelle il est resté attaché. Ces mouvements ressemblent à ceux d'une porte autour de ses gonds et se voient facilement lorsque l'œil s'agite.

La vision de l'œil, abstraction faite des autres lésions qui peuvent accompagner cette luxation, est celle d'un œil privé du cristallin (voy. plus loin *Aphakie*).

Le cristallin ainsi déplacé dans sa capsule peut rester longtemps transparent. Tantôt sa présence dans le corps vitré ne produit aucun phénomène inflammatoire ; tantôt il occasionne des inflammations graves, ou un glaucome non inflammatoire (simple).

*Traitement.* — Notre conduite doit se régler d'après le cas particulier. Si le cristallin ne produit aucun trouble, il est inutile d'intervenir ; s'il devient une cause d'irritation, il faudra tenter l'extraction à l'aide d'une curette, à travers une plaie linéaire périphérique, et après avoir pratiqué l'iridectomie.

*c.* La *luxation du cristallin sous la conjonctive,* après rupture de la sclérotique, est toujours le résultat d'un traumatisme violent. On l'a observée exclusivement chez des personnes dont l'âge indique une diminution dans l'élasticité de la sclérotique. Cette rupture de la sclérotique se produit généralement au-devant de l'insertion des muscles droits, au bord supérieur et interne de la cornée.

Le traumatisme violent qui seul peut produire cette luxation provoquera ordinairement d'autres symptômes inflammatoires : gonflement des paupières, hémorragies sous-conjonctivales et intra-oculaires. Lorsque l'examen de l'œil est possible, on constate des lésions de l'iris, qui se trouve en partie enclavé dans la plaie scléroticale, le tremblotement du reste de la membrane, la pupille irrégulière et sans reflet capsulaire, si le cristallin a été chassé dans la capsule. Lorsque celle-ci a été déchirée, on en trouve les débris dans le champ pupillaire. Enfin on observe sous la conjonctive, à l'endroit indiqué, une petite tumeur ayant la forme caractéristique du cristallin.

*d.* L'*expulsion complète du cristallin de l'œil* a été observée après des contusions violentes du globe oculaire (p. ex. un coup reçu d'une corne de bœuf) ayant produit une large plaie de la sclérotique et de la cornée. Chose singulière, on a vu ces yeux guérir malgré la gravité de la lésion. L'absence du cristallin est alors facile à constater par les symptômes indiqués plus haut (tremblotement de l'iris, défaut des reflets capsulaires, altération de la réfringence de l'œil).

Au moment de l'accident, il suffit de nettoyer la plaie, d'exciser les parties herniées de l'iris et d'appliquer un bandage compressif.

Il importe de savoir, pour le pronostic, que les yeux atteints de lésions aussi graves, malgré une guérison apparente, finissent souvent par s'atrophier. Cette atrophie résulte d'inflammations chroniques survenues à la suite d'enclavement de l'iris ou du corps ciliaire dans la plaie, ou après un décollement de la rétine.

## ARTICLE III.

### APHAKIE, ABSENCE DE CRISTALLIN.

On appelle *aphakie* l'état d'un œil que les rayons de lumière traversent de la cornée jusqu'à la rétine sans rencontrer le cristallin, soit que celui-ci ait été enlevé par une opération de cataracte, ou qu'il soit éloigné du champ pupillaire par une luxation.

Les symptômes de cet état sont : le tremblotement de l'iris privé de son point d'appui, l'absence des reflets capsulaires et enfin l'état particulier de la réfraction de l'œil.

La puissance réfringente de l'œil est, en effet, considérablement affaiblie par l'absence du cristallin, de sorte que les rayons de lumière ne se réunissent plus sur la rétine, mais très en arrière de cette membrane. Il en résulte, si le globe de l'œil est de longueur normale, une hypermétropie excessive quelquefois compliquée d'astigmatisme, qu'il faut combattre par des verres convexes très forts et par des verres cylindriques dont le choix sera exposé en détail dans le chapitre suivant.

Le cristallin étant, e n outre, l'organe du pouvoir accommodatif qui permet à l'œil de distinguer de près comme de loin, ce pouvoir manquera à l'état d'aphakie. Ces yeux, même munis de verres, ne verront toujours distinctement qu'à une distance déterminée ; il leur faudra des verres différents, suivant les distances auxquelles ils doivent s'appliquer. La manière de choisir ces verres sera expliquée dans le chapitre suivant.

# CHAPITRE X.

## RÉFRACTION ET ACCOMMODATION.

**Physiologie.** — Lorsque les rayons lumineux pénètrent dans l'œil, ils rencontrent un ensemble de milieux réfringents plus denses que l'air (cornée, humeur aqueuse, cristallin, corps vitré), qui leur font éprouver des déviations comme le ferait un système de lentilles biconvexes.

Rappelons donc en quelques mots les lois qui président à la formation des images par ces lentilles et nous aurons, par là même, exposé les lois de la réfraction dans l'œil.

On appelle *réfraction* la déviation qu'éprouve un rayon lumineux lorsqu'il passe obliquement d'un milieu dans un autre. De plus, on sait que si le rayon lumineux passe d'un milieu dans un autre plus dense, il se rapproche de la normale au point d'incidence; tandis qu'il s'en éloigne dans le cas contraire.

Tous les rayons lumineux parallèles entre eux viennent, après avoir été réfractés par une lentille convexe, converger en un point qu'on nomme *foyer principal* de la lentille, point qui coïncide avec son centre de courbure. Par exemple, une lentille taillée sur une sphère convexe de 25 centimètres de rayon aura son foyer principal à une distance de 25 centimètres (voy. fig. 147). On considère comme sensiblement parallèles les rayons qui viennent d'une distance très éloignée.

*Plus la source lumineuse se rapproche, plus le foyer s'éloigne de la lentille.* Si le point lumineux coïncide avec le centre de courbure, les rayons lumineux qui en émanent sortent de la lentille parallèles entre eux; ils ne forment pas de foyer. Si la source lumineuse se place entre le foyer principal et la lentille, les rayons réfractés divergent et ne se réunissent pas : on admet cependant que leurs prolongements se réunissent en avant de la lentille, en un point appelé *foyer virtuel.*

Chacun des points lumineux situés entre l'infini et le centre de courbure de la lentille, et l'endroit où les rayons lumineux se réunissent après avoir traversé la lentille, s'appellent *foyers conjugués*, parce que leur relation est telle que le foyer et le point lumineux sont réciproquement le foyer l'un de l'autre. Dans la figure 148

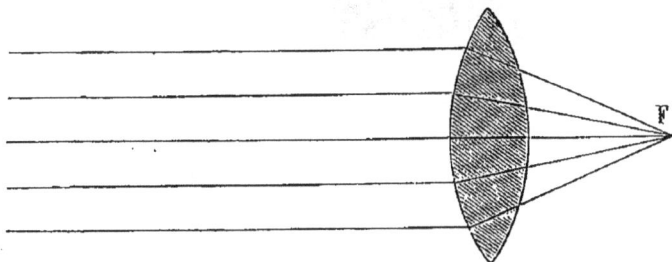

Fig. 147. — F, foyer principal de la lentille.

F et *f* sont des foyers conjugués, parce que, si la source lumineuse est en F, le foyer sera en *f* et *vice versa*, C étant le foyer principal.

*Réfraction de la lumière dans l'œil.* — Dans l'œil normal (emmétrope) *la force de réfaction* de l'appareil dioptrique est telle, que la réunion des rayons lumineux émanant d'un point très éloigné se fait sur la rétine, ou, pour être plus exact, sur la couche de cette

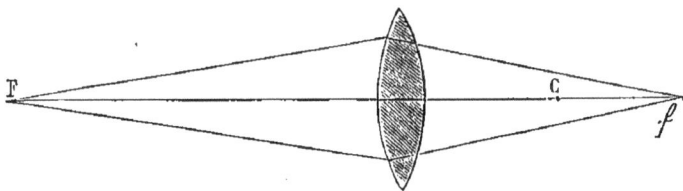

Fig. 148. — Foyers conjugués.

membrane qui est formée par les cônes et les bâtonnets (fig. 149). Or, pour que la vision soit nette et distincte, le foyer des rayons lumineux doit *toujours* se faire sur cette même couche de la rétine.

Cette condition est remplie, d'après ce que nous venons de dire, dans l'œil normal pour les objets très éloignés, dont l'image se fait ainsi naturellement sur la rétine par la simple force de réfraction des milieux en rapport avec la longueur de l'œil. Mais lorsque l'ob-

jet se rapproche de plus en plus, les rayons lumineux qui en partent se réunissent, d'après la loi précitée, derrière la rétine, qui ne
change pas de place (fig. 150). Par conséquent, l'image de cet objet
rapproché ne se trouverait pas sur la rétine et la vision ne pour-

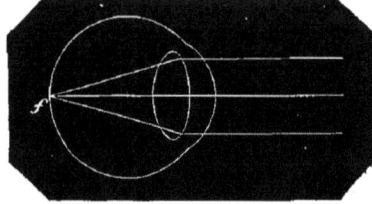

Fig. 149. — Réunion des rayons lumineux parallèles sur la rétine de l'œil norma
(emmétrope).

rait être nette. Cependant nous voyons les objets distinctement de
près comme de loin; il y a donc quelque chose de changé dans

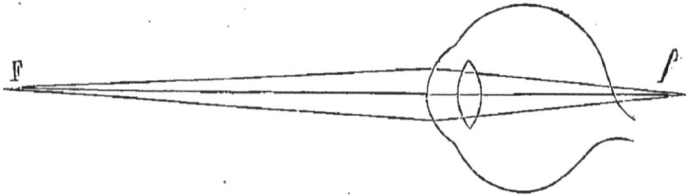

Fig. 150. — Marche des rayons lumineux venant du point rapproché F dans un œil
accommodé pour une très grande distance.

l'œil, une force est intervenue qui a modifié les rapports entre la
réfraction de l'appareil oculaire et sa longueur, c'est la force d'*accommodation*.

*Accommodation de l'œil.* — Les recherches modernes ont démontré que l'œil, lorsqu'il regarde de loin, est à l'état de repos,
et qu'il subit, lorsqu'il regarde de près, les changements suivants : La surface antérieure du cristallin devient plus convexe
et se rapproche de la cornée; la surface postérieure devient à peine
plus convexe, ne change pas de place d'une manière sensible
(fig. 151). (*Cramer, Helmholtz.*)

Quant au mécanisme suivant lequel s'effectue l'accommodation, les
avis sont partagés. D'après une théorie, le muscle ciliaire (voy. p. 177)
en se contractant rapproche l'un de l'autre les deux points où il s'in-

sère, c'est-à-dire la périphérie de l'iris et la choroïde. Comme la zonule de Zinn est intimement liée à la choroïde, elle suit le mouvemeut de cette dernière en avant, se relâche, et le cristallin, abandonné à son élasticité naturelle, devient plus convexe. *H. Müller* est d'avis

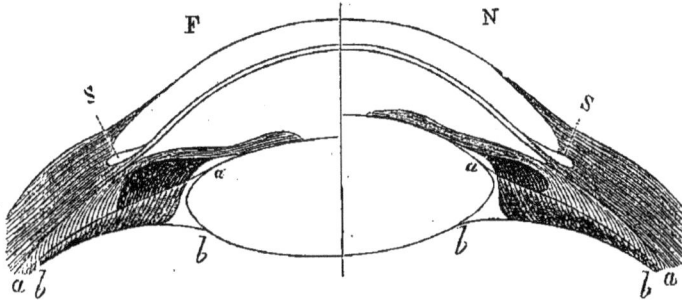

Fig. 151. — F, adaptation de l'œil lorsqu'il regarde de loin; N, lorsqu'il regarde de près. S, canal de Schlemm. *a*, cristalloïde antérieure; *b*, crist. postérieure.

que les fibres circulaires peuvent, par l'intermédiaire des procès ciliaires, presser sur l'équateur du cristallin et le rendre plus convexe; de plus, tirer en arrière l'insertion périphérique de l'iris. Pendant ce temps, les fibres radiaires relâchent le ligament suspenseur; en outre, en ramenant la choroïde en avant, elles augmentent la pression du corps vitré sur le cristallin et portent ce dernier contre l'iris; mais celui-ci, contracté, résiste et le cristallin devient plus convexe, cédant pour ainsi dire à l'endroit où il n'est plus appuyé par l'iris. Ce qui reste certain, c'est que l'accommodation pour les objets rapprochés a pour agents le cristallin et le muscle ciliaire.

*Mesure de l'accommodation.* — Nous avons vu plus haut que la vision des objets très éloignés a lieu à l'aide de la réfraction, et que la force d'accommodation entre en activité à mesure que notre vue s'exerce sur des objets de plus en plus rapprochés. C'est donc à l'aide de l'accommodation que notre organe parcourt la distance qui sépare les points les plus éloignés et les plus rapprochés de notre vue distincte. Aussi a-t-on appelé cette distance le *parcours de l'accommodation.* — D'ailleurs, comme la force d'accommodation agit par le cristallin qui augmente de convexité, on peut, d'après l'exemple de *Young et Donders*, comparer le cristallin de l'œil à l'état de repos et le cristallin de l'œil qui s'accommode pour une distance donnée à deux lentilles biconvexes de force différente.

La puissance accommodative de l'œil sera donc égale à l'effet op-

tique du verre convexe à ajouter au cristallin pour le faire passer
de l'état de repos accommodatif (*punctum remotum*) à la perception
du point le plus rapproché de la vision distincte (*punctum proximum*).

L'œil normal (emmétrope) a le point le plus éloigné de la vision
distincte, dans une distance infinie; si son *punctum proximum* est
à 10 centimètres de distance de l'œil, l'amplitude de l'accommodation est égale à l'effet d'un verre convexe ayant 10 centimètres de
foyer. Un tel verre rend parallèles tous les rayons qui proviennent
de cette distance; or, l'œil à l'état de repos réunit les rayons
parallèles sur sa rétine.

La formule générale pour calculer l'amplitude de l'accommodation (A) est la suivante :

$$\frac{1}{A} = \frac{1}{p} - \frac{1}{r}$$ dans laquelle :

$\frac{1}{A}$ = Amplitude d'acommodation.

$p$ = Distance entre le *punctum proximum* et l'œil.
$r$ = Distance entre le *punctum remotum* et l'œil.

Dans l'œil *emmétrope*, nous savons $r = \infty$, donc $\frac{1}{r} = 0$; par
conséquent $\frac{1}{A} = \frac{1}{p}$. Par exemple : lorsque le *punctum proximum* est situé à $0^m,20$, nous trouvons $\frac{1}{A} = \frac{1}{0,20} = 5$ dioptries
(5 D.) [1].

Dans l'œil *myope* dont le *punctum remotum* se trouve à une
distance définie, $\frac{1}{A} < \frac{1}{p}$; si le *punctum remotum* est à $0^m,50$
de distance de l'œil (myopie $= \frac{1}{0,50} = 2$ D), le *punctum proximum* à $0^m,20$, nous trouvons $\frac{1}{A} = \frac{1}{0,20} - \frac{1}{0,50} = 5$ D $-$ 2 D
$= 3$ D.

Dans l'œil *hypermétrope*, qui est adapté à des rayons qui convergent vers un point situé derrière la rétine, $r$ est négatif, donc il
faut ajouter $\frac{1}{r}$ à $\frac{1}{p}$; par conséquent $\frac{1}{A} > \frac{1}{p}$. Si $p = 0^m,20$ et
$- r = 0^m,10$, $\frac{1}{A}$ sera égal à $\frac{1}{0,20} + \frac{1}{0,10} = 5$ D $+ 10$ D $= 15$ D.

En pratique, on obtient un résultat suffisamment exact si l'on recherche le point le plus éloigné de la vision distincte (*punctum remotum*, PR) et le point le plus rapproché (*punctum proximum*, PP), à

---

1. Dioptrie (D) signifie la force réfringente d'une lentille ayant 1 mètre
de foyer (voy. plus loin).

l'aide de lettres typographiques de grandeur déterminée (voy. p. 24).

Cette mesure de l'accommodation indique *l'accommodation absolue de l'œil;* il nous reste à examiner encore *l'accommodation binoculaire.*

A l'état normal, le point le plus éloigné de la vision binoculaire nette est le même que pour la vision monoculaire. Mais le point le plus rapproché n'est plus à la même distance, un seul œil pouvant voir nettement plus près que les deux yeux à la fois. L'amplitude d'accommodation absolue ou monoculaire diffère donc un peu de la binoculaire.

On comprendra parfaitement cette diminution dans la force d'accommodation, si l'on réfléchit que pour voir de près un objet avec les deux yeux, il faut nécessairement que les deux yeux convergent vers cet objet. Il y a une limite à cette convergence, et comme le mouvement d'accommodation est synergique au mouvement de convergence, l'un est forcément limité par l'autre. Par contre, lorsqu'un seul œil regarde, le mouvement d'accommodation, qui n'est plus limité par la convergence devenue inutile, peut être plus considérable.

Cependant ces deux forces, la convergence et l'accommodation, ont une certaine indépendance, ce qu'on peut prouver de la manière suivante : on regarde avec les deux yeux un objet placé au loin (à 3 mètres par exemple); puis on place devant un des yeux un prisme faible à base en dehors, lequel prisme reporte l'image rétinienne du côté de sa base, en dehors de la *fovea centralis*[1]. Il y a d'abord diplopie : pour la corriger, l'œil devant lequel est placé le prisme exécute un mouvement de convergence, qui reporte en dehors le pôle postérieur de l'œil, c'est-à-dire la *fovea*. Malgré ce mouvement de convergence, l'objet est vu nettement avec les deux yeux, ce qui n'aurait pas lieu si un mouvement d'accommodation s'était produit synergiquement avec la contraction du muscle droit interne.

On peut prouver encore d'une autre manière que l'accommodation est plus ou moins indépendante. Lorsqu'on regarde un objet d'assez près, les deux yeux convergent vers cet objet, et si l'on place devant un des yeux un verre convexe faible, l'accommodation se relâche dans cet œil; cependant la convergence ne diminue pas, puisque l'objet ne cesse pas d'être vu simple.

En prenant en considération ces rapports entre l'accommodation et la convergence, on peut mesurer l'amplitude d'accommodation

---

1. La *fovea centralis* est l'endroit le plus sensible de la rétine. Pour qu'un objet soit vu simple avec les deux yeux, les deux images doivent se faire sur les deux *fovea*, ou du moins sur des *points dits correspondants* ou *identiques* des deux rétines.

pour une convergence donnée, et l'on obtient ainsi l'*amplitude relative* d'accommodation.

Mais il est surtout important pour la pratique de faire remarquer à cet endroit que le pouvoir relatif d'accommodation comprend deux parties distinctes, l'une *positive*, l'autre *négative*. Pour faire comprendre ce qu'on entend par cette division de l'accommodation relative, nous nous servirons de la comparaison suivante :

Notre bras peut soulever et tenir suspendu pendant un certain temps un poids de 50 livres, à une hauteur de 1 mètre ; si au lieu de 50 livres je ne prends que 20 livres, par exemple, je n'use pas de ma force entière, j'ai encore à ma disposition une force de 30 livres ; aussi pourrai-je soulever ce poids de 20 livres pendant plus longtemps que je n'ai pu le faire pour le poids de 50 livres. Je le soutiendrai jusqu'à ce que j'aie usé la force de 30 livres qui me restait disponible. Une fois cette force usée, le poids tombera. La force usée s'appellera *force négative*, la force disponible *force positive*.

La même chose aura lieu dans l'œil pour la *force musculaire : accommodation*. Tout le monde sait que si l'on peut lire distinctement certains caractères à une très petite distance de l'œil, on ne peut pas le faire longtemps sans être fatigué ; tandis que si l'on fait la même expérience avec les mêmes caractères en les éloignant de l'œil, à une distance variable suivant les sujets, on pourra lire pendant plus longtemps.

Pour reconnaître l'*accommodation négative* [1], celle dont le sujet a usé pour lire à une certaine distance, on place devant son œil le verre convexe le plus fort qui lui permette de voir aussi nettement à la même distance. Ce verre convexe remplace l'augmentation de courbure que le cristallin avait subie par suite de l'effort d'accommodation devenu maintenant inutile. L'œil revient au repos. La force du verre indique le degré d'accommodation employé, l'accommodation négative.

Pour reconnaître l'accommodation *positive* (disponible), nous agissons avec l'œil comme nous agirions avec le bras dont nous parlions tout à l'heure. Si le bras a une force de 50 livres et que pour le faire fléchir nous soyons obligé d'ajouter au poids qu'il soutient un poids de 10 livres, nous saurons qu'il tenait en réserve une force représentée par ce poids de 10 livres. Pour l'œil qui fixe un objet, nous saurons l'accommodation qui lui reste à employer en plaçant au-devant un verre concave, le plus fort qui lui permette de

---

1. Quelques physiologistes croient que l'œil est obligé de faire un effort particulier pour voir de très loin, et se servent, pour indiquer cet effort, de l'expression *accommodation négative*. D'après les idées émises plus haut ; l'œil se trouve, pour la vue des objets éloignés, dans un repos accommodatif absolu.

voir encore distinctement l'objet. Pour corriger l'effet de ce verre concave, l'œil sera obligé d'user de toute l'accommodation qui lui restait disponible, et la force de ce verre nous donnera la mesure de *l'accommodation positive. Plus cette dernière force sera considérable, plus l'œil aura d'énergie pour voir longtemps à la même distance.*

## ANOMALIES DE LA RÉFRACTION ET DE L'ACCOMMODATION

### ARTICLE PREMIER.

#### CONSIDÉRATIONS GÉNÉRALES.

D'après les études physiologiques précitées, nous considérons la *réfraction* comme la force qui, l'œil étant à l'état de repos, réunit sur la rétine les rayons lumineux provenant d'objets éloignés. Cette force dépend de *l'état anatomique* de l'œil. L'*accommodation*, par contre, est la force qui fait réunir sur la rétine les rayons lumineux venant d'objets plus rapprochés ; c'est la force qui nous permet de voir avec une netteté égale successivement à des distances différentes. Cette force est le résultat d'une *contraction musculaire;* elle dépend donc du fonctionnement d'un muscle, et non plus seulement, comme la réfraction, d'un état anatomique.

Par rapport à la réfraction, un œil normal sera donc celui qui, au repos, réunira juste sur la rétine les rayons lumineux parallèles, c'est-à-dire venant de très loin. *Donders,* dont les travaux ont jeté la plus grande clarté sur ces questions, a donné à cet œil le nom d'œil *emmétrope* (de ἔμμετρος, ayant la mesure exacte, *modum tenens,* ὤψ, œil; fig. 152 E). A côté des yeux normaux nous rencontrons deux sortes d'anomalies (yeux *amétropes*): 1° les rayons lumineux venant de très loin se réunissent *en avant* de la rétine (fig. 152 M); 2° les rayons lumineux se réunissent *en arrière* de la rétine (fig. 152 H).

Dans le premier cas, la réfraction étant trop forte ou l'organe trop long, le point où s'entrecroisent les rayons lumineux est trop près de la cornée (fig. 153), la mesure est trop courte : aussi Donders avait appelé cet œil *brachymétrope* (βραχύς, court,

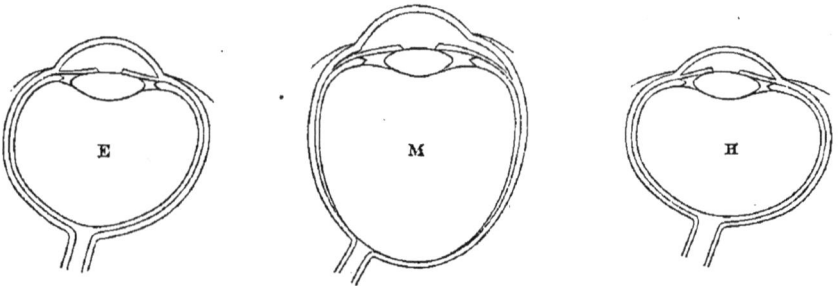

Fig. 152. — E, Œil emmétrope.
M, — myope.
H, — hypermétrope.

μετρόν, ὤψ); mais, comme nous le verrons, cette anomalie est la même que celle désignée de tout temps sous le nom de *myopie*, et l'œil ainsi conformé a gardé son nom classique de *myope* (μυεῖν, cligner).

Dans le second cas, que la réfraction soit trop faible ou l'organe trop court, le point où s'entrecroisent les rayons lumineux est derrière la rétine (fig. 154); ce point se trouve alors

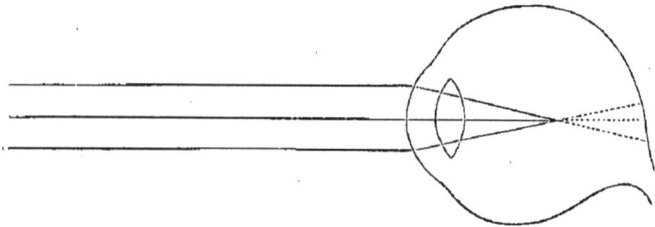

Fig. 153. — Œil myope.

au delà de la mesure, l'œil est *hypermétrope* (ὑπέρ, au delà, μετρόν, ὤψ).

Par rapport à la réfraction, la *myopie* est donc l'opposé de l'*hypermétropie* ou *hyperopie*.

L'accommodation, nous l'avons vu, dépend d'un effort musculaire; avec les progrès de l'âge les forces musculaires faiblissent, en même temps que le cristallin devient plus résistant et change moins facilement de courbure : ces deux causes réunies font que peu à peu le point le plus rapproché (*punctum proximum*, PP) de la vision distincte s'éloigne de l'œil (fig. 155) ; c'est là l'état que l'on a nommé *presbytie* ou mieux *presbyopie*

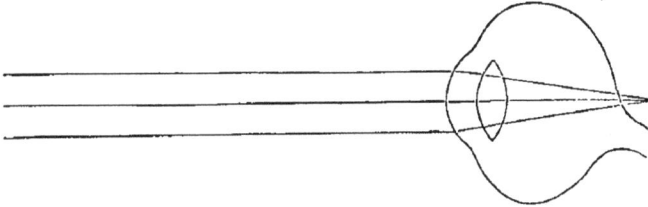

Fig. 154. — Œil hypermétrope.

(πρεσβύς, vieux), lorsque PP recule au delà d'une distance déterminée. La presbyopie est l'état normal de la vision lorsque l'homme devient vieux : ce n'est pas même à proprement parler

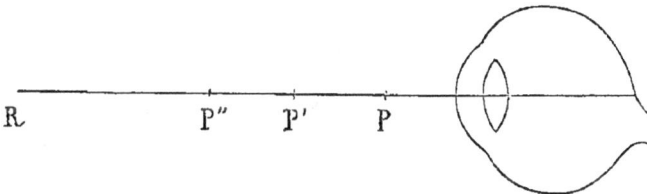

Fig. 155. — P, point le plus rapproché à 15 ans ( 8 centim.).
P', — à 30 ans (16 centim.).
P'', — à 40 ans (24 centim.).

 une anomalie, c'est un affaiblissement normal, physiologique, et nous en traiterons, lorsque nous parlerons de l'œil normal, comme d'un phénomène d'insénescence de cet organe.

Quant aux *anomalies de l'accommodation* proprement dites, elles peuvent siéger dans un des deux organes dont cette fonction dépend, le cristallin et le muscle ciliaire. Le cristallin peut, sous l'influence des troubles de nutrition, perdre de son élasticité ; il peut manquer complètement (dans l'immense majorité des cas, après une opération de cataracte). Ce dernier état a été désigné sous le nom d'*aphakie* (ὰ privatif, et φακή lentille), et nous en parlerons à propos de l'hypermétropie, puisqu'en outre de la perte d'accommodation il amène naturellement une diminution de la réfraction.

Le *muscle* de l'accommodation peut être : 1° *affaibli* après de longues maladies, souvent en même temps que d'autres muscles; 2° *paralysé* par une cause centrale ou sous l'influence de l'atropine; 3° en état de *spasme*, que ce spasme soit accidentel, ou que ce soit une *contracture habituelle*, comme parfois chez les myopes et les hypermétropes. Nous verrons plus loin que chez ces derniers, en effet, l'accommodation entre déjà en jeu pour la vision de loin, qu'elle n'est jamais à l'état de repos, d'où une contracture permanente du muscle ciliaire : nous nous étendrons davantage sur ce sujet à propos de l'hypermétropie.

Quels sont maintenant les moyens dont nous disposons pour reconnaître ces anomalies? Y a-t-il amétropie? Quelle en est l'espèce? L'accommodation est-elle normale?

Nous possédons deux moyens pour arriver à ce diagnostic : 1° l'épreuve à l'aide d'une *série de verres* ou lentilles convexes et concaves; 2° l'examen avec l'*ophtalmoscope*.

Si nous plaçons un malade à 6 mètres des échelles typographiques et qu'à cette distance il ne puisse pas lire le n° VI, il pourra être atteint soit d'amétropie, soit d'affaiblissement de sa force visuelle. Pour distinguer entre ces deux possibilités, nous lui mettrons devant les yeux des verres concaves ou convexes [1], en commençant par un verre relativement faible, par exemple 0,50 D (une demi-dioptrie). Si un verre convexe

---

1. A cet objet, nous possédons, dans une boîte, deux séries de lentilles, les unes biconvexes, les autres biconcaves, échelonnées du n° 0,25 au n° 20. Les numéros des verres indiquent leur puissance réfringente en dioptries (D); le signe + indique les lentilles biconvexes ou verres positifs; le signe — désigne les verres négatifs, biconcaves.

Une *dioptrie* (*Monoyer*) désigne la force réfringente d'une *lentille d'un mètre de distance focale*, et a été adoptée (d'après la proposition de *Nagel*) comme unité de réfraction pour l'ophtalmologie, en même temps que le système métrique. 2D désigne une lentille qui a deux unités de force réfringente et dont la distance focale est de 50 centimètres. 3D est une lentille de trois unités de force réfringente et 33 centimètres de distance focale. 20 D désigne une lentille qui a 20 unités de force réfringente et 5 centim. de distance focale. 0,25 D est une lentille qui n'a qu'un quart d'unité de force réfringente et dont la distance focale est de 4 mètres; 0,50 D

améliore la vision, le sujet examiné sera hypermétrope ; si c'est un verre concave, il sera myope.

Pour diagnostiquer le *degré* de l'anomalie, on essaiera successivement les verres de la série, en procédant des plus faibles aux plus forts : le verre qui procurera la vision la plus nette, et permettra par exemple de lire le n° VI à 6 mètres, indiquera le degré de l'anomalie. On est en effet convenu de désigner le degré d'amétropie par la force de réfraction du verre qui doit être ajouté à l'œil amétrope pour que les rayons parallèles viennent faire foyer sur la rétine. Ainsi H 12 D (Dioptries) veut dire hypermétropie exigeant un verre convexe n° 12 D (verre + 12 D) pour lire le n° VI à 6 mètres ; M 20 D désignera un œil myope qui a besoin d'un verre concave n° 20 D (verre — 20 D) pour obtenir le même résultat.

Pour le diagnostic du degré d'*hypermétropie*, il faut s'arrêter au *verre le plus fort* avec lequel le malade voit le mieux ; pour la *myopie*, au contraire, il faut choisir le verre *le moins fort* avec lequel le malade voit le mieux.

Le second moyen de diagnostic, plus difficile il est vrai, mais qui rend d'excellents services, consiste dans l'emploi de l'*ophtalmoscope*. Souvent, par exemple, chez les enfants et pour démasquer la simulation, il est même indispensable. Nous en avons exposé le principe en même temps que l'explication de l'examen ophtalmoscopique (p. 11). Dans la pratique on se sert pour cet examen d'*ophtalmoscopes à réfraction*, qui portent derrière le miroir réflecteur toute la série des verres convexes et concaves nécessaires pour la détermination de la réfraction.

## ARTICLE II.

### DES DIFFÉRENTES ESPÈCES DE LUNETTES.

Nous avons déjà souvent eu à parler, et nous parlerons encore

désigne une demi-dioptrie de deux mètres de distance focale ; 0,75 D désigne une lentille de 3/4 de dioptrie et 1m,33 de distance focale.

*Nous plaçons à la fin de ce livre un tableau détaillé de la série des verres en dioptries avec les numéros correspondants de l'ancien système.*

souvent de *lunettes* et de *verres*. Avant de poursuivre l'étude
de l'amétropie et des anomalies de l'accommodation, nous voulons donner quelques indications sur les diverses espèces de
lunettes usitées en oculistique.

1° Les lunettes destinées à préserver l'œil des corps étrangers ou de la trop forte lumière sont appelées *conserves*. Elles
sont faites de verre plan ordinaire, dit *neutre*. Le plus souvent
elles sont teintées de *bleu* ou de la nuance appelée *fumée*. Ces
lunettes ont simplement pour but de faire voir les objets moins
éclairés. Les verres doivent être aussi grands que possible
pour empêcher la lumière de pénétrer périphériquement autour
du verre. A cet effet, on emploie des verres de la forme d'un
verre de montre (verres *coquilles*), ou bien l'on préserve les
parties latérales par des morceaux de taffetas.

Ces lunettes ne doivent être employées qu'au dehors, au
grand jour, ou à la lumière artificielle. Les verres trop foncés rendent les yeux très sensibles à la lumière et peuvent
en outre devenir dangereux par la plus grande quantité de
chaleur qu'ils absorbent.

2° Les *lunettes appelées sténopéiques* (de στενός, étroit, et
ὀπή, fente) ont diverses formes. Les lunettes d'essai qui servent pour le diagnostic de l'astigmatisme (voy. plus loin) et qui
nous rendent de grands services pour améliorer la vision des
yeux atteints d'opacités indélébiles de la cornée (voy. p. 150),
consistent en un disque métallique porté sur un manche. Ce
disque est percé d'une fente que l'on peut agrandir ou rapetis-
ser à volonté (fig. 156); de plus, la lunette est mobile dans sa
monture, de sorte qu'on peut tourner la fente dans toutes les
directions. D'autres lunettes sont percées, au lieu d'une fente,
de trous de diverses dimensions que l'on peut ouvrir ou cacher
à volonté (fig. 157). Il est facile de faire arranger des lunettes
ordinaires, en les couvrant en partie d'un vernis noir, de façon
à ne laisser à la vision qu'une ouverture ronde ou une fente de
grandeur déterminée.

3° On se sert aussi en oculistique de *verres prismatiques*.
Un prisme dévie vers sa base les rayons lumineux qui le traversent (fig 158). Lors donc qu'on place un prisme devant un

œil, les rayons lumineux iront se réunir vers un point de la rétine situé davantage du côté de la base du prisme. Comme

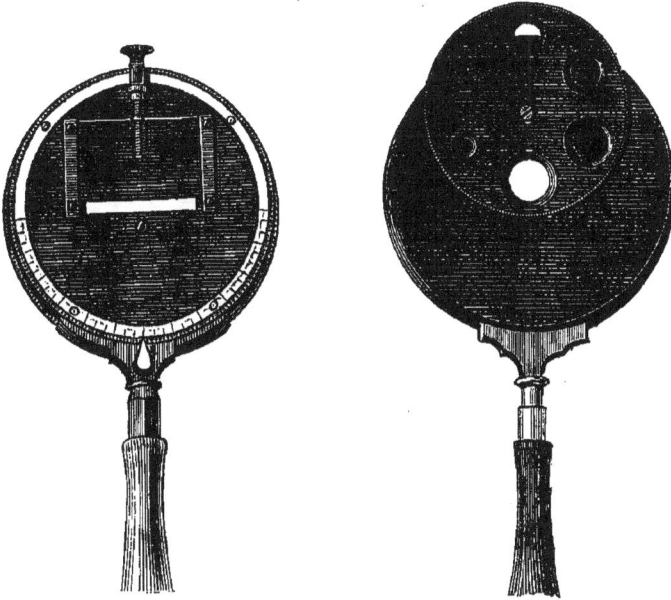

Fig. 156 et 157. — Appareils sténopéiques.

la rétine projette ses impressions au dehors dans la direction des rayons lumineux qui l'abordent, l'objet semble déplacé

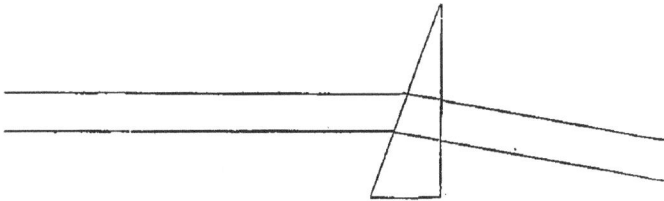

Fig. 158. — Rayons lumineux déviés par le prisme vers sa base.

dans le sens du prolongement des rayons lumineux déviés, c'est-à-dire du côté de l'arête du prisme (fig. 159). Si donc un des yeux est armé d'un prisme, il en résulte une diplopie binoculaire : l'œil libre voit l'objet à la place où il est réelle-

ment situé, l'œil armé du prisme le voit situé du côté de l'arête
du prisme.

Par conséquent, lorsque le prisme est tourné la *base en
dehors* devant l'œil gauche, cet œil verra l'objet plus à droite,

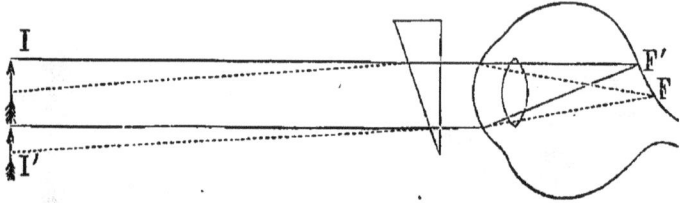

Fig. 159. — Position apparente (I') de l'objet I pour l'œil armé d'un prisme.

la *diplopie sera croisée* (fig. 160). Au contraire, lorsque le
prisme devant l'œil gauche a sa *base en dedans*, l'image
double se fera à gauche de l'objet, la *diplopie sera homonyme*
(fig. 161). Si l'on tourne la base du prisme *en haut ou en bas*,
les deux images seront *superposées*.

On observe que lorsque le prisme est d'un degré moyen et
tourné avec sa base en dehors, la diplopie ne dure qu'un moment ; on voit la seconde image marcher vers l'objet et se
fusionner avec ce dernier. Si l'on regarde l'œil qui se trouve
derrière le prisme, on voit alors qu'il louche, qu'il est dévié
en dedans. Que s'est-il passé ? Quelques mots suffiront pour
l'expliquer. Nous avons une antipathie naturelle contre les
images doubles, et autant que faire se peut nous cherchons
instinctivement à les fusionner. Pour cette fusion et pour que
l'objet soit vu simple, il faut que dans les deux yeux son
image se trouve sur la *fovea centralis*, ou du moins sur des
*points identiques* ou *correspondants* des deux rétines. Dans
l'œil armé du prisme, dont la base est tournée du côté de la
tempe, l'image se forme *en dehors* de la *fovea*, puisque le
prisme a sa base en dehors ; pour ramener la *fovea* à l'endroit où se fait l'image, il faut que le pôle postérieur de l'œil
soit tourné en dehors, par conséquent le pôle antérieur tourné
en dedans, ce qui se fait par une *contraction isolée du muscle
droit interne*. Il est évident que la contraction du muscle
doit être d'autant plus forte que le prisme placé devant l'œil
à été choisi lui-même plus fort.

La même chose a lieu pour le *muscle droit externe* lorsque la base du prisme est tournée vers l'angle interne de l'œil. Seu-

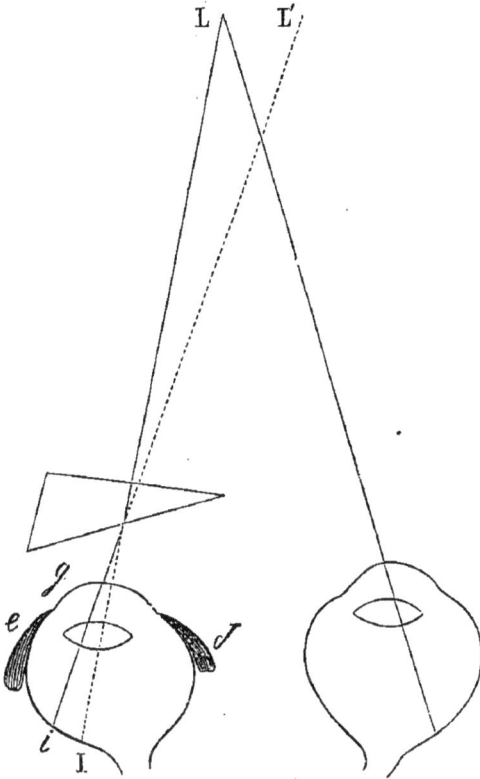

Fig. 160. — Action d'un prisme à base en dehors : l'objet L est vu en L′ par l'œil gauche. Il y a donc diplopie, et puisque l'image droite vient de l'œil gauche et l'image gauche de l'œil droit, la *diplopie est croisée*.

lement, tandis que le muscle droit interne, par la force des contractions, peut *surmonter* un prisme de plus de 30 degrés, c'est à peine si, dans des conditions normales, le droit externe peut vaincre un prisme de 8 degrés. Pour produire une diplopie superposée permanente, il suffit d'employer un prisme de 2 ou 3 degrés, avec sa base en haut ou en bas.

4° Il nous reste à parler des verres de lunettes proprement dits, c'est-à-dire des *lentilles convexes et concaves*. Nous devons rappeler ici les lois optiques qui nous enseignent que *les rayons parallèles qui pénètrent dans une lentille biconvexe en sortent convergents* et viennent former une *image réelle et renversée* de l'objet lumineux en un point situé sur l'axe de la

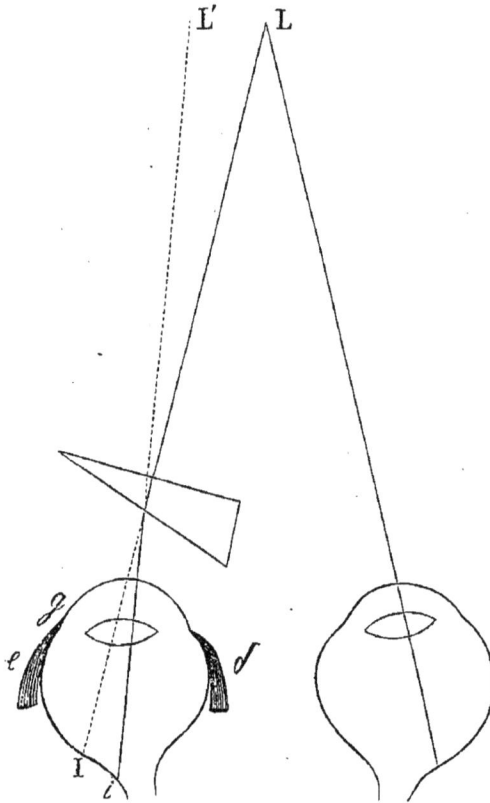

Fig. 161. — Action d'un prisme à base en dedans : l'objet L est vu en L' par l'œil gauche ; il y a donc diplopie, et puisque l'image gauche vient de l'œil gauche et l'image droite de l'œil droit, la *diplopie est homonyme*.

lentille, à la distance de son centre de courbure, point nommé *foyer principal* de la lentille (fig. 162 F). Réciproquement les rayons venant du foyer sortent de la lentille parallèles.

*Les rayons parallèles qui traversent une lentille biconcave en sortent divergents*, et leurs prolongements dans le sens des rayons incidents se réunissent également au *foyer principal* (fig. 163 F). Ici le *foyer est virtuel*, et *l'image formée est aussi virtuelle et droite*. Réciproquement, les rayons venant du foyer

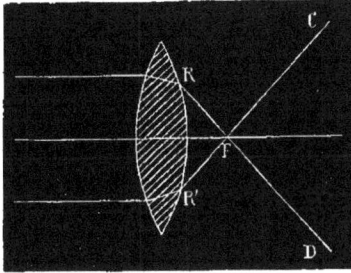

Fig. 162. — F, foyer principal de la lentille.

(ou plutôt les rayons convergents dont les prolongements s'entrecroiseraient au foyer) sortent de la lentille parallèles.

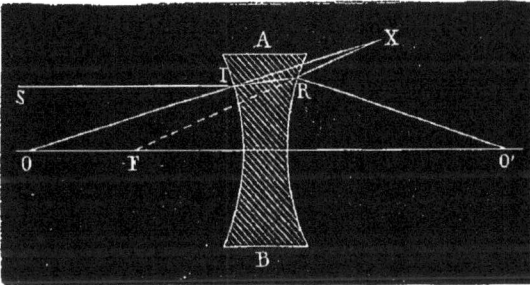

Fig. 163. — Lentille biconcave, faisant diverger les rayons parallèles et réunissant leurs prolongements en son foyer virtuel F.

Outre ces lentilles, on a aussi des verres *plans conexes* et *plans concaves* (fig. 164 B et E); mais on les emploie peu, parce que leur *aberration* est trop forte. On emploie aussi des verres appelés *ménisques* (voy. fig. 164 C et F) ou verres *périscopiques* (de περι, autour, et σκοπεῖν, *regarder*), parce qu'ils offrent l'avantage de réfracter les rayons qui passent à une certaine distance du centre de la même façon que ceux qui passent à leur centre même, ce qui permet aux yeux qui font usage de ces lunettes de regarder obliquement à travers ces verres, et d'éviter ainsi les mouvements de la tête lorsqu'ils veulent voir de côté.

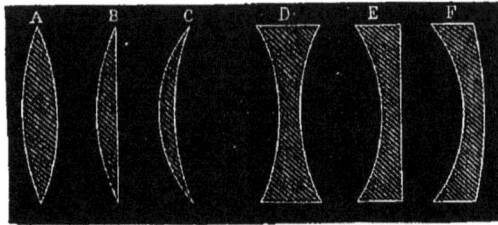

Fig. 104. — Verres plans-convexes, plans-concaves et ménisques.

On se sert bien rarement de *verres Franklin* : ce sont des verres composés de deux moitiés de verres, l'un concave et l'autre convexe ; ce dernier se trouve en bas. Franklin était myope et presbyte : lorsqu'il regardait de loin, il voyait à travers la partie supérieure concave et sa myopie était corrigée ; quand il lisait ou écrivait, il regardait à travers la portion inférieure, convexe, de ses lunettes.

Ces verres sont très utiles et l'on peut en faire usage pour mesurer rapidement l'accommodation positive et négative (voy. p. 492) ; le verre convexe indique la quantité d'accommodation déjà dépensée et le verre concave celle que nous avons encore en réserve : on examine le malade en le faisant lire alternativement par la partie supérieure et la partie inférieure du verre.

Dans le même ordre d'idées, on a construit des *verres à double foyer*, ayant par exemple à leur partie supérieure une force de réfraction $+ 3D$, à leur partie inférieure $+ 6D$ ; ou bien en haut $— 4D$, en bas $+ 4D$ ; ces verres sont taillées d'une seule pièce et non composés de deux pièces distinctes comme les verres Franklin.

Lorsque nous nous occuperons de l'*astigmatisme*, nous parlerons des *verres cylindriques*.

A propos de chaque anomalie en particulier, nous verrons que le choix des verres est une des parties les plus importantes et aussi les plus difficiles de la thérapeutique oculaire. Nous ne pouvons ici donner de règles même très générales. Disons seulement en quelques mots quelle influence ont sur la vision les verres sphériques ordinaires.

Les *verres convexes* déplacent les points le plus rapproché

(P) et le plus éloigné (R) de la vision distincte en les rapprochant de l'œil.

Les *verres concaves* font l'inverse, ils rendent les rayons
divergents et éloignen le point R de l'œil.

Les changements de distance que P et R subissent par l'emploi des verres amènent naturellement un changement radical
dans le parcours de l'accommodation (les verres convexes diminuent, les verres concaves augmentent son étendue), tandis
que l'amplitude absolue de l'accommodation est peu altérée
par les lunettes.

De plus les verres modifient la *grandeur* des images. Celle-
ci dépend de la grandeur de l'arc sous-tendu sur la rétine
par l'image ; cet arc sera d'autant plus grand que le point
d'entrecroisement des rayons lumineux (*point nodal*) est plus
éloigné de la rétine. Or, nous avons vu antérieurement que
les verres convexes, en rendant les rayons plus convergents, les
font s'entrecroiser plus en avant ; par conséquent, le point no-

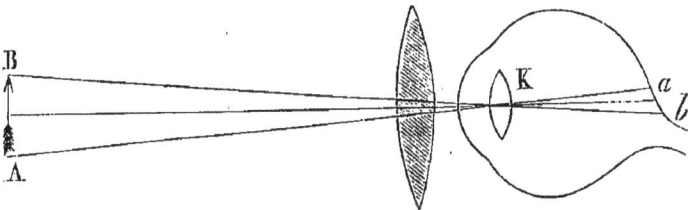

Fig. 165. — Le point K étant plus en avant, l'image rétinienne *ab* de l'objet AB
est plus grande.

dal (K dans fig. 165) s'éloigne de la rétine, les images sont
plus grandes. Les verres concaves, au contraire, déplacent le

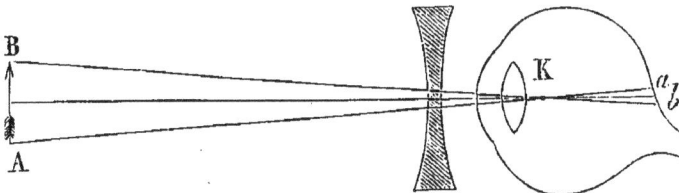

Fig. 166. — Le point K étant plus en arrière, l'image *ab* est plus petite.

point nodal en arrière (fig. 166) puisque la convergence des
rayons lumineux est diminuée ; par conséquent, le point nodal
doit se rapprocher de la rétine, et les objets paraissent plus petits.

## ARTICLE III.

L'âge amène une *diminution de la force visuelle* et une *perte progressive de la faculté d'accommodation*.

Les changements anatomiques qui amènent ces troubles fonctionnels sont les suivants : La cornée et la conjonctive perdent de leur brillant ; la chambre antérieure devient plus étroite ; la pupille se rétrécit, l'iris perd sa nuance et devient plus clair. Les membranes hyalines du globe oculaire s'épaississent par l'adjonction de nouvelles couches de substance hyaline, ce qui leur fait perdre de leur transparence normale ; il s'y forme même quelquefois des excroissances condylomateuses qui empiètent sur les tissus adjacents (*Donders*). La sclérotique perd de son élasticité. Le fond de l'œil se voit moins distinctement à l'ophtalmoscope, parce que les milieux sont moins transparents. Le corps vitré réfléchit plus de lumière. Le cristallin surtout s'altère peu à peu en devenant plus dense au centre ; il jaunit et réfléchit de plus en plus la lumière, la pupille change alors de nuance et présente un reflet gris jaunâtre ; il arrive même que l'on distingue la séparation du cristallin en trois parties et que l'on diagnostique à tort un commencement de cataracte.

Tous ces changements influent naturellement sur la *force visuelle* (V). A 50 ans on a perdu 1/5 de sa force visuelle, V = 4/5 ; à 60 ans, V = 3/4 ; à 70 ans, V = 2/3 ; à 90 ans, V = 1/2. C'est donc un affaiblissement naturel qui accompagne l'insénescence générale.

De plus, l'*accommodation s'affaiblit*. — Le point le plus rapproché de la vision distincte, P, s'éloigne de l'œil ; l'étendue du champ d'accommodation diminue. A 10 ans on pouvait lire même à 7 centim. de distance ; à 20 ans, on ne lit plus qu'à 10 centim. ; puis P s'écarte de plus en plus : à 40 ans, il est à 22 centim. ; à 50 ans, à 45 centim. ; à 60 ans, à 85 centim. de distance, et ainsi de suite. Ces chiffres ont été obtenus par de nombreuses séries d'observations faites surtout par M. *Donders*.

La *cause* de cette diminution graduelle de la force d'accommodation réside-t-elle dans le muscle seul ou bien aussi dans le cristallin ? Le muscle de Brücke ne diminue guère de force à l'âge où nous constatons la diminution de la puissance d'accommodation ; mais le cristallin, dès le début de la vie, devient de plus en plus dense et moins apte à changer de courbure. Aussi voyons-nous l'affaiblissement de l'accommodation marcher de pair avec la sclérose du cristallin : La réfraction finit elle-même par en être atteinte, de sorte que vers 70 ans le point R s'éloigne de l'œil ; il se produit alors dans l'œil normal une légère hypermétropie ; la force de réfraction du cristallin a donc diminué à mesure que cet organe devenait plus résistant.

Cependant, dans l'énumération des causes physiologiques de l'affaiblissement de l'accommodation, il faut, en second lieu, ajouter à la diminution dans l'élasticité du cristallin l'affaiblissement du muscle de l'accommodation. Cet affaiblissement, qui ne survient qu'à une époque plus avancée de la vie et accompagne le déclin de nos forces musculaires générales, joue alors un rôle d'autant plus important que la sclérose du cristallin exige une force plus grande pour y opérer les changements de courbure nécessaire à l'acte de l'accommodation.

Lorsque l'affaiblissement de l'accommodation a atteint un degré déterminé, et que par suite de cet affaiblissement PP (le point le plus rapproché de la vision) s'est écarté jusqu'à 22 centimètres de l'œil et au delà, nous disons que l'individu est atteint de *presbyopie*.

L'individu arrivé à ce degré de faiblesse accommodative commence ordinairement à ne plus lire aussi facilement à la distance ordinaire (surtout le soir, quand l'œil est déjà fatigué ou le livre moins éclairé), et il est obligé d'éloigner son livre de l'œil, en même temps qu'il cherche à l'éclairer autant que possible. Le plus grand éloignement du livre diminue la facilité de reconnaître les lettres, et la lecture devient pénible d'abord à l'éclairage artificiel, et un peu plus tard aussi au jour ordinaire. C'est à partir de ce moment que l'on diagnostique la presbyopie. Celle-ci débute chez l'emmétrope entre quarante et cinquante ans, avec de légères différences individuelles.

Le *degré* de la presbyopie ne se mesure pas d'une manière mathématique comme celui de la myopie et de l'hypermétropie. On l'énonce en indiquant le numéro du verre convexe qui ramène à peu près à 22 centimètres les rayons partant du point le plus rapproché de la vision du malade. Soit ce point à 40 centimètres; si nous voulons trouver le verre convexe capable de permettre la lecture à 22 centimètres, il faut faire le calcul suivant :

L'œil emmétrope, sans accommodation, qui voudrait s'adapter à une distance de 22 centimètres, devrait augmenter sa force réfringente de $\frac{1}{0,22} = 4,5$ D. L'œil presbyope que nous examinons possède une puissance d'accommodation qui augmente sa force réfringente de $\frac{1}{0,40} = 2,5$ D. Par conséquent, il existe entre la force d'accommodation disponible et celle qui est exigée une différence que l'on peut évaluer à une lentille convexe, de 4,5 D — 2,5 D = 2 D. N° + 2 D indique le verre convexe nécessaire et en même temps le degré de la presbytie.

Voyons maintenant l'influence de la presbyopie sur les yeux myopes et hypermétropes.

L'*hypermétrope* devient presbyte plus tôt que l'emmétrope. Il a besoin déjà de son accommodation pour voir de loin; c'est pourquoi elle lui fait de bonne heure défaut pour la vue de près. La presbyopie se mesurera chez l'hypermétrope après correction préalable de l'hypermétropie; et le verre nécessaire pour le travail devra donc corriger en même temps le défaut de réfraction et la faiblesse d'accommodation. Par exemple, dans un cas d'hypermétropie de 3 D, lorsque le *punctum proximum* se trouve à 40 centim. (presb. = 2 D), le verre nécessaire pour le travail serait : 3 + 2 = + 5 D.

Il y a des *myopes* qui ne deviennent jamais presbytes : ce sont ceux chez lesquels le point R, le plus éloigné de la vision distincte, ne dépasse pas 22 centimètres. Mais un myope plus faible deviendra presbyte avec l'âge, quoique à un âge plus avancé que l'emmétrope, et c'est ce qui a fait dire que la myopie diminuait. En réalité, elle ne diminue pas, puisque le point le plus éloigné de la vision distincte, R, reste à la même place; le point le plus rapproché, P, seulement, s'éloigne de l'œil. Le degré de presbyopie se mesure pour l'œil myope comme pour un œil emmétrope.

*Traitement de la presbyopie.* — Lorsqu'on a reconnu les premiers symptômes de la presbyopie, que l'on apprend par le

malade que ses yeux se fatiguent, surtout le soir à la lecture,
que les lettres lui paraissent moins noires, que les petits objets
ne sont plus vus distinctement parce qu'on doit trop les éloigner,
il faut prescrire l'*usage des verres convexes*, qui permettent
l'exercice de la vision rapprochée plus longtemps et sans
fatigue.

Il ne faut pas dans ce cas permettre au malade de se priver
de l'usage des lunettes et de fatiguer ses yeux sous le vain prétexte de les forcer ou de les exercer : l'expérience nous apprend
que ces exercices, loin de les fortifier, ne font que les affaiblir.

Au début, le presbyope emploiera un verre convexe très
faible, n° 0,75 D, par exemple, et s'en servira surtout le soir;
par la raison que lorsqu'on peut travailler sans fatigue pendant
le jour, il est préférable de s'abstenir alors de lunettes et de
les réserver pour les travaux à la lampe. A mesure que l'âge
augmente et que la force accommodative des yeux diminue, le
presbyte a besoin de verres convexes de plus en plus forts, et
l'on se demande naturellement comment on déterminera, dans
chaque cas spécial, les verres de lunettes nécessaires pour corriger le degré de presbyopie. Ces verres peuvent être trouvés
par l'essai successif de la série des verres convexes, en commençant par les plus faibles. On arrêtera son choix sur le premier qui permettra la lecture facilement à 22 centimètres de
distance, car il est évident qu'avec ce même verre le presbyte
travaillera encore plus facilement à 30 ou 35 centimètres, distance que nous préférons ordinairement pour lire et pour
écrire.

Comme la diminution de la force accommodative dans les
yeux emmétropes, toutes choses égales d'ailleurs, est en rapport direct avec les progrès de l'âge, il a été possible d'établir
un tableau qui indique approximativement d'après l'âge le
verre convexe exigé pour corriger la presbyopie.

| Ages. | Numéros des verres. | |
|---|---|---|
| A 45 ans. | + | 0,75D. |
| A 50 ans. | + | 1,50D. |
| A 55 ans. | + | 2,25. |
| A 60 ans. | + | 3 » |
| A 65 ans. | + | 4 » |
| A 70 ans. | + | 5 » |
| A 75 ans. | + | 6 » |
| A 80 ans. | + | 7 » |

Si les numéros des verres convexes indiqués dans ce tableau peuvent servir, pour les yeux emmétropes, de point de départ des essais, il est cependant naturel que dans chaque cas spécial le choix définitif des verres doit tenir compte des circonstances particulières qui accompagnent la presbyopie. Lorsqu'un presbyte, par la nature de ses occupations, est obligé d'appliquer ses yeux à de très petits objets et par conséquent à de très courtes distances, on aura naturellement à lui choisir des verres convexes plus forts que ceux désignés par son âge; des verres plus faibles suffiront au contraire pour les personnes qui doivent travailler à une plus grande distance que celle de la lecture ordinaire (par exemple les peintres, les musiciens). On trouvera ces verres facilement d'après les principes indiqués plus haut et par l'essai direct des verres convexes.

Nous n'avons que peu de choses à dire sur *la forme des lunettes* dont le presbyte doit se servir. Les lunettes à verres ronds ou ovales sont le plus généralement employées et à bon droit. Pour les personnes qui, tout en travaillant, veulent regarder par moments de loin sans ôter leurs lunettes, on peut faire donner aux verres et à leur monture une forme spéciale (aplatie par en haut) telle que les yeux puissent regarder au-dessus. En ce cas, lorsque les personnes sont hypermétropes ou myopes, on peut aussi prescrire des verres à double foyer.

Lorsqu'on prescrit des verres convexes forts, les deux verres de la lunette doivent être plus rapprochés l'un de l'autre que pour des verres faibles; il faut, en effet, que le presbyte regarde, lorsqu'il se sert de verres forts, autant que possible à travers la moitié externe de ses verres, par la raison suivante : Les verres convexes, par leur propriété particulière de faire converger les rayons incidents, font paraître l'image de l'objet plus éloignée que ce dernier ne l'est réellement. Cette différence produirait une diplopie croisée si les deux yeux convergeaient sur le lieu réel occupé par l'objet.

L'individu portant des lunettes à verres convexes corrige cette diplopie au moyen d'un mouvement de convergence exercé par les deux yeux, et que l'on peut observer facilement en relevant subitement les lunettes. C'est aussi cette convergence qui, lorsqu'elle dépasse une certaine limite, devient la cause de la fatigue indiquée par toutes les personnes qui commencent à porter des verres convexes ou qui ont changé de verres, ou enfin qui se servent de verres trop forts. Pour suppléer à ce mouvement de convergence, on peut employer des verres prismatiques, à base tournée en dedans, qui dévient en dedans les rayons venant de l'objet, et dévient par conséquent en dehors la ligne suivant laquelle l'œil voit l'image. Si maintenant on regarde une lentille biconvexe, on voit qu'on peut la considérer comme composée de deux prismes dont les bases se seraient opposées ; le sommet de l'un est en dehors, et c'est à travers cette partie externe du verre biconvexe (verres décentrés) que le presbyte doit regarder pour éviter aux muscles de son œil un mouvement de convergence exagéré. En cas de véritable insuffisance des muscles droits internes, on est obligé de combiner les verres convexes avec des verres prismatiques, dont le choix et l'application seront exposés avec détail plus loin. (Voy. chapitre des maladies des muscles de l'œil.)

## ARTICLE IV.

### HYPERMÉTROPIE.

On appelle *hypermétrope* tout œil dans lequel les rayons lumineux venant de très loin, au lieu de se réunir *sur* la rétine, se réunissent *derrière* cette membrane (fig. 167) ; au lieu de faire *foyer* sur la rétine, ils y produisent des *cercles d'irradiation*. La force réfringente d'un œil hypermétrope est insuffisante par rapport à sa longueur. Pour être réunis sur la rétine d'un tel œil, les rayons lumineux devraient l'aborder étant déjà convergents. En réalité, dans la nature, il n'existe pas de rayons convergents : toute lumière qui émane d'un point lumineux frappe notre œil par des rayons parallèles ou divergents selon la distance du point lumineux. Ce qui fait que les yeux hypermétropes, ne pouvant réunir sur la rétine les rayons lumineux existant dans la nature, ne peuvent non plus, avec leur force de réfraction seule, apercevoir distinctement les objets, quelle que soit leur distance.

Mais les rayons parallèles ou même divergents peuvent être rendus convergents par une lentille biconvexe : si donc on veut procurer à l'œil hypermétrope des rayons convergents qu'il puisse réunir sur sa rétine, il faut placer devant lui un verre convexe (fig. 168). La force réfringente de ce verre, c'est-à-dire le nombre de dioptries qu'il faut ajouter à l'œil hypermétrope

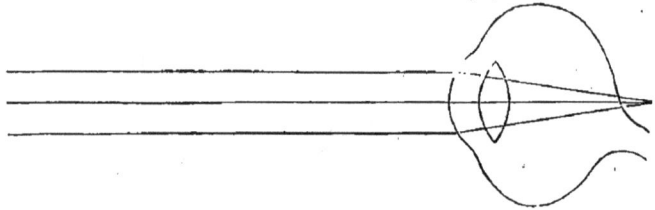

Fig. 167. — Œil hypermétrope au repos; le foyer se fait derrière la rétine.

pour le mettre en état de réunir sur la rétine des rayons parallèles, indiquera le degré de l'hypermétropie. Si c'est un

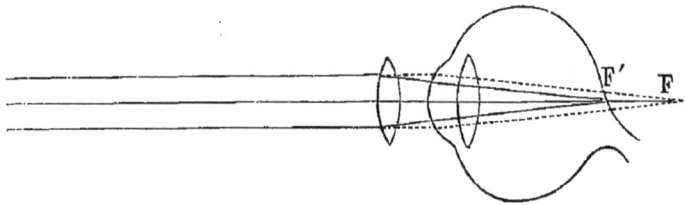

Fig. 168. — Foyer F d'un œil hypermétrope ramené en F′, sur la rétine, par un verre convexe.

verre convexe de 4 D qui fait lire au malade le n° VI de l'échelle typographique à 6 mètres de distance, son hypermétropie sera de 4 D (H 4 D); si c'est le n° 2,50 D, l'hypermétropie sera de 2,50 D (H 2,50 D).

Le verre convexe a donc pour effet de reporter le foyer des rayons lumineux de derrière la rétine sur la rétine, et le nombre de dioptries nécessaires pour compléter la force de réfraction de cet œil exprime le *degré* de son hypermétropie. A cet effet, nous choisissons le verre convexe *le plus fort* à l'aide duquel nous obtenons la plus grande acuité visuelle.

Une distinction bien importante existe entre deux manières d'être de l'hypermétropie, l'*hypermétropie latente* (Hl) et l'*hypermétropie manifeste* (Hm). L'œil hypermétrope, comme nous l'avons vu, ne peut pas, par sa seule réfraction, réunir sur sa rétine les rayons parallèles. Mais si cet œil fait un effort d'accommodation qui rende son cristallin plus convexe, il augmente sa réfraction ; et lorsqu'il a ainsi ajouté à son cristallin une force réfringente égale à celle du verre convexe qui me-

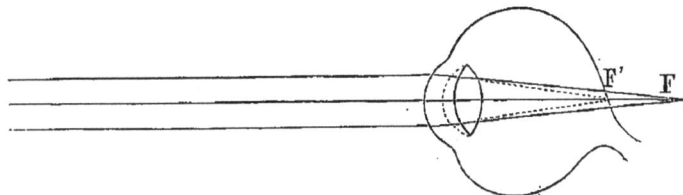

Fig. 169. — Œil hypermétrope ayant reporté le foyer F des rayons parallèles sur la rétine F' par un effort d'accommodation.

sure le degré de son hypermétropie, celle-ci est corrigée, les rayons parallèles font foyer sur la rétine (voy. fig. 169).

Au premier abord, il nous semble qu'un tel œil, dont l'accommodation cache le vice de réfraction, soit normal ; tout au moins, lorsque l'accommodation ne suffit pas pour corriger entièrement l'hypermétropie, celle-ci apparaît à notre examen beaucoup moins forte qu'elle ne l'est en réalité. Cette hypermétropie, dont le malade se plaint et que nous reconnaissons et mesurons même de la manière indiquée, est l'*hypermétropie manifeste*. Ainsi on aura examiné un œil et constaté que le verre avec lequel il voit le mieux à distance est + 2 D, par conséquent qu'il existe une hypermétropie de 2 D ; puis, si l'on paralyse l'accommodation à l'aide d'atropine, on trouve que le même œil a besoin d'un verre 6 D pour réunir sur sa rétine les rayons parallèles ; par conséquent l'*hypermétropie totale* était de 6 D. L'augmentation de l'hypermétropie que l'on constate ainsi après l'action de l'atropine, est l'*hypermétropi latente ;* dans l'exemple cité elle était de 6—2 = 4D.

L'hypermétropie en général comporte trois variétés qui, comme nous allons le voir, n'en sont que des *degrés* différents. Ce sont : l'*hypermétropie absolue,* l'*hypermétropie relative* et l'*hypermétropie facultative.*

L'*hypermétropie absolue* est le degré le plus fort : c'est l'état d'un œil qui, avec le plus grand effort d'accommodation possible, ne parvient pas à neutraliser le vice de sa réfraction, c'est-à-dire à réunir sur la rétine des rayons parallèles. Il a toujours besoin de verres convexes pour voir distinctement.

Dans l'*hypermétropie relative*, le défaut de réfraction est moindre. L'hypermétrope peut arriver, par un grand effort d'accommodation, à ramener sur la rétine le foyer des rayons parallèles. Mais pour obtenir cet effort d'accommodation il est obligé, en vertu des rapports physiologiques qui existent entre les muscles droits internes et le muscle de l'accommodation, de faire un mouvement de convergence comme s'il voulait regarder de très près.

Presque toujours le malade n'a pas conscience ni de son effort d'accommodation, ni du mouvement de convergence, et l'œil fait instinctivement ce qu'il faut pour y voir le plus distinctement possible.

Enfin, il y a encore un degré d'hypermétropie, le plus faible des trois, l'*hypermétropie facultative*, qui consiste en ce que l'œil peut ramener sur la rétine le foyer des rayons parallèles, grâce à un simple effort qui n'épuise pas toute sa force accommodatrice. Lorsqu'on donne un verre convexe à un sujet atteint de ce degré d'hypermétropie, son accommodation se relâche, et il voit aussi bien avec le verre que sans verre, ce qui n'est pas le cas d'un œil normal (emmétrope).

Lorsqu'on examine tous les malades au point de vue de la réfraction oculaire selon la manière indiquée plus haut (voy. p. 23 et 496), le diagnostic de l'hypermétropie ne peut pas nous échapper, mais d'autres symptômes nous mettent déjà sur la voie de ce diagnostic. Ces symptômes seront plus facilement compris lorsque nous aurons exposé les *causes de l'hypermétropie*. Elle est généralement congénitale, mais elle peut être aussi acquise, comme dans les cas d'absence du cristallin ou bien par des cicatrices de la cornée ayant aplati cette membrane, à la suite de processus ulcératifs : la cornée ainsi aplatie réfracte en effet moins fortement les rayons lumineux. De plus, l'âge amène un certain degré d'hypermétropie par l'aplatissement du cristallin, dont il diminue ainsi la force de réfraction. Enfin, on trouve une certaine disposition à l'hypermétropie dans les cas d'affections glaucomateuses, où l'augmentation de la pression intra-oculaire, en agissant sur le ligament suspenseur du cristallin ou sur les procès ciliaires, amène également un aplatissement de la lentille.

Cependant l'*hypermétropie congénitale* est de beaucoup la plus fréquente, et trouve sa cause dans la forme anatomique du globe oculaire. Les yeux hypermétropes sont plus petits, plus arrondis, ont un diamètre antéro-postérieur plus court que les yeux normaux. En faisant tourner les yeux fortement hypermétropes en dedans, on constate en effet que le globe oculaire est relativement aplati d'avant en arrière. Ces yeux paraissent avoir subi un retard dans leur développement; cet arrêt de développement se remarque aussi dans les orbites, qui paraissent plus étroites, quelquefois même dans la face entière.

Les hypermétropes ont en général la figure plus aplatie, les yeux paraissent plus écartés, surtout dans les cas d'hypermétropie très prononcée.

De plus, par la forme du globe oculaire, la *fovea centralis* est plus éloignée du nerf optique, et l'axe visuel, par conséquent, passe beaucoup plus en dedans du centre de la cornée qu'à l'état normal. Il en résulte que les yeux sont obligés de se tourner en dehors, de diverger un peu, lorsqu'ils veulent se placer en face de l'objet qu'ils fixent, et voilà pourquoi les personnes atteintes d'hypermétropie forte paraissent même atteintes de strabisme divergent, ce qui, dans ces cas, nous n'avons pas besoin de le dire, n'est qu'un strabisme apparent.

Bien plus souvent nous trouvons l'hypermétropie associée au *strabisme convergent* (voy. chap. du *Strabisme*) dont l'existence doit toujours nous inspirer le soupçon de l'hypermétropie.

C'est ainsi que, dans l'inspection seule et sans avoir recours à l'examen au moyen des verres, nous pouvons souvent prévoir une hypermétropie prononcée, d'autant plus facilement que les plaintes des malades corroborent les données de l'examen objectif. En effet, ils ne manquent guère de nous dire qu'ils voient moins bien de près que de loin, et que leurs yeux se fatiguent très facilement lorsque leurs occupations exigent une application prolongée. Cette fatigue dans les yeux se combine alors avec des douleurs dans la région périorbitaire et même avec des maux de tête. Ceci est un symptôme qui nous met de suite sur la voie du diagnostic : les hypermétropes, surtout

lorsqu'ils travaillent de près et que leur hypermétropie est
très forte ou leur force d'accommodation affaiblie, ne peuvent
être assidus à leur travail; ils sont obligés de l'interrompre
de temps à autre pour se reposer.

Lorsqu'on met un verre convexe faible devant un œil hypermétrope, il voit au moins aussi bien de loin qu'auparavant,
parce qu'il relâche alors la partie de son accommodation qui
lui servait pour voir de loin. Il voit même mieux avec le verre
convexe, lorsqu'il est atteint d'une hypermétropie très forte que
son accommodation seule ne peut pas neutraliser. Ce seul fait,
que la vision *éloignée* est encore aussi bonne ou même améliorée lorsque nous plaçons un verre convexe devant l'œil,
assure le diagnostic de l'hypermétropie. Son degré est exprimé,
nous l'avons déjà dit, par le verre convexe le plus fort à l'aide
duquel on obtient le maximum de force visuelle.

A l'*examen ophtalmoscopique* de l'*image droite* (voy. p. 11),
l'accommodation étant au repos complet, l'examinateur emmétrope ne peut voir distinctement le fond de l'œil hypermétrope
qu'en faisant usage d'un verre convexe; le verre convexe le
plus fort dont il peut se servir à cet effet indique le degré de
l'hypermétropie. Si l'examinateur remplace l'effet du verre
convexe par son accommodation, il pourra aussi voir nettement
le fond de l'œil et même déterminer approximativement le degré
de l'hypermétropie, s'il peut évaluer l'effort accommodatif dont
il a dû faire usage. — Il faut en outre remarquer que lorsque
l'hypermétropie de l'œil examiné est forte, on voit déjà à la
distance ordinaire des détails du fond de l'œil en l'éclairant
seulement avec le miroir réflecteur sans emploi d'un verre
correcteur. L'image ainsi perçue est une image droite, ce que
l'on constate facilement par de petits mouvements latéraux de
la tête, car l'image se déplace alors dans le même sens.

C'est ici l'endroit pour traiter d'un état particulier de la vue
qui a été mentionné par les différents auteurs sous les noms de
*hebetudo visus, kopiopie, amblyopie presbytique*, et pour lequel on a adopté en dernier lieu la désignation d'*asthénopie*.
Arrêtons-nous un moment sur ce symptôme important qui
accompagne si fréquemment l'hypermétropie. Nous avons vu
plus haut que ce qui distingue l'hypermétrope de l'emmétrope,
c'est qu'il se sert de son accommodation déjà pour la vue à

distance. L'œil emmétrope, pendant la jeunesse, a ordinaire-
·ment à sa disposition une grande force accommodative qui lui
permet de voir distinctement de très loin jusqu'à 10 ou 15 centimètres de distance de l'œil. Comme il ne se sert pour les occupations habituelles que d'une certaine portion de cette force
(peut-être de la moitié), il en garde en réserve une quantité
suffisante pour permettre une durée prolongée de ce travail
musculaire. L'hypermétrope, au contraire, a déjà employé une
partie de son accommodation à regarder de loin, et lorsqu'il
veut regarder de près il n'en a plus beaucoup à sa disposition.
Aussi, après un certain·temps, l'œil hypermétrope devient-il
incapable de continuer son travail malgré tous ses efforts. Il se
manifeste alors un ensemble de symptômes que l'on a réunis
sous le nom d'*asthénopie* (α, privatif, σθένος, force, ὄψ, œil).
Les malades atteints de cette faiblesse nous disent : « Lorsque
je commence à lire ou écrire, je vois d'abord très bien ; mais
au bout d'un certain temps d'application de mes yeux, je res-
sens de la pesanteur dans l'œil et une pression au-dessus; les
lettres du livre que je lis se brouillent, et je suis obligé d'interrompre ma lecture. Au bout d'un moment de repos, après
m'être frotté les yeux, je la puis reprendre pour me sentir
bientôt de nouveau fatigué, et après avoir lutté ainsi pendant
quelque temps je me sens tout à fait incapable de continuer
mon travail. Le matin, je me fatigue moins facilement; il en
est de même le lundi, après le repos du dimanche[1]. »

Tôt ou tard, l'hypermétropie se complique d'asthénopie. En
effet, dans un grand nombre de cas d'hypermétropie facultative, tant que l'individu est jeune et sa force accommodative
très grande, il n'y a pas d'asthénopie; mais quand il devient
plus âgé, la presbyopie survient et la quantité de force d'accommodation qui est en réserve diminue. C'est alors que l'asthénopie se manifeste.

L'âge auquel apparaît l'asthénopie dans les cas d'hypermétropie facultative est en rapport avec le degré de l'hypermétropie et elle se rencontre encore plus tôt, quelquefois d'une

---

1. L'asthénopie, que nous ne considérons ici que sous ses rapports avec
l'hypermétropie et l'accommodation (*asthénopie accommodative*), peut avoir
en outre sa cause dans une faiblesse des muscles droits internes (*asthénopie
musculaire*, voy. plus loin) ou dans l'hyperesthésie de la rétine (*asthénopie
rétinienne*, p. 366).

façon passagère seulement, chez des hypermétropes affaiblis par des pertes de sang, des maladies graves, etc., de préférence chez ceux qui ont besoin de voir de près, comme par exemple chez les ouvrières qui exécutent le soir des travaux fins à l'aiguille.

Puisque nous devons rattacher cette asthénopie accommodative à l'existence de l'hypermétropie, nous devons naturellement aussi la *combattre* par le même moyen qui neutralise l'hypermétropie même, c'est-à-dire par les *verres convexes*. Lorsque les premiers symptômes d'asthénopie se montrent, il faut donner des verres convexes, avant l'apparition de symptômes nerveux qui sont très pénibles (névralgie sus-orbitaire, hyperesthésie rétinienne quelquefois avec photophobie et larmoiement). Les malades doivent être prévenus qu'ils ont à garder constamment leurs lunettes pendant le travail, sous peine d'être repris des mêmes symptômes. La thérapeutique de l'asthénopie accommodative se confond donc avec le traitement de l'hypermétropie.

*Traitement de l'hypermétropie.* — Il peut arriver que l'hypermétropie diminue spontanément, lorsqu'il se forme un staphylôme postérieur ou un staphylôme pellucide de la cornée. Dans les deux cas le globe oculaire s'allonge; dans le staphylôme de la cornée, cette membrane devient en outre plus convexe et augmente par conséquent la force de réfraction de l'œil, de sorte que ces staphylômes peuvent même changer l'hypermétropie en myopie.

Le seul moyen, non pas de guérir, mais de neutraliser l'hypermétropie, est l'*emploi des verres convexes*, qui ajoutent à l'appareil dioptrique oculaire la force de réfraction qui lui manque. Doit-on employer les verres convexes toujours et comment doit-on les employer?

Dans les cas d'hypermétropie facultative simple, il n'est pas besoin d'employer des verres, l'accommodation suffit; employer des verres sous prétexte de ménager l'accommodation pour plus tard est irrationnel, puisqu'un muscle est loin de s'affaiblir par l'usage. D'ailleurs, avec l'âge, la presbytie se montrera, et alors il sera temps de faire usage des lunettes. Le besoin des lunettes se fera naturellement sentir plus tôt que chez l'emmétrope.

Il faut choisir alors un verre convexe avec lequel le malade

lise sans peine à la distance ordinaire, puis le faire lire avec ce
verre pendant un certain temps ; s'il se fatigue encore, c'est que
le verre est trop faible. Puisque l'on est dans ces cas toujours
exposé à donner des verres trop faibles, à cause de l'hypermétropie latente, on donne d'abord le numéro du verre qui correspond au degré d'hypermétropie manifeste ; puis on donne
des verres plus forts si le malade se plaint encore d'asthénopie.
En somme, c'est donc le sentiment du malade qui décide en
dernier lieu.

Doit-on dès l'abord donner aussi des verres pour la vue de
loin ? On a d'abord répondu affirmativement à cette question,
dans la pensée que par le verre convexe on remettrait l'œil à l'état
normal. Mais le malade ne ressent pas le besoin de verres,
puisqu'à l'aide de son accommodation il voit bien de loin ; il
s'oppose même à porter des lunettes autrement que pour son
travail. Plus tard, lorsque la faiblesse d'accommodation sera
arrivée à un tel degré que toute ou presque toute l'hypermétropie devient manifeste, il faudra des verres à l'hypermétrope,
même pour regarder de loin.

Ainsi, et pour résumer ce que nous venons d'exposer, dans
l'*hypermétropie facultative* il faut des verres pour la vue de près
dès que le malade devient asthénope, des verres pour voir de
loin dès que le malade se fatigue ou ne distingue plus bien les
objets lorsqu'il regarde à distance.

Pour l'hypermétropie absolue ou relative, c'est autre chose.
Nous avons vu que dans l'hypermétropie *relative* le malade ne
peut voir distinctement, même de loin, à moins qu'il ne sacrifie
la vision binoculaire. Ces personnes ne peuvent se passer de
l'emploi des verres. On choisira le verre convexe le plus fort
avec lequel le malade voit le mieux de loin, c'est celui qui neutralise l'hypermétropie manifeste : il restera au malade une
grande partie de sa force accommodative, il pourra donc travailler de près avec les mêmes verres qui lui servent pour la
vue de loin. Plus tard, ces hypermétropes ont besoin, comme
tout le monde, de verres convexes plus forts pour travailler
de près, puisque à leur hypermétropie vient s'ajouter la presbyopie.

Dans les cas d'hypermétropie *absolue*, où l'accommodation
ne peut arriver à neutraliser entièrement le défaut de réfraction,
il faut également employer le verre le plus fort avec lequel le

malade voit le mieux de loin, et si l'accommodation ne lui suffit pas pour travailler de près sans fatigue, il faut lui donner des verres plus forts pour voir de près. Il ne faut pas craindre de donner des verres convexes un peu forts, puisque derrière l'hypermétropie manifeste est encore l'hypermétropie latente, qui se démasquera, pour ainsi dire, à mesure que le sujet deviendra presbyte. Ainsi on sera obligé à partir de quarante-cinq ans de donner, même pour voir de loin, des verres de plus en plus forts.

Les rapports de l'hypermétropie avec le *strabisme conver-gent* seront expliqués dans le chapitre des affections musculaires des yeux.

### Hypermétropie par absence du cristallin (aphakie).

Il y a une espèce d'hypermétropie que l'on produit artificiellement en éloignant le cristallin du champ pupillaire dans les opérations de la cataracte. Cette absence du cristallin (*aphakie*) peut aussi être le résultat d'une luxation de la lentille cristallinienne (voy. p. 481).

Quelle que soit d'ailleurs la cause de la perte du cristallin, son absence déterminera toujours un degré d'hypermétropie des plus prononcés. Comment pourrait-il en être autrement, puisque la force réfringente de l'œil privé du cristallin réunit (d'après un calcul approximatif) les rayons parallèles à 30 millimètres en arrière de la cornée ; or l'axe antéro-postérieur de l'œil étant de 20 à 22 millimètres, les rayons parallèles forment alors leur foyer à 8 ou 10 millimètres en arrière de la rétine : il y a donc hypermétropie. Cette hypermétropie est excessive et demande, pour être neutralisée, des verres convexes très forts, dits verres à cataracte.

Quels sont les verres dont a besoin un opéré de cataracte ? D'abord des verres convexes d'une certaine force pour voir de loin ; de plus, comme l'accommodation n'existe plus, des verres différents suivant les distances auxquelles il a besoin de voir distinctement. Il faudrait donc donner à l'opéré de cataracte autant de verres que les distances auxquelles on veut le faire voir.

le rendent nécessaire. Cependant, on ne lui donne pas un nombre indéfini de verres. L'opéré peut suppléer à sa privation d'accommodation : il le fait en éloignant plus ou moins ses lunettes de l'œil. Voilà pourquoi on se contente de donner deux ou trois paires de verres : une paire pour la vue à grande distance, une autre pour voir à 5 ou 6 mètres, une dernière pour lire et écrire (à 30 centimètres). La vision à des distances intermédiaires se fait en écartant les verres de l'œil.

Naturellement, les défauts de réfraction qui existaient avant l'opération doivent entrer en ligne de compte dans le choix des verres. Ainsi un hypermétrope, une fois privé de cristallin, aura besoin d'un verre plus fort qu'un emmétrope dans les mêmes conditions ; les myopes, au contraire, demanderont des verres plus faibles. Pour ces derniers, cela va même si loin que, dans certains cas, ils n'ont pas besoin de verres et voient mieux de loin que dans leur jeunesse, une fois qu'ils sont opérés de cataracte ; on parle même de myopes qui auraient eu besoin de verres concaves après l'opération : ce seraient des cas de myopie tout-à-fait excessive qui ne se rencontrent qu'exceptionnellement.

Pour déterminer les verres dont une personne opérée de la cataracte aura besoin, il y a deux manières d'agir. D'après la première, on peut par des essais successifs choisir les trois verres avec lesquels l'opéré voit le mieux : 1° de très loin ; 2° à 6 mètres ; 3° de près. D'ailleurs, dès que l'on aura déterminé par des essais le verre avec lequel l'opéré voit le mieux de loin, on peut par un calcul très simple déduire de ce verre les autres dont il a besoin pour toutes les distances données. Par exemple, un opéré voit de loin à l'aide d'un verre $+$ 12 D ; avec quel verre verra-t-il à 25 centim.? Il faut ajouter au verre 12 D un verre qui remplace la force d'accommodation nécessaire pour porter la vision distincte de l'infini à 25 centim. D'après ce que nous en avons dit en parlant de l'accommodation, nous savons que c'est un verre convexe $\frac{1}{0,25} = 4$ D. Par conséquent il faut prescrire un verre $12 + 4 = + 16$ D. De même pour toutes les distances voulues : l'opéré voit bien de loin avec $+$ 8 D ; à 30 centim. il verra avec un verre d'une force de réfraction $\frac{1}{0,30} = 3 + 8$, c'est-à-dire avec un verre convexe 11 D.

La seconde manière de déterminer les verres dont aura à se

servir un opéré de cataracte est de rechercher la distance à laquelle l'opéré lit distinctement avec un verre convexe fort, n° 16 D par exemple ; par le calcul on trouve alors le verre avec lequel il verra à toutes les distances. Si avec 16 D l'opéré lit à 25 centim., ce verre représente l'hypermétropie de l'œil et la force d'accommodation nécessaire pour la distance de 25 centim. Cette force est $\frac{1}{0,25} = 4$ D. Si on retranche ce chiffre du verre 16 D, on obtient le verre (16-4) 12 D, dont l'opéré aura besoin pour voir à grande distance. De même lorsque avec 18 D le malade voit à 30 centim., le verre qui le fera voir de loin doit avoir la force de réfraction $18 - \frac{1}{0,30} = 18 - 3 = 15D$.

Souvent la plus grande force visuelle que nous pouvons obtenir à l'aide des verres convexes reste encore assez éloignée de la normale. Cela tient souvent à la présence d'un astigmatisme que nous corrigerons alors par des verres cylindriques choisis d'après les principes que nous exposerons plus loin, en traitant de l'astigmatisme.

## ARTICLE V.

### MYOPIE.

Le mot de *myopie* (μυεῖν, cligner, ὤψ, œil) n'est pas aussi bien choisi que celui d'*hyermétropie* ; il indique un symptôme secondaire, le clignement des paupières, qui, comme nous le verrons plus tard, permet aux myopes de distinguer plus nettement les objets éloignés. *Donders* avait proposé de le remplacer par le terme de *brachymétropie* (βραχὺς, court, μέτρον, mesure, ὤψ, œil), qui indiquerait l'état de la réfraction chez le myope. Cet état de réfraction est tel que les rayons venant de loin sont réunis en avant de la rétine (fig. 170), ce qui rend la vision distincte impossible pour cette distance, la rétine étant alors atteinte par des cercles d'irradiation qui causent une image trouble et diffuse. A mesure que l'objet se rapproche, le foyer, selon la loi d'optique connue, se rapproche aussi de la rétine, et il arrive ainsi un moment où il l'atteint ; c'est alors que l'objet est vu nettement. C'est de cette manière que s'explique le symptôme caractéristique de la myopie : les objets rapprochés sont vus distinctement, tandis que les objets éloignés paraissent sous un aspect diffus.

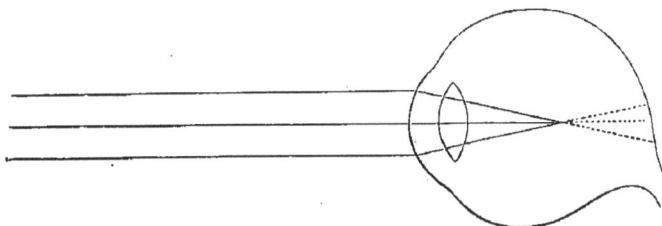

Fig. 170. — Œil myope.

Cet état de la réfraction explique aussi un autre phénomène constant de la myopie, à savoir que les *verres concaves* améliorent la vue de loin. Ces verres font, en effet, diverger les rayons parallèles, et les réunissent en arrière du point où ils

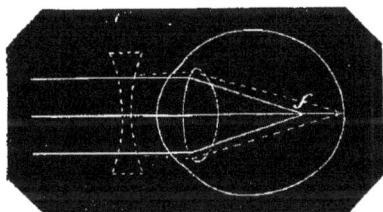

Fig. 171. — Foyer F d'un œil myope ramené en F', sur la rétine, par un verre concave.

se croisent dans l'œil myope; si donc ces verres sont suffisamment forts, les rayons parallèles arriveront à former leur foyer sur la rétine (voy. fig. 171). Il est évident que lorsque dans un cas de myopie faible on choisit des verres très forts, ou des verres très faibles lorsque la myopie est très forte, on n'atteindra pas le but désiré. Par conséquent, on se demande avec quel verre il faut commencer l'examen du malade pour reconnaître l'existence de la myopie. Nous trouvons à peu près ce verre en recherchant à quelle distance le malade lit une écriture ordinaire. Ainsi, par exemple, nous reconnaissons que le malade lit à 20 centimètres le premier numéro des échelles de Jaeger ou de Snellen, mais pas au delà; 20 centimètres est donc la distance de son *punctum remotissimum*. Nous commençons alors l'essai des verres concaves avec le n° $\frac{1}{0,20} = 5\,\mathrm{D}$, ou mieux encore avec un verre un peu plus faible.

Pour déterminer le *degré* de la myopie, on choisira toujours le *verre le plus faible* avec lequel le myope voit le mieux de loin. Il est assez difficile d'éviter chez les myopes l'erreur qui provient des efforts d'accommodation, parce que ces derniers rendent les objets plus nets, et c'est là une des raisons qui font que les myopes aiment à choisir des verres trop forts, tout en employant leur accommodation. Ceci est surtout vrai des myopes jeunes; lorsqu'ils vieillissent, la force d'accommodation diminuant, ils s'aperçoivent que ces efforts les fatiguent.

Les dangers sérieux qui résultent pour le myope de l'emploi d'un verre concave trop fort, dangers sur lesquels nous reviendrons plus loin avec détails, nous invitent à la plus grande prudence dans le choix de ces verres. Nous indiquerons donc minutieusement les précautions à prendre et les moyens pour reconnaître les verres appropriés.

On peut s'assurer si un verre concave est trop fort ou trop faible en l'éloignant et en l'écartant alternativement de l'œil. Comme dans le premier cas il devient plus faible, l'amélioration de la vision qui en résulterait nous indique que nous l'avons choisi trop fort, et *vice versa*. Mais cette expérience ne donne qu'une idée approximative et ne peut aucunement suffire. Pour assurer l'exactitude de notre examen, nous plaçons le malade à peu près à 6 mètres de distance des tables de Snellen sur lesquelles se trouvent les numéros LX à VI des échelles typographiques. On commence alors l'examen de la vision avec le verre choisi d'après la méthode indiquée (n° 5 D dans l'exemple allégué) jusqu'à ce que l'on ait trouvé le verre avec lequel on obtient la plus grande force visuelle. Ces verres mis dans une monture d'essai, nous engageons le malade à lire les échelles typographiques à travers ces verres. Puis, en soulevant les lunettes vers le front, nous plaçons devant les yeux des verres un peu plus faibles, et nous nous informons si le malade voit encore aussi bien ou même mieux. Sur sa réponse affirmative, nous essayons des verres encore plus faibles et ainsi de suite, jusqu'à ce que décidément les lettres de la table ne soient plus aussi bien vues. C'est au dernier verre essayé, au plus faible qui procure encore une vue nette, que l'on doit arrêter son choix. Pour reconnaître si le verre ainsi choisi est réellement exact, on fait placer devant les lunettes alternativement des verres convexes et concaves très faibles (n° 0,75 D), et si le verre convexe augmente encore la netteté de la vision les lunettes sont trop fortes. Ce n'est que lorsque cette expérience démontre que l'adjonction d'un verre convexe très faible diminue réellement la netteté de la vision, que nous pouvons nous arrêter définitivement au dernier verre choisi. Ces précautions paraissent minutieuses, mais elles sont très importantes, indispensables, à cause du danger des verres trop forts.

L'*examen ophtalmoscopique à l'image droite* (v. p. 10) peut également servir au diagnostic de la myopie et de son degré. Si l'examinateur est emmétrope, il lui faut un verre concave pour voir distinctement le fond de l'œil myope, et le verre concave le plus faible dont il peut se servir à cet effet indique le degré de myopie. — Il faut en outre remarquer que lorsque l'œil examiné est fortement myope, on voit déjà des détails du fond de l'œil à une distance plus grande que celle de l'examen habituel, en se servant seulement du miroir réflecteur sans verre correcteur. L'image ainsi perçue est renversée, ce que l'on constate facilement par de petits mouvements latéraux de la tête, car l'image se déplace alors en sens inverse.

Les verres concaves choisis corrigent en certains cas parfaitement la myopie et amènent une force visuelle normale. Cependant, il arrive fréquemment que la myopie se complique d'un affaiblissement de la force visuelle, de sorte qu'aucun verre concave ne procure au malade une vision normale des objets très éloignés, ce qui souvent ne l'empêche pas de voir très nettement de près, parce que l'état de sa réfraction lui permet de rapprocher beaucoup les objets même les plus fins et d'augmenter ainsi la grandeur des images rétiniennes.

Pour les objets situés au delà du *punctum remotissimum*, la vision des myopes est d'autant plus mauvaise que ces objets sont plus éloignés et que les pupilles sont plus larges : en effet, plus les rayons passent par les parties périphériques du cristallin, plus aussi les cercles d'irradiation sont grands. C'est pourquoi les myopes rapprochent leurs paupières et regardent comme à travers une fente; ils clignent des yeux, et ce symptôme a fourni le nom pour la maladie. Nous profitons d'ailleurs de cette indication que nous donne la nature pour employer des *lunettes sténopéiques* dans les cas de myopie excessive.

Lorsque les myopes travaillent beaucoup le soir sans se reposer, quand ils fatiguent leurs yeux par une cause quelconque, ils arrivent à ressentir facilement des phénomènes d'irritation. Ils ont fréquemment les parties extérieures de l'œil, paupières et conjonctives, congestionnées. Il existe souvent chez eux une légère injection péricornéenne. Surtout quand la myopie, à une certaine période de la vie, devient rapidement progressive, les malades commencent à se plaindre de fatigue et de douleurs dans leurs yeux, qui deviennent même sensibles au toucher et très irritables à la grande clarté du jour ou de l'éclairage artificiel. Le pronostic de cette faiblesse des yeux myopes est encore favorable, en ce sens que tous ces symptômes disparaissent si une bonne thérapeutique et une hygiène rationnelle de la vue interviennent à temps pour arrêter l'état congestif de l'œil.

On reconnaît donc l'existence de la myopie à l'amélioration produite par les verres concaves dans la vision des objets éloignés. Nous pouvons ajouter maintenant que le *degré* de la myopie se mesure par le *numéro du verre* LE PLUS FAIBLE *avec lequel le malade voit le mieux*. Ainsi nous disons qu'il existe une myopie de 10 D lorsque le verre concave numéro 10 D est le verre le plus faible à l'aide duquel la vision des objets éloignés est aussi nette que possible.

On rencontre la myopie à tous les degrés, depuis les plus faibles où le malade lui-même ne s'aperçoit pas de ce défaut, jusqu'aux plus forts, où des verres concaves n° 20 D et au-dessus même sont nécessaires pour la neutraliser. Habituellement on appelle la myopie *faible* lorsque le verre correcteur n'est pas plus fort que 2 ou 3 D (M 2 ou 3 D); on l'appelle *moyenne* dans les cas de M 3 à 6 D, et *forte* lorsque le myope a besoin de verres concaves plus forts que le n° 6 D.

Une observation attentive a démontré que chez un individu myope le degré de la myopie ne reste pas toujours le même pendant toute la vie, et ces variations différentes nous obligent à séparer les cas de myopie progressive de ceux où l'anomalie de réfraction reste toujours la même.

Lorsque la myopie s'arrête au même degré ou à peu près pendant toute la vie d'un individu, elle s'appelle *myopie stationnaire*. Plus souvent, la myopie augmente dans de certaines périodes de la vie ou sous l'influence de différentes affections oculaires, tout en conservant pendant un certain temps le degré acquis après chaque exacerbation; nous l'appelons alors *périodiquement progressive*. D'autres fois enfin la myopie augmente continuellement, elle est *absolument progressive*.

Même la myopie *stationnaire* subit de très légères variations; elle augmente d'abord pour diminuer ensuite : à quinze ans, par exemple, elle sera de 1,50 D, à vingt-cinq ans de 2 D ou 2,50, à soixante ans elle redescendra à 2 ou même à 1 D. Ainsi vers la fin de la vie, probablement par un changement dans l'état de réfringence du cristallin, la myopie diminue; mais non pas dans le sens où on l'entendait autrefois lorsqu'on mesurait la myopie par le point le plus rapproché de la vision distincte, qui en effet s'éloigne de l'œil avec l'âge et avec l'affaiblissement de l'accommodation. Dans ce dernier cas, c'est la presbytie qui vient s'ajouter à la myopie et non celle-ci qui diminue. — La myopie *périodiquement progressive* est cette forme de myopie dans laquelle le malade, myope par exemple de 2,50 D à douze ans, deviendra myope de 6 D à vingt ans. Cet accroissement de la myopie a lieu pendant la puberté; puis elle reste stationnaire pour diminuer vers la fin de la vie. D'autres fois, cette augmentation périodique est le résultat d'une maladie de l'œil qui peut survenir à tout âge lorsqu'il existe une disposition congénitale et héréditaire (voy. p. 260). A la suite de cette maladie l'axe antéro-postérieur du globe oculaire s'allonge par le développement d'un staphylôme postérieur. Cette maladie une fois arrêtée, les progrès de la myopie s'arrêtent également. — Enfin, nous observons dans les cas de *myopie absolument progressive* un progrès continuel tel, que si la myopie est de 2 D à huit ans, elle monte à 8 D jusqu'à vingt ans, puis augmente d'une façon moins rapide jusqu'à 12 D ou au delà; il y a dans ces cas des moments où les progrès sont plus rapides et d'autres où ils sont plus lents.

La myopie stationnaire n'offre pas de dangers; la myopie périodiquement progressive est dangereuse pendant sa période d'augmentation; la myopie absolument progressive conduit en

général à la perte plus ou moins complète de la vision. Il est
souvent difficile, lorsque le malade est dans des conditions telles
qu'il ne peut ménager sa vue, reposer ses yeux presque complètement et se soumettre à un traitement rationnel, d'arrêter
les progrès de la myopie ou d'en prévenir les complications
fâcheuses, tels que les épanchements dans le corps vitré ou le
décollement de la rétine.

Ce défaut de la vision se rencontre bien plus fréquemment
chez les habitants des villes que dans les campagnes, chez les
hommes voués aux études que chez les ouvriers, enfin elle est
d'autant plus fréquente dans une nation que l'instruction y est
plus répandue (*Donders*).

Cependant bien des personnes étudient toute leur vie sans
devenir myopes; ce fait semble indiquer *à priori* qu'il faut
supposer une prédisposition particulière au développement de
la myopie. En effet, cette prédisposition existe, et plus, elle est
*héréditaire et congénitale.* Dans ce cas le développement de
la myopie et ses progrès ultérieurs dépendent de la manière de
vivre de ceux qui en sont atteints. Si pendant la jeunesse, surtout au moment de la puberté, l'individu ne soumet pas ses
yeux à un travail fatigant, s'il lit ou écrit peu, la myopie ne se
développera pas, ou du moins elle n'arrivera pas à un degré
très prononcé. Au contraire, elle suivra une marche progressive
lorsque les yeux seront appliqués de bonne heure, dans de
mauvaises conditions, à des travaux fins, avec des efforts prolongés d'accommodation.

La *cause* fondamentale de la myopie, la base anatomique de
cette affection, est la *forme* particulière de l'œil myope : cet
œil est trop long pour qu'avec une réfraction normale le foyer
des rayons parallèles se fasse sur la rétine. *Donders* a examiné
et mesuré avec soin à plusieurs reprises 2 500 yeux de myopes :
de ces recherches, qui d'ailleurs n'ont fait que confirmer les
observations antérieures d'*Arlt*, il résulte que dans les yeux
myopes l'axe antéro-postérieur de l'œil est allongé jusqu'à
33 millimètres de 22 à 25 qu'il a dans l'état normal.

Cet allongement du globe oculaire (*staphylôme postérieur*),
ainsi que les altérations de la sclérotique et de la choroïde qui
s'y rattachent, ont été exposés en détail parmi les affections de
ces membranes (voy. *Scléro-choroïdite postérieure*, p. 260).

Si l'allongement de l'axe optique de l'œil sous forme de staphylôme postérieur, c'est-à-dire le développement d'une disposition congénitale constitue de beaucoup le plus grand nombre des myopies, il y a cependant aussi des cas où la disproportion entre la longueur de l'axe antéro-postérieur du globe oculaire et sa puissance réfringente doit être mise sur le compte de celle-ci, qui est excessive dès le début. Enfin, il existe aussi des cas de *myopie acquise*. Ainsi on observe la myopie à la suite de changements dans la courbure de la cornée. Cette dernière devient plus convexe et produit alors la myopie, lorsqu'à la suite de processus ulcératifs la pression interne de l'œil n'y rencontre plus la résistance normale. La même chose a lieu sous l'influence de troubles nutritifs qui, sans altérer la transparence de la cornée, amènent une distension, quelquefois très considérable, de cette membrane (*kératoconus* ou staphylôme pellucide de la cornée (voy. p. 153)). Ces changements dans la forme de la cornée produisent toujours, en dehors de la myopie, un degré plus ou moins prononcé d'astigmatisme (voy. plus loin). — Une cause de la myopie acquise réside souvent dans le cristallin. Que sa puissance réfringente augmente (comme au début de certaines formes de cataracte), ou qu'à la suite de lésions de son ligament suspenseur (zonule de Zinn) il devienne plus convexe ou se déplace en avant, il en résultera toujours un déplacement de son foyer principal qui, en réunissant alors les rayons lumineux en avant de la rétine, amènera la myopie. — Enfin une myopie apparente peut être produite d'une manière passagère par le *spasme de l'accommodation* (voy. plus loin les *Maladies de l'accommodation*). Le muscle de l'accommodation peut être atteint de spasme tonique aussi bien que tout autre muscle de l'économie. Le cristallin acquiert alors une courbure plus grande, sa force de réfraction augmente naturellement et les objets éloignés ne sont plus distingués nettement. Les verres concaves améliorent également dans ces cas la vision ; mais d'autre part les instillations d'atropine, qui n'ont aucune action sur la myopie, guérissent le spasme de l'accommodation et font disparaître les troubles fonctionnels. Ici nous n'avons donc pas affaire à une myopie réelle, mais à une affection de l'accommodation, affection assez rare du reste, tout à fait subite et généralement passagère.

Une complication fréquente de la myopie, *l'insuffisance des muscles droits internes (asthénopie musculaire)*, et ses rapports

avec le *strabisme divergent* seront exposés dans le chapitre des
affections musculaires de l'œil.

*Traitement.* — Un traitement rationnel de la myopie doit
répondre aux indications suivantes :

1° Empêcher les progrès de la myopie et ses complications;

2° Neutraliser l'anomalie de la réfraction par des verres convenables;

3° S'opposer à l'asthénopie musculaire ;

4° Traiter les complications.

1° *Empêcher les progrès et les complications de la myopie.*
Nous avons vu qu'étant donnée chez un individu la prédisposition à la myopie, son développement ultérieur dépend surtout
de sa manière de vivre, de son genre d'occupation. Sous ce
rapport, nous devons accuser surtout les congestions vers les
yeux et les efforts d'accommodation comme particulièrement
nuisibles aux myopes, parce qu'ils favorisent la formation du
staphylôme postérieur. Nous devons nous borner à rappeler
ici que les deux circonstances qui accompagnent presque toujours les efforts d'accommodation, à savoir, la *position inclinée
de la tête et la forte convergence des yeux*, augmentent encore
l'effet de l'accommodation, qui agit surtout par l'augmentation
de la pression intra-oculaire. Ces considérations nous amènent
à formuler la prescription de combattre la tendance des myopes
à pencher leur tête sur leur travail et à faire des efforts exagérés de convergence, en rapprochant plus qu'il n'est néces-
cessaire les objets qu'ils regardent. Avant tout, il importe,
pour éviter la forte convergence, de choisir au myope une
manière de vivre qui l'oblige à regarder plutôt de loin, et
comme nous ne pouvons empêcher absolument la vue des
objets rapprochés, il est utile de le mettre, par le choix de
lunettes convenables, en état de pouvoir placer les objets à la
distance de 30 à 35 centim., distance pour laquelle la convergence des yeux ne doit pas inspirer de crainte. Cependant,
certaines conditions que nous aurons soin d'indiquer plus loin,
avec les détails nécessaires, sont indispensables pour que l'on
puisse donner des verres concaves aux myopes pour la vision de
près. Avec ces verres le myope est exposé à un grand danger, c'est de rapprocher les objets pour avoir des images réti-

niennes plus grandes : il est alors obligé en même temps de faire des efforts d'accommodatior pour ramener sur la rétine les rayons que le verre réunit eι arrière, dès que l'objet est rapproché. Pour empêcher ce rapprochement et ces efforts d'accommodation, il faut avertir le myope qu'il ne doit jamais travailler avec ses lunettes à une distance plus courte que celle de 30 ou 35 centim., et qu'il doit, pour ainsi dire, immobiliser sa tête et son livre à la distance voulue par un moyen mécanique quelconque. Il faut, en outre, conseiller d'interrompre fréquemment le travail par quelques minutes de repos.

On doit aussi démontrer au myope les dangers qu'il court en travaillant la tête baissée, le faire lire le livre à la main, écrire sur un pupitre. Généralement, on fait écrire les myopes debout, ce qui a peut-être quelque importance à cause des stases viscérales qui se produisent facilement dans la station assise et qui amènent des congestions vers la tête. Quoi qu'il en soit, le pupitre dont se sert le myope sera établi de manière à ce qu'il puisse lire et écrire la tête droite et, si possible, le dos appuyé à sa chaise. Il faut prêter la plus grande attention à l'*éclairage*, qui doit être fort (sans éblouir) et tomber du côté gauche sur les objets d'occupation.

Les myopes doivent éviter toutes les autres causes qui amènent vers la tête un afflux sanguin exagéré, tout ce qui augmente l'action du cœur, les excès de table, l'usage excessif du tabac, tout travail prolongé. Il faut leur conseiller, dès que la myopie paraît progressive, des interruptions fréquentes pendant qu'ils lisent ou écrivent; ils ne devraient jamais travailler pendant plusieurs heures consécutives sans se reposer; après un travail d'une demi-heure, ils s'arrêteront pendant cinq ou dix minutes pour reprendre ensuite et se reposer de nouveau une demi-heure après. Les intervalles de travail seront d'autant plus courts et plus espacés que la myopie sera plus forte et que le travail sera plus attachant ou exécuté sur des ouvrages plus fins. Il faut, pour la même raison, remédier au froid des extrémités et à la constipation, deux symptômes que l'on observe fréquemment chez les myopes.

Le traitement de la myopie progressive et de ses complications a été exposé avec celui de la scléro-choroïdite postérieure (staphylôme postérieur), page 266.

2° La seconde indication que nous avons à remplir dans le

traitement de la myopie, est de neutraliser l'anomalie de réfraction par des verres convenables. C'est là un des points les
plus difficiles de la pratique ophtalmologique. Il n'existe pour
le choix de ces verres aucune loi absolue, mais seulement des
indications que nous allons grouper.

Il y a des cas où l'on peut neutraliser complètement la
myopie, lorsque le myope ne se servira de ses verres que pour
regarder au loin, à une distance où son accommodation est
complètement au repos. Il faut seulement l'avertir en même
temps du danger éventuel qu'il court s'il fait usage de ces
verres pour voir de plus près, quand l'accommodation intervient. Le danger n'existe pas lorsque le défaut de réfraction est
relativement faible, l'accommodation normale et l'œil sain.
Dans ces cas, il n'y a pas le moindre danger à craindre, même
si le myope s'en sert continuellement. *Donders* est d'avis que
l'usage des verres est, dans ces conditions, un des moyens les
plus sûrs d'empêcher les progrès de la myopie ; il conseille de
les porter même pour lire et écrire. On agira par exemple de
la sorte lorsqu'on aura constaté une myopie de 2D, une accommodation de 8 à 10 D et une acuité de vision absolument normale. Dans ce cas, le verre concave 2 D permettra au myope
de voir de loin, et son accommodation lui donnera la faculté de
voir jusqu'à 12 ou 15 centim. ; il sera dans les conditions d'un
emmétrope. Ces mêmes verres peuvent servir jusqu'à l'âge où
l'accommodation faiblit d'une manière sensible ; vers quarante
ou cinquante ans, on fera cesser l'usage des verres pendant le
travail ; à un âge plus avancé encore, le myope travaillera avec
des verres convexes à cause de sa presbyopie, et ce n'est que
pour voir de loin qu'il fera encore usage des verres concaves
correspondants au degré de sa myopie.

Au moment de la puberté, à une époque où la plupart des
myopes ont les yeux irritables, tout en laissant, dans les conditions décrites, les verres appropriés pour la vue de près comme
pour celle de loin, on fera observer au myope toutes les règles
que nous avons tracées. Si malgré cela la myopie fait des progrès, s'il existe des causes de congestion vers la tête que l'hygiène est impuissante à combattre, ou si par exemple le myope
ne peut vaincre, malgré l'emploi des verres, sa tendance à rapprocher les objets plus qu'il n'est nécessaire ou à pencher sa
tête sur le travail, on supprimera les verres pour la vue de près.

Abstraction faite des cas que nous avons indiqués et dans lesquels on peut neutraliser complètement la myopie, à savoir, quand l'œil est sain, la myopie faible et l'accommodation forte, le choix des verres pour les myopes dépend surtout du degré de la myopie, de la force d'accommodation, de l'acuité visuelle et de l'occupation du malade.

Dans les cas de myopie faible (0,75 D à 2 D), le besoin de porter des verres ne se fait presque pas sentir ; dans les degrés moyens, si la force visuelle est normale, on agira d'après les règles que nous venons d'indiquer ; enfin, aux personnes atteintes de myopie forte, on peut donner des verres forts pour les faire voir de loin, mais il faut leur défendre de s'en servir pour lire. Ces verres forts rapetissent l'image des objets, des lettres par exemple, et le myope, pour les distinguer nettement, serait obligé de rapprocher le livre très près de ses yeux, ce qu'il ne peut faire sans efforts excessifs de convergence et d'accommodation. Que faire dans ces cas ? Lorsque l'acuité de la vision a déjà souffert, comme cela arrive presque toujours dans les cas de myopie forte et progressive avec staphylôme postérieur, il faut défendre l'usage des verres pour la vue de près et de plus interdire passagèrement toute application à la lecture et aux travaux sur des objets fins. Ceci est souvent indispensable si l'on veut éviter les progrès et les complications pernicieuses de la myopie et de l'amblyopie qui l'accompagne ; tout au plus peut-on adoucir un peu cette défense rigoureuse dans les cas où l'insuffisance des muscles droits internes est telle que le myope ne travaille que d'un œil. On peut lui permettre alors de lire un peu sans lunettes et avec les précautions ordinaires, parce que les efforts de convergence, du moins, ne sont alors pas à craindre.

Lorsque dans les cas de myopie forte l'acuité de vision est encore normale et qu'il n'existe pas d'altérations au fond de l'œil, *Donders* conseille de donner à ces myopes des verres concaves qui leur permettent de travailler à la distance de 30 à 35 centim. Cette distance dépend de la grandeur des objets sur lesquels ils travaillent. Les verres, dans ce cas, sont donc naturellement beaucoup plus faibles que ceux nécessaires pour neutraliser complètement la myopie. On calcule ce verre facilement en déduisant du chiffre des dioptries qui indique le degré de la myopie celui de la distance. A un individu atteint de myopie,

6D, par exemple. qui aurait besoin d'un verre concave 6D pour voir de loin, on donnerait, si on veut le faire travailler à 40 centim., un verre concave de 3,50 D $(6 - \frac{1}{0,40} = 6 - 2,50)$; s'il doit travailler à 25 centim., on lui indiquera le verre 2 D $(6 - \frac{1}{0,25} = 6 - 4)$, en prenant garde qu'il ne rapproche pas le livre plus près que 40 ou 25 centim.

On ne saurait nier ce qu'il y a d'avantageux dans cet emploi de verres qui ne corrigent qu'imparfaitement la myopie; en effet, ils mettent le myope en état de s'occuper à lire et à écrire à une distance plus favorable pour la convergence de ses yeux et pour la position de sa tête. Mais d'autre part l'emploi de ces verres amène un très grand danger lorsque le myope qui s'en sert rapproche, en lisant, le livre plus près de ses yeux que la distance prescrite. Les efforts d'accommodation s'augmentent alors de la nécessité de vaincre la force dispersive du verre concave, en même temps que les yeux sont obligés de converger davantage, ce que l'on voulait justement éviter. Nous verrons en ce cas le staphylôme se développer de plus en plus et, par conséquent, la myopie suivre une marche progressive.

Ce danger est surtout imminent et presque inévitable lorsque la force visuelle est diminuée, et nous savons qu'elle l'est presque toujours dans les plus forts degrés de la myopie. Si l'on donne, dans ces cas, des verres forts pour la vision des objets rapprochés, ces derniers, surtout les caractères d'imprimerie, paraissent beaucoup plus petits, et le malade est obligé de les rapprocher très près de ses yeux pour obtenir de grandes images rétiniennes qui lui permettent une vision nette et facile. Ce rapprochement du livre amènera les efforts de convergence et d'accommodation nuisibles à tout œil myope et qui, dans le cas en question, contribueront à développer les altérations pathologiques, cause de l'amblyopie constatée. Pour ces raisons, *de Graefe* conseille de ne jamais donner des verres concaves pour lire et pour écrire, ou de n'en donner que d'excessivement faibles, aux personnes atteintes de myopie et qui ne possèdent plus une force visuelle normale. L'usage des verres concaves, dans ces cas, est encore plus admissible lorsqu'à la suite de l'insuffisance musculaire la vision binoculaire et par conséquent les efforts de convergence sont devenus impossibles. Mais alors même on doit les choisir avec de grandes précautions, et

l'on ne donnera que des verres concaves faibles qui, sans neutraliser complètement la myopie, peuvent cependant *aider* la
vision du myope. D'ailleurs on indiquera à. celui-ci la distance
à laquelle il doit travailler, on lui interdira de rapprocher les
objets, par conséquent de se livrer à des travaux minutieux ; et
lorsque la faiblesse de la vision sera très forte et accompagnée
de symptômes inflammatoires, on lui prescrira même un repos
absolu des yeux.

On peut d'ailleurs donner des verres relativement plus forts
à un myope jeune qui jouit encore de toute sa force accommodative et changer ces verres contre d'autres plus faibles, à
mesure que son accommodation faiblit. Si l'on néglige cette
dernière précaution, il arrivera qu'un myope qui, dans sa jeunesse, voyait parfaitement de loin avec le verre concave n° 4 D
et travaillait de près avec ce même verre, éprouvera à l'âge de
quarante-cinq ans des difficultés sérieuses pour travailler
encore avec ce verre et se plaindra même des efforts qu'il doit
faire pour distinguer nettement avec ces lunettes les traits des
personnes auxquelles il parle. Nous pouvons dans ce cas suivre
deux voies : conserver les verres n° 4 D tant que ce numéro
correspond au degré de la myopie pour la vision des objets très
éloignés, et faire travailler ce myope sans lunettes ou avec des
verres plus faibles ; ou bien, si le malade préfère ne se
servir que d'une paire de lunettes, lui donner des verres qui
ne corrigent que très imparfaitement sa myopie, n° 2 D par
exemple, et sacrifier quelque chose de la vue à distance, pour
permettre le travail avec ces mêmes verres sans fatigue et sans
danger. Lorsqu'il a besoin de voir distinctement à grande distance, on conseille de tenir momentanément devant les lunettes
un lorgnon avec 2 D.

La nature du travail auquel le myope se livre et surtout la
distance à laquelle il veut travailler influencent d'ailleurs considérablement le choix des lunettes. S'il est vrai que chez les
personnes habituées de bonne heure à l'usage des verres concaves l'amplitude relative de l'accommodation est à peu près
celle de l'emmétrope, il n'est pas moins vrai que chez la plupart des myopes qui travaillent sans verres concaves et ne se
servent de lunettes que pour voir de très loin l'accommodation
relative est telle qu'ils ne peuvent se servir de leurs lunettes
ordinaires pour voir de plus près. Ainsi, par exemple, un myope

a des verres concaves n° 4 D pour voir de loin, mais il lit et
écrit sans lunettes. S'il veut jouer du piano, il ne peut voir la
musique sans verres, et avec ses lunettes ordinaires il la voit
mal et sent ses yeux fatigués. Il faut dans ces cas ou dans
des cas analogues (chez les peintres, les professeurs qui parlent
en s'aidant d'un manuscrit, etc.), choisir des verres adaptés à
la distance où la personne veut voir distinctement. Chez la personne atteinte de myopie 4 D, qui veut lire les notes à 50 centimètres de distance, il faudrait donner un verre concave 2 D
$(4 - \frac{1}{0,50} = 4 - 2)$; au peintre dont la myopie est neutralisée complètement par un verre n° 5 D, s'il veut peindre à 50
centimètres de distance, on donnera pour cela un verre concave
n° 3 D $(5 - \frac{1}{0,50} = 5 - 2)$, et s'il a besoin de voir par moments un modèle placé à plus grande distance, on lui con-
seillera de placer alors devant ses lunettes un lorgnon avec des
verres concaves n° 2 D.

Lorsque le myope devient plus âgé, sa force visuelle et son
accommodation s'affaiblissent toutes deux : il faut alors tenir
rigoureusement compte des considérations qui précèdent. Pour
les cas de myopie faible, c'est déjà à l'âge de cinquante ou cin-
quante-cinq ans que le *punctum proximum* s'éloigne au delà
de 22 centimètres. La presbyopie se fait sentir et les yeux ont
besoin de verres convexes pour le travail. Le choix de ces verres
a été exposé plus haut (p. 508). — Lorsqu'il y a plus de 4,50 D
de myopie, la presbyopie n'est pas possible, puisque le *punctum
proximum* ne peut alors dépasser 22 centimètres, et la vision
à une distance de 30 ou 35 centimètres exigera toujours l'emploi de verres concaves appropriés. En les choisissant, il ne
faudrait pas négliger l'affaiblissement de l'accommodation produit par l'âge et tenir compte de toutes les précautions que
nous avons conseillées pour ces cas. Cependant, il ne faudrait
pas oublier, lorsqu'il s'agit de myopes très âgés déjà, que si,
en choisissant des verres pour un jeune homme, nous songeons
surtout à conserver une vision normale et à empêcher les progrès de la myopie, et que pour cela nous dirigeons le jeune
myope jusque dans le choix de sa profession, chez le vieillard
nous cherchons surtout à améliorer la vision pour le moment
présent. Nous n'avons plus à songer à l'avenir, et si la force
visuelle est amoindrie, nous donnons des verres qui permettent

la lecture ou d'autres occupations préférées à la distance nécessaire. Dans le cas de myopie moyenne, il pourra très bien arriver
que, si l'on veut rendre possible la lecture à une personne âgée
et atteinte d'une diminution considérable de l'acuité visuelle,
on ne puisse obtenir ce résultat que par des verres convexes
qui permettront de rapprocher le livre jusqu'à quelques pouces
des yeux. Seulement, comme il est très désagréable de regarder
de loin avec un verre convexe, surtout quand on est myope,
que cela produit des maux de tête et même des étourdissements s'accompagnant de mal au cœur, il faut placer dans ces
cas les verres convexes dans des montures particulières assez
basses pour que les verres ne servent que lorsque celui qui en
fait usage baisse quelque peu les yeux et qu'il puisse regarder
facilement au-dessus des lunettes. De plus, on donne à ces
myopes des verres concaves pour les faire voir de loin.

Il y a des myopes dont la force visuelle est tellement affaiblie,
qu'ils ne peuvent voir les objets éloignés qu'avec une lorgnette
de théâtre. D'autres ont besoin d'une fente sténopéique qui ne
laisse libre que la portion centrale du verre concave. Les cônes
de *Steinheil* sont aussi de grande utilité aux individus atteints
de myopie très forte.

En général, on préfère pour les myopes l'usage de verres
légèrement bleuâtres pour empêcher l'éblouissement que cause
la dépigmentation de la choroïde.

Quant à la troisième indication que nous avons à remplir
dans le traitement de la myopie, celle de *corriger l'insuffisance
des muscles droits internes,* nous en exposerons les moyens en
détail dans l'article de l'*Asthénopie musculaire* (voy. chap.
des *Maladies musculaires de l'œil*). Ces moyens se résument,
comme nous verrons alors, dans l'emploi des verres concaves
simples ou décentrés, l'usage des verres prismatiques ou con-
caves-prismatiques, enfin le déplacement musculaire seul ou
avec l'usage consécutif des verres.

Le traitement des *complications de la myopie* a été exposé
à l'occasion de la *scléro-choroïdite postérieure (staphylôme
post.*), page 260.

ARTICLE VI.

ASTIGMATISME.

Nous nous sommes occupé jusqu'ici des anomalies de la réfraction dues à un excès ou à un défaut de puissance réfringente de l'œil considéré dans son ensemble. Nous avons, à cet égard, distingué les yeux myopes, dans lesquels les rayons de lumière venant d'un objet éloigné se réunissent sur un point devant la rétine, et les yeux hypermétropes, dans lesquels ces mêmes rayons lumineux se réunissent sur un point derrière la rétine. — Mais il se rencontre aussi des yeux dans lesquels les rayons de lumière ne se réunissent plus du tout sur un seul point, parce que la force de réfraction n'est pas égale dans tous les méridiens de l'œil ou dans les divers secteurs d'un de ces méridiens. Bien que ces méridiens traversent la même surface, leur courbure varie quelquefois considérablement, et il s'ensuit naturellement que les rayons de lumière qui pénètrent dans la direction d'un méridien plus courbe sont réunis plus vite et font leur foyer plus près de la surface réfringente que les rayons qui pénètrent dans la direction d'un méridien dont la courbure est plus faible.

Cette différence dans la puissance réfringente des méridiens de l'œil constitue ce qu'on nomme l'*astigmatisme* (α, privatif, et στιγμα, point) et devient la cause d'une aberration plus ou moins considérable de la lumière.

Avant d'entrer plus loin dans l'étude de l'astigmatisme, nous devons expliquer ce qu'on entend par *aberration de la lumière*. Tout point lumineux envoie un faisceau de rayons divergents qui sont dits homocentriques, comme partant d'un même centre. Lorsque ce faisceau de rayons rencontre un système réfringent à surfaces sphériques, tels que l'œil type, il est réfracté de façon à venir faire foyer sur un seul point.

Cette loi des rayons homocentriques subit en réalité quelques altérations en ce sens que les rayons lumineux, après leur réfraction, ne se réunissent plus exactement dans un même point, mais que les uns arrivent à la réunion plus près de la surface réfringente que les autres (voy. fig. 172). Il en résulte que le foyer, au lieu d'être un point, devient une ligne (ligne focale de *Sturm*). Cette réunion irrégulière des rayons réfractés dépend de deux causes que nous pouvons, par conséquent, considérer comme produisant les deux sortes d'aberration de la lumière, sujet de notre étude.

La première, c'est que la lumière, la lumière solaire par exemple, n'est pas homogène, mais composée de rayons qui diffèrent dans leur réfrangibilité et dans leur longueur d'ondulations, ce qui fait que les uns rejoignent l'axe plus vite, d'autres plus lentement; le violet et le bleu sont le plus tôt réunis, le rouge plus tard. C'est là ce qu'on appelle l'*aberration chromatique*. Elle existe

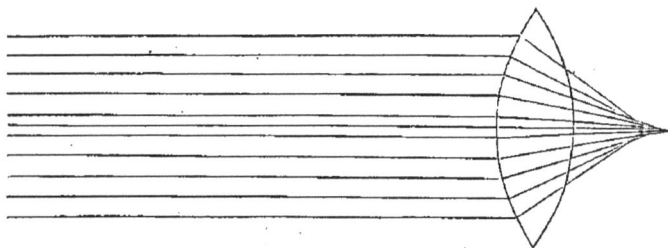

Fig. 172.

aussi dans l'œil, où sa présence a été prouvée par différentes expériences; cependant l'acuité de notre vision n'en est pas altérée d'une manière sensible [1].

Si maintenant nous prenons une lumière homogène, rouge par exemple, et homocentrique, nous verrons que le faisceau qui frappera une surface sphérique sera soumis à une seconde espèce d'aberration. En effet, les rayons qui passent vers le centre de la lentille sont réfractés autrement que ceux qui passent vers la périphérie, et la différence de réfraction devient d'autant plus grande que nous nous éloignons davantage de l'axe. Il n'y a que les rayons qui passent par des points situés symétriquement autour de l'axe qui se réuniront en un même point. Les rayons marginaux seront réunis plus près de la lentille que les rayons centraux. La lumière homogène et homocentrique se réunit donc aussi en plusieurs points et non en un seul : c'est là l'*aberration de sphéricité*. Cette aberration existe dans chaque œil, et elle gênerait fort la vision si elle n'était en grande partie corrigée par la structure spéciale du cristallin et par la présence de l'iris, qui supprime les rayons marginaux.

1. Voyez, pour plus de détails a ce sujet, Helmholtz, *Optique physiologique*, §§ 13 et 14.

Toute aberration en vertu de laquelle la lumière homocentrique ne se réunit pas en un point, mais en plusieurs,
peut porter le nom d'*astigmatisme*. Cependant on a réservé
ce nom à l'aberration dépendant de la *forme* des surfaces réfringentes de l'œil, qui ne sont pas partaitement sphériques.
Lorsque la réfraction varie dans les divers *secteurs* d'un même
méridien, l'*astimaglisme* est appelé *irrégulier*, et c'est à lui
que M. *Donders* attribue la polyopie monoculaire. Lorsque les
différents *méridiens* de l'œil n'ont pas la même force de réfraction, les rayons homocentriques subissent une réfraction
différente, selon qu'ils traversent l'un ou l'autre de ces méridiens, et ne peuvent pas non plus faire foyer en un seul point.
Nous avons alors affaire à l'*astigmatisme régulier*, qui nous
occupera ici en premier lieu.

Cette différence de réfraction peut exister entre tous les méridiens ; mais elle est peu prononcée entre des méridiens voisins
et augmente graduellement à mesure que les méridiens sont
plus distants, pour atteindre son maximum lorsque les méridiens sont perpendiculaires entre eux. Les deux méridiens qui
ont la plus grande différence de réfraction sont désignés sous
le nom de *méridiens principaux*.

Il en résulte donc pour l'œil astigmate l'impossibilité de réunir sur la rétine en même temps les rayons de lumière qui traversent les méridiens différents par leur puissance réfringente.
Lorsque les deux méridiens principaux, comme cela arrive
souvent, ont la direction verticale et horizontale, l'œil astigmate ne pourra distinguer nettement des lignes horizontales
et verticales placées à la même distance de l'œil. A la distance
où les unes pourront être reconnues et comptées sans difficulté
les autres paraîtraient confuses, et *vice versa*.

Pour faire bien comprendre les conséquences de l'astigmatisme dans l'œil, exposons encore l'expérience suivante, due à
*Donders*. Lorsqu'on pratique dans une feuille de carton une
petite ouverture ronde et qu'on place le carton à contre-jour, on
voit pour une certaine distance le trou sous la forme d'un point
lumineux ; mais si, sans changer la tension de l'accommodation,
ou rapproche ou éloigne le carton, l'ouverture paraîtra ovale,
alternativement dans le sens transversal et dans le sens longi-
tudinal. Si l'on poursuit l'expérience, on verra que l'ouverture
revêt successivement les formes indiquées dans la figure 173.

Expliquons par quelques mots cette expérience :

Dans A la distance est telle que ni les rayons verticaux (*v*) ni les rayons horizontaux (*h*) ne se sont encore réunis, mais les

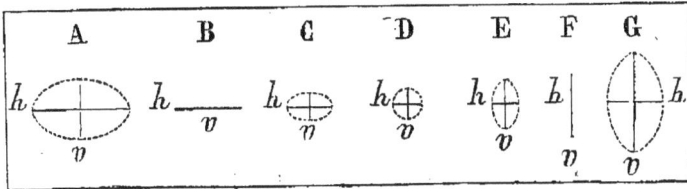

Fig. 173.

premiers sont plus près de leur réunion, ce qui prouve que le méridien vertical est plus réfringent.

Dans B, les rayons verticaux sont réunis dans un point, l'ouverture apparaît sous forme d'une ligne transversale.

Dans C, les rayons verticaux, après s'être croisés, divergent.

Dans D et E, les relations sont les mêmes, les rayons verticaux se sont croisés, les horizontaux s'approchent de plus en plus de leur réunion en un point. Ils y sont arrivés en F, et l'ouverture apparaît de nouveau comme une ligne, mais cette fois-ci verticale.

Dans G, les deux ordres de rayons, aussi bien les horizontaux que les verticaux se sont croisés et divergent.

On voit par ces divers dessins que l'ouverture n'est vue ronde que dans une seule distance, D, où les rayons verticaux divergent sous le même angle que les rayons horizontaux convergent. La distance entre les deux points où se réunissent, d'une part les rayons verticaux, B, d'autre part les horizontaux, F, a reçu par *Sturm* le nom d'*intervalle focal*. C'est juste au milieu de l'intervalle focal que l'ouverture apparaît ronde, et c'est probablement aussi pour cette distance que l'œil astigmate s'accommode.

Le phénomène que nous venons de décrire, et qui dépend de l'astigmatisme de l'œil, devient encore plus évident lorsqu'on met devant l'œil un verre convexe faible (n° 0,75 D par exemple) et qu'on fait ensuite passer devant le même œil un verre concave plus fort (par exemple n° 1,50 D). Suivant que ce second verre se trouve devant l'autre ou non, le point lumineux (sans changer sa distance de l'œil) apparaîtra sous forme d'une ligne tantôt verticale, tantôt horizontale; si les passages successifs du second verre sont suffisamment rapides, l'œil pourra même percevoir une croix, à cause de la persistance des impressions sur la rétine. Le sens dans lequel le point lumineux est prolongé répond aux *méridiens principaux* de courbure des surfaces réfringentes.

Lorsqu'on veut contrôler par une autre expérience la direction des méridiens principaux, on n'a qu'à tourner devant l'œil examiné un verre cylindrique très faible (n° 0,50 D par exemple); on reconnaîtra alors deux positions du verre qui agissent dans un sens opposé sur l'acuité de la vision. Dans l'une de ces positions, celle où l'astigmatisme du verre corrige l'astigmatisme de l'œil, la vision sera meilleure; dans l'autre, où l'effet du verre s'ajoute à l'astigmatisme de l'œil, la vision sera plus mauvaise. — L'expérience démontre que ces deux méridiens dans lesquels la réfraction est au maximum et au minimum sont toujours perpendiculaires entre eux, ce qui est très avantageux, tant pour les recherches que pour la correction de l'astigmatisme. Par contre, ce n'est pas toujours le méridien vertical ni l'horizontal qui sont les méridiens principaux, mais bien plus souvent des méridiens qui obliquent un peu dans un sens ou dans l'autre. Cependant, pour plus de commodité dans l'exposition, nous supposerons souvent que les méridiens principaux d'un œil astigmate sont le méridien vertical et l'horizontal.

Les *troubles fonctionnels* qui doivent résulter nécessairement d'un tel état de choses se déduisent aisément des explications que nous venons de donner sur les effets optiques de l'astigmatisme. Si l'on réfléchit que nos caractères d'imprimerie se composent pour la plupart de lignes verticales et horizontales, que les images de tous les objets qui nous entourent résultent également de ces lignes ou de lignes courbes, et que l'œil astigmate n'est pas en état de reconnaître en même temps et distinctement les lignes verticales et horizontales situées dans un même plan, ni de distinguer des formes rondes, qui lui paraîtront allongées dans un sens ou dans l'autre; si l'on réfléchit, dis-je, à l'influence que cette anomalie de réfraction doit avoir sur la forme des images rétiniennes, on peut se faire aisément une idée des troubles visuels qui résultent de l'astigmatisme. Nous ne pouvons oublier que l'astigmate n'amène jamais sur sa rétine que des images diffuses ; tandis que le myope peut remédier à son défaut de réfraction en se rapprochant des objets, l'hypermétrope en se servant de son accommodation, et que l'un et l'autre peuvent par ces moyens ou par l'usage des verres sphériques amener des images nettes sur leur rétine, l'œil astigmate ne trouvera dans aucun de ces moyens une correction complète à son anomalie.

Le trouble visuel est surtout évident lorsque l'œil stigmate doit distinguer des lignes verticales et horizontales situées dans le même plan et très près les unes des autres. Les cercles de diffusion qui se forment dans une direction recouvrent les images nettes qui se produisent dans celle pour laquelle l'œil est adapté, et la vision devient diffuse; voilà ce qui arrive pour la plupart des lettres capitales romaines.

Lorsqu'on veut neutraliser cette anomalie à l'aide de verres sphériques ordinaires, on peut employer successivement plusieurs verres de force différente qui amèneront une même amélioration dans la vision sans produire une acuité normale. S'il existe, en effet, M 5 D dans le sens vertical, M 3 D dans le sens horizontal, avec — 5 D il y aura amélioration de la vision dans un sens, avec — 3 D dans l'autre et avec — 4D dans les deux sens, cependant sans que le défaut de réfraction soit neutralisé d'une manière complète.

Il est très naturel que les astigmates voient mieux à travers une *fente sténopéique* (voy. p. 498). En effet, ils ne voient jamais distinctement que dans la direction d'un méridien, tandis que les rayons pénétrant dans le méridien opposé ne jettent que de la confusion dans leurs images rétiniennes. C'est là justement ce qui gêne principalement la vision, et si l'on couvre, à l'aide d'un appareil sténopéique, les parties de l'œil qui sont cause de cette confusion, la vision sera améliorée. Les astigmates eux-mêmes se servent de leurs paupières comme d'un appareil sténopéique; ils les ferment de façon à ce que l'ouverture palpébrale représente une fente, puis ils inclinent leur tête d'un côté ou de l'autre jusqu'à ce que cette fente corresponde à un des méridiens principaux. D'autres fois ils cherchent à obtenir l'effet voulu en exerçant avec le doigt une traction sur la peau près de l'angle externe de l'œil, traction

qui rétrécit la fente palpérale et lui donne la direction reconnue par l'expérience comme la meilleure pour la netteté de la
vision.

Un certain nombre d'astigmates hypermétropes prennent
l'habitude de mettre les objets qu'ils veulent reconnaître, par
exemple le livre dans lequel ils veulent lire, extrêmement
près des yeux, se donnant ainsi l'aspect de personnes fortement myopes. Ils profitent ainsi de l'agrandissement de l'angle
visuel, qui (d'après l'explication donnée par de Graefe) augmente plus vite que le diamètre des cercles de diffusion.
Après correction de leur astigmatisme par le verre approprié,
ils préfèrent naturellement éloigner le livre.

Des lignes de même longueur, mais dirigées les unes horizontalement, les autres verticalement, paraissent à l'astigmate
de longueurs différentes, et ce même phénomène fausse son
jugement sur la forme des objets. C'est ainsi qu'un carré a
pour lui la forme d'un rectangle.

Enfin, on observe chez les astigmates un autre trouble de
vision : ils voient les couleurs du prisme autrement disposées
que nous ne les voyons d'ordinaire. Chez eux, l'aberration chromatique se fait sentir, ils voient au bord des objets des couleurs invisibles à l'œil normal. *Helmholtz* a fait des expériences
très instructives sur l'emploi des verres colorés comme moyen
de diagnostic des diverses sortes d'amétropies ; mais l'examen
de ces expériences nous entraînerait trop loin [1].

*Diagnostic* de l'astigmatisme. — Nous avons ici plusieurs
points à considérer :

1° Le *trouble de vision* qu'accuse le malade *dépend-il de l'a-
stigmatisme?*

2° Il y a astigmatisme; quelle est la *direction des méridiens
principaux?*

3° Quel est l'*état de la réfraction dans chacun des méridiens
principaux,* par conséquent quelle est l'*espèce,* quel est le *degré*
de l'astigmatisme existant?

Pour résoudre ces diverses questions, on dispose de divers
moyens dont nous allons indiquer les plus pratiques. Disons

_____

1. Voyez, pour plus de détails, Helmholtz, *Optique physiologique,* traduction de Javal et Klein. Paris, 1867.

d'abord, et ceci n'a pas besoin d'être expliqué d'après les
études qui précèdent, qu'une personne atteinte d'un astigmatisme excédant un certain degré n'a jamais une acuité normale
de la vision, et, ce qui est assez important, ce défaut de la force
visuelle a toujours existé. Ces malades déclarent qu'ils n'ont
jamais vu aussi bien que des personnes ayant des yeux normaux,
ou du moins ils se sont aperçus qu'ils avaient mauvaise vue
quand ils ont commencé à se servir de leurs yeux pour des travaux assidus. On place ces malades devant les échelles typographiques graduées ; on constate ainsi immédiatement de combien
leur force visuelle est au-dessous de l'acuité normale, et l'on
essaye si les verres convexes ou concaves améliorent leur vision.
On trouve généralement, lorsqu'il s'agit d'astigmatisme, plusieurs verres convexes par exemple, mais de différents numéros, qui améliorent la vision au même degré, mais sans la
rendre absolument normale [1]. Nous reconnaissons ainsi qu'il
n'existe pas seulement de l'hypermétropie, mais une autre
complication qui empêche l'acuité de la vision d'être normale.

Très souvent, l'existence de l'astigmatisme se révèle alors
directement par la forme de la cornée, et *Donders* a indiqué
un moyen de la constater sans autre mensuration, d'après
l'image, réfléchie par la cornée, d'une croisée ou d'un autre
objet carré et très éclairé, situé vis-à-vis de l'œil examiné.
Lorsque l'asymétrie de la cornée est très sensible, ces images,
au lieu d'être carrées comme les objets, sont allongées dans
un sens ou dans l'autre, et la direction de cette déformation
correspond naturellement à celle dans laquelle la cornée a une
courbure moins forte.

L'ophtalmoscope nous donne un moyen un peu plus exact
pour diagnostiquer l'existence de l'astigmatisme : De même que
l'astigmate ne peut voir en même temps des lignes horizontales
et verticales avec une netteté égale, de même nous ne pourrons
voir simultanément, en examinant à l'image droite la rétine de
son œil, tous les vaisseaux qui suivent sur cette membrane
une direction horizontale et verticale. On ne voit dans ces cas,
avec une netteté parfaite, que les vaisseaux qui suivent une di-

---

1. Nous devons cependant rappeler ici que dans les degrés très forts de
myopie et d'hypermétropie, l'acuité de la vision, malgré la neutralisation
complète du défaut de réfraction, reste aussi bien souvent au-dessous de
l'acuité normale, lors même qu'il n'y a pas d'astigmatisme.

rection déterminée, et il faut changer d'accommodation ou de
verre correcteur pour voir aussi nettement ceux qui ont la direction opposée (*Donders*). — Il est peut-être plus facile encore
de diagnostiquer l'existence de l'astigmatisme dans l'œil, à
l'aide de l'ophtalmoscope, en examinant la forme de la papille
du nerf optique. Si cette dernière est en réalité parfaitement
ronde, elle doit, dans un œil astigmate, paraître ovale (*Knapp*) ;
mais il arrive souvent que la papille optique est réellement
ovale et l'astigmatisme de l'œil se révèle plutôt dans le fait
suivant : La papille optique allongée dans un sens, lorsque nous
examinons à l'image droite, subit, par l'effet de l'astigmatisme,
un allongement en sens contraire, dans l'image renversée
(*Schweigger*).

Il faut cependant avouer que la détermination de l'astigmatisme à l'aide de l'ophtalmoscope demande une assez grande
habitude dans le maniement de cet instrument, et d'ailleurs
cette manière d'exploration ne donne des renseignements précis
que lorsque le degré de l'astigmatisme est assez prononcé pour
produire des changements appréciables dans la forme de la
papille optique. Parmi un grand nombre d'autres moyens qui
ont été imaginés, nous ne voulons en indiquer que deux que
nous considérons comme les plus pratiques, puisqu'ils nous
renseignent non seulement sur l'existence de l'astigmatisme,
mais en même temps sur la direction des méridiens principaux.

Quand un œil normal regarde les lignes tracées, comme

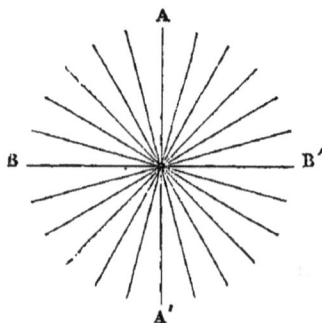

Fig. 174.

dans la figure 174, sur un carton, il les voit toutes également
nettes, et si l'on rapproche le carton lentement des limites de

la vision distincte, toutes les lignes à la fois perdent de leur
netteté quand elles se trouvent en deçà du punctum proximum,
ou au delà du punctum remotissimum. Un œil astigmate qui
regarde les lignes de la figure 173 ne les verra pas toutes
également bien à la même distance, et lorsque le carton se
trouvera à une distance suffisamment grande pour que les
lignes commencent à disparaître, une seule de ces lignes restera
nette le plus longtemps. La direction de cette ligne indique en
même temps celle du *méridien principal*, dans lequel la *puissance réfringente* de l'œil est la *plus faible*. Cette ligne est-
elle verticale, le méridien principal ayant la puissance réfringente la plus faible sera horizontale, car c'est la réfraction
exacte des rayons dans le méridien horizontal qui fait paraître
une ligne verticale comme une ligne nette, ou comme une
bande large a couleurs diffuses lorsque la réfraction dans ce
méridien est exagérée ou insuffisante. L'autre *méridien principal* dans lequel la *puissance réfringente* de l'œil est la *plus
forte*, est situé perpendiculairement au premier, comme nous
l'avons indiqué plus haut. Il est évident que cette expérience
se fait plus facilement sur des yeux myopes, chez lesquels on
n'aura pas besoin d'éloigner beaucoup la figure 173, et voilà
pourquoi on préfère placer devant l'œil à examiner, un verre
convexe fort qui amène une myopie artificielle. M. *Javal* emploie un instrument (voy. plus loin) construit sur le principe
de cette même expérience, pour déterminer immédiatement le
degré de l'astigmatisme et le verre apte à le corriger.

Le second moyen consiste à faire fixer par le malade un point
lumineux pareil à celui dont nous avons parlé plus haut (voy.
p. 541); en plaçant devant son œil alternativement un verre
concave et convexe, le point lui paraîtra allongé successivement
dans deux directions perpendiculaires entre elles, et qui indiquent le maximum et le minimum de courbure de l'œil. Ces
directions sont donc celles des *méridiens principaux* dont le
diagnostic est ainsi fait.

Quand nous serons renseignés sur la présence de l'astigmatisme et la direction des méridiens principaux, il nous
restera à rechercher l'état de réfraction de chacun de ces méridiens. Dans ce but, nous ramenons le malade devant les
échelles typographiques, nous plaçons devant son œil une
*lunette sténopéique* dont la fente est dirigée dans le sens d'un

des deux méridiens trouvés. Si la force visuelle est normale
(V = 1) dans cette direction, l'œil est emmétrope dans ce méridien; dans le cas contraire, on cherche à déterminer, par
l'essai des verres convexes ou concaves que l'on place derrière
la fente, le degré de myopie ou d'hypermétropie qui existe
dans ce méridien.

C'est ainsi que l'on détermine, de la même manière et avec
les mêmes précautions que nous avons indiquées pour la recherche générale de la myopie et de l'hypermétropie, l'état
de la réfraction successivement dans chacun des deux méridiens
principaux. Ce sera le *verre concave le plus faible* avec lequel
le malade voit le mieux dans un méridien qui représentera la
myopie dans ce méridien. Par contre, le *verre convexe le plus
fort* avec lequel le malade voit le mieux indiquera le degré de
l'hypermétropie.

Lorsqu'on a reconnu qu'il existe de l'hypermétropie dans
l'un ou l'autre des méridiens, on est exposé à commettre une
erreur dans la détermination du degré d'hypermétropie, parce
que le malade en cache facilement une partie par ses efforts
d'accommodation. Il peut donc devenir nécessaire, pour arriver
à une détermination exacte de l'astigmatisme hypermétropique,
surtout chez des individus jeunes, de paralyser préalablement
les efforts d'accommodation au moyen de l'atropine.

La réfraction des deux méridiens principaux étant trouvée,
comment pourrons-nous exprimer le *degré* de l'astigmatisme?
L'astigmatisme est constitué, comme nous l'avons défini, par
l'asymétrie entre les méridiens de l'œil; son *degré* sera indiqué
par la différence de courbure des deux méridiens les plus asy-
métriques l'un par rapport à l'autre, c'est-à-dire des deux
méridiens principaux. Quant à la courbure respective de ces
deux méridiens, elle est donnée par la force de réfraction qui
existe dans chacun de ces deux méridiens. Le degré de l'astigmatisme est donc exprimé par la *différence de réfraction des
deux méridiens principaux.*

Ceci posé, il reste à indiquer les différentes formes que
peut prendre l'astigmatisme; nous en reconnaissons trois, que
M. *Donders* a désignées sous les noms de :

1° L'astigmatisme simple;

2° L'astigmatisme composé;
3° L'astigmatisme mixte.

1° Dans l'*astigmatisme simple*, un des méridiens est emmétrope, l'autre est ou myope, ou hypermétrope, d'où deux variétés : l'*astigmatisme simple myopique*, l'*astigmatisme simple hypermétropique*.

*Exemples : a.* Dans le méridien horizontal, l'emploi de la fente sténopéique rend la vision normale; dans le méridien vertical, il faut armer la fente d'un verre concave n° 4 D; la différence de réfraction entre les deux méridiens est de 4 D, et comme un des méridiens est myope, on a affaire à un *astigmatisme simple myopique* de 4 D désigné par la formule :

$$\text{A } m \text{ 4 D.}$$

*b.* L'œil peut être emmétrope dans le méridien vertical, et hypermétrope dans le méridien horizontal; si l'hypermétropie est de 4 D, c'est un *astigmatisme simple hypermétropique* de 4 D, désigné par la formule :

$$\text{A } h \text{ 4 D.}$$

2° Dans l'*astigmatisme composé*, les deux méridiens principaux sont tous deux myopes ou hypermétropes, mais alors à des degrés différents; la différence entre le degré de myopie ou d'hypermétropie constaté dans chacun des méridiens donne le degré d'astigmatisme.

*Exemples : a.* Un œil a une myopie de 3 D dans le sens vertical, une myopie de 2 D dans le sens horizontal : la différence entre ces deux degrés de myopie est de 1 D, et le degré de l'astigmatisme sera exprimé par le même chiffre. Cependant la simple indication du degré de l'astigmatisme composé ne ferait pas connaître d'une manière suffisamment exacte l'état de réfraction de l'œil. Pour le préciser davantage, il faut indiquer de quoi se compose cet astigmatisme. Dans l'exemple choisi, il existe dans l'œil une myopie générale de 2 D et dans le méridien vertical il y a un surcroît de myopie de 1 D, ce qui constitue l'astigmatisme. On dit donc : cet œil est atteint d'*astigmatisme myopique composé : myopie générale* de 2 D *plus astigmatisme myopique de* 1 D, désigné par la formule :

$$\text{M 2 D} + \text{A } m \text{ 1 D.}$$

*b.* De même pour l'astigmatisme composé hypermétropique. On considère l'œil comme hypermétrope d'une façon absolue ; le degré d'hypermétropie générale correspond au degré d'hypermétropie dans le méridien où l'amétropie est la moins forte ; l'astigmatisme se mesure comme toujours par la différence entre la réfraction des deux méridiens. Soit par exemple une hypermétropie de 1 D dans le méridien vertical, et de 2 D dans l'horizontal, nous avons un *astigmatisme hypermétropique composé : hypermétropie générale* de 1 D, *plus astigmatisme hypermétropique* de 1 D, désigné sous la formule :

$$H\,1\,D + A\,h\,1\,D.$$

3° Dans l'*astigmatisme mixte*, un des méridiens principaux est myope, l'autre hypermétrope. Si le degré de myopie est plus fort que celui de l'hypermétropie, on désigne cet astigmatisme sous la formule : A *m h;* lorsque l'hypermétropie prédomine, on le désigne par A *h m.* — Quant au degré de l'astigmatisme mixte, il est exprimé par la somme des chiffres qui servent à noter le degré d'amétropie dans chaque méridien.

*Exemples :* a. Soit donné un œil avec myopie 3 D dans le sens vertical, avec hypermétropie 1,50 D dans le sens horizontal, on aura à désigner cet *astigmatisme mixte* par la formule :

$$A\,m\,h\,4{,}50\,D = M\,3\,D + H\,1{,}50\,D.$$

*b.* Si l'œil a une hypermétropie de 2D dans le méridien horizontal, une myopie de 0,75D dans le méridien vertical, on aura à désigner cet astigmatisme mixte par la formule :

$$A\,h\,m\,2{,}75\,D = H\,2\,D + M\,0{,}75\,D.$$

Un autre moyen de diagnostiquer l'astigmatisme et de préciser sa forme, moyen précieux aussi pour contrôler les résultats fournis par l'examen que nous venons de décrire, consiste dans l'emploi des *verres cylindriques.* Lorsqu'il sera question de la correction de l'astigmatisme, nous donnerons la description de ces verres et de leurs particularités optiques. Dans ce moment, nous voulons indiquer comment ils peuvent servir au diagnostic de l'astigmatisme. Quand nous avons trouvé, à l'aide des échelles typographiques placées à la distance de 6 mètres,

le verre concave ou convexe qui produit la plus grande amélioration de l'acuité visuelle, sans cependant la rendre normale,
nous faisons tourner devant l'œil examiné un verre cylindrique
positif ou négatif de 0,75 D. Dans les cas où ce verre produit toujours la même modification de la vision, quelle que soit sa position, il n'existe pas d'astigmatisme ; dans le cas contraire nous
constatons bientôt que dans une position déterminée de ce
verre, l'acuité de la vision diminue considérablement, tandis
qu'elle augmente lorsque le verre cylindrique se trouve placé
dans une direction perpendiculaire à la première. L'astigmatisme et la direction des méridiens principaux sont ainsi con-
statés ; il faut alors essayer et faire tourner devant l'œil des
verres cylindriques positifs ou négatifs, d'abord faibles, et puis
de plus en plus forts, jusqu'à ce que l'on ait trouvé le verre, et
la position dans laquelle il faut placer ce verre, pour qu'il procure à l'œil examiné la plus grande force visuelle.

Ce mode d'examen dont je me sers avec prédilection et que
je ne saurais assez recommander pour obtenir un résultat exact
et rapide, devient assez incommode lorsqu'il faut tourner avec
la main le verre cylindrique devant l'œil du malade. Pour obvier à cet inconvénient, on se sert avec avantage de l'appareil
construit par M. *Unger* (*Astigmomètre*, fig. 175), dans lequel les

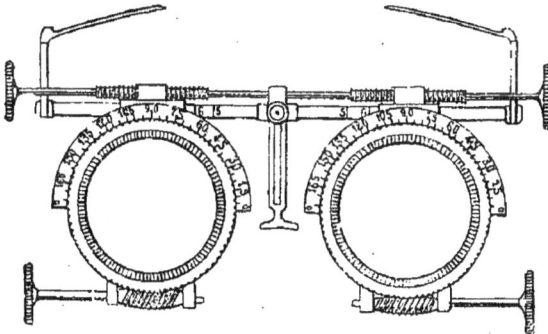

Fig. 175. — Astigmatomètre d'*Unger*.

verres cylindriques, accolés aux verres concaves ou convexes,
sont rendus mécaniquement mobiles et peuvent être tournés
dans tous les sens à l'aide de deux boutons placés latéralement

et que le médecin peut mettre lui-même en mouvement ou qu'il peut faire manier par le malade.

Enfin, on a aussi inventé des instruments dans le but de diagnostiquer et de mesurer l'astigmatisme, et dont nous voulons citer deux qui méritent d'être mentionnés à cause de leur ingéniosité : l'optomètre binoculaire de *Javal* et les lunettes doubles de *Snellen* construites d'après le principe de la lentille de *Stokes*.

*Étiologie.* — Les mensurations nombreuses pratiquées par MM. *Knapp* et *Donders*, à l'aide de l'ophtalmomètre de Helmholtz, ont démontré que l'astigmatisme régulier est produit presque exclusivement par *l'asymétrie de la cornée*, laquelle est ordinairement plus convexe dans son méridien vertical que dans le méridien horizontal. Cependant, on a reconnu en même temps que, dans certains cas, l'asymétrie de la cornée ne correspond pas tout à fait à l'astigmatisme de l'œil. Il faut bien en conclure que le cristallin peut posséder également de l'asymétrie ; mais, d'après les différentes mensurations, le plus souvent en sens inverse de celle de la cornée. L'asymétrie du cristallin tend donc à corriger l'astigmatisme de la cornée ; il est rare qu'elle contribue à l'augmenter, et plus rarement encore le siège de l'astigmatisme est dans le cristallin seul.

Puisque nous avons vu que l'astigmatisme est causé exclusivement par des défectuosités dans la forme des surfaces réfringentes de l'œil, nous ne pouvons nous étonner que cette anomalie soit presque toujours congénitale.

L'astigmatisme *congénital* est donc de beaucoup le plus fréquent, du moins pour les cas d'astigmatisme régulier. Quelquefois il paraît héréditaire, parce qu'un des parents en est atteint ou parce que plusieurs enfants d'une famille présentent l'anomalie dans la même forme et au même degré.

Généralement, le degré de l'astigmatisme et la direction des méridiens principaux sont à peu près les mêmes dans les deux yeux de l'individu astigmate. Cependant on rencontre aussi des cas où l'état de réfraction présente de grandes différences dans les deux yeux. Ainsi, nous voyons par exemple chez le même individu, d'un côté un état de réfraction normal (emmétropie), et un degré très prononcé d'astigmatisme dans l'autre œil. *Donders* a attiré l'attention des observateurs sur l'asymétrie des deux côtés de la face, que l'on constate fréquemment en même temps que cette différence des deux yeux.

L'astigmatisme peut aussi être *acquis*, et succéder alors à des altérations morbides dans la forme de la cornée, ou à un déplacement du cristallin.

On constate assez souvent l'astigmatisme dans des yeux opérés de cataracte, même lorsqu'ils n'avaient pas eu trace d'astigmatisme avant l'opération. L'anomalie peut dans ces cas tenir à deux causes : L'asymétrie des méridiens de la cornée existait déjà avant l'opération, mais était corrigée par une asymétrie en sens inverse des méridiens du cristallin, du moins assez corrigée pour que le sujet ne se plaignît pas de troubles de vision (*de Graefe*). L'opération elle-même peut dans une seconde série de cas avoir amené l'astigmatisme, lorsqu'elle a été exécutée par lambeau cornéen. Le tissu cicatriciel, en se rétractant, attire la cornée dans ce sens et détermine ainsi une asymétrie des méridiens de cette membrane.

*Traitement.* — De même que la myopie est corrigée par des verres concaves, l'hypermétropie par des verres convexes, nous neutralisons les effets de l'astigmatisme par des *verres cylindriques*. Une lentille cylindrique est taillée de manière que les rayons de lumière qui la traversent dans une direction (celle de l'axe du cylindre), ne subissent aucune déviation dans leur marche ; les rayons lumineux qui la traversent dans la direction opposée (perpendiculaire à l'axe du cylindre) sont réfractés. Si le cylindre est convexe, ils sont rendus plus convergents ; tandis que si le cylindre est concave ils sont rendus plus divergents. On distingue ainsi des verres cylindriques, concaves ou convexes, d'après la valeur positive ou négative de leur puissance réfringente, et on les désigne de la même manière que les verres sphériques, en ajoutant seulement $c$. Ainsi, un verre cylindrique concave de 1 mètre de foyer sera désigné par $c - 1D$ ; un verre cylindrique convexe de 1 mètre de foyer, par $c + 1D$.

On comprendra facilement comment des verres cylindriques appropriés corrigeront tous les degrés d'*astigmatisme simple*, myopique ou hypermétropique ; il suffira d'employer des verres cylindriques concaves dans le premier cas, convexes dans le second, et de placer toujours l'axe du cylindre dans le sens du méridien emmétrope.

Pour corriger A*m* 4 D (astigmatisme myopique de 4 D), on emploiera *c* — 4 D, c'est-à-dire un verre cylindrique concave n° 4 D.

Pour corriger A*h* 2 D (astigmatisme hypermétropique de 2 D), on emploiera *c* + 2 D, c'est-à-dire un verre cylindrique convexe n° 2 D.

Dans ces deux cas il ne nous reste plus qu'à indiquer la position qu'il faudrait donner, dans les lunettes, aux verres cylindriques. Dans ce but, on détermine l'angle que l'axe du verre cylindrique doit former avec la verticale, détermination qui se fait très facilement pendant le diagnostic de l'astigmatisme, soit à l'aide de l'astigmomètre d'*Unger* où ces angles sont notés comme cela se voit sur la figure 175, soit directement par les verres cylindriques que nous plaçons dans une monture d'essai, dont chaque côté porte un limbe divisé de 15 en 15 degrés sur l'horizontale. D'ailleurs, pour éviter toute erreur, l'opticien peut laisser les verres mobiles dans leur monture ; le médecin fait alors l'essai des lunettes sur le malade, régularise la direction de l'axe du cylindre et fait fixer le verre ainsi posé dans sa monture définitive.

Pour corriger l'*astigmatisme composé*, il faut combiner des verres sphériques avec des verres cylindriques ; les opticiens fabriquent des verres *sphéro-cylindriques* dont l'axe présente une certaine force de réfraction, et la direction perpendiculaire à l'axe une force de réfraction supérieure. Ces verres sont taillés comme des verres sphériques sur une de leur surface, et comme des cylindres sur l'autre. Pour un cas d'astigmatisme composé de M 3 D + A *m* 1 D, il faudra un verre sphérique concave n° 3 D combiné avec un verre cylindrique concave n° 1 D, que l'on désigne pour l'opticien plus brièvement par la formule :

$$— 3 \text{ D} \supset c — 1 \text{ D}$$

Pour un cas d'astigmatisme composé de H 2 D + A *h*, 1,25 D, il faudra un verre sphérique convexe n° 2 D combiné avec un verre cylindrique convexe n° 1,25 D, que l'on désigne par la formule :

$$+ 2 \text{ D} \supset c + 1,25 \text{ D.}$$

L'*astigmatisme mixte* est, on se le rappelle, la variété d'astigmatisme dans laquelle l'un des méridiens est myope et l'autre hypermétrope. Pour corriger cette anomalie, les verres cylindriques simples ne pourraient pas servir, et les verres sphéro-cylindriques présentent, lorsqu'on veut les employer contre l'astigmatisme mixte, de grands inconvénients qu'il est facile d'éviter en se servant de verres dits *verres bicylindriques*. Ces verres ont deux surfaces cylindriques, dont les axes sont perpendiculaires l'un sur l'autre ; l'une des surfaces est convexe, l'autre concave. Un verre bicylindrique qui doit avoir dans une direction l'effet d'un verre convexe n° 3 D et dans l'autre (perpendiculaire à la première) l'effet d'un verre concave n° 2 D, serait désigné par la formule $c + 3\,D \supset c - 2\,D$. Il faudrait donc prescrire ce verre dans un cas d'astigmatisme mixte où il existe une hypermétropie de 3 D dans un méridien, et une myopie de 2 D dans l'autre.

Dans un cas d'astigmatisme mixte avec une myopie prédominante, par exemple A *m h* 5D composé de M 3 D + H 2 D, le verre correcteur serait :

$$c - 3\,D \supset c + 2\,D.$$

Dans tous ces cas, il faudrait placer l'axe de la surface concave dans la direction du méridien hypermétrope, et *vice versa* pour l'axe de la surface convexe.

Jusqu'ici nous ne nous sommes occupés que des verres à donner pour la vision de loin. Lorsqu'on veut donner des verres pour lire et écrire à un astigmate hypermétrope affecté de presbyopie, ou à un astigmate myope (dans les conditions indiquées page 532), on ne changera rien à la force du verre cylindrique, mais on combinera avec le même verre cylindrique un verre sphérique convexe plus fort pour l'hypermétrope presbyte, un verre concave plus faible pour le myope. Ainsi, a-t-on affaire à un astigmate hypermétrope atteint de H 3 D + A*h* 1,50 et de presbyopie 1 D, on ajoutera au verre qui neutralise l'hypermétropie (+ 3 D) un autre verre qui indique le degré de sa presbytie (+ 1 D). On obtiendrait ainsi un verre convexe n° 4D, et le verre qu'on lui prescrirait pour lire serait le verre suivant : + **4 D** $\supset c + 1,50\,D$. — Veut-on faire lire à une distance de 25 centimètres un astigmate myope atteint de M 6 D + A *m* 3 D : il faut déduire du verre qui corrige sa myopie une lentille ayant pour distance focale la distance même à laquelle on veut que le myope voie. Dans l'exemple que nous avons choisi, le verre avec lequel il devrait lire à 25 centimètres serait un verre concave de 2 D $(6 - \frac{1}{0,25} = 6 - 4)$ combiné avec un verre concave cylindrique n° 3 D. Nous désignons ce verre par la formule — 2 D $\supset$ c — 3 D.

Ajoutons encore ici que lorsqu'on emploie des verres sphéro-cylindriques, il faut placer le verre de manière que la surface dont la courbure est la plus forte soit dirigée vers l'œil. Si l'une des surfaces est convexe, l'autre concave, c'est celle-ci qui doit être tournée vers la cornée.

### ASTIGMATISME IRRÉGULIER.

L'*astigmatisme irrégulier* est produit, comme nous l'avons expliqué plus haut, par la différence de réfraction dans plusieurs secteurs du même méridien. Il en résulte un abaissement considérable de l'acuité visuelle et parfois la polyopie monoculaire. — La *cause* de l'astigmatisme irrégulier réside dans des irrégularités de courbure de la cornée, à la suite de kératites, de staphylômes et d'opérations, ou dans des modifications de l'indice de réfraction de la substance cristallinienne, que l'on observe au début du développement de certaines formes de cataracte. — L'astigmatisme irrégulier ne peut être neutralisé par des verres, mais nous obtenons souvent des améliorations de la force visuelle à l'aide de lunettes sténopéiques, sphériques ou cylindriques qui corrigent partiellement l'anomalie de la réfraction. —Quant à l'opération du kérato-conus, voy. p. 155.

## ARTICLE VII.

### DIFFÉRENCE DE RÉFRACTION DANS LES DEUX YEUX (ANISOMÉTROPIE).

Les anomalies de la réfraction : hypermétropie, myopie, astigmatisme, que nous avons exposées dans les précédentes leçons, existent ordinairement au même degré dans les deux yeux.

Si telle est la règle, il y a cependant des exceptions. La puissance réfringente peut ne pas être la même dans les deux yeux. Nous rencontrons sous le rapport de ces différences toutes les variétés possibles : tandis qu'un œil est normal (emmétrope) l'autre est myope, hypermétrope ou astigmate; ou bien il y a myopie, hypermétropie ou astigmatisme dans les deux yeux, mais à différents degrés; ou enfin un œil est myope et l'autre hypermétrope ou astigmate. Dans ce dernier cas, c'est-à-dire si l'astigmatisme n'existe que d'un côté, c'est presque toujours un astigmatisme myopique si l'autre œil est myope; ou hypermétropique si l'autre œil est hypermétrope; ou mixte si l'autre œil est emmétrope (*Donders*).

Cette différence dans la réfraction des deux yeux existe presque toujours depuis la naissance; cependant, elle peut aussi être acquise comme, par exemple, après l'opération d'une cataracte unilatérale.

Quant au fonctionnement des deux yeux, différents au point de vue de leur réfraction, il faut y distinguer trois possibilités :

1° Les deux yeux, quoique différents, concourent ensemble à la vision, il y a *vision binoculaire simple*.

2° Les deux yeux ne regardent *jamais ensemble*; mais, selon les cisconstances, on se sert tantôt de l'un, tantôt de l'autre.

3° Un des deux yeux est *exclu* d'une manière permanente de la vision.

Pour juger si la vision binoculaire existe sans effort particulier, on fait fixer un doigt, et l'on observe les mouvements de chacun des yeux, en les couvrant alternativement avec la main. Au moment de couvrir ainsi un œil, on examine attentivement si l'autre conserve sa direction, ou s'il ne doit pas faire un petit mouvement pour fixer le doigt qu'on lui présente. Dans le premier cas, il concourait sans effort à la vision binoculaire de l'objet fixé; dans le second, au contraire, son axe optique était dévié et ne prend la bonne direction que lorsque nous fermons l'autre œil.

En cas d'incertitude dans le résultat de cette expérience, nous possédons un moyen de diagnostic plus certain dans l'essai suivant : Nous plaçons un aible prisme avec la base en dehors, devant un des yeux du su et examiner : si celui-ci voit d'abord double, et arrive ensuite, par un mouvemement de conver-

gence, à voir simple, nous pouvons être sûr qu'il jouit ordinairement de la vision binoculaire.

Dans une seconde série de sujets chez lesquels il existe une
différence dans la puissance réfringente des deux yeux, nous
observons que ces personnes se servent alternativement, tantôt d'un œil, tantôt de l'autre. Il n'y a plus de vision binoculaire ; le sujet atteint de cette anomalie fait abstraction dans
l'acte de la vision, de la moins nette des deux images rétiniennes. L'œil dont il se sert moins souvent peut aussi se dévier
légèrement, mais concourt cependant à l'agrandissement du
champ visuel commun des deux yeux, lorsque la déviation a eu
lieu vers la tempe. De temps en temps, selon les circonstances
particulières de la vision et du genre d'occupation, cet œil
légèrement dévié est employé seul est reste ainsi préservé de
l'amblyopie qui atteint sans cela tout œil dévié d'une manière
permanente. Généralement, un des yeux sert pour la vue de
près, l'autre pour la vue de loin : cela surtout lorsqu'un des
yeux est myope et l'autre hypermétrope ou emmétrope. Le sujet
travaille avec l'un ou l'autre de ses yeux, suivant les besoins
du moment.

Dans la troisième série des cas de différence de réfraction
dans les deux yeux, le sujet ne se sert jamais que d'un œil et
toujours du même, l'autre étant exclu tout à fait de la vision.
Cet état se rencontre surtout dans les cas d'amétropie très
prononcée, surtout de myopie forte, et lorsqu'il existe encore
une autre cause (taie de la cornée, opacités du cristallin,
amblyopie) produisant un défaut particulier de netteté pour
une des images rétiniennes. Dans ce cas, l'un des yeux subit
une déviation (strabisme), et à la suite de cette dernière un
affaiblissement progressif de l'acuité visuelle.

Quant aux cas où la différence d'adaptation des yeux dépend
d'un affaiblissement ou de la paralysie du pouvoir accommodatif
dans un œil, nous nous en occuperons lorsque nous traiterons
des anomalies de l'accommodation.

*Quels sont les moyens à employer* dans ces cas de différence
de réfraction? La réponse à cette question dépend en premier
lieu de l'existence ou de l'absence de la vision binoculaire.
Lorsque nous reconnaissons son existence par les moyens indiqués plus haut, la première indication est de la conserver ; et

si, par hasard, elle n'existe que pour une certaine partie du champ visuel, de l'étendre aussi loin que possible.

Nous devons dans ces cas nous laisser guider par la façon dont la vision des individus se comporte, lorsque nous leur choisissons des lunettes. Généralement, on commence par l'œil qui voit le plus nettement; car c'est ordinairement aussi celui qui nécessite le verre le plus faible. On choisit pour cet œil le verre que sa réfraction exige et d'après les règles établies. Si l'amétropie de l'autre œil est de la même espèce et si le même verre employé simultanément pour l'autre œil conserve la vision binoculaire et fournit une bonne acuité visuelle, il n'y a pas de raison de donner des verres différents aux deux yeux. Dans d'autres cas, la force de la vision ne pourrait suffire, il faudrait essayer alors l'effet de lunettes dont chaque verre corrigerait plus parfaitement l'anomalie de chaque œil. Si, malgré la différence des verres, les sujets n'accusent pas de troubles visuels produits par une diplopie manifeste ou larvée, et qu'en même temps leur vision soit notablement améliorée par les lunettes, on leur en permettra l'usage. Cette condition n'est remplie, en général, que lorsque la différence entre la force des deux verres n'est pas très grande.

Il arrive souvent aussi que l'usage de verres pareils en force ne satisfait pas les malades; d'autre part, nous ne pouvons leur donner des verres dont chacun correspond exactement au degré de l'amétropie, parce que la vision binoculaire en souffrirait. Il faut alors essayer pour l'œil le plus amétrope un verre un peu plus fort que celui de l'autre œil et prescrire les lunettes qui obtiennent la plus grande force visuelle tout en conservant la vision binoculaire.

Dans les cas de myopie, on prescrira généralement le verre qui correspond au degré de myopie le plus faible, puis au besoin un verre un peu plus fort pour l'autre œil. Dans l'hypermétropie, un verre un peu trop fort d'un côté n'aurait pas les mêmes inconvénients que dans la myopie.

Dans les deux autres séries de cas, c'est-à-dire lorsque la vision binoculaire simple est détruite, notre tâche est beaucoup plus facile. L'œil dont le malade se sert habituellement doit être mis d'abord, par le verre approprié à son état de réfraction, dans les meilleures conditions de vision, et notre attention se portera ensuite sur l'œil habituellement dévié, afin de le faire exercer, de manière à conserver sa force visuelle.

Chez des individus jeunes encore, chez lesquels, à la suite de différences dans la réfraction des deux yeux, la vision binoculaire n'existe pas, nous essayons toujours de la ramener, et si la patience du malade ne nous fait pas défaut, nous réussissons souvent. Dans ce but, nous commençons par faire exercer à part celui des deux yeux qui ne sert pas habituellement à la vision, et qui, à la suite de cette exclusion, a perdu de sa force visuelle. Lorsque l'acuité visuelle a ainsi suffisamment gagné, il est assez facile de provoquer la vision avec les deux yeux, c'est-à-dire la diplopie. Souvent cette dernière s'établit spontanément; sinon nous la provoquons à l'aide d'exercices particuliers faits avec le stéréoscope ou avec des verres prismatiques (voy. *Traitement orthopédique du strabisme*).

Lorsque la vision avec les deux yeux a ainsi acquis la force nécessaire, il faut rechercher la cause qui s'oppose à l'accomplissement de la vision binoculaire. Est-ce la déviation strabique facilitée par la différence de la puissance réfringente des deux yeux? est-ce cette différence de réfraction seule? Dans ce dernier cas, nous corrigerons immédiatement ces défauts de réfraction, d'après les règles indiquées plus haut; tandis que l'importance de la déviation nous obligera dans une autre série de ces cas à rétablir d'abord l'équilibre des forces musculaires, d'après les lois valables pour l'opération du strabisme. Dans les deux ordres de cas que nous venons de signaler, il sera toujours indispensable de continuer, après la correction des défauts optiques des yeux, les exercices méthodiques qui fortifient l'accomplissement de la vision binoculaire, jusqu'à ce que cet acte se fasse sans la moindre difficulté.

## ANOMALIES DE L'ACCOMMODATION.

### ARTICLE PREMIER.

#### PARALYSIE DE L'ACCOMMODATION.

Il y a une paralysie du muscle ciliaire que nous pouvons produire volontairement par l'emploi des *mydriatiques*, c'est-

à-dire des médicaments qui amènent la dilatation de la pu-
·pille. Puisque nous pouvons étudier à volonté, dans cette paralysie artificiellement produite, tous les phénomènes de la
maladie qui nous occupe, il sera utile d'entrer dans quelques
détails sur l'emploi des mydriatiques et de leur effet.

L'action de l'atropine ou de la duboisine se manifeste par
deux phénomènes : 1° la dilatation de la pupille; 2° la paralysie de l'accommodation, qui survient un peu plus tard. Cette
action est d'autant plus rapide et plus durable que la solution
est plus forte; les effets de l'atropine sont aussi plus énergiques chez l'enfant que chez l'adulte; la duboisine agit bien
plus fortement que l'atropine.

Quels sont maintenant les symptômes de la paralysie artificielle produite par l'atropine? Le premier, celui qui frappe
d'abord l'observateur, est la dilatation de la pupille, la *mydriase*. La pupille devient tout à fait immobile, ne réagit plus
sous l'influence de l'excitant habituel, la lumière, et peut se dilater à tel degré que l'iris devient presque entièrement invisible.

La *paralysie de l'accommodation* ne peut être reconnue que
par l'examen fonctionnel de l'œil, et ses symptômes varient
suivant le pouvoir réfringent de l'œil, c'est-à-dire suivant que
l'individu est emmétrope, myope ou hypermétrope. Lorsqu'elle
survient dans un œil normal (emmétrope), la vision des objets
éloignés est nette, tandis que la vision des objets rapprochés
est confuse. Des verres convexes améliorent la vision des objets
rapprochés, mais chaque verre ne pourra servir que pour une
distance déterminée (celle de son foyer); pour voir nettement
à différentes distances, il faudra des verres différents, et c'est
à peine si ces derniers laissent quelque latitude à la vision.
— Chez un sujet atteint de myopie, la paralysie de l'accommodation cause d'autant moins de gêne que la myopie est plus
forte, parce qu'il peut encore lire à la distance de son *punctum
remotissimum*, qui n'a pas changé de place. — Pour les hypermétropes, chez lesquels, comme nous l'avons montré précédemment, la vision distincte ne s'effectue que par des efforts
d'accommodation, la paralysie de cette dernière produit un
trouble visuel tel, qu'ils ne peuvent guère voir distinctement
même de loin, sans verres convexes. Ils souffrent, par conséquent, beaucoup plus de la suppression de leur accommodation que ceux qui ont des yeux normaux ou myopes.

En dehors de ces phénomènes, il en existe un autre encore dans l'œil dont l'accommodation a été paralysée, celui de la *micropsie* : les objets dont la vue exige des efforts d'accommodation à l'état normal, paraissent plus petits maintenant, parce que nous les croyons plus rapprochés qu'ils ne sont.

Pour l'œil atropinisé, les objets, par la largeur insolite de la pupille, paraissent aussi beaucoup plus fortement éclairés, et cette clarté extraordinaire devient la cause d'*éblouissements*.

Cette paralysie de l'accommodation, que nous venons d'envisager comme résultant de l'action de l'atropine, se montre aussi, indépendamment de l'emploi de cette substance, à la suite de différentes affections. Elle est un des symptômes de la paralysie de la troisième paire. Le nerf moteur oculaire commun innervant, en outre du muscle ciliaire, les muscles releveur de la paupière supérieure, droit interne, droit supérieur, droit inférieur, petit oblique et sphincter de l'iris, on observe souvent, en même temps que l'abolition du pouvoir d'accommodation, des paralysies dans les mouvements oculaires correspondants à l'action de l'un ou de plusieurs des muscles nommés. Cependant la pupille et l'accommodation peuvent être seules paralysées, et cela plus ou moins complètement.

Lorsque la paralysie du sphincter de l'iris et de l'accommodation est isolée, le symptôme objectif le plus frappant est *la dilatation de la pupille*. Cette mydriase n'est cependant jamais aussi considérable que celle qui est produite par l'atropine, et le degré comme la durée de la dilatation ne sont pas même toujours en rapport direct avec le degré et la durée de la paralysie du pouvoir accommodatif. Quand aux symptômes subjectifs provoqués par cette dernière, ils sont les mêmes que dans la paralysie artificielle amenée par l'atropine. De tout ce que nous avons dit plus haut, il ressort que les malades se plaindront plus ou moins de cette affection, suivant l'état de leur réfraction.

Tous ces phénomènes sont naturellement moins marqués dans les cas où la paralysie est incomplète : le muscle se fatigue alors plus vite qu'à l'état normal, le malade éprouve le besoin d'éloigner le livre des yeux, et il survient un ensemble de symptômes que nous avons décrits à l'occasion de l'asthénopie (voy. p. 516).

*Étiologie.* — Les causes de la paralysie de l'accommodation sont très diverses et quelquefois assez obscures. On observe cette affection sous l'influence d'un refroidissement ; c'est alors une des *paralysies rhumatismales,* qui éclatent brusquement et dont la durée et très variable. D'autres fois, cette paralysie reconnaît une *cause syphilitique,* soit que la syphilis ait donné naissance à une périostite qui comprime les nerfs dans la fente sphénoïdale, ou se propage à la gaine du nerf ; soit qu'une tumeur syphilitique devienne l'agent compressif ; soit encore qu'elle ait provoqué une inflammation du nerf même, une névrite syphilitique.

Tandis que la paralysie de l'accommodation est parfois passagère et de peu d'importance, nous la trouvons souvent aussi comme premier symptôme d'affections profondes et très graves. On a surtout lieu de considérer le siège du mal comme central quand les deux côtés sont pris à la fois, et diverses *affections cérébrales* peuvent devenir alors la cause de la mydriase qui ne tardera pas à se compliquer de la paralysie des autres branches de la troisième paire et d'autres nerfs crâniens, ainsi que de troubles généraux de la santé. On a observé aussi que la dilatation unilatérale de la pupille et l'affaiblissement de l'accommodation, surtout lorsque ces symptômes persistent ou récidivent fréquemment, précèdent parfois de plusieurs années des accès d'aberration mentale, le délire des grandeurs et la paralysie générale. Une sensibilité particulière et excessive de a tête, à la percussion, apparaît alors souvent en même temps que la mydriase.

Nous rencontrons une autre cause de paralysie de l'accommodation, plus fréquente qu'on ne l'admet généralement, dans la *diphthérie.*

Cette paralysie de l'accommodation se présente presque toujours dans les deux yeux, quoique à différents degrés. *Donders* fait remarquer que cette paralysie double de l'accommodation, sans autre paralysie des muscles de l'œil ou des paupières, est un fait excessivement rare, chez les adultes du moins, et peut nous faire supposer d'emblée que la faiblesse accommodative résulte de l'affection diphthéritique. Le pronostic est très favorable dans ces sortes de parésies, et il importe, tant à ce point de vue que pour éclairer le traitement, de toujours rechercher, lorsqu'une paralysie de l'accommodation se présente, si elle n'a pas été précédée d'un mal de gorge.

Un affaiblissement plus ou moins considérable de l'accommodation survient aussi quelquefois après des contusions de l'œil, pendant la convalescence de maladies graves qui ont amené une perte considérable des forces générales, telles que les fièvres typhoïdes, les pneumonies et pleurésies de longue durée.

*Traitement.* — Le traitement variera suivant la cause du mal. Pour les paralysies rhumatismales qui, le plus souvent, cèdent spontanément au bout de quelques semaines ou de quelques mois, on a l'habitude d'employer des vésicatoires ou une pommade à la vératrine en frictions sur le pourtour de l'orbite, et l'iodure de potassium ou le seigle ergoté à l'intérieur. S'il existe une cause syphilitique, on emploiera le traitement spécifique, et si le système nerveux est atteint d'une manière plus générale, on devra régler la manière de vivre du malade et le traitement, suivant les règles générales applicables à ces cas. (Régime fortifiant, médication tonique.)

En dehors de cela, nous devrons traiter l'état des yeux, c'est-à-dire la mydriase et la paralysie de l'accommodation. Quant à la première il est facile d'obtenir, par l'emploi de la pilocarpine ou de l'ésérine (voyez p. 43), le rétrécissement de la pupille; il faut cependant user de quelque précaution dans les instillations d'ésérine qui, employées pendant longtemps provoquent des irritations conjonctivales. On emploie aussi avec succès des injections de strychnine dans la tempe, et le courant constant.

Pour obvier aux troubles visuels qui résultent de la paralysie de l'accommodation, il faut prescrire des *verres convexes;* le numéro de ces verres doit dépendre nécessairement de l'acuité visuelle et du genre d'occupation du malade. Lorsqu'il y a emmétropie et que, par rapport à ces circonstances, il est indiqué de placer les objets à 25 ou 30 centim. de distance des yeux, il faudra prescrire des verres convexes n° 4 D $\left(\frac{1}{0,25}\right)$ ou 3 D $\left(\frac{1}{0,30}\right)$, ou des verres plus faibles, lorsque la paralysie de l'accommodation est incomplète. On fera donc lire d'abord le malade à l'aide de verres convexes remplaçant entièrement la force d'accommodation ; peu à peu, on emploiera des verres convexes un peu plus faibles pour l'obliger à faire de petits efforts d'accommodation, gymnastique très utile, si l'on a soin de limiter les exercices de façon qu'il ne causent jamais de fatigue. On fait ainsi lire le malade à 30 centim. de distance d'abord avec des verres convexes n° 3 D, puis on prend n° 2,50 D ou 2 D, et ainsi de suite, de plus en plus faibles. — Si la paralysie de l'accommodation n'existe que dans un œil, il faut se guider pour l'emploi et le choix d'un verre convexe sur le sentiment du malade. Souvent il préfère se servir de ses deux yeux, en plaçant pendant qu'il lit ou écrit un verre convexe, parfois très léger, devant l'œil atteint. L'exclusion de l'œil est plus rarement nécessaire, à moins qu'il n'existe encore d'autres paralysies musculaires et de la diplopie.

Il va sans dire qu'en choisissant les verres, il faut tenir compte de la myopie et de l'hypermétropie qui peuvent existe en même temps.

## ARTICLE II.

### SPASME DE L'ACCOMMODATION.

Il est devenu très facile d'établir les phénomènes du spasme de l'accommodation, depuis que l'on peut produire à volonté cet état par l'emploi de la pilocarpine ou de l'ésérine.

Une goutte de la solution ordinaire d'ésérine (2 centigr. pour 10 gr. d'eau) ou de pilocarpine (10 centigr. pour 10 gr. d'eau) portée dans le sac conjonctival produit un resserrement considérable de la pupille (*myosis*) accompagné de spasme du muscle ciliaire. Le point le plus éloigné et le point le plus rapproché de la vision distincte sont déplacés et rapprochés de l'œil; en un mot il se manifeste une myopie soudaine. Un symptôme très important, c'est l'intensité avec laquelle l'accommodation entre en jeu à la moindre impulsion de la volonté (*Donders*). Enfin les objets paraissent agrandis (*macropsie*).

Le *spasme de l'accommodation* produit en dehors de l'usage des myotiques, se montre sous plusieurs formes. Ainsi toutes les fois qu'une cause quelconque, par exemple un peu de poussière ou un autre petit corps étranger tombé dans le sac conjonctival ou sur la cornée, produit une irritation de l'œil, nous observons un certain degré de myosis et de spasme d'accommodation, de durée passagère. Un autre genre de spasme accommodatif dépend des efforts excessifs et trop prolongés du muscle ciliaire, que nous constatons chez tous les individus (amblyopes, astigmates) qui cherchent à obtenir de grandes images rétiniennes en rapprochant les petits objets le plus possible de leurs yeux. Chez les myopes, où nous rencontrons fréquemment un certain degré de spasme accommodatif, nous pouvons l'attribuer à la prédilection bien connue de ces malades pour de petits objets qu'ils sont obligés de rapprocher beaucoup de leur yeux, à la durée de cette tension du système accommodateur pendant un travail continu, surtout quand ils travaillent dans de mauvaises conditions d'éclairage. Mais c'est surtout chez les hypermétropes que nous constatons une certaine prédisposition à une tonicité excessive du muscle ciliaire. Chez eux, en effet, la vision ne peut s'effectuer à aucune distance sans des efforts d'accommodation, qui finissent par amener un état de tension permanente du muscle ciliaire, puis, en cas d'excès de travail, un véritable spasme du muscle. Nous savons, en effet, que la fatigue musculaire produit, dans de certaines conditions, un état de contracture tétanique, par exemple dans la crampe des écrivains.

Enfin, on a rencontré le spasme de l'accommodation comme un symptôme réflexe d'autres névroses, par exemple des nerfs facial et ophtalmique (*de Graefe*).

Les symptômes de cette affection, en dehors du *myosis* qui l'accompagne presque toujours, varient selon l'état de réfraction de l'individu qui en est atteint. Dans un œil normal (emmétrope), le spasme de l'accommodation produit une myopie soudaine; dans un œil myope, la myopie augmente subitement; un œil hypermétrope enfin devient moins hypermétrope, sa réfraction peut paraître normale; plus encore, l'hypermétrope peut devenir myope. En effet, si le spasme de l'accommodation est assez grand, il pourra suffire pour ramener le foyer des rayons lumineux, réunis chez l'hypermétrope dans un point derrière la rétine, jusque sur la rétine, et même dans un point situé en avant de cette membrane.

Chez toutes les personnes atteintes de spasme d'accommodation, nous constatons que les efforts pour travailler de près, et chez les hypermétropes même la vision des objets éloignés, s'accompagnent de fortes douleurs oculaires et périobitaires. Ces symptômes d'asthénopie sont parfois tellement frappants qu'ils attirent toute notre attention. Si l'on veut s'assurer qu'ils sont causés par le spasme du muscle ciliaire, il suffit d'essayer l'effet des mydriatiques (atropine ou duboisine), dont les applications sur l'œil doivent parfois être répétées à plusieurs reprises, parce que le muscle ne cède pas toujours immédiament à l'influence de ces médicaments. Nous verrons alors la myopie diminuer ou disparaître, ou même se changer en hypermétropie, changement qui ne pourra étonner d'après ce que nous venons de dire.

Le *traitement* consiste surtout dans le repos des yeux, et dans l'immobilisation méthodique du muscle ciliaire, à l'aide de l'atropine ou de la duboisine. Il est quelquefois nécessaire de continuer ce traitement pendant longtemps avant de voir cesser le spasme. D'autres fois, on le voit reparaître aussitôt que l'on cesse l'emploi de l'atropine dont l'usage, par conséquent, devient quelquefois indispensable pendant des mois entiers.

Lorsqu'à l'aide des mydriatiques on a obtenu une paralysie complète du muscle de l'accommodation, il est permis de prescrire des lunettes appropriées et d'autoriser l'application des yeux, à moins de motifs particuliers qui s'y opposent, tels que l'hyperesthésie rétinienne, la myopie progressive, etc. En cas d'hypermétropie, il faut la corriger complètement par des verres et prescrire leur usage continu (en teinte fumée pour la rue). Pour le travail, on choisit le verre (blanc), qui permet de voir nettement à la distance de 35 centimètres. Même après la cessation des mydriatiques, l'emploi des verres nécessaires est indispensable pour le travail.

# CHAPITRE XI.

**Anatomie et physiologie.** — Le globe oculaire représente un sphéroïde, et les mouvements qu'il exécute ne sont que des révolutions autour d'un centre parfaitement invariable dans sa position. A l'état normal, la position du globe lui-même ne varie pas.

Les six muscles chargés de lui imprimer ses mouvements forment deux groupes : 1° les quatre droits ; 2° les deux obliques. Les deux derniers réunis ont pour effet de tirer le globe de l'œil en avant ; les droits, antagonistes des obliques sous ce rapport, le tirent en arrière, et il se trouve ainsi en équilibre lorsque les muscles sont en synergie normale. Dans les conditions opposées, il est susceptible d'être tourné par eux, en tous sens, autour de son centre fixe, sans changement de place.

Pour déterminer la position d'une telle sphère, il ne suffit pas d'indiquer les changements qu'un seul point subit pendant la rotation ; car ce point étant fixe (comme le pôle d'un axe quelconque, par exemple), la sphère peut encore changer de position par des rotations autour des axes, dont ce point représente un pôle ; il est donc nécessaire de déterminer encore un autre point ou une ligne. Sur le globe oculaire, nous prenons comme points de précision le *centre de la cornée*, et le *méridien vertical* de l'œil passant par le centre de la cornée. De cette façon, nous déterminons la rotation de l'œil en indiquant la direction dans laquelle est porté le centre de la cornée, et quelle inclinaison a été communiquée au méridien vertical.

La direction de l'action d'un muscle est donnée par une ligne qui réunit les milieux de ses deux insertions. Le plan qui réunit cette ligne au centre de révolution du globe oculaire, qui est en même temps son centre sphérique, reçoit le nom de *plan du muscle*. L'*axe de révolution* du muscle est la ligne perpendiculaire au point de rotation de son plan.

Établissons maintenant les rapports anatomiques du globe oculaire avec les muscles oculo-moteurs. Les muscles droits prennent naissance du fond de l'orbite à l'anneau fibreux qui entoure le nerf optique; leur direction est rectiligne jusqu'à la plus grande circonférence du globe. A partir de leur point de tangence, où ils n'ont pas encore percé la membrane de Tenon, jusqu'à leur insertion terminale, ils décrivent une courbe analogue à celle de la partie qu'ils recouvrent. Du reste, sauf l'insertion de leurs tendons à la sclérotique, ces muscles sont libres jusqu'à l'équateur du globe; leur surface interne est tapissée d'une membrane lisse, prolongement de l'enveloppe fibreuse. Les insertions antérieures doivent être étu-

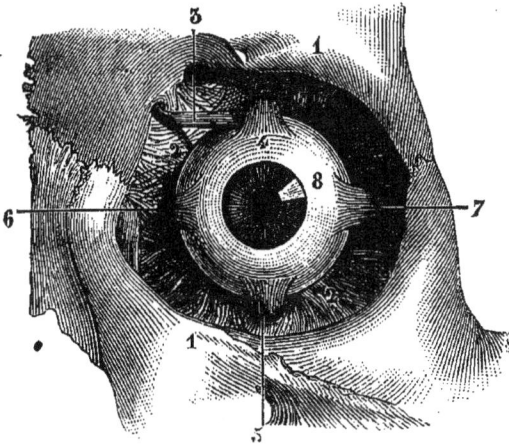

Fig. 176. — 1, 1, pourtour de l'orbite; 2, 2, portion palpébro-oculaire de l'aponévrose; 3, muscle grand oblique; 4, muscle droit supérieur; 5, muscle droit inférieur; 6, muscle droit interne; 7, muscle droit externe; 8, globe oculaire. (Figure empruntée à l'*Anatomie chirurgicale* de Richet.)

diées séparément (fig. 176). Avant leur insertion, les muscles de l'œil percent l'enveloppe fibreuse du globe oculaire, et partout où ils la traversent, celle-ci présente des prolongements en forme de gaines, qui s'amincissent peu à peu et se perdent dans le périmysium. Ces prolongements sont d'une grande importance pour le procédé moderne de la strabotomie. Sur les bords des muscles, ils ont l'aspect de deux plis tendus en forme de voiles (gaines latérales), tandis qu'ils tapissent leur surface interne d'un fascia dense et serré. On voit ainsi que, par ces prolongements, les muscles peuvent encore agir sur le globe oculaire, lorsque leur insertion est coupée près de la sclérotique.

Le *muscle droit interne* (fig. 177, 5), le plus fort des muscles de l'œil, suit un trajet parallèle à la paroi interne de l'orbite, et s'insère en avant par une aponévrose large de 8 millimètres, don la partie moyenne est au niveau du centre de la cornée, et à une distance d'environ 5 millimètres du bord cornéal (fig. 176, 6).

Le *droit externe* (fig. 177, 3), le plus long des muscles droits, a le plus grand chemin à parcourir le long de la paroi orbiculaire externe, et embrasse le globe dans une grande étendue ; il s'insère, en avant, par un tendon de 6 millimètres de largeur, au niveau du centre de la cornée, et à une distance d'environ 7 millimètres. (fig. 176, 6).

Il résulte de ce que nous venons de dire que le plan de ces deux muscles est horizontal et exactement le même pour tous deux. Leur axe de révolution est donc vertical, et coïncide avec l'axe vertical de l'œil, qui forme un angle droit avec l'axe optique. Supposons maintenant l'œil dans la position initiale, position dans laquelle l'axe optique est horizontal et le centre de la cornée exactement dirigé en avant : le droit interne tournera l'œil horizontalement en dedans, tandis que le méridien vertical gardera sa direction ; le droit externe tournera la cornée horizontalement en dehors, sans aucune inclinaison du méridien vertical.

Le *droit supérieur* (fig. 177, 4) se dirige parallèlement à la paroi supérieure de l'orbite, d'arrière en avant et de dedans en dehors, de sorte qu'une ligne droite réunissant les parties moyennes de ses insertions, formerait avec l'axe optique un angle de 20 degrés ; son tendon, large de 7 à 8 millimètres, s'épanouit en une aponévrose à faible convexité qui s'insère obliquement à environ 7 millimètres du bord supérieur de la cornée (fig. 176, 4), de façon que son extrémité interne est de 2 millimètres plus rapprochée de la cornée que son extrémité externe.

Le *droit inférieur* vient aussi d'arrière en avant, et de dedans en dehors ; la partie moyenne de son aponévrose d'insertion, large de 7 millimètres, est placée à 5 millimètres du bord inférieur de la cornée, à 1 millimètre en dedans du méridien vertical. Cette insertion (fig. 176, 5) est oblique, de telle sorte que l'extrémité interne est de 2 millimètres plus rapprochée de la cornée que l'externe.

Pour plus de simplicité, supposons à ces deux muscles un même plan ; il sera vertical, oblique d'arrière en avant et de dedans en dehors, et rencontrera l'axe optique sous un angle de 20 degrés. L'axe de révolution du plan de ces deux muscles sera horizontal, d'avant en arrière et de dedans en dehors, et fera avec l'axe optique un angle de 70 degrés (fig. 177, *aa*). Si l'œil est tourné, de sa position initiale, autour de cet axe :

Le droit supérieur dirigera la cornée en haut et en dedans, et imposera au méridien vertical une inclinaison en dedans.

Le droit inférieur dirigera la cornée en bas et en dedans, et imposera au méridien vertical une inclinaison en dehors.

L'effet de ces muscles sur le déplacement de la cornée sera d'autant plus grand que l'œil se rapprochera davantage de l'angle externe des paupières; leur effet sur l'inclinaison du méridien augmentera d'autant plus que la cornée se dirigera davantage du côté de l'angle interne.

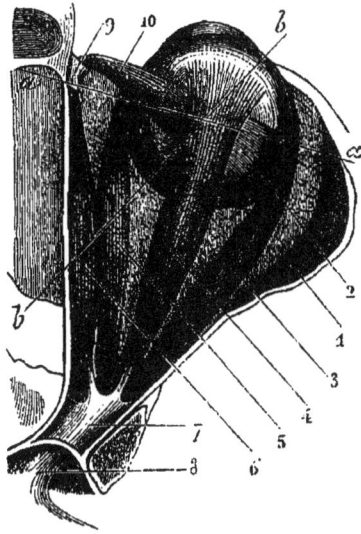

Fig. 177. — Muscles moteurs du globe de l'œil, vus de haut en bas; 1, coupe de la cavité orbitaire; 2, muscle oblique inférieur; 3, muscle droit externe; 4, muscle droit supérieur; ce muscle cache, sur la figure, le nerf optique et le muscle droit inférieur; 5, muscle droit interne; 6, portion directe du muscle oblique supérieur; 7, anneau tendineux de Zinn; 8, nerf optique; 9, poulie de réflexion du muscle oblique supérieur; 10, portion réfléchie du muscle oblique supérieur; aa. Axe de rotation du globe pendant la contraction du muscle droit supérieur ou droit inférieur; bb. Axe de rotation du globe pendant la contraction des muscles obliques; le troisième axe de rotation, qui correspond aux muscles droit externe et interne, est perpendiculaire au plan de la figure.

L'oblique supérieur (fig. 177, 6) vient du fond de l'orbite, se dirige en avant, s'amincit en un tendon qui passe sur sa poulie (fig. 177, 9), puis s'élargit, se dirige de dedans en dehors (fig. 177, 10) et passe sous le droit supérieur, pour aller s'insérer à la sclérotique, au côté temporal de la circonférence postérieure du globe, par une aponévrose large de 6 millimètres, à convexité postérieure et externe dont l'extrémité postérieure est à 7 ou 8 millimètres du nerf optique, et l'extrémité antérieure à 12 ou 14 millimètres.

L'oblique inférieur, situé à la partie interne et antérieure du

plancher orbitaire, en dehors du sac lacrymal, se dirige d'abord
sous le droit inférieur, en arrière et en dehors. Bientôt, après un
trajet de 5 millimètres, il se porte fortement en haut et en
arrière, passant de cette façon entre le droit externe et le globe
oculaire ; devenu plus large et plus mince, il va s'insérer par un
tendon très court, près de l'oblique supérieur (fig. 177, 2). Son insertion, large de 10 millimètres, décrit une convexité en haut et en
avant, dont l'extrémité supérieure est à 14 millimètres du nerf optique, tandis que l'inférieure n'en est qu'à 4 millimètres.

Le plan des deux obliques est vertical, dirigé d'arrière en avant
et de dedans en dehors, et forme avec l'axe optique un angle de
55 degrés. Il suit de là que l'axe de révolution des mouvements de
ces muscles traverse le globe oculaire horizontalement, se dirige
d'avant en arrière et de dehors en dedans, et rencontre l'axe optique sous un angle de 35 degrés (fig. 177, *bb*).

L'oblique supérieur tourne la cornée en bas et en dehors, et incline le méridien vertical en dehors.

L'oblique inférieur tourne la cornée en haut et en dehors et incline le méridien vertical en dehors.

L'effet de ces muscles sur le déplacement de la cornée sera d'autant plus grand que l'œil se tournera davantage vers le nez ; leur
effet sur l'inclinaison du méridien augmentera d'autant plus que la
cornée se dirigera davantage du côté de la tempe.

Après avoir étudié isolément l'action des muscles de l'œil, il
nous reste à examiner la part que chacun d'eux prend aux divers
mouvements que le globe oculaire exécute (lois de *Donders*).

1° Dans la *direction horizontale du regard en avant, en dehors
et en dedans*, le méridien vertical de la cornée n'est pas incliné,
il reste vertical. Pour le regard horizontal en avant, tous les
muscles sont en équilibre, et il n'y a ni déviation de la cornée,
ni inclinaison du méridien. Pour le regard horizontal en dehors,
le droit externe suffit, car nous avons vu que son action est de
diriger l'œil en dehors, sans incliner le méridien vertical ; il remplit donc les conditions nécessaires à ce mouvement. Pour le regard horizontal en dedans, le muscle droit interne suffit également.

2° Dans la *direction verticale du regard en avant, en haut et en
bas*, le méridien vertical n'est pas incliné, il reste vertical. Pour le
regard vertical en haut, le muscle droit supérieur doit fonctionner ;
mais nous avons vu qu'en se contractant, il dirige en même temps
la cornée en dedans et incline le méridien vertical en dedans.
Il faudra donc, pour tourner l'œil verticalement en haut, une
seconde force qui puisse contre-balancer les effets simultanés du

droit supérieur : le petit oblique seul a cette influence, il dirige
l'œil en haut, un peu en dehors et incline le méridien vertical en
dehors. Le regard vertical en haut est donc exécuté par l'action
combinée des muscles droit supérieur et petit oblique, dont les
effets se réunissent pour amener la direction en haut, se compensent
pour la déviation latérale et pour l'inclinaison du méridien. Pour
le regard vertical en bas, il y a combinaison des muscles droit
inférieur et grand oblique, par des raisons analogues que nous
croyons inutile de reproduire.

3° Pour la *direction oblique du regard en haut et à gauche*,
les méridiens verticaux des deux yeux sont inclinés parallèlement
à gauche ; celui de l'œil gauche en dehors, celui de l'œil droit
en dedans. Pour l'exécution du mouvement en haut et en dehors,
nous devons penser d'abord aux muscles droit supérieur et droit
externe ; mais l'action combinée des deux ne pourrait incliner le
méridien vertical en dehors, puisque le droit externe est sans
influence sur le méridien et le droit supérieur l'incline, au contraire, en dedans. Il nous faut donc, pour ce mouvement, un troisième muscle dont l'action compense l'inclinaison du méridien produite par le droit supérieur et lui en impose une en dehors, qui réalise alors dans les deux yeux le parallélisme des méridiens. Le petit
oblique seul peut avoir cette influence, puisqu'il tourne l'œil en haut,
et dans ce sens s'associe au droit supérieur, puisque, en outre, il
incline le méridien vertical en dehors, effet d'autant plus marqué
dans ce cas que l'œil est tourné en dehors par le droit externe,
position dans laquelle l'influence des obliques sur l'inclinaison du
méridien vertical est le plus prononcée. Le regard oblique en haut
et en dehors est donc exécuté par l'action combinée des muscles droit
supérieur, droit externe et petit oblique.

4° Dans la *direction oblique du regard à gauche et en bas*, les méridiens verticaux des deux yeux sont inclinés parallèlement à droite,
celui de l'œil gauche en dedans, celui de l'œil droit en dehors.
Pour exécuter ce mouvement avec l'œil gauche, nous avons d'abord
le droit externe et le droit inférieur ; mais comme le premier n'a
pas d'effet sur le méridien, et comme l'autre l'incline en dehors, il
faut, ainsi que dans le cas précédent, un troisième muscle qui produise
l'inclinaison nécessaire du méridien ; c'est le grand oblique seul
dont l'action cause cet effet. Le regard oblique, en bas et en dehors,
est donc exécuté par l'action combinée des muscles droit inférieur,
droit externe et grand oblique.

5° Dans la *direction oblique du regard à droite et en haut*, les
méridiens verticaux des deux yeux sont inclinés parallèlement à
droite, celui de l'œil droit en dehors, celui de l'œil gauche en dedans. Pour l'exécution du mouvement en haut et en dedans, nous

avons d'abord les muscles droit supérieur et droit interne; mais l'inclinaison du méridien en dedans, produite par l'action du premier, serait trop prononcée comparativement à l'inclinaison du méridien en dehors dans l'autre œil, pour que le parallélisme nécessaire fût conservé. Il faut un troisième muscle pour limiter l'effet du droit supérieur. C'est le petit oblique qui a cette influence sur le méridien, et elle ne pourra être trop grande, puisque l'œil se trouve dans une position (en dedans) telle, que l'effet des obliques sur le méridien vertical est peu prononcé. Le regard oblique en haut et en dedans est donc réalisé par l'action combinée des muscles droit supérieur, droit interne et petit oblique.

6° Dans la *direction oblique du regard à droite et en bas,* les méridiens verticaux des deux yeux sont inclinés parallèlement à gauche; celui de l'œil droit en dedans, celui de l'œil gauche en dehors. Pour l'exécution de ce mouvement en bas et en dedans, nous avons d'abord le droit inférieur et le droit interne; mais l'effet du premier sur l'inclinaison du méridien serait trop fort pour amener le parallélisme des méridiens des deux yeux, et cet effet est limité par l'action du grand oblique. Le regard oblique en bas et en dedans est donc produit par l'action combinée des muscles droit inférieur, droit interne et grand oblique.

*L'innervation* des muscles droits externes se fait par la sixième paire intracrânienne; celle des obliques supérieures par la quatrième paire; celle des autres muscles par la troisième paire. Pour les mouvements associés des deux yeux, on attribue une importance prépondérante aux corps quadrijumeaux antérieurs qui, d'après les expériences d'*Adamueck,* seraient le centre d'une innervation commune aux deux yeux.

## ARTICLE PREMIER.

### PARALYSIES DES MUSCLES DE L'ŒIL.

### A. — CONSIDÉRATIONS GÉNÉRALES.

Les troubles d'innervation se manifestent par une diminution dans la puissance de la contractilité musculaire, qui peut être seulement affaiblie ou totalement détruite, ce qui a fait distinguer différents degrés dans cette affection, depuis une simple insuffisance jusqu'à la paralysie complète. Le nombre des muscles malades diffère selon les nerfs atteints. Si l'affection siège dans la sixième paire, les symptômes se manifestent dans le muscle droit externe; si c'est la quatrième paire qui est atteinte, le muscle grand oblique seul en subira l'effet; enfin, si la troisième paire est affectée, les symptômes se présenteront soit dans un, soit dans plusieurs, soit même dans tous les muscles animés par cette paire. On voit dans quelques cas la paralysie envahir simultanément plusieurs paires de nerfs.

Toute paralysie d'un muscle se traduit d'abord par une *diminution de la mobilité de l'œil* dans la direction où ce muscle agit à l'état normal. Il ne faut cependant pas oublier qu'il peut exister une perte de mobilité sans paralysie (tumeurs de l'orbite, symblépharon), et une paralysie incomplète sans perte de mobilité *apparente*. La mobilité absolue et normale de l'œil a des variations physiologiques assez étendues : on convient généralement que dans un œil sain, l'adduction la plus forte (mouvement de l'œil vers le nez) amène l'œil en dedans jusqu'à cacher le bord interne de la pupille sous la caroncule, tandis que dans l'extrême abduction (mouvement de l'œil vers la tempe), le bord de la cornée seulement atteint la commissure externe.

On commencera donc par examiner la mobilité absolue de l'œil que l'on suppose malade, et l'on en contrôlera l'étendue par la comparaison avec la mobilité de l'autre œil.

Dans cet examen on constatera, en cas de paralysie complète d'un muscle, que le globe oculaire ne peut plus être tourné dans la direction où ce muscle doit agir. Si la paralysie est moins prononcée, l'œil pourra se diriger plus ou moins dans le sens indiqué; lorsqu'il est arrivé à la limite de son mouvement, on le verra terminer ses efforts par quelques mouvements saccadés qui épuisent vite la force musculaire encore disponible. Il faudra distinguer ces saccades qui se font dans la direction du muscle malade de ceux par lesquels d'autres muscles tendraient à remplacer l'action du muscle affaibli.

Un second signe important provient de l'examen des mouvements associés dans les deux yeux. Pour opérer un certain mouvement dans une direction donnée, la même impulsion nerveuse est transmise aux deux yeux. Si donc il existe une paralysie musculaire dans un œil, le degré d'innervation qui suffit pour le côté sain ne suffit pas pour l'œil malade. L'axe optique de ce dernier ne sera plus dirigé sur l'objet fixé, il sera dévié du côté opposé au muscle paralysé; on constatera un *strabisme paralytique*. Cette déviation de l'œil se prononcera naturellement de plus en plus, à mesure que le malade dirigera son regard dans le sens où l'action musculaire fait défaut. Si alors on couvre de la main l'œil sain, l'autre sera obligé pour se mettre en fixation de faire une rotation plus ou moins étendue dans le sens du muscle paralysé : ce symptôme est décisif dans le cas où l'on ne peut reconnaître quel est le côté malade.

Dans cette épreuve, nous constatons en second lieu un phénomène caractéristique. Après avoir caché avec la main l'œil sain, et amené l'œil malade à la fixation, si l'on examine la position de l'œil sain sous la main, on remarquera que cet œil a fait un mouvement dans le même sens que l'œil malade, mais d'une étendue deux, trois, quatre fois plus considérable (*déviation secondaire*). En effet, pour redresser l'œil, le muscle paralysé a dû faire un certain effort. Cet effort qui est accompagné dans l'œil sain par un effort analogue, y produira nécessairement un effet bien plus grand et d'autant plus prononcé que la paralysie musculaire dans l'autre œil est plus complète.

Un troisième symptôme de toute paralysie musculaire de l'œil est un défaut notable dans la *projection des objets fixés*, c'est-à-dire dans la détermination de la place qu'ils occupent dans l'espace. Si, fermant l'œil sain, on enjoint au malade de diriger très rapidement son doigt sur un objet quelconque (le doigt du médecin, par exemple), situé du côté du muscle paralysé, le doigt du malade ira toujours à côté de celui de l'observateur, et cela du côté correspondant à l'œil paralysé; cela est aisé à comprendre. En effet, on juge de la position qu'occupe un objet dans l'espace par le degré de contraction à l'aide duquel l'axe optique est dirigé sur cet objet; or, si un muscle est paralysé, l'innervation nécessaire pour fixer l'objet est plus considérable qu'à l'état normal. Par conséquent, le malade le croira plus éloigné, du côté du muscle en question. Il est bien entendu qu'il faut que ces mouvements s'opèrent avec rapidité, sans quoi les malades corrigent leur jugement à mesure qu'ils avancent le doigt.

C'est de cette fausse projection que dépend le *vertige* accusé par ces malades, lorsqu'ils ferment l'œil sain, vertige qu'il faut avoir bien soin de distinguer d'un autre vertige bien différent, qui survient lorsque les malades se servent de leurs deux yeux et qui, lui, est le produit de la *diplopie*. Le vertige monoculaire, s'il est permis de nous exprimer ainsi, est bien plus prononcé lorsque plusieurs muscles sont atteints.

Un symptôme important des paralysies musculaires consiste dans le trouble de la vision binoculaire, la *diplopie*. Si la déviation est convergente, les deux images sont *homonymes*, c'est-à-dire que l'image droite vient de l'œil droit, et l'image gauche de l'œil du même côté. En effet, dans le cas de convergence (voy. fig. 178), l'image de l'objet *a* se forme sur la partie interne de la rétine *a'* et se trouve projetée suivant les lois de la réflexion du côté externe en *a''*. Si la déviation est diver-

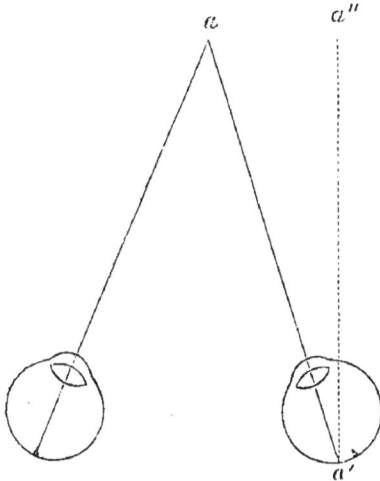

Fig. 178.

gente (fig. 179), les images *sont croisées*, c'est-à-dire que l'image droite est celle que perçoit l'œil gauche, et l'image gauche celle que perçoit l'œil droit, car l'image du point *a*, formée sur la partie externe de la rétine en *a'*, est projetée en *a''*. Pour les mêmes raisons, une déviation en bas produira une

image plus élevée que celle que perçoit l'œil sain, et la déviation en haut une image plus basse. Dans les déviations en
direction diagonale, c'est-à-dire en haut et en dehors, etc., la
position respective des images doubles est analogue.

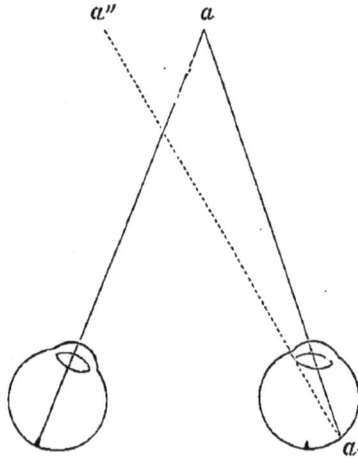

Fig. 179.

La distance qui sépare les deux images sera d'autant plus
grande que l'image rétinienne sera plus éloignée de la macula
de l'œil dévié. Par conséquent, cette distance dépend du degré
de déviation et *augmentera à mesure que le malade voudra
diriger le regard dans le sens du muscle paralysé*.

Lorsque la déviation est très petite, comme dans les cas de
légère insuffisance d'un muscle, la diplopie est souvent masquée,
parce que les images se recouvrent en partie; seulement les
objets paraissent alors plus larges qu'ils ne sont réellement, et
leurs bords présentent des cercles de diffusion qui efface les
contours. La déviation augmentant, l'image de l'œil affecté s'é-
carte de l'autre, et cet écartement peut devenir si notable que
le malade supprime l'impression de cette image; celle-ci devient d'ailleurs d'autant plus faible qu'elle s'approche davantage de la périphérie de la rétine. Dans ce cas le malade n'accuse plus de diplopie.

Pour faciliter au malade la perception des deux images et
la détermination de leur distance, on fait bien de placer devant

l'œil sain un verre coloré (violet). Nous nous servons aussi des verres prismatiques pour reconnaître une diplopie masquée. En effet, lorsqu'on place alors un prisme à réfraction verticale devant l'œil malade, les deux images seront superposées et le malade indiquera facilement leur distance latérale. Les prismes sont aussi d'une grande utilité pour contrôler l'exactitude du diagnostic des paralysies musculaires de l'œil, basé sur les symptômes indiqués. Lorsque nous avons découvert une diplopie binoculaire, un verre prismatique nous permettra de diminuer l'écartement des deux images ou de les réunir dans une seule, en transportant les rayons lumineux dans le voisinage de la *fovea centralis* ou sur celle-ci même. On comprend aisément que la position particulière dans laquelle nous devrons placer le prisme devant l'œil nous indiquera dans quel sens celui-ci était dévié à la suite de la paralysie musculaire.

Un signe caractéristique de la diplopie, et par suite de la paralysie musculaire, est que le malade tient continuellement *un œil fermé* et se sent incapable de marcher avec les deux yeux ouverts.

Les individus atteints de paralysie musculaire de l'œil donnent aussi à leur *tête* une *position particulière;* ils ne placent pas directement devant leurs yeux les objets qu'ils regardent. En effet, ces malades portent instinctivement ces objets dans la partie du champ visuel dans laquelle ils ne voient pas double, et tournent la tête de côté. Nous verrons que certaines paralysies entraînent une position de la tête très particulière et presque pathognomonique.

Enfin, il nous reste à signaler cette particularité que, suivant une loi physiologique basée sur l'habitude, nos yeux convergent si nous regardons en bas, tandis qu'ils divergent si nous regardons en haut. Par conséquent, les symptômes de la paralysie musculaire seront légèrement modifiés suivant la direction du regard. Si la paralysie amène de la divergence, celle-ci augmentera lorsque le malade regardera en haut, et inversement une convergence pathologique augmentera lorsque le malade regardera en bas.

B. — SYMPTOMATOLOGIE DES PARALYSIES MUSCULAIRES DE L'ŒIL.

### 1. Paralysie de la sixième paire.

(Muscle droit externe.)

[ Dans tout le cours de cet exposé, nous parlerons de l'œil gauche ; il sera facile de transporter à l'œil droit les déductions dans lesquelles nous entrerons.]

a. *Paralysie complète.* — A partir de la ligne médiane, l'œil reste complètement immobile si l'on cherche à le faire mouvoir sur la gauche. Cependant, avec quelque attention, on remarquera généralement un léger mouvement d'abduction ; seulement ce mouvement ne s'effectue pas directement en dehors ; il a lieu, soit en dehors et en haut, soit en dehors et en bas. Ce mouvement est le produit de la contraction des muscles obliques qui cherchent ainsi à suppléer à l'absence de contraction du muscle droit externe.

Si maintenant on fait fixer aux deux yeux un objet situé sur la gauche, en dehors de la ligne médiane, l'œil droit suivra bien, mais l'œil gauche restera en arrière ; on observe ainsi un strabisme convergent qui augmentera à mesure que l'objet fixé s'éloignera à gauche. En même temps on constate une diplopie homonyme.

Pour étudier les phénomènes provenant de la diplopie, on se sert habituellement, avec grand avantage, d'un verre violet très foncé que l'on place devant l'œil sain, et l'on fait regarder une bougie placée à trois ou quatre pieds de distance. L'usage de ce verre a lieu dans un triple but : 1° il différencie nettement les deux images, de sorte qu'il est toujours facile au médecin de reconnaître quelle est l'image vue par l'œil droit, et celle vue par l'œil gauche, et de constater ainsi sûrement leurs positions respectives ; 2° l'image de l'œil paralysé, se produisant sur une partie excentrique de la rétine, est plus difficilement perçue par le malade, de sorte que le verre coloré, en affaiblissant l'intensité de l'image provenant de l'œil sain, facilite la perception des deux images ; 3° enfin, l'intensité de coloration du verre obscurcit considérablement le champ visuel, et permet à l'œil de concentrer son attention sur la flamme de la bougie.

En plaçant un verre violet devant l'œil droit, le malade verra donc une flamme violette à droite et une flamme blanche à gauche ; la distance des deux flammes augmentera à mesure que l'on portera la bougie vers la gauche ; mais elles restent toutes les deux absolument sur le même plan, à égale hauteur.

On peut faire disparaître par un prisme ayant sa base en dehors la distance latérale des deux images : comme nous l'avons vu, l'image rétinienne de l'œil malade se peint en dedans de la tache jaune, par conséquent un prisme dont la base est en dehors dévie les rayons lumineux en dehors et les ramène sur la tache jaune. Pour cet examen, il est bon de placer devant l'autre œil un prisme ayant sa base en haut ou en bas, afin d'amener une différence de hauteur des deux images et d'éviter par là toute tentative de fusion ; le prisme, qui ramène exactement les deux images l'une au-dessous de l'autre, donne alors la mesure exacte de la déviation.

En raison de la convergence et de la divergence physiologiques que nous avons mentionnées à propos du regard en haut et en bas, la ligne qui sépare la partie du champ visuel, où la vision est simple de celle où elle est double, sera inclinée de haut en bas et de dedans en dehors. Dans les cas de paralysie incomplète du reste, disons-le tout de suite, la ligne de démarcation dont nous parlons variera suivant le point de départ de l'examen. Si l'on part d'un endroit où existe la vision simple, la tendance à la fusion se fera davantage sentir, et le muscle paralysé fera tous ses efforts, jusqu'à ce que le moment arrive où il est obligé de céder. Si l'on part, au contraire, d'un point où la diplopie se manifeste déjà, le muscle en question n'éprouvera pas cette excitation spéciale à se contracter, et la diplopie existera, jusqu'à une ligne plus rapprochée de la ligne médiane.

Parfois on observe la contraction de l'antagoniste du muscle paralysé. Cette contraction du muscle droit interne qui accompagne la paralysie du droit externe se développe tantôt au début de l'affection, tantôt plus tard ; d'autres fois elle ne survient jamais. On le reconnaît par l'extension de la convergence anormale ainsi que de la diplopie dans toute la partie droite du champ du regard.

Les symptômes de la déviation secondaire et la fausse projection se manifesteront ainsi qu'il a été indiqué dans la partie

générale. Si l'on couvre l'œil droit supposé sain, de la main ou
d'un verre dépoli; tandis que l'œil gauche est dirigé sur un point
situé à sa gauche, on constate une convergence très forte de l'œil
droit. Ce strabisme très prononcé s'observera d'emblée dans les
cas où l'œil non paralysé était atteint auparavant d'amblyopie,
et où l'œil paralysé est employé par le malade pour la fixation.

La fausse projection a toujours lieu en dehors de l'objet fixé
(du côté du muscle paralysé).

Enfin, le malade imprimera à sa tête un mouvement de rotation en dehors (à gauche) autour de son axe vertical, et portera sur la gauche les objets qu'il veut regarder. Il remplace
ainsi l'action du muscle paralysé par la rotation de sa tête et
obtient en même temps ce résultat que la partie du champ du
regard où il voit simple se trouve devant lui.

b. *Paralysie incomplète.* — Les symptômes sont au fond les
mêmes, mais moins accentués. La mobilité sera seulement restreinte; vers sa limite externe on reconnaîtra les contractions
saccadées dont nous avons parlé.

On observera ici particulièrement les mouvements caractéristiques de redressement qui se produisent lorsque, faisant
fixer les deux yeux, on couvre l'œil sain; l'œil malade, pour se
diriger vers l'objet, fait une petite excursion en dehors, et
l'autre œil subit une déviation secondaire bien plus considérable.

Les images doubles n'apparaissent que lorsque le point de
fixation est dirigé tout à fait vers la gauche. La mesure prismatique de la déviation est ici assez importante pour constater
l'amélioration ou l'aggravation de la paralysie.

### 2. Paralysie de la troisième paire.

(Muscles droit interne, droit supérieur, droit inférieur, petit oblique; releveur de la paupière supérieure, sphincter de l'iris et muscle ciliaire.)

a. *Paralysie du muscle droit interne.* — On y constate le
défaut de mobilité en dedans, le strabisme divergent et une diplopie croisée, dans toute la partie interne (droite) du champ
visuel. Lorsqu'on recouvre l'œil sain, l'œil malade exécute un

mouvement de redressement en dedans, en même temps que l'on observe la déviation secondaire de l'œil droit en dehors. La fausse projection a lieu en dedans (à droite) de l'objet.

Pour éviter la diplopie, le malade fera avec sa tête un mouvement de rotation en dedans (à droite), autour de l'axe vertical ; il place tous les objets à droite également.

La distance des deux images diminue lorsqu'on emploie un prisme avec sa base en dedans, et si le prisme est bien choisi, il peut faire disparaître la diplopie complètement.

b. *Paralysie du muscle droit supérieur.* — On y observe, conformément à l'action physiologique de ce muscle, un défaut de mobilité en haut et en dedans, et un manque d'influence sur le méridien vertical en dedans. Par conséquent, lorsque le regard se dirige en haut, l'œil sera dévié en bas, en dehors, et le méridien tourné en dehors.

En plaçant un objet dans la moitié supérieure du champ visuel, on constatera une diplopie croisée, et l'image appartenant à l'œil malade est située plus haut que celle de l'œil sain. Les extrémités supérieures des deux images divergent.

Lorsqu'on cache l'œil sain, la déviation secondaire aura lieu en haut et en dehors, puisque l'œil malade est forcé, pour se mettre en fixation, de faire un effort considérable en haut et en dedans.

Le malade tournera la tête en haut autour de son axe horizontal, et portera les objets dans la partie inférieure du champ visuel. Cette paralysie gêne du reste très peu, parce que l'on se sert habituellement bien moins de la partie supérieure du champ visuel que de l'inférieure.

Un prisme avec sa base en haut et un peu en dedans rapprochera les deux images et amènera leur fusion s'il est de force suffisante.

Suivant la position de l'œil, l'influence de la paralysie sur la hauteur et sur l'inclinaison du méridien variera ; si l'œil est dirigé en dehors, l'axe de rotation du muscle coïncidant alors avec le diamètre transversal de l'œil, l'influence sur la hauteur sera au maximum, celle sur le méridien nulle ; l'inverse a lieu si l'œil est dirigé en dedans. Par conséquent, la distance verticale des images augmente d'autant plus que nous dirigeons le point de fixation davantage en haut et en dehors. Dans la direction du regard en haut et en dedans, cette distance des images est très amoindrie, mais l'inclinaison de l'image appartenant à l'œil gauche très prononcée. Ce point est fort important pour le diagnostic différentiel de la paralysie des droits supérieurs et inférieurs, et de celle des deux obliques.

c. *Paralysie du muscle droit inférieur.* — Il est aisé de reporter à ce muscle ce que nous venons de dire de son antagoniste. On constatera un défaut de mobilité en bas et en dedans, et l'absence de rotation du méridien en dehors. L'œil fait donc, si l'on cache l'œil sain, un mouvement de redressement en haut et en dedans ; la déviation secondaire de l'autre œil a lieu en haut et en dehors. La diplopie sera croisée, l'image appartenant à l'œil malade est située plus bas, les extrémités supérieures des deux images convergent.

L'image appartenant à l'œil affecté paraît plus rapprochée du malade que l'image du côté sain. La distance latérale de ces images augmente à mesure que l'on transporte l'objet fixé directement de haut en bas ; la différence de hauteur augmente lorsqu'on dirige l'objet vers le côté de l'œil malade ; enfin l'obliquité des images augmente lorsqu'on transporte l'objet vers le côté de l'œil sain.

Cette paralysie est très gênante. Le malade baisse la tête et porte les objets en haut.

Un prisme avec sa base en bas et un peu en dedans rapprochera et réunira les images doubles.

d. *Paralysie du petit oblique.* — L'œil atteint est dévié en bas et en dedans ; lorsqu'on cache l'œil sain, l'autre se redressera et ce mouvement se produira en haut et en dehors. Par conséquent la déviation secondaire de l'œil sain aura lieu en haut et en dedans. Les images doubles seront situées dans la partie supérieure du champ visuel, leurs extrémités supérieures divergent, la diplopie est homonyme. La divergence des images augmente si le regard est porté en haut et en dehors, leur différence en hauteur se prononce surtout lorsque le regard se dirige en haut et en dedans. Un prisme avec la base en haut et en dehors rapprochera et réunira les images doubles.

La paralysie isolée de ce muscle est d'ailleurs excessivement rare.

Lorsque *la paralysie de la troisième paire* est *complète*, on constate, en outre, la chute de la paupière supérieure (paralysie du releveur). Lorsqu'on la relève, la pupille montre une dilatation moyenne (voy. *Mydriasis*, p. 199) et paraît immobile (paralysie du sphincter de l'iris). Enfin le pouvoir accommodatif de l'œil est réduit (voy. p. 560), quelquefois anéanti (paralysie du muscle ciliaire). Parfois on observe aussi une légère exophtalmie produite par la tension amoindrie des muscles qui tirent le globe oculaire en arrière et dont trois sont innervés par le nerf oculo-moteur.

Au début de la paralysie, le globe de l'œil ne paraît pas dévié; mais bientôt l'action prédominante du muscle droit externe l'attire vers la tempe. L'œil ne peut être dirigé en dedans que très imparfaitement, à peine jusqu'au milieu de la fente palpébrale. La direction de l'œil en haut fait entièrement défaut, le mouvement en bas ne s'effectue que par l'action de l'oblique supérieur; par conséquent, il est défectueux et s'accompagne d'une inclinaison très visible du méridien vertical en dedans.

Les symptômes objectifs d'une paralysie complète de la troisième paire sont si caractéristiques que l'examen de la diplopie est presque superflu. Les images sont croisées et se séparent d'autant plus que l'on transporte l'objet fixé davantage du côté de l'œil sain. Lorsque le regard est dirigé en haut, l'image de l'œil malade se trouve au-dessus de l'autre, elle se place au-dessous lorsque le malade regarde en bas.

Si le malade veut marcher, son œil malade étant ouvert, il éprouvera un vertige si considérable, qu'il trébuchera et sera obligé de s'arrêter; généralement, il échappe aux inconvénients du vertige et de la diplopie par la chute de la paupière supérieure.

### 3. Paralysie de la quatrième paire.

#### (Muscle grand oblique.)

La déviation de l'œil atteint ne se fera sentir que lorsque l'objet fixé se trouve dans la moitié inférieure du champ visuel. L'œil sera alors dévié en haut et en dedans. Lorsqu'on

cache l'œil sain, l'autre se dirigera de haut en bas et de dedans
en dehors, et cela d'autant plus que l'objet fixé se trouvera
transporté davantage vers le côté de l'œil sain. La déviation
secondaire aura lieu alors en bas et en dedans.

La diplopie ne se manifeste que dans la partie inférieure du
champ visuel et devient par conséquent surtout gênante lorsque
les malades montent ou descendent un escalier, une marche de
trottoir, etc. Les images doubles sont homonymes ; l'image appartenant à l'œil sain se trouve au-dessus de l'autre ; les extrémités supérieures de ces images convergent. Cette obliquité
des images augmente lorsque l'objet fixé est transporté du côté
de l'œil malade ; en même temps la distance latérale et la différence de hauteur diminuent. Lorsque l'objet fixé est dirigé
du côté sain, on voit diminuer la distance latérale des images,
tandis que leur différence de hauteur augmente.

L'image venant de l'œil affecté semble toujours plus rapprochée du malade que celle venant de l'œil sain.

Il faut un prisme avec la base en bas et en dehors pour rapprocher ou réunir les deux images. Pour éviter autant que possible l'inconvénient de la diplopie, le malade penche la tête en
bas et l'incline du côté de l'œil sain.

Lorsque la paralysie de l'oblique supérieur se complique plus
tard d'une rétraction de son antagoniste, le muscle oblique
inférieur, la diplopie s'étend dans la moitié supérieure du
champ visuel. Les images y seront cependant croisées à cause
de l'action excessive du petit oblique qui exagère la déviation
de l'œil en dehors. La différence de hauteur des images augmente lorsque l'objet fixé est dirigé du côté sain ; leur obliquité augmente dans la direction opposée.

### C. — MARCHE ET TERMINAISONS DES PARALYSIES MUSCULAIRES.

La marche de ces paralysies varie avec leur degré et avec
leur cause. Les paralysies d'origine centrale sont, en général,
plus lentes à diminuer et plus difficiles à guérir que celles
dont l'étiologie dépend d'une cause périphérique.

Leur terminaison conduit à des états très différents, dans

l'énumération desquels nous commencerons par les cas les plus favorables :

1° Restitution complète de la mobilité ;

2° Restitution incomplète de l'action musculaire.

Dans ces deux séries de cas, l'affection, pendant toute sa durée, peut rester restreinte au muscle paralysé. Cependant son antagoniste, débarrassé d'une partie de la résistance qu'il avait coutume de contre-balancer, a une tendance à se rétracter. Si cette tension musculaire dure pendant un certain temps, elle peut conduire à une rétraction constante, avec tous les symptômes du strabisme concomitant (voy. plus loin). Nous pouvons alors nous trouver en présence des cas suivants :

*a.* La paralysie est guérie ; mais pendant son existence, l'antagoniste du muscle paralysé a subi un raccourcissement qui produit une petite déviation de l'œil dans le sens de l'action de ce muscle. Cette déviation étant très petite, peut encore être vaincue par la synergie musculaire (*Strabisme dynamique*).

*b.* Le raccourcissement de l'antagoniste survenu pendant l'existence de la paralysie peut avoir atteint un degré tel que le malade, même après la guérison de cette paralysie, n'est plus en état de le vaincre par l'énergie musculaire ; ce qui constitue alors une déviation constante qui a tous les symptômes du *strabisme concomitant.*

*c.* Le raccourcissement de l'antagoniste peut se produire sans que la paralysie soit complètement guérie ; ce qui nous fournit en même temps les symptômes de la paralysie d'un muscle et ceux du raccourcissement du muscle opposé.

*d.* Le dernier degré consiste dans la paralysie complète d'un muscle et dans la contraction la plus énergique de l'autre. L'œil suit dès lors ce dernier, et se trouve immobile dans l'angle du même côté. Cet état est appelé *contracture paralytique.*

## D. — PRONOSTIC DES PARALYSIES MUSCULAIRES.

Le pronostic de ces paralysies est bien plus favorable lorsqu'on peut les attribuer à une cause périphérique que lorsqu'elles sont d'origine centrale. Dans le premier cas, on les voit souvent disparaître complètement, abstraction faite des cas où il s'agit d'une lésion du nerf ou d'une autre cause que nous ne pouvons espérer guérir (tumeur ayant envahi le nerf ou agissant par compression).

Le pronostic de la paralysie de la troisième paire est d'autant moins grave que la maladie est plus récente et qu'elle a envahi moins de muscles.

La paralysie du moteur oculaire externe, tout en guérissant assez facilement, produit souvent une rétraction du muscle droit interne et laisse persister un strabisme convergent.

Lorsque nous ne pouvons attribuer ces paralysies à une cause périphérique, il faut beaucoup plus de réserve dans le pronostic : car on ne doit pas oublier que ces affections oculaires se présentent souvent pendant la période prodromique ou dans le courant de maladies fort graves.

### E. — ÉTIOLOGIE DES PARALYSIES MUSCULAIRES.

Les causes de ces paralysies musculaires sont ou périphériques ou centrales. Les premières ont une double nature ; elles frappent les nerfs moteurs, soit directement, soit consécutivement à des névralgies de l'orbite et des environs, à la manière des névroses qui surviennent par effet réflexe. Le manque d'exercice d'un muscle paralysé peut provoquer des troubles de nutrition, des atrophies, sans ou avec modifications graisseuses, qui mettent le muscle hors d'état de suffire à ses fonctions, même après la disparition de la cause première. Il n'a pas été prouvé jusqu'ici que l'inflammation du muscle ou que des efforts excessifs aient jamais pu provoquer des symptômes de paralysie d'un muscle oculo-moteur.

Si nous laissons d'abord de côté les influences qui ne constituent qu'exceptionnellement des causes de ces paralysies musculaires, comme l'intoxication saturnine, la diphthérie, la névralgie du nerf facial, etc., nous en constatons d'autres qui se rattachent à trois grandes classes de maladies :

1° L'affection rhumatismale ;
2° La syphilis ;
3° Les affections des centres nerveux.

1° La nature rhumatismale de la paralysie est facile à reconnaître, quand il existe en même temps d'autres affections produites par la même diathèse, ou si le malade accuse un refroidissement subit et prolongé.

2° Il faut soupçonner la cause syphilitique, quand dans les antécédents on rencontre des symptômes de cette maladie. Ces paralysies se présentent dans la troisième période de la syphilis, et très rarement dans la seconde. Leurs causes les plus communes sont des périostites, des exostoses ou des tumeurs gommeuses de la base du crâne, et plus souvent encore les tubercules granuleux que l'on a trouvés sur tout le trajet du nerf. La cause syphilitique est relativement plus fréquente dans la paralysie de la troisième paire.

3° Dans les paralysies de cause cérébrale, le diagnostic sera rendu facile par d'autres symptômes concomitants. Nous y rencontrerons souvent une affection atteignant plusieurs muscles de l'œil animés par des nerfs différents ; nous y trouverons en même temps de l'hémiplégie, des maux de tête caractéristiques, des vertiges, une diminution de l'intelligence, etc. L'expérience a démontré, en outre, que la diplopie observée dans ces paralysies de cause centrale persiste malgré l'emploi de tous les moyens qui ont la propriété d'amener la fusion des images. Après un choix minutieux des prismes, si l'on réussit à réunir ces images, le moindre déplacement ou la plus petite différence dans l'angle du prisme reproduit la diplopie.

On rencontre souvent ces paralysies dans l'ataxie locomotrice, et il n'est pas rare de voir les affections cérébro-spinales manifester leur début par des paralysies des muscles de l'œil. Ces paralysies mêmes sont quelquefois si faibles que l'on ne peut les reconnaître que par la diplopie qui en résulte. Une application exacte des lois physiologiques à l'action des muscles et à la projection des images, nous permet aisément de préciser, d'après la position des images doubles, l'existence d'affections commençantes, et leur valeur clinique viendra souvent prêter, dans les cas appropriés, un appui important au diagnostic de l'affection générale.

Quant à la localisation des affections cérébrales, elle ne trouve certes pas toujours d'appui absolument solide dans les particularités des paralysies des muscles oculo-moteurs. Cependant, elle peut se servir de quelques règles déduites d'un grand nombre d'observations. Les paralysies du muscle droit externe et oblique supérieur, d'origine cérébrale, dépendent habituellement d'une affection de l'hémisphère opposée, tandis que la paralysie de la troisième paire provient alors de l'hémisphère du même côté. Les cas (d'ailleurs rares) de paralysies musculaires des deux yeux sont attribués à des affections des corps quadrijumeaux et du pont.

La paralysie complète d'un nerf indique que le siège de la cause réside en un point où les fibres nerveuses sont déjà réunies dans un tronc nerveux, c'est-à-dire vers la base du crâne ; si la cause agissait dans la région centrale ou vers l'origine du nerf, l'affection devrait être très étendue pour embrasser toutes les fibres. Cependant, il ne faudrait pas oublier que l'hyperhémie cérébrale (active ou passive) seule suffit pour provoquer des paralysies des muscles oculo-moteurs. La méningite basilaire, tuberculeuse, ainsi que la pachyméningite l'occasionnent fréquemment.

Les paralysies des muscles de l'œil sont un symptôme fréquent des affections spinales et apparaissent souvent longtemps avant les autres symptômes. Elles sont alors caractérisées par des apparitions passagères tantôt dans le domaine d'un muscle, tantôt dans un autre ; quelquefois même les deux yeux en sont atteints alternativement.

En dernier lieu nous devons mentionner les paralysies *congénitales* et les observations isolées *de paralysie complète de tous les muscles oculaires* chez des personnes en pleine santé et sans cause connue.

### F. — TRAITEMENT DES PARALYSIES MUSCULAIRES.

Le traitement de ces paralysies, au début, n'est qu'une conséquence naturelle des causes de la maladie et consiste :

1° Dans un traitement médicamenteux ;
2° Dans l'usage des prismes ;
3° Dans une intervention chirurgicale.

L'origine rhumatismale de la maladie impose d'abord la nécessité d'éviter toute cause de refroidissement et de protéger le côté atteint de la tête. Au début, le traitement est antiphlogistique, dérivatif (séné, tartre stibié à dose nauséeuse, iodure de potassium, sudorifiques, application de mouches de Milan au pourtour de l'œil affecté). Après la cessation des symptômes inflammatoires, l'électricité peut devenir très utile. — Dans les paralysies syphilitiques, tous les médicaments antisyphilitiques, à commencer par les mercuriaux et l'iodure de potassium, sont recommandés. — Le traitement enfin des cas de maladie cérébrale comprend les moyens qui s'adressent à cette dernière même.

Pour éviter la diplopie si pénible pour le malade et qui peut occasionner des maux de tête et le vertige, on recommande l'emploi de lunettes qui couvrent l'œil malade d'un verre dépoli.

L'emploi des *verres prismatiques* peut remplir un double but : celui de combattre momentanément la diplopie du malade, et celui d'exercer, de fortifier le muscle affaibli par la paralysie. Contre la diplopie, la force du verre et sa direction dépendent naturellement du degré de la déviation et du muscle paralysé. En thèse générale, le prisme doit être placé devant l'œil, de façon que son arête soit dirigée dans le sens de la déviation, en dehors pour la divergence, en dedans pour la convergence, en haut lorsque l'œil est dévié en haut et *vice versa*. Si les images doubles présentent en même temps une distance verticale et latérale, on peut la corriger par un prisme à réfraction latérale, placé devant un œil, et devant l'autre un prisme à réfraction verticale. De même, en cas de déviation simple dans une direction latérale, lorsqu'il faudrait par exemple un prisme de 10 degrés pour corriger la diplopie, nous pouvons diviser l'effet de ce prisme en plaçant devant chaque œil un prisme de 5 degrés. En aucun cas nous ne pouvons employer des prismes supérieurs à 6 ou 7 degrés pour chaque œil. Cette difficulté et la différence dans la distance des images selon la direction du regard expliquent pour beaucoup de cas l'impossibilité de prescrire l'usage permanent de verres prismatiques dans le but de neutraliser la diplopie.

Pour fortifier le muscle paralysé, à l'aide des prismes, il faut rechercher d'abord le prisme qui corrige complètement la diplopie. Celui-ci trouvé, on doit expérimenter ce qui arrive lorsqu'on place devant l'œil un prisme légèrement plus faible. Les deux images se trouvent alors très rapprochées, et il peut arriver que, dans l'intérêt de la vision simple, le malade les réunisse par un effort musculaire du muscle affaibli. C'est cet effort que nous désirons provoquer, pour exercer le muscle en question. Si la fusion des deux images ainsi rapprochées fait défaut, il faut abandonner l'idée de ce traitement orthopédique. Si elle se produit, nous laissons le malade s'exercer avec ce prisme, qui bientôt fera disparaître la diplopie sans effort. On l'échange alors contre un prisme plus faible et ainsi de suite, jusqu'à ce que la déviation soit guérie. Le choix de ces prismes exige beaucoup de précaution : un prisme trop faible fatiguerait le muscle au lieu de le fortifier, un prisme trop fort augmenterait les contractions de l'antagoniste et, par conséquent, la déviation de l'œil.

Lorsque les traitements indiqués ont donné tout l'effet que nous pouvons attendre d'eux, et qu'il reste un certain degré de déviation et de diplopie, l'*intervention chirurgicale* peut être indiquée [1]. Dans les cas les plus simples de déviation latérale, où la perte de mobilité ne dépasse pas 3 ou 4 millimètres, on obtient la guérison par l'avancement musculaire pratiqué sur le muscle atteint; lorsque la perte de mobilité atteint 5 ou 6 millimètres, cet avancement musculaire combiné avec la ténotomie de l'antagoniste, au besoin suivies de ténotomies des muscles droits interne ou externe de l'autre œil, ramènent le parallélisme des deux yeux et la vision binoculaire simple. Les déviations verticales doivent être corrigées par l'avancement du muscle atteint ou par la ténotomie, exécutée sur celui des muscles de l'œil *sain* dont les contractions accompagnent celles du muscle paralysé; si la déviation est très considérable, il faut faire suivre cette opération de la ténotomie de l'antagoniste du muscle paralysé. En aucun cas il n'est permis d'opérer les muscles obliques. — Quant à la technique et au détail de ces opérations, nous l'exposerons avec l'opération du strabisme (voyez plus loin).

Toute intervention chirurgicale de ce genre ne doit avoir lieu que lorsque la paralysie est déjà très ancienne et que la dé-

---

1. Voy. *de Graefe*, dans Zehenders Klinische Monatsblaetter, 1864, p. 1-22.

viation ou la diplopie sont depuis longtemps stationnaires. Une opération faite trop tôt ou mal à propos pourra avoir pour conséquence, qu'un résultat d'abord satisfaisant sera bientôt insuffisant ou, pis encore, sera suivi plus tard d'une déviation en sens contraire, si la paralysie venait à guérir.

## ARTICLE II.

### SPASMES DES MUSCLES DE L'ŒIL, NYSTAGMUS

Le *spasme tonique* des muscles oculaires paraît des plus rares parmi les affections de l'œil ; il est plus que probable qu'il ne se rencontre pas comme affection idiopathique, mais seulement comme un symptôme de certaines maladies cérébrales. Il en est de même des déviations conjuguées spasmodiques des deux yeux (et de la tête) ; la déviation est dirigée du côté malade dans les affections des hémisphères cérébraux, du côté opposé dans les maladies du pont, des pédoncules et du cervelet.

Le *nystagmus* consiste en mouvements oscillatoires continuels du globe oculaire, le plus souvent dans le sens des muscles droits externes et internes. Quelquefois, le mouvement est rotatoire, et plus rarement encore il a lieu dans le sens vertical. On a observé parfois que le mouvement se ralentit ou s'arrête même entièrement, lorsque le malade fixe un objet dans une direction déterminée. Le nystagmus cesse pendant le sommeil. Sous l'influence d'émotions, le mouvement augmente, ou survient soudainement dans les cas où le nystagmus n'est que périodique.

La vision est presque toujours très faible dans les cas de nystagmus. Cependant, on en rencontre où les malades voient suffisamment pour leurs occupations ordinaires et même pour lire. Parfois, les malades cherchent à compenser l'effet des mouvements oculaires par des mouvements de tête en sens opposé.

L'*étiologie* de cette affection n'est pas parfaitement connue.

Elle survient le plus fréquemment dans les premières années de l'existence avec l'amblyopie congénitale, la microphtalmie, le colobome de la choroïde, l'albinisme, les taies de la cornée, la cataracte, etc.

Dans tous ces cas, la perte de la faculté de fixation paraît la cause prédisposante de la maladie. Cependant, le nombre des observations d'amblyopie congénitale sans nystagmus prouve évidemment que cette circonstance étiologique à elle seule ne suffit pas pour le produire. Il est plus probable qu'il faut y ajouter un trouble dans l'équilibre musculaire, probablement une insuffisance des muscles droits internes ou externes. Ainsi, on a vu le nystagmus s'établir chez des ouvriers mineurs dont le travail dans un éclairage insuffisant exige souvent une position très inclinée de la tête, pendant laquelle ils ne peuvent faire usage que d'un seul œil. En même temps, cet œil se trouve dans l'extrême abduction qui fatigue rapidement le muscle droit externe et l'oblige à exécuter des mouvements rythmiques, pour amener l'œil le plus souvent possible dans la position fortement latérale que le travail des mineurs exige. Ces mouvements rythmiques s'accompagnent dans l'autre œil de mouvements associés, et pour peu que cet état dure le nystagmus se trouve tout établi.

Tandis que dans les cas de nystagmus congénital ou survenu dans les premières années, le changement de place des images sur la rétine n'est pas perçu par les malades, ce phénomène est parfaitement accusé, surtout au début, par les mineurs. Les objets paraissent danser, ce qui provoque une sensation pénible de vertige et des nausées pareilles au mal de mer.

On a constaté une autre cause du nystagmus acquis dans la sclérose cérébrale en plaques (*Charcot*), et ce symptôme peut être comparé alors au tremblement des mains qui survient lorsque les malades veulent exécuter des mouvements déterminés, et qui cesse au repos.

D'après ce qui précède, nous ne pouvons nous étonner que le nystagmus congénital ou survenu dans les premières années se trouve souvent compliqué de strabisme.

*Traitement.* — On a essayé avec des résultats variables l'exercice méthodique des mouvements oculaires, en prenant comme point de départ la direction des yeux dans laquelle le nystagmus s'arrète ou diminue considérablement. Ces exercices doivent être précédés d'un emploi régulier des verres aptes à corriger l'anomalie de réfraction (souvent l'astigmatisme) dont les yeux sont atteints. En cas d'opacités de la cornée ou du cristallin, il faut intervenir pour ouvrir une voie suffisante aux rayons de lumière.

Dans les cas accompagnés de strabisme, et même dans certains cas exempts de strabisme, la ténotomie des muscles atteints de contractions chroniques a été proposée (*Boehm*). L'application du courant constant, ainsi que des injections de strychnine ont été également préconisées. L'usage des verres bleus paraît souvent favorable. D'ailleurs, il ne faudrait pas oublier, dans l'appréciation de l'effet de tous ces moyens, que le nystagmus diminue souvent beaucoup dans l'âge adulte, où il peut même disparaître complètement.

## ARTICLE III.

### STRABISME.

#### A. — SYMPTOMES GÉNÉRAUX ET DIAGNOSTIC DIFFÉRENTIEL.

A l'état normal, si nous regardons un objet, les deux yeux sont dirigés de façon que leurs axes optiques se rencontrent sur l'objet fixé; mais si un individu atteint de strabisme regarde un objet droit devant lui, un de ses yeux seulement sera dirigé sur cet objet, l'autre sera dévié, de manière que son axe optique passera à côté de l'objet.

Dans beaucoup de cas, la direction vicieuse est si évidente que le coup d'œil suffit pour s'en persuader; mais il en est dans lesquels on reconnaît le défaut de symétrie, sans distinguer l'œil dévié. On doit fermer alors les yeux du malade l'un après l'autre, et observer celui qu'on laisse ouvert. S'il garde sa première position, il était dirigé normalement sur l'objet fixé; s'il fait un mouvement, c'est qu'il était dévié et que, forcé de fixer l'objet, il s'est redressé, c'est-à-dire qu'il a amené son axe optique dans la direction nécessaire à la vue distincte de l'objet placé devant lui. La direction du mouve-

ment indiquera en même temps dans quel sens l'œil était dévié :
s'il se dirige en dedans, il était dévié en dehors ; s'il se
dirige en bas, il était dévié en haut et *vice versa*.

Nous venons de voir que l'œil strabique se *redresse*, lorsque
nous le forçons à la fixation, en couvrant l'autre œil de la
main. Si nous observons ce dernier, derrière la main, nous le
voyons changer de direction et suivre d'un mouvement associé
le redressement de l'autre ; par exemple, si dans un cas de
strabisme convergent de l'œil gauche, nous couvrons l'œil
droit, le premier se redresse en se portant en dehors, et en
même temps nous pourrons voir l'œil droit s'associer à ce
mouvement et se diriger en dedans. Il présentera alors un strabisme convergent, qui a reçu le nom de *déviation secondaire*.
Le degré de cette déviation secondaire est exactement le même
que celui du strabisme primitif.

Dans le strabisme paralytique, la déviation secondaire est de beaucoup plus grande que le degré de strabisme, comme nous l'avons
exposé en parlant de cette affection.

Si maintenant nous continuons de fermer l'œil sain, et si
nous faisons tourner l'autre, nous le voyons se mouvoir en tous
sens d'une manière *normale ;* sa *mobilité* n'est qu'un peu augmentée dans le sens de la déviation et un peu diminuée dans le
sens opposé ; mais, en somme, elle est exactement la même que
dans l'œil sain.

Supposons, par exemple, un cas de strabisme convergent de

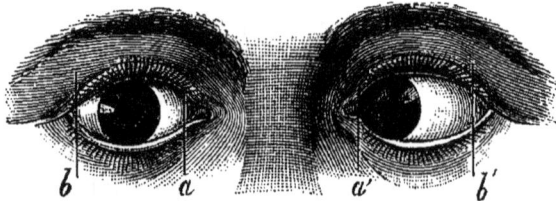

Fig. 180. — Mobilité de l'œil sain (droit) et de l'œil qui louche (gauche); dans ce dernier, la mobilité, tout en ayant la même étendue, est déplacée dans le sens du strabisme.

l'œil gauche (fig. 180), et mesurons la mobilité de chaque
œil à part. Nous trouvons que l'œil sain peut se diriger en

dedans jusqu'à ce que le bord externe de la cornée arrive au point *a*; qu'il peut être dirigé en dehors jusqu'à ce que ce bord arrive au point *b*. L'œil gauche *strabique*, dans l'extrême rotation en dedans, va un peu plus loin jusqu'au point *a'*; dans le sens opposé, cet œil s'arrête un peu plus tôt que l'autre, sa cornée ne va que jusqu'au point *b'*. On peut donc dire que la mobilité 'de l'œil qui louche est faiblement déplacée dans la direction du strabisme, mais son étendue est la même que dans l'œil normal.

Dans le strabisme paralytique, la mobilité est diminuée de toute l'action en déficit du muscle atteint.

Lorsque le malade, ayant les deux yeux ouverts, tourne ses regards dans toutes les directions, l'œil strabique *accompagne* partout et parfaitement l'œil sain de ses mouvements associés.

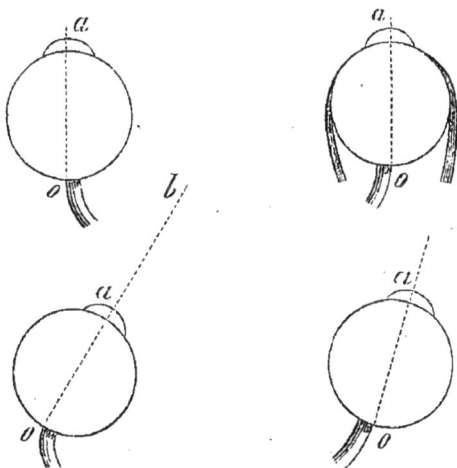

Fig. 181. — Parallélisme des mouvements associés des yeux normaux; l'œil gauche tourne son axe optique dans la direction du point éloigné *b*, et l'autre œil accompagne cette rotation par un mouvement analogue.

En étudiant ce symptôme, qui a fait donner à cette espèce de strabisme le nom de strabisme concomitant, on s'aperçoit aussi que le *degré* de déviation reste le *même* pendant tous les mouvements.

A l'état normal, les deux yeux ayant primitivement leurs

deux axes optiques parfaitement parallèles, conservent ce parallélisme dans tous leurs mouvements latéraux, par la raison
que le même degré d'innervation agit sur les muscles qui les
mettent en mouvement. Par là, une harmonie parfaite dans tous
les mouvement associés. Ainsi, par exemple, si (fig. 181) l'œil
gauche tourne de manière que le pôle antérieur de son axe optique (*a o*) soit dirigé dans le sens d'un point éloigné *b*, l'autre
œil accompagnera cette rotation par un mouvement analogue
qui conservera le parallélisme des deux yeux.

Dans les cas de strabisme concomitant, l'œil qui louche
accompagne également les mouvements de rotation de l'autre
œil, et dans la même étendue (l'innervation étant intacte):
Mais puisque les axes optiques ne sont déjà pas parallèles,

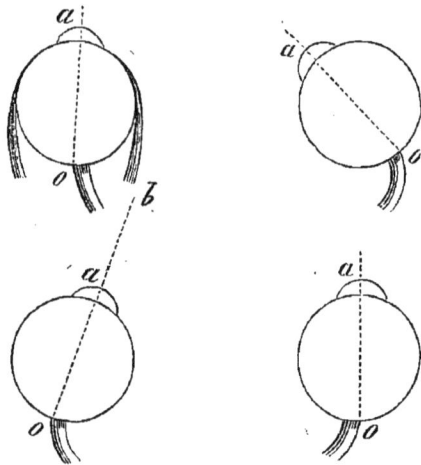

Fig. 182. — Strabisme convergent de l'œil droit. Lorsque l'œil sain tourne vers le
point éloigné *b*, l'autre exécute un mouvement de même étendue, et le strabisme
reste par conséquent le même.

quand le mouvement commence, ils ne le seront pas davantage
pendant le mouvement ou après son exécution. Par exemple,
dans le cas de strabisme représenté par la figure 182, l'axe
vertical de l'œil droit est dévié en dedans, tandis que celui de
l'œil gauche est dirigé tout droit en avant. Si maintenant l'œil
gauche sain se dirige à droite, de manière que son axe optique
regarde le point *b*, l'autre œil tournera d'autant à droite.

L'étendue du mouvement sera la même, les yeux loucheront comme auparavant.

On peut aussi se représenter ce symptôme d'après la figure 183. L'œil gauche est l'œil dévié. Lorsque le regard est dirigé à gauche, l'œil droit tournera du côté du nez, de sorte que le centre de la cornée, situé d'abord au-dessus du point $a$, se trouve maintenant au-dessus du point $b$. L'œil gauche, qui

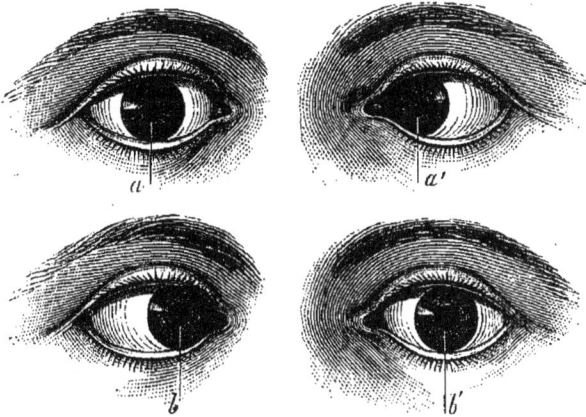

Fig. 183. — L'œil gauche est celui qui louche. Lorsque le regard est tourné à gauche, l'œil sain se dirige du côté du nez (de $a$ vers $b$). En même temps, l'œil strabique exécutera le mouvement associé (de $a'$ vers $b'$) et le strabisme restera le même.

est l'œil strabique, exécutera le mouvement associé par un déplacement de la même étendue; le centre de sa cornée ira de $a'$ vers $b'$, et le strabisme restera le même.

Dans le strabisme paralytique, l'œil malade ne peut plus accompagner, dans la direction du muscle paralysé, les mouvements de l'autre œil, et le degré de déviation devient d'autant plus grand que le regard se porte davantage dans ce sens.

Dans les cas où le strabisme est très prononcé, son diagnostic ne présente aucune difficulté; la simple inspection des yeux suffit, et il ne nous restera, pour plus de précision, qu'à rechercher les symptômes qui caractérisent le strabisme non paralytique. Mais lorsque la déviation est peu prononcée, un examinateur peu exercé pourrait avoir quelque difficulté, sur-

tout pour trouver lequel des deux yeux est celui qui louche.
Pour se tirer d'embarras, on n'aura qu'à recouvrir alternativement l'œil droit et l'œil gauche, pendant qne le malade fixe un
objet éloigné de 6 ou 8 pieds de ses yeux. Il sera facile alors de
constater lequel des deux fait, au moment où l'on recouvre
l'autre, un mouvement de redressement nécessaire pour diriger
son axe optique sur le point fixé. C'est cet œil qui était primitivement dévié.

Pour la *mesure linéaire* de la déviation, il faut, pendant que

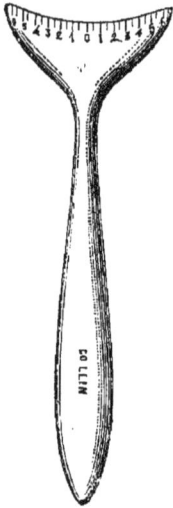

Fig. 184. — Strabomètre
de *Laurence*.

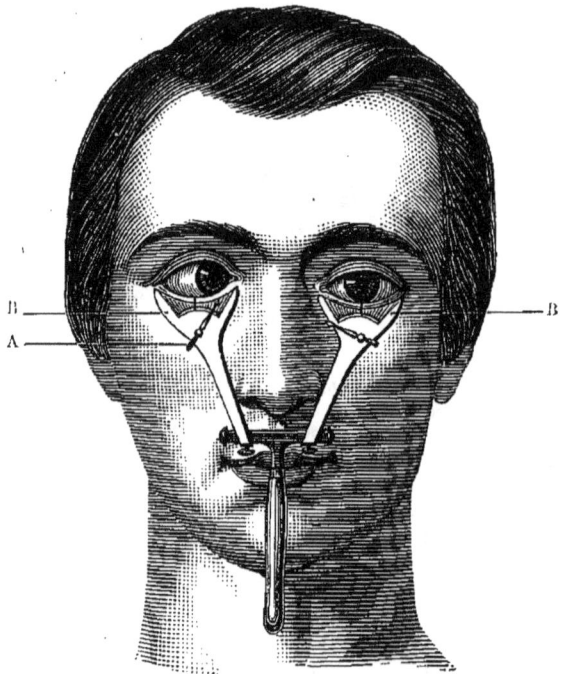

Fig. 185. — Strabomètre de *Meyer*. La distance entre la
pointe de l'aiguille A et celle de l'aiguille B indique la
mesure linéaire du strabisme.

les yeux se trouvent dans la position médiane, déterminer la
distance qui sépare le centre de la cornée de l'angle interne,
en cas de strabisme convergent, ou de l'angle externe, en cas
de strabisme divergent. Supposons que dans l'œil sain cette
distance soit de 15 millimètres, dans l'autre œil de 7 millimètres, la déviation serait par conséquent de 8 millimètres. On

peut mesurer aussi d'après le conseil de *de Graefe*, à l'aide d'un compas, sur le bord libre de la paupière inférieure, la distance qui sépare le point situé juste au-dessous du centre de la cornée déviée, du point au-dessous duquel se trouverait le centre de la cornée, si l'œil était normalement dirigé.

Parmi les divers instruments (*strabomètres*) employés pour faciliter la mesure linéaire du strabisme, nous représentons celui de M. *Laurence* et celui que j'ai fait construire moi-même. Les figures ci-jointes (184 et 185) nous dispensent de toute description.

Quant aux *directions*, le strabisme peut les affecter toutes; la plus fréquente, toutefois, est celle du strabisme *convergent* et *divergent;* les plus rares sont les directions vraiment diagonales. Souvent on observe, en même temps qu'une déviation latérale très prononcée, une déviation légère en haut ou en bas. Cette dernière déviation est produite par la supériorité physiologique d'un muscle sur son antagoniste, supériorité supprimée à l'état normal par la synergie musculaire et qui se fait sentir aussitôt que cette dernière est suspendue. D'un autre côté, on ne doit pas oublier qu'à l'état normal déjà il existe, pendant que l'œil est dirigé en haut, une disposition à la divergence, et, pendant qu'il est dirigé en bas, une disposition à la convergence. En un mot, la cornée s'élève un peu dans le strabisme divergent et s'abaisse légèrement dans la déviation interne. Il n'est donc pas rare d'observer des strabismes obliques de ce genre, que l'on distingue facilement de ceux où la position diagonale est produite par des modifications essentielles de deux muscles. On devra, dans ce but, étudier la déviation secondaire de l'œil sain; si dans un strabisme convergent et inférieur (déviation de l'œil en dedans et en bas), la déviation secondaire de l'autre œil ne se produit qu'en dedans, la direction vicieuse en haut n'est qu'une conséquence du strabisme interne.

## B. — STRABISME ALTERNANT.

Une forme de strabisme assez commune est celle du *strabisme alternant :* dans cette variété, le sujet présente indifféremment un strabisme de l'œil droit ou de l'œil gauche.

Dans une partie de ces cas, le malade peut immédiatement, et à son gré, choisir avec lequel de ses yeux il veut fixer l'objet; dans une autre, l'œil habituellement louche se redresse sous l'influence de la volonté, et l'autre se dévie. Cette forme se développe généralement à la suite du strabisme monolatéral, pendant que le muscle analogue de l'autre œil montre une tendance prononcée à une contracture synergique, tendance qui gêne beaucoup la fixation des objets situés de côté. Dans un strabisme convergent de l'œil gauche, par exemple, le droit interne de l'autre œil tendra bientôt à se contracter aussi ; et si le malade veut fixer un objet situé à sa droite, il lui sera souvent difficile de relâcher ce muscle pour tourner l'œil droit en dehors. Il préférera alors fixer l'objet avec l'œil gauche qui est tourné favorablement à cet effet, et alors l'œil droit se déviera.

De cette façon, dans le strabisme convergent alternant, chaque œil fixera les objets du côté opposé, et, dans le strabisme divergent alternant, les objets situés de son côté.

### C. — INFLUENCE DU STRABISME SUR LA VISION.

Théoriquement, tous les strabiques devraient avoir de la *diplopie;* mais, en réalité, nous ne trouvons ce phénomène que dans les cas récents, dans les cas consécutifs aux paralysies et dans ceux où le strabisme n'existe que pour certaines distances de la vue. Dans ces cas, l'image appartenant à l'œil dévié est plus faible, bien moins nette que l'autre, ce qui lui a fait donner à tort le nom d'*image fausse.* Cette inégalité dans la netteté des deux images vient de ce que, dans l'œil sain, l'impression a lieu vers le centre de la rétine, à la partie la plus sensible; tandis que, dans l'autre œil, l'impression tombe, selon le degré de la déviation du globe oculaire, sur une partie plus éloignée du centre. A part cela, l'œil qui reçoit l'impression au centre de la rétine est bien adapté à la distance de l'objet qu'il regarde, tandis que, dans l'autre, l'adaptation n'étant pas aussi parfaite, l'image sera moins nette et entourée de cercles d'irradiation.

On s'est servi de cette inégalité des images pour expliquer le manque de diplopie dans la plus grande partie des strabismes concomitants, croyant que, gêné par les deux images, le cerveau ne tient plus compte de l'impression plus faible qui lui est transmise par l'œil dévié, et que ce dernier finit par ne plus concourir à la vision. Pourtant, cette abstraction, que fait pour ainsi dire le cerveau de l'impression de l'œil strabique, paraît d'autant plus surprenante que la transmission même est restée intacte, ce dont on s'aperçoit facilement en faisant fermer l'œil sain. De plus, quoique la perception directe n'ait lieu qu'avec l'œil normalement dirigé, l'œil dévié concourt à la vision, même dans les cas exempts de diplopie, en contribuant à l'étendue du champ visuel.

Dans beaucoup de cas, la diplopie existe au commencement de l'affection et disparaît en raison de l'augmentation de la déviation; cela tient à ce que l'image des objets se forme de plus en plus loin de l'endroit de la vue centrale, et l'on sait que la sensibilité rétinienne diminue de force à mesure que l'on se rapproche de la périphérie de cette membrane. On peut alors reproduire la diplopie, en forçant l'attention de constater l'existence des deux images et en mettant devant l'œil dévié un verre prismatique, la base tournée du côté opposé à la déviation; les rayons lumineux subissent alors une réfraction qui les porte plus près du centre de la rétine. En même temps, on affaiblit l'image transmise à la rétine de l'œil sain, en mettant devant celui-ci un verre d'une nuance foncée (violet), qui rend cette image plus égale à celle de l'autre œil.

Déjà nous avons fait remarquer que, dans le strabisme alternant, le malade employait alternativement ses deux yeux, et conservait ainsi la force visuelle de chacun. Il n'en est pas ainsi dans le strabisme monolatéral; l'œil strabique perd toujours de sa force visuelle et paraît bientôt affecté d'AMBLYOPIE. Nous devons pourtant ajouter que la force visuelle ne s'éteint jamais sur toute la rétine, mais seulement sur certaines parties. C'est la vue centrale qui s'affaiblit la première, et cet affaiblissement s'étend de la tache jaune à la partie externe de la rétine, tandis que la partie interne conserve sa sensibilité le plus longtemps. Cette amblyopie présente successivement trois formes :

*a.* La première est la même que nous rencontrons en dehors du strabisme, toutes les fois qu'un œil, par une cause optique (taies de la cornée, opacités du cristallin), ne participe plus à la vision directe. Dans ces cas, la vue centrale est plus ou moins affaiblie, mais la vue excentrique est normale; les limites du champ visuel sont intactes, et la netteté des images diminue vers la périphérie, comme à l'état normal. C'est dans ces cas que les moyens optiques, qui augmentent la grandeur des images en proportion de l'affaiblissement de la vue, sont d'une grande utilité. (Traitement par l'exercice méthodique de l'œil avec des verres convexes.)

*b.* Dans la période consécutive à la première, la sensibilité marquée de la tache jaune s'éteint, et avec elle la vue centrale. L'œil ne fixe plus exactement, et, au lieu de pointer d'aplomb sur l'objet qu'il veut voir, il fait des mouvements incertains pour chercher le point de la rétine le plus favorable à la vue. Généralement, ce point est sur la partie interne de cette membrane.

*c.* Dans une troisième période, la partie interne de la rétine seule est encore sensible aux perceptions *qualitatives,* et le malade, pour voir de l'œil affecté, le dirige de façon que l'axe optique ne tombe pas sur l'objet, mais bien en dedans de lui. Dans tous ces cas, l'ophtalmoscope ne nous transmet aucun signe d'altération de la rétine ou du nerf optique. Ce fait reste donc inexpliqué jusqu'ici; car la gêne de la circulation produite par la contraction musculaire, ainsi que la destruction de l'équilibre des pressions, qui ont été alléguées comme cause générale des modifications dans la texture de la rétine, n'expliquent en rien pourquoi, dans tous les cas de strabisme, c'est la partie interne de la rétine qui conserve le plus longtemps une partie de sa sensibilité.

### D. — ÉTIOLOGIE DU STRABISME CONCOMITANT.

Le strabisme existe rarement dès la naissance; en général, il ne se développe que lorsque l'enfant commence à observer, à devenir attentif. Au début, la déviation n'existe que par moments (*strabisme périodique*); plus tard, ce phénomène devient constant. La déviation périodique produit la diplopie, et comme les images doubles gênent la vue, s'il est impossible de les fusionner, les enfants les écartent involontairement l'une de l'autre, en augmentant la déviation préexistante. Il faut attribuer, dans la plupart des cas, une prédisposition au strabisme à un défaut d'équilibre entre les forces relatives des muscles. Ce défaut est dû à une prépondérance congénitale soit des muscles droits internes, soit des externes. Il est très probable que ce défaut est assez fréquent, mais le plus souvent, les besoins de la vision binoculaire simple suffisent pour combattre cette inégalité des forces musculaires; la vision binoculaire simple oblige au parallélisme des axes optiques qui devient habitude. Mais on comprend facilement que la cause prédisposante étant donnée, toutes les circonstances qui rendront la vision binoculaire difficile ou impossible, permettront au globe oculaire de s'abandonner sans résistance à celui des muscles dont l'action prévaut.

Nous rencontrons ces circonstances 1° dans les ophtalmies du bas âge pendant lesquelles l'œil atteint est exclu de la vision ;

2° Dans tout ce qui diminue l'acuité visuelle d'un œil ou des deux yeux : taies de la cornée, cataractes congénitales, maladies du fond de l'œil, enfin les anomalies de la réfraction. Cette dernière cause est si importante que nous y reviendrons en détail;

3° Dans les paralysies musculaires et dans toutes les occasions qui imposent au regard du jeune enfant une direction déterminée, difficile à conserver avec les deux yeux (position du berceau par rapport à la lumière, etc.), surtout lorsque cette gêne se prolonge ou se renouvelle souvent.

Dans toutes ces circonstances, le strabisme peut survenir, et il sera convergent en cas de prépondérance des muscles droits internes, ou divergent si la force des muscles externes est supérieure.

Le développement du strabisme trouve alors une facilité bien plus grande lorsque les yeux sont atteints d'anomalies de la réfraction. *Donders* a trouvé l'hypermétropie 77 fois sur 100 individus avec strabisme convergent, et la myopie 2 fois sur 3 dans les cas de strabisme divergent.

Les rapports entre le strabisme et les anomalies de la réfractions sont les suivants :

Nous avons déjà vu (page 513) que le caractère distinctif de l'hypermétrope est de se servir de son accommodation même pour la vue à distance. La physiologie nous enseigne que tout effort d'accommodation est lié à un effort de convergence des yeux ; lors donc que l'hypermétrope regarde de loin et qu'il se trouve dans la nécessité de faire déjà usage d'une grande partie de son accommodation, cette dernière doit s'accompagner d'une certaine convergence des yeux. Ainsi un hypermétrope regarde un objet situé à 6 mètres de distance : il fait un effort d'accommodation pour le voir distinctement, et en même temps, les deux yeux convergent de façon que leurs axes optiques se croisent à une distance plus rapprochée. Il en résulte une diplopie homonyme, la position des yeux n'étant plus en rapport avec l'éloignement de l'objet que l'on regarde.

Cependant la vision éprouve un trouble si grand par les images doubles que l'hypermétrope supprime plutôt son effort d'accommodation et consent à voir indistinctement, pour éviter la diplopie. Ceci a lieu lorsque la vision binoculaire est parfaitement équilibrée, que la force visuelle est aussi forte dans un œil que dans l'autre. Si l'on rend alors la vision binoculaire impossible, en cachant par exemple un des yeux avec la main, l'hypermétrope naturellement n'a plus de diplopie à craindre et fait appel à l'accommodation nécessaire pour voir l'objet distinctement. On reconnaît alors, en regardant derrière la main, qu'une forte convergence de l'œil caché a accompagné cet effort d'accommodation et que cet œil louche en dedans.

Ce que nous faisons ici artificiellement, la nature le fait dans un certain nombre de cas. Ainsi, un œil est-il plus faible que l'autre par une cause quelconque, amblyopie, taie de la cornée, etc., de sorte que la vision binoculaire n'existe déjà plus ou que l'image venant de l'œil plus faible s'efface facilement au moment de la diplopie, l'œil sain fera usage de toute l'accommodation nécessaire pour la vision distincte, et l'autre se déviera en dedans. Il s'établit ainsi un strabisme convergent.

Ce strabisme ne se manifeste généralement d'abord que lorsque l'hypermétrope regarde fixement à une distance donnée, tandis que pour d'autres distances les yeux conservent leur position normale. C'est alors un *strabisme périodique ;* mais il suffit, pour que le strabisme devienne bientôt définitif, que les occupations de l'hypermétrope ramènent souvent la nécessité de fixer à la distance mentionnée.

Ce que nous venons de dire pour l'inégalité de la force

visuelle des deux yeux conserve sa valeur pour toute autre
cause qui supprime passagèrement ou tout à fait la vision
binoculaire ; par exemple, une ophtalmie qui a provoqué
l'occlusion des paupières ou rendu nécessaire l'application
prolongée d'un bandage sur l'œil. Tout ce qui gêne la vision
binoculaire peut devenir cause de strabisme chez un hypermétrope. Si donc une cause même insignifiante mais permanente fait regarder un enfant de côté, de façon qu'un œil seulement regarde à la fois (une mèche de cheveux vers la tempe,
la position du berceau, par rapport à la lumière, telle que
l'enfant ne puisse regarder le jour que d'un œil à la fois), et
si cet enfant est hypermétrope, les efforts d'accommodation in-
terviendront et l'enfant louchera.

Dans les cas de taies de la cornée (invoqués si souvent comme
cause de strabisme), l'inflammation, cause de ces taies, peut se
propager aux muscles et en provoquer directement le raccourcissement. Plus souvent, l'affaiblissement de la vision qui résulte de la taie dispose le malade à se priver de la vision binoculaire, et s'il est hypermétrope, l'œil sain emploiera toute son
accommodation, tandis que l'autre se déviera en dedans, suivant
le mécanisme exposé plus haut.

Dans tous les cas cités, le strabisme ne se déclare pas d'emblée ; ce n'est que lorsque vers l'âge de cinq ou six ans les enfants veulent se servir de leurs yeux pour voir exactement et
distinctement, que le strabisme s'établit. L'œil qui est exclu de
la vision par une des causes indiquées, s'affaiblit et devient de
plus en plus incapable de concourir à l'acte de la vision binoculaire, en même temps que le strabisme augmente.

Les rapports entre le strabisme divergent et la myopie sont
faciles à saisir. Cette anomalie de la réfraction a pour conséquence d'obliger les personnes qui en sont atteintes à rapprocher les objets qu'ils regardent, et par cela même à faire converger les yeux à de courtes distances. Elle impose donc aux
muscles droits internes un travail bien plus considérable et
qui peut excéder leurs forces. Lorsqu'il s'agit surtout de maintenir pendant longtemps cette convergence excessive dans un
travail d'application, les muscles droits internes arrivent très
vite à se fatiguer (*insuffisance des muscles droits internes*). Si
cependant, le myope continue ce même travail, un des yeux
cédera à la fatigue musculaire ; il se déviera un peu en dehors

et, de là, un trouble de la vision qui ira jusqu'à la diplopie, dès que la divergence des deux axes optiques sera un peu accusée. Cette diplopie gêne beaucoup le malade, qui, pour s'en débarrasser, fait ou des efforts de plus en plus grands pour vaincre la faiblesse des muscles droits internes et pour conserver la convergence nécessaire, ou ferme un de ses yeux et, vu l'impossibilité de faire converger ses yeux à la distance de sa vision distincte, renonce à la vision binoculaire. L'œil exclu de la vision suit alors, derrière les paupières fermées, les mouvements de son congénère par un mouvement associé; il se dévie en dehors. Si l'on veut constater ce dernier phénomène, il suffit en pareil cas de couvrir un œil par la main, derrière laquelle on peut observer la position du globe oculaire, tandis qu'avec l'autre œil le malade continue à fixer un objet rapproché à la distance de sa vision distincte.

Voilà aussi la raison qui nous fait voir tant de personnes atteintes de myopie forte, fermer un de leurs yeux au bout de quelque temps de travail, ou tenir de côté l'objet qu'ils regardent, le livre dans lequel ils lisent, par exemple, de manière qu'ils ne lisent plus que d'un seul œil. Ces mouvements sont instinctifs pour éviter les efforts de convergence, qui fatiguent leurs yeux et produisent même des douleurs périorbitaires. D'autre part, cette exclusion instinctive ou volontaire d'un œil, exclusion qui s'accompagne d'une déviation en dehors comme nous l'avons vu plus haut, conduit facilement à une divergence stationnaire des yeux, au strabisme divergent permanent; surtout, si le malade est obligé de travailler dans ces conditions pendant longtemps sans interruption, ou s'il est forcé par l'état de sa réfraction de regarder de très près.

Ceci explique pourquoi le strabisme divergent se rencontre beaucoup plus fréquemment parmi les myopes que parmi les emmétropes. Ceux-ci peuvent éloigner les objets à une assez grande distance de leurs yeux, pour éviter un degré de convergence supérieur à la force de leurs muscles droits internes. Chez le myope, au contraire, il y a nécessité absolue de rapprocher l'objet très près des yeux, jusqu'à la distance de la vision distincte, et le travail des muscles droits internes est indispensable tant que la vision binoculaire n'est pas sacrifiée. Il est vrai que souvent la force de ces muscles est suffisante, aussi longtemps du moins que la myopie reste stationnaire;

mais si le degré de la myopie augmente rapidement, et qu'un plus grand rapprochement des objets, par conséquent aussi une plus forte convergence des yeux, devienne nécessaire, la force des muscles droits internes n'augmente pas toujours au même degré, et leur insuffisance s'établit.

La myopie, surtout portée à un haut degré, peut aussi produire un strabisme convergent. La vue n'étant nette que pour les objets très rapprochés, il faut une forte convergence des yeux pour réunir les axes optiques sur le point que l'on regarde, convergence qui ne peut être exécutée que par la contraction énergique des muscles droits internes. Si cette contraction est de longue durée, elle conduit à un état plus ou moins stable et finit par rendre impossible le relâchement simultané de ces muscles. Ce relâchement est cependant indispensable pour la vision des objets éloignés, qui exige le parallélisme des axes optiques. L'un des yeux reste alors dévié en dedans : il se produit des images doubles, dont l'écartement excite le muscle droit interne à se contracter davantage, et le strabisme convergent se trouve établi.

## E. — MARCHE ET TERMINAISON DU STRABISME.

Dans certains cas de strabisme la déviation peut disparaître spontanément ; ce sont des strabismes périodiques, consécutifs aux spasmes et paralysies musculaires, ou survenus à la suite de l'hypermétropie, strabismes périodiques qui peuvent cesser d'eux-mêmes après la correction du défaut de réfraction ou après la guérison de l'affection qui les avait causés. Mais le strabisme devenu stable et établi d'une façon permanente ne guérit pas sans l'intervention du médecin.

Une autre terminaison qui peut arriver est la transformation en strabisme concomitant alternant, dont nous avons indiqué le développement et les symptômes. Cette terminaison est assez favorable, en ce sens que, par l'emploi alternatif des yeux, elle prévient l'affaiblissement de la vue, l'amblyopie dite par exclusion. Dans tous les cas où l'on doit retarder l'opération, nous cherchons même, pour cette raison, à changer le strabisme simple en un strabisme alternant, en couvrant méthodiquement l'œil sain, pour forcer l'autre au redressement et à l'activité musculaire nécessaire à la fixation des objets. Dans ce but, nous prescrivons de faire porter plusieurs heures par jour des lunettes qui placent devant l'œil bien dirigé un verre dépoli et devant l'autre un verre neutre (en cas d'emmétropie) ou un verre convexe qui corrige l'hypermétropie.

Une troisième terminaison peut encore avoir lieu : c'est le changement dans la structure du muscle contracté et dans celle de son antagoniste, qui est relâché. Le premier subit peu à peu une modification fibreuse, qui peut atteindre même le tissu cellulaire environnant. Cet état se reconnaît facilement, parce qu'il change l'activité musculaire, de façon que l'œil ne se tourne plus dans la direction du muscle atteint avec un mouvement uniforme, mais bien par de petites secousses, produites par les contractions réitérées du muscle. L'antagoniste, relâché de plus en plus, devient de moins en moins puissant, et, comme conséquence, la mobilité de l'œil dans la direction de ce muscle diminue jusqu'à devenir nulle. Cette terminaison est relativement rare.


### F. — TRAITEMENT DU STRABISME.

Lorsque le strabisme concomitant est récent, qu'il est encore purement dynamique et que l'on peut trouver sa cause déterminante, c'est à cette dernière que l'on doit s'attaquer d'abord. Ainsi, si le strabisme est le symptôme d'un état anormal de la réfraction, tel que la myopie ou l'hypermétropie, on doit neutraliser ces affections par l'emploi rationnel des verres concaves ou convexes. Dans l'hypermétropie on prescrit d'abord les verres qui permettent de voir distinctement à distance, et au besoin des verres un peu plus forts pour le travail. Si le strabisme survient néanmoins, on peut pendant quelque temps mettre l'accommodation tout à fait hors d'usage par l'emploi de l'atropine ou de la duboisine. Il faut alors prescrire l'emploi des verres qui corrigent totalement l'hypermétropie, et une autre paire de lunettes qui permet le travail à la distance de 35 à 40 centimètres.

En cas de myopie, on ordonne des verres pour la lecture et l'écriture à la distance convenable de 35 à 40 centimètres. (Les détails sur le choix et l'emploi des verres dans la myopie et l'hypermétropie ont été exposés dans le chapitre des anomalies de réfraction).

## 1. Traitement orthopédique.

La première condition d'un succès de ce traitement repose sur la possibilité de provoquer la vision binoculaire chez le malade. Dans quelques cas (5 p. 100) cette vision existe d'emblée. Dans un plus grand nombre de cas, nous pouvons la provoquer (15 p. 100). Dans d'autres cas (25 p. 100), on ne peut l'obtenir qu'après l'opération. La présence de la vision binoculaire se révèle par la diplopie, que le malade accuse ou que nous pouvons faire naître par différents moyens. Nous découvrons facilement son existence par l'emploi d'un prisme. Après avoir examiné séparément chaque œil, noté sa manière de fixer un objet (avec fixation centrale ou excentrique), son acuité visuelle, son état de réfraction et d'accommodation, nous engageons le malade à regarder avec ses deux yeux la flamme d'une bougie placée à la distance de 2 ou 3 mètres. Il arrive rarement que le malade accuse immédiatement de la diplopie (signe irrécusable d'une vision binoculaire). Dans d'autre cas, nous réussissons à rendre visibles au malade les deux images venant de ses deux yeux, en plaçant devant l'œil dont il se sert habituellement un verre coloré (violet) et en usant de prismes. Si d'aucune manière nous ne pouvons obtenir la perception des images doubles, la vision binoculaire fait défaut.

Les exercices dont nous faisons usage pour la reproduire portent, en partie sur l'œil strabique, en partie sur les deux yeux. Il s'agit, avant tout, d'exercer à part l'œil dévié, pour obvier à l'affaiblissement visuel qui résulte de ce que le strabique ne se sert pas habituellement de cet œil. Pour cela, nous faisons recouvrir l'œil normal avec un bandeau que le malade doit porter une ou plusieurs heures par jour. En second lieu, on lui fait lire avec l'œil qui louche habituellement de gros caractères qu'il puisse bien distinguer. S'il ne les voit pas bien, on emploie une loupe. Ces exercices doivent être faits pendant quelques minutes et répétés plusieurs fois par jour. Peu à peu, à mesure que la vision s'améliore, on passe à des caractères plus petits et à des verres convexes plus faibles, et en même temps on prolonge la durée des exercices.

Lorsque l'acuité de l'œil dévié a suffisamment gagné, il s'agit de provoquer la vision simultanée avec les deux yeux, c'est-à-dire la diplopie. Souvent cette dernière, si le strabisme n'a pas trop d'étendue, s'établit spontanément; sinon, nous la provoquons à l'aide d'exercices particuliers faits avec le stéréoscope ou avec les verres prismatiques. En se servant des prismes, on fait bien de placer, au moment des exercices, un verre coloré (violet) devant l'œil normal; puis on choisit la flamme d'une bougie, à la distance de 2 à 3 mètres, comme objet de fixation. Par l'emploi d'un verre prismatique à réfraction verticale, placé devant l'œil dévié, on réussit à rendre visible au malade les deux images différemment colorées venant de ses deux yeux, surtout si l'on cache par moment un des yeux et qu'on le découvre subitement. Après avoir répété cette expérience pendant quelque temps, le malade finit par se rendre compte de sa diplopie, même sans l'interposition des verres.

Ceci obtenu, on choisit le verre prismatique apte à réunir dans une seule les deux images. Si ce prisme était plus fort que 12 degrés, il faudrait abandonner l'idée du traitement par les prismes, parce que le malade ne pourrait pas s'en servir d'une façon constante (à cause de leur poids et de l'aberration des couleurs qu'ils produisent); il faudrait avoir recours au stéréoscope.

Si le prisme correcteur a moins de 12 degrés, on en prescrit au malade l'usage constant de la façon suivante : On divise l'effet entre les deux yeux en plaçant devant chaque œil un prisme de 6 degrés, la base en dehors pour le strabisme convergent, en dedans pour le strabisme divergent. Au bout de quelque temps (quinze jours à trois semaines), on pourra changer ces verres contre d'autres d'un degré moins fort, et ainsi de suite, jusqu'à ce que la déviation soit corrigée. Cet effet résulte de la contraction isolée que le prisme provoque de la part de l'antagoniste du muscle auquel la déviation est due (voy. p. 500).

Ce traitement demande autant de circonspection et d'attention du côté du médecin que de patience du côté du malade.

L'emploi du stéréoscope dans le traitement du strabisme, proposé d'abord par M. *du Bois-Reymond*[1], a été surtout déve-

1. *Traitement orthopédique du strabisme* dans *Archiv für Anatomie und Physiologie*, 1852, p. 544.

loppé par M. *Javal*. On place dans chaque champ du stéréoscope
un carton au centre duquel se trouve un pain à cacheter noir de
2 centimètres de diamètre. Sur la même verticale, d'un côté
au-dessus du pain à cacheter, de l'autre au-dessous, sont des
points plus petits, l'un rouge et l'autre vert. Il s'agit d'obtenir
un fusionnement des deux champs visuels, de façon que le
malade perçoive trois pains à cacheter situés dans une verticale. Suivant que le sujet à exercer est atteint du strabisme
convergent ou divergent, l'écartement des pains à cacheter
variera entre 3 et 12 centimètres. Lorsque le fusionnement a
été obtenu pour une distance déterminée, on modifie progressivement cette distance, jusqu'à ce que le parallélisme des
yeux soit rétabli. On continue ces exercices d'abord à l'aide des
pains à cacheter, puis avec des objets de plus en plus difficiles à fusionner (des lettres et des mots).

### 2. Opération du strabisme.

a. *Considérations générales*. — Pour bien faire comprendre le
mécanisme selon lequel l'opération du strabisme produit l'effet
voulu, il me paraît indispensable de faire précéder la description
du procédé opératoire de quelques considérations théoriques sur le
principe de cette opération.

Si l'on se représente un corps sphérique suspendu dans l'espace

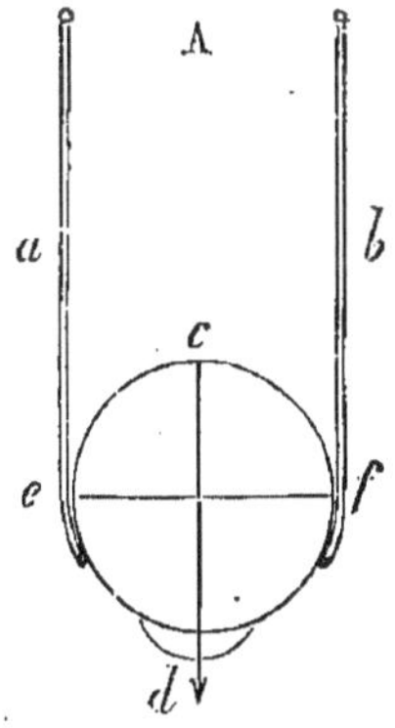

Fig. 186. — *a* et *b* sont les deux fils
dont l'équilibre maintient l'axe *cd*
dans sa position verticale.

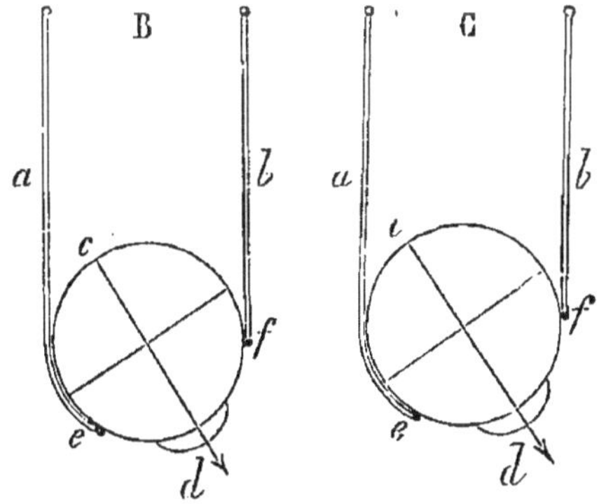

Fig. 187. — L'axe *cd* prend une position
oblique, parce que dans B le fil *a* a été
allongé, dans C le fil *b* a été raccourci.

à l'aide de deux fils, comme dans la figure 186, de manière que son axe soit placé verticalement, il est facile de comprendre par quels moyens différents l'équilibre de ce corps ainsi suspendu peut être dérangé. Ainsi, si nous allongeons le fil *a*, le corps sphérique prendra immédiatement une position comme dans la figure 187 B, c'est-à-dire que son axe aura quitté la perpendiculaire et sera placé dans une position oblique. Ce même effet se produira si nous raccourcissons le fil *b* (fig. 187 C).

Un autre moyen mécanique pour modifier l'équilibre de ce corps sphérique serait de changer, en laissant aux fils leur longueur primitive, les points où ils sont attachés au corps qu'ils retiennent. Ainsi, après avoir détaché (fig. 188 D) l'extrémité inférieure du fil *b* du point *f*, si on la fixe au point *f'*, c'est-à-dire à un endroit plus rapproché du pôle inférieur *d*, il est évident que le corps sera tourné

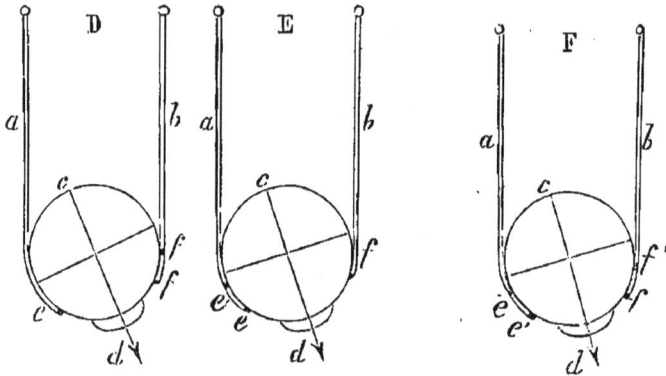

Fig. 188. — L'axe *cd* prend une position oblique, parce que dans D le point d'attache du fil *b* a été transporté de *f* en *f'*; dans E, le point d'attache du fil *a* a été transporté de *e* en *e'*.

Fig. 189. — La position perpendiculaire de l'axe *cd* peut être obtenue, soit par l'allongement du fil *b* ou le raccourcissement du fil *a*, soit en déplaçant le fil *b* de *f* en *f'* ou le fil *a* de *e* en *e'*.

avec son pôle inférieur vers le fil *b*, qui agit avec d'autant plus de force sur la direction du corps sphérique, que son point d'attache est plus près du point *d*. On obtiendra le même résultat en reculant (fig. 188 E) le fil *a* de *e* vers *e'*. Ce fil perd alors de son influence sur la direction du corps sphérique, parce que son point d'attache se sera éloigné du pôle *d* sur lequel il agit.

Il est tout naturel que, lorsque un corps sphérique primitivement équilibré comme dans la fig. 186 A, a perdu cette position par une raison quelconque, nous puissions le ramener à sa position normale, soit en modifiant la longueur des fils auxquels il est suspendu, soit en changeant leur point d'attache. Par exemple, s'il s'agissait de donner au corps sphérique représenté dans la figure

189 une position telle que son axe $c\,d$ devînt perpendiculaire, nous pourrions obtenir cet effet, soit en raccourcissant le fil $a$ ou en allongeant le fil $b$, soit en transportant le bout inférieur du fil $b$ de $f$ à $f'$, ou celui du fil $a$ de $e$ en $e'$.

Ceci posé, nous pouvons appliquer ces lois mécaniques au globe oculaire qui est maintenu en équilibre par des forces musculaires agissant comme antagonistes, en ce sens que l'une le dirige en dedans, une autre en dehors, une troisième en haut et une quatrième en bas.

Lorsque le parallélisme des axes optiques est dérangé, nous aurions, d'après ce qui précède, divers moyens mécaniques à notre disposition pour ramener ce parallélisme, à savoir, la modification de la longueur des muscles ou de leur point d'attache. Nous employons exclusivement le second de ces deux principes, que nous mettons en action par le déplacement de l'insertion tendineuse du muscle dont l'influence exagérée ou diminuée a provoqué la déviation oculaire. Dans les cas habituels du strabisme concomitant, nous *déplaçons en arrière* l'insertion du muscle droit interne lorsqu'il s'agit du strabisme convergent, celle du droit externe en cas de strabisme divergent. Dans d'autres cas déterminés, nous rapprochons l'insertion musculaire du bord de la cornée (*déplacement en avant*) [1].

1. L'idée première de la strabotomie était celle de modifier la longueur du muscle qui, par son raccourcissement, devait avoir produit la déviation de l'œil. On coupait le muscle dans sa continuité et l'on supposait que les deux bouts du muscle devaient se réunir entre eux au moyen d'une portion intermédiaire. Cette hypothèse ne se confirmait jamais, ou du moins ce n'était que dans des cas très exceptionnels. Aussitôt après la section, le muscle se rétracte, et l'écartement de ses deux extrémités coupées est encore augmenté par l'action de l'antagoniste. La portion antérieure du muscle coupé s'atrophie généralement, et la portion postérieure, se perdant dans le tissu cellulaire qui entoure l'hémisphère postérieur du globe oculaire, ne se réunit plus à la sclérotique, ou si elle s'y attache de nouveau, la nouvelle insertion se trouve si loin en arrière de l'insertion primitive, que l'effet du muscle sur les mouvements de l'œil devient presque nul. Dans ce cas, l'œil, tout en étant redressé, reste à peu près immobile dans le sens du muscle coupé, ou plus fréquemment encore il s'établit par la traction de l'antagoniste un strabisme dans le sens opposé. Ce que je viens de dire, loin d'être le résultat de vues purement théoriques, a été démontré par des autopsies, ainsi que par l'observation des cas où l'insuccès de la myotomie avait rendu nécessaire une seconde opération. — Der-

Le principe de ces déplacements du point d'attache de la force musculaire appliquée à l'œil, est facile à comprendre, si l'on veut se reporter un instant à la figure ci-jointe [1].

Supposez que nous ayons à corriger (voy. fig. 190) une convergence pathologique qui mesure $x$ millimètres dans la position médiane des yeux : nous obtiendrons cet effet en reculant de $x$ millimètres l'insertion du droit interne $i$. En effet, en transportant l'insertion musculaire vers $i'$, l'œil pourra se redresser de l'arc sous-tendu par la longueur $i\,i'$; si cette dernière mesure $x$ millimètres, l'œil sera placé dans la position médiane (*correction de la déviation*). Nous obtenons ainsi, pour cette position du moins, le parallélisme de l'axe optique de l'œil opéré avec celui de l'autre œil.

Pour déterminer le mode opératoire, il est nécessaire d'indiquer ici comment ce déplacement modifierait l'effet des contractions du muscle reculé sur le globe oculaire, pendant les mouvements de ce dernier. Il est évident que ce déplacement diminuera l'action du muscle, en vertu d'un principe mécanique exposé plus haut déjà et que nous pouvons formuler de la manière suivante : Étant donné une sphère et une force appliquée à un point de cette sphère, cette force a d'autant moins d'effet sur la rotation de la sphère que son point d'attache est plus éloigné du point qu'elle est destinée à déplacer.

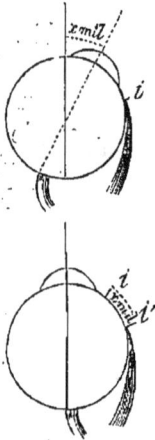

Fig. 190. — Correction d'une déviation de $x$ millimètres, en déplaçant l'insertion musculaire de $i$ vers $i'$.

Ce principe mécanique appliqué à l'œil nous fait comprendre que le déplacement de l'insertion musculaire en arrière produit d'abord le redressement de la cornée dans la direction du muscle antagoniste (*correction du strabisme*); mais en même

nièrement le principe du *raccourcissement* par une opération du muscle allongé a été mis en pratique pour rétablir l'équilibre musculaire (*Noyes, Driver*), comme nous l'expliquerons plus loin avec détails.

1. Cette figure est empruntée à l'excellent *Traité des troubles de la mobilité de l'œil*, par *Alfred de Graefe*. Berlin, 1858.

temps il en résulte une diminution de la mobilité de l'œil dans le sens du muscle opéré (*insuffisance musculaire*).

Cette perte de mobilité qui résulte du reculement de l'insertion musculaire est compensée en partie par l'excès de mobilité dans le sens de la déviation que nous avons constaté dans chaque œil strabique. En outre, tout œil peut supporter une légère perte de mobilité dans un sens ou dans l'autre, parce que nous pouvons remplacer les rotations extrêmes des yeux par de légers mouvements de rotation de la tête. Cependant, le déplacement en arrière que nous pouvons faire supporter à un muscle ne doit pas excéder une certaine limite, au risque d'affaiblir plus qu'il n'est permis l'action du muscle sur les rotations du globe oculaire. En dépassant cette mesure, nous produirions une insuffisance musculaire excessive, par conséquent une asymétrie dans les mouvements associés des deux yeux, et s'il s'agit du muscle droit interne, une déviation de l'œil opéré en dehors pendant la convergence simultanée des deux yeux pour la fixation des objets rapprochés. De là cette règle de conduite, que *l'opération du strabisme doit être faite de façon à produire le moins d'insuffisance musculaire possible.*

La limite de la correction permise serait ainsi posée par la mesure de l'excès de mobilité dans le sens de la déviation constaté sur l'œil strabique. Comment faire, alors, pour corriger un strabisme plus étendu que la mesure indiquée? C'est en produisant l'excédent de l'effet sur l'autre œil, et ceci d'après le principe suivant : Supposons que nous ayons à opérer une déviation de l'œil gauche en dedans de 10 millimètres, comment faudrait-il s'y prendre? En déplaçant le muscle droit interne de cet œil de 10 millimètres, nous obtiendrions certainement le redressement de l'œil, et par conséquent le parallélisme des axes optiques pour la position médiane. Cependant, il en résulterait en même temps une perte de mobilité de l'œil opéré tellement considérable, que l'harmonie des mouvements combinés avec ceux de l'autre œil, soit pour la direction du regard à droite, soit pour la convergence des deux yeux pendant la vue de près, en souffrirait d'une manière notable. Il s'ensuivrait un strabisme divergent périodique qui pourrait devenir permanent au bout d'un certain temps.

Le seul moyen d'éviter ce danger est de *répartir entre le*

*deux yeux la correction de la déviation*, et de traiter un strabisme monolatéral comme s'il était alternant. Dans ce but
nous commencerons, dans l'exemple cité (voy. fig. 191), par
redresser l'œil gauche de 5 millimètres. Le degré de strabisme, par cela même, en sera réduit d'autant, et nous n'aurons plus devant nous qu'une déviation de l'œil gauche en
dedans de 5 millimètres (B). Si nous produisons maintenant,
par l'opération du muscle droit interne de l'œil droit, un déplacement en arrière de son insertion de 5 millimètres, cet œil
se dirigera d'autant en dehors, son axe optique sera parallèle
à celui de l'autre œil (C). Puisque la mobilité *des deux yeux*
dans le strabisme concomitant est à peu près la même, l'har-

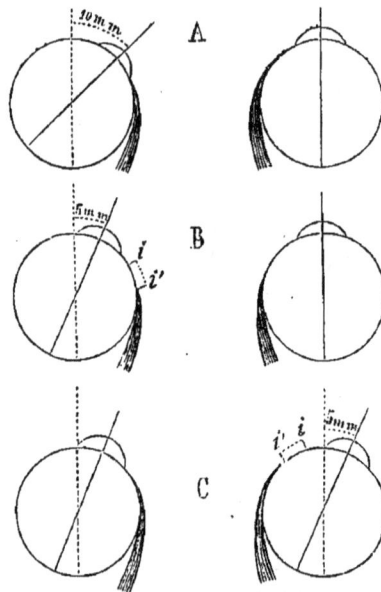

Fig. 191. — A représente un strabisme convergent de l'œil gauche de 10 millimètres. —
Dans B, l'insertion du muscle droit interne de l'œil gauche a été déplacée en arrière de
*i* vers *i'*, et le strabisme corrigé de 5 millimètres. — Dans C, on a déplacé sur l'œil
droit l'insertion du muscle droit interne de *i* vers *i'*, et les deux axes optiques sont
maintenant parallèles.

monie de leurs mouvements ne laissera rien à désirer, une fois que
les axes optiques seront parallèles et qu'aucun des muscles n'aura
été affaibli au delà de la mesure supportable. De là, la règle

absolue de répartir la correction entre les deux yeux toutes les fois que la déviation dépasse 4 ou 5 millimètres.

Ces préliminaires posés, et après avoir démontré que l'opération du strabisme a pour but de modifier, par le déplacement de son insertion, l'action du muscle sur les rotations de l'œil, on comprend aisément qu'il s'agit, dans la strabotomie, telle qu'on la pratique aujourd'hui, de détacher de la sclérotique l'insertion tendineuse du muscle, afin qu'il puisse s'y fixer de nouveau, en arrière ou en avant de son point d'attache primitif.

D'après les lois mécaniques exposées plus haut, ce déplacement de l'insertion musculaire doit être en rapport direct avec le degré de la déviation de l'œil. Ainsi, le principe théorique de l'opération étant admis, la question qui se pose maintenant est la suivante : *Le chirurgien peut-il produire à volonté un effet proportionné à la déviation,* c'est-à-dire peut-il déterminer par son opération un degré de correction voulu ? La réponse affirmative que nous allons donner à cette question importante s'explique par les rapports anatomiques entre les muscles et la sclérotique, rapports que nous rappellerons en quelques lignes. En même temps, cette affirmation s'appuie sur le chiffre considérable de strabotomies pratiquées d'après ces principes.

Les muscles droits, que nous prenons surtout en considération (car c'est sur eux seuls que l'on pratique l'opération du strabisme), en dehors de leur insertion tendineuse (fig. 192 *i*) qui les attache directement à la sclérotique, y adhèrent encore indirectement : 1° par le tissu cellulaire qui relie la face inférieure du muscle à la sclérotique (*a*); 2° par le tissu cellulaire qui relie la face externe du muscle à la conjonctive (*c*), qui de son côté est fixée à la sclérotique; 3° par la capsule de Tenon (*t*), qui, à l'endroit où le muscle la traverse, lui fournit des prolongements sous forme de gaines latérales qui retiennent le muscle. On comprend maintenant que s'il était possible de détacher l'insertion musculaire de la sclérotique sans aucune autre lésion, le muscle glisserait fort peu en arrière, retenu qu'il est par la conjonctive, le tissu cellulaire et en dernier lieu par les expansions antérieures et latérales de la capsule de Tenon, qui le relient à la sclérotique. Son déplacement dépendra donc du plus ou moins d'étendue dans laquelle nous détruirons les attaches indirectes qui le maintiennent dans sa position.

Le muscle, une fois libre de se contracter, glissera évidemment d'autant plus en arrière, que son antagoniste attirera da-

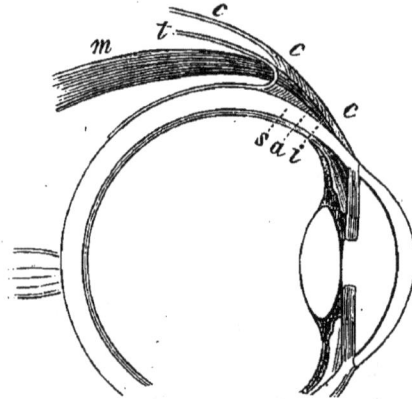

Fig. 192. — Dessin schématique de l'insertion musculaire : *i*, insertion tendineuse ; *a*, tissu cellulaire entre le muscle et la sclérotique ; *c*, tissu cellulaire entre le muscle et la conjonctive ; *t*, capsule de Tenon ; *m*, muscle ; *s*, sclérotique ; *c*, conjonctive.

vantage l'œil de son côté. Cependant, le défaut d'action de l'antagoniste peut se remplacer, comme nous l'indiquerons plus loin, par la position que l'on fait prendre à l'œil après l'opération.

*L'effet de l'opération dépend donc, d'une part, de la rétraction du muscle détaché à son insertion, d'autre part, de l'action de son antagoniste ou de la traction mécanique qui la remplace.*

L'expérience mille et mille fois répétée (car le chiffre des opérations pratiquées par *de Graefe* seul s'élève à près de dix mille) a démontré que l'opération, pratiquée d'après les règles précises que nous aurons soin d'établir plus loin, produit toujours, à peu de choses près, le même degré de redressement de l'œil dévié. Afin de pouvoir appliquer cette opération à tous les cas de strabisme qui se présentent, nous avons à notre disposition un certain nombre de moyens d'augmenter ou de diminuer l'effet de cette opération. Après la description de l'opération, nous exposerons ces moyens dans tous leurs détails.

### *b.* STRABOTOMIE PAR DÉPLACEMENT DU TENDON EN ARRIÈRE.

Nous décrirons en premier lieu la *ténotomie du muscle droit interne*, qu'on pratique pour combattre le strabisme conver-

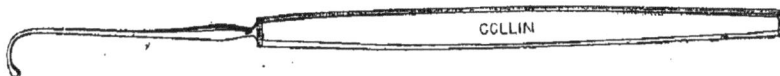

Fig. 193. — Le plus petit des crochets à strabisme.

gent, le plus fréquent de tous. Les instruments nécessaires

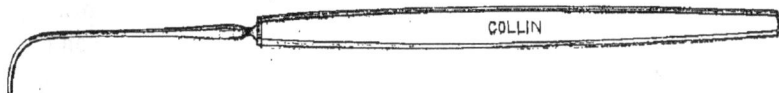

Fig. 194. — Le plus grand des crochets à strabisme.

pour cette opération sont les suivants : 1° l'écarteur des paupières; 2° une pince à fixation; 3° une paire de ciseaux courbes à pointes mousses; 4° deux crochets à strabisme de grandeur différente (fig. 193 et 194); 5° une aiguille munie d'un fil de soie ou de catgut (pour les cas où il faudrait faire une suture conjonctivale).

*Premier temps.* SECTION DE LA CONJONCTIVE (fig. 195). — On

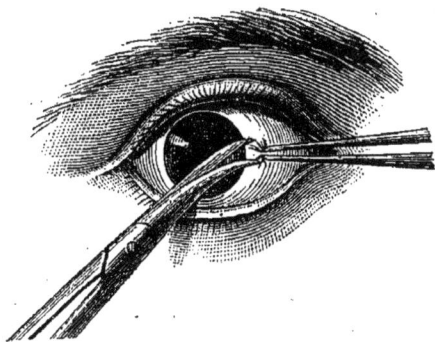

Fig. 195. — Strabotomie. Section de la conjonctive.

saisit et l'on soulève avec les pinces tenues de la main gauche un pli conjonctival, tout près du bord interne de la cornée, et l'on incise ce petit pli verticalement avec l'extrémité des ciseaux courbes, dont la face concave regardera le bulbe oculaire et dont le bec sera tourné vers l'angle interne de l'œil. Puis on introduit l'extrémité des ciseaux dans l'ouverture conjonctivale, on débride à petits coups le tissu sous-jacent, en s'avançant jusqu'à 1 centimètre et demi environ du bord de la cornée et en se dirigeant obliquement vers le bord du muscle. Ce débridement du tissu cellulaire a pour but de détruire les adhérences entre la conjonctive et l'extrémité tendineuse que l'on se propose de déplacer [1].

*Deuxième temps.* INTRODUCTION DU CROCHET. — On saisit le plus grand des deux crochets à strabisme comme une plume à écrire, et, soulevant la conjonctive de manière à en rendre l'ouverture largement béante, on introduit le crochet, sa pointe mousse tournée vers le bord du muscle. On le pose à plat sur le muscle, de façon que la pointe du crochet dépasse légèrement son bord et, par un mouvement d'évolution qui fait glisser la pointe sous ce bord, on pousse le crochet tout entier, fortement appliqué contre la sclérotique, sous le muscle dont on veut détacher l'insertion. Il faut autant que possible diriger le crochet parallèlement à la surface de la sclérotique, pour que la pointe ne perfore pas le muscle dans la continuité de sa largeur.

*Troisième temps.* SECTION DE L'INSERTION TENDINEUSE (fig. 196). — On fait passer le manche du crochet dans la main gauche, et on lui imprime un mouvement tel que la convexité de l'instrument regarde le bord de la cornée. Avec la pointe mousse des ciseaux on dégage l'extrémité du crochet de la conjonctive qui le recouvre habituellement, et l'on détache

---

1. Il est utile de placer l'incision conjonctivale très près de la cornée ; d'abord, parce qu'il me paraît que l'on a alors un épanchement de sang tout à fait insignifiant, et surtout parce qu'on évite ainsi l'enfoncement de la caroncule, qui résulte habituellement d'une large ouverture conjonctivale pratiquée loin de la cornée, surtout si l'on débride en même temps le tissu sous-conjonctival dans une grande étendue. — Pour éviter ce dernier inconvénient, *L. Boyer* a déjà proposé de remplacer la section verticale de la conjonctive par une incision horizontale parallèle au bord supérieur ou inférieur du muscle que l'on veut opérer.

l'insertion tendineuse par de petits coups de ciseaux, en commençant la section par la portion du tendon que soulève la

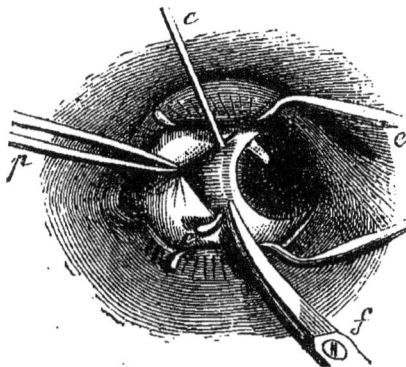

Fig. 196. — Section de l'insertion tendineuse.

pointe mousse du crochet. Cette section doit être pratiquée
nettement sur la totalité de l'insertion tendineuse et aussi
près que possible de la sclérotique, car ce n'est que dans ce
cas que nous conservons toute sa longueur au muscle détaché.

*Quatrième temps.* DÉGAGEMENT COMPLET DES PARTIES LATÉ-
RALES DE L'INSERTION. — Le quatrième temps de l'opération
est rempli par l'exploration minutieuse et attentive des parties
latérales de l'expansion tendineuse, pour nous assurer que
cette dernière est bien complètement détachée. Dans ce but,
on soulève la plaie conjonctivale avec la pointe du crochet,
et l'on introduit un crochet plus petit sous la conjonctive vers
les bords inférieur et supérieur de l'insertion musculaire, en
prenant soin que sa pointe mousse ne s'écarte jamais de la
sclérotique. Si quelques fibres étaient restées intactes, il faudrait les diviser, et s'assurer toujours de nouveau qu'il n'en
reste pas d'autres adhérentes à la sclérotique, car il suffit de
quelques fibres, même tout à fait périphériques, pour empêcher l'effet de l'opération.

La *ténotomie du muscle droit externe* est tout à fait analogue
à celle que nous venons de décrire; seulement, comme l'insertion de ce muscle est un peu plus éloignée du bord de la cornée

que celle du droit interne, il est opportun d'inciser la conjonctive à 4 ou 5 milimètres de distance du bord externe de la cornée.

La *ténotomie du muscle droit supérieur et inférieur* exige encore plus de prudence que celle des autres muscles. Il faut faire dans ces opérations l'incision conjonctivale très petite et très près du limbe cornéen. Il faut en outre débrider le moins possible le tissu sous-conjonctival, et glisser avec précaution le crochet sous le muscle que l'on veut opérer, pour éviter le plus possible un décollement exagéré du tissu cellulaire. De plus, il est dangereux, pendant le quatrième temps de l'opération, de pousser trop loin la recherche des fibres que la section du muscle aurait pu laisser intactes vers les extrémités de l'expansion tendineuse. En négligeant cette précaution, on s'exposerait, par un débridement trop étendu du tissu cellulaire, à voir survenir après l'opération une altération notable dans la hauteur de la fente palpébrale, soit par suite d'un soulèvement anormal de la paupière supérieure, lorsqu'on a opéré le muscle droit supérieur, soit par l'abaissement de la paupière inférieure, lorsqu'il s'agit du muscle droit inférieur. Si l'opérateur se rend compte, immédiatement après l'opération, que cet effet fâcheux s'est produit, il faut sans retard rapprocher, à l'aide d'une suture, les bords de la plaie conjonctivale.

Il est indispensable d'examiner après chaque opération l'effet immédiat qu'elle a produit. Dans ce but, nous avons à étudier, non seulement le degré de redressement de l'œil opéré, mais surtout la mobilité de l'œil dans la direction du muscle détaché, ainsi que les mouvements latéraux et convergents des deux yeux.

Le *degré du redressement (correction)* et les rapports dans la direction des deux yeux doivent être étudiés, d'abord dans la position médiane des yeux, c'est-à-dire lorsqu'ils fixent un objet situé tout droit devant eux et à la distance de deux ou trois mètres. Puis, lorsqu'on a pratiqué la ténotomie du droit interne, il faut examiner les mouvements combinés de convergence des deux yeux, en faisant fixer à la distance de 30 ou 35 centimètres un objet (la pointe du doigt, par exemple), que l'on rapproche successivement des yeux de l'opéré. (Voy. plus loin.)

La *perte de mobilité (insuffisance musculaire)* qui résulte naturellement de toute ténotomie doit être mesurée : 1° par rapport à la mobilité préexistante de l'œil opéré ; 2° par rapport à la mobilité de l'autre œil. Ces mensurations se font de la manière suivante. Lorsqu'il s'agit, par exemple, d'un strabisme convergent de l'œil droit, on a mesuré avant l'opération la mobilité de cet œil en dedans, en examinant jusqu'où peut être dirigé, soit le centre de la pupille, soit le bord de la cornée pendant que le globe de l'œil est porté dans la plus forte adduction (rotation de l'œil en dedans). On choisit habituellement, comme point de repère, le point lacrymal inférieur. Supposons que dans cet examen on ait trouvé que c'est le bord externe de la cornée qui, pendant la plus forte adduction, se trouve placé au-dessus du point lacrymal. Immédiatement après l'opération on renouvelle le même examen, et l'on constate que c'est maintenant le centre de la pupille qui se trouve au-dessus du point lacrymal. La perte de mobilité de l'œil produite par l'opération serait, par conséquent, égale à la distance qui sépare le centre de la pupille du bord externe de la cornée, c'est-à-dire, en mesures linéaires, 4 1/2 à 5 millimètres. Lorsqu'il s'agit d'une ténotomie du muscle droit externe, on mesure d'une manière analogue, avant et après l'opération, la position du bord externe de la cornée par rapport à la commissure externe des paupières, pendant l'extrême abduction de l'œil (rotation en dehors).

En second lieu, il faut se rendre compte de l'insuffisance musculaire, en comparant cette fois la mobilité de l'œil dans le sens du muscle opéré avec la mobilité de l'autre œil dans la direction analogue. Supposons toujours qu'il s'agisse d'une ténotomie du muscle droit interne pratiquée sur l'œil droit ; on pourrait trouver, par exemple, que du côté opéré la plus forte adduction amènerait le centre de la pupille au-dessus du point lacrymal ; l'œil gauche tournerait de 2 ou 3 millimètres plus en dedans ; l'insuffisance musculaire mesurerait 2 ou 3 millimètres comparativement à l'état de l'autre œil, c'est-à-dire à l'état normal [1]. S'il s'agissait d'un cas de ténotomie du muscle droit externe, on ferait le même examen au point de vue de la position du bord externe de la cornée et de la commissure externe pendant l'extrême abduction des yeux.

Ayant ainsi exposé d'une manière générale le mode d'examen que nous avons à faire après chaque opération du strabisme,

---

1. On observe généralement dans le strabisme que même la mobilité de l'œil qui ne louche pas s'étend plus qu'à l'état normal dans la direction de la déviation, en dedans lorsqu'il s'agit d'un strabisme convergent, en dehors dans le strabisme divergent.

au point de vue du redressement de l'œil (*correction*), ainsi qu'au point de vue de la perte de mobilité (*insuffisance musculaire*), il nous reste à indiquer les résultats habituels de cet examen après l'exécution de l'opération décrite plus haut. Les résultats de cet examen varieront naturellement selon l'observation plus ou moins fidèle des règles posées, mais aussi selon l'état fonctionnel du muscle détaché et de son antagoniste. Plus la prépondérance du premier était prononcée avant l'opération, et moins les contractions de son antagoniste auront d'influence sur la rotation du globe oculaire, rotation qui détermine, dans une certaine mesure, la distance de la nouvelle insertion musculaire de son emplacement primitif. Cependant on peut dire que, si l'on pratique l'opération ainsi que nous l'avons décrite sur le muscle droit interne, on obtiendra un redressement de 3 à 4 millimètres. Il sera même de 5 si l'ouverture de la conjonctive a été plus grande et si le tissu cellulaire a été détaché dans toute la largeur de l'insertion tendineuse, au-dessus et au-dessous du muscle. Chez l'enfant, ces résultats donnent 1 ou 2 millimètres en plus.

Lorsqu'il s'agit d'une ténotomie du droit externe, on n'obtient, même en dégageant largement l'insertion tendineuse, qu'un redressement de 3 ou 4 millimètres au plus ; l'effet habituel, après une petite ouverture conjonctivale, ne sera même que de 2 millimètres. Il ne sera pas plus grand après une ténotomie des muscles droits supérieurs ou inférieurs.

Ajoutons ici que l'on s'expose à des erreurs en examinant les malades, après la ténotomie du muscle droit externe ou interne, pendant qu'ils sont encore sous l'influence du chloroforme. Pendant l'action de cet anesthésique, les yeux sont toujours disposés à se porter en dehors, de telle sorte qu'une convergence est diminuée et une divergence augmentée.

Quant à l'insuffisance musculaire immédiate consécutive à une ténotomie, elle est en rapport direct avec l'étendue dans laquelle les prolongements de la capsule de Tenon, qui relient cette dernière à la sclérotique et au muscle, ont été détruits. Après la ténotomie complète d'un muscle droit interne, la mobilité de l'œil, comparée à celle antérieure à l'opération, doit avoir diminué toujours de 4 à 5 millimètres, et l'insuffisance musculaire, comparativement à la puissance du même muscle de l'autre œil, doit être de 2 ou 3 millimètres. Après la ténotomie du muscle droit externe, l'insuffisance musculaire doit être toujours de 3 à 4 millimètres, comparativement à l'état normal que l'on constate sur l'autre œil.

Si, dans un cas ou dans l'autre, ce degré d'insuffisance n'existait pas, on peut être certain que l'insertion tendineuse du muscle n'a pas été détachée complètement. Dans ce cas, le chirurgien ne doit pas craindre de pénétrer de nouveau dans la plaie conjonctivale, de rechercher avec le petit crochet les fibres latérales qu'il a pu laisser et de les couper soigneusement.

## C. DES MOYENS DE MODIFIER L'EFFET DE L'OPÉRATION.

Nous avons dit plus haut que le mode opératoire indiqué produit, à peu de chose près, toujours le même résultat, et par conséquent ne peut servir que pour des cas de strabisme d'un degré déterminé. Afin de pouvoir appliquer cette opération à tous les cas de strabisme qui se présentent, de quelque degré qu'ils soient, il faut pouvoir disposer de moyens aptes à augmenter ou à diminuer l'effet de l'opération. Les divers moyens que nous employons dans ce but consistent :

1° Dans l'étendue des débridements des adhérences celluleuses qui relient le muscle indirectement au globe oculaire ;

2° Dans l'emploi de la suture conjonctivale ;

3° Dans la direction à donner à l'œil après l'opération.

On *diminue* l'effet de l'opération :

1° En limitant, après une incision très petite de la conjonctive, le débridement du tissu sous-jacent à l'étendue absolument nécessaire pour l'introduction d'un petit crochet. Dans ce cas, on fait bien d'inciser la conjonctive vers le bord inférieur ou supérieur de l'insertion musculaire plutôt que vers le centre ; en opérant ainsi, l'introduction du crochet nécessite une ouverture moins grande de la conjonctive et un débridement moins étendu du tissu sous-jacent.

2° En pratiquant après l'opération la suture conjonctivale. Cette suture consiste dans la réunion de la plaie conjonctivale ;

elle a pour but de rapprocher le muscle détaché du bord de la cornée. On applique la suture dans une direction diagonale de dehors en dedans; il est évident que le degré de son effet dépend surtout de la plus ou moins grande portion de conjonctive que l'on saisit dans le nœud du fil. Ce moyen est certainement le plus sûr pour graduer l'effet de déplacement que l'on veut produire, de sorte que l'on pourrait conseiller de détacher toujours entièrement le muscle de toutes les adhérences qui le lient à la sclérotique et à la capsule, et de le ramener après, par la suture conjonctivale, à l'endroit ou l'on voudrait voir placer la nouvelle insertion. Cependant, l'application de la suture et son enlèvement quelques jours plus tard augmentent la durée et la difficulté de l'opération. Cette difficulté, qui n'arrête pas l'opérateur lorsque l'application de la suture est nécessaire, deviendrait un reproche pour la méthode opératoire si on voulait la généraliser inutilement.

La suture conjonctivale est indiquée : 1° lorsque le degré de la déviation est inférieur à la mesure de correction que nous obtenons par l'opération décrite; 2° lorsque l'effet de l'opération a été au delà du redressement que nous avions à produire.

La diminution de la correction qui résulte de l'emploi de la suture conjonctivale dépend en premier lieu, comme nous l'avons déjà dit, de la portion plus ou moins étendue de conjonctive que nous saisissons dans la suture. Elle dépend, en outre, du temps plus ou moins long pendant lequel nous laissons la suture en place.

3° En engageant le malade après l'opération à diriger son œil du côté du muscle détaché. Cette position amène la rotation du globe oculaire vers le muscle détaché et empêche celui-ci de glisser trop loin en arrière sur la sclérotique. Chez les malades qui volontairement ne dirigent pas l'œil comme on le désire (surtout chez les enfants), il est utile d'employer, après l'opération, des louchettes qui se composent de deux coquilles, dont l'une, sans aucune ouverture, s'applique devant l'œil non opéré; l'autre, placée devant l'œil opéré, est percée d'une petite ouverture pratiquée du côté externe lorsque l'œil opéré doit être tenu en extrême abduction, ou du côté interne lorsque l'œil opéré doit être maintenu dans l'extrême adduction.

Pour *augmenter* l'effet de notre opération, nous employons les moyens suivants :

1° Nous pouvons, dans la limite déjà indiquée, disséquer prudemment le tissu qui lie le muscle à la conjonctive et à la sclérotique, ainsi que les expansions latérales qui relient la capsule de Tenon au muscle et à la sclérotique. Pour opérer ainsi, on sera obligé de pratiquer une incision conjonctivale plus grande, qui, lorsqu'il s'agit du muscle droit interne, produirait peut-être l'enfoncement de la caroncule. On évite cet inconvénient en réunissant les lèvres de la plaie conjonctivale par une suture renfermant très peu du tissu de la muqueuse.

2° Nous faisons diriger, après l'opération, le regard du malade du côté opposé à la section, et par cette rotation du globe oculaire, nous facilitons le glissement du muscle détaché loin de son insertion primitive.

Pour rendre l'effet de cette rotation encore plus constant, M. *Knapp* [1] a conseillé de maintenir la rotation du globe oculaire dans le sens indiqué en traversant la conjonctive avec un fil de soie, et d'enfoncer ensuite l'aiguille qui porte ce fil à travers la commissure correspondante des paupières. Cela fait, on serre les bouts du fil jusqu'à ce qu'on ait rapproché la cornée de la commissure, à la distance voulue.

Ces moyens ingénieux et évidemment efficaces nous paraissent compliquer l'opération outre mesure ; ils sont en outre très douloureux et peuvent être remplacés de la façon suivantes : dans les cas de strabisme convergent compliqué d'une légère insuffisance du muscle droit externe, nous nous servons (d'après une proposition de *de Graefe*), de l'application d'une ligature conjonctivale allant de la commissure externe jusqu'à proximité du bord externe de la cornée.

Pour appliquer cette ligature, on pénètre, avec une aiguille munie d'un fil de soie ou de catgut, sous la conjonctive, près de la commissure externe ; puis on glisse l'aiguille horizontalement dans la conjonctive, jusqu'à ce que l'on soit arrivé près du bord externe de la cornée, où l'on traverse la conjonctive de dedans en dehors pour attirer le fil après l'aiguille. Cette dernière

1. *Zehender's Klinische Monatsblaetter*, septembre-décembre 1865, p. 347.

étant coupée, on ferme la ligature par un double nœud et l'on
provoque ainsi une abduction forcée du globe oculaire. Il est
facile à comprendre que l'effet de cette ligature sera d'autant
plus grand que la portion de conjonctive qu'elle renferme
sera plus considérable. On enlève cette ligature le deuxième
ou troisième jour après l'opération.

Dans les cas de strabisme divergent avec perte de mobilité
notable dans le sens du muscle droit interne, il faudrait pratiquer le déplacement de ce muscle en avant. (Voy. plus loin.)

### *d.* MODIFICATIONS DU PROCÉDÉ OPÉRATOIRE.

M. *Liebreich* a indiqué un procédé opératoire à l'aide duquel il
obtient une correction assez notable pour éviter toujours l'exécution
de plus d'une opération sur le même œil. Il décrit son procédé de la
manière suivante : « Si je veux opérer le muscle droit interne, je
soulève avec des pinces un pli conjonctival à l'extrémité inférieure
de l'insertion musculaire ; je l'incise avec des ciseaux, je pénètre par
l'ouverture résultant de cette incision entre la conjonctive et la capsule
de Tenon ; je sépare soigneusement ces deux membranes l'une de
l'autre, jusqu'au pli semi-lunaire, que je détache aussi, comme la
caroncule, des parties sous-jacentes. Après avoir rendu complètement
indépendante de la conjonctive de cette région toute la portion correspondante de la capsule [1], précaution très importante par rapport au
glissement du muscle, je détache l'insertion musculaire de la sclérotique par la méthode usitée, et j'agrandis, par en haut et par en bas,
la section verticale pratiquée à la capsule pour la ténotomie, d'autant
plus largement que je veux produire un reculement plus marqué de
l'extrémité du tendon. Cela fait, je ferme toujours au moyen d'une
suture la plaie conjonctivale. »

---

1. *Snellen* a fait remarquer qu'en pénétrant si profondément sous la conjonctive les ciseaux rencontrent des artères assez considérables. De là,
une hémorragie notable, et le sang peut s'épancher à travers l'ouverture
de la capsule de Tenon, derrière le globe oculaire. Cet accident, qu'il a vu
survenir deux fois, a eu pour résultat une forte protrusion du globe et, dans
un cas, l'impossibilité de pratiquer la ténotomie. Cependant, à l'aide d'un
bandage compressif, l'épanchement de sang n'a pas tardé à disparaître.
M. Snellen conseille, par conséquent, de conduire les ciseaux le long de
la surface interne de la conjonctive, loin de la sclérotique ; il ajoute qu'il
n'a plus observé cet accident depuis qu'il suit cette pratique. (*Zehender's
Klinische Monatsblaetter*, 1870, p. 25.)

Le même procédé sert pour la ténotomie du muscle droit externe, et la séparation de la conjonctive doit être faite jusqu'à la portion de l'angle externe qui se rétracte fortement en arrière, lorsque l'œil est tourné en dehors.

Le procédé de M. *Critchett*, tel qu'il a été décrit par M. *Sœlberg Wells*[1], est le suivant : Le malade ayant été soumis à l'influence du chloroforme et les paupières écartées avec un écarteur à ressort, l'opérateur saisit un pli étroit de la conjonctive et du tissu sous-jacent, près de l'angle inférieur de l'insertion du muscle droit. Au moyen de ciseaux droits à pointes mousses, il fait en cet endroit une petite incision à travers les tissus indiqués. Le bord inférieur du tendon est ainsi découvert près de son insertion. On passe alors un crochet mousse à travers l'ouverture dans le tissu sous-conjonctival sous le tendon, de façon à le saisir et à le tendre. Les pointes des ciseaux (qui ne sont que peu ouverts) sont introduites dans l'ouverture, de manière qu'une des pointes suit le crochet derrière le tendon, tandis que l'autre passe au-devant de ce dernier entre lui et la conjonctive ; on divise alors le tendon tout près de son insertion par de petits coups de ciseaux successifs. Une petite contre-ponction peut être faite à l'angle opposé du tendon, afin de donner issue au sang épanché et pour éviter qu'il se répande sous la conjonctive (*Bowman*).

*Snellen* (d'après une communication écrite) pose comme condition essentielle du succès que le tendon détaché ne s'insère pas obliquement au globe oculaire, comme cela doit arriver si la capsule de Tenon est incisée davantage dans une direction que dans l'autre. Pour éviter cet inconvénient, il opère de la façon suivante :
Le malade étant couché, on pratique avec des ciseaux pointus une incision horizontale, assez étendue, de la conjonctive juste au-dessus et parallèle au trajet du tendon ; puis on soulève successivement, à l'aide de pinces, les deux bords de la plaie conjonctivale, pour débrider le tissu cellulaire dans la même étendue en haut et en bas. On détache également la caroncule des parties sous-jacentes avec les précautions indiquées dans la note de la page précédente. Cela fait, on place les pinces fermées dans l'incision conjonctivale, au milieu du tendon ; en ouvrant les pinces, les bords de cette incision s'écartent et, si l'on ferme alors les pinces en les appuyant légèrement sur la sclérotique, on saisit sûrement le tendon. L'opérateur reprend les ciseaux, pratique, aussi près que possible de la sclérotique, une ouverture dans le tendon, et introduit une des branches des

1. *A treatise on the Diseases of the eye*. London, 1869, p. 593.

ciseaux entre le tendon et la sclérotique, l'autre entre le tendon et la conjonctive. De cette manière, il est facile d'opérer dans les deux directions dans une égale mesure, et de rechercher, à l'aide d'un crochet mousse à strabisme, si l'on n'a pas laissé intactes des fibres tendineuses, comme cela arrive parfois, surtout en opérant sur le muscle droit externe.

La direction horizontale de la plaie conjonctivale présente l'avantage de pouvoir faire l'incision aussi grande que l'on veut et de pouvoir appliquer une suture sans diminuer l'effet de l'opération comme dans le procédé de de Graefe. Le dosage de l'effet doit être produit par l'incision plus ou moins étendue de la capsule de Tenon. Il me semble cependant que l'on atteint ainsi ce but bien plus difficilement que par la suture.

M. *Snellen* croit que cette manière d'opérer est moins douloureuse que la méthode ordinaire, qui nécessite l'introduction du crochet sous le tendon. Aussi, il ne donne pas de chloroforme aux malades, surtout pour pouvoir juger immédiatement de l'effet produit. Il conseille de n'opérer qu'un œil à la fois pour modifier l'effet par une direction appropriée du regard. Il insiste aussi pour que l'on fasse porter, en cas d'hypermétropie, immédiatement après l'opération, les verres nécessaires pour que l'effet ne soit pas amoindri par les efforts de convergence qui accompagnent l'accommodation des hypermétropes. Il me semble qu'on pourrait obtenir le même résultat, et plus sûrement, en employant les instillations d'atropine pendant quelque temps.

*Noyes*[1] applique à l'opération du strabisme un autre principe qui n'avait pas été mis en usage jusqu'ici, à savoir, le raccourcissement du muscle dont l'antagoniste a occasionné la déviation du globe oculaire. Il opère donc le muscle droit externe pour guérir le strabisme convergent, le muscle droit interne pour guérir le strabisme divergent. Après avoir sectionné le muscle rallongé dans sa continuité, il place les deux bouts l'un sur l'autre pour raccourcir le muscle d'autant que l'œil est dévié, et les réunit par une suture. Entre autres avantages, il vante surtout la possibilité de guérir ainsi par une seule opération tous les cas de strabisme, lors même que la déviation dépasserait 8 millimètres. — Le même principe a été appliqué, d'une façon indépendante, par *Driver*[2], qui emploie son procédé dans les cas de strabisme convergent avec une déviation au delà de 7 millimètres et dans tous les cas de strabisme divergent. Après avoir sectionné le muscle, il enlève de l'extrémité antérieure un

1. *The transactions of the american ophtalmological Society*, vol. II, partie 2.
2. *Zehender's Klinische Monatsblaetter*, 1876, p. 133.

morceau en proportion du degré de la déviation et réunit les deux bouts du muscle par deux sutures dont la première a été placée avant la section. *Driver* rapporte cinquante-trois opérations pratiquées avec succès complet et donne surtout le conseil de mesurer largement le morceau musculaire excisé.

### *e.* DE LA MANIÈRE D'OPÉRER DANS LES DIFFÉRENTS DEGRÉS DU STRABISME.

Après avoir exposé plus haut l'effet immédiat de la ténotomie normale et les moyens que nous possédons pour augmenter ou diminuer cet effet, il nous reste à dire, pour compléter cette étude, quelle est notre manière d'agir dans les différents cas de strabisme qui se présentent avec des degrés de déviation si variables.

Voici la règle que nous avons à suivre pour ce qui regarde le *strabisme convergent.* Lorsque la déviation mesure *moins de 3 millimètres,* on pratique la ténotomie du muscle droit interne de l'œil dévié avec une très petite incision conjonctivale, et en débridant les adhérences cellulaires du muscle dans l'étendue la plus restreinte. Immédiatement après l'opération on se rend compte, en examinant la mobilité de l'œil en dedans, que l'insertion tendineuse a été complètement détachée, et on restreint le degré de redressement par une suture conjonctivale qui, d'après l'effet qu'on veut produire, doit embrasser une portion plus ou moins étendue de la conjonctive. Le temps pendant lequel on laisse la suture en place (6 à 48 heures) a aussi de l'influence sur son effet.

Si la déviation mesure *3 ou 4 millimètres,* il suffit de pratiquer la ténotomie du droit interne de l'œil dévié, telle que nous l'avons décrite plus haut ; si l'examen des yeux, aussitôt après l'opération, nous démontre que le redressement n'est pas tout à fait suffisant, on n'a qu'à dégager avec le petit crochet le tissu cellulaire sous-conjonctival dans une plus grande étendue, ou, si ce dégagement est insuffisant, on incise prudemment avec quelques coups de ciseaux les prolongements latéraux qui accompagnent le muscle de la capsule de Tenon à la sclérotique. Selon le résultat obtenu, on fait diriger l'œil du malade, pendant les premières vingt-quatre heures qui suivent l'opération, du côté interne si l'on craint un effet excessif, du côté externe lorsqu'on tient à ce que le muscle se rétracte autant que possible.

On peut obtenir ainsi, surtout chez les enfants, même un effet de près de 5 millimètres. Toutefois, lorsque la déviation mesure *de 4 à 6 millimètres,* nous préférons pratiquer la ténotomie des deux côtés, en partageant l'effet entre les deux yeux. En ce cas nous opérons d'abord l'œil dévié par une ténotomie normale du droit interne, et après la cicatrisation nous complétons le résultat par l'opération de l'autre œil avec ou sans suture conjonctivale, selon le degré de correction qu'il reste à obtenir. En agissant ainsi, nous sommes plus sûr de rétablir l'équilibre musculaire normal, en répartissant entre les deux yeux non seulement la correction, mais aussi l'insuffisance musculaire qui résulte inévitablement de chaque ténotomie. C'est l'observation exacte de ces règles qui nous permet d'atteindre dans l'opération du strabisme ces résultats parfaits : parallélisme des axes optiques, et harmonie complète des yeux pendant les mouvements latéraux ainsi que dans la convergence des yeux.

Quand la déviation mesure *de 6 à 8 millimètres,* nous agissons encore comme dans les cas précédents, c'est-à-dire que nous pratiquons d'abord la ténotomie sur l'œil dévié, dans le but d'obtenir un redressement de 4 à 5 millimètres. Nous dirigeons l'œil après l'opération dans l'extrême abduction par la ligature conjonctivale du côté externe de la cornée, selon la méthode de de Graefe (voy. p. 629), lorsque la mobilité de l'œil en dehors laisse à désirer. Cet effet obtenu, nous faisons, après la cicatrisation complète du premier œil, la ténotomie de l'autre, en suivant pour cette deuxième opération les règles applicables au degré de déviation qui reste encore à corriger.

Quand la déviation *dépasse 8 millimètres,* je pratique dans la même séance la ténotomie classique du droit interne sur les deux yeux, augmentant dans les limites indiquées ou diminuant, selon le résultat de l'examen immédiat, l'effet de l'opération sur l'un ou l'autre œil par les moyens décrits. Dans les cas où la correction ne serait pas complète, je me réserve de pratiquer en temps opportun une nouvelle opération sur l'œil qui a conservé la plus grande mobilité en dedans; mais je me hâte d'ajouter que je n'aime pas à pratiquer cette opération complémentaire bientôt après la première. Nous verrons plus loin que ce dernier degré de correction dépend de la manière dont les yeux exécutent les mouvements de convergence, de l'état de réfraction des yeux et surtout de la présence de la vision binoculaire, qui nous permet d'abandonner la guérison de très petites déviations à l'emploi de moyens optiques (verres convexes, verres prismatiques), et aux exercices stéréoscopiques.

Dans le *strabisme divergent*, nous ne pouvons espérer une correction complète par la ténotomie classique, que lorsque la déviation ne dépasse pas 2 ou 3 millimètres. Si le strabisme mesure 4 millimètres, il faudrait pratiquer la ténotomie du muscle droit externe des deux yeux, faisant diriger l'œil après chaque opération dans l'extrême adduction, pour que le muscle puisse glisser aussi loin que possible.

Quand la déviation dépasse la mesure indiquée, ou si l'œil a perdu une partie de sa mobilité en dedans, la simple ténotomie du droit externe ne suffit plus ; il faudra la combiner avec le déplacement en avant du muscle droit interne, opération dont nous traiterons dans un chapitre particulier.

*f.* TRAITEMENT CONSÉCUTIF ET SUITES DE L'OPÉRATION.

Lorsque l'effet que nous désirons obtenir n'exige pas l'emploi immédiat de louchettes, nous appliquons sur l'œil opéré, après l'avoir rafraîchi pendant quelques instants avec des compresses mouillées, un bandage légèrement compressif. Ce bandage suffit ordinairement pour faire disparaître les douleurs que le malade ressent après l'opération ; nous continuons son emploi, pendant quelques jours, et, dans tous les cas, jusqu'après l'enlèvement des points de suture, si l'on en a mis.

Pendant la cicatrisation, on voit apparaître quelquefois à la surface de la plaie des *bourgeons rouges*, fongueux, plus ou moins *saillants*. Ils se montrent exclusivement après la ténotomie du droit interne, et il faut attendre pour les enlever que la petite tumeur se soit pédiculée. On l'excise alors d'un coup de ciseau (la cautérisation de ces bourgeons ne paraît pas efficace).

Quant à l'*enfoncement excessif de la caroncule lacrymale* dont on accusait autrefois si volontiers la ténotomie du muscle droit interne, il tenait surtout aux débridements multiples et aux sections profondes qui composaient l'ancienne méthode opératoire. On l'évite généralement en prenant les précautions que nous avons indiquées. Si toutefois cet enfoncement excessif survient après la strabotomie et présente une difformité appréciable, il est facile de faire sortir la caroncule de l'angle interne par la petite opération suivante, indiquée par *de Græfe :* On saisit la conjonctive à la distance de quelques lignes devant la caroncule et l'on fait une incision verticale de 6 millimètres de longueur. Soulevant alors la lèvre interne de la plaie, on pénètre, avec des ciseaux courbes sur le plat et ayant leur concavité tournée vers le globe, dans le tissu sous-jacent, que l'on détache de la surface externe du muscle en prenant bien soin de ne pas toucher à ce dernier. On prépare de la même manière le lambeau de la conjonctive qui se trouve entre l'incision et le bord de la cornée, et l'on réunit ensuite les deux lambeaux par un point de suture qui doit saisir une portion de conjonctive d'une étendue suffisante pour relever la caroncule et pour la déplacer en avant.

Quant à l'*exophtalmie* survenue après l'opération, il faut distinguer les cas où elle est réelle, c'est-à-dire où il y a vraiment une certaine propulsion du globe oculaire, de ceux où elle n'est qu'apparente par l'écartement anormal de la fente palpébrale. Chez la plupart des strabiques il existe et cela a été prouvé par des mesures prises avant et après l'opération, un écartement plus considérable des paupières du côté de l'œil dévié que du côté de l'autre œil. Cette asymétrie qui, avant l'opération, n'attire pas l'attention de l'observateur, qui se porte tout entière sur la position réciproque des yeux, devient plus manifeste lorsque le malade ne louche plus. Peut-être devons-nous chercher la cause de cette asymétrie dans la hauteur des fentes palpébrales et dans la déviation elle-même, en ce sens que la cornée, par la position anormale qu'elle occupe en dedans et en dehors, tend par sa convexité à écarter les paupières l'une de l'autre.

Dans un nombre de cas beaucoup plus restreint, une légère propulsion de l'œil opéré survient réellement, et cela par suite d'un débriment étendu des prolongements celluleux de la capsule, ou d'une ouverture considérable de cette capsule même.

Quoi qu'il en soit, si nous voulons remédier à cette propulsion apparente ou réelle de l'œil opéré, nous ne le pouvons qu'en modifiant la hauteur des fentes palpébrales. Lorsque nous avons affaire à une certaine procidence du globe de l'œil, le meilleur moyen d'y remédier est de pratiquer la tarsorrhaphie. (Voy. plus loin la description de cette opération.)

Lorsqu'il n'existe qu'une différence dans l'écartement des fentes palpébrales, il est plus profitable à l'aspect du malade d'obtenir la symétrie des deux yeux en élargissant la fente palpébrale du côté où l'œil paraît le plus petit, par l'opération du blépharophimosis, que nous décrirons plus loin.

Il n'est pas rare, même après une opération parfaitement réussie, de voir le malade ne point rompre avec la mauvaise habitude de porter la tête dans une position oblique, en rapport avec la direction du strabisme antérieur. Le remède est dans l'emploi des louchettes que nous avons décrites plus haut. Ainsi, supposons que l'opéré porte sa tête tournée à droite, on lui donnera des louchettes munies d'une petite ouverture du côté du nez pour l'œil gauche, du côté de la tempe pour l'œil droit. Le malade, en se servant de ces louchettes, sera obligé de tourner la tête à gauche, s'il veut voir devant lui, et grâce à cet exercice, il finira par faire disparaître la position vicieuse de sa tête.

*g.* RÉSULTATS IMMÉDIATS ET DÉFINITIFS DE L'OPÉRATION.

L'observation attentive des yeux après l'opération a démontré qu'il existe une certaine différence entre l'effet définitif de la strabotomie et son effet immédiat. Sous ce rapport, on a dû distinguer trois périodes. Dans la *première*, qui suit immédiatement la ténotomie, l'effet est le plus considérable, car la rotation du globe de l'œil dans la direction du muscle détaché n'est effectuée que par les attaches indirectes qui réunissent encore le muscle à la sclérotique. La *seconde période*, qui survient trois ou quatre jours après, s'annonce par une diminution de l'effet immédiat, le muscle ayant contracté une nouvelle insertion et exerçant alors, par conséquent, une influence directe sur les mouvements de l'œil.

Nous trouvons encore une modification dans la position de l'œil opéré, généralement six semaines ou deux mois après l'opération : *troisième période*, annoncée par une légère augmentation de l'effet opératoire. Cette augmentation est due à l'action de l'antagoniste, qui a pris une influence plus grande sur la position et les mouvements du globe oculaire, proportionnellement à la durée de l'inaction du muscle ténotomisé et au degré d'affaiblissement de ce dernier obtenu par l'opération.

Il est facile de concevoir que l'effet produit pendant cette période par la puissance de l'antagoniste doive varier avec les divers cas de strabisme que l'on a opérés et avec les dispositions spéciales de chaque individu pour les mouvements d'accommodation, dispositions qui varient surtout d'après l'état de réfraction des yeux. Ainsi, nous observons dans un certain nombre des cas qu'après l'opération du strabisme convergent, la correction définitive dépasse l'effet immédiat; mais nous voyons aussi le contraire, c'est-à-dire une convergence progressive de l'œil opéré, lorsqu'il existe de l'hypermétropie et que le malade ne se sert pas des verres qui la neutralisent.

Dans le strabisme divergent, la diminution presque constante de l'effet de l'opération est assez considérable pendant la période de cicatrisation. Il ne faut point perdre de vue cette considération au moment même de l'opération, dont le premier effet doit toujours dépasser le but que l'on se propose, c'est-à-dire qu'il doit non seulement corriger la divergence, mais encore produire une convergence de 1 à 2 millimètres qui disparaît pendant la cicatrisation.

Pour le strabisme convergent, nous possédons un moyen très précieux de juger immédiatement après l'opération le résultat définitif que nous avons à espérer. Ce moyen consiste dans l'étude des mouvements de convergence des yeux pendant qu'ils sont dirigés sur un objet (la pointe de notre doigt) que nous rapprochons dans la ligne médiane jusqu'à 12 ou 15 centimètres.

Le résultat définitif de l'opération peut être prévu d'après la manière dont l'œil opéré se comportera pendant cet examen. S'il s'arrête aussitôt que l'objet arrive à la distance de 18 ou 20 centimètres, de sorte que nous constatons une divergence des yeux si nous rapprochons l'objet davantage, il faut nous attendre à ce que notre opération soit suivie plus tard d'un strabisme divergent, lors même qu'au moment de l'opération à symétrie dans la position médiane des yeux eût été parfaite.

Cette certitude est plus grande encore si l'œil, à la distance indiquée, non seulement s'arrête, mais commence un mouvement associé au mouvement de convergence de l'autre œil, c'est-à-dire se dirige en dehors, et cela d'autant plus que l'objet fixé se rapproche des yeux. Il est absolument nécessaire dans ce cas de resteindre l'effet de notre opération par une suture conjonctivale, au risque même d'annuler ainsi en partie la correction du strabisme, que l'on peut toujours, en cas de besoin, compléter plus tard par une opération sur l'autre œil.

Il faut encore avoir recours à l'application d'une suture dans les cas où l'opéré, tout en faisant converger ses yeux jusqu'à la distance de 12 ou 15 centimètres, ne peut maintenir cette convergence. Nous constatons cet état en recouvrant de la main l'œil opéré, pendant que le malade fixe notre doigt à la distance indiquée. Nous verrons alors que l'œil opéré ne conserve pas derrière la main sa position et se dévie en dehors. L'insuffisance musculaire que cet état de choses révèle conduirait au bout de quelque temps à l'asthénopie musculaire (voy. plus loin), soit que l'individu soit atteint d'un degré de myopie qui nécessite un rapprochement des objets en deçà de la distance indiquée, soit que le malade se trouve par son état dans l'obligation de lire ou d'écrire beaucoup. Il est vrai qu'il nous est possible de compléter le traitement par des moyens optiques (verres sphériques et prismes) et par des exercices stéréoscopiques. Cependant, ces derniers ne peuvent servir que lorsqu'il existe une vision binoculaire, et tout le monde sait que les moyens optiques ne sont pas faciles à employer lorsqu'il s'agit d'enfants, et qu'ils ne sont jamais agréables ni aux parents, ni aux malades, qui craignent de voir s'éterniser le traitement et l'usage des lunettes.

Dans une autre série de cas, les malades exécutent très bien le mouvement de convergence jusqu'à la distance de 12 ou 15 centimètres de leurs yeux, et pour peu que nous continuions à faire fixer notre doigt à cette distance, nous voyons se produire un mouvement soudain de l'œil opéré en dedans, c'est-à-dire que la déviation se reproduit momentanément sous nos yeux. Quand même alors le strabisme est entièrement corrigé, il faut craindre une récidive, et la prévenir, s'il est possible, par l'usage des verres appropriés, si l'individu est hypermétrope, et en faisant exercer soigneusement la vision binoculaire

jusqu'à ce que le résultat soit définitif. En négligeant ces précautions indispensables, nous exposons le malade à des rechutes certaines. Avouons que dans ces cas le strabisme reparaît parfois malgré tous nos soins, surtout lorsque, pour une
raison ou pour une autre, la vision binoculaire ne s'accomplit
point, ou qu'elle rencontre des obstacles sérieux, soit dans la
faiblesse visuelle d'un œil, soit dans l'état de réfraction (différence de réfraction dans les deux yeux).

Lorsque la correction nécessaire est obtenue et que le malade converge jusqu'à 10 ou 12 centimètres de distance sans
que l'œil opéré dévie notablement derrière la main qui le
recouvre, nous pouvons compter sur une guérison absolue, à
la condition de ne pas perdre de vue la prédisposition au strabisme (amétropie) qui a été la première cause déterminante de
la déviation et qu'il faudra neutraliser par les verres appropriés pour prévenir une récidive. En effet, nous ne pouvons
assez insister sur la nécessité de considérer l'emploi des verres
convexes chez les hypermétropes, après l'opération du strabisme,
comme une condition indispensable du succès définitif, de régler pendant quelque temps l'usage des yeux pour le travail, et
de faire continuer les exercices méthodiques décrits plus haut,
nécessaires pour le rétablissement et la conservation de la
vision binoculaire.

### h. STRABOTOMIE PAR DÉPLACEMENT DU TENDON
#### EN AVANT.

L'ancienne strabotomie, qui, au débridement très étendu du
tissu sous-conjonctival, joignait souvent des sections multiples des
muscles oculaires, amenait quelquefois des accidents regrettables.
La manière vicieuse de couper le muscle dans sa continuité, loin
de son insertion, ou même d'exciser une partie de son tendon afin
de produire un effet plus considérable, conduisait fréquemment à
une déviation de l'œil opposée à celle que l'on voulait corriger.
Cette déviation a été désignée sous le nom de *strabisme secondaire*.
Elle est caractérisée par la perte plus ou moins grande de mobilité
du globe oculaire, qui est le résultat inévitable de l'insertion vicieuse que le muscle coupé contracte avec la sclérotique.
Nous rencontrons les mêmes symptômes dans certains cas de
strabisme consécutif à une paralysie musculaire. C'est pour ces
cas d'impuissance de l'antagoniste, où la simple ténotomie ne se-

rait pas capable de rétablir les conditions normales, que l'on a
adopté le principe de déplacer le muscle, en avançant son insertion
scléroticale vers le bord de la cornée.

M. *Jules Guérin*, le premier, a cherché dans les cas de strabisme
divergent provoqué par la trop grande rétraction du droit interne
*myotomisé*, à avancer vers la cornée le tendon de ce muscle;
mais le procédé opératoire adopté par cet habile chirurgien avait
des inconvénients. Il allait, après une dissection de la muqueuse et
du *fascia oculaire*, à la recherche du muscle droit interne. Il dé-
nudait pour cela la partie interne de la sclérotique et soumettait
les parties cellulaires qui enveloppent le muscle rétracté à une dissection *minutieuse*, pour préparer le muscle qu'il voulait ramener vers la cornée. Il faisait passer ensuite une anse de fil *à travers
la sclérotique* du côté externe de la cornée, de manière à pouvoir,
en tirant sur le fil, obtenir la rotation complète de l'œil en dedans.
Un pansement avec des bandelettes de diachylon gommé mainte-
nait l'œil dans l'extrême adduction, et favorisait ainsi la nouvelle
insertion du muscle sur la sclérotique, tout près du bord interne
de la cornée.

Cette opération, à laquelle restera toujours attaché le mérite
d'avoir appliqué pour la première fois le principe du déplacement
musculaire en avant, a subi des modifications très heureuses entre
les mains de M. *de Graefe*. Le procédé de ce dernier, que nous
allons décrire plus loin, évite d'abord la dissection minutieuse nécessaire à la recherche du muscle isolé, dissection d'un travail pénible, quelquefois même incertain, et dont l'expérience a prouvé
l'inutilité. En effet, la présence de la couche cellulaire qui enveloppe le muscle, loin d'être nuisible, ne fait qu'ajouter à la solidité
de la nouvelle insertion qui est d'autant plus forte qu'elle est plus
large. Mais la principale modification porte sur l'application du fil.
En faisant passer celui-ci, comme le veut M. Guérin, à travers la
sclérotique, et en l'y laissant séjourner plusieurs jours, on risque
de déterminer une inflammation dangereuse, d'autant plus qu'on ne
peut attacher le fil à la superficie et d'une façon légère, si l'on veut
éviter un déchirement qui pourrait compromettre tout le succès de
l'opération. M. de Graefe attache le fil au tendon de l'antagoniste
du muscle à déplacer, et ne regarde comme assuré l'effet de l'opération, que si l'on pratique la ténotomie de cet antagoniste même.
Il facilite ainsi et rend moins pénible pour le malade la rotation
forcée de l'œil à l'aide du fil, et favorise le rétablissement de l'équilibre musculaire. Ce dernier point s'explique, si l'on pense que le
muscle déplacé en avant, affaibli par une inactivité plus ou moins
longue, ne pourra guère avoir la force nécessaire pour contre-ba-

lancer l'action de son antagoniste, si nous ne diminuons pas la force de ce dernier par une ténotomie.

L'opération ainsi modifiée s'accomplit en trois temps. (Comme c'est surtout dans les cas de strabisme divergent que nous rencontrons l'occasion de pratiquer cette opération, la description suivante se rapporte à la déviation externe.)

*Premier temps.* — RECHERCHE DU MUSCLE A DÉPLACER. — On saisit la conjonctive comme dans la ténotomie du muscle droit interne, et l'on incise cette membrane le long du bord interne de la cornée dans une assez grande étendue. Un aide soulève à l'aide de pinces, la conjonctive incisée, de manière que l'opérateur puisse saisir le tissu cellulaire sous-jacent et passer le crochet à strabisme sous l'insertion musculaire. L'opérateur détache alors d'avant en arrière le tissu sous-conjonctival au ras de la sclérotique, jusqu'à ce qu'il puisse facilement et sans résistance attirer ce tissu cellulaire vers le bord de la cornée et au delà même, car il faut pour le succès de l'opération que cette partie qui renferme le muscle soit tout à fait mobilisée.

*Deuxième temps.* — APPLICATION DU FIL ET SECTION DE L'ANTAGONISTE. — On opère sur la partie externe de l'œil, et l'on commence comme pour la ténotomie du muscle droit externe, c'est-à-dire par une petite incision de la conjonctive, une petite ouverture dans le tissu sous-jacent et l'introduction du crochet sous le tendon. Il faut faire alors autour du tendon une anse à l'aide d'un fil de soie, dont chaque extrémité est passée d'avance dans une aiguille courbe. Cette anse s'exécute de la façon suivante : on traverse d'abord tout près de la sclérotique avec une aiguille le bord libre de ce tendon, de façon que le fil embrasse un bon tiers de la largeur. Après avoir répété la même manœuvre avec la seconde aiguille sur l'autre moitié du tendon, on noue près de la sclérotique l'anse ainsi formée et qui embrasse les deux tiers externes de l'aponévrose. Un aide tire alors l'anse du fil un peu en dedans, tandis que l'opérateur attire le crochet pour tendre la partie du muscle qui se trouve entre les deux, et coupe le tendon à peu près à 2 millimètres en arrière de l'anse, avec toutes les précautions nécessaires pour ne pas toucher cette dernière.

*Troisième temps.* — FIXATION DE L'ŒIL DANS L'EXTRÊME ADDUCTION. — L'œil bien nettoyé, il reste à fixer le fil dont on s'est servi pour former l'anse, de façon à pouvoir maintenir pendant vingt-quatre heures l'œil dans l'adduction forcée. Il suffirait pour cela de tirer fortement le fil du côté et au-dessus du dos du nez, et de le fixer dans cette position. Mais il est indispensable de protéger en même temps la cornée contre toute irritation produite par la présence du fil, et de faciliter l'occlusion des paupières sans que ce fil puisse frotter sur leurs bords. Dans ce but, on dirige d'abord l'œil dans l'extrême adduction à l'aide du fil. On engage le malade à fermer ses paupières, et si l'on s'aperçoit que le fil dirigé horizontalement sur le dos du nez devient gênant pour l'une ou l'autre paupière, on l'attire un peu en haut ou en bas, à l'aide d'une anse de fil que l'on attache, selon le besoin, au front ou à la joue du côté opéré. On fait passer alors le fil qui retient l'œil, horizontalement sur le dos du nez rehaussé autant qu'il est nécessaire par des bandelettes disposées les unes sur les autres, et on le fixe convenablement sur la joue du côté opposé. Un bandage légèrement compressif sert à immobiliser l'œil et à consolider le pansement.

L'opéré doit rester au lit jusqu'à ce qu'on enlève le fil qui sert à maintenir l'œil dans l'extrême adduction. Si, pendant ce temps, la sensation de la position forcée du globe oculaire met obstacle au repos du malade, on peut, de temps à autre, appliquer des compresses froides dont il ne faudrait cependant pas prolonger l'emploi. L'expérience a prouvé, en effet, qu'en général l'application continuelle des compresses froides après les opérations oculaires augmente l'irritation, et dispose à une mauvaise qualité de la sécrétion. De plus, dans le cas particulier qui nous occupe, nous avons encore à craindre pour la solidité de l'appareil; car si celui-ci venait à céder dans les douze premières heures, l'effet pourrait être compromis, et il faudrait le fixer de nouveau. Après vingt ou vingt-quatre heures, le muscle s'est généralement rattaché à la sclérotique. Néanmoins, si l'opéré n'éprouve ni douleur, ni réaction, on peut laisser l'appareil un jour de plus, jusqu'au surlendemain.

L'effet primitif de l'opération doit dépasser sensiblement la limite qu'on désirerait lui assigner définitivement, car le tissu cellulaire qui attache le muscle à la sclérotique est très extensible, et la couche musculaire finit par se retirer peu à peu de quelques millimètres. Immédiatement après l'enlèvement du fil, que l'on pratique aisément en attirant l'anse et en la coupant avec la portion du tendon qu'elle renferme, l'œil doit se trouver dans l'angle interne de l'orbite. Cette extrême convergence n'est pas définitive, car le muscle, greffé vers le bord de la cornée, se retire peu à peu, à mesure que son antagoniste reprend la force de ses contractions. Cependant, le résultat peut dépasser parfois l'effet désiré, et l'on est obligé alors d'y remédier plus tard par une ténotomie du droit interne du côté sain.

L'exécution de cette opération exige un opérateur exercé, et une certaine énergie de la part du malade condamné à vingt-quatre heures d'immobilité avec le fil dans l'œil. Un plus grand inconvénient de cette méthode consiste dans l'impossibilité de modifier l'effet selon les particularités de chaque cas. Nous sommes obligés chaque fois de placer la cornée tout à fait dans l'angle de la fente palpébrale et de provoquer ainsi un déplacement définitif qui peut dépasser l'effet désiré.

Il était donc utile de trouver un procédé opératoire d'un effet moindre sur le déplacement du tendon, et qui permît de doser avec plus de précision le degré de l'avancement musculaire par une simple suture, sans emploi du fil de traction. M. *Critchett*[1] a recommandé et érigé en méthode, d'une manière gé- nérale, ce nouveau procédé qui a été ensuite avantageusement modifié en quelques points par *de Graefe*[2].

Voici en quoi il consiste[3] :

*Premier temps :* Section du muscle. — S'il s'agit par exemple d'avancer le muscle droit interne, on détache très exactement la conjonctive du bord interne de la cornée par une incision d'une longueur de 1 centimètre à peu près ; puis on dégage soigneusement jusqu'à la caroncule la conjonctive du tissu sous-jacent. Cela fait, on coupe l'insertion du muscle tout près de la sclérotique, après y avoir introduit un crochet à strabisme ou mieux le crochet double de Wecker qui fixe en même temps le muscle détaché, et on dégage le tissu cellulaire de façon à pouvoir attirer le muscle facilement en avant.

*Deuxième temps :* Application des sutures. — L'opérateur saisit une large portion de la conjonctive au-dessus de la cor- née, et y pénètre avec une aiguille enfilée, à 4 millimètres au- dessus de la cornée, et à 5 ou 6 millimètres du bord externe de la plaie conjonctivale. Ensuite, il fait soulever par un aide la conjonctive décollée, il attire le tendon détaché et enfonce le fil dans ce tendon à 4 millimètres de son bord et vers sa partie moyenne ; enfin il traverse avec l'aiguille la conjonctive décollée,

---

1. Rapport du congrès de Heidelberg, 1862.
2. *Archiv für Ophtalmologie*, 1863, IX, 2, p. 48.
3. Nous adopterions volontiers pour cette opération le nom déjà proposé de *proraphé*, pour éviter la longueur de la phrase suivante : *avancement du muscle par la suture.*

à la distance de 5 ou 6 millimètres de son bord. Pour consolider l'effet et déplacer le muscle dans le sens horizontal, on place une seconde suture d'une manière analogue, partant du bord inférieur de la cornée et traversant le tendon presque au même endroit que la première. Les deux sutures placées, on les ferme simultanément.

L'application des sutures peut être simplifiée, si l'on se sert d'un fil qui porte trois aiguilles, une au milieu et une à chaque extrémité (*Wecker*). On passe d'abord celle du milieu à travers le muscle, de dedans en dehors, et la conjonctive; puis on introduit les deux autres aiguilles au-dessus et au-dessous de la cornée à travers la conjonctive et le tissu sous-conjonctival. Après avoir coupé le fil derrière l'aiguille qui se trouve au milieu du fil, on ferme les deux sutures.

*Ad. Weber* applique la suture suivante : Le fil un peu long et muni d'une aiguille à chaque extrémité est plié en deux et passé, ainsi doublé, à travers une troisième aiguille. Celle-ci est introduite dans le muscle de dedans en dehors et traverse la conjonctive. Après avoir passé les deux autres aiguilles à travers la conjonctive aux bords supérieur et inférieur de la cornée, on les fait glisser dans l'anse formée par le milieu du fil qui se trouve placé devant le muscle et la conjonctive. En attirant les deux fils, le muscle se rapproche de la cornée et, lorsque l'effet voulu est obtenu, on réunit les deux extrémités du fil dans un nœud assez épais pour qu'il ne puisse glisser à travers l'anse.

*Troisième temps :* Section de l'antagoniste. — Il se compose de la ténotomie régulière du muscle antagoniste.

Il est bien entendu qu'on proportionne la quantité du tendon que l'on saisit avec la suture, à l'effet que l'on veut produire, car c'est justement là un des grands avantages de ce procédé opératoire. On peut même réséquer une portion plus ou moins grande du muscle (*Agnew*) et obtenir ainsi le maximum de l'effet. Immédiatement après l'opération, on constate l'augmentation de la mobilité de l'œil dans le sens du muscle déplacé en avant, ainsi que la correction de la déviation. Il ne faut pas oublier que, pour le strabisme divergent, l'effet immédiat doit être exagéré, car il diminue un peu à mesure que l'antagoniste reprend ses fonctions. L'application du bandage compressif est le meilleur moyen pour prévenir ou pour combattre, par l'immobilisation des paupières, les symptômes d'irritation. Les sutures peuvent être enlevées après un temps qui varie de vingt-quatre à quarante-huit heures, temps au bout duquel la nouvelle insertion s'est habituellement faite. Cependant, lorsque les yeux ne sont pas irrités, on peut laisser les sutures même plus longtemps.

Le procédé recommandé par M. *Liebreich*[1] se distingue du procédé habituel par deux points : il pratique l'incision de la conjonctive près de l'insertion musculaire, à quelques millimètres de distance de la cornée, et il détache la conjonctive aussi bien vers la cornée que vers la caroncule. L'autre différence consiste dans la manière de fixer l'extrémité du muscle qu'il veut avancer vers la cornée. Il applique ses sutures à l'aide d'un fil qui porte une aiguille à chaque extrémité. Il enfonce les deux aiguilles au bord supérieur du bout musculaire, à 2 millimètres de distance l'une de l'autre, puis il traverse avec ces aiguilles, d'arrière en avant, la conjonctive près du bord de la cornée et ferme la suture ; ensuite il applique une seconde suture, d'une manière analogue, au bord inférieur de l'extrémité musculaire. Il réunit la plaie conjonctivale par des sutures ordinaires.

Les indications de l'avancement musculaire avec ténotomie de l'antagoniste sont les suivants :

1° Les cas de strabisme secondaire avec perte de mobilité en dedans de 5 à 6 millimètres, avec une déviation modérée en dehors, et dans lesquels il n'est pas désirable de faire l'opération du fil, parce qu'il faudrait diminuer son effet par une ténotomie du droit interne de l'autre œil ;

2° Les déviations consécutives à des paralysies ayant produit une perte de mobilité de l'œil de 5 ou 6 millimètres ;

3° Les cas de strabisme divergent prononcé avec une légère perte de mobilité en dedans ;

4° Certains cas de strabisme convergent du plus haut degré avec dégénérescence fibreuse du droit interne, avec perte de mobilité en dehors, comme on le trouve parfois dans les cas de strabisme congénital. Cependant M. de Graefe fait observer avec

1. Voy. *Archiv fuer Augen-und Ohrenheikunde*, von Knapp und Moos, I, a, p. 63.

raison qu'il y a lieu d'être très prudent dans cette application du procédé, car le déplacement du muscle droit externe en avant avec ténotomie simultanée de son antagoniste ne peut se faire sans enfoncement de la caroncule et sans une insuffisance musculaire considérable.

L'avancement musculaire à l'aide de la suture *sans ténotomie de l'antagoniste* est appliqué aux cas de strabisme divergent sans perte de mobilité dans le sens opposé à la déviation.

## ARTICLE IV.

### INSUFFISANCE DES MUSCLES DROITS INTERNES, ASTHÉNOPIE MUSCULAIRE. STRABISME LATENT (DYNAMIQUE).

Le nom d'*asthénopie* a été donné à une faiblesse de la vue qui dépend surtout d'un défaut d'énergie dans l'exercice de la vision. En effet, nous pouvons constater chez les malades atteints de cette affection une acuité de vue normale, sans cependant qu'ils soient en état de se servir de leurs yeux d'une manière assidue. Nous savons actuellement que l'asthénopie dépend tantôt d'une hyperesthésie de la rétine (*asthénopie rétinienne*, voy. p. 366), tantôt d'une faiblesse relative de l'accommodation (*asthénopie accommodative*, voy. page 516), tantôt de l'insuffisance des muscles droits internes (*asthénopie musculaire*). Ce n'est que de cette dernière que nous nous occuperons ici.

L'asthénopie causée par l'insuffisance des muscles droits internes est caractérisée par les symptômes suivants. D'abord, les malades se plaignent généralement que, lorsqu'ils ont lu ou écrit pendant quelque temps, les lettres se brouillent, paraissent plus larges ou doubles, que les pages du livre se croisent ou se dédoublent, et qu'il en résulte pour eux une certaine fatigue et la nécessité de cesser la lecture. Ce travail est accompagné d'une sensation pénible de tension dans les yeux et de douleurs sus-orbitairès qui surviennent dès que l'occupation dure quelque temps.

Lorsqu'on veut savoir si ces symptômes d'asthénopie dépendent d'une insuffisance des muscles droits internes, on fera bien de rechercher jusqu'à quelle distance des yeux la convergence peut s'effectuer. Dans ce but, on fait fixer au malade la pointe du doigt à la distance de 35 à 40 centimètres, distance à laquelle les yeux convergent assez facilement. Si l'on rapproche alors graduellement le doigt, les yeux le suivent jusqu'à une certaine distance, puis leur mouvement de convergence s'arrête, et l'on peut observer les phénomènes suivants : l'un des yeux continue à fixer la pointe du doigt, l'autre s'arrête parfois après quelques oscillations dues aux efforts que fait le muscle droit interne pour maintenir la convergence ; ou il accompagne le mouvement de son congénère par un mouvement associé, en se dirigeant lentement en dehors ; ou encore cette déviation en dehors se produit d'une manière soudaine et comme spasmodique.

Si l'on place dès l'abord le doigt à 15 ou 20 centimètres des yeux, on voit la divergence s'établir d'emblée. Que l'on couvre un des yeux de la main, et qu'on fasse fixer à l'autre un objet rapproché, on verra l'œil placé derrière la main prendre une position divergente. En faisant fixer l'objet alternativement par un œil, puis par l'autre, on se rendra compte du mouvement de redressement que les yeux exécutent pour se diriger vers l'objet.

Pour diagnostiquer avec plus de précision encore l'insuffisance musculaire, et pour en reconnaître le degré, on se sert de verres prismatiques. Nous savons que l'œil normal est généralement en état de surmonter[1] l'effet d'un prisme de 24 à 30 degrés, quand sa base est tournée du côté de la tempe, et de 6 ou 8 degrés, lorsque cette base est tournée du côté du nez. Très peu de personnes peuvent vaincre l'effet d'un prisme de plus de 1 ou 2 degrés, lorsque sa base est tournée en haut ou en bas. Par conséquent, en détruisant par cette dernière expérience la vision binoculaire simple, nous rendons à tout œil la liberté de suivre, quant à sa position, la tendance naturelle de ses forces musculaires. Tandis qu'ordinairement les besoins de la vision obligent les yeux à se placer, parfois même contre la disposition des forces musculaires, de manière que l'image du même objet se forme sur la *fovea centralis* de chaque œil, cette nécessité cesse

---

1. Nous appelons surmonter l'effet d'un prisme, le pouvoir de faire disparaître par un effort musculaire la diplopie qui résulte de l'interposition d'un prisme entre un œil et l'objet fixé, les deux yeux étant ouverts.

d'agir, aussitôt que la vision binoculaire simple n'existe plus. Dès ce moment chaque œil prend la direction qui résulte de la force relative de ses muscles.

Si donc nous plaçons devant un œil un prisme de 10 à 12 degrés avec sa base en haut ou en bas, et que nous fassions regarder avec les deux yeux, à la distance de 20 ou 25 centimètres, une ligne droite avec un point au milieu (fig. 197), dessinée sur une feuille de papier, il se produit immédiatement de la diplopie, et les deux points sont situés l'un au-dessus de l'autre. Si ces deux points se trouvent dans la même verticale, nous devons en conclure que l'équilibre des forces musculaires est le même dans les deux yeux. Mais si nous répétons la même expérience sur des yeux atteints d'insuffisance musculaire, les deux points ne seront plus exactement superposés, l'un d'eux aura éprouvé une déviation latérale. Il se produira une diplopie croisée, résultat de la divergence qu'affectent les deux yeux, dès que par l'effet du prisme la vision binoculaire simple est détruite. Nous pouvons exprimer facilement le degré de cette insuffisance par le prisme qui, placé devant l'œil avec sa base en dedans, ramène les deux points sur la même ligne verticale. Il arrive parfois que le jugement est gêné par la ligne, de sorte qu'il est alors préférable de n'employer qu'un point sans ligne pour l'expérience en question.

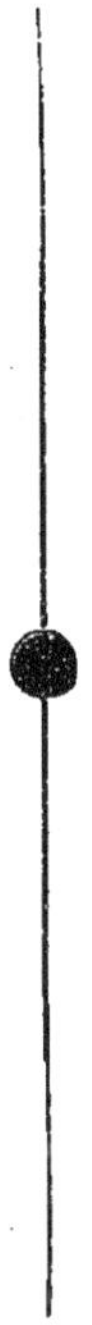

Lorsque nous avons ainsi constaté la présence et le degré de l'insuffisance, nous devons toujours chercher

Fig. 197.

à connaître la force relative des muscles droits interne et externe, en déterminant le verre prismatique le plus fort qu'ils puissent vaincre. Dans ce but, nous engageons le malade à fixer la flamme d'une bougie à la distance de 3 ou 4 mètres, puis nous plaçons devant un œil successivement des prismes de différents degrés, leur base tournée vers la tempe afin de déterminer le prisme le plus fort avec lequel le malade puisse voir encore simple. Ce prisme nous indique la force du muscle droit interne; nous recherchons de la même manière la force du droit externe, en tournant la base du prisme vers le nez[1].

---

1. Pour obtenir un résultat exact dans cet examen, il est indispensable

Nous reconnaissons ainsi la *force d'adduction et d'abduction* de l'œil.

La faiblesse relative des muscles droits internes qui peut être observée aussi bien chez les emmétropes que chez les hypermétropes ou chez les myopes, sera cependant beaucoup plus pénible chez ces derniers, parce qu'ils sont obligés de rapprocher les objets et de faire converger leurs yeux à de courtes distances.

Avec cette insuffisance, qu'elle se trouve chez un emmétrope, hypermétrope ou myope, apparaissent des symptômes toujours inquiétants pour le malade, parce qu'ils l'empêchent de se servir de ses deux yeux pour tout travail assidu. Il importe aussi au médecin d'étudier attentivement la véritable cause de ces symptômes, car en les négligeant ou en les interprétant d'une manière erronée, il pourrait laisser le malade aux prises avec une situation des plus désagréables, ou le soumettre à des traitements médicamenteux qui ne soulageraient en rien la maladie réelle. Chez les myopes, la guérison de l'insuffisance musculaire est d'autant plus importante qu'elle contribue à la marche progressive du staphylôme postérieur, dont la formation et l'extension, nous l'avons vu plus haut, sont liées à l'augmentation de la pression intra-oculaire. Cette augmentation, d'autre part, est inévitable toutes les fois que l'insuffisance des muscles droits internes oblige le myope à des efforts musculaires extraordinaires.

Quand on a reconnu, d'après la méthode indiquée, l'existence de l'insuffisance musculaire, son degré et la distance à laquelle la faiblesse des muscles droits internes commence à se faire sentir, il faut s'occuper d'y remédier.

*Traitement.* — Dans certains cas de myopie, et au début de l'affection, les symptômes de l'asthénopie peuvent être écartés par l'usage des verres concaves qui, en permettant d'éloigner le livre à une plus grande distance des yeux, n'exigent plus des efforts de convergence aussi considérables. Si, par exemple, un myope est obligé de converger pour 20 centimètres de distance,

que les deux images se trouvent toujours à la même hauteur; il faut donc s'en informer près du malade, et diriger la base du prisme légèrement en haut ou en bas, selon la différence de niveau, jusqu'à ce que les deux images soient placées sur la même horizontale.

et qu'on reporte son point de fixation à 35 ou 40 centimètres
au moyen des verres concaves, ses muscles droits internes seront
obligés à moins de contractions. Cependant, on ne peut se servir
de ce moyen dans beaucoup de cas ; car l'emploi des verres devra
toujours rester subordonné aux conditions que nous avons énoncées, en traitant du choix des verres chez le myope (voy.
page 532).

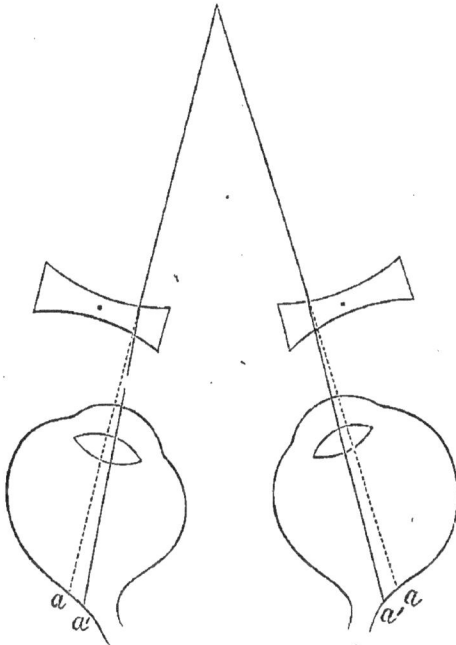

Fig. 198. — Position des verres concaves décentrés, et leur action sur la marche
des rayons lumineux.

Dans les cas où les verres concaves sont admissibles et nécessaires pour combattre les symptômes d'asthénopie, nous
pouvons augmenter leur effet, si cela paraît nécessaire, et venir
en aide aux contractions des muscles, en changeant la distance
des deux verres de lunettes, en *décentrant* ces verres. Lorsqu'on
regarde un verre concave, on voit qu'il peut être considéré
comme se composant de deux prismes opposés par leur angle,
de sorte que la portion externe du verre a la forme d'un prisme
dont la base serait du côté de la tempe, la portion interne,

celle d'un prisme dont la base serait du côté du nez. Or, dans l'insuffisance des droits internes, un des yeux se dévie, à un certain moment du travail, en dehors, et porte, par cette rotation, la *fovea centralis* un peu trop en dedans. Pour remédier à ceci, si nous ne sommes pas en état de faire revenir le globe oculaire dans sa position normale, nous pouvons, en tout cas, à l'aide d'un verre prismatique, faire dévier les rayons lumineux vers le côté nasal de la rétine, de façon que l'image rétinienne se forme plus en dedans, à l'endroit où se trouve la

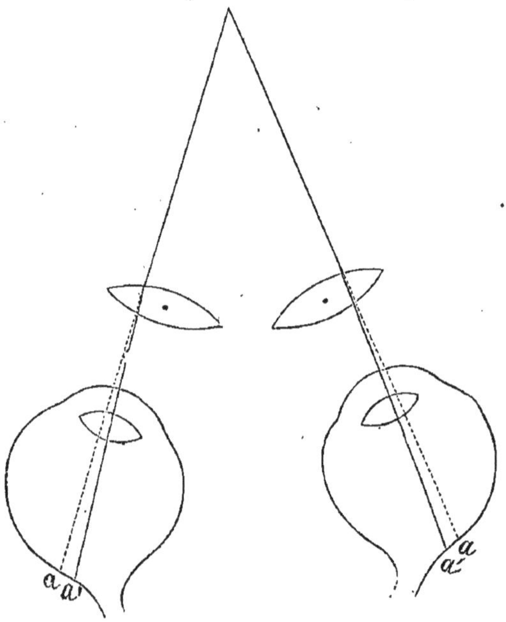

Fig. 190. — Position des verres convexes décentrés et leur action sur la marche des rayons lumineux.

*fovea*. Un prisme qui veut produire cet effet doit naturellement être placé devant l'œil avec sa base tournée du côté du nez, et comme nous avons vu plus haut que la portion interne du verre concave a un effet analogue, on peut en profiter, en écartant les verres concaves l'un de l'autre, c'est-à-dire en reportant leur centre en dehors de la ligne visuelle (décentrer les verres, fig. 198).

Lorsque nous voulons, dans des conditions analogues, empêcher l'asthénopie musculaire chez un individu hypermétrope qui fait usage de verres convexes, il faudra faire décentrer ces verres en dedans, c'est-à-dire rapprocher ces verres l'un de l'autre, de sorte que la ligne visuelle passe par la portion externe du verre, qui ressemble à un prisme dont la base serait du côté du nez (voy. fig. 199).

Cependant l'effet prismatique des verres décentrés est toujours assez faible, et nous pouvons seulement espérer par leur usage empêcher la fatigue provenant d'une convergence trop prolongée. Lorsqu'il existe déjà de l'asthénopie musculaire, nous préférons, pour le travail, l'emploi direct de *verres prismatiques*, soit seuls, soit combinés avec des verres concaves ou convexes. Le prisme à base interne, nous venons de l'expliquer, neutralise par la déviation des rayons lumineux l'effet de la divergence oculaire qui résulte de la faiblesse des muscles droits internes. En même temps, il soulage aussi le travail des muscles adducteurs et empêche ainsi la reproduction de l'asthénopie.

Le verre prismatique, pour produire l'effet voulu, doit autant que possible neutraliser le degré de l'insuffisance pour la distance à laquelle le malade lit ou écrit. C'est à cette distance que nous l'avons mesuré d'après la manière indiquée plus haut (voy. page 649), et nous avons donc à prescrire autant que possible le prisme qui, lors de notre examen, a corrigé exactement l'insuffisance musculaire. Lorsqu'on aura trouvé, par exemple, qu'il faut un prisme de 10 degrés pour ramener l'image rétinienne sur la *fovea* de l'œil dévié (insuffisance = 10 degrés), il faudrait prescrire au malade de travailler avec des lunettes, ayant d'un côté un verre plan, et de l'autre un prisme de 10 degrés à base en dedans. Cependant, les prismes très forts placés devant un œil gênent la vision par leur pouvoir dispersif, par les reflets qu'ils produisent, et par le changement de forme qu'ils amènent dans les contours et les surfaces des objets. Nous éviterons, par conséquent, de placer le prisme correcteur devant un seul œil; nous le dédoublerons plutôt, en donnant pour chaque côté un verre prismatique qui corrige la moitié de l'insuffisance. Dans l'exemple cité, nous prescrirons donc des lunettes à verres prismatiques de 5 degrés, avec leur base tournée en dedans.

Lorsque nous rencontrons l'insuffisance musculaire chez les myopes, on peut souvent combiner les verres prismatiques avec les verres concaves, pourvu que les conditions dans lesquelles seules l'usage des verres concaves pour le travail est permis aux myopes ne fassent pas défaut. Soit, par exemple, le degré de la myopie 5 D, l'insuffisance à 25 centimètres de 10 degrés, et à 35 centimètres de 6 degrés seulement, on corrigera la myopie pour 35 centimètres avec un verre concave n° 2 D $\left(5 - \dfrac{1}{0,35} = 5 - 3\right)$; puis on combine ces verres n° 2 D avec un prisme de 3 degrés, ce qu'on exprime par formule :

$$-\ 2\ \mathrm{D} \supset \text{pr. } 3^\circ,\ \text{base en dedans.}$$

Ces verres prismatiques aident ainsi au travail des muscles droits internes, et diminuent les efforts de convergence qui sont si funestes aux myopes.

Nous sommes obligés d'avouer que les moyens indiqués jusqu'ici sont plutôt des palliatifs contre l'asthénopie que des moyens destinés à rétablir l'équilibre musculaire dérangé par la faiblesse relative des droits internes. C'est de ces derniers moyens que nous allons nous occuper maintenant.

Nous trouvons ici en premier lieu des exercices destinés à fortifier les muscles droits internes par l'usage de *verres prismatiques faibles à base en dehors pour la vue à distance.* L'emploi des prismes dans ces conditions nécessite une légère contraction des droits internes que l'on espère ainsi fortifier peu à peu. Ce traitement est très long et ne peut donner des résultats satisfaisants que dans les cas où l'insuffisance est assez faible. Il ne paraît même pas sans danger chez les myopes (pour lesquels on combine les verres prismatiques avec les verres concaves), où nous voulons justement éviter les tensions musculaires.

Enfin, le dernier moyen pour remédier à l'insuffisance des muscles droits internes, c'est de venir en aide à leur faiblesse soit en rapprochant leur insertion de la cornée, soit en diminuant, pour ainsi dire, le fardeau de leur travail, c'est-à-dire en affaiblissant l'action de leurs muscles antagonistes. Nous obtenons ce dernier résultat par la ténotomie du muscle droit externe.

Cependant, nous ne pouvons penser à la ténotomie que lorsque nous sommes sûr qu'elle ne produira pas de strabisme convergent pour la vue à distance, et nous gagnons cette conviction par l'étude attentive, selon le mode indiqué plus haut (voy. p. 649), de la force d'abduction de l'œil. Si cette force est excessive, il y aura ou un strabisme divergent, lorsque le malade regarde de loin, ou du moins cette divergence se produira derrière le prisme à l'aide duquel nous déterminons la force du muscle droit externe.

C'est cette divergence que nous pouvons faire disparaître par la ténotomie du droit externe, sans crainte de voir se produire un strabisme convergent et une diplopie homonyme pour la vision des objets éloignés. Il est évident que notre opération peut corriger l'insuffisance des droits internes, d'autant plus complètement que le prisme surmonté par l'abduction est plus fort, c'est-à-dire que la force abductrice de l'œil est plus considérable. Le prisme exprimant cette force indiquera donc la limite de correction que nous sommes en droit d'obtenir par l'opération. Généralement, on considère un prisme de 10 degrés comme le plus faible qui permette l'emploi de la ténotomie du muscle droit externe.

Cette ténotomie pratiquée dans la maladie qui nous occupe, doit être exécutée avec précaution, en observant minutieusement les règles établies plus haut et qui nous permettent de produire exactement l'effet nécessaire. Aussi ne devrons-nous jamais négliger d'examiner le résultat immédiat de cette ténotomie, qui dans les cas d'insuffisance, sitôt l'opération terminée, doit être le suivant : Lorsque le malade opéré fixe à 2 ou 3 mètres la flamme d'une bougie, il est permis de constater une diplopie homonyme pouvant être corrigée par un prisme de 10 degrés, ce qui correspond à une convergence de 1 à 2 millimètres. Cette convergence disparaît par suite de la cicatrisation de la plaie dans les premières semaines qui suivent l'opération.

Lorsque le malade fixe à la même distance la flamme d'une bougie, pendant que cette dernière n'est plus placée exactement devant lui, mais à 15 ou 20 degrés du côté nasal de l'œil opéré (position appelée d'*élection* par de Graefe), toute trace de convergence doit avoir disparu. Si l'on pose alors devant un des yeux un prisme avec sa base en haut ou en bas, les deux images que le malade perçoit doivent se trouver exactement l'une au-dessus de l'autre.

Si ces expériences démontrent que l'effet produit par l'opération n'est pas suffisant, il est toujours facile de l'augmenter par les moyens connus : En débridant davantage le tissu cellulaire qui arrête le déplacement du muscle en arrière; en dirigeant après l'opération, à l'aide de louchettes, l'œil opéré en dedans; en pratiquant plus tard la même opération sur l'autre œil. Lorsqu'au contraire la convergence dépasse la mesure voulue, nous devons restreindre immédiatement l'effet opératoire par une suture conjonctivale, et faire diriger l'œil du malade du côté du muscle opéré.

L'avancement du muscle droit interne sans ténotomie de l'antagoniste peut aussi être employé pour la guérison de l'insuffisance musculaire et constitue certainement un principe très rationnel. En pratique, il faut cependant se rappeler que lorsque l'examen démontre après l'opération un effet insuffisant ou excessif, les moyens de corriger cet effet dans un sens ou dans l'autre sont bien moins nombreux et bien plus incertains après l'avancement du muscle droit interne qu'après la ténotomie du muscle droit externe.

Dans un certain nombre de cas, nous arrivons ainsi à corriger complètement l'insuffisance des muscles droits internes et, par conséquent, à faire disparaître l'asthénopie musculaire et ses dangers. Dans d'autres cas où la déviation de l'œil, pendant la vision de près, est beaucoup plus grande que la divergence que nous sommes en droit de corriger par l'opération, il restera après celle-ci encore un degré d'insuffisance, contre lequel il faudra employer des verres prismatiques seuls ou combinés avec des verres sphériques (concaves ou convexes).

# CHAPITRE XII.

## PAUPIÈRES, VOIES LACRYMALES ET ORBITE.

**Anatomie et physiologie.** — 1° *L'orbite* peut être comparée par sa forme à une pyramide à quatre parois. La base de cette pyramide est l'ouverture externe de l'orbite, à laquelle se terminent ses quatre parois désignées sous le nom de supérieure, inférieure, interne et externe. Trois de ces parois ont un bord tranchant qui coupe à angle aigu les os du front et de la joue, tandis que la paroi interne se confond insensiblement avec l'os du nez.

Les parois de l'orbite sont formées par des plaques osseuses très minces : la paroi supérieure par la lame horizontale de l'os frontal ; la paroi inférieure par la lame horizontale du maxillaire supérieur ; la paroi externe par la lame antérieure de la grande aile du sphénoïde et par la lame postérieure de l'os zygomatique ; enfin la paroi interne par la lamelle papyracée de l'ethmoïde, par l'os unguis et par l'apophyse montante du maxillaire supérieur.

Au niveau du tiers interne du bord supérieur se trouve le trou sus-orbitaire qui livre passage au nerf et à l'artère du même nom. Le canal sous-orbitaire traverse obliquement d'arrière en avant la paroi inférieure, en donnant passage au nerf sous-orbitaire et aux vaisseaux du même nom. Le trou optique se trouve à l'extrémité postérieure des parois supérieure et interne ; il laisse passer le nerf optique et l'artère ophtalmique de l'orbite dans la cavité crânienne. En dehors et en bas de cette ouverture, entre les parois supérieure et externe, s'ouvre la fente sphénoïdale ; elle renferme les troisième, quatrième et sixième paires des nerfs crâniens, la première branche de la cinquième et la veine ophtalmique. Entre les parois externe et inférieure, nous trouvons la fente sphéno-maxillaire qui est traversée par les nerfs sous-cutané de la joue et sous-orbitaire.

Les parois de l'orbite sont tapissées par un périoste qui n'y adhère intimement qu'au niveau des sutures osseuses, aux bords des fentes et près de l'ouverture antérieure de l'orbite. Ce périoste est en rapport direct avec le périoste du crâne et de la face, ainsi qu'avec la dure-mère crânienne.

2° Les *paupières* recouvrent l'ouverture de l'orbite, en s'appuyant sur la convexité antérieure du globe oculaire auquel elles sont adossées par l'effet de leurs muscles et par la pression de l'atmosphère. Leurs bords libres forment la fente palpébrale et se réunissent dans les deux angles, la commissure externe et la commissure interne ou le grand angle des paupières. Cet angle même est occupé par un petit raphé fibreux, le *ligament palpébral interne*. Le bord palpébral présente une lèvre antérieure et une lèvre postérieure ; entre ces deux lèvres se trouve une portion intramarginale, large de 2 à 3 millimètres. La lèvre antérieure, fortement arrondie, est traversée par les *cils ;* à la lèvre postérieure s'ouvrent l'une à côté de l'autre les *glandes de Meibomius*, et près de l'angle interne les conduits lacrymaux.

Les paupières sont composées de différents tissus qui se superposent de la conjonctive jusqu'aux téguments extérieurs.

*a*. La *peau* qui recouvre les paupières offre une finesse qu'on ne retrouve dans presque aucune autre partie du corps ; elle se rattache aux parties sous-jacentes par un *tissu cellulaire* très lâche, dans lequel on trouve un grand nombre de glandes sudorifiques et les bulbes des poils très fins qui garnissent la peau palpébrale.

*b*. Le *muscle orbiculaire des paupières* est disposé en faisceaux concentriques autour de la fente palpébrale. Sa *portion palpébrale* recouvre les fibro-cartilages et le fascia palpébral jusqu'aux bords orbitaires, et dépasse la commissure externe des paupières de plus d'un centimètre et demi. Elle se compose de faisceaux musculaires qui prennent leur origine en partie de la crête lacrymale de l'os unguis, en partie du ligament palpébral interne et de la région molle du sac lacrymal.

Les fibres de la première partie qui portent aussi le nom de muscle *lacrymal postérieur* ou muscle de *Horner*, recouvrent d'abord le sac lacrymal et se dirigent vers le grand angle. A cet endroit, le muscle se bifurque en deux portions, dont l'une entre dans la paupière supérieure, l'autre dans la paupière inférieure où elles se répandent sur les tarses.

La seconde partie qui compose le muscle *lacrymal antérieur* contourne le fibro-cartilage et se porte vers la portion de la paupière qui n'a pas de tarse.

*c*. Au-dessous du muscle se trouve une *couche de tissu cellulaire* qui renferme les *bulbes pileux des cils* et de petites glandes sébacées qui s'ouvrent dans ces bulbes. Les cils dont les racines se trouvent tout près du tarse, se renouvellent comme tous les poils, dans l'espace d'à peu près cent cinquante jours.

*d.* Les *tarses ou fibro-cartilages* des paupières forment la base solide des paupières. Ils se terminent vers la fente palpébrale par un bout épais et s'amincissent à leur périphérie où ils se perdent dans le fascia orbitaire. C'est à cet endroit que dans la paupière supérieure s'insère le *muscle releveur*. Ce muscle naît au fond de l'orbite et envoie ses faisceaux au-dessous de la voûte orbitaire. Le tendon se recourbe alors en bas sur un faisceau aponévrotique tendu de la trochlée du grand oblique à l'extrémité externe du bord orbitaire supérieur. De là il se répand sous la forme d'une membrane peu épaisse, au-dessous du fascia orbitaire, et s'insère, comme nous l'avons dit, au bord mince du fibro-cartilage de la paupière supérieure. Dans chaque fibro-cartilage se trouve une série de glandes sébacées disposées verticalement, les *glandes de Meibomius.* Leurs orifices excréteurs se trouvent près de la lèvre postérieure du bord épais des tarses et fournissent une sécrétion graisseuse qui enduit les bords libres des paupières.

*e.* La *conjonctive* s'applique à la face postérieure des tarses et du fascia tarso-orbitaire.

Les *artères* palpébrales, branches de l'artère ophtalmique se trouvent le long du tarse près du bord libre des paupières et entrent en anastomoses avec les artères angulaire, lacrymale, temporale superficielle, en formant ainsi des cercles artériels qui entourent la fente palpébrale. — Les *veines*, réunies dans les veines palpébrales supérieure et inférieure, se rendent dans les veines de la tempe et de la face.

Les *nerfs* cutanés des paupières viennent de la cinquième paire ; le muscle releveur de la paupière supérieure reçoit une branche de la troisième paire ; l'orbiculaire des paupières une branche du nerf facial.

3° L'*appareil lacrymal* se compose des organes qui servent à la sécrétion du liquide lacrymal : la glande lacrymale et la conjonctive, et des voies qui conduisent ce liquide dans le nez : les conduits lacrymaux, le sac lacrymal, et le canal nasal.

*a.* La *glande lacrymale* est divisée en une grande et une petite portion. La première occupe une dépression située à la partie supérieure et latérale externe de la voûte de l'orbite, à laquelle elle est rattachée par une aponévrose qui vient du fascia tarso-orbitaire. Au-dessous de cette aponévrose se trouve la petite portion. La glande se compose d'une agglomération de glandes en grappes dont la structure ressemble aux glandes salivaires et mammaires. Elle communique par un certain nombre de petits conduits, six à douze, avec l'extrémité externe du cul-de-sac conjonctival supérieur.

*b.* Les *conduits lacrymaux* ont une longueur de 8 à 10 millimètres. Ils commencent par deux fines ouvertures, les *points lacrymaux* situés aux angles saillants du bord libre des paupières, près de la caroncule. A partir des points lacrymaux, le conduit supérieur monte, le conduit inférieur descend perpendiculairement dans l'épaisseur des paupières; puis, ils se coudent brusquement pour suivre une direction horizontale et longent le bord interne de la fente palpébrale. Ils convergent ainsi vers le grand angle pour atteindre le sac lacrymal, à peu près au niveau du ligament palpébral, et se jettent ensemble ou séparément dans le sac.

*c.* Le *sac lacrymal* est situé entre la crête lacrymale de l'os unguis et l'apophyse maxillaire, de sorte que sa moitié inférieure se trouve au-dessous du niveau de l'angle interne et inférieur du bord de l'orbite. L'extrémité supérieure du sac est formée par une sorte de coupole qui dépasse d'à peu près 4 millimètres le ligament palpébral interne qui est tendu horizontalement au devant du sac. Celui-ci est donc environné de parties molles partout, sauf du côté interne où il est adossé à l'os. Ce côté descend perpendiculairement vers le canal nasal, sans qu'il existe souvent entre l'un et l'autre aucune ligne de démarcation; quelquefois ils sont séparés par un repli muqueux.

*d.* Le *canal nasal* est renfermé dans un conduit osseux de la paroi qui sépare le sinus maxillaire des fosses nasales. Il ne se porte pas directement de haut en bas, mais un peu obliquement de dedans en dehors, en même temps qu'il dévie d'avant en arrière. D'ailleurs, il existe dans la convexité de cette courbure des variations assez notables qui dépendent de la conformation individuelle du nez. A l'extrémité inférieure du canal osseux, le canal nasal muqueux continue souvent encore entre la paroi externe de la cavité nasale et la membrane pituitaire qui la recouvre. L'orifice inférieur du canal est quelquefois très petit, tantôt de forme ronde ou ovale, tantôt de la forme d'une fente dont la lèvre externe ou, à sa place, un pli saillant de la muqueuse, représente une valvule qui s'ouvre vers le nez et ferme le canal de bas en haut, tandis que les liquides venant du sac n'y rencontrent aucun obstacle.

La *muqueuse* des voies lacrymales présente dans les conduits une couche simple d'épithélium pavimenteux; dans le sac et dans le canal un épithélium vibratile comme la muqueuse du nez; on y trouve aussi de petites glandes en grappe. Le sac lacrymal étant généralement très étroit, la muqueuse des parois interne et externe se touche à l'état normal. La muqueuse du canal nasal est intimement unie à l'os et ne peut pas s'adosser à elle-même, de sorte que le canal est constamment rempli d'un liquide.

L'*innervation* de la glande lacrymale se fait par le rameau lacrymal de la première branche de la cinquième paire. C'est à son influence qu'il faut attribuer la sécrétion copieuse de larmes qui survient sous le coup de certaines émotions générales ou après irritation de l'œil. En temps ordinaire, la glande sécrète peu ; le liquide qui lubréfie constamment le globe oculaire est en grande partie un produit de la conjonctive.

Le mécanisme d'après lequel les larmes passent du sac conjonctival dans les voies lacrymales, n'est pas parfaitement connu. Cependant, il paraît hors de doute que les contractions du muscle orbiculaire et les mouvements des paupières qui en résultent, chassent le liquide renfermé dans le lac lacrymal et l'obligent à pénétrer dans les points lacrymaux, lorsque la fente palpébrale est fermée, au moment du clignement des paupières.

## MALADIES DES PAUPIÈRES

### ARTICLE PREMIER.

#### ÉRYTHÈME DES PAUPIÈRES.

*Diagnostic.* — La peau des paupières est d'un rouge écarlate et brillant qui disparaît sous la pression du doigt ; les paupières sont légèrement gonflées. Les veines superficielles paraissent plus dilatées et plus apparentes qu'à l'état normal. Les malades n'accusent pas de douleur, tout au plus une légère sensation de chaleur.

*Étiologie.* — Cette affection, d'ailleurs assez rare, coïncide fréquemment avec des troubles de la circulation générale. Elle a été observée aussi comme conséquence d'une insolation.

*Traitement.* — On obtient les meilleurs résultats par l'application de compresses imbibées d'une solution d'acétate de plomb (1 gramme pour 100 grammes) ou de nitrate d'argent (1 gramme pour 300 grammes).

On observe fréquemment chez des personnes ayant subi une

fatigue physique ou morale une *coloration bleu grisâtre des paupières*, surtout de la paupière inférieure et au-dessous d'elle. Cette teinte plombée, qui n'est souvent que passagère, occupe parfois tout le pourtour de l'orbite, en même temps que l'on y reconnaît un léger œdème du tissu sous-cutané.

Les personnes sujettes à ces symptômes ont généralement une peau fine et une santé générale délicate. Pour les débarrasser du phénomène en question, il faut les engager à éviter tout écart d'une vie régulière, les excès de travail, et prescrire, comme moyen local, une solution de tanin (1 gramme pour 100 grammes d'eau) ainsi que des lotions avec de l'eau de Cologne.

## ARTICLE II.

### ÉRÉSIPÈLE DES PAUPIÈRES.

*Diagnostic.* — Les paupières sont très gonflées, d'une teinte rose et luisante. L'épiderme est parfois soulevé par places, sous forme de vésicules remplies de sérum. Le gonflement des paupières, qui se complique le plus souvent d'un gonflement plus ou moins étendu de la face, empêche le malade de les entr'ouvrir ; la conjonctive est injectée et chémotique. Toutes les parties atteintes présentent au toucher un chaleur très sensible. L'affection n'est pas douloureuse, mais elle s'accompagne souvent de troubles de la digestion, de frissons et de fièvre.

*Marche et terminaisons.* — L'érésipèle peut se terminer par résolution ou par suppuration. Dans ce dernier cas, il s'établit un phlegmon diffus de la paupière donnant la sensation d'un empâtement et d'une fluctuation incertaine. La peau prend alors une coloration rouge foncé et devient le siège d'une distension fort douloureuse. L'abcès abandonné à lui-même peut amener des destructions très étendues du tissu cellulaire. L'inflammation peut aussi s'étendre au tissu cellulaire de l'orbite (voy. plus loin), devenir dangereuse pour l'œil, et même mortelle, en se propageant sur les enveloppes du cerveau.

*Étiologie.* — L'érésipèle des paupières qui peut avoir son

origine dans un refroidissement, résulte cependant le plus souvent d'une lésion traumatique, d'un foyer purulent du voisinage (orgelet, etc.) ou d'une affection du sac lacrymal.

*Traitement.* — On administre généralement un émétique ou une purgation. On recouvre les paupières d'une couche de collodion et d'ouate. Tout abcès doit être ouvert largement, et il faut prescrire alors l'emploi de cataplasmes chauds, émollients.

## ARTICLE III.

### PHLEGMON DES PAUPIÈRES, ABCÈS.

*Diagnostic.* — La paupière est rouge et tuméfiée, et sa température considérablement augmentée ; la conjonctive est généralement injectée, et fréquemment il existe un chémosis notable. Au toucher, on découvre dans la paupière un point dur qui s'agrandit progressivement, se ramollit et donne alors la sensation de la fluctuation, en même temps que son sommet prend une coloration jaunâtre. La douleur est généralement très forte, empêche le sommeil et s'accompagne, chez des personnes délicates, de céphalalgie et de fièvre. Enfin l'abcès s'ouvre, le pus s'échappe et la paupière se dégonfle.

Lorsqu'un abcès siège vers l'angle interne (*anchilops*), il n'est pas toujours facile de le distinguer d'une inflammation aiguë du sac lacrymal.

*Étiologie.* — Les causes les plus fréquentes du phlegmon des paupières sont des contusions ou des traumatismes analogues.

*Traitement.* — Tout au début, on peut tenter d'arrêter l'inflammation par l'application du froid. Aussitôt l'induration reconnue, il est préférable d'employer des cataplasmes chauds et d'ouvrir l'abcès le plus tôt possible, par une large incision parallèle au bord libre de la paupière. Il faut continuer alors les compresses chaudes pour lesquelles on se sert avec avantage d'acide borique 5 grammes, eau distillée 1000 grammes, et appliquer un bandage compressif pour éviter le décollement étendu de la peau.

Le *furoncle* et l'*anthrax* des paupières se présentent avec tous les symptômes du phlegmon et se distinguent de celui-ci par la gangrène du tissu sous-cutané et de la peau. La peau est livide et son épiderme soulevé en vésicules, les parties affectées forment une masse pultacée, et il résulte de cette destruction gangréneuse des pertes de substance considérables. — L'anthrax s'observe principalement sur des sujets âgés, épuisés par la misère. — Le *traitement* consiste dans une incision en forme de croix, pour débrider largement les parties atteintes, et dans l'emploi de cataplasmes chauds pour favoriser l'expulsion des matières gangrenées. Un régime fortifiant et une médication tonique sont indispensables pour soutenir les forces du malade.

La *pustule maligne* résulte du contact des paupières avec des matières animales en décomposition, le virus du farcin ou de la morve. On l'a observé chez des corroyeurs, des tanneurs, des bouchers, etc. Sur la paupière gonflée et légèrement enflammée, s'élève une pustule remplie de sérosité, qui s'ouvre rapidement et devient le siège d'une gangrène disposée à s'étendre aux parties environnantes. Les souffrances sont très vives, le malade est pris de fièvre, frissons, nausées. Bientôt survient une grande prostration des forces et le malade succombe. Dans les cas où le malade ne meurt pas, la gangrène peut s'arrêter, et il résulte de la maladie une destruction de la paupière, souvent de l'œil et d'une partie de la face.

En même temps qu'un traitement général apte à soutenir les forces du malade, on a conseillé des incisions profondes suivies de l'application du cautère actuel (*Mackensie*).

Les *pustules de l'éruption variolique* qui se présentent tantôt isolées, tantôt en rangée sur les paupières ou le long du bord ciliaire, peuvent provoquer une destruction du derme, des glandes de Meibomius et des follicules pileux de cette région. Il en résulte la perte des cils (*Madarosis*) une rougeur persistante du bord des paupières, enfin par rétraction cicatricielle, l'ectropion et le déplacement des points lacrymaux inférieurs avec son influence fâcheuse sur le passage des larmes. — Pour éviter l'éruption variolique sur les paupières, on recommande l'application incessante de compresses froides (*Hebra*) ou d'une légère solution de sublimé (5 à 10 centigrammes pour 100 grammes d'eau). L'imbrication des paupières avec les bandelettes de taffetas de Vigo est plutôt nuisible, car elle occasionne une grande chaleur locale (*Skoda*). La ponction des pustules, l'emploi du collodion et des cautérisations avec le nitrate d'argent ne sont d'aucune utilité (*Hebra*). Mais il faut surveiller attentivement l'emplacement du bord des paupières, et surtout des points lacrymaux pour éviter le larmoiement (voy. plus loin Maladies des voies lacrymales).

## ARTICLE IV.

ECZÉMA DES PAUPIÈRES. HERPÈS ZOSTER FRONTALIS OU OPHTHALMICUS.
AFFECTIONS SYPHILITIQUES DES PAUPIÈRES.

1° L'*eczéma* se propage sur les paupières dans les cas d'eczéma général de la face, ou il est provoqué par le contact des sécrétions morbides de la conjonctive, qui irritent la peau fine de la paupière inférieure. Si cette affection dure quelque temps, la peau se rétracte et produit l'éversion du bord palpébral. Le point lacrymal étant alors dévié de sa direction normale, le larmoiement s'ajoute encore aux causes d'irritation déjà existantes.

Le *traitement* de l'eczéma consiste d'abord dans l'emploi de poudre d'amidon que l'on peut mélanger avec une petite quantité d'oxyde de zinc. En saupoudrant les paupières avec cette poudre, il faut prescrire des soins de propreté pour éviter la formation de croûtes sur le bord palpébral. Une fois par jour, on étend sur la peau de la paupière malade une faible solution astringente (sulfate de zinc, acétate de plomb ou nitrate d'argent, 1 gramme pour 300 grammes d'eau). L'éversion du point lacrymal, si elle persiste, demande à être combattue par une petite incision du conduit lacrymal (voy. plus loin).

2° Le *zona ophtalmique* débute généralement par une névralgie violente sur le parcours des nerfs frontal et naso-ciliaire ; après quelques jours, la peau rougit et se tuméfie ; on y constate une éruption de vésicules herpétiques en groupes qui se réunissent, se couvrent de croûtes adhérentes et produisent des cicatrices souvent assez profondes dont on retrouve les traces pendant toute la vie. La région affectée, atteinte pour longtemps d'anesthésie, reste cependant le siège de névralgies très intenses. L'affection décrite ne dépasse jamais la ligne médiane de la face. Elle se complique souvent d'ulcérations de la cornée (*Hutchinson, Bowman*) et d'iritis (*Horner*). — Le *traitement* de l'affection oculaire est celui de la kératite et de l'iritis. Contre les névralgies violentes qui persistent après la guérison du zona, *Bowman* a proposé et exécuté la névrotomie sous-cutanée.

3° Les *ulcérations syphilitiques* des paupières se rencontrent comme symptôme primaire aussi bien que comme symptôme secondaire. Ces ulcérations ont une tendance prononcée à s'étendre en largeur et surtout en profondeur, de sorte que leur siège au bord palpébral menace la paupière d'une déformation ou même de la destruction plus ou moins complète. Les ulcérations syphilitiques peuvent ainsi gagner la conjonctive, mais il est rare qu'elles y débutent primitivement (voy. p. 109).

Le *traitement* de ces ulcérations exige d'abord l'emploi énergique et prolongé de la médication antisyphilitique ; localement, des cautérisations avec le nitrate d'argent, et un pansement soit avec du calomel à la vapeur, soit avec une légère solution de sublimé (50 centigrammes pour 300 grammes d'eau distillée). Lorsque les ulcères commencent à se cicatriser, on emploie avec avantage une pommade au précipité rouge (5 centigrammes pour 8 grammes d'axonge).

## ARTICLE V.

### SÉBORRHÉE DES PAUPIÈRES. ÉPHIDROSE ET CHROMIDROSE.

*a.* On appelle *séborrhée* une augmentation de la sécrétion sébacée qui couvre alors la peau des paupières (et en même temps les sillons naso-labiaux et les commissures des lèvres) d'une couche huileuse ou de petites pellicules jaunâtres. Cette affection devient facilement le point de départ d'une inflammation des bords palpébraux. Il importe donc d'enlever soigneusement toutes les masses sébacées par des lotions avec de l'eau de savon chaude, après avoir appliqué sur les croûtes jaunâtres un peu de glycérine ou d'huile. Après ces soins de propreté, on prescrit des douches ou des lotions avec de l'eau fraîche et quelques gouttes d'eau de Cologne.

*b.* L'*éphidrose* consiste dans une hypersécrétion des glandes sudorifiques. Les paupières se couvrent d'une couche de sueur qui, aussitôt enlevée, reparaît toujours de nouveau. Il s'ensuit une excoriation des angles et des bords de la fente palpébrale, et enfin une conjonctivite catarrhale. Cette anomalie se rencontre rarement, et de préférence, chez les personnes sujettes aux transpirations. Comme traitement local, il faut soigner les excoriations à l'aide d'une solution de nitrate d'argent (50 centigrammes pour 100 grammes d'eau), et combattre la prédisposition générale par l'hydrothérapie et par un régime tonifiant.

*c.* Dans la *chromidrose*, on observe une coloration bleu foncé ou brunâtre des paupières que l'on enlève facilement avec de l'huile ou de la glycérine, mais qui résiste à l'eau pure. Le pigment enlevé reparaît au bout d'un temps plus ou moins long. Cette affection curieuse a été observée presque toujours chez des femmes dont le plus grand nombre étaient hystériques. Souvent on a pu se convaincre qu'il s'agissait d'une coloration artificielle; cependant, dans d'autres cas, la réalité de l'affection paraît hors de doute. La maladie disparaît d'elle-même; les traitements se sont montrés toujours inefficaces.

*d.* On a noté aussi la présence de *poux* dans les cils et dans les sourcils comme étant la cause d'irritation et de prurigo. On peut les reconnaître quelquefois à l'œil nu ou à la loupe et les détruire par l'emploi prudent de l'onguent mercuriel.

## ARTICLE VI.

OEDÈME ET EMPHYSÈME DES PAUPIÈRES. ECCHYMOSES
PALPÉBRALES.

1° L'œdème des paupières accompagne souvent les affections
de la conjonctive, les inflammations du globe oculaire et des
tissus orbitaires. Cette affection se rencontre aussi à la suite de
contusions des paupières ou de troubles de la santé générale
(affections du cœur et des reins, trichinose) chez des sujets
faibles. Enfin, on la trouve sans qu'il soit possible d'en reconnaître la cause directe. Tantôt, cet œdème est localisé à la
paupière inférieure qui forme alors une sorte de poche pendante,
plus prononcée le matin et diminuant de volume pendant la
journée ; tantôt, les deux paupières sont tellement gonflées que
la fente palpébrale ne peut s'entrouvrir.

L'œdème symptomatique d'une affection oculaire disparaît
avec cette dernière ; l'œdème idiopathique est souvent rebelle
à tout traitement.

Après avoir rempli les indications fournies par l'état général du malade, on combat l'œdème des paupières par l'emploi
du bandage compressif ou par des sachets chauds remplis de
camomille, par l'application répétée de la teinture d'iode ou
d'une pommade iodurée. Si l'œdème persiste et gêne le malade,
on peut diminuer le gonflement des paupières par l'excision
d'un pli horizontal ou de quelques plis verticaux de la peau
palpébrale.

2° L'*emphysème* des paupières, c'est-à-dire la pénétration
d'air dans le tissu cellulaire, est facile à reconnaître par la crépitation que la paupière gonflée présente à la pression des doigts.
Le gonflement est souvent considérable et étendu, la peau intacte ou violacée par des ecchymoses simultanées. — La cause
de l'affection est généralement de nature traumatique ; elle
doit être recherchée dans une fracture de la paroi osseuse du
nez ou des sinus frontaux qui laissent alors pénétrer l'air en
même temps dans le tissu cellulaire de l'orbite ; ou, enfin, dans

une déchirure des conduits et du sac lacrymal. — L'emphysème disparaît spontanément en peu de jours, surtout si les malades évitent les grands efforts d'expiration, par exemple de se moucher violemment, etc. Il est d'ailleurs facile de faire disparaître instantanément le gonflement des paupières par quelques mouchetures pratiquées avec une petite aiguille. ·

3° Les *ecchymoses* palpébrales surviennent après des contusions des paupières, après des opérations pratiquées sur la conjonctive et dans le tissu sous-conjonctival (strabotomie), après des lésions des parois orbitaires, après des fractures intracrâniennes, et très rarement d'une façon spontanée comme prodromes d'apoplexies cérébrales (*Desmarres*). Ces ecchymoses se résorbent facilement, un peu plus vite lorsqu'on emploie des fomentations avec la teinture d'arnica (20 gouttes pour un verre d'eau), et surtout par une compression méthodique à l'aide d'un bandeau un peu serré.

## ARTICLE VII.

### INFLAMMATION DU BORD PALPÉBRAL, BLÉPHARITE MARGINALE OU CILIAIRE.

L'inflammation du bord palpébral se caractérise au début et dans sa forme la plus bénigne, par une rougeur du bord et surtout des angles palpébraux, accompagnée de sensations de chaleur, de brûlure, de picotements et de démangeaisons. Ces symptômes s'aggravent si les yeux sont exposés à la poussière ou à la fumée, et lorsque les malades s'appliquent à un travail assidu et minutieux. L'affection peut conserver cette forme, ou elle s'aggrave par l'hypersécrétion des glandes sébacées et par l'apparition de petites pustules d'acné.

La partie du derme qui supporte les cils est alors légèrement tuméfiée, couverte de croûtes qui recouvrent des excoriations, et à côté desquelles on distingue encore les petits boutons d'acné remplis de pus et dont la dessiccation a produit les croûtes. Ces pustules se trouvent entre les cils ou à leur base. Le voisinage de ces parties présente une grande quantité de pellicules fines et molles qui enveloppent les cils et en forment des faisceaux plus ou moins larges. Le matin, au réveil, les bords des paupières sont collés ensemble et empêchent les malades d'ouvrir leurs yeux. Lorsqu'ils arrachent les croûtes sans précautions ou qu'ils veulent nettoyer leurs paupières rapidement, les bords saignent, les cils tombent, et au bout de peu de temps les bords palpébraux sont couverts de nouvelles croûtes.

Lorsque l'inflammation augmente encore, le bord palpébral tout entier se tuméfie, s'ulcère, les cils tombent et ceux qui les remplacent deviennent de plus en plus faibles et fins; ceux-ci prennent une mauvaise direction, et, à la longue, le bord palpébral peut se trouver tout à fait dépourvu de cils (*Madarosis*); ou l'on n'y trouve que quelques cils très pâles, isolés, très longs recourbés dans un sens ou dans l'autre. Dans ces conditions, les follicules pileux sont atrophiés, le tissu cellulaire qui les entoure est hypertrophié, tout le bord palpébral est épaissi et induré par du tissu cicatriciel qui s'est formé à la place des ulcérations (*Tylosis*).

L'épaississement du bord palpébral éloigne celui-ci du globe oculaire et fait dévier les points lacrymaux qui cessent de fonctionner; les larmes s'arrêtent alors sur la conjonctive qui d'ailleurs participe facilement à l'inflammation des bords palpébraux; les glandes de Meibomius s'oblitèrent, et dans ces formes extrêmes de la blépharite on voit la paupière entière se renverser progressivement.

La *marche* de la blépharite est essentiellement chronique. Elle débute par des symptômes peu manifestes, s'aggrave plus ou moins vite, selon les conditions d'existence de la personne atteinte. On y observe des périodes de rémission et d'exacerbation. Un traitement approprié peut arrêter la marche de la maladie et obtenir un résultat favorable, aussi longtemps que les glandes de Meibomius fonctionnent et que leurs orifices ne sont pas oblitérés. Ce moment passé, on peut encore soulager les malades, améliorer l'état de leurs paupières; mais une restitution complète de l'état normal n'est plus à espérer.

*Étiologie.* — La blépharite est surtout fréquente chez les sujets lymphatiques, chez ceux dont la peau est très irritable et délicate, chez ceux qui manquent de propreté. Enfin, cette affection survient à la suite de la conjonctivite chronique et surtout à la suite d'anomalies dans les voies lacrymales. On a remarqué aussi la coïncidence fréquente avec des anomalies de réfraction.

*Traitement.* — La première condition de la guérison de la blépharite est la propreté la plus minutieuse. Il est indispensable de faire laver les paupières fréquemment avec de l'eau chaude, et si cela ne suffit pas pour les débarrasser des pellicules et des croûtes adhérentes, il faut y faire appliquer, surtout le matin, des compresses trempées dans une solution d'acétate de plomb (1 gr. pour 100 gr. d'eau) chaude. S'il n'y a ni excoriations ni croûtes, mais seulement une rougeur persistante du bord palpébral, on y fait appliquer tous les jours ou tous les deux jours un pinceau trempé dans l'huile de cade. Il est utile de débarrasser les paupières des cils qui sont prêts à tomber, en faisant glisser légèrement les cils entre les extrémités du pouce et de l'index, ou à l'aide d'une petite pince à cils. Au moment du coucher, pour éviter la production de croûtes sur les bords des paupières pendant la nuit, les malades recouvrent les bords palpébraux d'une couche mince de la pommade suivante :

| | |
|---|---|
| Précipité blanc...................... | 3 centigrammes |
| Sous-acétate de plomb.............. | 10      — |
| Huile d'amandes douces............ | 50      — |
| Vaseline........................... | 5 grammes. |

On peut remplacer, dans cette pommade, le précipité blanc par l'oxyde de zinc ou par le précipité rouge.

Lorsque les bords des paupières sont déjà excoriés ou même le siège de petites ulcérations, les corps gras sont rarement supportés. Il faut alors employer une solution de nitrate d'argent (50 centigrammes pour 50 grammes d'eau), ouvrir les pustules d'acné et cautériser leur emplacement ou le fond des ulcères avec un crayon de nitrate d'argent mitigé et très pointu, en ayant soin de neutraliser l'excès du caustique par de l'eau salée. Aussitôt la couche épidermique rétablie, on peut essayer l'emploi des pommades indiquées. Dans ces conditions, l'usage de l'huile de cade et de la teinture d'iode rend aussi les meilleurs services.

Si les croûtes se forment en grande quantité et qu'il existe un épaississement considérable des bords palpébraux, il faut ordonner des cataplasmes chauds à appliquer matin et soir pendant une heure. On fait en outre recouvrir pendant la nuit les paupières fermées d'une compresse de toile enduite d'une couche mince de :

Emplâtre de plomb................ }
Huile de lin..................... }  10 grammes.
Baume du Pérou................    50 centigr.

Il faut naturellement se préoccuper des complications de la blépharite et des soins exigés par l'état général des malades. Les conjonctivites sont à soigner d'après les principes établis dans le chapitre de ces affections, les maladies des voies lacrymales d'après les conseils que nous donnerons plus loin. En cas d'anomalies de réfraction, il faut prescrire les verres nécessaires. La direction normale des points lacrymaux demande à être surveillée soigneusement, et, en cas de déviation, il faut fendre les conduits sans retard. Les malades atteints de blépharite doivent séjourner autant que possible dans un air pur et frais ; ils doivent se servir de lunettes bleues, s'abstenir de tout travail excessif, ainsi que de tout excès dans leur régime général. Une diathèse scrofuleuse ou lymphatique est à combattre par les moyens appropriés.

## ARTICLE VIII.

### ORGELET (HORDEOLUM).

L'orgelet, qui consiste dans une inflammation furonculeuse du tissu cellulaire de la paupière, apparaît dans le voisinage des cils, sous forme d'un bouton dur, très douloureux au toucher, et accompagné d'inflammation et de gonflement de la partie de la paupière dans laquelle l'orgelet siège, ou de la paupière tout entière. Quelquefois, les malades souffrent beaucoup et accusent même un mouvement fébrile. L'orgelet se développe dans l'espace de quelques jours, son sommet prend une coloration jaunâtre, s'ouvre et donne issue à un peu de tissu cellulaire mortifié.

Cette affection se reproduit souvent, de sorte que parfois les malades ont un orgelet après l'autre, pendant plusieurs semaines ou plusieurs mois même.

Tout au début, on peut essayer de combattre l'inflammation par des compresses froides; cependant, pour peu que l'état se prolonge, il est bien préférable d'employer des cataplasmes chauds, émollients, pour hâter la suppuration.

On peut abandonner la rupture de la petite tumeur à la nature ou pratiquer une petite incision à son sommet. Si la suppuration se prolonge, on peut cautériser légèrement la petite cavité avec le crayon de nitrate d'argent mitigé.

La prédisposition à une rechute doit être combattue par une pommade au précipité blanc d'après la formule donnée plus haut.

## ARTICLE IX.

### TUMEURS DES PAUPIÈRES.

1° Le *chalazion* est une petite tumeur ferme et immobile qui se développe dans le tarse par l'altération d'une glande de Meibomius. En effet, son enveloppe est constituée par les parois d'une de ces glandes, et son contenu par le produit de sécrétion de cette glande. Tantôt ce produit de sécrétion est changé en une matière liquide, purulente; tantôt c'est une masse gélatineuse, graisseuse, sébacée et mélangée de tissu cellulaire de nouvelle formation.

Ce petit kyste, dont la grandeur peut varier entre le volume d'une forte tête d'épingle ou d'une lentille, et celui d'une fève ou même d'une noisette, proémine tantôt vers la conjonctive au point de laisser voir par transparence son contenu, tantôt vers la peau externe de la paupière. On en rencontre souvent plusieurs dans la même paupière ou dans les deux paupières du même côté et quelquefois des deux yeux. Leur consistance varie naturellement avec leur contenu.

Le chalazion se développe presque toujours très lentement et peut s'arrêter à chaque degré de son développement. Rarement

la distension progressive du kyste amène la perforation spontanée de sa paroi interne. Cette perforation peut être suivie
d'une guérison définitive ; ou le contenu se reproduit, et se
l'ouverture du chalazion reste béante, elle s'entoure de bourgeons charnus qui prennent parfois un assez grand développement et deviennent une source d'irritations pour l'œil.

Le *traitement* du chalazion consiste presque toujours dans
une intervention chirurgicale, les frictions avec une pommade
iodurée restant généralement sans résultat. On l'opère ou par
excision (énucléation), ou par l'incision avec évacuation de son
contenu à l'aide d'une petite curette en acier à bords tranchants.
Cette dernière méthode sert de préférence pour les chalazions
dont le contenu s'échappe sans peine, et dont les parois sont
peu épaisses. On renverse alors la paupière et l'on incise dans
toute sa largeur la petite tumeur qui fait saillie à la surface de la
muqueuse. Pour faire sortir complètement le contenu du kyste,
il faut exercer une certaine pression sur la paupière renversée,
en arrière de la tumeur, et enlever ce qui reste avec la curette.
L'excision se pratique généralement à travers la conjonctive,
la paupière étant renversée ; rarement à travers une incision
cutanée, que l'on préfère lorsque la petite tumeur est située
immédiatement au-dessous de la peau. On incise alors les tissus
qui la recouvrent transversalement et dans une étendue suffisante pour extraire le kyste facilement. Il faut se garder d'ouvrir ce dernier même. Puis on détache soigneusement le kyste
de ses adhérences avec les tissus environnants, et l'on pratique
l'excision en faisant attention de laisser intacte la peau, ou la
muqueuse si l'on a opéré par une incision cutanée. Dans ce
dernier cas, on peut réunir la plaie par une suture. La cautérisation de la poche est inutile. Les pinces de *Desmarres*, appliquées comme la figure 200 l'indique, peuvent servir utilement dans cette opération.

2° Le *milium* ou *millet* est une petite tumeur d'un blanc
perlé, de la grosseur d'une tête d'épingle, située sur la peau
des paupières et de la partie voisine de la joue, où l'on en remarque souvent un nombre plus ou moins considérable. Si le
malade veut s'en débarrasser, on incise l'épiderme qui recouvre la petite tumeur avec une aiguille ou un petit bistouri très

pointu, et l'on extrait le petit kyste en totalité ; si l'enveloppe avait été ouverte, il faudrait en exciser une petite portion.

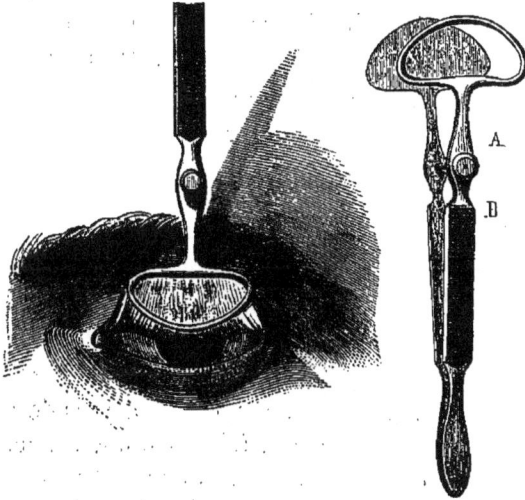

Fig. 200. — Pinces de Desmarres.

3° Le *molluscum* est, comme le millet, une tumeur kystique mais d'un volume bien plus considérable, car il atteint quelquefois la grandeur d'un pois et bien plus. Son sommet offre parfois une pigmentation plus foncée, et l'on y distingue l'orifice dilaté d'un follicule pileux de la peau, dont la distension et l'altération consécutive produisent le molluscum. Cet orifice est parfois couvert par une matière sébacée de couleur brunâtre, et cette matière paraît assez irritante pour causer dans les follicules voisins, en les touchant, des altérations qui deviennent le point de départ d'autres tumeurs de nature pareille (*molluscum contagiosum*).

Le molluscum se rencontre sur toute la peau des paupières, mais surtout vers leur périphérie ; il peut se pédiculer et forme alors une sorte de petite corne dont le sommet montre encore l'orifice du follicule. De ces petites cornes, on en voit parfois un certain nombre sur les paupières des enfants et au pourtour. Pour les guérir, on peut les comprimer entre les branche d'une pince un peu large pour évacuer leur contenu et emporter en même temps l'enveloppe qui cède facilement, ou enlever toute la tumeur d'un coup de ciseaux. Si le molluscum est plus volumineux, il est préférable de l'extraire en totalité à travers une incision cutanée suffisante.

4° On rencontré au bord des paupières de petites vésicules transparentes, décrites sous le nom de *kystes transparents*, et dont on ne connaît pas l'origine. S'ils irritent la conjonctive, il suffit de les percer avec un pointe d'aiguille, pour en débarrasser le bord palpébral.

5° Le *dacryops*, petite tumeur excessivement rare, est situé vers l'angle externe de la paupière supérieure et résulte de la dilatation d'un des conduits excréteurs de la glande lacrymale. Aussi, si son orifice n'est pas fermé, on voit sortir quelques gouttes liquides lorsqu'on comprime la petite tumeur. Elle disparaît rapidement lorsqu'on incise la paroi du kyste et que l'on empêche la cicatrisation immédiate des lèvres de la plaie, en les écartant à plusieurs reprises à l'aide d'une sonde. *De Graefe* s'est servi, dans le même but, de l'opération suivante : après avoir dilaté avec un stylet conique l'orifice très fin du kyste, il y introduisit une aiguille courbe munie d'un fil de soie et appliqua une ligature comprenant 4 millimètres de la paroi du kyste. Après dix jours, il enleva la ligature et divisa avec des ciseaux la partie de la paroi que la ligature n'avait pas complètement séparée. Enfin, il écarta les lèvres de la plaie à l'aide d'une petite sonde, jusqu'à ce que la cicatrisation des bords permît de considérer l'ouverture du kyste comme définitive.

6° Les *tumeurs érectiles* ou *nœvi materni vasculaires* ont tantôt la forme de verrues rouge écarlate dans lesquelles le toucher rencontre des battements artériels, tantôt la forme de plaques larges. Elles sont presque toujours congénitales, siègent de préférence à la périphérie de la paupière supérieure et peuvent rester stationnaires, ou s'accroître et envahir successivement toute la paupière et passer dans l'orbite, ou s'étendre sur le front ou sur la joue. Elles peuvent être opérées de différentes manières.

Lorsqu'elles sont d'un très petit volume, elles disparaissent quelquefois après de simples cautérisations avec le nitrate d'argent, avec les acides nitrique ou chlorhydrique appliqués à l'aide d'une petite tige de verre. On a vu aussi des résultats heureux de l'inoculation du virus vaccin dans les petits *nœvi materni* des jeunes enfants. L'injection du perchlorure de fer, après la publication des cas où cette injection a été suivie d'une terminaison funeste, ne sera plus essayée, je crois, contre les tumeurs érectiles des paupières. Le séton et la ligature ne sont applicables qu'aux tumeurs de moyenne grandeur. La ligature peut être circulaire, elle étrangle alors la tumeur au-dessous d'une ou deux aiguilles que l'on a enfoncées préalablement à sa base. On peut aussi comprendre dans la ligature une portion de la tumeur seulement, et répéter l'opération à plusieurs reprises. Un moyen excellent, et qui s'est montré souvent très efficace, consiste en l'application de l'électrolyse et dans celle de la méthode galvano-caustique pratiquée soit avec un fil de platine, soit avec des aiguilles que l'on enfonce dans la tumeur sur plusieurs points. Les grands avantages de l'électrolyse sont l'absence de douleur, de tout danger, et de difformités cicatricielles considérables.

Pour des tumeurs érectiles d'un volume trop considérable pour être attaquées directement, on a tenté la compression et même la ligature de la carotide du côté malade.

7° *Xanthelasma* est le nom de taches jaunes à peine proéminentes que l'on trouve sur la peau des paupières et du voisinage, et dont l'étendue est très variable. Elles existent souvent chez des personnes atteintes d'affections du foie ou sujettes à la migraine. Si l'on veut enlever un xanthelasma, on en fait l'excision, et l'on réunit les lèvres de la plaie par une ou plusieurs sutures.

8° On a encore rencontré sur les paupières, quoique bien rarement, des *fibromes* et des *sarcomes*. Ces tumeurs ne peuvent être distinguées l'une de l'autre que par l'examen microscopique, tellement elles se ressemblent dans leur apparence. Le seul signe différentiel consiste dans la rapidité de développement et d'extension propre au sarcome (*Virchow*).

Tantôt elles proéminent vers la peau, tantôt elles forment dans la profondeur de la paupière des tumeurs circonscrites et résistantes. Quelquefois les fibromes se présentent sous forme d'une plaque de consistance cartilagineuse et même osseuse.

Les fibromes ne peuvent devenir l'objet d'un traitement que lorsqu'ils provoquent une gêne intolérable pour le malade. Le sarcome, au contraire, exige une opération immédiate.

On a encore signalé quelques cas rares de *lipomes* des paupières. C'étaient des tumeurs circonscrites, légèrement mobiles,
donnant une sensation molle et élastique, et présentant de petites bosselures. Lorsque cette tumeur devient gênante par ses
dimensions, il est aisé de l'enlever par énucléation, à travers
une incision cutanée.

9° *Lupus.* — Il peut se développer d'abord sur les paupières,
ou s'y étendre de la joue ou de la conjonctive. Il est caractérisé
par des nodosités semi-transparentes, brunâtres, de la grosseur
d'une tête d'épingle, qui environnent les ulcérations. Il faut le
combattre par des évidements énergiques avec la curette en
acier à bords tranchants; sans cela il occasionne des destructions étendues des paupières, se complique d'entropion et
d'ectropion, de symblépharon et d'ankyloblépharon, amène des
ulcérations de la cornée et la perte du globe oculaire. (Voy.
*Lupus* de la conjonctive.) Quant aux opérations plastiques destinées à remplacer les paupières détruites par le lupus, il vaut
mieux les retarder jusqu'à la guérison de la maladie, parce
qu'on a vu aussi les lambeaux transplantés atteints par le lupus.

10° *Épithéliome.* — Il débute ordinairement par le bord ciliaire des paupières, notamment de la paupière inférieure dans
sa moitié interne. On y aperçoit d'abord un petit tubercule,
comme une petite verrue, presque transparent et d'une teinte
grisâtre; au toucher, il est bosselé et composé de plusieurs
petits boutons. Il augmente vite d'étendue et entre dans la période d'ulcération.

L'ulcère est uni, son fond induré, ses bords sont irréguliers.
Il est couvert d'une sécrétion sanieuse qui se dessèche à la périphérie et y forme des croûtes. L'ulcération gagne de plus en
plus sur les parties voisines indurées; elle peut s'arrêter pour
quelque temps, puis reprendre sa marche, ou bien cesser sur
un point, pendant qu'elle continue sur un autre. On distingue
cette ulcération de l'ulcération syphilitique mentionnée plus
haut, par la lenteur de sa marche, l'état des téguments environnants, et surtout par l'étude des antécédents du malade.

L'épithéliome se manifeste rarement avant la période
moyenne de la vie : il marche d'abord lentement, mais bien
plus vite lorsqu'il a atteint la conjonctive.

Le *pronostic* de cette affection est grave ; en cas d'opération, les rechutes sont d'autant plus à craindre que la destruction a été moins complète et n'a pas été portée jusque dans les parties saines de la peau.

Le *traitement* consiste dans l'extirpation par le bistouri ou dans la destruction par les caustiques. Lorsque la tumeur est d'une étendue modérée et nettement limitée, de façon que l'on puisse espérer l'enlever dans sa totalité, l'extirpation est indiquée. Il faut avoir soin de pratiquer les incisions dans les parties saines de la peau, et après avoir enlevé la tumeur, on donne à la perte de substance une forme favorable à la transplantation d'un lambeau de la peau circonvoisine. (Voy. plus loin, l'article *Blépharoplastie*.) D'autres chirurgiens préfèrent abandonner la plaie à la cicatrisation par granulation, et favoriser cette cicatrisation par la greffe de petits morceaux cutanés.

Comme caustique, on emploie souvent la potasse, la pâte au chlorure de zinc et l'acide nitrique.

M. *Bergeron* a employé avec un succès remarquable le chlorate de potasse localement et aussi comme traitement interne. (Voy. *Bulletin de thérapeutique*, t. XLVI, p. 12.) Il applique sur la tumeur des plumasseaux de charpie imprégnée de la solution suivante : Eau distillée 120 grammes ; chlorate de potasse 20 grammes ; à l'intérieur, il le donne à la dose de 2 grammes par jour.

Le docteur *Broadbent* [1] a recommandé l'acide acétique, une partie pour quatre parties d'eau, en injections et en badigeonnage. L'on a fait des tentatives analogues avec le nitrate d'argent, le cholure de zinc, etc.


## ARTICLE X.

### BLÉPHAROSPASME.

Les états spasmodiques du muscle orbiculaire des paupières se présentent sous des formes très différentes. On rencontre ainsi des contractions de courte durée dans quelques fibres du

1. Power, *On Diseases of the Eye.*

muscle, qui surviennent sans cause connue, et disparaissent de même. Les malades disent habituellement, dans ces cas, qu'ils sentent quelque chose sauter dans leur paupière, et remarquent que ces contractions surviennent ou augmentent à la suite d'émotions ou après un travail fatigant pour les yeux.

D'autres fois, on observe des clignements fréquents des paupières, souvent plus désagréables pour ceux qui les voient que pour ceux qui en sont atteints. Ces clignements ont parfois pour cause première une irritation de la conjonctive, ou une excitation des fibres sensitives qui appartiennent aux téguments de l'œil.

Ils surviennent aussi à la suite d'efforts accommodatifs inaccoutumés, par exemple, chez les enfants, au début des études. Une recherche exacte de la cause (correction des anomalies de la réfraction), et un bon régime général chez des personnes faibles ou nerveuses, suffisent pour faire disparaître ce blépharospasme.

Généralement, on comprend sous le nom de *blépharospasme* l'occlusion spasmodique de la fente palpébrale, soit qu'elle apparaisse seulement d'une façon intermittente, ou qu'elle s'établisse d'une manière continue.

Ce blépharospasme survient par différentes causes. Il est dû tantôt à la pénétration d'un corps étranger dans le sac conjonctival; tantôt il coïncide avec certaines inflammations de la conjonctive et de la cornée (*blépharospasme scrofuleux*); tantôt il n'est qu'un symptôme d'une névrose réflexe de la cinquième paire.

Il faut encore citer la présence de vers intestinaux dans le tube digestif, ainsi que l'hystérie, comme cause du blépharospasme. Quelle qu'en soit d'ailleurs la cause, les contractions forcées des paupières persistent souvent après la guérison de la maladie qui les a provoquées.

Souvent le blépharospasme n'est d'abord qu'intermittent; puis il devient continu et s'étend même à des muscles voisins et éloignés. Cette dernière complication survient surtout dans le blépharospasme dû à une névrose générale. C'est aussi dans ce cas que l'on a remarqué qu'il existait dans les parties innervées par la cinquième paire un point précis où la compression du nerf contre l'os suffisait pour faire cesser le blépharospasme.

*Pronostic.* — Le pronostic est grave, si l'on excepte les cas où le blépharospasme est occasionné par un traumatisme, ou par une conjonctivite ou une kératite. Pour les autres cas, la guérison est incertaine, et la contraction prolongée des paupières peut avoir des suites fâcheuses pour l'œil. En outre, le moral et la santé générale de ces malades souffrent de l'impossibilité dans laquelle ils se trouvent de se servir de leurs yeux.

*Traitement.* — Dans le traitement de cette affection, il importe avant tout d'en déterminer exactement la cause. Si l'examen du sac conjonctival et de l'œil malade est indispensable, on sera souvent obligé d'employer le chloroforme pour vaincre la résistance du spasme musculaire.

Chez les enfants, on réussit aussi à faire ouvrir les yeux en plongeant leur figure un instant dans l'eau froide. Reconnaît-on alors la présence d'un corps étranger ou une affection de la cornée qui peuvent expliquer le blépharospasme, on dirigera le traitement contre ces causes. En même temps, on agit contre le blépharospasme en élargissant la fente palpébrale par la section du ligament palpébral externe (v. p. 80 et la description de la *cantoplastie* plus loin).

Si le blépharospasme persiste même après la disparition des accidents inflammatoires, ou s'il est déterminé par une névrose d'une branche de la cinquième paire, il faut examiner si la compression exercée sur le trajet d'un de ces nerfs ne réussit pas à faire cesser ou à modérer les contractions spasmodiques. Le nerf sus-orbitaire est celui qui contribue le plus à la sensibilité du muscle orbiculaire, et c'est par lui que nous commençons nos essais de compression; mais l'expérience a prouvé qu'il ne faut pas s'arrêter là, et tenter également l'effet de la compression sur le sous-orbitaire, la branche temporale du malaire, le nerf dentaire inférieur, etc.

Quand on a ainsi déterminé le point où la compression du nerf agit favorablement sur les contractions, on essaye [généralement des injections sous-cutanées de morphine, pratiquées à ces mêmes endroits.

Il ne faudra pas oublier que le résultat dépend souvent de ce que la solution doit être portée exactement sur ce point et injectée dans la direction centrifuge du nerf. Des exemples frappants m'ont prouvé que les insuccès doivent être souvent attribués à des erreurs commises à cet égard.

Tantôt les injections de morphine suffisamment répétées produisent une guérison complète ; tantôt elles ne sont suivies que d'une amélioration passagère ; d'autres fois, enfin, elles ne se montrent efficaces que comme moyens palliatifs et indiquent la nécessité d'autres essais thérapeutiques dirigés sur le point où la compression du nerf et l'injection de la solution calmante ont fait cesser passagèrement, ou du moins ont modéré les contractions spasmodiques. 'est alors que nous sommes autorisés à avoir recours à la névrotomie.

Le choix du nerf à sectionner dépend naturellement de la recherche préalable des points sur lesquels la compression de certaines branches de la cinquième paire réussit à arrêter le blépharospasme. Parmi ces branches, nous devons citer, en commençant par les moins fréquentes : le nerf dentaire inférieur [1], qu'on sectionne dans la bouche, en dirigeant le névrotome contre la branche montante de l'os maxillaire inférieur ; la branche temporale du filet malaire, que l'on atteint dans la fossette temporale même ; enfin le nerf sus-orbitaire, dont la section a été pratiquée déjà un très grand nombre de fois, avec des résultats différents, selon la cause qu'il fallait attribuer au blépharospasme [2].

L'exécution exacte de cette opération exige l'emploi du chloroforme, surtout pour les enfants. L'opérateur, placé en face du malade ou derrière lui, relève fortement de la main gauche le sourcil, en tendant la peau en haut et en dehors ; puis il enfonce le ténotome de dehors en dedans sous la peau, et le fait glisser le long du bord de l'arcade orbitaire. Arrivé à 25 millimètres environ en dehors de la racine du nez, un peu en dedans de l'union du tiers interne avec les deux tiers externes du rebord orbitaire supérieur, il tourne le tranchant de l'instrument vers l'os et y pratique une incision, en pénétrant jusque dans le périoste. Si l'on examine la sensibilité cutanée immédiatement après l'opération, on ne trouve parfois qu'une

1. Voy. *A. de Graefe*, dans le *Compte rendu des travaux de la Société médicale de Berlin*, séances du 16 décembre 1863 et du 6 avril 1864.
2. Voy. *A. de Graefe*, Observations de section du nerf sus-orbitaire avec remarques sur les résultats obtenus par cette opération. *Archiv fuer Ophtalmologie*, 1858, IV, 2, p. 184.

anesthésie assez imparfaite et très restreinte, même lorsque la section du nerf a été complète ; mais cette anesthésie augmente dans le courant de la journée ou du lendemain qui suit l'opération.

Il est utile d'appliquer un bandeau compressif serré pour empêcher la formation d'ecchymoses sous-cutanées. Généralement, les malades peuvent quitter leur chambre quelques jours après l'opération. La sensibilité de la peau, détruite par la section du nerf sus-orbitaire, ne revient que très lentement, mais cette anesthésie partielle gêne fort peu les malades.

Si on n'a pu trouver un point où la compression du nerf fait cesser le blépharospasme ou si la névrotomie a été faite sans résultat, il faut essayer le courant constant, soit en applications d'un courant de force moyenne et de courte durée, soit en se servant seulement d'un ou deux éléments que l'on laisse agir pendant plusieurs heures durant le sommeil. Le pôle négatif est appliqué sur les paupières, le pôle positif dans le voisinage de la cinquième vertèbre cervicale. — En cas de disposition hystérique on peut essayer aussi la métallothérapie.

## ARTICLE XI.

### SYMBLÉPHARON ET ANKYLOBLÉPHARON. BLÉPHAROPHIMOSIS.

1° L'*ankyloblépharon*, c'est-à-dire l'adhérence des paupières l'une à l'autre par leurs bords libres, peut occuper une étendue plus ou moins grande de la fente palpébrale. On l'observe, soit comme vice congénital, soit à la suite d'une lésion traumatique, surtout des brûlures, soit enfin comme résultat d'une vive inflammation de la muqueuse et du bord ciliaire.

*Traitement.* — L'opération consiste à séparer l'adhérence avec le bistouri, ou, ce qui vaut mieux, d'un coup de ciseaux. Il est prudent de passer une sonde cannelée derrière la partie où les bords de la paupière sont adhérents.

Les adhérences divisées, toute l'attention de l'opérateur doit se porter sur les moyens d'empêcher la réunion nouvelle des bords palpébraux. Dans ce but, on a proposé un grand nombre de moyens tendant à combattre la difficulté que l'on éprouve à empêcher les adhérences de se reproduire. Ainsi, on a cherché à maintenir les paupières écartées, en les fixant, soit au moyen de bandelettes agglutinatives, soit à l'aide d'un fil passé à travers la peau de chaque paupière et maintenu sur le front et la joue. On a aussi proposé d'interposer entre les bords palpébraux des corps étrangers, de recouvrir les lèvres de la plaie de couches de collodion souvent renouvelées, ou enfin, la cautérisation d'un des bords seulement avec le nitrate d'argent. Une ressource précieuse et facilement applicable est la suture de la conjonctive palpébrale, disséquée et attirée au dehors, avec la peau de la paupière inférieure (*de Ammon*). Au bout de vingt-quatre ou quarante-huit heures, on enlève les sutures devenues inutiles.

Cette réunion de la muqueuse et des lèvres de la plaie cutanée est tout à fait indispensable si l'on a affaire à des brides cicatricielles siégeant vers les angles de l'œil ; car, sans cela, les angles de la plaie se réuniraient toujours et raccourciraient la fente palpébrale. Il est donc nécessaire, après avoir incisé la bride cicatricielle, ou après l'avoir excisée si elle est large, de pratiquer la seconde partie de l'opération du blépharophimosis ou une véritable cantoplastie (voy. plus loin la description de ces opérations).

L'ankyloblépharon se complique fréquemment d'adhérences de la paupière au globe, et il est important de connaître l'étendue de cette adhérence, avant d'entreprendre une opération qui serait inutile si la conjonctive palpébrale était adhérente à toute la surface de la cornée. On en juge surtout par la mobilité de l'œil derrière les paupières, en engageant le malade à remuer le globe et à essayer d'ouvrir et de fermer l'œil. On peut encore, dans le même but, passer un stylet dans une ouverture de l'angle interne ou externe, et examiner si l'instrument peut, ou non, se mouvoir librement en haut et en bas, dans l'espace oculo-palpébral.

2° Le *symblépharon*, c'est-à-dire l'adhérence entre la conjonctive de la paupière et celle du globe oculaire, peut être partielle ou totale. Dans le premier cas, il s'agit d'une bride plus ou moins large qui unit la conjonctive palpébrale au bulbe et laisse le cul-de-sac libre ; dans l'autre forme, celui-ci participe à la réunion anormale.

Lorsque le symblépharon se présente sous la forme d'une couche épaisse, il porte le nom de symblépharon *sarcomateux*; si la conjonctive est en même temps atrophiée ou détruite, le symblépharon est *membraneux* ou *fibreux*. Cet état survient à la suite de brûlures ou d'ulcérations de la conjonctive bulbaire et palpébrale; il accompagne aussi la xérophtalmie.

Le *pronostic* du symblépharon est d'autant plus grave qu'il est plus étendu, que le cul-de-sac conjonctival y participe davantage, et que le tissu s'est transformé sur une plus grande surface en tissu cicatriciel.

*Traitement.* — Le symblépharon devient l'objet d'une opération lorsque son étendue et sa position empêchent les mouvements de l'œil ou des paupières, ou dans les cas où il recouvre une partie de la cornée, et occasionne des troubles de la vue. Le procédé opératoire à employer contre le symblépharon, ainsi que le succès de cette opération, dépendent, en grande partie, du siège et de l'étendue de la portion intermédiaire qui réunit la paupière au globe de l'œil. Ainsi, lorsqu'une simple bride est étendue de la paupière à la conjonctive bulbaire, il est facile d'en obtenir la séparation à l'aide d'une *ligature* dans laquelle on serre étroitement la bride cicatricielle. S'il arrivait que la bride fût plus large, on pourrait réussir à l'aide du même moyen, en employant deux ligatures, dont chacune embrasserait la moitié de la partie membraneuse qui s'étend de la paupière sur le globe de l'œil. Une fois la séparation obtenue, on enlève la partie de la bride qui adhère à la cornée ou à la conjonctive bulbaire, dont on peut réunir la plaie par quelques points de suture. Ce n'est que lorsque cette plaie est complètement cicatrisée qu'il faut enlever la portion de la bride qui adhère à la conjonctive palpébrale.

On a employé un procédé analogue même pour les symblépharons complets. On traverse le fond du symblépharon avec une aiguille-lance, dans la direction de la gouttière palpébrale et aussi profondément que possible. Puis on engage dans la plaie ainsi faite un fil de plomb dont les deux bouts peuvent être recourbés aux angles de la fente palpébrale dont ils émergent. D'autres opérateurs réunissent les bouts du fil et, de temps en temps, serrent le nœud un peu plus fortement (voy.

fig. 201). On doit laisser le fil en place jusqu'à ce que son trajet soit cicatrisé, et l'on coupe alors l'adhérence comme nous l'avons décrit plus haut pour le symblépharon incomplet.

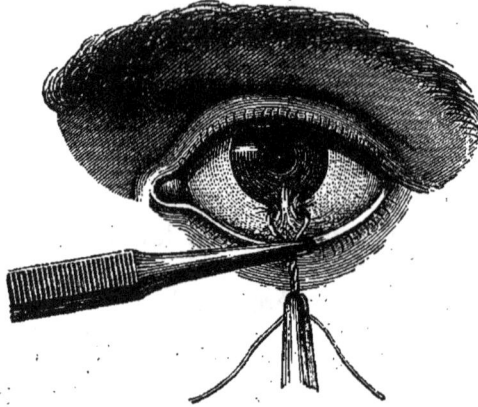

Fig. 201. — Opération du symblépharon par l'introduction d'un fil de plomb.

Un autre procédé plus rapide, mais peut-être moins sûr, employé contre le symblépharon complet, est le suivant, indiqué par *Arlt :* Pendant qu'un aide écarte la paupière du globe oculaire, de façon que la portion intermédiaire soit fortement tendue, l'opérateur passe un fil de soie assez fort à travers la portion du symblépharon qui est la plus proche de la cornée ; il l'attire, la coupe aussi près que possible de la cornée, et dissèque avec un bistouri ou avec des ciseaux la surface bulbaire jusqu'au fond du cul-de-sac conjonctival. Ceci fait et l'écoulement du sang bien arrêté, on munit les extrémités du fil d'une aiguille que l'on fait passer, de dedans en dehors, à travers la paupière près de son bord orbitaire. On attire les deux extrémités du fil au dehors et l'on tient ainsi les adhérences abattues sur la face interne de la paupière, de manière que la face cutisée du lambeau soit en contact avec la plaie conjonctivale. Cette dernière est réunie par deux ou trois points de suture (voy. fig. 202). Lorsque la plaie conjonctivale est cicatrisée, on peut exciser le lambeau laissé sur la paupière.

Une opération bien ingénieuse du symblépharon est celle de

la transplantation, dont nous faisons suivre la description telle qu'elle a été donnée par l'auteur lui-même, M. *Teale*.

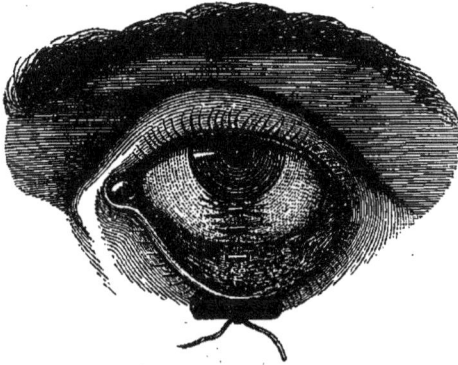

Fig. 202. — Opération du symblépharon (méthode d'*Arlt*).

Après avoir fait une incision à travers la paupière adhérente, dans une ligne correspondant au bord de la cornée (voy. A, fig. 203), on dissèque la paupière du globe jusqu'à ce que ce dernier soit aussi libre dans ses mouvements que s'il n'y avait

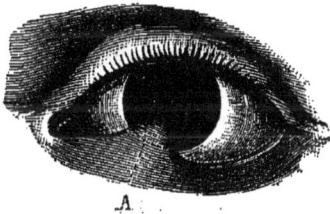

Fig. 203. — Opération du symblépharon par *Teale*. A, incision à travers la paupière adhérente.

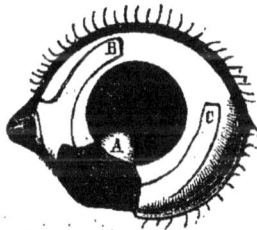

Fig. 204. — Opération du symblépharon par *Teale*. — Dissection des lambeaux B et C dans la conjonctive.

jamais eu d'adhérence. Ainsi, le sommet du symblépharon formé par la peau palpébrale reste adhérent à la cornée.

Ceci fait, on dissèque deux lambeaux de la conjonctive bulbaire, de la forme et de la grandeur des lambeaux B et C, représentés dans la figure 204. On détache pour ces lambeaux la conjonctive seule, sans le tissu sous-conjonctival, et il faut avoir soin de les détacher suffisamment pour pouvoir, sans peine et sans tension, les étendre sur l'ancien emplacement du symblé-

pharon. Les deux lambeaux ainsi préparés sont placés dans leur
nouvelle situation de la manière suivante (voy. fig. 205) : Le
lambeau interne B est étendu sur la surface dénudée de la paupière, ayant son sommet réuni à la conjonctive saine, vers
l'angle externe de la plaie. Le lambeau externe C doit être
attaché sur la surface dénudée du globe de l'œil et avoir son
sommet réuni à la conjonctive, près de la base du lambeau interne. Si les lambeaux ainsi attachés présentent une tension
exagérée, il faut y obvier par de petites incisions de la conjonctive près de leur base.

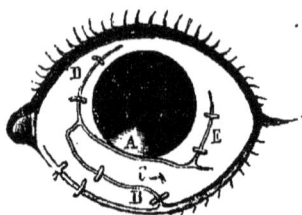

Fig. 205. — Déplacement du lambeau de la conjonctive sur la surface dénudée du symblépharon et application des sutures.

En dernier lieu, on réunit la conjonctive au-dessus des endroits où l'on a pris les lambeaux (D, E, fig. 205), et l'on applique avantageusement quelques points de suture aux bords de
la conjonctive transplantée, pour empêcher leur enroulement.
La portion du symblépharon (A) laissée sur la cornée s'atrophie
et finit par disparaître.

Dans d'autres cas, M. *Teale*[1] propose de prendre le lambeau
conjonctival au-dessus de la cornée et de le faire glisser en
bas comme un pont par-dessus cette membrane à la place où
on a détaché la paupière. Il vaut mieux placer les fils avant de
disséquer le lambeau.

M. R. *Wolfe*[2] a guéri le symblépharon par l'implantation de
la conjonctive de lapin. M. *Illing*[3] a employé dans le même but
la muqueuse prise aux lèvres et dans le vagin.

M. *Taylor*[4] propose l'opération suivante : Après avoir dis-

1. *Rapport du congrès ophtalm.* Londres, 1873, p. 143.
2. *Annales d'oculistique*, 1873, p. 121.
3. *Allgem. Wiener med. Zeitung*, 1874, n° 32 et s.
4. *Med. Times and Gaz.*, 1876, vol. 52, p. 183, et july, 1, p. 4.

séqué le symblépharon on coupe dans la peau de la paupière adhérente un lambeau horizontal qui doit rester du côté nasal en rapport avec le voisinage. A cet endroit, on pratique à travers l'orbiculaire, le tarse et la conjonctive une ouverture verticale, et on introduit à travers cette ouverture dans le sac conjonctival le lambeau cutané que l'on fixe à l'aide de sutures avec sa surface cruente sur la plaie palpébrale du symblépharon; on ferme la plaie palpébrale externe par quelques sutures. Le lambeau cutané qui se trouve dans le sac conjonctival prend peu à peu l'aspect de la muqueuse. M. *Nicati*[1] a fait une proposition analogue.

Lorsqu'un large symblépharon embrasse une grande portion de la conjonctive et recouvre presque entièrement la cornée, quel que soit le procédé que l'on emploie, on aurait tort d'espérer un succès complet et définitif. Il ne faut pas, non plus, se livrer trop tôt à de vaines espérances, car le résultat est souvent moins satisfaisant quelque temps après l'opération. Par conséquent, le symblépharon doit être considéré jusqu'ici comme une des lésions auxquelles il est le plus difficile de remédier.

3° Le *blépharophimosis* consiste dans un rétrécissement de la fente palpébrale qui a alors diminué de longueur, les angles de l'œil s'étant rapprochés. On le combat par une opération désignée généralement sous le nom de *cantoplastie*.

Cette opération trouve aussi son application dans certains cas d'ankyloblépharon (voy. p. 684), ou de rétrécissement cicatriciel de la fente palpébrale, dans quelques formes d'ectropion avec raccourcissement du bord libre de la paupière, contre le blépharospasme (v. p. 681) et enfin, lorsqu'on veut diminuer la pression des paupières sur le globe de l'œil, à cause de la présence de granulations palpébrales (voy. pp. 80 et 95).

L'opération est exécutée de la manière suivante : On pratique une section de la commissure externe dans toute son épaisseur et dans le prolongement direct de la fente palpébrale. Cette section peut être faite à l'aide d'un bistouri dont on fait glisser la pointe entre le globe de l'œil et la commissure externe. On traverse alors, avec la pointe de l'instrument, toute l'épaisseur des téguments de dedans en dehors et, poussant le bistouri en avant, on divise facilement toute la commissure. On opère

1. *Marseille médical*, 1879.

plus facilement encore à l'aide de ciseaux droits, dont on introduit une des branches derrière la commissure; toujours est-
il que la plaie de la peau doit avoir une étendue de quelques
millimètres de plus que celle de la conjonctive.

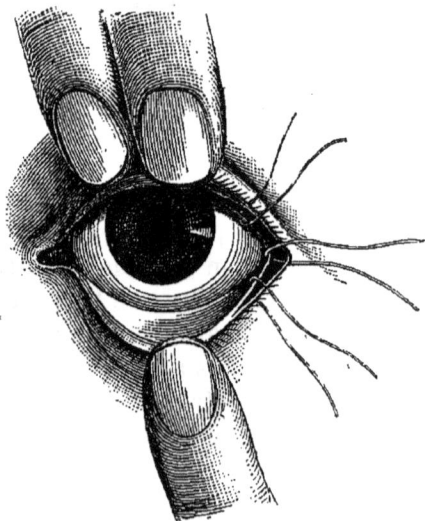

Fig. 206. — Cantoplastie.

La section de la commissure ainsi faite, on fait exei cer, par
un aide, une traction modérée en haut et en bas sur les bords
de la plaie, de sorte que la section horizontale est transformée
en une section verticale. L'opérateur saisit alors la conjonctive
au centre de la section, la traverse d'une aiguille très fine munie
d'un fil de soie, ôte la pince, saisit la peau externe également
au centre de la section, la traverse à cet endroit avec l'aiguille
et, en fermant la suture, réunit les bords correspondants de la
muqueuse et de la peau. On peut appliquer encore deux sutures
de la même manière vers les angles de la plaie (voy. fig. 206).
    Lorsque l'opération n'a pour but que de diminuer la pression
des paupières sur le globe oculaire, les deux dernières sutures
sont inutiles. Il est dans ce cas très avantageux de sectionner
après la commissure palpébrale externe, le fascia tarso-orbitaire (*Agnew*) comme nous l'avons décrit page 80. .
    M. *Cusco* pratique la cantoplastie de la façon suivante : Il
taille, à l'aide de deux incisions qui divergent à partir de la

commissure palpébrale externe, un petit lambeau cutané triangulaire, à base tournée en dehors, à sommet interne. Ces deux
incisions ont chacune 1 centimètre 1/2 à 2 centimètres de longueur. On dissèque ce lambeau jusqu'à sa base, puis on sectionne
avec un bistouri boutonné le cul-de-sac externe de la conjonctive de dedans en dehors. Enfin, on fixe par un seul point de
suture le sommet du lambeau au fond de la plaie, en prenant
avec lui le cul-de-sac conjonctival.

## ARTICLE XII.

### ÉCARTEMENT ANORMAL DE LA FENTE PALPÉBRALE.
### TARSORAPHIE. BLÉPHARORAPHIE.

La fente palpébrale peut être élargie par la paralysie du
muscle orbiculaire (*lagophtalmos*), par l'exophtalmie qui accompagne la maladie de Basedow, ou par d'autres cas de propulsion réelle ou apparente du globe de l'œil.

En cas de paralysie du muscle orbiculaire (symptôme d'une
paralysie faciale), le traitement doit être dirigé d'abord contre la
cause de cette paralysie. S'agit-il d'une paralysie rhumatismale,
on prescrit des transpirations méthodiques soit par des bains de
vapeur, soit par des injections de pilocarpine répétées deux ou
trois fois par semaine, et l'on fait prendre l'iodure de potassium.
Ce médicament est encore indispensable lorsqu'on soupçonne
une cause syphilitique, et on y ajoute alors des frictions mercurielles. Comme traitement local, on recommande une pommade
de vératrine, des injections de strychnine dans la tempe et la
faradisation. Si la paralysie est déjà ancienne et si les traitements médicamenteux ont échoué, il faut par une opération protéger la cornée en diminuant l'étendue de l'ouverture palpébrale.

On réduit la fente palpébrale à son étendue normale par une
opération désignée sous le nom de *tarsoraphie*.

Cette opération, indiquée d'abord par *Walther* et modifiée
par *de Graefe*[1], doit être exécutée de la manière suivante (voy.
fig. 207): Après avoir engagé le malade à fermer les paupières,

1. *Archiv fuer ophtalmologie*, 1857, III, 1, p. 249, et 1858, IV, 2,
p. 201.

on saisit la commissure externe entre les branches d'une pince,
ou mieux encore entre le pouce et l'index de la main gauche,

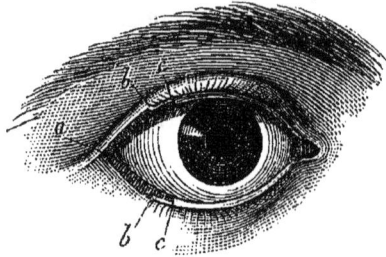

Fig. 207. — Tarsoraphie.

de manière à rétrécir la fente palpébrale de la quantité qui
semble convenable. On détermine ainsi le point auquel doit
correspondre la nouvelle commissure, et, pour plus de sécurité, on indique sur les deux paupières ce point par un trait à
l'encre.

Après avoir introduit une plaque d'ivoire entre les paupières,
on enlève du bord libre de chacune d'elles et près de la commissure externe, un lambeau ayant en hauteur 1 millimètre et
demi, et en longueur 3 à 6 millimètres, selon les circonstances.
Les deux plaies doivent se réunir derrière la commissure (au
point *a*), et se terminer en avant perpendiculairement au bord
libre des paupières (au point *b*). Le lambeau enlevé doit renfermer tous les bulbes des cils.

Pour assurer une réunion plus intime, on avive encore, tout
en ménageant les cils, le bord ciliaire à partir de l'extrémité
interne du lambeau, dans une étendue de 2 à 3 millimètres (de
*b* jusqu'à *c*). Ceci fait, on réunit les bords de la plaie par une
ou deux sutures; on applique un bandage compressif. On enlève les sutures le deuxième ou le troisième jour, et l'on continue l'occlusion des paupières jusqu'à la cicatrisation complète. L'effet, d'abord excessif, arrive bientôt au degré voulu.

Pour éviter le tiraillement disgracieux de la nouvelle commissure, qui se produit lorsque l'œil se dirige en haut, M. *de
Graefe* a proposé de prolonger l'incision supérieure de 3 à 6 millimètres vers la tempe, tout en l'inclinant légèrement en bas;
puis il excise de la paupière supérieure un lambeau cutané

triangulaire ayant pour base le prolongement de l'incision supérieure.

Lorsqu'une protrusion du globe oculaire a produit un élargissement excessif de la fente palpébrale, ainsi que dans certains cas d'ectropion (voy. plus loin), il peut devenir nécessaire pour protéger la cornée de réunir pendant quelque temps les bords palpébraux dans toute ou presque toute leur étendue (*blépharoraphie de Mirault*). Dans ce but, on avive le long des paupières supérieures et inférieures tout le bord intramarginal en ménageant soigneusement le bord ciliaire ainsi que les cils et les points lacrymaux. Cela fait, on réunit les paupières par six ou huit sutures qui doivent traverser le bord palpébral dans toute son épaisseur pour ne pas couper trop tôt.

Les opérations si ingénieuses d'*Adolphe Weber* contre le relâchement du bord palpébral seront décrites plus loin au chapitre des maladies des voies lacrymales.

## ARTICLE XIII.

### DISTICHIASIS ET TRICHIASIS.

Ces affections sont caractérisées par l'irrégula rité plantation et de la direction des cils. Dans le trichiasis, les cils sont renversés vers le globe de l'œil, le bord libre de la paupière conservant sa position normale. Le distichiasis consiste dans l'existence d'une double rangée de cils; la rangée extérieure se trouve à sa place habituelle, l'autre près du globe oculaire. Tantôt ces anomalies n'existent que sur une partie restreinte d'une paupière, tantôt sur toute une paupière, sur les deux et même sur les quatre. Les cils déviés sont quelquefois en très petit nombre, et ils sont si pâles et si fins qu'ils échappent facilement à l'examen.

Ces anomalies occasionnent une irritation continuelle de la conjonctive oculaire et peuvent devenir la source de kératites graves, et d'une perte complète de la vision de l'œil.

La cause la plus fréquente de ces affections doit être recherchée dans une déformation du cartilage tarse. Celui-ci, devenu plus concave par une rétraction cicatricielle provoquée habituellement par des granulations, tire le bord palpébral en dedans vers le glòbe oculaire.

Le *traitement* a pour but : ou 1° d'arracher les cils déviés; ou 2° d'enlever le bord des paupières qui porte les cils ou la racine de ces derniers; ou 3° de déplacer seulement le bord palpébral, de façon à donner aux cils une direction plus favorable.

1° Pour arracher les cils, on se sert d'une pince particulière (sans dents et avec des extrémités très larges), avec laquelle on saisit, après avoir légèrement retourné la paupière avec la main gauche, chaque cil à sa racine, en exerçant sur lui une traction lente et progressive. Lorsqu'il faut opérer sur les deux paupières, il vaut mieux commencer par la supérieure. Je fais suivre habituellement cette épilation d'une cautérisation avec le nitrate d'argent qui me paraît retarder la reproduction des cils.

On a essayé de remplacer l'épilation en faisant sur le bord des paupières une onction avec le sulfure hydraté de calcium (*d'Argentan, Duval*) [1], après avoir garanti l'œil du contact de ce médicament au moyen de la plaque d'ivoire. Quelques minutes après, il faut laver les paupières à grande eau. Le docteur *Williams* [2] a proposé, pour la destruction des follicules pileux, d'enfoncer, à l'endroit où l'on a arraché le cil, la pointe d'une aiguille trempée dans la potasse caustique liquéfiée.

2° Les opérations qui ont pour but d'enlever le champ d'implantation des cils, consistent dans l'ablation de cette partie du bord palpébral qui porte les cils, pratiquée de façon à conserver toute sa longueur à la paupière.

Le procédé de *Flarer* [3] divise, par une incision dans la portion intramarginale, le bord palpébral en deux portions (voy. fig. 208), dont la partie antérieure doit renfermer tous les bulbes ciliaires. Une seconde incision allant de la surface externe de la paupière jusque sur le cartilage tarse, sert à circonscrire la portion externe du bord palpébral avec les cils et follicules pileux. Lorsque la commissure externe n'a pas de cils

1. Voy. *Annales d'oculistique*, t. XXI, p. 155.
2. Voy. *Royal London Ophtalmic Hospital Reports*, t. III, p. 219.
3. Zanerini, *Dissert. supra trichiasis*. Paris, 1829.

déviés, cette incision doit être pratiquée de la manière indiquée
sur la figure 209, par la ligne ponctuée *a*.

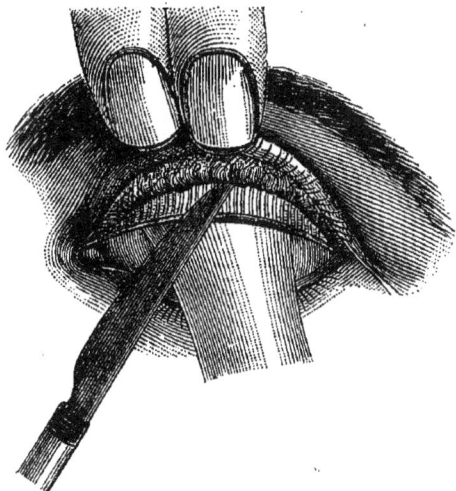

Fig. 2.8. — Opération du trichiasis de *Flarer* (premier temps).

Lorsqu'il y a, au contraire, des cils déviés jusque dans la
commissure externe, il faut d'abord diviser celle-ci par une in-

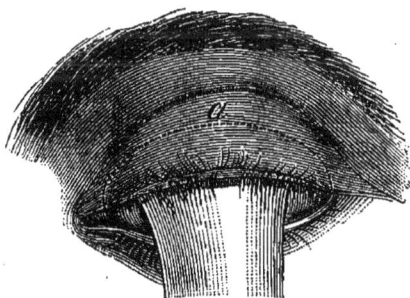

Fig. 209. — Opération du trichiasis de *Flarer* (deuxième   mps).

cision horizontale et pratiquer la section de la bandelette longitudinale, de la manière indiquée dans la figure 210, par la
ligne ponctuée *b* pour la paupière supérieure, et par la ligne *a*

pour la paupière inférieure. La bandelette longitudinale de la peau qui renferme les cils et les follicules pileux étant ainsi circonscrite par les deux incisions, on la saisit avec des pinces à griffes et on l'enlève complètement en disséquant, avec des ci-

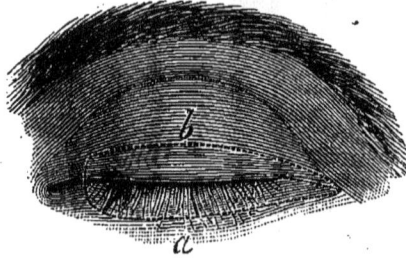

Fig. 210. — Opération du trichiasis de Flarer. Incision de la commissure externe.

seaux ou avec le bistouri, les adhérences qui la maintiennent en place.

Cette méthode, tout en constituant l'avantage e débarrasser l'œil définitivement des cils déviés sans raccourcir la paupière, comme cela a lieu par l'ablation du bord palpébral tout entier, n'est cependant pas sans inconvénient. D'abord, elle prive l'œil pour toujours de la protection naturelle des cils ; ensuite la cicatrisation peut donner lieu à un renversement de la paupière. Pour ces raisons, elle ne doit être employée que dans les circonstances où il est impossible de se servir de la méthode de déplacement que nous allons décrire maintenant.

3° Pour modifier la direction vicieuse des cils, on emploie différents moyens ayant tous le même but, à savoir celui de changer la position du bord palpébral qui porte les cils. On obtient ce résultat difficilement par l'application de bandes agglutinatives et de collodion. Un moyen plus efficace, mais qui ne mérite d'être employé que dans des cas de déviations légères, et encore sans promettre un résultat durable, consiste dans la cautérisation de la peau à la distance d'environ 3 millimètres du bord ciliaire. On dévie encore le champ d'implantation des cils en excisant une portion de la peau qui avoisine les cils.

Un autre moyen pour obtenir une meilleure direction des cils est l'emploi des ligatures cutanées, soit d'après le procédé de

*Gaillard*[1], soit d'après ce procédé modifié par *Rau*[2]. Si l'on juge opportun d'en placer plusieurs, on procède de la manière indiquée par la figure 211. Les ligatures doivent être faites à

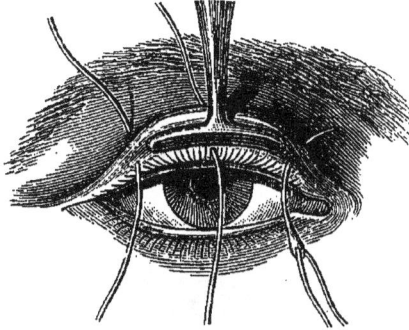

Fig. 211. — Ligatures cutanées.

l'aide d'un fil de soie fortement cirée qui doit longer la surface du cartilage tarse et, selon l'effet à produire, embrasser une portion plus ou moins large de l'orbiculaire et de la peau palpébrale. Veut-on obtenir le maximun de l'effet, il faut faire sortir les fils dans le bord ciliaire, et en cas d'incurvation du tarse, pratiquer avant l'introduction des ligatures une incision horizontale à travers la conjonctive et le cartilage à la distance de 3 millimètres du bord ciliaire et parallèlement à ce dernier.

Cette opération peut être combinée facilement avec l'opération de la cantoplastie (blépharophimosis) toutes les fois que le trichiasis est compliqué d'un entropion (*Pagenstecher*, voy. plus loin). Le gonflement de la peau et les nodosités qui se produisent autour des points occupés par les ligatures constituent une difformité de la paupière, qui diminue sensiblement, il est vrai, mais laisse toujours quelques traces après elle, inconvénient qu'il ne faudrait pas oublier quand on opère des personnes qui attachent de l'importance à cette circonstance.

Tous les moyens que nous venons d'indiquer ne produisent le déplacement des cils déviés qu'indirectement, pour ainsi dire par la rétraction cicatricielle des téguments externes de la pau-

1. *Bullet. de la Soc. de Poitiers*, 1844.
2. *Archiv fuer Ophtalmologie*, 1855, I, 2, p. 176.

pière. La transplantation directe de la lèvre externe du bord palpébral est réalisée par l'opération de *Jaesche*[1], modifiée par *Arlt*[2]. Elle se pratique de la manière suivante :

On commence par diviser en deux portions, d'après la méthode de *Flarer*, la paupière à opérer (voy. p. 695, fig. 208) ;

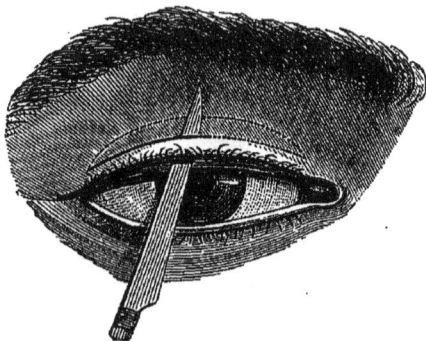

Fig. 212. — Excision d'un lambeau cutané.

puis on excise à la surface externe de la paupière un lambeau cutané à l'aide de deux incisions (fig. 212, lignes ponctuées) ; toutes les deux doivent pénétrer jusqu'au cartilage tarse. Ce lambeau, dont le diamètre vertical doit être d'autant plus grand

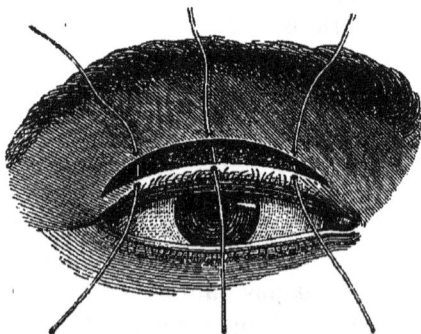

Fig. 213. — Déplacement des cils par les sutures.

que les cils sont plus fortement déviés en dedans et que la peau

1. *Medic. Zeitung Russlands*, 1844, nº 9.
2. *Prager medic. Vierteljahrschrift*, t. VIII, 1845.

externe est plus flasque, est alors disséqué et enlevé de façon à
ménager le muscle orbiculaire le plus possible.

On rapproche les lèvres de la section par des sutures qui
réunissent le bord supérieur de la bandelette garnie de cils,
à la lèvre supérieure de la section cutanée, en faisant glisser cette bandelette en haut sur le fibro-cartilage (fig. 213).
Il arrive malheureusement parfois que la réunion ne se fait pas
par première intention, et que cette bandelette se mortifie et
se détruit par suppuration. Il faut, en outre, remarquer que
cette transplantation a peu d'effet sur les cils situés vers les
angles des paupières.

Pour obvier à ces deux inconvénients, M. *de Graefe*[1] a fait
subir à cette opération des modifications importantes, en l'exé-
cutant de la manière suivante (voy. fig. 214) :

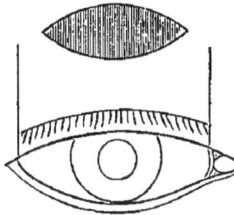

Fig. 214. — Opération du trichiasis. — Procédé *de Graefe*.

On pratique deux incisions verticales de 9 millimètres de
longueur, qui partent du bord libre, remontent en traversant la
peau et le muscle orbiculaire, et délimitent latéralement la
partie destinée à être transplantée. On procède alors à la section intramarginale et à la dissection de la paupière en deux
couches, selon le procédé de Flarer (voy. p. 695, fig. 208). Ceci
fait, il devient alors facile de renverser les cils et d'attacher la
couche cutanée de manière que le rebord ciliaire soit remonté
de quatre lignes. Pour augmenter l'effet et pour assurer la direction des cils, on peut exciser un pli ovale de la peau, dont les
extrémités n'ont nullement besoin de rejoindre les sections
verticales (voy. fig. 214), ou bien on peut se contenter de comprendre, sans excision préalable, un pli analogue de la peau
entre deux ou trois ligatures.

1. Voy. *Archiv fuer Ophtalmologie*, 1864, X, 2, p. 226.

La combinaison des procédés que nous venons de décrire, en choisissant dans chacun d'eux les éléments les plus avantagèux a donné naissance à la méthode opératoire suivante : On commence par pratiquer la cantoplastie (v. p. 690, fig. 206), puis on divise le bord palpébral en deux feuillets par une incision dans la portion intramarginale (v. p. 695, fig. 208), et l'on applique les ligatures de Gaillard (p. 697), de façon qu'elles comprennent un pont de peau ét de tissu musculaire de 8 à 10 millimètres (*Bauchon, de Wecker* [1]). Cependant, nous devons répéter ici que les ligatures de la peau doivent être évitées à cause des cicatrices désagréables, et, par conséquent, nous donnons la préférence au procédé suivant avec *ligatures sous-cutanées* :

Après l'application d'un blépharostat qui tend la paupière et empêche les hémorragies très gênantes (*Snellen, Knapp, Warlomont*), on pratique à 2 ou 3$^{mm}$ de distance du bord ciliaire, et parallèlement à celui-ci, une incision cutanée dans toute l'étendue de la paupière, et on dissèque la peau dans toute la hauteur du cartilage tarse et même au delà (*Anagnostakis*). Ceci fait, on applique 4 à 5 ligatures, en traversant d'abord le bord ciliaire, puis en faisant cheminer le fil sous l'orbiculaire et en rasant du plus près possible la face antérieure du cartilage jusqu'à ce que l'aiguille sorte au bord supérieur de ce edrnier ou même un peu plus haut, sans toucher la peau palpébrale (*Lebrun*). Les fils sont alors noués fortement et le lambeau cutané tombe au-devant. On peut en exciser une portion s'il était trop long. Au besoin, on peut combiner ce procédé avec la cantoplastie, et pour obtenir un très grand déplacement du bord ciliaire, y ajouter le dédoublement de la paupière (*Warlomont* [2]).

M. *Panas* pratique une incision horizontale à travers la peau et le muscle comme dans le procédé que nous venons de décrire, puis il dissèque de haut en bas le lambeau marginal, met toute la surface antérieure du tarse à nu, et applique les ligatures en passant les aiguilles en haut à travers le ligament suspenseur de la paupière, en bas sous le lambeau marginal derrière la rangée des cils.

1. *Annales d'oculistique.* Mars-avril, 1879, p. 186.
2. *Annales d'oculistique*, 1878, t. 71, p. 224.

M. *Nicati*[1] transplante entre les cils et la conjonctive une bande de peau destinée à reconstituer le rebord cutané. Voilà comment il procède : Le bord ciliaire étant saisi avec des pinces, il coupe avec des ciseaux toute la portion du bord qu'il s'agit de transplanter, tout en la laissant adhérente par sa partie interne. Il détache ainsi un lambeau horizontal, haut de 4 ou 5 millimètres, et comprenant dans son épaisseur la peau avec les cils et le muscle ciliaire. Il réunit par quelques sutures les lèvres de la plaie. Ceci fait, il circonscrit au bistouri la nouvelle face marginale et implante dans cette incision le lambeau ciliaire à l'aide de quelques sutures. Il propose aussi de partager le bord ciliaire en deux lambeaux lorsque le trichiasis occupe toute la longueur de la paupière.

Dans les cas de trichiasis ou de distichiasis partiels, on réussit très bien par l'excision des parties correspondantes de la paupière. Lorsque les cils déviés ne sont pas situés dans les angles de l'œil, on peut, comme dans la figure 215, enfoncer un couteau lancéolaire dans le bord intramarginal, derrière les cils déviés, le long du cartilage tarse, jusqu'à la profondeur de 5 millimètres. Ceci fait, on excise à la surface externe de la paupière, par deux incisions allant jusqu'au tarse, un lambeau en forme de V (fig. 215 A), qui renferme les follicules pileux des cils déviés; puis on réunit les bords de la plaie par une ou deux sutures. Lorsque les cils déviés se trouvent juste dans la com-

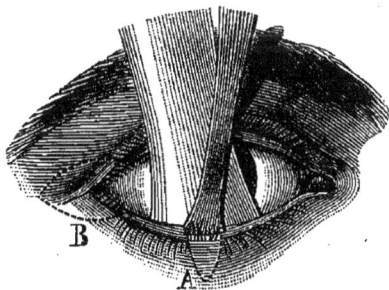

Fig. 215. — Opération de trichiasis partiel.

missure externe ou interne, on fait les incisions de la manière indiquée en B (fig. 215).

1. *Marseille médical*, 1879.

Un autre moyen pour guérir les cas de trichiasis et de distichiasis partiels a été indiqué par M. *Herzenstein* [1]; il consiste
dans l'introduction d'un séton, qui amène une inflammation et
une suppuration qui détruit les follicules pileux. Ce procédé
s'exécute de la manière suivante : On introduit une aiguille N
(fig. 216) munie d'un fil de soie dans la portion intramarginale
au point *a*. On l'enfonce sous la peau parallèlement au cartilage

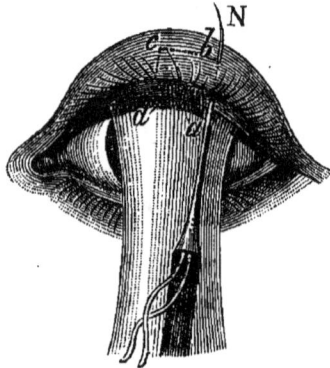

Fig. 216. — Opération de trichiasis (méthode de *Herzenstein*).

tarse, et on la fait sortir au point *b*, à la distance de 4 ou
5 millimètres du bord palpébral. On introduit l'aiguille de nouveau au point *b*, en la faisant glisser sous la peau, parallèlement au bord ciliaire et dans toute l'étendue des cils déviés.
Arrivé au point *c*, on fait sortir l'aiguille, pour l'introduire de
nouveau à ce même point, et l'on fait descendre le fil verticalement pour le faire sortir définitivement dans le bord intramarginal au point *d*. On attache les extrémités du fil à la joue, et
l'on recouvre l'œil du bandeau compressif. On enlève le fil
aussitôt que de petites taches jaunâtres, signes de la suppuration, apparaissent aux points de ponction. Ce procédé ne donne
pas toujours un résultat certain.

Dans les cas où un seul cil ou plusieurs cils isolés ont pris une
mauvaise direction, on fait bien de détruire directement le follicule pileux de ce cil. Dans ce but, on enfonce le long du cil
dévié un couteau lancéolaire très étroit ou une aiguille à cata-

1. Voy. *Archiv fuer Ophtalmologie*, 1866, XII, 1, p. 76.

racte, myrtiforme, large et droite, dans l'épaisseur de la paupière; puis on introduit dans la plaie soit un stylet trempé dans de la potasse caustique, soit un fil métallique que l'on fait chauffer par la méthode galvano-caustique.

M. *Snellen* place, dans ces cas, dans la peau, à côté du cil dévié, une anse de fil destinée à recevoir ce cil; les deux extrémités du fil sortent sur la peau tout près du bord palpébral; en tirant sur elles, elles entraînent le cil dévié à travers le trajet suivi sur le fil.

## ARTICLE XIV.

### ENTROPION.

L'entropion désigne le renversement du bord palpébral en dedans, vers le globe oculaire. Il peut exister dans une partie de la paupière (*entropion partiel*); mais, le plus ordinairement, l'entropion est total; il peut affecter une paupière seulement ou les deux. Nous distinguons, d'après l'étiologie de l'entropion, deux formes différentes : 1° l'entropion dû à la contraction spasmodique de l'orbiculaire ; 2° celui dû à la rétraction de la conjonctive et à la déformation du cartilage tarse.

La première forme s'observe de préférence à la paupière inférieure; celle-ci est enroulée sur'elle-même, et quelquefois à un tel point que le bord ciliaire se trouve placé dans le cul-de-sac conjonctival. Si l'on applique le doigt sur la partie extérieure de la paupière, et que l'on abaisse un peu la peau, le bord de la paupière et les cils reviennent à leur place, et y restent jusqu'à ce qu'un clignement les fasse brusquement reprendre leur déviation. Le relâchement des téguments de la paupière, qui se rencontre surtout chez les vieillards (*entropion sénile*), favorise le développement de cette anomalie et en assure ensuite la permanence.

Sa véritable cause est une contraction de la portion ciliaire du muscle orbiculaire, comme elle se produit, par exemple, dans les attaques d'ophtalmie accompagnée d'un gonflement œdémateux des paupières, ou sous un bandage compressif appliqué pendant un certain temps.

La seconde forme est souvent la conséquence de conjonctivites granulaires ou de blépharites chroniques ; on y trouve la conjonctive altérée dans sa structure et raccourcie, le cartilage épaissi rétracté et raccourci, le bord de la paupière épais et irrégulier. Cet état peut résulter aussi de cicatrices conjonctivales après des traumatismes, et surtout des brûlures. La paupière supérieure est, aussi bien que l'inférieure, sujette à cette affection. Souvent les deux paupières sont prises à la fois.

L'entropion produit une irritation considérable du globe oculaire avec photophobie, larmoiement et blépharospasme. A sa suite, la cornée devient le siège d'inflammations et de pannus, avec des conséquences graves pour la vision.

Le *traitement* de l'entropion doit varier nécessairement avec la nature et le degré de cette anomalie.

Lorsqu'on a à combattre une simple inversion du bord de la paupière, résultant d'une cause passagère, telle que l'application prolongée d'un bandage sur les paupières fortement contractées ou de causes analogues, il suffit d'un pansement avec des bandelettes de taffetas gommé pour renverser la paupière en dehors. Un moyen utile, dans ces cas, est de placer entre le rebord orbitaire et la paupière une boulette de charpie et de la fixer dans cette position à l'aide de quelques bandelettes de diachylon.

M. *Arlt* [1] conseille le pansement suivant : il prend une bandelette de toile d'un pouce et demi de longueur sur un demi-pouce de largeur, en fixe une extrémité par une couche de collodion au-dessous de l'angle interne, entre le rebord orbitaire et le bord adhérent du tarse. Cela fait, il tend assez fortement la bandelette, en la tirant horizontalement de dedans en dehors, vers la peau de l'angle externe, que l'on pousse, le plus possible, sous la toile, avant de l'y accoler également avec du collodion. Lorsque la bandelette est bien fixée à ses deux extrémités, on assure et l'on augmente son effet en la recouvrant d'une couche de collodion ; elle s'enroule alors sur elle-même et redresse la paupière.

On peut arriver au même résultat en prenant un repli cutané choisi au voisinage du bord libre de la paupière, entre les

1. Voy. *Archiv fuer Ophtalmologie*, 1863, t. II, p. 96.

branches des serres-fines ou de la pince à ptosis (voy. fig. 218).
Mais, il faut le dire, la pression exercée par ces instruments
sur la peau est difficilement tolérée par les malades, du moins si
elle dure longtemps ; de sorte que l'on est parfois obligé, suivant

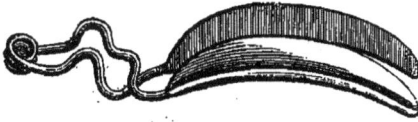

Fig. 218. — Pince à ptosis.

le conseil de *Wardrop*, de fendre le ligament palpébral externe, surtout quand le spasme de l'orbiculaire est entretenu
par l'irritation de la conjonctive ou de la cornée.

Quant à moi, lorsque j'ai à combattre une simple inversion
du bord de la paupière résultant d'une cause passagère chez
des personnes qui viennent de subir une opération sur le globe
de l'œil, ou chez ceux que je dois opérer, je me sers de préférence d'un moyen que *de Graefe*[1] a recommandé dans un
autre but : je passe un fil de soie à travers la peau, près du
bord libre de la paupière, après avoir soulevé avec les pinces
ordinaires un petit pli cutané. Je ferme le nœud et je coupe
une des extrémités du fil tout près du nœud, en laissant à
l'autre toute sa longueur. Une ligature analogue est placée au-
dessous et à quelque distance de la première, près du bord orbitaire ; puis je noue les fils conservés à chaque ligature, et, en
les serrant plus ou moins fortement, je renverse la paupière à
volonté. On peut, au besoin, placer une ligature de ce genre
près des deux commissures, et, si la paupière se renverse difficilement, interposer entre le bord orbitaire et la paupière une
houlette de charpie sur laquelle on serre les nœuds.

Dans les cas légers et récents d'entropion spasmodique ou
sénile (surtout de la paupière inférieure), on peut essayer d'obtenir le renversement de la paupière, par la rétraction cicatri-

1. Voy. *Compte rendu des séances de la Société ophtalmologique de
Heidelberg*, session de 1868. — *Annales d'oculistique*, 1869, mai-juin,
p. 205.

MEYER. — 2e édit.                                   45

cielle qui suit la cautérisation, la ligature ou l'excision de la peau externe, près du bord palpébral (fig. 219).

Comme il arrive souvent que, dans les cas chroniques d'en-

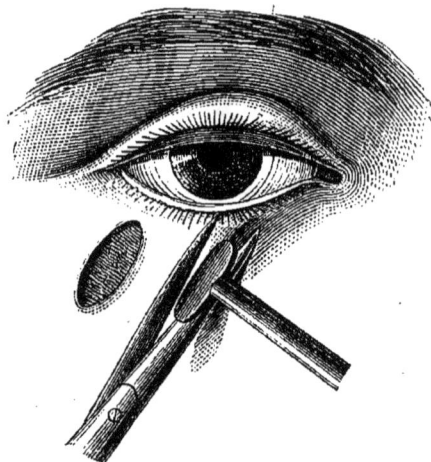

Fig. 219. — Opération de l'entropion par l'excision de lambeaux cutanés.

tropion, la fente palpébrale est rétrécie et la commissure externe déplacée, il faut, pour guérir l'entropion, commencer par élargir la fente palpébrale, en pratiquant la cantoplastie (p. 689). Souvent cette opération seule suffit pour remettre le bord palpébral à sa place normale; sinon, on peut la combiner utilement avec les ligatures de *Gaillard* (p. 697), comme M. *Pagenstecher*[1] l'a recommandé, ou avec des excisions cutanées à la surface de la paupière renversée.

M. *de Graefe*[2] a indiqué contre les formes spasmodiques d'entropion un procédé opératoire que j'ai employé souvent avec un excellent résultat. Voici comment on l'exécute (voy. fig. 220) : On pratique, à 3 millimètres de distance du bord palpébral et parallèlement à ce dernier, une section cutanée qui s'avance des deux côtés jusqu'à 3 ou 4 millimètres de la commissure des paupières; on excise alors un lambeau triangulaire et l'on dégage légèrement les bords du lambeau que l'on

1. Voy. *Annales d'oculistique*, mars et avril 1802, p. 241.
2. *Archiv fuer ophtalmologie*, 1864, X, 2, p. 221.

réunit au moyen de deux ou trois sutures. La plaie horizontale est abandonnée à elle-même.

Quant à la largeur et à la hauteur du lambeau à exciser, elles varieront suivant le relâchement des parties cutanées. Sa

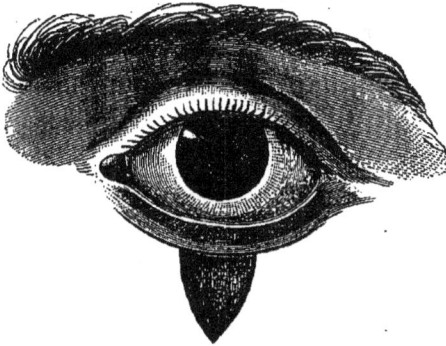

Fig. 220. — Opération de l'entropion.
Procédé de *de* *racfe.*

hauteur est d'ailleurs peu importante; sa base sera de 6 à 10 millimètres. Si, chez les personnes âgées, le relâchement des parties orbitaires du muscle orbiculaire est très accusé, de Graefe donne au lambeau à exciser une forme en coupole. En cas de raccourcissement de la fente palpébrale, ce pro-

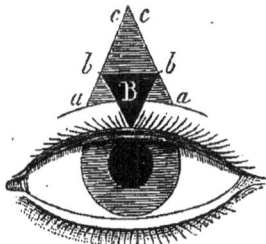

Fig. 221. — Opération de l'entropion. (Procédé de *de Graefe,* avec excision partielle du tarse.)

cédé peut être combiné avec l'opération du blépharophimosis (voy. p. 689).

Dans les cas d'entropion spasmodique de la paupière supé-

rieure, où le tarse correspondant est sensiblement altéré, *de
Graefe* ajoute à son procédé une excision partielle,du tarse, en
procédant de la manière suivante (voy. fig. 221) : Après avoir
pratiqué l'excision du lambeau cutané, comme nous venons de
le décrire, on écarte par traction les lèvres de la plaie; on incise horizontalement, tout près du bord libre de la paupière, le
muscle orbiculaire dont on repousse les fibres en haut, de manière à mettre à nu le cartilage tarse. On excise alors de ce
tarse un triangle B tourné en sens inverse du triangle cutané, et
dont la base occupe le bord orbitaire du tarse et mesure de 5 à
6 millimètres, tandis que le sommet se rapproche du bord palpébral. Le tarse doit être excisé dans toute son épaisseur, de
façon que la conjonctive seule reste. Les sutures doivent être
placées de manière que la moyenne (*b*, dans la fig. 221) com-
prenne à la fois la peau et les couches superficielles du tarse.

Ordinairement cette opération doit être combinée avec celle
du blépharophimosis.

*Procédé de Streatfeild[1].* — La paupière étant saisie entre
les pinces de Desmarres, de façon que la branche pleine s'appuie sur la muqueuse et l'anneau sur la peau, on pratique,
avec un scalpel, une incision cutanée, à la distance de 2 millimètres du bord palpébral et parallèlement à celui-ci, de manière à mettre à nu les racines des cils, et en évitant de les
inciser. Puis, dégageant la peau, on continue cette incision
jusqu'au cartilage, en faisant incliner les extrémités de la
section vers le bord palpébral. Ceci fait, on pratique une seconde incision à la distance de 3 ou 4 quatre millimètres au-
dessus de la première et parallèlement à celle-ci, en divisant
immédiatement les téguments jusqu'au cartilage, et en continuant cette seconde incision des deux côtés jusqu'à ce qu'elle
rencontre les extrémités de la première. On excise alors du
fibro-cartilage un lambeau en forme de coin, en le saisissant
avec des pinces et en le détachant de toute ses adhérences, à
l'aide du scalpel ou de ciseaux (*évidement du cartilage*). En
même temps, on enlève la portion correspondante du tégument
et, sans employer de sutures, on laisse la plaie se cicatriser.

1. Voy. *Ophtalmic Hospital Reports*, I, p. 121, et *Annales d'oculistique*,
t. XI, p. 212.

Le travail cicatriciel produit un mouvement de bascule dans la partie du tarse qui est contiguë au bord libre.

M. *Sœlberg Wells*[1] a réussi à guérir des cas difficiles d'entropion avec contraction et incurvation du cartilage, en combinant d'une manière bien ingénieuse les procédés d'Arlt et de Streatfeild de la manière suivante : il commence l'opération comme celle d'Arlt (page 698), et, après l'excision du lambeau cutané, il fait une incision longitudinale à travers les fibres du muscle orbiculaire jusqu'au cartilage. Ce dernier étant mis bien à nu, il circonscrit dans ce dernier un lambeau en coin, dont la base regarde les téguments externes et dont le sommet est dirigé vers la conjonctive. Ce lambeau du cartilage est excisé au moyen d'un bistouri. Sa grandeur doit dépendre du degré et de l'étendue de l'incurvation et de la rétraction du cartilage. Les lèvres de l'incision cutanée sont réunies par des sutures qui doivent être passées assez profondément pour saisir les fibres du muscle orbiculaire ; mais il est inutile de les faire passer à travers le cartilage.

M. *Snellen* est l'auteur du procédé suivant : Après application du blépharospat, on pratique à 3 millimètres du bord libre de la paupière et parallèlement à ce bord une incision intéressant seulement la peau et occupant toute la longueur de la paupière. On dissèque alors la peau de façon à mettre à découvert l'orbiculaire dont on excise une bandelette de la longueur de 2 millimètres environ. Le tarse ainsi mis à nu, on y pratique dans toute sa longueur une perte de substance ayant la forme d'un coin dont l'arête est tournée vers la conjonctive. Ceci fait, on applique 3 sutures de la façon suivante : Le fil muni à chaque extrémité d'une aiguille traverse le tarse au-dessus de la perte de substance qu'on y a pratiquée ; puis on dirige chacune des deux aiguilles sous la bandelette de peau près du bord palpébral, de manière à sortir un peu au-dessus de la ligne des cils, à une distance de 8 millimètres l'une de l'autre. Les deux autres sutures ayant été placées de la même façon, de sorte que tous les points de sortie soient distants de 8 millimètres l'un de l'autre, on glisse une petite perle sur

1. *Treatise of the Diseases of the Eye*, p. 703. London, 1869.

chaque fil pour empêcher qu'il coupe la peau, on serre les fils, et après avoir fermé le nœud, l'on ramène les deux fils sur le front, où on les fixe avec du diachylon.

Le procédé de M. *Berlin* est beaucoup plus simple : On incise à la distance de 3 millimètres du bord palpébral la paupière dans toute son épaisseur, peau, muscle, cartilage et conjonctive. Après avoir écarté le tissu musculaire et mis à nu le tarse, on en enlève à l'endroit de sa plus forte incurvation un morceau de 2 à 3 millimètres pris sur toute la longueur. On abandonne la plaie sans sutures en recommandant seulement des compresses froides.

M. *Burow* emploie une incision transversale qui traverse la conjonctive et le tarse dans toute la longueur de la paupière, pratique l'excision d'un lambeau cutané comme dans le procédé de Sœlberg Wells (v. plus haut) et réunit la plaie externe par des sutures.

Les procédés de *Warlomont* et *Lebrun* décrits au chapitre Trichiasis (p. 700) sont aussi des plus efficaces contre l'entropion et peuvent être associés à l'excision d'un morceau de cartilage.

## ARTICLE XV.

### ECTROPION.

L'ectropion est caractérisé par le renversement plus ou moins prononcé des bords palpébraux vers la joue ou vers l'arcade sourcilière. Cette éversion des paupières éloigne le bord ciliaire du globe de l'œil, en même temps que la surface conjonctivale de la paupière est tournée en dehors. L'ectropion se montre à divers degrés et dépend de causes bien différentes.

Nous le voyons survenir à la suite d'excoriations et de rétraction cicatricielle de la peau palpébrale, suivie d'épaississement de la conjonctive. Cet état, qui atteint surtout la paupière in-

férieure, résulte d'inflammations chroniques de la conjonctive
ou du bord palpébral. Lorsqu'on l'observe chez les vieillards
où le muscle orbiculaire a déjà perdu de sa force normale, on
voit la paupière s'éloigner un peu de l'œil, de sorte que le
point lacrymal perd sa direction normale et cesse de fonctionner. Les larmes baignent alors l'œil, s'écoulent le long de
la joue et augmentent encore l'état d'irritation de ces parties
(*ectropion sénile*).

L'ectropion survient encore dans les conjonctivites graves
accompagnées d'un chémosis considérable qui renverse directement la paupière, par l'augmentation de volume de la conjonctive. Ce renversement produit des contractions spasmodiques dans la partie ciliaire du muscle orbiculaire qui étrangle,
pour ainsi dire, les parties sous-jacentes et empêche le bord
palpébral de retourner à sa place. Chez les enfants, cet état
s'aggrave encore par leurs cris et leurs efforts.

Dans les ophtalmies chroniques, le cartilage participe quelquefois à l'inflammation, se ramollit, perd sa consistance et contribue ainsi à la formation de l'ectropion, en même temps que le
bord palbébral lui-même s'allonge.

Une autre cause d'ectropion réside dans la paralysie de l'orbiculaire, dans les tumeurs de l'orbite et dans la propulsion du
globe oculaire, quelle que soit son origine.

Enfin, une des causes principales de l'ectropion se rencontre dans les rétractions cicatricielles des parties voisines de
la paupière, après des blessures, des brûlures, et surtout à la suite
des cicatrices adhérentes qui résultent de la carie du bord orbitaire.

La première conséquence de l'ectropion, surtout lorsqu'il atteint la paupière inférieure, est le larmoiement. Ensuite, il
provoque des altérations de la conjonctive, qui résultent de
l'exposition continuelle de cette membrane au contact de l'air :
son épithélium s'épaissit et revêt les caractères de l'épiderme.
Quant à la cornée, elle souffre surtout du défaut de protection,
lorsque la paupière supérieure participe à l'ectropion ; car si
la paupière inférieure seule est atteinte, le globe de l'œil se
porte en haut et se garantit ainsi contre l'influence des causes
irritantes qui le menacent. Dans le cas contraire, la cornée
devient le siège d'ulcérations profondes qui peuvent entraîner
sa destruction.

Le *traitement* auquel on a recours pour guérir l'ectropion varie autant que les causes susceptibles de donner lieu à cette difformité.

Dans les cas aigus d'ectropion sarcomateux, il suffit quelquefois de remettre la paupière dans sa position normale et de l'y maintenir au moyen de quelques bandelettes agglutinatives et du bandeau compressif. Lorsque la réduction de la paupière rencontre des difficultés, que la muqueuse est gorgée de sang, ou que la partie orbitaire du muscle orbiculaire est prise de contractions spasmodiques, il est bon de faire précéder l'application du bandeau, soit de scarifications multiples de la conjonctive, soit, au besoin, de la section de la commissure externe. Si ce traitement ne suffit pas, et qu'il existe une hypertrophie considérable de la conjonctive, on pratique sur la muqueuse des cautérisations avec le sulfate de cuivre en substance, puis des scarifications répétées.

Ces manœuvres ont généralement pour effet de diminuer bientôt sensiblement l'étendue et l'épaisseur du bourrelet conjonctival. Si, malgré cela, l'exubérance de la conjonctive est encore telle qu'elle empêche la réduction de la paupière déviée, il peut devenir utile d'exciser une bandelette de la conjonctive épaissie, parallèlement au bord ciliaire de la paupière.

Nous préférons cependant combattre cet ectropion par les sutures de *Snellen* que l'on applique de la façon suivante : Après avoir muni, un fil de soie d'une forte aiguille à chacune de ses extrémités on pique une de ces aiguilles au niveau du point le plus culminant de la conjonctive, puis on la fait cheminer le plus près possible de la peau pour sortir à deux centimètres au-dessous de la paupière. On pratique avec l'autre aiguille la même manœuvre, en choisissant le point de ponction sur la conjonctive à un centimètre de distance de la première aiguille et de façon que l'anse du fil occupe une position perpendiculaire au bord palpébral ; le point de sortie de la deuxième aiguille doit se trouver à trois centimètres au-dessous de la paupière sur la joue. Cela fait, on tire sur l'extrémité du fil inférieur afin de mettre l'anse en contact immédiat et serré avec la conjonctive, et de manière à faire subir à la paupière un mouvement de bascule de bas en haut et d'avant en arrière ; puis on lie les fils au-dessus d'un petit morceau de peau de gant pour qu'ils ne coupent pas la peau de la joue. Il est souvent nécessaire de placer une seconde suture de ce genre.

Cependant, dans un certain nombre de cas, ces tentatives échouent, ou ne sont suivies que d'un résultat passager ; la paupière (et c'est surtout de la paupière inférieure qu'il s'agit ici) retombe bientôt de nouveau dans sa position vicieuse. Ceci est surtout à craindre, quand un ectropion très prononcé existe déjà depuis quelque temps, que le malade est âgé, ou que le bord palpébral paraît notablement allongé. En ce dernier cas, il devient indispensable de réduire le volume de la paupière par une intervention chirurgicale.

Le procédé qui réussit le mieux et qui suffit presque pour tous ces cas, est celui de la tarsoraphie avec excision d'un lambeau cutané triangulaire. Ce procédé, indiqué déjà par *Dieffenbach*[1] et modifié par *de Graefe*[2], s'exécute de la manière suivante (voy. fig. 222) : On pratique, comme pour la tarso-

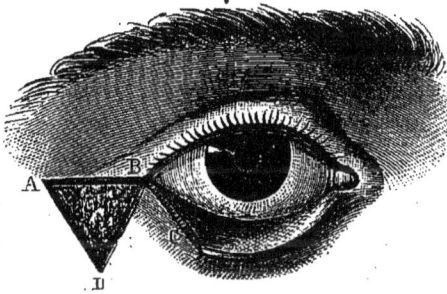

Fig. 222. — Opération de l'ectropion. (Procédé de *de Graefe*.)

raphie ordinaire, l'incision de la commissure externe et l'avivement des bords palpébraux (voyez p. 691). Cependant, dans notre cas, il faut aviver le bord de la paupière renversée dans une étendue plus grande que celui de l'autre paupière (4 à 6 millimètres en plus). Ceci fait, on excise un lambeau triangulaire (A B D) ayant pour base l'extrémité de la commissure externe et une largeur de 4 à 6 millimètres. Avant de réunir les lèvres de la plaie, il faut avoir soin de dégager du tissu sous-ja-

1. Voy. Zeis, *Handbuch der plastischen Chirurgie*. Berlin, 1838, p. 380.
2. Voy. *Archiv fuer Ophtalmologie*, 1858, IV, 2, p. 204.

cent, la peau qui avoisine le lambeau triangulaire en dehors
et en dedans. On applique d'abord les sutures aux lèvres de la
plaie triangulaire, puis à celles de la commissure externe, comme
pour la tarsoraphie ordinaire.

Lorsque l'ectropion porte en même temps sur les parties externes des deux paupières, de façon que toute la commissure
externe se trouve renversée, on peut se servir utilement du
procédé primitif de la tarsoraphie indiqué par *Walther*[1], en le

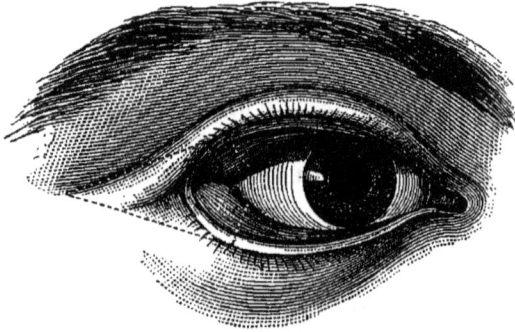

Fig. 223. — Opération de l'ectropion par les procédés combinés de *Walther*
et d'*Adams*.

combinant avec l'opération d'*Adams*[2]. On excise (fig. 223) le
bord libre des deux paupières dans l'étendue de l'éversion,
ainsi que la commissure et un lambeau triangulaire de la peau
environnante. La base du triangle ainsi dessiné est tournée vers
l'œil, le sommet vers la tempe. L'auteur de cette méthode réunit immédiatement les lèvres de l'excision par deux sutures en-
tortillées.

Le procédé de Walther, que nous venons de décrire, n'est,
pour ainsi dire, qu'une application aux deux paupières de l'ancien procédé d'Adams, modifié par de Ammon, tel qu'il avait
été proposé par ces auteurs contre le renversement d'une seule
paupière.

1. *Journal de Graefe et de Walther*, 1826, X.
2. *Journal de Graefe et de Walther*, 1828, I, et *System der Chirurgie*,
1828, VI, p. 160.

*Adams*[1] excise, pour ramener la paupière à sa position normale, un lambeau triangulaire comprenant toute l'épaisseur de

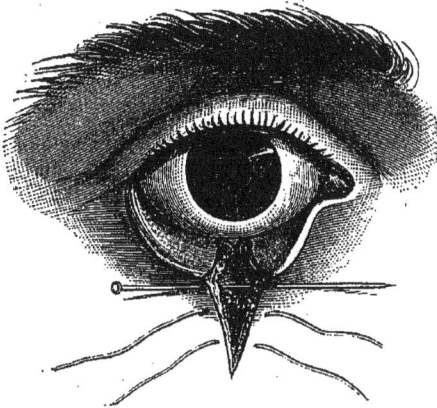

Fig. 224. — Opération de l'ectropion. (Procédé d'*Adams.*)

la paupière, comme l'indique la figure 224. Lorsque le lambeau
est excisé, la paupière est ramenée à sa place, et l'on réunit les

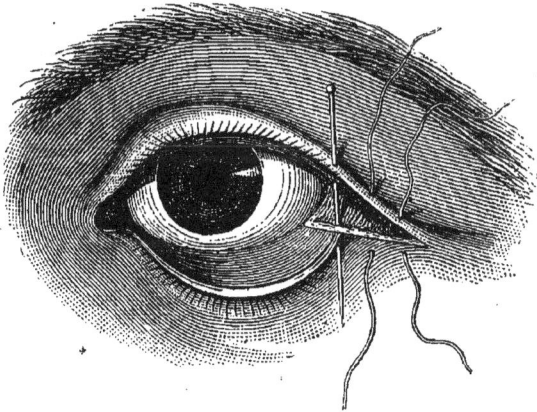

Fig. 225. — Opération de l'ectropion. (Procédé de *de Ammon.*)

bords de la plaie par une suture entortillée. Ce procédé expose

1. *Practical observations on ectropium or eversion of the eyelids*, p. 4.
London, 1812.

au danger d'un coloboma de la paupière, si la réunion ne se fait pas de la manière désirée ou, au moins, il a l'inconvénient d'une cicatrice difforme. Pour y obvier autant que possible, *de Ammon* [1] a placé le lambeau triangulaire de façon que son côté externe soit le prolongement de la commissure externe (voy. figure 225).

Tous ces procédés opératoires seraient tout à fait insuffisants pour les variétés d'ectropion où la paupière renversée est retenue dans cette position par une rétraction des téguments ou par une bride cicatricielle. Contre ce genre d'ectropion, on se sert des opérations que nous allons décrire maintenant, et qui peuvent servir de types susceptibles d'êtres modifiés suivant les nécessités des différents cas.

*Procédé de Wharton Jones* [2]. — Lorsqu'une cicatrice a raccourci la peau palpébrale et renversé la paupière, on la circon-

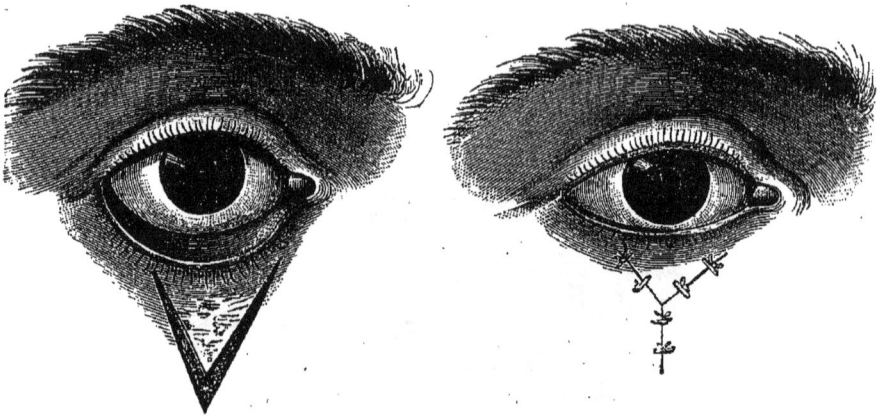

Fig. 226 et 227. — Opération de l'ectropion. (Procédé de *Wharton Jones.*)

scrit, comme dans la figure 226, par deux incisions convergentes qui commencent près des angles de l'œil et viennent se rejoindre sur la joue ou sur le front, au delà de la cicatrice. Cette section affecte la forme d'un V. Cela fait, on détache soigneusement le lambeau cutané ainsi circonscrit, de son sommet vers sa

1. *Zeitschrift fuer Augenheilkunde*, 1, p. 529.
2. *Traité pratique des maladies des yeux*, par Wharton Jones. (Édition française par Foucher, p. 618.)

base, en disséquant toutes les adhérences qui seraient un obstacle à la mobilité du lambeau. Enfin, on ramène le bord palpébral à sa position naturelle, on dégage dans une certaine étendue la peau près des bords de l'incision pour faciliter la coaptation, et l'on réunit, comme l'indique la figure 227, les lèvres de la plaie qui prend alors la forme d'un Y.

Cette opération est surtout avantageuse pour la paupière inférieure ; elle l'est moins pour la paupière supérieure où le sommet du lambeau pourrait intéresser les sourcils. Elle peut aussi s'employer avec avantage dans les cas de déplacements cicatriciels de la commissure externe. Cependant, elle ne remédie pas à l'allongement du bord palpébral, et elle ne peut ni abaisser ni relever le niveau de la commissure externe, de sorte qu'il peut devenir nécessaire de la combiner alors avec la tarsoraphie (*Stellwag*).

*Procédé de de Graefe*[1]. — *De Graefe* recommande dans les cas prononcés d'ectropion de la paupière inférieure, accompagné d'altérations dans la texture du bord palpébral, le procédé suivant : Après avoir soigneusement nettoyé la paupière renversée, on tâche de découvrir le point d'implantation des cils et l'on pratique une incision horizontale derrière ces points, c'est-à-dire dans la partie de la paupière qui constitue le bord intramarginal. Cette incision doit aller du point lacrymal inférieur jusqu'à la commissure externe (voy. fig. 228, *d, e*) ; des extrémités de cette incision on fait descendre deux sections verticales (*d, b* et *e, f*) de 1 centimètre et demi à 2 centimètres de longueur.

Le lambeau quadrangulaire que l'on obtient ainsi est dégagé dans toute son étendue et, au besoin, au delà des extrémités inférieures des sections verticales, lorsque la rétraction cutanée est notable.

On saisit alors ce lambeau par son bord supérieur, au moyen de deux pinces larges, pour l'attirer fortement en haut, et l'on fait dans cette position la réunion des sections verticales, en commençant les sutures par en bas. Les extrémités du lambeau dépassent maintenant de beaucoup les angles de la pau-

1. *Archiv für Ophtalmologie*, 1864, X, 2, p. 221.

pière et doivent être raccourcies autant que cela est nécessaire.
De Graefe conseille de pratiquer ce raccourcissement au moyen

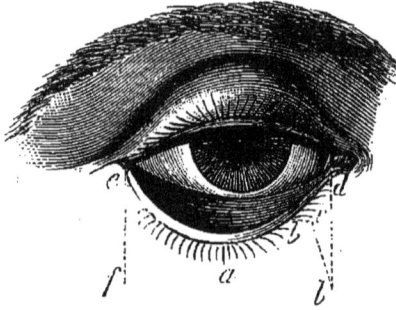

Fig. 228. — Opération de l'ectropion (Procédé de *de Graefe.*)

de deux sections *b*, *b*, qui se réunissent à l'angle obtus *c*, et
de fixer cet angle dans le point occupé précédemment par l'angle interne du lambeau. Plus le point *c* se trouve placé près
du bord palpébral, plus la section raccourcit le bord et moins
elle relève le lambeau.

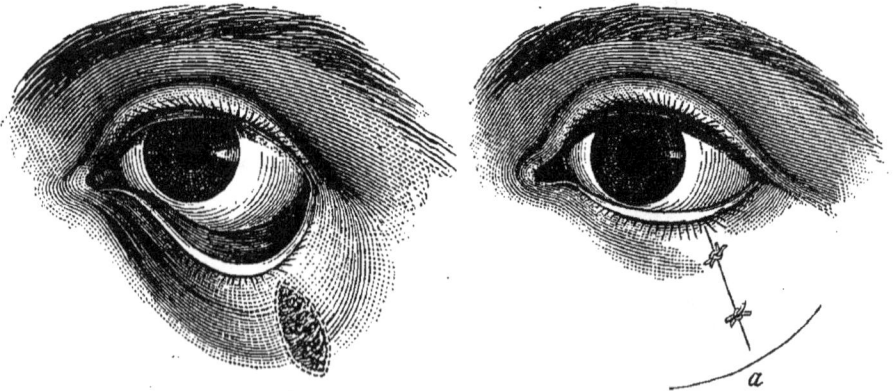

Fig. 229 et 230. — Opération de l'ectropion cicatriciel. (Procédé de *de Ammon.*)

Lorsque l'ectropion résulte d'une cicatrice adhérente à l'os,
on peut se servir de différents procédés. Il suffit quelquefois de
détacher la cicatrice de l'os par la méthode sous-cutanée et de

mobiliser ainsi toute la paupière; quand cette dernière est remise dans sa position normale, on peut l'y maintenir facilement
par l'occlusion des paupières (voy. plus loin le *procédé de Mirault*).

Lorsque la cicatrice est large, on emploie avantageusement le
*procédé de Ammon* qui propose d'opérer de la manière suivante :
il circonscrit par une incision la cicatrice de la peau qu'il
laisse adhérente à l'os (voyez fig. 229); puis il détache les téguments voisins, tout autour de l'incision, de manière à mettre
la paupière en liberté, et à permettre au malade de fermer
l'œil. Il rapproche ensuite les lèvres de la plaie par-dessus
l'ancienne cicatrice préalablement avivée (voy. fig. 230).

*Dieffenbach*[1] entourait les cicatrices de ce genre par une
section triangulaire ayant sa base tournée vers le bord palpé-

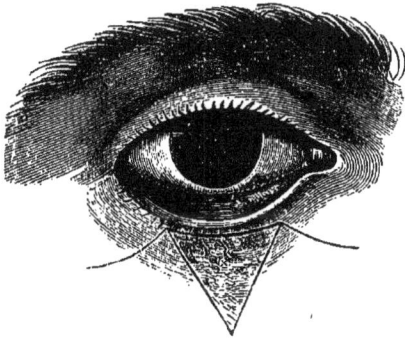

Fig. 231. — Opération de l'ectropion cicatriciel. (Procédé de *Dieffenbach*.)

bral et l'extirpait en totalité (voy. fig. 231); ensuite, il prolon-
geait des deux côtés l'incision horizontale qui représente la
base du triangle. Il dégageait alors la peau tout autour de la
section pour en faciliter le glissement, et après avoir placé la
paupière dans la position normale, il appliquait les sutures,
comme l'indique la figure 232.

*Procédé de A. Guérin.* — Une incision est pratiquée en forme

1. Voy. Zeis, *Handbuch der plastischen Chirurgie*, etc., p. 378. Berlin,
1838.

de V ouvert du côté opposé au bord renversé de la paupière ; deux incisions partant de l'extrémité inférieure des premières, sont faites dans la direction des bords palpébraux. On dissèque ensuite les deux lambeaux triangulaires qui résultent des incisions, et l'on peut les relever de façon que leurs bords représentant les incisions primitives du V renversé, se confondent. On unit entre eux les lambeaux par la suture à points séparés, de façon que leur point le plus inférieur soit au-dessus du

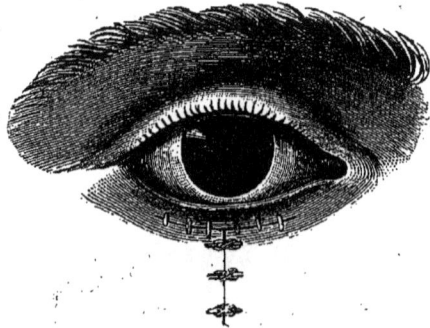

Fig. 232. — Opération de *Dieffenbach*. Réunion des lèvres de la plaie.

sommet du triangle, qui reste à la place qu'il avait avant l'opération.

Lorsque les téguments externes de la paupière renversée sont changés dans toute leur épaisseur en un tissu cicatriciel, de sorte que la rétraction est très intense et le glissement de la peau qui entoure la cicatrice très difficile, les procédés décrits jusqu'ici sont souvent insuffisants. Il faut alors avoir recours aux suivants :

*Procédé de Fricke*[1]. — On entoure la cicatrice de deux incisions semi-elliptiques et on l'excise (voy. fig. 233). Dans le cas d'une cicatrice étroite, on pratique une simple incision parallèle au bord libre de la paupière ; puis on coupe les brides cicatricielles, on dissèque la peau avec beaucoup de soin jusqu'au

1. *Die Bildung neuer Augenlieder (Blepharoplastik)*, von J. C. G. Fricke, Humbarg, 1829.

bord ciliaire de la paupière, et l'on arrive ainsi à la rendre aussi mobile que possible. Ceci fait, on remet la paupière dans sa position normale, en exerçant une traction continue dans la direction de la fente palpébrale, et en détachant soigneusement toutes les adhérences qui paraissent s'opposer à la réduction complète de la paupière.

Il s'établit ainsi une ouverture considérable dans les téguments externes, d'une largeur variable et qu'on essaye de combler par un lambeau cutané pris dans le voisinage. Pour la

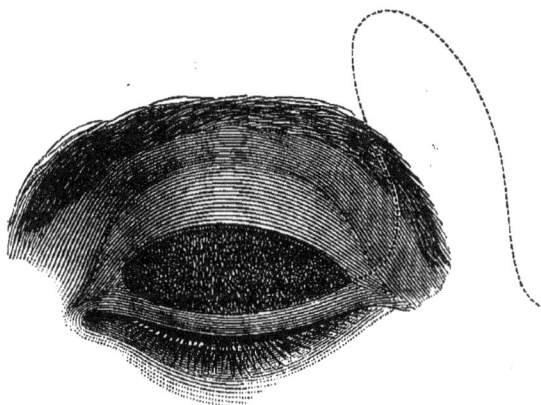

Fig. 233. — Procédé de *Friche.*

paupière supérieure, c'est généralement sur la tempe qu'on va le chercher, et sur la joue pour la paupière inférieure. Comme dans la figure 233, on dessine un lambeau ayant la même forme que l'ouverture qu'il doit combler, tout en lui donnant 2 millimètres de plus en longueur et en largeur, en prévision de la rétraction ultérieure. Ce lambeau, préalablement mesuré et tracé, est disséqué des parties sous-jacentes avec le plus de tissu cellulaire possible, et de manière qu'il reste en rapport avec la région de son origine par un très large pédicule. On adapte alors ce lambeau à la plaie palpébrale et on l'y fixe par des sutures ordinaires.

*Procédé de Dieffenbach.* — Pour la paupière inférieure, *Dieffenbach* donnait à la plaie palpébrale qui résulte de la dissection d'une rétraction cutanée ou de l'excision d'une cicatrice, la forme d'un triangle ayant sa base tournée en haut (voyez fig. 234, *a*, *b*, *c*). Cet espace triangulaire est alors comblé par un lambeau qu'on obtient par deux incisions, dont l'une est le prolongement direct de l'incision horizontale qui forme la base du triangle et dont l'autre est parallèle au bord externe de ce dernier (voyez fig. 234, *bd* et *de*).

La longueur de la ligne *bd* doit dépasser de quelques mil-

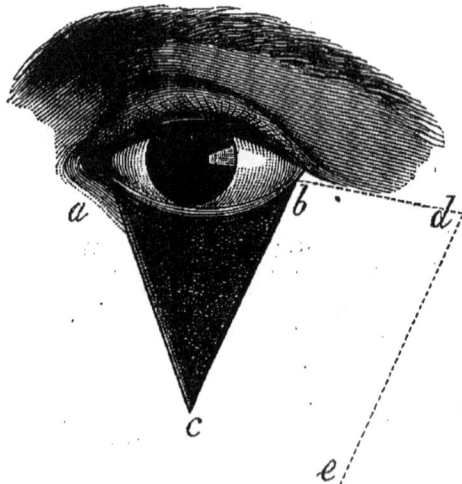

Fig. 234. — Blépharoplastie. (Procédé de *Dieffenbach.*)

limètres celle de la base du triangle. L'écoulement du sang arrêté, on fait glisser le lambeau détaché sur l'ouverture qu'il est destiné à combler, et on l'y adapte soigneusement, à l'aide de simples sutures (voy. fig. 235). Les lèvres de la plaie de la joue où le lambeau a été pris peuvent être rapprochées, autant que possible, par des sutures, le reste doit se cicatriser par granulation. Pour les soins à donner pendant le traitement consécutif, nous renvoyons au chapitre de la blépharoplastie.

Un excellent moyen pour s'opposer à la rétraction du tissu cicatriciel, qui fait échouer souvent les opérations de blépharoplastie les mieux combinées, consiste dans l'*occlusion temporaire des paupières* d'après le procédé de *Mirault*. Dans ce but, on enlève des deux paupières la lèvre interne du bord palpébral, en ménageant soigneusement l'implantation des cils et le point lacrymal. Puis on réunit les surfaces avivées par

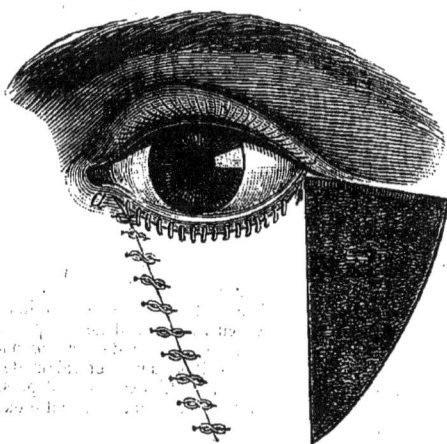

Fig. 235. — Procédé de *Dieffenbach*. Réunion des lèvres de la plaie.

quatre ou cinq points de suture qui doivent traverser la paupière dans toute son épaisseur (voy. *Tarsoraphie* et *Blépharoraphie*, p. 691).

*Procédé de Denonvilliers*[1]. — Il commence par disséquer les cicatrices et adhérences de façon que le bord palpébral puisse être remis en place. Puis il pratique l'avivement et la suture des bords palpébraux. Ayant ainsi reconnu exactement la perte de substance à combler, l'opérateur trace le lambeau dans la région malaire et le dissèque de la pointe à la base. Quand on arrive à la base, on écarte les incisions pour confondre, si cela est possible, le bord de la plaie avec le bord voisin du lambeau. Le premier point de suture est mis au sommet du lambeau; on s'adresse ensuite au bord le plus éloigné de la paupière, puis au plus rapproché (méthode par *pivotement*).

*Procédé de Richet.* — Il commence par libérer la paupière

1. *De l'Ectropion*, thèse de concours par *Cruveilhier*. Paris, 1866.

pour la remonter à son niveau normal; puis il pratique l'occlusion des paupières. Enfin, il trace deux lambeaux, l'un pour

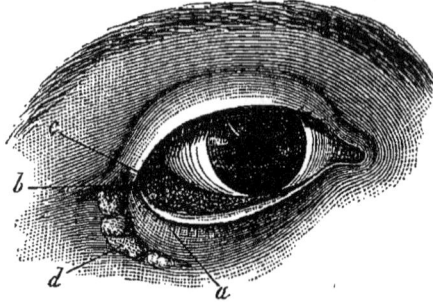

Fig. 236. — Avant l'operation. — Cette figure représente l'ectropion de la paupière inférieure et les fongosités qui s'élevaient de la surface de l'os de la pommette.
    *a*, Paupière inférieure renversée en dehors et maintenue en cet état par la cicatrice
vicieuse; *b*, commissure externe entraînée en bas et en dehors à près d'un demi-centimètre au-dessous de la commissure interne; *c*, cul-de-sac conjonctival renversé,
exposé au contact de l'air et hérissé de fongosités rouges et saignantes; *d*, fongosités
s'élevant de la surface de l'os de la pommette. — Là existe une dépression profonde au
fond de laquelle on rencontre l'os découvert; tout autour de cette ouverture les téguments sont amincis et frangés par l'ulcération.

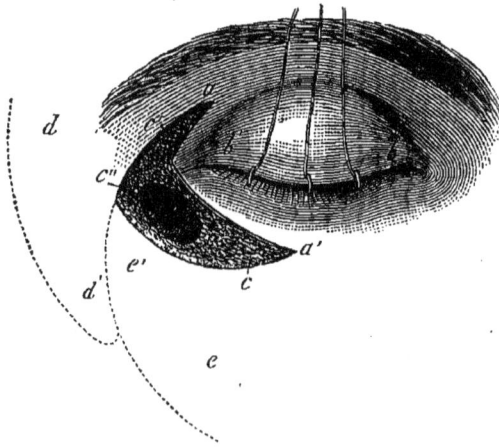

Fig. 237. — Après le premier temps de l'opération. — *aa"*, Double incision libératrice
dont le but est de détacher et de libérer de toute adhérence à l'os, non seulement
la paupière inférieure, mais aussi la commissure externe, et par suite, la paupière
supérieure; *bb"* les deux paupières dont le bord libre a été avivé sont suturées (blépharoraphie); *cc"* est l'espace laissé à découvert par le détachement de la commissure et des paupières; *c"* représente la surface de l'os ruginé et aplané; *dd"*, le
lambeau supérieur simplement tracé mais non encore disséqué; *ee"* sera le lambeau
inférieur.

fixer et maintenir la paupière, l'autre dont la configuration est inverse de celle du précédent, afin que sa rétraction neutralise celle du premier lambeau (voy. fig. 236, 237, 238 avec légendes).

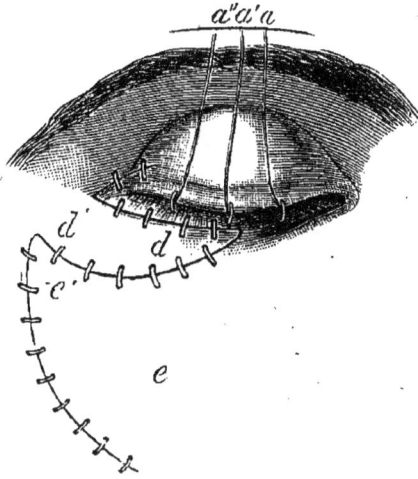

Fig. 238. — Après l'opération. — *aa'a"*, Les trois fils qui réunissent les deux paupières sont ramenés et maintenus sur le front ; *dd'*, le lambeau supérieur *dd'* de la figure 231 a été disséqué de son sommet à sa base et ramené sous la paupière inférieure qu'il est destiné à soutenir ; *ee'* le lambeau inférieur *ee'* de la figure 231, également disséqué, a été remonté et suturé. Il occupe la surface restée libre par le déplacement du lambeau supérieur.

On peut tirer très avantageusement profit de *la greffe* dermique pour combler les pertes de substance qui résultent du dégagement de la paupière dans l'opération de l'ectropion cicatriciel.

## ARTICLE XVI.

### BLÉPHAROPLASTIE.

La destruction des paupières, soit par la gangrène, comme après la pustule maligne et les brûlures, soit à la suite d'un lupus ou d'un épithélioma, soit enfin après l'extirpation des tumeurs dans cette région, exige des opérations plastiques pour combler la perte de substance ou même pour remplacer entièrement la paupière perdue.

Avant de décrire les procédés ingénieux qui ont été inventés dans ce but, nous voulons indiquer quelques considérations générales applicables à tous ces cas de blépharoplastie, et dont l'observation attentive augmente les chances de succès.

Il est de la plus haute importance de conserver la plus grande partie possible de l'ancienne paupière, principalement de son bord libre, et de ménager la muqueuse complètement si cela se peut.

La grandeur du lambeau à transplanter doit toujours dépasser celle de l'ouverture dans laquelle il doit être placé : d'abord en prévision de la rétraction qui survient une fois le lambeau détaché, et puis pour qu'il puisse être adapté aux bords de l'ouverture sans efforts et sans tension.

Il faut prendre soin également que la peau voisine, après la coaptation, ne soit pas trop tendue et, au besoin, il faut la dégager par des incisions superficielles pratiquées vers la base du lambeau, et en enlevant de bonne heure les sutures qui paraissent occasionner la tension.

La base du lambeau doit toujours être assez large pour assurer la vitalité de la peau transplantée. Cette vitalité est en outre influencée par la bonne adaptation de la surface saignante du lambeau aux surfaces sous-jacentes. Sous ce rapport, le pansement des parties opérées joue un rôle important. Le bandage doit être fait de manière à assurer le contact intime de toutes ces parties, tout en évitant une pression trop forte du lambeau contre l'os sous-jacent. Les chances du succès sont d'autant plus grandes que le lambeau transplanté est plus près d'une région de peau saine et dépourvue de toute altération inflammatoire ou cicatricielle.

Parmi les méthodes opératoires qui doivent être rapportées ici, nous avons déjà décrit, à l'occasion de l'ectropion, celles indiquées par *Fricke* et *Dieffenbach* (voy. p. 721). Le procédé de ce dernier, qui consiste dans la transplantation immédiate d'un lambeau triangulaire pris dans le voisinage de la plaie à couvrir, a l'inconvénient de laisser tout près de l'ancienne paupière une plaie dont la cicatrisation doit être abandonnée à elle-même. Cette cicatrisation s'opère presque toujours de manière à attirer les parties voisines, et il est facile de comprendre que la nouvelle paupière sera plus sujette à suivre ces tractions.

On évite en grande partie cet inconvénient en employant le procédé si ingénieux de M. *Burow*[1], qui s'exécute de la manière suivante :

On commence, comme dans l'opération de Dieffenbach, par donner à l'ouverture de la plaie palpébrale une forme triangu-

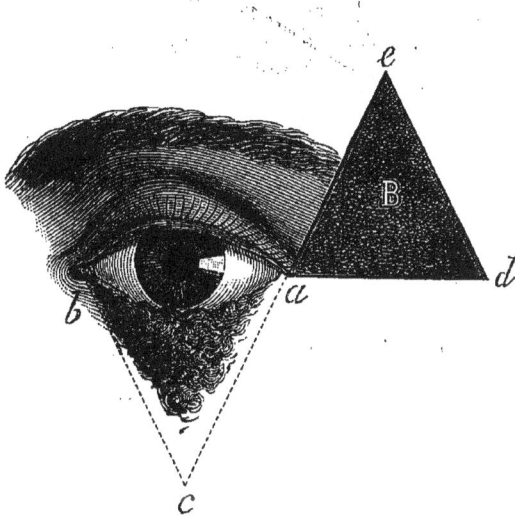

Fig. 239. — Blépharoplastie. (Procédé de *Burow*.)

laire (fig. 239, *abc*). Après quoi on prolonge l'incision horizontale en ligne droite vers la tempe, et on la donne pour base à un autre triangle *ade*, dont le sommet est dirigé en haut. La longueur de l'incision qui sert de base au triangle circonscrit dans la région temporale, doit être égale à celle du lambeau triangulaire de la paupière ; les incisions verticales peuvent être plus courtes. Pour la paupière supérieure, le sommet du triangle latéral doit être dirigé en bas.

Le lambeau temporal B étant excisé, on saisit la peau près du point *a*, et on la dissèque dans une étendue assez grande pour mobiliser complètement le lambeau cutané *acd*. Ensuite, on

1. *Beschreibung einer neuen Transplantationsmethode.* Berlin, 1856.

l'attire en dedans, de sorte que son angle *a* se place en *b* et que le bord du lambeau *ad* forme le bord libre de la paupière

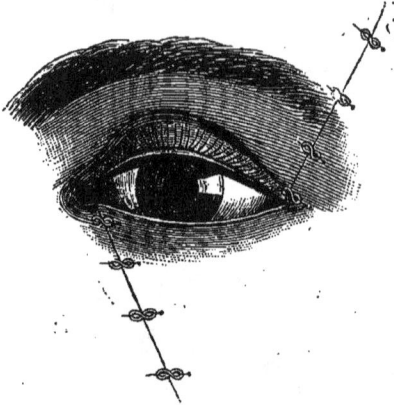

Fig. 240. — Procédé de *Burow*. Réunion des lèvres de la plaie.

inférieure. On dégage également la peau près de l'incision *ed*, et l'on réunit par la suture le bord *ea* avec *cb*, et *de* avec *ae*,

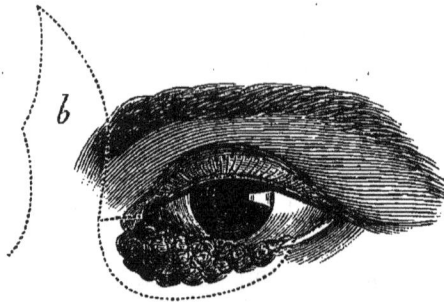

Fig. 241. — Blépharoplastie (procédé de *Blasius*). Le lambeau est pris dans le front, au-dessus du nez.

de sorte que les deux pertes de substance produites sont habilement dissimulées (voy. fig. 240).

Les procédés de Fricke, de Dieffenbach et de Burow peuvent être employés pour combler une perte de substance au milieu des paupières, et même pour restaurer une paupière tout entière.

Dans ce dernier but, *Blasius*[1] et *Hasner d'Artha*[2] ont aussi indiqué des procédés qui permettent de refaire, la paupière

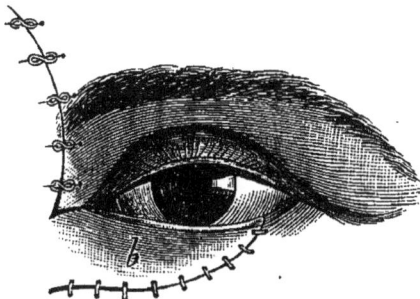

Fig. 242. — Procédé de *Blasius*. Réunion des lèvres de la plaie.

inférieure par des lambeaux pris dans la peau du front ou du nez. Les figures 241 et 242, 243 et 244, 245 et 246 indiquent

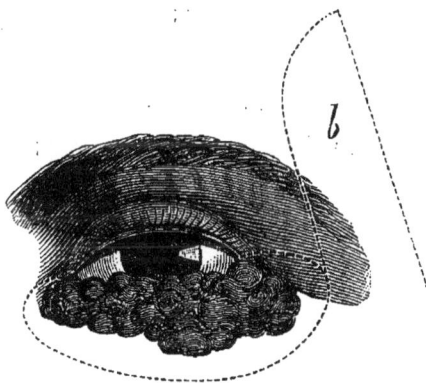

Fig. 243. — Blépharoplastie (procédé de *Blasius*). Le lambeau est pris dans la tempe et le front.

ces opérations suffisamment, sans qu'une description plus détaillée soit nécessaire.

1. *Berliner medic. Zeitschrift*, mars 1842.
2. *Entwurf einer anatomischen'Begruendung der Augenheilkunde*. Prag, 1847, p. 182.

M. *Knapp*[1] s'est servi d'un procédé bien ingénieux qui lui avait été suggéré par un de ses élèves, le docteur Fr. *Pagens-*

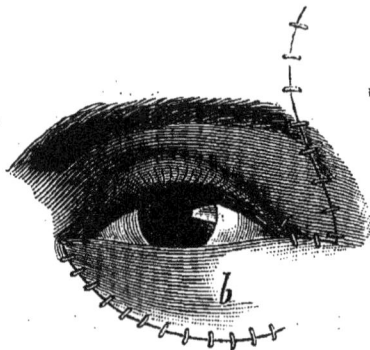

Fig. 244. — Application des sutures.

*techer*, de Heidelberg, pour restaurer en partie la paupière inférieure, d'où il avait extirpé une tumeur cancroïde (voy. fig. 247). Après avoir donné aux bords de la plaie la forme

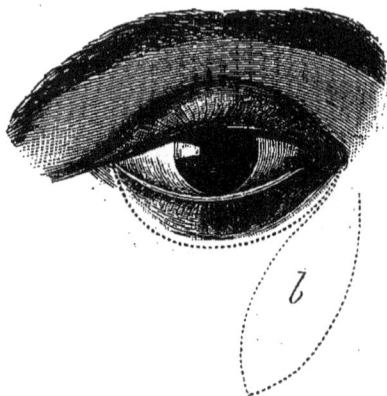

Fig. 245. — Blépharoplastie (procédé de *Blasius*). Le lambeau est pris dans la joue.

rectiligne indiquée dans la figure, il prolongea les incisions horizontales du côté du nez, et disséqua dans cette région un

1. Voy. *Archiv fuer Ophtalmologie*, 1867, XIII, 1, p. 182.

lambeau quadrangulaire. Il pratiqua ensuite une incision dans
la direction de la fente palpébrale et en partant de la commissure externe, à travers la peau de la tempe ; puis une autre

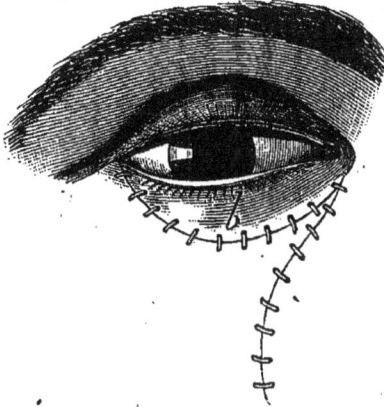

Fig. 246. — Déplacement du lambeau *b*.

qui continuait l'incision horizontale inférieure sur la joue, en
donnant aux extrémités de ces deux incisions une direction
légèrement divergente.

Il forma ainsi un lambeau allongé et qui s'élargissait assez
considérablement vers sa base ; ce lambeau fut détaché du

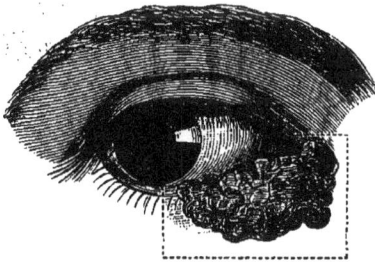

Fig. 247. — Extirpation d'une tumeur de la paupière inférieure

tissu sous-jacent et réuni par son bord vertical au bord vertical du lambeau interne. Les deux lambeaux, assez tendus, re-
couvraient parfaitement la perte de substance, et furent réunis

très soigneusement par un certain nombre de sutures, comme l'indique la figure 248.

Lorsqu'il s'agit de restituer une perte de substance qui embrasse les commissures de la fente palpébrale, on peut se

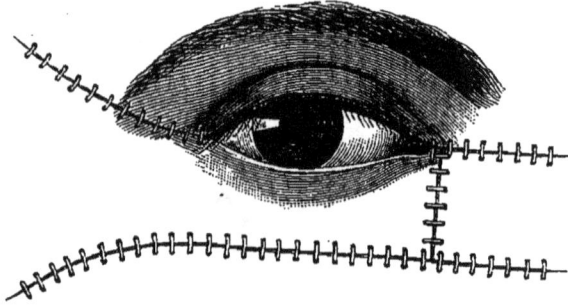

Fig. 248. — Blépharoplastie. Opération de *Knapp*.

servir des méthodes opératoires suivantes indiquées par M. *Hasner d'Artha* : On circonscrit de la manière habituelle la partie malade par deux sections elliptiques, comme cela est

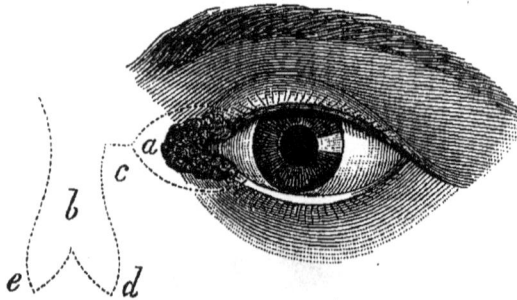

Fig. 249. — Blépharoplastie. Réparation de l'angle interne des paupières.

indiqué dans la figure 249 *a*. On sectionne alors dans le tégument du nez un lambeau dont la base doit être séparée de 6 millimètres à peu près de l'extrémité interne de la plaie. Ce lambeau se termine par une extrémité bifurquée destinée à la réparation de l'angle même.

Après avoir coupé le pont du lambeau *b* et détaché ce dernier jusqu'à sa base du tissu sous-jacent, on le met en place et

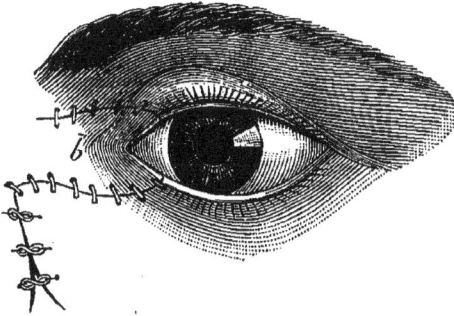

Fig. 250. — Application des sutures.

on l'y attache à l'aide de sutures (fig. 250). Afin de couvrir

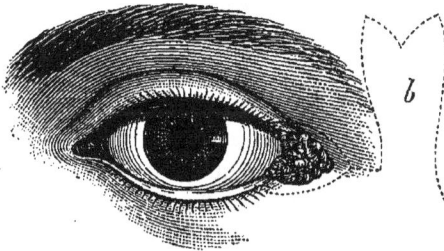

Fig. 251. — Blépharoplastie. Réparation de l'angle externe des paupières.

aussi complètement que possible la plaie produite à l'endroit

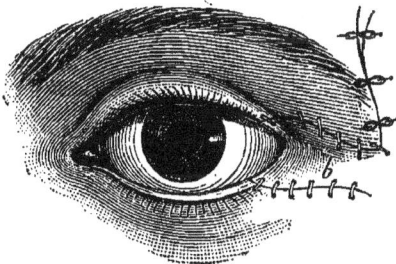

Fig. 252. — Application des sutures.

où l'on a disséqué le lambeau, on attire en bas et en dedans le
lambeau constitué par le pont sectionné.

Pour la commissure externe, on procède d'une façon tout à fait analogue, en disséquant le lambeau dans la région de la tempe (voy. fig. 251 et 252).

Avant de terminer cet article, nous devons faire mention des résultats heureux obtenus dans les cas d'ectropion cicatriciel par la greffe dermique de *Reverdin*. Ce procédé ingénieux peut même servir quelquefois à remplacer la blépharoplastie[1].

ARTICLE XVII.

CHUTE DE LA PAUPIÈRE SUPÉRIEURE, PTOSIS.

La chute de la paupière supérieure empêche le malade d'entr'ouvrir ses paupières plus ou moins, selon le degré de l'affection.

Celle-ci peut survenir par suite de la paralysie du muscle releveur (paralysie de la troisième paire, voy. p. 585); on la combat, en ce cas, par les moyens indiqués contre les paralysies en général, surtout par l'électricité. Le ptosis paralytique ne devient le sujet d'une intervention chirurgicale que lorsqu'on n'a en aucune façon à espérer le rétablissement de l'innervation, et que l'affection est dans un état de stabilité parfaitement caractérisé.

L'opération est encore indiquée lorsque le ptosis résulte d'une insuffisance du muscle releveur, que cette insuffisance ait pour cause un défaut anatomique congénital ou acquis, ou une augmentation du poids de la paupière, ou enfin une action exagérée du muscle orbiculaire, antagoniste du releveur.

L'opération la plus simple que l'on ait recommandée consiste à exciser un repli cutané de la paupière abaissée. Cette opération ne peut avoir du succès que lorsque la paupière a réellement augmenté de largeur par le relâchement de la peau et par l'hypertrophie du tissu cellulaire, comme on le rencontre chez des personnes très âgées ou après des affections palpé-

---

1. Voy. *de Wecker : de la Greffe dermique en chirurgie oculaire*. (*Annales d'oculistique*, juillet 1872.)

brales chroniques avec turgescence des tissus. Dans ces cas, la paupière devient pour ainsi dire un fardeau trop lourd pour le muscle releveur, lors même qu'il aurait sa force normale.

On saisit alors, à l'aide des pinces de *de Graefe*, une portion des téguments assez grande pour faire disparaître la chute de la paupière, lorsque le malade regarde devant lui, tout en prenant garde de ne pas lui donner des dimensions telles que l'occlusion de l'œil en soit gênée. Ce repli est excisé, et l'on réunit par quelques points de sutures les lèvres de la plaie.

Il est beaucoup plus fréquent que le ptosis dépende d'un trouble dans l'équilibre musculaire entre l'orbiculaire et le releveur, et contre cet état de choses l'excision d'un repli cutané ne pourrait certainement rien. L'opération que *de Graefe*[1] a recommandée pour ces cas tend à diminuer autant que possible la résistance que le releveur rencontre dans les contractions de son antagoniste, le muscle orbiculaire, et d'augmenter en même temps l'action du releveur par le déplacement de son insertion vers le bord libre de la paupière.

Cette opération s'exécute de la manière suivante : On pratique une incision transversale dans la peau de la paupière supérieure, à la distance de 5 millimètres de son bord libre, d'une commissure à l'autre. On écarte alors fortement les lèvres de la plaie par des tractions en haut et en bas, et dissèque légèrement le tissu sous-cutané près des lèvres de la plaie. Le muscle orbiculaire ainsi mis à découvert, on en saisit avec des pinces à griffes une portion large de 8 à 10 millimètres qu'on excise avec des ciseaux courbes ou avec le bistouri, en prenant garde de ne pas inciser l'aponévrose sous-jacente. Immédiatement après l'excision de l'orbiculaire, on procède à la réunion des lèvres de la plaie par deux ou trois sutures qui doivent comprendre les bords de la plaie musculaire aussi bien que ceux de la plaie cutanée.

L'application de ces sutures doit être pratiquée de la manière suivante : On enfonce d'abord l'aiguille dans la lèvre inférieure de la plaie cutanée, puis on saisit la lèvre inférieure de la plaie musculaire avec des pinces, et l'on y enfonce l'aiguille qui pénètre ainsi dans la profondeur de la plaie. Ensuite, on prend avec les pinces le bord supérieur de la plaie muscu-

1. *Archiv fuer Ophtalmologie*, 1863, IX, 2, p. 57.

laire, on y enfonce l'aiguille de dedans en dehors, et, après avoir traversé la lèvre supérieure de la plaie cutanée, on ferme la suture. Il suffit d'en appliquer trois de cette manière, et, en cas de besoin, de réunir encore par quelques autres la plaie cutanée seulement.

Ces tentatives opératoires doivent nécessairement échouer

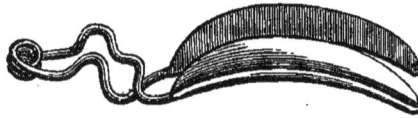

Fig. 253. — Pinces à ptosis.

dans les cas extrêmes de ptosis où il existe une paralysie complète du releveur. On peut alors maintenir la paupière relevée à l'aide de petites pinces à ptosis (fig. 253).

## ARTICLE XVIII.

### LÉSIONS TRAUMATIQUES DES PAUPIÈRES.

Les plaies par incision ou déchirure des sourcils et des paupières varient dans leur siège et leur étendue, qui déterminent leur gravité. Une plaie horizontale, par instrument tranchant, qui n'a pas pénétré jusqu'à la conjonctive, guérit généralement avec facilité et sans défigurer le malade, à moins que le muscle releveur de la paupière supérieure n'ait été détaché, ce qui amènerait la chute de cette paupière.

Les plaies superficielles en sens vertical, lorsqu'elles n'ont pas intéressé le bord palpébral, ne présentent pas de dangers. Lorsque la blessure atteint la paupière dans son épaisseur, il faut craindre la blessure simultanée du globe oculaire ou la formation ultérieure du symblépharon.

Les déchirures des paupières peuvent, d'ailleurs, suppurer, et amener, par une cicatrisation irrégulière, la déformation de la paupière. Lorsque la lésion a atteint le nerf sus-orbitaire, on en a vu résulter la cécité de l'œil correspondant (voy. p. 369).

Le *traitement* de toutes ces blessures exige souvent de grandes précautions. Une plaie simple produite par un instrument tranchant peut être réunie par une suture. Après une déchirure, il faut nettoyer la plaie, exciser le tissu lacéré et réunir les lèvres de la plaie aussi exactement que possible par une ou plusieurs sutures. Dans tous les cas, le bandeau compressif est le meilleur pansement.

Les *piqûres* des paupières par des guêpes, des abeilles et d'autres insectes, produisent parfois un gonflement et une irritation considérables. Si le dard de l'insecte est resté dans la plaie, il faut chercher à l'extraire, frotter la région enflammée avec de l'huile d'olive, et la couvrir d'une compresse trempée dans une solution d'hydrochlorate d'ammoniaque.

Nous avons déjà parlé plus haut (p. 664) de la *pustule maligne* des paupières.

Les *brulûres* profondes sont souvent dangereuses par la rétraction cicatricielle, qui peut devenir la source d'ectropions graves. Le meilleur moyen préventif consiste dans l'occlusion immédiate des paupières par les sutures de *Mirault* (voy. p. 722) et dans l'emploi de la greffe dermique (*Reverdin*), pour amener la cicatrisation en bonnes conditions[1].


### ARTICLE XIX.

#### ANOMALIES CONGÉNITALES DES PAUPIÈRES.
#### COLOBOMA ET ÉPICANTHUS.

1° Le *coloboma* consiste dans une fissure des paupières que l'on a observée tantôt sur une paupière seulement, tantôt sur les deux à la fois. Cette fente est souvent combinée avec d'autres anomalies du même genre, comme la fente congénitale des lèvres, de la voûte palatine, etc. Pour guérir le coloboma des paupières, on avive ses bords et on les réunit avec le plus grand soin par des sutures, dont une au moins doit traverser le cartilage.

1. Voy. de Wecker, *Annales d'oculistique*, août 1872.

2° L'*épicanthus*, anomalie congénitale qui consiste dans l'existence d'un pli cutané recouvrant l'angle interne des fentes palpébrales, est souvent compliqué d'un aplatissement des os propres du nez et de l'élargissement de l'espace qui sépare les grands angles des yeux. En même temps que l'épicanthus, on rencontre souvent la microphtalmie (parfois seulement apparente et causée par le rétrécissement de la fente palpébrale), la chute de la paupière supérieure, le strabisme convergent, et, plus tard, les affections des voies lacrymales.

L'opération de l'épicanthus a pour but de raccourcir la partie du tégument située entre les angles internes des yeux. Il n'est pas nécessaire de pratiquer cette opération dans les premières années de l'enfance, parce qu'il arrive que le raccourcissement se fait spontanément, et que le repli disparaît à mesure que le nez de l'enfant devient plus proéminent. Cependant, si ceci n'a pas lieu, que la difformité soit très prononcée, et qu'il en résulte une gêne véritable pour le malade, il faut pratiquer l'opération, qui consiste à exciser un lambeau ovalaire et vertical de la peau du dos du nez (rhinoraphie d'*Ammon*). Ce procédé doit être employé lorsque l'épicanthus existe des deux yeux ; on l'exécute de la manière suivante :

Pour déterminer la grandeur du lambeau cutané à enlever, on saisit entre les doigts ou entre les branches d'une pince à entropion un pli de la peau assez grand pour faire disparaître l'épicanthus, et l'on circonscrit d'un trait à l'encre la base de ce pli. Cela fait, on peut placer immédiatement les aiguilles munies de fils de soie, qui seront nécessaires pour réunir les lèvres de la plaie après l'excision du lambeau cutané. Dans cette excision, faite au moyen d'un bistouri pointu, il faut disséquer soigneusement les angles de la plaie, pour que le rapprochement de ses bords se fasse sans difficulté.

Lorsque l'épicanthus n'existe que d'un côté, on excise le lambeau cutané latéralement et plus ou moins près de l'œil affecté.

## MALADIES DES VOIES LACRYMALES

## ARTICLE PREMIER.

### ANOMALIES DES POINTS ET DES CONDUITS LACRYMAUX.

Les anomalies que nous rencontrons ici sont surtout le déplacement, le rétrécissement et l'oblitération. Ces anomalies empêchent le fonctionnement de ces organes, et il en résulte comme premier symptôme le larmoiement de l'œil, à un degré plus ou moins prononcé.

L'orifice du point lacrymal peut subir un déplacement dans un double sens. Nous pouvons le voir dirigé en haut ou même en avant, comme dans les cas d'éversion du bord palpébral, ou nous le trouvons refoulé à une distance plus ou moins grande du globe oculaire. Les causes d'éversion sont les mêmes que celles qui produisent l'ectropion; celles du refoulement sont le gonflement de la caroncule ou l'épaississement de la paupière et de la conjonctive palpébrale.

L'oblitération des points lacrymaux résulte de leur déviation, de l'action des brûlures, des ulcérations ou des lésions traumatiques qui frappent ces points ou leur voisinage immédiat. Elle peut survenir aussi à la suite de conjonctivites granulaires ou de blépharites.

Le rétrécissement ou l'oblitération des conduits lacrymaux, doivent être attribués à la propagation des maladies inflammatoires de la conjonctive, à des brûlures et à des déchirures du voisinage, enfin à des corps étrangers (cils, concrétions calcaires ou dacryolithes, champignons filiformes), qu'on retrouve dans ces conduits.

*Traitement.* — Lorsque les anomalies que nous venons de décrire deviennent la source d'un larmoiement pénible pour le malade, il faut, comme M. *Bowman*[1] l'a enseigné le pre-

1. Voy. *Medico-chirurgical Transactions*, 1851, t. XXXIV, p. 337.

mier, fendre le point et le conduit lacrymal. En effet, le contact des larmes qui ne peuvent s'écouler par les voies ordinaires, entretient la maladie et empêche l'efficacité des autres moyens que nous pourrions employer.

L'opération par laquelle on fend les conduits est des plus simples; M. *Bowman* l'exécute avec une petite sonde cannelée et un bistouri étroit et pointu. Voici la manière dont il se sert de ces instruments : appliquant un doigt de la main gauche au-dessous de l'angle externe de l'œil, il tend la paupière inférieure en l'attirant vers la tempe; de cette façon, le bord palpébral prend une direction entièrement horizontale. Un autre doigt de la même main étant placé dans l'angle interne, au-dessous du conduit lacrymal, il renverse ce dernier légèrement en dehors. Alors la sonde cannelée introduite, à l'aide de la main droite, pénètre facilement dans le conduit et peut être poussée en avant jusqu'au niveau de la caroncule lacrymale. Ceci fait, la sonde est placée entre l'index et le pouce de la main gauche, qui la maintiennent dans une position horizontale, pour redresser et tendre le canal. On pousse alors la pointe du bistouri le long de la cannelure, et le conduit est fendu.

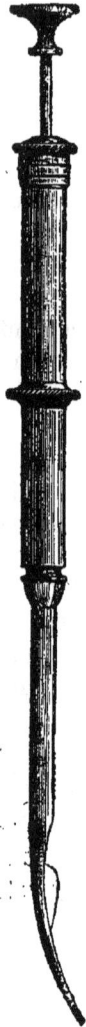

L'opération ainsi exécutée n'est cependant pas exempte de difficultés, surtout lorsqu'on a affaire à un malade craintif qui contracte l'orbiculaire, et que l'on est dépourvu d'aides. Il peut arriver alors qu'au moment où l'on passe la sonde d'une main à l'autre, un mouvement quelconque du malade chasse la sonde et tout est à recommencer. Pour cette raison, il était déjà bien avantageux de se servir du petit dacryotome (fig. 254), où l'on trouve réunis la sonde et le bistouri. On l'introduit dans le conduit inférieur en procédant de la même manière que pour la sonde dont j'ai parlé plus haut; puis, en pressant sur l'extrémité (*c*) de l'in-

Fig. 254.

strument, on fait glisser en avant le petit couteau (*b*) qu'il renferme. Ce petit instrument, d'un maniement très commode, me sert encore aujourd'hui pour les malades qui sont effrayés par l'aspect de tout instrument tranchant.

On peut aussi employer pour cette petite opération une paire de ciseaux bien tranchants, dont les pointes sont arrondies à leur extrémité, pour qu'elles n'aillent pas s'enfoncer dans la muqueuse qu'elles déchireraient. Une des branches, un peu plus mince que l'autre, est introduite dans le canal en suivant la même direction que si l'on introduisait la sonde. Alors, pendant que la paupière est tendue à l'aide de la main gauche, on rapproche vivement les deux branches et l'on incise le canal d'un seul coup.

Généralement je me sers du petit couteau boutonné (couteau de *Weber*[1], fig. 255). On en fait glisser l'extrémité arrondie dans le canal, et l'on sectionne ce dernier, en relevant le manche du couteau. Pour obtenir un bon résultat dans cette manœuvre, il faut opérer une légère traction du conduit en bas,

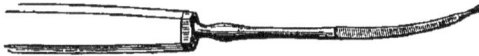

Fig. 255.

c'est-à-dire dans le sens opposé à celui dans lequel agit le couteau.

Dans les cas d'éversion légère du point lacrymal, il n'est pas nécessaire de fendre le conduit dans toute sa longueur; une petite incision de 2 millimètres à peu près suffit souvent pour guérir le larmoiement.

Si l'on éprouvait quelques difficultés à introduire la pointe mousse des ciseaux, du couteau ou de la sonde cannelée dans l'orifice du conduit, qui est parfois très rétréci, on dilaterait préalablement cet orifice au moyen d'un petit stylet conique que l'on pousserait dans le conduit jusqu'à une certaine distance, et que l'on ferait rouler plusieurs fois entre le pouce et l'index.

1. *Archiv fuer Ophtalmologie*, 1861, VIII, 4, p. 107.

Quel que soit, d'ailleurs, le procédé que l'on emploie pour sectionner le conduit lacrymal, il importe beaucoup de n'inciser la muqueuse que dans l'étendue où l'on coupe toute l'épaisseur du canal. Sans cela, on pourrait produire un rétrécissement traumatique qui obstruerait pour toujours le passage. Il faut aussi sectionner le canal de manière que la fente artificielle soit tournée, autant que possible, en dedans, c'est-à-dire vers le globe de l'œil, ce à quoi on réussit facilement en renversant, comme nous l'avons dit plus haut, le bord palpébral en dehors et en dirigeant le tranchant vers l'œil.

Si, malgré cette précaution, l'épaississement de la paupière et le gonflement de la muqueuse refoulaient tellement les parties, que, même après avoir été fendu, le canal restât renversé en dehors, et que les larmes qui ne pourraient arriver jusqu'à lui s'échappassent encore sur la joue, il faudrait suivre le conseil de M. *Critchett*[1]. Ce chirurgien saisit, en pareil cas, une portion de la paroi postérieure du canal et la retranche d'un coup de ciseaux. Ceci permet d'atteindre le triple but, d'attirer le canal plus en dedans vers la caroncule, de faciliter aux larmes l'entrée dans le sac lacrymal et d'empêcher la réunion des parties.

Lorsque le point lacrymal est fermé et le canal rétréci, le traitement est plus compliqué. Il est alors quelquefois bien difficile de découvrir l'orifice, qu'il faut cependant rechercher soigneusement, même avec une loupe, et si on le retrouve, on peut généralement y pénétrer à l'aide d'une sonde fine. Si l'on n'y réussit pas, on doit, suivant M. *Juengken*, enlever d'un coup de ciseaux la portion de la conjonctive qui recouvre le conduit lacrymal et chercher dans la plaie l'ouverture, pour y pénétrer avec une sonde. D'après M. *Bowman*, on courrait moins de risques de voir se fermer l'orifice, en faisant cette incision obliquement. Après avoir pratiqué ainsi une nouvelle ouverture, il devient facile de fendre le conduit comme d'habitude.

Un simple rétrécissement du conduit lacrymal peut toujours être franchi, si l'on se sert d'un stylet conique assez fin. Son emploi exige, cependant, la plus grande précaution pour

1. Voy. *Leçons sur les maladies de l'appareil lacrymal* (*Annales d'oculistique*, t. LI, p. 79).

éviter la déchirure de la muqueuse dont la cicatrisation ne tar-
derait pas à rétrécir davantage le passage. On peut alors produire la dilatation successive, en employant des stylets de plus

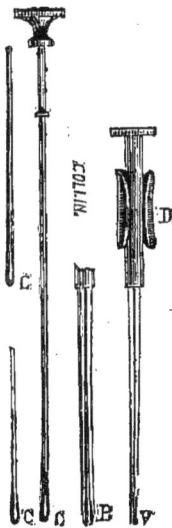

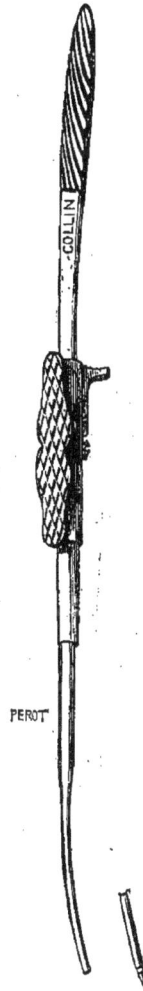

Fig. 256.  Fig. 257.

en plus gros ou un petit instrument à valves mobiles (dilata-
torium de *Bowman* ou de *Desmarres* (fig. 256), construit dans
ce but.

Lorsque le conduit a été converti en une gouttière permanente, si les larmes coulent encore sur la joue, c'est une preuve qu'il existe une obstruction dans un point plus éloigné des voies lacrymales. Le siège de cette obstruction est parfois près de l'origine interne du conduit lacrymal, à l'endroit où ce dernier s'ouvre dans le sac. On peut s'en assurer en poussant une petite sonde à bout olivaire dans le conduit et en la dirigeant vers le sac, c'est-à-dire en dedans et légèrement en haut. Dès que l'on arrive sur le rétrécissement, on sent une résistance élastique, et à mesure que l'on pousse la sonde, on voit les téguments externes de la paupière qui avoisinent ce point se mouvoir avec la sonde.

En cas d'obstruction du conduit inférieur, on peut se servir du conduit supérieur, le fendre (voyez plus loin), et s'il suffit à l'écoulement des larmes, s'en tenir là. Si l'on ne peut faire pénétrer une sonde mince dans le sac par aucun des deux canaux, et si le malade est trop gêné par le larmoiement, pour qu'on laisse les choses dans cet état, je me sers du procédé suivant : J'introduis dans le conduit lacrymal, aussi loin que possible, une petite sonde creuse renfermant un trocart (voy. fig. 257). Dès que j'arrive sur le rétrécissement, je fais saillir la pointe du trocart, et tout en exerçant une forte tension sur la paupière à l'aide des doigts de la main gauche, je pénètre dans le sac. Ayant ainsi franchi l'obstacle, je retire le trocart, et j'empêche l'occlusion de l'ouverture en y introduisant tous les ours une sonde.

Si cette introduction, pratiquée avec soin et persévérance rencontre trop de difficultés, j'agrandis l'ouverture à l'aide d'un bistouri, pour établir une communication définitive entre conjonctive et le sac lacrymal.

## ARTICLE II.

### CATARRHE DU SAC LACRYMAL ET DU CANAL NASAL.
### DACRYOCYSTOBLENNORRHÉE.

Cette affectio se développe, dans la majorité des cas, très lentement et d'une façon insidieuse. Les malades s'aperçoivent d'abord d'un larmoiement plus ou moins prononcé, qui augmente lorsqu'ils s'exposent au froid ou à l'humidité, ou sous l'influence d'une cause irritante pour les yeux. Bientôt, la région du sac lacrymal gonfle périodiquement, et sous une légère pression on voit jaillir des points lacrymaux un liquide muqueux ou une sérosité ressemblant au blanc d'œuf. D'autres fois, ce liquide passe par le nez, lorsqu'on exerce une pression sur le sac lacrymal. Dans le premier cas, le contact du cul-de-sac conjonctival avec ces matières devient une cause fréquente de conjonctivites ou de blépharites.

La quantité de cette sécrétion, anormale que l'on doit attribuer à un gonflement catarrhal de la muqueuse du sac lacrymal, est proportionnée au degré d'irritation et à son étendue.

Les produits sécrétés amènent petit à petit une distension du sac lacrymal, qui peut devenir assez considérable pour établir une tumeur très gênante pour le malade (*hernie du sac lacrymal*). Tant que la distension du sac n'est pas très notable, le catarrhe des voies lacrymales peut guérir spontanément. Cette distension survenue, la guérison spontanée peut encore s'établir à la suite d'une complication avec. un phlegmon aigu (voy. plus loin).

*Étiologie.* — Le catarrhe du sac lacrymal résulte souvent d'une inflammation, soit de la muqueuse du nez, soit de la conjonctive palpébrale ; d'autres fois il survient après des rétrécissements du canal nasal ou des conduits lacrymaux. Enfin, dans bien des cas où il paraît exister à l'état idiopathique, il peut être attribué à une étroitesse naturelle des voies lacrymales, qui coïncide tantôt avec un aplatissement prononcé du dos du nez, tantôt avec une forte saillie des os propres du nez.

*Traitement.* — La première indication de ce traitement est de combattre l'état catarrhal de la muqueuse du nez ou des paupières, lorsqu'il est la cause de la maladie.

Il suffit, dans beaucoup de cas, d'employer des injections d'eau dans les narines, ou de faire pratiquer pendant un certain temps, des douches nasales avec de l'eau salée ou de l'eau chlorurée, et de prescrire en même temps un *traitement général* apte à faire disparaître chez les malades une disposition générale au catarrhe des muqueuses.

Cependant, il ne faut pas oublier que le larmoiement seul peut avoir provoqué l'irritation de la conjonctive et empêche sa guérison. De là résulte une autre indication non moins importante, celle de rétablir la perméabilité des voies lacrymales, et de prévenir la stagnation des liquides.

Dans ce but, il s'agit d'obtenir un accès dans le sac lacrymal qui permette d'abord l'expulsion facile des matières qu'il contient, et qui permette aussi l'introduction d'une sonde d'un volume modéré, pour examiner l'état du canal nasal et pour le dilater en cas de rétrécissement. M. *Bowman* a triomphé de cette difficulté par un procédé qu'il a exposé dans les *Ophtalmic hospital Reports* d'octobre 1857 [1].

Ce procédé est le suivant : on commence par ouvrir le conduit lacrymal inférieur, comme nous l'avons décrit plus haut, page 741 ; la communication que l'on établit ainsi avec le sac lacrymal permet de le vider facilement par une pression exercée extérieurement, et d'empêcher ainsi l'accumulation des matières.

Pour examiner l'état du canal nasal, on choisit une des plus fines sondes de Bowman, dont la série comprend six numéros. Ces sondes faites d'argent malléable ont leur calibre gradué, de telle sorte que le numéro 1 présente les dimensions d'un crin très fort, tandis que le numéro 6 a un peu plus d'un millimètre de diamètre. Je me sers de préférence des sondes à bout olivaire, qui me paraissent pénétrer plus facilement, et qui sont peut-être moins sujettes à déchirer la muqueuse et à faire fausse route. On donne à la sonde dont on veut se servir la courbure jugée utile pour pénétrer à travers la continuité des voies lacrymales.

L'introduction de cette sonde par le conduit lacrymal inférieur se fait de la manière suivante : de la main gauche on tire le bord palpébral en dehors, puis on introduit la sonde dans le canal du conduit fendu dans lequel on la fait glisser doucement vers le sac, en dirigeant son extrémité en dedans et un peu en haut. On s'avance ainsi, sans secousses, jusqu'à ce que la sonde rencontre une partie ferme et résistante. La sonde a pénétré alors dans le sac, et il est temps d'en changer complètement la direction. Son extrémité restant dans le sac, on imprime à la

1. Voy. aussi *Annales d'oculistique*, t. XXXIX, p. 78.

sonde un mouvement circulaire, jusqu'à ce qu'elle se trouve en ligne droite avec la direction du canal nasal. En même temps, on ne quitte pas la paroi postérieure du sac le long de laquelle la sonde doit glisser dans le canal.

On cherche alors l'orifice supérieur de ce canal, et dans la plupart des cas, si l'on a bien suivi les règles que nous venons d'indiquer, on n'aura pas de difficulté à y pénétrer. Cependant, lorsque la muqueuse est fortement gonflée, la sonde s'égare parfois entre les plis qui entourent cet orifice. Il faut bien se garder d'employer la force pour y pénétrer. Toutes les fois que l'on sent un obstacle, il faut retirer un peu la sonde, la replacer dans la bonne voie et la pousser de nouveau doucement en avant, jusqu'à ce qu'on la sente glisser dans l'ouverture.

En agissant autrement, on s'exposerait à irriter la muqueuse ou même à la perforer et à faire fausse route. Si, malgré tous ces soins et malgré la patience nécessaire pour ces manœuvres délicates, on ne trouve pas l'ouverture du canal, il vaut mieux s'abstenir et renouveler la tentative le lendemain.

Lorsqu'une fois on a pénétré dans le canal, il ne reste plus qu'à pousser doucement l'instrument de haut en bas (voy. fig. 258), en augmentant progressivement la pression, s l'on éprouve quelque résistance, mais en évitant d'imprimer à la sonde la moindre secousse. Le plus souvent, on franchit sans difficulté l'obstacle, quand il réside uniquement dans un gonflement modéré de la muqueuse, ou même dans la présence d'un léger rétrécissement cicatriciel.

Lorsqu'on se sent arrêté par un rétrécissement, on fait bien de retirer la sonde de quelques millimètres et de la pousser de nouveau en avant, en essayant de passer à travers l'obstacle par une pression progressive et continue. La première sonde que l'on introduit est généralement d'épaisseur moyenne (numéro 2 ou 3 de Bowman); mais quand le rétrécissement est considérable, on est obligé d'avoir recours au numéro 1.

Lorsqu'on veut pratiquer le cathétérisme du canal nasal d'après la méthode de *Weber*[1], en introduisant la sonde par le conduit lacrymal supérieur, on se sert, p our fendre ce dernier, du couteau de Weber (voy. fig. 255, p. 744). On introduit la pointe arrondie dans le point lacrymal supérieur, p endant que

1. Voy. *Archiv fuer Ophtalmologie*, 1861, VIII, 1, p. 94.

dé la main gauche on tire l'angle interne en haut et que l'on tourne le bord palpébral légèrement en dehors. On pousse alors le petit couteau en bas jusque dans le sac, et l'on sectionne le conduit, en abaissant le manche.

Si l'on veut en même temps pratiquer la section du ligament

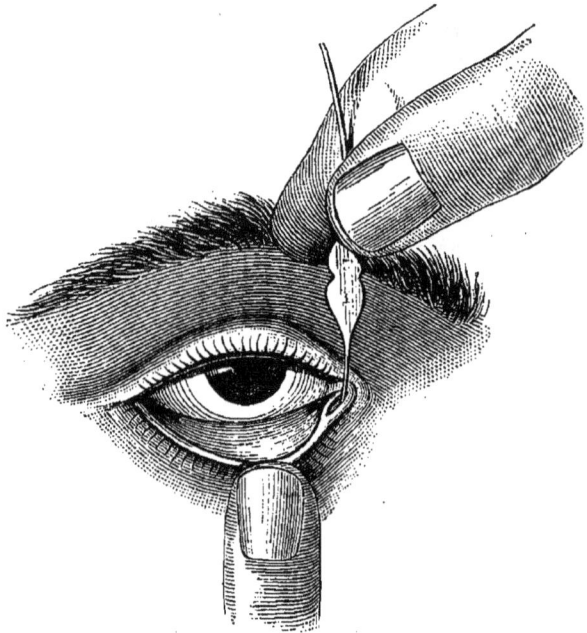

Fig. 258. — Cathétérisme du canal nasal. (Méthode de *Bowman*.)

palpébral interne, section qui facilite beaucoup l'introduction des sondes, on fait glisser la pointe mousse du couteau de Weber le long de la paroi postérieure du sac, en arrière du ligament, on tourne le tranchant en avant, et, le pressant fortement contre le ligament, on sectionne ce dernier en faisant basculer le manche de l'instrument d'arrière en avant.

M. *Weber* se sert aussi pour le cathétérisme de sondes particulières : ce sont des bougies élastiques dont la plus fine correspond au numéro 5 de Bowman. S'il ne réussit pas du premier coup à introduire celle-ci, il emploie préalablement pour forcer le rétrécissement, une sonde conique plus mince, munie d'une extrémité arrondie (fig. 259).

En cas de larmoiement simple, il est souvent utile de se

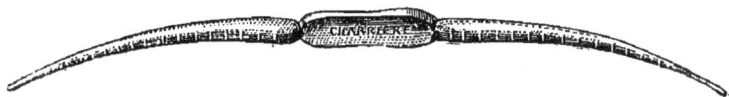

Fig. 259. — Sonde de *Weber*.

rendre compte d'abord si les voies lacrymales sont perméables ou non. On peut y arriver par deux moyens; le premier consiste à injecter avec précaution par le point lacrymal inférieur un peu d'eau qui s'écoule par la narine correspondante lorsque le malade penche la tête un peu en avant. Je me sers pour cela d'une petite seringue dont l'extrémité recourbée pénètre facilement jusque dans le sac lacrymal. Le second moyen consiste dans le cathétérisme sans section préalable du conduit lacrymal, après avoir dilaté celui-ci à l'aide d'un petit stylet conique. Ce sondage explorateur se fait sans difficulté aussi bien par l'un et l'autre des conduits. *Otto Becker* a démontré que l'on peut dans ces cas continuer au besoin le traitement par le cathétérisme à travers le conduit lacrymal supérieur intact, et même en employant des sondes assez fortes dont l'extrémité est conique.

Quelle que soit la sonde dont on s'est servi pour le cathétérisme, il est bon de faire suivre son emploi d'injections d'eau fraîche dans le sac et dans le canal nasal. Pour être bien sûr que l'injection remplisse le but proposé, on fait bien d'employer des sondes creuses auxquelles on adapte une poire de caoutchouc remplie d'eau ou une seringue. La sonde introduite dans le canal, on applique la petite poire, et l'on fait passer le courant d'eau à travers la sonde que l'on retire progressivement du canal et du sac lacrymal. On peut employer aussi des injections d'eau tiède pour nettoyer le canal nasal et pour diminuer l'engorgement de la muqueuse. Mais on peut injecter aussi de la même manière des liquides astringents comme la solution de sulfate de zinc ou de cuivre. Pendant l'injection il faut engager le malade à incliner la tête en avant pour que le liquide, arrivé dans la cavité du nez, s'écoule par les narines.

Le cathétérisme du canal nasal doit être continué jusqu'au rétablissement de sa perméabilité. Lorsque l'inflammation est arrêtée, lorsque les larmes reprennent leur cours régulier et que le malade se trouve notablement soulagé, on fera bien de ne pas cesser le traitement tout d'un coup, mais d'espacer de plus en plus l'introduction des sondes, et de combattre ainsi la tendance à la récidive qui survient fréquemment. Habituellement, je n'emploie pas de sondes plus fortes que les numéros 4 ou 5 de Bowman.

Chez les malades qui ne peuvent se présenter assez souvent à la consultation, ou chez ceux chez lesquels une application de quelques minutes ne paraît pas suffisante, j'ai pris pour habitude de laisser les sondes pendant un ou plusieurs jours en place. Je me sers alors de petites sondes à bouts olivaires et dont l'autre extrémité très mince est courbée à angle droit et repose dans le conduit lacrymal inférieur. Si cet attouchement irrite la conjonctive, je donne à l'extrémité la forme d'un angle aigu qui s'appuie sur la peau de la commissure interne. MM. *Bowman, Critchett* et *Schweigger* ont employé des sondes pareilles, et n'ont eu qu'à se louer de cette dilatation permanente du canal nasal. Cependant, si le résultat se fait trop attendre, j'essaye pendant quelques jours l'introduction des sondes les plus fortes de Bowman et de Weber, et je continue leur usage selon l'effet produit.

Quelquefois la continuation du larmoiement est due au volume exagéré de la caroncule lacrymale qu'il faut alors réduire à son volume normal par une ablation partielle (*A. de Graefe*). D'autres fois, je combats l'état de la muqueuse par des injections astringentes dans le canal, et par une injection d'une solution de nitrate d'argent dans le sac lacrymal.

Dans un certain nombre de cas on obtient, il est vrai, l'introduction et le passage facile des sondes dans le canal, mais ni les larmes, ni le liquide injecté au moyen de la sonde creuse ne passent par la narine. Il faut penser alors à l'obstruction de l'ouverture inférieure du canal nasal. Pour le déboucher, on introduit une sonde creuse aussi bas que possible dans le canal, puis on fait glisser le long de cette sonde un petit couteau très étroit et pointu avec lequel on perce l'obstacle. Cela fait, les injections passent régulièrement et doivent être continuées pendant quelques jours.

Il faut prêter aussi une attention toute particulière à l'altération qu'à subie le sac sous le rapport de ses dimensions. Lorsque, par exemple, le sac a été très dilaté et que ses parois sont fortement amincies ou distendues par le séjour prolongé des matières qui s'y sont accumulées, il arrive souvent, après que l'on a triomphé du rétrécissement du canal, que le sac, dont les parois sont relâchées et dilatées, ne reprend pas ses dimensions normales. Cette dilatation du sac peut devenir un obstacle sérieux à la guérison du malade.

Dans ces cas, il faut recommander au malade de vider fréquemment le sac avec le doigt, et de le comprimer aussi souvent et aussi longtemps que possible, afin de ne plus permettre qu'il se remplisse de nouveau. Pour combattre cette réplétion pendant la nuit, on peut avoir recours à une compression à l'aide de quelques compresses superposées que l'on fixe d'une manière convenable, au moyen de bandelettes agglutinatives ou d'un bandeau compressif.

Je ne me suis jamais servi ni du moyen conseillé par M. *Bowman*, et qui consiste à enlever par la dissection une portion de la paroi antérieure du sac, ni de celui de M. *Critchett* qui ouvre largement le sac, et applique dans son intérieur de la potasse à la chaux, de façon à en détruire une portion considérable, sans endommager la peau.

M. *Weber*, dans le but d'empêcher pendant quelque temps l'entrée des larmes dans le sac, produit une éversion temporaire du conduit lacrymal inférieur, à l'aide d'une ligature dans laquelle il comprend le point lacrymal et un petit repli de la peau externe. La faradisation du muscle orbiculaire paraît activer aussi le retour du sac à ses anciennes dimensions.

Dans la grande majorité des cas, la combinaison de ces différents moyens combat efficacement l'affection contre laquelle ils sont dirigés. Il faut avouer cependant que nous rencontrons des cas où, malgré un retour apparent des voies lacrymales à leur état normal, un certain degré de larmoiement persiste encore. Il faut, en outre, remarquer que, dans un certain nombre de cas, le cathétérisme du canal nasal doit être continué pendant longtemps, et qu'un traitement de plusieurs semaines, de plusieurs mois même, n'est pas possible dans toutes les circonstances, et n'est pas toujours suivi par les malades. Nous ne

devons donc pas passer sous silence un autre procédé opératoire dont on retire quelquefois les meilleurs résultats.

· Ce nouveau procédé, dont l'auteur est M. *Stilling*, de Cassel,
consiste dans l'incision interne des rétrécissements du canal
nasal, et s'exécute de la manière suivante : Le malade étant
assis sur une chaise en face du jour, la tête soutenue contre la
poitrine d'un aide, on incise tout d'abord le conduit lacrymal,
et l'on introduit dans le canal une sonde exploratrice pour
préciser le siège du rétrécissement.

Après avoir retiré la sonde, on introduit le petit couteau de
*Stilling* (fig. 260), avec son tranchant en avant, et l'on glisse

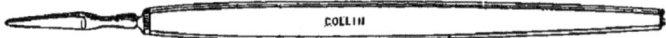

COLLIN

Fig. 260. — Couteau de *Stilling*.

l'instrument jusqu'au rétrécissement. Si l'on sent distinctement
celui-ci, on enfonce l'instrument jusqu'au manche ; puis on le
retire un peu, et l'on pratique des incisions dans trois directions différentes, jusqu'à ce que l'instrument, qui d'abord était
emprisonné, puisse être tourné sur lui-même dans tous les
sens. On retire le couteau, et l'opération est terminée. D'après
l'auteur de la méthode, on doit se garder de faire suivre
cette opération d'une introduction de sonde.

M. *Sichel* et d'autres chirurgiens préfèrent employer immédiatement après la section des rétrécissements, le cathétérisme
du canal nasal à l'aide des sondes de Weber.

Je me sers fréquemment du procédé de Stilling, dans tous
les cas de rétrécissement isolés difficiles à dilater, où il m'a
toujours donné d'excellents résultats. Je ne l'emploie jamais
lorsque la perméabilité du canal est gênée à la suite d'un gonflement général de la muqueuse que l'on guérit plus facilement
et avec moins de danger pour l'avenir à l'aide d'injections astringentes. Pour inciser un rétrécissement isolé, j'introduis
une sonde creuse et je fais glisser le long de sa rainure un
petit couteau étroit convexe et sans pointe (*Sichel*). Après avoir
retiré la sonde, je pratique les incisions, je fais passer immédiatement après une sonde forte et je termine l'opération par
des injections d'eau froide. ·

La cause du larmoiement doit être recherchée aussi, en l'absence de tout rétrécissement du canal lacrymal, dans une position vicieuse des bords palpébraux accompagnée d'une occlusion insuffisante des paupières avec action défectueuse du muscle orbiculaire. Cette étiologie a été surtout démontrée par *Ad. Weber*[1] qui a inventé en même temps des procédés très ingénieux pour y remédier.

Dans certains cas on constate un rétrécissement de la fente palpébrale par raccourcissement cicatriciel du bord libre des paupières (à la suite de blépharites). La paupière inférieure est alors tendue entre les ligaments palpébraux externe et interne et n'exécute plus pendant l'occlusion palpébrale le déplacement en dedans qui a pour effet de comprimer le sac lacrymal. La peau paraît alors plissée à l'angle interne comme dans les cas d'épicanthus. Lorsque le malade essaye de fermer son œil, les points lacrymaux font saillie en avant. — Pour y remédier, on pratique la section du ligament palpébral externe de la façon suivante : on excise un ovale vertical allongé, comprenant la peau et la couche musculaire, dans une zone intermédiaire à la commissure palpébrale externe et à l'insertion du ligament palpébral externe sur le bord orbitaire. Après avoir dégagé les bords de la plaie en haut et en bas, on prend le ligament palpébral externe sur un crochet aigu et on le détache à coups de ciseaux. Cela fait, si l'occlusion palpébrale est encore imparfaite on incise des deux côtés du ligament palpébral externe, l'aponévrose tarso-orbitaire dans une direction parallèle au bord palpébral. Enfin, on réunit la plaie dans la *direction horizontale* par deux ou trois sutures. S'il y a en même temps une tendance à l'ectropion, on pratique l'excision seulement dans la peau et on la décolle, particulièrement à la paupière inférieure jusque contre le bord palpébral, pour lui rendre sa mobilité.

Dans une autre série de cas, les paupières sont relâchées; elles semblent avoir de trop grandes dimensions et forment des plis cutanés nombreux. L'œil larmoie continuellement. — Si le relâchement porte uniquement sur le bord palpébral, on excise tout contre la commissure externe une demi-lune dont la concavité regarde en dedans et qui comprend la peau,

---

1. *Annales d'oculistique*, 1875, t. XXIV, p. 249.

l'aponévrose et le tendon. La largeur et le contour de la demi-lune seront plus ou moins prononcés, selon le degré de tension de la paupière qu'il s'agit de produire. On réunit les bords de la plaie dans la direction primitive par des points de suture qui comprennent la peau et le muscle. — Veut-on exercer une tension sur toute la largeur de la paupière, on excise de la même façon et au même endroit un lambeau en forme de V ouvert en dehors.

Dans une troisième catégorie de cas les paupières sont tellement relâchées que la commissure palpébrale externe s'est abaissée, la paupière inférieure recouvre un segment cornéen et la paupière inférieure laisse à découvert une plus grande partie de la sclérotique au-dessous de la cornée, particulièrement vers l'angle externe. — Pour y remédier, on excise tout contre la commissure externe un rectangle comprenant la peau, le muscle et l'aponévrose. Le ligament doit rester absolument intact, et la situation du rectangle doit être telle que son côté inférieur correspond au bord inférieur du ligament palpébral. Selon l'effet à produire, on fera plus ou moins longue la diagonale du rectangle qui part de la commissure et se dirige en haut et en dehors. La réunion des bords de la plaie se fera de telle sorte que l'angle du rectangle situé contre la commissure vienne se placer à l'angle diamétralement opposé.

Ces opérations de *Weber* indiquent seulement les principes généraux que le praticien doit modifier et combiner, selon les conditions de chaque cas particulier.

## ARTICLE III.

### PHLEGMON DU SAC LACRYMAL. DACRYOCYSTITE AIGUE.

La maladie se manifeste par une rougeur de la peau voisine du grand angle de l'œil, et par une tuméfaction localisée à la région du sac lacrymal. La rougeur et le gonflement se propagent le long des paupières, et la conjonctive bulbaire même devient le siège d'hyperhémie et de chémosis. Cet état s'accompagne de douleurs intenses au niveau du grand angle de l'œil. A ce moment, il est facile de confondre le phlegmon du sac lacrymal avec un abcès diffus du tissu cellulaire qui l'entoure (*anchilops*). Ce qui facilite le diagnostic de la dacryocystite, c'est que le malade indique généralement l'existence antérieure d'un larmoiement ou d'un catarrhe du sac.

D'ailleurs, au bout de peu de temps, on voit apparaître, au milieu de la tuméfaction générale de toute la région, une tumeur nettement circonscrite, de la forme et à l'endroit du sac lacrymal. Le gonflement s'y accroît en même temps que la douleur pulsatile augmente; la peau prend une teinte rouge plus foncée, se ramollit, devient fluctuante, s'ouvre, et donne issue aux matières purulentes renfermées dans le sac lacrymal. L'évacuation de l'abcès procure un grand soulagement; et, dans les cas heureux, l'inflammation cesse, l'ouverture du sac se rétracte et se ferme, et les larmes reprennent leur cours normal.

D'autres fois, le pus passe au delà de la paroi du sac, et se fraye un chemin vers un point assez éloigné du foyer morbide; il en résulte un trajet fistuleux qui laisse écouler les produits morbides et, plus tard, les larmes (*fistules du sac lacrymal*). Cet état et la persistance du catarrhe de la muqueuse prédisposent à des récidives du phlegmon qui sont, en effet, fréquentes.

*Étiologie.* — Souvent le phlegmon du sac lacrymal survient à la suite d'un catarrhe des voies lacrymales ayant produit un rétrécissement du canal nasal. L'inflammation du périoste et la carie des os du nez, chez les individus scrofuleux ou syphilitiques, produisent également la dacryocystite aiguë. Cette affection apparaît aussi à l'état idiopathique, parfois accompagnée d'érésipèle des paupières et de la face, à la suite de refroidissement.

*Traitement.* — Tout au début de l'affection, on applique des fomentations chaudes sur la partie malade; on prescrit le repos, et l'on agit sur les intestins par un laxatif. Dès qu'on perçoit la fluctuation du sac, il est indispensable de le débarrasser d'une manière ou de l'autre de son contenu purulent. Autrefois, on pratiquait, dans ce but, une incision à travers les téguments externes; on vidait le sac et l'on profitait de l'ouverture ainsi faite pour appliquer sur la muqueuse du sac les médicaments nécessaires. Actuellement, nous ménageons, autant que possible, les téguments externes du sac, et nous réussissons à le débarrasser de son contenu morbide en ouvrant un des conduits lacrymaux, et en sectionnant le ligament interne, ce qui permet au pus de s'échapper librement par l'ouverture conjonctivale. L'application de compresses chaudes favorise l'écoulement du pus, et, au besoin, on emploie ultérieurement des injections dans le sac, et le cathétérisme du canal (voy. l'article précédent).

M. *Snellen* (d'après une communication écrite) institue le traitement suivant : Lorsqu'en cas de phlegmon du sac lacrymal le pus menace de perforation ou a déjà perforé, il pratique à travers la peau et la paroi antérieure du sac une incision étendue, introduit dans le sac un morceau aussi grand que possible d'éponge préparée et le laisse 12 à 24 heures en place. La plaie est alors suffisamment agrandie, et après avoir enlevé l'éponge il badigeonne toute la muqueuse du sac avec une solution de nitrate d'argent. La guérison se fait alors rapidement, et on commence, au besoin, le cathétérisme du canal nasal de la façon habituelle.

En cas de *fistules* du sac lacrymal, il faut avant tout rétablir, par le cathétérisme pratiqué à travers les conduits lacrymaux, l'écoulement des larmes par les voies normales. Ceci seul suffit, dans un certain nombre de cas, pour amener l'occlusion de la fistule. Si, cependant, cette dernière restait ouverte malgré le rétablissement de l'état normal dans l'excrétion des larmes, il faudrait avoir recours à un des procédés opératoires qui tendent à fermer le trajet fistuleux et son orifice externe.

Ces procédés consistent dans l'incision du trajet fistuleux, dans l'excision de la membrane qui le tapisse à l'intérieur, et dans la réunion des bords de la plaie par une ou deux sutures. J'ai tiré, dans ces cas, un grand avantage de l'emploi de la méthode galvanocaustique, en introduisant dans le trajet fistuleux un fil de platine recourbé sur lui-même qu'on ne fait chauffer que lorsqu'il est bien mis en place et que les téguments externes sont soigneusement préservés du contact des fils. J'ai été obligé, quelquefois, d'appliquer cette méthode à plusieurs reprises; mais même dans ces conditions, je la préfère à toute autre, parce que les malades n'éprouvent pas la moindre douleur, et peuvent retourner immédiatement, après cette petite opération, à leurs occupations ordinaires.

La *destruction du sac lacrymal* est réservée pour les cas les plus graves dans lesquels l'intégrité des parties est tellement compromise, que l'on ne peut plus espérer de rétablir, même incomplètement, la liberté du canal nasal. Ce sont les cas où l'os et le périoste sont attaqués, où le sac a été le siège d'inflammations répétées, où il existe une suppuration continue des trajets fistuleux, où la peau est décolorée et altérée, et où enfin on ne découvre plus de traces du canal nasal.

Les procédés pour la destruction du sac sont multiples; mais, en somme, pour être rationnels, ils doivent tous aboutir aux mêmes points, à savoir : 1° à oblitérer les conduits lacrymaux, pour empêcher les larmes d'arriver jusque dans le sac; 2° à détruire la muqueuse du sac, pour amener son oblitération.

Pour détruire les conduits, je me sers de deux moyens dont j'avais vu réussir souvent le premier entre les mains de M. *de Graefe*. J'introduis dans les conduits, jusque dans le sac, de petites sondes très minces ou des cordes à boyaux très fines, enduites d'une couche de nitrate d'argent. Je renouvelle l'application de ces sondes de temps en temps; on laisse les cordes à demeure, en les changeant tous les jours jusqu'à l'établissement de la suppuration qui précède l'occlusion des conduits.

Dans ces derniers temps, je me suis servi, dans le même but, de la méthode galvanocaustique avec un excellent résultat. Le fil de platine, recourbé sur lui-même, est introduit dans les conduits et chauffé à blanc; on presse alors le fil contre la paroi interne du conduit jusqu'à ce qu'elle soit détruite. L'occlusion se fait ainsi rapidement, et, au besoin, cette manœuvre peut être répétée.

Pour déterminer dans la muqueuse du sac lacrymal une inflammation suppurative étendue qui amène l'oblitération du sac, on peut se servir du cautère actuel sous forme du fer chauffé à blanc ou du fil de platine des appareils galvanocaustiques, ou des caustiques solides, tels que la pâte de Vienne, la pâte de Canquoin, ou le nitrate d'argent.

D'une manière ou d'une autre, il faut ouvrir d'abord largement la paroi antérieure du sac lacrymal, de façon que, les bords de l'ouverture écartés, on puisse porter la cautérisation sur tous les points de la muqueuse.

La cautérisation avec le fer rouge, d'après le procédé *Des-*

*marres*, se fait à l'aide d'un petit fer rougi à blanc dont la forme est celle d'un stylet coudé qui porte à quelque distance de son extrémité libre un renflement sphérique destiné à conserver la chaleur. Pendant qu'on l'applique soigneusement sur l'embouchure des conduits, sur la coupole du sac et sur l'entrée du canal nasal, on protège l'œil par une compresse imbibée d'eau fraîche, et l'on éloigne les lèvres de l'ouverture extérieure au moyen d'érignes ou de petits râteaux d'acier à pointes mousses. Cette méthode, qui n'est pas sans effrayer le malade, détermine facilement une lésion du périoste ou des os. Elle donne, en outre, naissance à une cicatrice enfoncée, qui imprime au grand angle de l'œil une déviation disgracieuse.

L'emploi du fer rouge a été presque complètement abandonné pour celui de la méthode galvanocaustique. On se sert d'un fil de platine recourbé sur lui-même, et enveloppé d'un manche de bois. Ce fil porte à son extrémité libre une petite boule que l'on introduit dans le sac. Les deux rhéophores communiquent à l'autre extrémité du manchon de bois, et l'on peut interrompre à volonté le courant électrique au moyen d'un ressort métallique établi au milieu du manche, et muni d'un bouton mobile.

De toutes manières, il faut opérer avec soin sur les orifices internes des conduits lacrymaux, et promener légèrement le cautère sur le reste de la muqueuse. Cette cautérisation n'excite presque aucune douleur, et ne donne pas lieu à une réaction excessive que l'on pourrait toujours prévenir d'ailleurs, en appliquant des compresses froides et un bandeau compressif.

Lorsqu'on veut se servir, pour la destruction du sac, des caustiques solides, on peut employer avec avantage le porte-caustique de *Delgado* (fig. 261)[1]. Les valves mobiles de cet instrument fournissent un écartement considérable des lèvres de l'ouverture, et permettent de porter directement le caustique sur l'embouchure des conduits. Au bout de 48 heures il faut enlever l'escarre épaisse qui recouvre la muqueuse, et appliquer un bandage assez serré pour rapprocher les surfaces du sac.

L'insuccès de la cautérisation dépend quelquefois de l'altération de la muqueuse épaissie sur laquelle le caustique agit

1. Voy. *Annales d'oculistique*, t. LV, p. 236.

difficilement. Il peut devenir nécessaire alors de faire précéder la cautérisation de l'excision de la membrane qui tapisse le sac.

M. *Berlin*, de Stuttgart, a publié un certain nombre de cas dans lesquels il avait obtenu l'oblitération du sac par l'excision

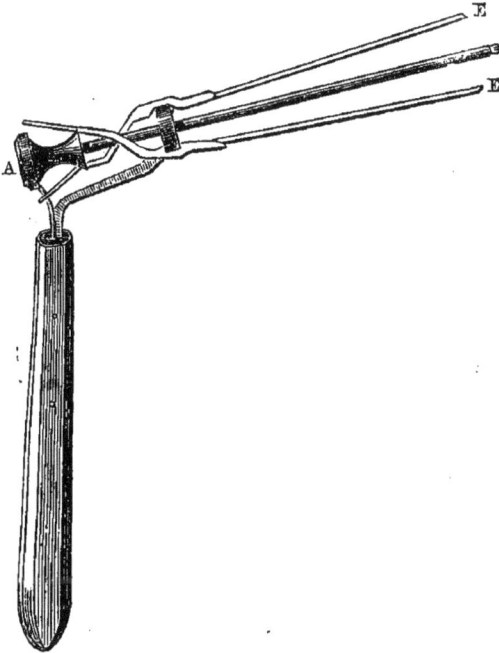

Fig. 261.

de la muqueuse seule, qu'il a enlevée tantôt dans sa totalité, tantôt par petits lambeaux et en plusieurs séances[1].

Quant aux méthodes instituées pour établir artificiellement un canal de communication entre le sac lacrymal et les fosses nasales, par la perforation de l'os unguis, méthodes qui ont été reprises par MM. *Feltz et Giraud-Teulon*, leur efficacité n'a jamais été démontrée, et il ne paraît pas utile d'insister lon-

1. Voy. *Compte rendu des séances de la Société ophtalmologique de Heidelberg* (session de 1868), dans les *Annales d'oculistique* de janvier-février 1869, p. 63.

guement sur ces essais qui, d'après nos connaissances actuelles
de l'anatomie histologique et pathologique des os, ne pro-
mettent pas de résultats satisfaisants.


## ARTICLE IV.

INFLAMMATION DE LA GLANDE LACRYMALE (DACRYOADÉNITE).
HYPERTROPHIE ET TUMEURS DE LA GLANDE LACRYMALE.


1° L'*inflammation* de la glande lacrymale, d'ailleurs exces--
sivement rare, produit un gonflement plus ou moins considérable au bord supérieur et externe de l'orbite. La paupière
supérieure est tuméfiée et hyperhémiée, la conjonctive injectée
avec chémosis. Si le gonflement est considérable, le globe de
l'œil peut être déplacé en bas et en dedans, et ses mouvements
sont gênés lorsque le malade veut diriger le regard en haut
et en dehors.

L'inflammation de la glande lacrymale est rarement aiguë.
Dans ces cas, le toucher de la région indiquée est excessivement
douloureux, le gonflement considérable; on y perçoit de la fluctuation; la peau perce et le pus s'échappe de cette ouverture.
Celle-ci peut se fermer au bout de quelque temps, ou persister,
et *une fistule de la glande lacrymale* s'établit, à travers laquelle des larmes s'échappent. La même terminaison peut aussi
survenir dans l'inflammation chronique de la glande lacrymale.

La dacryocystite aiguë que l'on a vue plusieurs fois survenir
des deux côtés en même temps, est due surtout à des traumatismes ou à des refroidissements. A l'état chronique, elle a été
observée sur des sujets qui avaient longtemps souffert de conjonctivites et de kératites accompagnées d'un larmoiement considérable.

Le *traitement* de l'inflammation aiguë réclame une antiphlogose énergique sous formes de sangsues, puis des cataplasmes
chauds; lorsque la suppuration menace, il faut pratiquer une
large incision de l'abcès. Dans l'inflammation chronique, on
emploie des pommades iodurées et mercurielles.

2° L'*hypertrophie* de la glande lacrymale produit, avec un

développement très lent et sans la moindre douleur, une tumeur circonscrite, lobulée, quelquefois assez dure, qui atteint des dimensions considérables. Elle devient alors une cause de gêne pour les mouvements du globe de l'œil et de la paupière supérieure.

Cette hypertrophie survient à la suite de poussées inflammatoires répétées; mais on l'a vue surtout chez des enfants et même chez des nouveau-nés. On peut tenter un traitement résolutif par des frictions avec des pommades iodurées et mercurielles; mais l'excision de la tumeur deviendra toujours nécessaire lorsque son volume produit une gêne notable pour le malade.

3º On a observé, dans la glande lacrymale, des *tumeurs* fibreuses et des [sarcomes, des kystes hydatiques, et, très rarement, des cancers.

Le *dacryops* a été décrit parmi les tumeurs des paupières (p. 676).

## ARTICLE V.

### OPÉRATIONS PRATIQUÉES SUR LA GLANDE LACRYMALE.

L'opération de la *fistule de la glande lacrymale* ne présente pas d'autres difficultés que celle d'obtenir d'une manière définitive l'oblitération du trajet fistuleux. On s'est servi, dans ce but, de sondes munies de nitrate d'argent fondu et d'aiguilles chauffées à blanc, introduites dans la fistule.

On a tenté également la méthode galvanocaustique, des injections corrosives dans le trajet, et la réunion de l'ouverture fistuleuse par des sutures, après l'avivement ou l'excision des bords. M. *Bowman*[1] a obtenu un succès complet, en établissant une ouverture artificielle à la surface conjonctivale de la paupière supérieure.

Il procéda de la façon suivante : un fil de soie simple fut armé d'une aiguille à chacune de ses extrémités; l'une de ces

---

1. Voy. *London Ophtalmic hospital Reports*, I, p. 288.

aiguilles fut introduite par l'orifice fistuleux de la face externe de la paupière et dirigée un peu en haut, puis on lui fit traverser la paupière et la conjonctive, de manière à la faire ressortir, en entraînant une extrémité du fil, à la face interne de la paupière. La même manœuvre fut exécutée avec l'autre aiguille en traversant la conjonctive, à la distance d'un demi-centimètre à peu près de la première, et un peu plus près du bord adhérent de la paupière. Les extrémités du fil furent ramenées en dehors sur la commissure externe, et fixées à la tempe.

Dix jours après, introduction d'un fil plus gros qui amena un peu plus d'irritation que le premier. Enfin, on ferma l'ouverture extérieure de la fistule, en excisant la petite portion de peau qu'elle traversait, et l'on rapprocha la plaie au moyen de deux serres-fines. Quatre jours après, le fil fut retiré et la plaie était cicatrisée.

L'*extirpation de la glande lacrymale* est nécessitée par le développement des tumeurs dans la glande elle-même ou dans son voisinage, et par l'hypertrophie et l'induration de cette glande. Elle a été conseillée et pratiquée pour obvier à un larmoiement rebelle à tout autre traitement (Z. *Laurence*)[1].

Lorsqu'il existe une hypertrophie ou une tumeur, l'opération commence par une incision de la peau pratiquée au-dessus de la tumeur, parallèlement au bord de l'orbite, et assez longue pour mettre à nu la partie antérieure de la tumeur que forme la glande altérée. On peut aussi, avant l'incision, attirer la paupière fortement en bas, et porter le couteau dans la peau du sourcil soigneusement rasé. Si la grandeur de la tumeur l'exige, on peut fendre, d'après le conseil de *Velpeau*, la commissure externe jusque vers la tempe, en mettant ainsi à découvert les deux tiers externes de la circonférence orbitaire.

La glande, ainsi mise à nu, doit être saisie avec un crochet ou une pince à griffe, attirée en avant et séparée de ses adhérences avec le bistouri ou des ciseaux. En cas d'induration de la glande, il est préférable de la dégager à l'aide des doigts et du manche du scalpel. Après avoir enlevé la tumeur, il faut soigneusement explorer avec le doigt la cavité où elle

1. Voy. *Compte rendu du congrès ophtalmologique de Paris de 1867*, p. 35.

était contenue, afin de s'assurer s'il ne reste aucune induration. Lorsque le sang a cessé de couler, on nettoie la plaie de tous les caillots, et l'on en rapproche les bords par des sutures. Un bandeau compressif ramène le globe à sa position normale, et rapproche les parois de la cavité qui contenait la tumeur.

Le procédé de *Laurence*, pour l'extirpation de la glande lacrymale saine, est le suivant : Après avoir complètement anesthésié le malade, on divise la peau avec un scalpel étroit et long, immédiatement au-dessous du bord orbitaire, dans son tiers externe. On incise ensuite le fascia, et l'on pénètre dans l'orbite à l'endroit de la glande lacrymale. Cette dernière peut être sentie facilement, sous forme d'un corps lisse arrondi et consistant, lorsqu'on glisse le petit doigt le long du plancher de l'orbite.

Si l'on éprouve quelques difficultés à sentir la glande, Laurence conseille de diviser la commissure externe par une incision horizontale qui se réunirait à la première ; on forme ainsi un lambeau cutané triangulaire dont le sommet est tourné en dehors, et l'on découvre bien plus facilement la glande. Celle-ci doit être saisie alors avec un crochet double, attirée en avant et détachée avec l'extrémité du scalpel. L'hémorragie qui suit cette opération doit être arrêtée par une irrigation d'eau fraîche, et ce n'est que lorsque le sang a cessé de couler que l'on doit réunir les lèvres de la plaie par quelques sutures.

**MALADIES DE L'ORBITE.**

## ARTICLE PREMIER.

INFLAMMATION DU TISSU CELLULAIRE DE L'ORBITE (PHLEGMON DE L'ORBITE)
ET DE LA CAPSULE DE TENON. PÉRIOSTITE, CARIE ET NÉCROSE DES PAROIS
DE L'ORBITE.

1° L'*inflammation du [tissu cellulaire de l'orbite* se manifeste dès le début par la tuméfaction érésipélateuse des paupières, et un chémosis séreux de la conjonctive. Le malade accuse des douleurs localisées dans la profondeur de l'orbite et des névralgies sus et sous-orbitaires. En même temps survient la protrusion progressive du globe oculaire dont les mouvements sont gênés dans toutes les directions. Quand le mal atteint un haut degré de développement, l'œil devient complètement immobile et le chémosis parfois si considérable qu'il empêche l'occlusion des paupières. La sensibilité est très grande et le malade atteint de fièvre, quelquefois de délire.

Ce développement de la maladie est généralement très rapide, rarement très lent; dans ce dernier cas tous les symptômes sont moins accusés. Exceptionnellement, l'inflammation du tissu orbitaire se termine par résolution; dans la grande majorité des cas, par suppuration. La peau des paupières devient alors violacée, la tuméfaction se localise sur un point déterminé, et l'on y constate une fluctuation plus ou moins prononcée. Enfin, l'abcès s'ouvre sur la paupière ou dans le sinus conjonctival.

La vision peut rester intacte; rarement il survient une névrite optique avec atrophie consécutive du nerf. On a observé aussi le décollement de la rétine ou une choroïdite suppurative, complications qui s'expliquent par la communication des voies lymphatiques de l'espace sous-choroïdien et de la capsule de Tenon (*Schwalbe*).

Une forme plus bénigne de cette affection et dans laquelle

l'inflammation siège exclusivement dans l'enveloppe fibreuse de l'œil, a été décrite sous le nom de *capsulite*, ou *inflammation de la capsule de Tenon*. Les symptômes, moins prononcés que dans le phlegmon de l'orbite, se résument dans une légère tuméfaction des paupières qui, d'ailleurs, peut aussi faire défaut, dans une injection sous-conjonctivale avec chémosis, une légère exophtalmie et une diminution de la mobilité de l'œil qui peut provoquer de la diplopie, lorsque la vision est intacte. Cette capsulite a été observée à la suite de traumatisme de la capsule, dans les cas de panophtalmite, avec l'érésipèle de la face et, sous forme idiopathique, à la suite de refroidissement.

2° La *périostite de l'orbite* dans sa forme *aiguë*, d'ailleurs assez rare, présente beaucoup d'analogie avec le phlegmon du tissu orbitaire. Comme caractères distinctifs, nous signalons dans la périotiste des douleurs vives, quand on exerce un certain degré de pression sur le bord de l'orbite; puis les paupières ne montrent pas dès le début un gonflement et une rougeur aussi vive que dans l'inflammation du tissu cellulaire; enfin, l'inflammation est souvent plus circonscrite, de sorte que le globe de l'œil est déplacé d'un côté ou de l'autre et sa mobilité plus gênée dans un sens que dans un autre. Les douleurs sont très vives et accompagnées d'une grande prostration des forces générales du malade.

La suppuration s'établit quelquefois très rapidement et le pus peut décoller le périoste, produire la nécrose des parois osseuses et une perforation dans les cavités voisines.

La périostite *chronique* présente une marche beaucoup plus lente. Des douleurs périorbitaires, et un léger gonflement de la paupière supérieure accompagnent la maladie. Elle peut se terminer par un abcès intra-orbitaire avec carie et nécrose de la paroi osseuse, ou par résolution, en laissant après elle un épaississement du périoste ou une exostose.

3° *Carie et nécrose de l'orbite.* — Ces affections, nous venons de le dire, peuvent survenir comme conséquence de la périostite. Cependant la maladie débute souvent dans l'os même et siège tantôt vers la profondeur de la cavité orbitaire, tantôt vers son bord et de préférence à sa partie inférieure et externe, ou supérieure et externe.

Lorsque l'affection occupe le fond de l'orbite, elle pourra produire de l'exophtalmie, des douleurs et une réaction fébrile générale. Les caries du bord orbitaire se révèlent d'abord par l'œdème et le gonflement de la paupière intéressée, accompagnés plus tard d'une inflammation de la conjonctive. Au bout d'un temps assez prolongé, la collection purulente produit le symptôme de la fluctuation et finit par percer à travers le tégument de la paupière, ou dans le cul-de-sac conjonctival. Le pus de ces abcès a l'odeur fétide caractéristique de la carie osseuse.

Après l'ouverture de l'abcès, les symptômes inflammatoires de la peau et de la conjonctive ne disparaissent pas complètement, la suppuration continue. Il se forme un trajet fistuleux qui conduit sur la surface rugueuse de l'os dénudé, ou sur une esquille osseuse mobile. L'orifice externe de la fistule se couvre de bourgeons charnus ; ses bords se renversent et, lorsque le gonflement de la paupière a cessé, ils contractent des adhérences avec l'os. Enfin, le fascia tarso-orbitaire est souvent également attiré vers la portion malade du bord osseux et son raccourcissement devient la cause d'un ectropion de la paupière.

La fistule peut s'oblitérer passagèrement ; l'écoulement du pus s'arrête alors et les phénomènes inflammatoires (exophtalmie, douleurs, fièvre) reparaissent. La maladie peut durer ainsi pendant des années, avant que la suppuration ne tarisse. Cependant, elle prend parfois une marche plus rapide, à la suite de l'élimination d'un séquestre.

*Étiologie.* — Le phlegmon orbitaire s'observe à la suite de maladies graves (fièvres typhoïdes, scarlatines graves, fièvres puerpérales, la morve, la méningite purulente), après la pénétration d'un corps étranger dans le tissu orbitaire et après des opérations pratiquées sur le sac ou la glande lacrymale. Il accompagne parfois l'érésipèle de la face et des paupières. Enfin, il se déclare à la suite de la périostite orbitaire.

La périostite survient à la suite de contusions et de blessures de la région orbitaire, ou par propagation de l'inflammation du périoste des cavités voisines : les sinus frontaux, maxillaires, la cavité crânienne. Elle est plus fréquente dans la jeunesse que dans l'âge adulte.

La carie des parois orbitaires s'observe souvent chez les enfants scrofuleux, à la suite d'une cause occasionnelle comme des contusions, des chutes par exemple. Quelquefois la carie des os du nez, si fréquente dans la diathèse syphilitique, se propage jusqu'à la cavité orbitaire. De même, d'autres altérations, siégeant dans les cavités voisines, peuvent déterminer la suppuration et la perforation des parois orbitaires. Enfin, on a observé chez des vieillards la carie ou la nécrose de la paroi supérieure de l'orbite, sans cause connue.

Le *pronostic* du phlegmon orbitaire, sans périostite, n'est pas grave en lui-même, car la maladie s'éteint vite après l'évacuation des produits purulents. Il devient grave par la possibilité de voir l'inflammation se propager vers la cavité crânienne, et par son influence sur l'œil, dont la vision peut se perdre de la façon indiquée plus haut.

Dans la périostite, la gravité varie avec le siège et la phase de la maladie. Lorsqu'elle a été reconnue dès le début, qu'elle siège près du bord orbitaire et que l'on a ouvert rapidement l'abcès, l'affection peut s'éteindre sans se propager aux parties voisines. Mais quand la périostite est localisée vers la profondeur de l'orbite, elle menace de gagner la cavité crânienne et de produire un épaississement du périoste ou une exostose avec exophtalmie permanente, une cécité plus ou moins complète, ou une paralysie des muscles de l'œil.

Le pronostic de la carie et de la nécrose des parois orbitaires est toujours grave. Lorsqu'elle siège au bord de l'orbite, elle peut donner lieu à un ectropion; dans la profondeur de cette cavité, elle peut se propager à travers le trou optique, les fentes sphénoïdales et sphéno-maxillaires; enfin le pus, après la destruction de la voûte de l'orbite, peut pénétrer dans la cavité crânienne. Enfin, chez les enfants faibles, la suppuration prolongée peut conduire à l'épuisement et devenir mortelle.

*Traitement.* — Sauf dans les cas de traumatisme de l'orbite, il faut s'abstenir du traitement antiphlogistique. Des cataplasmes chauds, des fomentations aromatiques, des frictions avec l'onguent mercuriel belladoné, constituent le traitement local. La médication générale doit remplir les indications fournies par l'état des forces du malade et par l'existence d'une diathèse (syphilitique ou scrofuleuse).

Dès qu'on est en droit de supposer la présence du pus, il est urgent de l'évacuer par une incision. Cependant, lorsqu'il y a lieu de croire que le périoste est intact, il est permis d'attendre jusqu'à ce qu'il soit possible d'ouvrir l'abcès en dedans des paupières. En cas de doute sur la présence du pus, on peut pratiquer une ponction exploratrice, à l'aide d'un bistouri étroit, dans le sillon oculo-palpébral, au niveau du bord orbitaire (*Richet*). Lorsque la fluctuation est manifeste, il faut ouvrir l'abcès par la muqueuse, si cela est possible, ou à travers la paupière.

L'ouverture de ces abcès est d'autant plus difficile, qu'ils siègent plus profondément et qu'ils donnent moins de fluctuation. On peut être forcé parfois de pénétrer profondément dans la cavité orbitaire, laquelle, on le sait, offre chez l'adulte environ 4 centimètres et demi de profondeur. Dans ces cas peu favorables, on enfonce un bistouri aigu entre le globe oculaire et la paroi de l'orbite, à l'endroit où le gonflement phlegmoneux paraît avoir mis plus d'écart entre le globe et l'orbite.

En ponctionnant, il faut avoir présente à l'esprit la direction de la paroi orbitaire, le long de laquelle on s'avance.

Ainsi, du côté interne de l'œil, par exemple, le bistouri do être dirigé obliquement en arrière et en dehors; du côté externe, obliquement en dedans et en arrière, suivant une d rection horizontale. Toujours faut-il pousser le bistouri ave modération, de manière à éviter la perforation d'une lame osseuse.

En général, il vaut mieux faire la ponction trop tôt que trop tard.

Si l'on opère trop tôt, de façon que la ponction ne soit suivie que de l'évacuation d'une très petite quantité de pus ou seulement de sang, on diminue par cela même l'intensité du processus, par le débridement partiel du tissu enflammé, ainsi que par la déplétion sanguine et l'ouverture de quelques petites cavités remplies de pus. En outre, ces petits abcès s'ouvriron plus facilement dans le canal de la plaie qu'à la surface des téguments, et l'on peut s'attendre à voir le pus se vider à travers l'incision, lors même qu'il ne s'en serait pas produit au moment de la ponction.

Une fois l'abcès vidé, on fera bien de s'abstenir de faire des injections avec de l'eau tiède qui pourrait se répandre dans le tissu cellulaire, et augmenter l'inflammation et la suppuration. En revanche, on cherchera, au moyen d'explorations prudentes avec le stylet, à se renseigner sur l'état du périoste et de l'os qu'il recouvre. Si l'on sent le périoste épaissi ou même décollé par le pus, il est de la plus haute importance d'y pratiquer une incision profonde, pour faire cesser la tension très douloureuse du périoste et pour empêcher un décollement plus étendu. Une mèche interposée entre les lèvres de la plaie extérieure sert à empêcher sa réunion prématurée.

Lorsque le sondage a révélé la présence d'une esquille d'os, il faut l'extraire et, au besoin, agrandir la plaie extérieure.

Si la suppuration fournit un pus de mauvaise nature et traîne en longueur, on peut avoir recours à l'injection de solutions antiseptiques (acide borique ou salicylique), plus tard de solutions astringentes faibles, ou employer une pommade légèrement irritante dont on enduit la mèche de charpie. Lorsque la surface de l'os carié cesse d'être rugueuse et que l'on sent l'abcès se remplir de bourgeons, il est permis de laisser la plaie externe se fermer.

La proéminence du globe oculaire, qui persiste parfois après la guérison, doit être combattue par l'emploi d'un bandage compressif. La rétraction cicatricielle des téguments ne peut donner lieu à une opération qu'après la guérison de l'abcès ; on peut aussi essayer de la prévenir par l'occlusion temporaire des paupières (*Mirault*, voy. aussi *blépharoraphie*, p. 693).

## ARTICLE II.

### BLESSURES ET CORPS ÉTRANGERS DE L'ORBITE. EMPHYSÈME. HÉMORRAGIES.

1° Les *blessures* de l'orbite sont dangereuses par les inflammations consécutives du tissu orbitaire, par la périostite ou par la pénétration directe de l'instrument vulnérant, soit dans le nerf optique, soit dans la cavité crânienne. Nous en devons dire autant des corps étrangers qui se sont logés dans l'orbite. Quelquefois, des corps même assez volumineux restent longtemps dans l'orbite, avant de provoquer des symptômes inquiétants.

Lorsque le traumatisme a produit une fracture des parois orbitaires, sa gravité dépend surtout du siège et de l'étendue de la fracture. Une lésion simple du rebord de l'orbite peut guérir sans complication ; une fracture simultanée des cellules ethmoïdales ou frontales s'accompagne habituellement d'emphysème de l'orbite et des paupières. Si la voûte de l'orbite a été lésée, le danger est grave à cause du voisinage du cerveau et de ses enveloppes, dont l'inflammation peut survenir encore au bout de quelques jours après la blessure.

Le *traitement* des blessures de l'orbite consiste, au début, dans l'antiphlogose (sangsues, compresses froides), et si nous ne pouvons éviter la suppuration, dans l'évacuation rapide du pus. Tout corps étranger doit être extrait aussitôt que sa présence est constatée. Lorsqu'on a reconnu son siège et sa nature, il faudrait, au besoin, élargir la plaie par laquelle il a pénétré, ou, si elle est fermée depuis longtemps, se frayer un chemin à travers une incision du sinus conjonctival, en évitant soigneusement toute lésion du globe de l'œil.

2° L'*emphysème* résulte de la pénétration de l'air dans le tissu cellulaire de l'orbite. Il produit une propulsion du globe de l'œil et la sensation particulière de la crépitation au toucher. Il s'accompagne souvent d'emphysème des paupières, et d'ecchymoses lorsque sa cause est de nature traumatique.

Cette affection peut dépendre d'un emphysème généralisé, d'une déchirure du sac lacrymal, et d'une fracture des sinus frontaux ou des cellules ethmoïdales.

Le *pronostic* de l'emphysème lui-même est tout à fait bénin, et ne peut devenir grave que par les lésions traumatiques qui l'ont provoqué.

Le *traitement* doit se borner à l'application d'un bandage compressif.

3° Les *épanchements* sanguins dans l'orbite produisent l'exophtalmie, gênent la mobilité de l'œil, lorsqu'ils sont considérables et s'accompagnent souvent d'ecchymoses palpébrales et conjonctivales.

On a observé quelques cas où ces hémorragies étaient survenues spontanément et sans cause connue. Le plus souvent lles sont dues à des traumatismes (contusion de la région orbitaire, chute sur la tête avec fracture des os du crâne, etc.).

Le *traitement* consiste dans l'emploi de compresses froides au moment de l'hémorragie ; plus tard dans l'usage du bandeau compressif. Les incisions pratiquées dans le but d'évacuer le sang épanché sont inutiles, sauf dans les cas où a compression prolongée du globe de l'œil devient un danger sérieux pour cet organe. Ces cas sont rares, car le globe se déplace facilement et sans danger, et d'ailleurs les collections sanguines rétro-bulbaires se résorbent avec une grande facilité.

## ARTICLE III.

### GOÎTRE EXOPHTALMIQUE, MALADIE DE GRAVES OU DE BASEDOW.

Les symptômes de cette affection encore mal expliquée dans sa nature et dans ses causes, consistent dans des troubles cardiaques, le gonflement de la glande thyroïde et dans l'exophtalmie.

Les palpitations sont souvent très pénibles, car le nombre des contractions du cœur monte jusqu'à 200 par minute. Au début de l'affection, le cœur n'offre pas de lésions ; plus tard, on y constate l'hypertrophie avec dilatation, surtout au ventricule gauche. On y perçoit aussi un bruit de souffle qui se propage dans l'aorte et dans les carotides.

L'augmentation de volume de la glande thyroïde, qui, d'ailleurs, n'existe pas dans tous les cas, est produite au début par une turgescence des vaisseaux de la glande dans laquelle on constate quelquefois des bruits et des pulsations diastoliques. Plus tard, il se développe un véritable goître avec dégénérescence gélatineuse ou cystoïde et induration fibroïde de la glande.

L'exophtalmie doit être attribuée à une hyperhémie et plus tard à une hypertrophie du tissu cellulaire de l'orbite. Elle existe généralement au même degré des deux côtés, mais parfois ce symptôme atteint un œil seul, ou à un degré moindre que l'autre. La propulsion de l'œil est quelquefois à peine prononcée; d'autres fois, elle est si considérable qu'elle empêche l'occlusion des paupières.

Un symptôme caractéristique de cette maladie, et d'autant plus important qu'il existe dès le début de l'affection et même avant l'apparition de l'exophtalmie, consiste dans un trouble d'innervation de la paupière supérieure (*de Graefe*). Celle-ci ne descend plus autant que de coutume, surtout lorsque le malade dirige le regard en bas, de sorte que dans cette position de l'œil, une partie de la sclérotique au-dessus de la cornée devient visible.

A côté des symptômes énumérés, il faut mentionner une grande prédisposition aux transpirations, des troubles de digestion, surtout au début de la maladie, des vomissements fréquents, un abattement général, tous les signes de l'anémie. Lorsque l'exophtalmie est si considérable que les paupières ne recouvrent plus la cornée pendant le sommeil, on observe des conjonctivites, l'ulcération de la cornée comme dans la kératite neuro-paralytique (*de Graefe*) et la perte de l'œil.

*Étiologie.* — La maladie est beaucoup plus fréquente chez les femmes, surtout chez les jeunes filles chlorotiques, que chez les hommes. Elle atteint ceux-ci à un âge plus avancé et prend alors un caractère plus dangereux.

*Pronostic.* — L'affection, presque toujours de longue durée, peut guérir complètement ou s'arrêter, en laissant après elle un léger degré d'exophtalmie ou de gonflement de la glande thyroïde. Tant que la fréquence anormale des battements du cœur persiste, il faut craindre une rechute. Le pronostic est plus grave chez les hommes, chez lesquels les complications cornéennes et une terminaison mortelle de la maladie ont été observées plus souvent.

*Traitement.* — Il faut se garder de toute médication débilitante. Les préparations iodées ont été rarement utiles, la digitale sert pour modifier l'action excessive du cœur. On a vu de bons résultats de l'emploi de la teinture de vératre vert, des ferrugineux, d'une hydrothérapie modérée, d'une cure de petit-lait et d'un changement d'air. L'application du courant constant paraît en certain cas diminuer la protrusion du globe oculaire.

L'exophtalmie peut devenir l'objet d'un traitement particulier, soit qu'elle persiste après la guérison de la maladie, soit qu'il s'agisse de prévenir les complications cornéennes. *De Graefe* conseille, pour remplir ces indications, la *tarsoraphie* (voy. p. 691), ou la *ténotomie* partielle du tendon du *releveur de la paupière*. Voici son procédé opératoire : On pratique d'abord une incision parallèle au bord palpébral supérieur, à une demi-ligne environ du bord supérieur du cartilage tarse. Après avoir excisé quelques fibres de l'orbiculaire, on met à nu le fascia tarso-orbitaire, dans lequel on remarque l'épanouissement du tendon du releveur. Au moyen d'un couteau mince et très pointu, on traverse cette couche, en prenant bien soin de ne pas pénétrer la conjonctive sous-jacente. La section doit s'étendre des deux côtés jusqu'aux limites du tendon, en laissant au milieu un pont d'une ligne de largeur. On détermine ainsi une sorte de demi-ptosis qui rétrograde dans la première quinzaine pour amener l'effet thérapeutique désiré[1].

Quant au traitement de la kératite, voy. ce chapitre p. 134.

## ARTICLE IV.

### TUMEURS DE L'ORBITE.

Les tumeurs qui se développent au fond de l'orbite déplacent le globe oculaire en avant, et en même temps souvent latéralement, selon le volume et le siège du néoplasme. Les mouvements de l'œil sont presque toujours gênés, soit que la tumeur les empêche directement d'une façon mécanique, soit qu'elle atteigne les muscles ou leurs nerfs qui peuvent être seulement comprimés ou envahis par la dégénérescence. D'ailleurs le néoplasme, en grossissant, devient parfois adhérent au globe oculaire, ou même il continue à se développer dans l'intérieur de l'œil, après avoir traversé ses enveloppes. Cependant, il est de beaucoup plus fréquent de voir des tumeurs intra-oculaires perforer la sclérotique et se propager dans l'orbite.

Comme l'exophtalmie produite par une tumeur augmente

1. Voyez *Compte rendu du Congrès ophtalmologique international*, 1867.

assez lentement, les fonctions visuelles de l'œil ne sont pas exposées à un danger immédiat : d'une part, parce que le nerf optique supporte assez bien un certain degré d'extension, et, d'autre part, parce que la paupière supérieure s'allonge considérablement dans ces cas et continue à protéger la cornée. Ainsi, la vision peut se conserver assez longtemps, jusqu'à ce que l'irritation, la compression ou la distension du nerf optique amènent une névrite ou la dégénérescence atrophique. Si le nerf optique lui-même est atteint par la tumeur, la cécité est complète.

L'examen direct des tumeurs de l'orbite n'est pas possible, aussi longtemps qu'elles siègent très profondément. Le moyen de les atteindre est de pénétrer avec le petit doigt entre la paupière et le globe de l'œil, et d'explorer l'orbite à travers le sac conjonctival. D'autres fois, on peut être obligé de faire une ponction exploratrice pour s'assurer de la nature du néoplasme.

Les tumeurs qui se développent dans la partie antérieure de l'orbite sont naturellement plus accessibles au diagnostic ; lorsqu'elles se propagent en même temps derrière le globe de l'œil et deviennent la cause d'exophtalmie, il n'est pas toujours possible de déterminer jusqu'où la tumeur s'étend.

Il importe, dans tous les cas, de prendre en considération les circonstances étiologiques, le mode de développement de la tumeur et les conclusions à tirer de l'état général du malade.

1° *Kystes et hydatides.* — Les kystes folliculaires de l'orbite peuvent prendre leur origine dans toutes les parties de l'orbite ; mais le plus souvent ils sont primitivement en rapport avec un des follicules du derme palpébral, d'où ils peuvent s'enfoncer profondément dans la cavité orbitaire (*de Wecker*). D'autres fois on y a reconnu des kystes dermoïdes produits par l'invagination congénitale de la peau dans l'orbite. En se présentant à l'extérieur, le kyste forme entre le globe et le bord orbitaire une saillie arrondie et élastique, plus ou moins fluctuante et cédant sous la pression, de manière à rentrer dans la cavité orbitaire.

Les kystes se développent généralement assez lentement, sans que le malade en souffre beaucoup et sans que sa vue s'affaiblisse sensiblement. Plus rarement, le kyste s'accroît rapidement, atteint vite un développement très considérable et peut exercer alors une influence fâcheuse sur les fonctions de l'œil.

On les rencontre plus souvent chez les jeunes sujets que chez les adultes, et l'on a quelquefois signalé une contusion de la région orbitaire comme cause de cette maladie.

La paroi du kyste est, dans quelques cas, mince et séreuse ; dans d'autres, épaisse et fibreuse, contenant des dépôts cartilagineux et même osseux. Le contenu peut être de la sérosité (*hygroma*), ou semblable à de la graisse (*stéatome*), ou à de la bouillie (*athérome*), ou enfin à du miel (*mélicéris*). Des poils, et même des germes dentaires, se sont trouvés dans le contenu de ces tumeurs de l'orbite, comme cela arrive parfois dans les kystes ovariques.

Les deux formes d'*hydatides* observées dans cette région sont le cysticerque et l'échinocoque. Les caractères diagnostiques sont ceux des tumeurs orbitaires enkystées en général. Le cysticerque n'atteint guère des dimensions plus élevées que celles d'une grosse fève. Les échinocoques étaient tantôt isolés, tantôt en assez grand nombre.

2° Le *lipome* de l'orbite est le produit d'une hypertrophie du tissu cellulo-graisseux, et siège tantôt dans l'espace intramusculaire, tantôt en dehors des muscles. Il se développe avec une lenteur excessive et donne à la palpation la sensation d'empâtement et de fausse fluctuation. En cas de doute, une ponction exploratrice indiquera la nature de la tumeur.

Le lipome survient généralement chez des jeunes gens et a été rencontré même à l'état congénital.

3° Le *fibrome*, qui d'ailleurs se retrouve assez rarement dans l'orbite, prend son point de départ dans le périoste et s'y implante tantôt avec une large base, plus souvent avec un pédicule étroit. Il se développe lentement, se dirige du côté de la cavité orbitaire, en refoulant le globe oculaire, et s'y trouve presque toujours entouré d'une enveloppe de tissu cellulaire condensé. Le fibrome contient quelquefois des noyaux osseux, et donne, si notre doigt peut l'atteindre, la sensation d'une petite tumeur circonscrite, consistante et mobile. Très rarement son contenu se ramollit et occasionne alors la sensation de la fluctuation.

Lorsque le fibrome atteint des proportions considérables, il peut excaver ou même détruire la paroi de l'orbite.

4° Les *exostoses* se développent assez fréquemment dans l'orbite, à la suite de périostites et d'ostéites. Les tumeurs de cette nature se composent tantôt d'une enveloppe osseuse qui renferme une substance molle; tantôt d'un noyau osseux entouré d'une substance cartilagineuse; tantôt, enfin, d'un vrai tissu osseux parfaitement développé dans toute l'épaisseur de la tumeur et excessivement dur (*exostose éburnée*). La dernière forme est celle qui se rencontre le plus fréquemment dans l'orbite.

Les tumeurs éburnées s'accroissent lentement et peuvent rester stationnaires; mais souvent leurs progrès, quoique lents, sont continuels, et elles envahissent alors les cavités voisines. Leur point de départ se trouve presque toujours dans l'ethmoïde ou le frontal. Leur surface est irrégulière, noduleuse et, comme le nom de ces tumeurs l'indique, elles sont dures comme de l'ivoire.

5° *Sarcome et carcinome de l'orbite.* — Les tumeurs présentant le type du carcinome et du cancer médullaire sont souvent largement pourvues de pigment, et elles ont alors le caractère des tumeurs mélaniques. Les sarcomes sont tantôt de nature bénigne, tantôt de nature maligne. Dans le premier cas, ils se développent lentement, n'agissent sur le globe de l'œil que par la compression mécanique et ne donnent pas de récidives après l'extirpation.

Les tumeurs carcinomateuses de l'orbite prennent naissance dans les cavités voisines de l'orbite, dans les parois orbitaires elles-mêmes, dans le tissu cellulo-graisseux rétrobulbaire, et plus souvent dans le globe oculaire d'où elles se propagent dans l'orbite, soit en perforant la sclérotique, soit le long du nerf optique. Ce n'est que très rarement qu'un cancer orbitaire envahit, en se propageant, le globe de l'œil.

Lorsque la tumeur atteint celui-ci, elle le chasse devant elle et le détruit par compression; ou, lorsque les paupières ne peuvent plus recouvrir la cornée, cette membrane devient le siège d'ulcérations, et l'œil s'atrophie progressivement. Le cancer se propage aussi dans les cavités voisines, après avoir détruit les parois osseuses de l'orbite ; mais il ne paraît pas s'étendre à travers les fentes naturelles de l'orbite.

Les tumeurs cancéreuses se développent parfois lentement, d'autres fois rapidement avec plus ou moins de douleurs. Elles s'attaquent de préférence au jeune âge.

La forme du cancer dur, squirrheux, est rare dans l'orbite. Ces tumeurs sont généralement molles et peu résistantes, et peuvent communiquer au toucher une sensation trompeuse de fluctuation.

6° Les *tumeurs vasculaires* de l'orbite se présentent sous forme de tumeurs caverneuses ou variqueuses, ou sous forme d'anévrismes.

Les *tumeurs caverneuses* comme les *tumeurs variqueuses* débutent presque toujours dans les paupières, d'où elles se propagent dans l'orbite. Cependant, on a aussi rencontré des tumeurs caverneuses ayant leur point de départ dans l'orbite même. Dans ce cas, elles étaient pour ainsi dire enkystées par une couche de tissu cellulaire condensé.

Les tumeurs vasculaires ont pour symptôme caractéristique de gonfler et d'augmenter de volume en toute circonstance qui occasionne une hyperhémie mécanique ou une gêne de circulation en général, par exemple lorsque le malade crie, ou fait des efforts musculaires, ou baisse la tête.

L'*anévrisme vrai* a été observé dans l'orbite dans quelques cas rares, comme anévrisme des artères ophtalmiques et de l'artère centrale de la rétine. Ces anévrismes sont toujours excessivement petits et ont peu d'influence sur l'état de la vision et sur la position du globe oculaire.

L'*anévrisme faux* ou *diffus* est bien plus fréquent que le précédent. Il résulte d'une lésion d'une artère de l'orbite, soit que cette artère ait été auparavant le siège d'un anévrisme vrai qui vient à se rompre, ou que ses parois soient atteintes de dégénérescence athéromateuse (anévrisme *consécutif* ou par *anastomose*), soit que la lésion porte sur une artère jusque-là saine (anévrisme *diffus primitif*).

L'anévrisme consécutif survient brusquement après un effort, une fatigue ou sans cause connue. Le malade perçoit à ce moment une sensation de craquement, éprouve des douleurs très vives, et son œil est chassé plus ou moins de l'orbite. Bientôt survient l'œdème des paupières, et l'on voit apparaître une tumeur bosselée, mollasse, élastique, animée de pulsations très évidentes qui disparaissent lorsqu'on comprime la carotide du même côté. Lorsque le malade baisse la tête, les pulsations deviennent encore plus visibles et la coloration de la tumeur plus foncée. A l'aide du stéthoscope appliqué sur l'œil ou à côté, on entend distinctement un bruit de souffle d'intensité variable.

L'anévrisme primitif paraît plus fréquent; une contusion de l'orbite ou de son voisinage, une chute sur la tête, produisent dans ces cas une rupture subite d'une artère, le sang s'épanche dans le tissu cellulaire de l'orbite, et il survient de l'exophtalmie. L'œdème des paupières, des douleurs vives, suivent immédiatement. Des pulsations sensibles au toucher et à l'œil animent les parties tuméfiées, en même temps que l'oreille perçoit des bruits particuliers de sifflement, ou de battements qui gênent considérablement le malade lui-même, et qui sont quelquefois si forts qu'on peut les entendre encore à une certaine distance.

Tous ces symptômes peuvent survenir immédiatement après le traumatisme, ou quelque temps après, en augmentant lentement et progressivement. La compression de la carotide du côté malade produit une diminution sensible ou même la disparition des symptômes indiqués.

*Traitement des tumeurs orbitaires.* — L'opération des tumeurs orbitaires est indiquée lorsque ces tumeurs gênent déjà les fonctions de l'organe visuel, ou lorsque l'augmentation rapide de leur volume menace l'existence de l'œil, ou nous fait prévoir des difficultés plus grandes dans leur opération ultérieure.

Le procédé opératoire est déterminé en général par la nature, le siège et l'étendue du néoplasme. On préfère habituellement pratiquer l'opération à travers la paupière, parce que l'opération à travers la conjonctive est plus pénible, et que l'on doit redouter des cicatrices vicieuses. Dans bien des cas cependant, il a paru nécessaire de séparer la paupière supérieure par deux incisions verticales montant de l'extrémité de chaque commissure vers l'arcade sourcilière, et de la renverser ensuite sur le front.

D'habitude, on pratique, à l'endroit de la plus forte proéminence de la tumeur, une incision parallèle au bord orbitaire,
qui doit pénétrer jusqu'à la surface de la tumeur que l'on met
ainsi à nu. Lorsque la tumeur a une grande étendue, il peut
devenir nécessaire de faire une incision en forme de T. En tout
cas, on sépare soigneusement la tumeur des parties environnantes, on l'attire à l'aide de pinces ou du tenaculum de Museux, et l'on finit par la détacher de toutes ses adhérences à
l'aide du bistouri ou des ciseaux.

La règle est d'enlever la tumeur aussi complètement que
possible, si l'on veut prévenir les récidives; en cas de rapports
intimes entre la tumeur et le périoste, de gratter ce dernier
avec une rugine. Cette précaution devient même inévitable,
lorsqu'on est à se demander si l'on n'a pas affaire à une tumeur
carcinomateuse.

Dans les cas de *kystes*, il importe moins de laisser une portion de l'enveloppe, car la suppuration consécutive détruit ce
qui reste. Cependant on a observé des cas où après l'extirpation incomplète d'un kyste dermoïde la suppuration s'est prolongée pendant des années jusqu'à ce qu'une nouvelle opération ait enlevé les derniers restes de l'enveloppe du kyste.

D'ailleurs, le traitement opératoire des kystes de l'orbite
dépend absolument de la consistance de leur contenu, lequel
peut être liquide, semi-liquide ou dense. Pour fixer définitivement ce diagnostic, on sera obligé, dans bien des cas, lorsque
l'auscultation, la palpation et les commémoratifs ont démontré
qu'il ne s'agit pas d'une tumeur anévrismale, de procéder à
une ponction exploratrice. Ce moyen ne donne une certitude
absolue que lorsqu'il s'écoule par la canule un liquide plus ou
moins fluide. En ce cas, une simple ponction, suivie au besoin
d'injections irritantes, ou une incision de plus d'étendue suffisent pour la guérison, qui est déterminée alors par une inflammation adhésive.

Lorsque ces kystes à contenu fluide sont très considérables et
s'étendent dans la profondeur de l'orbite, il serait dangereux de
provoquer la suppuration, car on en a vu qui étaient en contact
direct avec les enveloppes du cerveau. Dans ces cas, les injections irritantes ou l'introduction de charpie dans le kyste ne
doivent pas être mises en usage; et il est plus prudent de

répéter les incisions et les ponctions, et d'employer le bandage compressif.

Quand les kystes ont un contenu dense et sont de dimension médiocre, il faut en pratiquer l'extirpation, en ayant soin, lorsqu'on est arrivé dans la dissection près de la membrane d'enveloppe, de se servir plutôt du doigt et du manche du scalpel que du tranchant, pour ne pas ouvrir la membrane d'enveloppe, ce qui rendrait très difficile et même impossible l'énucléation complète du kyste.

Pendant toutes ces opérations, il faut préserver avec soin le globe oculaire de tout tiraillement et même de toute secousse inutile. Ce n'est que lorsqu'une extirpation complète du néoplasme ne serait pas possible sans excision simultanée de l'œil, et que ce dernier aurait subi déjà des altérations matérielles, que l'enlèvement du globe oculaire est indiqué. Mais, dans la plupart des cas de tumeurs, et toujours lorsque la tumeur est située en dehors des muscles oculaires, le globe doit rester intact, lors même que l'on serait obligé de le mettre à nu dans une grande étendue. L'expérience a, en effet, démontré que, même dans ces circonstances, le globe oculaire peut être conservé et reprendre ses fonctions.

Les tumeurs *vasculaires* de l'orbite ont été soumises à différents traitements. Dans les cas rares, où la tumeur était caverneuse, on a pratiqué avec succès l'excision. Les tumeurs anévrismales ont été soumises tantôt à la compression, tantôt à la ligature, tantôt enfin à la coagulation du sang par des moyens directs. Parmi ces derniers, il faut nommer l'injection de perchlorure de fer (*Motteggia, Désormeaux, Bourguet*)[1], du lactate de fer (*Brainard*)[2], l'acupuncture et l'électropuncture.

La compression a été exercée tantôt directement sur l'anévrisme, tantôt sur le tronc carotidien. La ligature paraît avoir eu le plus de succès : car, sur trente-deux cas rapportés par MM. *Demarquay*[3], *Zander et Geissler*[4], il y a eu vingt-deux

1. Demarquay, *Traité des tumeurs de l'orbite*, 1860, p. 348.
2. Voy. *The Lancet*, 1853, et *Union médicale*, n° 104.
3. *Traité des tumeurs de l'orbite*. Paris, in-8, p. 547.
4. *Zander u. Geissler : Die Verletzungen des Auges*. Leipzig et Heidelberg, 1864.

succès, huit guérisons incomplètes et deux cas de mort. Les deux derniers engagent à réserver l'intervention chirurgicale pour les cas où elle paraît indispensable.

Une mention particulière doit être faite pour les tumeurs *osseuses* qui opposent à l'extirpation les plus grands obstacles, puisque leur dureté les rend presque inattaquables par les instruments chirurgicaux. Leur extirpation n'est possible que lorsqu'on réussit à détacher la tumeur en masse[1]; car la dureté de ces tumeurs éburnées s'est toujours opposée aux tentatives d'extirpation partielle. Nous avons à peine besoin de dire qu'il faut renoncer à toute opération, lorsque la tumeur, largement implantée dans les parois de l'orbite, ne pourrait être extirpée qu'en courant le risque d'ouvrir la cavité crânienne. C'est dans des cas pareils que l'on a même vu survenir la mort après les tentatives d'opération.

Lorsque l'énucléation d'une tumeur orbitaire est faite et l'écoulement sanguin arrêté, on ferme la plaie des téguments par des sutures, en laissant cependant ouvert un coin de la plaie pour l'introduction d'une mèche qui assure l'écoulement libre du pus. La cavité où siégeait la tumeur se remplit de granulations qui amènent rapidement la cicatrisation. Mais il n'est pas rare aussi qu'il reste un trajet fistuleux dont l'occlusion définitive exige l'emploi de pommades irritantes ou des cautérisations.

## ARTICLE V.

### EXTIRPATION DU GLOBE OCULAIRE ET DU TISSU ORBITAIRE.

L'*énucléation* du globe oculaire seul a été déjà décrite page 165.

M. *Tillaux* a proposé[2] la modification suivante du procédé de Bonnet :

1. Voy. *Maisonneuve, Gazette des hôpitaux*, 1853, n° 95; *Heynes-Walton Operative Ophtalmic surgery.* London, 1853, p. 345. *Teator, Würzburger Medic. Zeitschrift*, t. VII, p. 5.
2. *Bulletin de thérapeutique*, 15 juillet 1872, p. 24.

Après avoir pratiqué la ténotomie du muscle droit externe, l'opérateur exerce sur l'œil une forte traction en dedans, pénètre avec les ciseaux en arrière du globe oculaire, et sectionne le nerf optique à son entrée dans l'œil. Il saisit enfin le segment postérieur du globe oculaire avec la pince et l'attire en dehors, d'arrière en avant, en le faisant basculer à travers la plaie conjonctivale, de façon à rendre ce segment antérieur. Les muscles droits et obliques et la capsule se trouvent ainsi tendus sur la sclérotique et se coupent avec la plus grande facilité au ras de leur insertion.

L'*extirpation* du globe oculaire et du tissu orbitaire est indiquée dans les cas de néoplasmes de nature maligne et ayant envahi le globe oculaire et l'orbite. Cette opération, excessivement douloureuse, exige l'emploi du chloroforme. Un aide surveille l'anesthésie, un autre fixe la tête du malade et ouvre les paupières, un troisième enfin doit s'occuper exclusivement d'éponger le sang, à mesure que l'hémorragie se produit.

Pour faciliter les manœuvres opératoires dans l'intérieur de l'orbite, on prolonge l'angle palpébral externe au moyen d'une incision faite avec le bistouri. Après avoir fixé le globe oculaire avec une érigne, un tenaculum de Museux ou à l'aide d'un fil dont on l'a traversé préalablement, on dissèque les paupières en séparant leurs faces internes du globe de l'œil, on les renverse en haut et en bas, et on les fait tenir par des crochets mousses ou des pinces. Ensuite, tirant de la main gauche le globe oculaire en avant et en haut, l'opérateur plonge un bistouri droit, tenu comme une plume à écrire, dans l'angle orbitaire interne, le long de l'ethmoïde jusqu'auprès du trou optique. Il le promène de dedans en dehors sur toute la demi-circonférence inférieure de l'orbite, pour en détacher les parties molles, jusqu'à l'angle externe. Baissant alors l'érigne, on attire le globe oculaire en avant et en bas. On promène le bistouri en partant de l'angle interne tout au long de la demi-circonférence supérieure, de manière que les deux incisions viennent se réunir à l'angle externe. L'œil ne tient plus alors qu'au fond de l'orbite, par les muscles et le nerf optique formant un pédicule que l'on coupe d'un seul coup et aussi loin que possible en arrière, avec des ciseaux courbes.

Si la glande lacrymale est comprise dans la dégénérescence

pour laquelle on extirpe le globe de l'œil, le chirurgien doit l'enlever, soit en la comprenant dans l'incision supérieure, soit en la détachant ultérieurement après l'extirpation du globe oculaire.

Le gros de la tumeur enlevé, on explore soigneusement, avec le doigt, la cavité orbitaire, et partout où l'on découvre du tissu malade on l'excise soigneusement jusqu'à l'os ; au besoin on rugine même le périoste et, dans quelques cas, on peut même être contraint d'enlever une partie de la paroi osseuse. Lorsque le néoplasme a traversé la paroi orbitaire, on réussit parfois à le retirer à l'aide d'une érigne et à l'extirper plus complètement.

Quand les paupières sont comprises dans la dégénérescence, on les cerne par deux incisions semi-lunaires qui suivent les bords de l'orbite et circonscrivent toutes les parties altérées.

L'hémorragie considérable à laquelle il faut s'attendre après l'extirpation de l'œil, doit être combattue au moyen d'injections d'eau glacée, et par le tamponnement. Ce dernier est presque toujours d'un effet sûr et rend inutile la ligature de l'artère ophtalmique et de ses rameaux, l'emploi de perchlorure de fer ou du fer rouge. Ces deux derniers moyens présentent un danger sérieux à cause du voisinage du cerveau ; le perchlorure surtout, parce qu'il arrête la circulation et produit une altération chimique du sang dans les vaisseaux à une assez longue distance ; néanmoins, on est quelquefois forcé d'y avoir recours.

Le tamponnement se fait à l'aide de petites boulettes de charpie sur lesquelles on ferme les paupières, les recouvrant de charpie et fixant tout ce pansement à l'aide d'un bandeau compressif serré. Lorsqu'on a réussi à arrêter le sang avant l'application du bandage compressif, on peut procéder à la réunion de la commissure externe, par première intention, au moyen de simples sutures.

Le bandeau ne doit pas être changé dans les premières vingt-quatre heures, et son application est à continuer jusqu'à ce que l'orbite se trouve couverte d'une couche de granulations. Pendant tout ce temps, le malade doit être entouré de soins et de précautions comme après les lésions graves ; l'inflammation locale et la fièvre générale doivent être combattues par les moyens employés ordinairement.

Lorsque tout danger d'une hémorragie consécutive a disparu, que l'orbite se remplit de granulations, le bandage devient inutile, et il suffit alors de nettoyer plusieurs fois par jour l'orbite avec des injections d'eau pure, jusqu'à ce que la cicatrisation soit complète.

Si les granulations se forment très lentement, ou si elles sont pâles et flasques, il peut devenir utile d'employer une pommade irritante, la teinture d'opium, le nitrate d'argent, etc.

## ARTICLE VI.

### DE LA PROTHÈSE OCULAIRE (APPLICATION D'UN ŒIL ARTIFICIEL).

L'emploi d'un œil artificiel a surtout pour but de diminuer, autant que possible, la difformité qui résulte de la présence d'un œil fortement altéré ou de l'absence du globe de l'œil dans l'orbite. Il empêche, en outre, dans les cas où le globe oculaire a été perdu ou lorsqu'il a considérablement diminué de volume, le rétrécissement consécutif de l'orbite, l'enfoncement et l'atrophie des paupières, ainsi que l'inversion des bords palpébraux si souvent cause d'une irritation pénible du sac conjonctival. Enfin, l'emploi d'une pièce artificielle, en rendant aux paupières leur position normale, facilite le passage régulier des larmes et empêche l'épiphora et ses suites fâcheuses.

Pour qu'une pièce artificielle remplisse ce but, il est nécessaire, non seulement qu'elle soit fixée en avant par les paupières, mais encore que la face postérieure concave de l'émail s'appuie en autant de points que possible sur la conjonctive bulbaire.

Il résulte de ce que nous venons de dire que les conditions les moins favorables à la prothèse oculaire se rencontrent dans les cas où l'on a pratiqué l'extirpation du globe de l'œil et du tissu orbitaire, la pièce réparatrice ne jouissant alors d'aucune mobilité. Les circonstances sont plus favorables après la simple énucléation; la conservation des muscles donne alors une certaine mobilité au sac conjonctival contre lequel la pièce artificielle s'applique, et cette dernière suit, au moins en partie, l'œil sain dans les mouvements qu'il exécute.

Les plus beaux résultats sont fournis par la prothèse oculaire, lorsque le volume du globe de l'œil n'est que faiblement diminué. La petite pièce artificielle s'appuie alors partout, sur le moignon dont les excursions sont aussi étendues qu'à l'état normal.

Lorsque le globe de l'œil, dont l'altération rend l'emploi d'une pièce artificielle désirable, est d'un volume supérieur ou même égal à celui de l'œil normal, il est impossible de faire porter un œil artificiel aussi mince qu'il soit. Il devient alors nécessaire de diminuer dans une juste mesure le volume de l'œil, soit en pratiquant une des méthodes décrites pour l'ablation des staphylômes antérieurs (voy. p. 160), soit en suivant le conseil de M. *de Graefe*, qui préfère déterminer dans ces yeux une atrophie modérée (voy. p. 165).

D'autres fois, en cas de symblépharon, il a été nécessaire de séparer les paupières du moignon et même de transplanter un lambeau de conjonctive de lapin pour créer un emplacement à l'œil artificiel (voy. plus haut opération du symblépharon).

La pièce artificielle ne doit être portée que lorsque la conjonctive ou le moignon ne présentent plus trace d'inflammation et de sensibilité. On commence habituellement par un œil d'un petit volume, et l'on augmente progressivement sa grosseur jusqu'à ce qu'il soit semblable, autant que possible, à l'autre œil sain.

Pour l'appliquer, on saisit la pièce par son bord externe et on la glisse d'abord au-dessous de la paupière supérieure relevée; puis, abaissant la paupière inférieure, on introduit entre elle et le moignon le bord inférieur de l'œil artificiel. Pour l'enlever, il suffit d'abaisser la paupière inférieure et d'introduire la tête d'une grosse épingle derrière le bord inférieur de la pièce.

FIN.

*et des numéros correspondants de l'ancienne série
des verres de lunettes.*

| DIOPTRIES. | ANCIENNE SÉRIE. | DIOPTRIES. | ANCIENNE SÉRIE. |
|---|---|---|---|
| | Nos | | Nos |
| 0,25 | — | 5 | 7 |
| 0,50 | 72 | 5,50 | 6 1/2 |
| 0,75 | 48 | 6 | 6 |
| 1 | 36 | 7 | 5 |
| 1,25 | 30 | 8 | 4 1/2 |
| 1,50 | 24 | 9 | 4 |
| 1,75 | 20 | 10 | 3 1/2 |
| 2 | 18 | 11 | 3 1/4 |
| 2 | 16 | 12 | 3 |
| 2,50 | 15 | 13 | 2 3/4 |
| 2,75 | 14 | 14 | 2 1/2 |
| 3 | 12 | 15 | — |
| 3,50 | 10 | 16 | 2 1/4 |
| 4 | 9 | 18 | 2 |
| 4,50 | 8 | 20 | 1 3/4 |

*N. B.* Pour trouver le nombre des dioptries correspondant à un numéro donné de l'ancien système, ou inversement, il faut se rappeler qu'une dioptrie (D) correspond à une lentille de 1 mètre = (à peu près) 36 pouces de distance focale :

1° On trouve le nombre des dioptries qui correspond à un numéro donné de l'ancien système, en divisant 36 par le numéro du verre; p. ex. : combien de dioptries représente l'ancien numéro 24? Réponse : $\frac{36}{24} = 1,50$ D.

Ou : combien de dioptries représente l'ancien numéro 8? Réponse : $\frac{36}{8} = 4,50$ D.

2° On trouve le numéro de l'ancien système qui correspond au nombre donné de dioptries, en divisant les dioptries par 36; par ex. : 1 D $= \frac{1}{36}$ $= n° 36$; 3D $= \frac{3}{36} = n° 12$; 0,75 D $= \frac{3/4}{36} = \frac{144}{4} = n° 48$, etc.

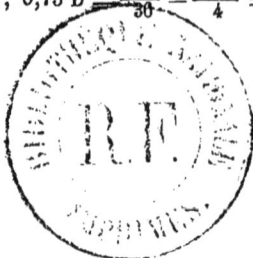

# TABLE ALPHABÉTIQUE DES MATIÈRES

## A

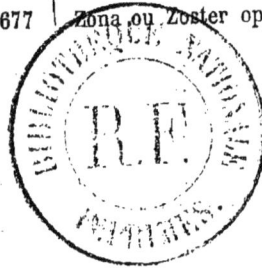

FIN DE LA TABLE ALPHABÉTIQUE DES MATIÈRES.

PARIS. — IMPRIMERIE ÉMILE MARTINET, RUE MIGNON, 2.